Materiais Dentários Diretos
Dos Fundamentos à Aplicação Clínica

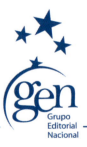

O GEN | Grupo Editorial Nacional – maior plataforma editorial brasileira no segmento científico, técnico e profissional – publica conteúdos nas áreas de ciências da saúde, exatas, humanas, jurídicas e sociais aplicadas, além de prover serviços direcionados à educação continuada e à preparação para concursos.

As editoras que integram o GEN, das mais respeitadas no mercado editorial, construíram catálogos inigualáveis, com obras decisivas para a formação acadêmica e o aperfeiçoamento de várias gerações de profissionais e estudantes, tendo se tornado sinônimo de qualidade e seriedade.

A missão do GEN e dos núcleos de conteúdo que o compõem é prover a melhor informação científica e distribuí-la de maneira flexível e conveniente, a preços justos, gerando benefícios e servindo a autores, docentes, livreiros, funcionários, colaboradores e acionistas.

Nosso comportamento ético incondicional e nossa responsabilidade social e ambiental são reforçados pela natureza educacional de nossa atividade e dão sustentabilidade ao crescimento contínuo e à rentabilidade do grupo.

Materiais Dentários Diretos
Dos Fundamentos à Aplicação Clínica

Alessandra Reis
Graduada em Odontologia pela Universidade de São Paulo (USP).
Doutora em Materiais Dentários pelo Departamento de Materiais Dentários da USP.
Pós-Doutorado pela Universidade Federal do Rio de Janeiro (UFRJ).
Professora Associada dos cursos de Graduação e de Pós-Graduação em Odontologia da
Universidade Estadual de Ponta Grossa (UEPG).
Pesquisadora do Conselho Nacional de Desenvolvimento Científico
e Tecnológico (CNPq), categoria 1B.

Alessandro Dourado Loguercio
Graduado em Odontologia pela Universidade Federal de Pelotas (UFPel).
Mestre em Clínicas Odontológicas pela UFPel. Doutor em Materiais Dentários
pelo Departamento de Materiais Dentários da Universidade de São Paulo (USP).
Professor Associado dos cursos de Graduação e de Pós-Graduação em Odontologia
da Universidade Estadual de Ponta Grossa (UEPG).
Pesquisador do Conselho Nacional de Desenvolvimento Científico
e Tecnológico (CNPq), categoria 1A.

Segunda edição

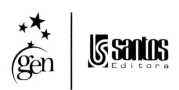

- Os autores deste livro e a editora empenharam seus melhores esforços para assegurar que as informações e os procedimentos apresentados no texto estejam em acordo com os padrões aceitos à época da publicação, *e todos os dados foram atualizados pelos autores até a data do fechamento do livro.* Entretanto, tendo em conta a evolução das ciências, as atualizações legislativas, as mudanças regulamentares governamentais e o constante fluxo de novas informações sobre os temas que constam do livro, recomendamos enfaticamente que os leitores consultem sempre outras fontes fidedignas, de modo a se certificarem de que as informações contidas no texto estão corretas e de que não houve alterações nas recomendações ou na legislação regulamentadora.

- Data do fechamento do livro: 12/01/2021

- Os autores e a editora se empenharam para citar adequadamente e dar o devido crédito a todos os detentores de direitos autorais de qualquer material utilizado neste livro, dispondo-se a possíveis acertos posteriores caso, inadvertida e involuntariamente, a identificação de algum deles tenha sido omitida.

- Atendimento ao cliente: (11) 5080-0751 | faleconosco@grupogen.com.br

- Direitos exclusivos para a língua portuguesa
  Copyright © 2021 by
  EDITORA GUANABARA KOOGAN LTDA.
  Publicado pela Editora Santos, um selo integrante do GEN | Grupo Editorial Nacional
  Travessa do Ouvidor, 11
  Rio de Janeiro – RJ – CEP 20040-040
  www.grupogen.com.br

- Reservados todos os direitos. É proibida a duplicação ou reprodução deste volume, no todo ou em parte, em quaisquer formas ou por quaisquer meios (eletrônico, mecânico, gravação, fotocópia, distribuição pela Internet ou outros), sem permissão, por escrito, da EDITORA GUANABARA KOOGAN LTDA.

- Capa: Bruno Sales

- Imagem da capa: imagem gentilmente cedida pelo Prof. Dr. Jorge Perdigão, Universidade de Minessota, EUA

- Editoração eletrônica: Edel

- Ficha catalográfica

CIP-BRASIL. CATALOGAÇÃO NA PUBLICAÇÃO
SINDICATO NACIONAL DOS EDITORES DE LIVROS, RJ

R298m
2. ed.

    Reis, Alessandra
    Materiais dentários restauradores diretos : dos fundamentos à aplicação clínica / Alessandra Reis, Alessandro Dourado Loguercio. - 2. ed. - Rio de Janeiro : Guanabara Koogan, 2021.
      : il. ; 28 cm.

    Inclui bibliografia e índice
    ISBN 978-85-277-3711-1

    1. Materiais dentários. 2. Restauração (Odontologia). I. Loguercio, Alessandro Dourado. II. Título.

20-68282   CDD: 617.695
                                           CDU: 616.314:615.46

Meri Gleice Rodrigues de Souza - Bibliotecária - CRB-7/6439

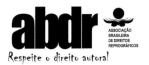

Colaboradores

Ana Claúdia Chibinski
Professora dos cursos de Graduação e de Pós-Graduação em Odontologia da Universidade Estadual de Ponta Grossa (UEPG), Ponta Grossa, PR.

Carlos Alberto de Souza Costa
Professor Titular dos cursos de Graduação e de Pós-Graduação em Odontologia da Universidade Estadual Paulista (UNESP), *campus* Araraquara, SP.

Carlos Franccí
Professor dos cursos de Graduação e de Pós-Graduação em Odontologia da Universidade de São Paulo (USP), *campus* São Paulo, SP.

César Arrais
Professor dos cursos de Graduação e de Pós-Graduação em Odontologia da Universidade Estadual de Ponta Grossa (UEPG), Ponta Grossa, PR.

Denise Stadler Wambier
Professora Titular dos cursos de Graduação e de Pós-Graduação em Odontologia da Universidade Estadual de Ponta Grossa (UEPG), Ponta Grossa, PR.

Edilausson Moreno Carvalho
Professor dos cursos de Graduação e de Pós-Graduação em Odontologia da Universidade Ceuma, São Luís, MA.

Giovana Mongruel Gomes
Professora dos cursos de Graduação e de Pós-Graduação em Odontologia da Universidade Estadual de Ponta Grossa (UEPG), Ponta Grossa, PR.

João Carlos Gomes
Professor Titular dos cursos de Graduação e de Pós-Graduação em Odontologia da Universidade Estadual de Ponta Grossa (UEPG), Ponta Grossa, PR.

João Carlos Gomes
Professor Titular dos cursos de Graduação e de Pós-Graduação em Odontologia da Universidade Estadual de Ponta Grossa (UEPG), Ponta Grossa, PR.

José Mondelli
Professor Titular, aposentado, dos cursos de Graduação e de Pós-Graduação em Odontologia da Universidade de São Paulo (USP), *campus* Bauru, SP.

José Roberto de Oliveira Bauer
Professor dos cursos de Graduação e de Pós-Graduação em Odontologia da Universidade Federal do Maranhão (UFMA), São Luís, MA.

Letícia Maira Wambier
Professora dos cursos de Graduação e de Pós-Graduação em Odontologia da Universidade Positivo, Curitiba, PR.

Mario Fernando de Góes
Professor Titular dos cursos de Graduação e de Pós-Graduação em Odontologia da Universidade de Campinas (Unicamp), Piracicaba, SP.

Marcelo Giannini
Professor Titular dos cursos de Graduação e de Pós-Graduação em Odontologia da Universidade de Campinas (Unicamp), Piracicaba, SP.

Marcos Schroeder
Professor dos cursos de Graduação e de Pós-Graduação em Odontologia da Universidade Federal do Rio de Janeiro (UFRJ), Rio de Janeiro, RJ.

Maria Fidela de Lima Navarro
Professora Titular, aposentada, dos cursos de Graduação e de Pós-Graduação em Odontologia da Universidade de São Paulo (USP), *campus* Bauru, SP.

Mario Fernando de Góes
Professor Titular dos cursos de Graduação e de Pós-Graduação em Odontologia da Universidade de Campinas (Unicamp), Campinas, SP.

Osnara Maria Mongruel Gomes
Professora Associada, aposentada, dos cursos de Graduação e de Pós-Graduação em Odontologia da Universidade Estadual de Ponta Grossa (UEPG), Ponta Grossa, PR.

Renata Terumi Jitumori
Doutoranda do curso de Pós-Graduação pela Universidade Estadual de Ponta Grossa (UEPG), Ponta Grossa, PR.

Ricardo Marins de Carvalho
Professor do Departamento de Biologia Oral e Ciências Médicas da Universidade de British Columbia, Vancouver, Canadá.

Rosa Helena Miranda Grande
Professora Associada, aposentada, dos cursos de Graduação e de Pós-Graduação da Universidade de São Paulo (USP), São Paulo, SP.

Dedicatória

Dedico este livro à minha mãe Neusa (*in memoriam*), que sempre me estimulou a estudar, para que assim eu me tornasse uma mulher livre. Sou fruto de sua presença forte e motivadora.

Dedico também ao meu pai, que nunca poupou esforços para me dar a melhor educação possível. Dedico ao meu irmão Renato, parceiro de infância, amigo de toda a vida e as trigêmeas Mari, Bia e Julia, que são a extensão da nossa família.

Por fim, mas igualmente importante, dedico ao Alessandro, com quem compartilho os aprendizados científicos, com quem formei uma família e com quem fiz o melhor de todos os projetos de nossas vidas: nossas princesas Isadora e Manuela. Foi pela presença delas em minha vida que descobri o mais puro de todos os amores.

Alessandra Reis

Dedico este livro aos meus pais Amilcar e Regina e aos meus irmãos Luana, Endrigo e Diego, que sempre me ajudaram em todas as inúmeras dificuldades para que eu me mantivesse firme no propósito de estudar. Sem vocês nada disso seria possível. Mesmo que estejamos distantes fisicamente, vocês estão sempre presentes em meus pensamentos e em minhas ações. A alegria de ser parte dessa família só aumenta com a chegada de tantos sobrinhos (Clarinha, Lucas, Francisco, João, Leozinho e um lindo bebê que está por vir).

Eu costumo dizer que, antes de ter encarnado como Alessandro, eu humildemente pedi a Deus para vir no meio de um harém! Deus, na sua extrema bondade, me permitiu dividir este lapso de vida com Alessandra, Isa e Manu. Sem a minha parceira de vida nada disso seria possível, nada disso teria valido a pena. Essa jornada não seria tão fascinante e encantadora se você, Alessandra, não estivesse ao meu lado nas alegrias e tristezas, na saúde e na doença! Obrigado por todo amor e dedicação, e infinitamente obrigado por ter gerado, mesmo que eu só tenha dado a "sementinha", as nossas filhas Isa e Manu!

Achávamos que estávamos no céu quando fizemos a primeira edição deste livro, mas não sabíamos o quanto de coisas boas viriam pela frente. Sem filhos não temos como dimensionar o que é a máxima expressão de amor e de felicidade. Agradecemos todos os dias por poder cuidar das nossas princesas, que são razão a de nosso viver.

Alessandro Dourado Loguercio

Agradecimentos

Há 15 anos publicamos a primeira edição do nosso *Materiais Dentários Restauradores Diretos*. Inserir o projeto de atualização deste livro no meio das inúmeras atividades acadêmicas que exercemos não foi nada fácil. Foi preciso muita renúncia e mudança de prioridades.

Imergir no universo de 12 temas diferentes na área de Materiais Dentários requer paixão, muita paixão. Mas não a paixão de ter um livro publicado, ou de ver o nosso nome exposto em uma prateleira na livraria. Precisávamos ter paixão pelo processo, pelo caminho, pelo descobrimento que a leitura e a escrita nos proporcionam. Não se faz nada sem paixão... Certamente, conseguimos fazer tantas coisas ao mesmo tempo e ao longo de todo este tempo porque somos apaixonados pelo mundo dos materiais dentários.

Abrimos inúmeras portas e, a cada porta que abríamos, outras infinitas esperavam para serem abertas. O conhecimento é assim, tão fascinante quanto complexo, tão perfeito quanto incompleto.

Quantas novidades e tecnologias diversas descobrimos, e quantas outras ficaram no mesmo lugar ao longo desses 15 anos. A certeza e a convicção que tínhamos na edição anterior, que fora esculpida pela ousadia da juventude, transformou-se na incerteza de que as verdades são transitórias e que requerem sempre contestação. Nesta nova edição, foi a mão da maturidade que redesenhou esse novo livro de materiais dentários. Assim, apesar de se manter com o mesmo nome, a segunda edição deste livro é uma versão totalmente reformulada, modelada pelas inovações que surgiram nessa área durante este período.

Para compilarmos todo o conteúdo foi necessário o auxílio de muitos colaboradores: discentes da graduação, iniciantes na ciência, pós-graduandos e docentes da Universidade Estadual de Ponta Grossa (UEPG) e de várias outras instituições de ensino brasileiras e estrangeiras que não nos negaram um único pedido. Nenhuma das nossas solicitações e pedidos de ajuda foram ignorados. Quantas fotos, imagens, desenhos, microscopias eletrônicas de varredura, casos clínicos, espécimes, radiografias, condução de experimentos foram carinhosamente realizados por cada um de vocês. Houve ainda aqueles que fizeram a redação de partes de capítulos, outros que assumiram a árdua responsabilidade de atualização de um capítulo inteiro e ainda realizaram a revisão crítica de muitos trechos.

No entanto, não foram apenas os profissionais da área de Odontologia que contribuíram para a publicação desta obra. Houve também os que trabalharam nos bastidores, organizando o cenário, iluminando-o, limpando-o, para que nós pudéssemos hoje ser iluminados pelas luzes dos holofotes desta publicação.

Evitamos citar nomes para não cometer a injustiça de esquecer alguém. Não poderíamos, porém, deixar de registrar a nossa enorme gratidão ao Prof. Adgar Z. Bittencourt (*in memoriam*), um professor visionário, dotado de diversas competências e habilidades. Certamente inspirador, foi ele quem nos abriu as portas ao ambiente universitário e que fez a apresentação da edição anterior. Seu profissionalismo ficou vivo em nós como modelo de competência, perseverança e excelência em tudo que fez.

Somos igualmente gratos ao Prof. Antônio Muench (*in memoriam*), professor do Departamento de Materiais Dentários da Faculdade de Odontologia da Universidade de São Paulo (FOUSP), que nos honrou com o prefácio da primeira versão do nosso livro. Suas frases icônicas e sua opinião ímpar e perspicaz sobre a vida sempre nos encantaram. Sua dedicação e perseverança em manter-se ativo depois de aposentado jamais serão esquecidas. Apesar de o Prof. Adgar e o Prof. Muench não estarem conosco fisicamente, eles vivem intensamente dentro de nós através de seus ensinamentos e de seus exemplos de amor à vida e à educação.

Agradecemos também ao Prof. João Carlos Gomes, que nos abriu as portas para o curso de pós-graduação da UEPG, e que nos proporcionou um caminho mais seguro e tranquilo para trilharmos nossa trajetória acadêmica, hoje expressa neste livro.

Nosso muito obrigado a todos e a cada um de vocês. Desejamos que a leitura de cada um dos capítulos seja tão prazerosa como foi a nossa experiência em escrevê-los.

Alessandra Reis e Alessandro Dourado Loguercio

Apresentação

PARA QUEM É ESTE LIVRO

Este livro sobre materiais dentários restauradores diretos foi pensado há mais de 20 anos quando fazíamos nosso curso de Doutorado no Departamento de Materiais Dentários da Universidade de São Paulo (USP). Naquela época, já percebíamos que os discentes de graduação tinham muita dificuldade em estudar o conteúdo dessa disciplina pela literatura tradicional da área.

Tais livros clássicos, ainda disponíveis na atualidade, são bem elaborados e aprofundados, porém seu foco é maior nas Ciências da Física e da Química do que nas Ciências da Saúde. Desse modo, nossa proposta foi escrever um livro na área de materiais dentários que não distanciasse os discentes de Odontologia do assunto das Ciências da Saúde escolhido para o exercício da profissão. Os conceitos químicos e físicos também estão apresentados nesta obra, porém o foco primário está nos conceitos de benefício clínico para o paciente que virá a receber os diferentes tipos e associações de materiais dentários diretos.

Primariamente este livro foi didaticamente elaborado para o estudante em formação na graduação e nos cursos de especialização, mestrado e doutorado. No entanto, também é útil para cirurgiões-dentistas, que podem encontrar aqui as novidades sobre os materiais dentários e os conceitos utilizados atualmente. Por último, mas não menos importante, o objetivo é, também, auxiliar professores da disciplina de Materiais Dentários em suas atividades de ensino, oferecendo um guia para desenvolvimento das atividades teóricas e práticas dos materiais dentários restauradores diretos.

COMO USAR ESTE LIVRO DIDÁTICO

- Este livro é dividido em 12 capítulos, que podem ser lidos e estudados de maneira independente. Quando houver necessidade de revisão de algum conceito apresentado anteriormente, o capítulo que deve ser revisado será indicado
- Cada capítulo é subdividido em tópicos para melhor organização das ideias. Você observará que, em algumas partes do capítulo, há textos apresentados em caixas de textos em fonte ligeiramente menor (como no exemplo adiante). Esses conteúdos são mais avançados e podem deixar de serem lidos sem prejuízo para a sequência do texto. Agora, se você já tem o conhecimento mais básico, poderá ir um pouco além e aproveitar esse conteúdo adicional

> Existem estudos que mostram ausência total ou parcial do cimento de hidróxido de cálcio durante a substituição de restaurações antigas de resina composta ou de amálgama.[49-53] Em um estudo clínico,[53] os autores observaram que, após a remoção de restaurações de amálgama com diferentes períodos de vida clínica, o cimento de hidróxido de cálcio estava amolecido em 70% dos casos.

- Se você, leitor, ainda desejar se aprofundar mais, poderá encontrar nas referências bibliográficas, artigos, livros ou capítulos sinalizados como leitura complementar ao tema em questão.

Desejamos que essa viagem no universo dos materiais dentários seja muito prazerosa. Bons estudos!

Alessandra Reis e Alessandro Dourado Loguercio

Prefácio

Durante minha carreira como Professor na Universidade Federal de Santa Catarina (UFSC), em Florianópolis-SC, Brasil, tive o privilégio e a honra de escrever o prefácio de inúmeros livros, entre os quais vários se tornaram grandes *best-sellers*, ou seja, foram lidos e admirados por muitos estudantes/dentistas. Lindos livros. Ótimos livros. Nestes, além de diferentes assuntos, aprendi também a admirar e a respeitar, ainda mais, a Odontologia brasileira. Reforçando o que sempre disse e volto a repetir: uma nação é grande não apenas por conta do tamanho do seu território e das suas riquezas naturais, mas, e especialmente, por conta do seu povo, a sua gente. A Profa. Alessandra e o Prof. Loguercio são mais uma prova da grandeza do nosso país (apesar de todos os problemas que nele há). Eles são, sem nem uma dúvida, dois dos maiores cientistas brasileiros de todos os tempos, com centenas de publicações respeitadas e amplamente citadas por todos os cantos. São tantas as suas publicações que chego a acreditar que eles nem precisariam mais escrever novos livros, uma vez contribuíram com tantos, e para tantos, durante tanto tempo. Ainda assim, eles reúnem força, determinação e amor para fazê-los de modo brilhante. Realmente brilhante.

A prova disso é a obra atual, que dá sustentação ao emprego clínico de materiais de uso direto com base em evidências. Neste livro, por meio de 12 impecáveis capítulos, a Profa. Alessandra e o Prof. Loguercio trazem luz e confiança para qualquer estudante e/ou profissional que use ou pretenda empregar esses materiais de maneira adequada e com isso possa melhorar o desempenho dos seus tratamentos restauradores

Com uma linguagem "simples" e ao mesmo tempo profunda, esta segunda edição de *Materiais Dentários Restauradores Diretos | Dos Fundamentos à Aplicação Clínica* proporciona ao leitor, independentemente do nível de qualificação, entender e se aprofundar em vários aspectos fundamentais desses materiais. Um livro que desde o início até a última página traduz a dedicação, o conhecimento, o comprometimento, o capricho, a responsabilidade e o grande amor que ambos os autores (os quais conheço e admiro desde o início das suas carreiras) dedicam à Odontologia.

Para mim é um prazer, um privilégio e uma honra escrever estas palavras e poder parabenizar os autores, uma vez que a Odontologia ganha, mesmo durante essa terrível pandemia, esta belíssima obra como um maravilhoso presente. Um livro realmente invejável, que, espero, seja lido por todos. E, não uma, mas inúmeras vezes.

Que Deus continue a lhes iluminar, proteger e guiar, e que vocês, Profa. Alessandra e do Prof. Loguercio, continuem, com disposição, alegria, responsabilidade, saúde e amor, proporcionando evidências e mais evidências para uma prática cada vez mais segura.

Muito obrigado e um grande beijo.

Luiz Narciso Baratieri

Sumário

1 Princípios Básicos para a Caracterização dos Materiais, 1

Alessandra Reis, Alessandro Dourado Loguercio e Marcos Schroeder

Introdução, 1
Propriedades físicas, 1
Propriedades térmicas, 3
Propriedades ópticas, 5
Propriedades mecânicas, 10
Propriedades de resistência, 13
Caracterização dos polímeros, 15
Química do mecanismo de polimerização, 16
Tipos de polimerização, 17
Cristalinidade dos polímeros, 20
Massa molecular, 20
Referências bibliográficas, 21

2 Biocompatibilidade, 23

Alessandro Dourado Loguercio, Alessandra Reis e Carlos Alberto de Souza Costa

Introdução, 23
Interação entre material e corpo, 23
Efeitos adversos dos materiais dentários, 23
Tipos de testes | Vantagens e desvantagens, 24
Sequência de testes de mensuração da biocompatibilidade de um material, 26
Importância da biocompatibilidade em materiais restauradores diretos, 26
Fatores que influenciam na resposta do complexo dentinopulpar, 29
Referências bibliográficas, 35

3 Cimentos Odontológicos para Proteção do Complexo Dentinopulpar, 37

Alessandro Dourado Loguercio e Alessandra Reis

Introdução, 37
Termos empregados, 37
Requisitos e classificação dos materiais para proteção pulpar, 38
Materiais para selamento, 40
Materiais para forramento, 41
Agregado trióxido mineral, 46
Agentes para base, 52
Cimentos de óxido de zinco, 54
Referências bibliográficas, 59

4 Materiais para Prevenção da Cárie Dentária e da Doença Periodontal, 63

Ana Cláudia Rodrigues Chibinski, Letícia Wambier, Alessandra Reis e Denise Wambier

Introdução, 63
Mecanismos de controle do biofilme dental, 64
Escova dental, fio dental e evidenciador de biofilme dental, 64
Dentifrícios, 66
Composição dos dentifrícios, 66
Colutórios, 74
Fluoretos, 77
Diamino fluoreto de prata, 81
Selantes de fóssulas e fissuras, 86
Referências bibliográficas, 91

5 Resinas Compostas, 99

Alessandra Reis, Alessandro Dourado Loguercio e Mário Fernando de Góes

Introdução, 99
Histórico, 99
Compósito, 101
Matriz, 101
Partículas inorgânicas, 106
Agente de união, 109
Classificação das resinas compostas pelo tamanho das partículas inorgânicas, 110

Classificação das resinas compostas quanto à viscosidade, *115*

Classificação das resinas compostas quanto à forma de ativação, *117*

Classificação das resinas compostas quanto à técnica de inserção na cavidade, *119*

Propriedades físicas, *121*

Propriedades mecânicas, *127*

Dureza superficial das resinas compostas, *131*

Desgaste, *131*

Resinas compostas com características especiais, *132*

Acabamento e polimento, *134*

Reparo de restaurações de resina composta, *136*

Desempenho clínico e considerações finais, *137*

Referências bibliográficas, *138*

6 Sistemas Adesivos, *143*

Alessandra Reis, Alessandro Dourado Loguercio, Marcelo Giannini, Rosa Helena Miranda Grande e Ricardo Marins de Carvalho

Introdução, *143*

Princípios de adesão, *143*

Características básicas dos substratos dentais, *144*

Adesão ao esmalte, *147*

Evolução dos sistemas adesivos, *149*

Classificação dos sistemas adesivos atuais, *150*

Adesivos de condicionamento e lavagem, *152*

Adesivos universais, *165*

Outros componentes dos sistemas adesivos, *167*

Sistemas adesivos à base de ionômero de vidro, *170*

Dificuldades de adesão à dentina, *170*

Contaminação durante o procedimento adesivo, *171*

Incompatibilidade de sistemas adesivos simplificados e compósitos de ativação dupla ou química, *172*

Considerações finais, *173*

Referências bibliográficas, *173*

7 Cimentos de Ionômero de Vidro, *181*

Alessandro Dourado Loguercio, Alessandra Reis e Maria Fidela de Lima Navarro

Introdução, *181*

Cimento de ionômero de vidro convencional, *181*

Reação de presa, *183*

Classificação, *186*

Cimento de ionômero de vidro modificados por resina, *189*

Resinas modificadas por poliácidos (compômeros), *190*

Materiais híbridos pó-líquido, *191*

Apresentação comercial, *191*

Indicações clínicas, *191*

Contraindicações, *192*

Propriedades, *192*

Manipulação e inserção na cavidade dentária, *201*

Considerações finais, *205*

Referências bibliográficas, *205*

8 Amálgama, *209*

Alessandra Reis, Alessandro Dourado Loguercio, José Mondelli, Edilausson Moreno Carvalho e José Roberto de Oliveira Bauer

Introdução, *209*

Composição do amálgama, *209*

Morfologia das partículas, *210*

Processo de amalgamação e microestruturas resultantes, *212*

Classificação das ligas para amálgama, *215*

Propriedades, *215*

Fatores que afetam a resistência do amálgama, *217*

Propriedades térmicas, *220*

Problemas relacionados com o mercúrio, *220*

Manipulação clínica do amálgama, *222*

Reparos de restaurações de amálgama, *229*

Considerações finais, *231*

Referências bibliográficas, *232*

9 Princípios Básicos para a Fotoativação e Unidades Fotoativadoras, *237*

Cesar Arrais, Alessandra Reis e Alessandro Dourado Loguercio

Introdução, *237*

Fundamentos físicos da fotoativação, *237*

Polimerização dos materiais resinosos, *239*

Agentes fotoiniciadores e fotopolimerização, *240*

Unidades fotoativadoras, *242*

Polimerização inadequada, *256*

Fenômenos físicos relacionados à polimerização dos materiais resinosos, *257*

Técnicas de fotoativação lenta ou gradual, *262*

Outras unidades fotoativadoras, *263*

Referências bibliográficas, *263*

10 Retentores Intrarradiculares de Fibras, 269

Alessandra Reis e Alessandro Dourado Loguercio

Introdução, 269

Pinos de fibra, 269

Mecanismo de funcionamento dos retentores intrarradiculares, 274

Propriedades dos pinos de fibra de vidro, 275

Pinos com características especiais, 277

Cimentação de pinos de fibra de vidro aos condutos radiculares, 279

Alternativas restauradoras para tratamento de canais radiculares alargados, 284

Referências bibliográficas, 285

11 Agentes para Clareamento Dental, 289

Alessandra Reis, Carlos Francci e Alessandro Dourado Loguercio

Introdução, 289

Etiologia das alterações de cor dental, 289

Técnicas de clareamento dental, 290

Química do clareamento dental, 291

Efeitos adversos do clareamento dental, 297

Sensibilidade dental, 299

Genotoxicidade e carcinogenicidade de produtos clareadores, 301

Detalhes das técnicas de clareamento, 302

Microabrasão dental, 316

Referências bibliográficas, 318

12 Cimentos Resinosos, 325

Alessandra Reis, Alessandro Dourado Loguercio, Giovana Mongruel Gomes, Renata Terumi Jitumori, Osnara Maria Mongruel Gomes e João Carlos Gomes

Introdução, 325

Cimentos não resinosos, 325

Cimentos resinosos, 327

Classificação dos cimentos resinosos, 327

Cimentos resinosos convencionais, 329

Cimentos resinosos autoadesivos, 333

Cimentos resinosos para a confecção de núcleos de preenchimento, 335

Propriedades dos cimentos resinosos, 337

Protocolos de cimentação adesiva, 340

Considerações finais, 352

Referências bibliográficas, 352

Índice Alfabético, 359

Materiais Dentários Diretos
Dos Fundamentos à Aplicação Clínica

CAPÍTULO 1
Princípios Básicos para a Caracterização dos Materiais

Alessandra Reis, Alessandro Dourado Loguercio e Marcos Schroeder

INTRODUÇÃO

A construção de edifícios e a fabricação de eletroeletrônicos, automóveis e medicamentos; a modernização e o crescimento das civilizações; assim como o aumento da expectativa de vida dependeram, em primeiro grau, do aprofundado conhecimento dos materiais envolvidos na elaboração de cada pequeno detalhe dessas atividades.

No dia a dia também aplicamos nossos conhecimentos sobre os materiais, às vezes, de forma empírica. A seguir, alguns questionamentos a respeito do uso de diferentes materiais:

- Por que é possível consertar uma espátula plástica quebrada com uma cola de cianoacrilato (conhecida comercialmente como Super Bonder®), mas não é possível consertar um furo em um pneu com a mesma cola?
- Seria possível confeccionar joelheiras para a prática de esportes com um material metálico?
- Por que os materiais cerâmicos são utilizados para confeccionar pratos e tigelas, mas não para a confecção de solas de sapatos?
- Você já se questionou por que as pontes são construídas com concreto e não polímeros? Ou, ainda, por que os polímeros são utilizados em eletroeletrônicos, mas o concreto não?

Essas perguntas, de respostas aparentemente óbvias, têm o objetivo de chamar a atenção para o fato de que assim como na área da Física e da Engenharia, o sucesso das técnicas restauradoras, protéticas e cirúrgicas em Odontologia dependem do conhecimento das propriedades físicas, mecânicas, elétricas, biológicas e, consequentemente, das vantagens e desvantagens dos materiais envolvidos para certa indicação.

Historicamente, diversos materiais têm sido empregados para substituir parte dos dentes perdidos. Os quatro grupos de materiais possíveis incluem: metais, cerâmicas, polímeros e compósitos. Este capítulo tem o objetivo de abordar de forma resumida algumas das propriedades mais importantes dos materiais utilizados em Odontologia para entender suas indicações e contraindicações. Assim, serão abordadas:

- Propriedades físicas embasadas nas leis da mecânica, acústica, óptica, termodinâmica, eletricidade, magnetismo, radiação e estrutura atômica

- Propriedades mecânicas, uma subclassificação das propriedades físicas, que se referem à resposta dos materiais (deformações elásticas e plásticas) após solicitação por meio da aplicação de uma força ou em razão das distribuições de tensões
- Características básicas dos polímeros, cujo uso é cada vez maior em materiais dentários.

PROPRIEDADES FÍSICAS

Nenhuma substância pura é capaz de reunir todas as propriedades desejadas em um material restaurador. A maioria dos materiais dentários necessita ser processada pelo clínico antes de ser comercializada. Nessa etapa, a mistura de componentes e sua concentração são determinadas de acordo com as propriedades que devem ser priorizadas. No entanto, é importante salientar que melhorar a propriedade de um material implica prejudicar outra, por exemplo, o aumento da resistência ao desgaste torna o material mais frágil, diminuindo sua resistência à tração.

Além do aspecto mencionado, vários materiais, previamente à inserção na cavidade, exigem a mistura de alguns componentes para produzir uma massa ou um líquido que será posteriormente manipulada(o) e configurada(o) para a finalidade desejada. O conhecimento da tensão de escoamento do material durante e após sua manipulação é denominado **reologia**. As variações de temperatura que ocorrem na cavidade oral tornam de suma importância o conhecimento das propriedades térmicas dos materiais restauradores, uma vez que a polpa dental não pode ser exposta a variações de temperatura extremas. E, como os materiais tendem a mimetizar cada vez mais as estruturas dentárias, em termos de cor e iluminação, as propriedades ópticas também serão abordadas a seguir.[1-4]

■ Reologia

A viscosidade representa uma medida de resistência ao escoamento de materiais não cristalinos. Quanto maiores forem as moléculas constituintes de um fluido e mais fortes forem as uniões intermoleculares, menor será seu escoamento e, portanto, maior sua viscosidade. Em Engenharia de Materiais, essa grandeza representa a razão entre a tensão de cisalhamento aplicada e a alteração na velocidade em função da distância. Parece complexo, mas é possível abordar de uma forma mais simples.

Imagine colocar em um plano inclinado volumes semelhantes de dois alimentos como doce de leite e iogurte. Não há dúvida de que o iogurte escoará pelo plano inclinado muito mais rapidamente que o doce de leite. Isso significa que o doce de leite é um material bem mais viscoso que o iogurte. A viscosidade dos líquidos e semilíquidos diminui com o aumento da temperatura e depende da natureza da substância. Por exemplo é a viscosidade do mel, que, em geral, torna difícil sua aplicação sobre uma fatia de pão. Para que o processo seja facilitado, deve-se deixá-lo em temperatura ambiente antes da refeição, ou aquecê-lo ligeiramente para reduzir sua viscosidade.

Essa propriedade é bastante relevante no estudo dos materiais de moldagem. Com o passar do tempo, após a manipulação desses materiais para que adquiram propriedades relativamente elásticas, sua viscosidade aumenta e a capacidade de escoar pelas superfícies dos tecidos bucais e promover uma boa reprodução de detalhes diminuem consideravelmente.

Outro fator que pode alterar a viscosidade é a aplicação de forças. Para os dentifrícios e alguns materiais de moldagem, a aplicação de uma força de cisalhamento reduz sua viscosidade e os torna mais fluidos. Essa característica é denominada tixotropismo. Para entender o que é um material tixotrópico, pode-se pensar no que ocorre com o ketchup. Em estado estático, ele é muito viscoso e incapaz de escoar, mesmo que o frasco seja virado com o orifício para baixo. Entretanto, sob pressão, exercida ao pressionar o frasco, as macromoléculas se reorganizam e se orientam em uma única direção, aumentando a capacidade de escoamento (Figura 1.1).

Diversos materiais apresentam um comportamento intermediário entre fluido viscoso (p. ex., mel) e um sólido com características elásticas (p. ex., elástico usado para prender dinheiro). Para um sólido com características elásticas puras (chamado newtoniano), a deformação independe do tempo de aplicação da carga. Por outro lado, existem sólidos cuja taxa de deformação depende da velocidade em que a carga é aplicada, pois são capazes de rearranjar suas moléculas em uma nova posição de equilíbrio após a aplicação da força. Esse tipo de comportamento tem importantes implicações clínicas para muitos materiais dentários, em particular para os de moldagem.

Todos os materiais de moldagem são parcialmente viscoelásticos em sua natureza e podem sofrer deformação permanente quando removidos de áreas retentivas. A deformação permanente depende da taxa de deformação, ou seja, da força necessária para remover o molde da boca e do tempo no qual essa força é aplicada. A magnitude dessa força é ditada pelo módulo de elasticidade do material, pela sua espessura e pela quantidade de áreas retentivas. Portanto, pode-se dizer que o comportamento desses materiais depende da duração e da magnitude da força aplicada.

Quanto mais um material de moldagem responde elasticamente às forças de remoção, maior será a precisão do molde produzido. Durante a remoção desse material da boca, ele deve se deformar ao passar pelas bossas dentais e, a seguir, retornar à posição original ao ser totalmente removido (Figura 1.2).

Deseja-se reduzir ao máximo o comportamento viscoso dos materiais de moldagem, pois ele acarreta deformações plásticas permanentes, que implica menor precisão do molde. Isso explica porque os materiais de moldagem não podem ficar sob pressão durante o ato da moldagem e o fato de necessitarem ser removidos da boca com movimento rápido. Quanto mais rápida a aplicação da força, mais elasticamente um material viscoelástico se comporta.[1-4]

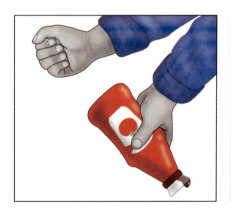

O ketchup é um bom exemplo de uma substância tixotrópica. Ele não escoa mesmo com o frasco de cabeça para baixo

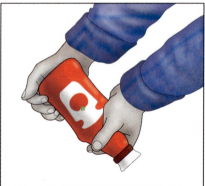

Entretanto, quando se faz pressão no frasco, apertando-o ou batendo na base, o ketchup escoa temporariamente

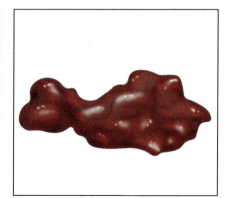

Assim que a vibração cessa, o ketchup retorna para seu estado original viscoso

Figura 1.1 Característica do tixotropismo. Na condição estática, a viscosidade do material é alta. Porém, ao aplicar uma força, a rede de macromoléculas do fluido se organiza em uma única direção, o que facilita o escoamento da massa. Quando a força é removida, as macromoléculas retornam à posição original.

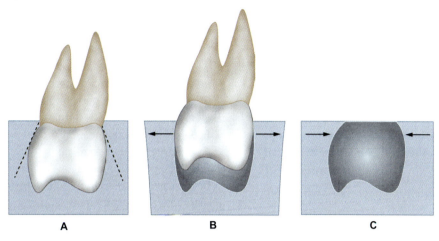

Figura 1.2 Desenho esquemático da moldagem de um molar superior. **A.** Observa-se o material de moldagem em posição. Ele recobre todas as áreas dos dentes, tanto as expulsivas quanto as retentivas. **B.** Pode-se notar que durante a remoção do material de moldagem ele sofre deformação, que idealmente deve ser apenas elástica, ao passar pela área mais retentiva da coroa dos dentes. Dessa maneira, após a eliminação da força de remoção, o material retorna às dimensões e ao formato originais (**C**).

Duas propriedades importantes dos materiais viscoelásticos são:

- **Relaxamento das tensões**: redução das tensões para materiais submetidos a deformações constantes
- **Fluência (também conhecida como *creep*)**: envolve um aumento gradual da deformação sob a influência da aplicação de uma carga constante. O fenômeno da fluência é constantemente confundido com escoamento. O termo fluência implica uma pequena deformação produzida por altas tensões relativas durante um longo período, enquanto o escoamento se refere a uma grande deformação produzida de forma mais rápida e sob tensões aplicadas de menor magnitude.

Apesar de a maioria das pessoas não saber conceituar esses fenômenos do ponto de vista físico, eles ocorrem o tempo todo no dia a dia. Pessoas que têm cabelos longos, por exemplo, sabem que, com o passar do tempo, a força que os elásticos exercem para prendê-los se reduz gradualmente. Essa característica se deve ao relaxamento das tensões internas no elástico. Para a Odontologia, essa característica é importante na escolha de elásticos para movimentos ortodônticos. Dependendo da redução das tensões em função do tempo, certo tipo de elástico ortodôntico deverá ser escolhido.

O asfalto, utilizado na pavimentação de ruas, avenidas e estradas é um material submetido a tensões constantes e, portanto, sofre fluência. É comum observar que em pontos de ônibus, por exemplo, o asfalto tem uma depressão central e uma elevação próxima à calçada. Isso ocorre porque os ônibus reduzem sua velocidade constantemente naquele ponto, levando a uma deformação permanente do asfalto. Um dos materiais dentários que mais se deforma sob as constantes tensões mastigatórias é o amálgama (Figura 1.3). Isso exige, muitas vezes, um novo acabamento e polimento das margens da restauração com o tempo.

PROPRIEDADES TÉRMICAS

As constantes alterações térmicas que ocorrem no meio bucal fazem a condução de calor ser transmitida a todos os substratos dentais, podendo chegar ao órgão pulpar e causar desde pequena sensibilidade até danos irreversíveis a essa estrutura vital.[1-4] Assim, as propriedades térmicas dos materiais são relevantes para a prática odontológica e serão abordadas nesta seção.

Calor específico

Representa a quantidade de calor necessária para aumentar 1°C de 1 g de substância. Na Tabela 1.1, pode-se observar o calor específico de alguns materiais dentários em comparação com o substrato dental (cal/g.°C). Por exemplo, para aquecer 1 g de amálgama em 1°C, é necessário muito menos calor que o necessário para aquecer 1 g de dentina.

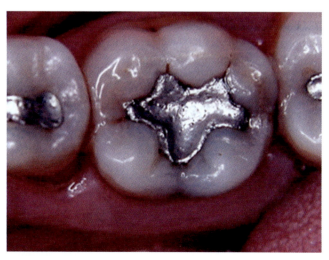

Figura 1.3 Efeitos da fluência nas bordas de uma restauração de amálgama.

TABELA 1.1
Calor específico de alguns materiais odontológicos e substratos dentários.

Material	Calor específico (cal/g.°C)
Esmalte	0,19
Dentina	0,38
Óxido de zinco e eugenol	0,23
Fosfato de zinco	0,24
Amálgama	0,06

Adaptada de Muench, 1973.[5]

Condutividade térmica

Constitui uma medida da transferência de calor através de um material por meio de condução. Pode ser definida como a quantidade de calor (cal/s) que passa por um corpo com 1 cm de espessura com secção transversal de 1 cm² quando a diferença de temperatura entre os dois extremos do corpo é 1°C. A unidade de medida da condutividade térmica é mcal/s.cm².°C.

Os metais são bons condutores térmicos e os polímeros são bons isolantes. Isso justifica o fato de os cabos de panelas serem confeccionados com materiais plásticos, enquanto a panela em si é feita de metal. Um alto valor relativo de condutividade térmica de um material indica que ele não promove um isolamento térmico adequado da polpa. Por esse motivo, às vezes, é necessário associar aos materiais restauradores metálicos, como o amálgama, uma base de outro material com menor valor de condutibilidade térmica (Tabela 1.2).

Difusividade térmica

Partindo do princípio de que os estímulos térmicos presentes na boca são transientes em sua natureza, o valor da difusividade térmica tem maior relevância em predizer o comportamento dos materiais no que se refere à proteção do complexo dentinopulpar contra as variações de temperatura extremas. Isso porque essa propriedade fornece uma melhor indicação de resposta aos estímulos térmicos transientes em um material.

A difusividade térmica pode ser definida como a medida da velocidade pela qual um corpo de temperatura não uniforme atinge um estado de equilíbrio térmico. Ela representa o quociente da condutividade térmica pelo produto do calor específico e densidade do material.

Observe o que ocorre durante a ingestão de um líquido frio. Por alguns segundos haverá redução de temperatura sobre a superfície do dente e/ou da restauração. Quanto maior o tempo de contato ou a temperatura do líquido, maior a quantidade de calor que chegará até a polpa. O valor de difusividade térmica reconhece que, quando estímulos térmicos transientes são aplicados, certa quantidade de calor deve ser absorvida para aumentar a própria temperatura do material. Isso reduz efetivamente a quantidade de calor disponível para ser transmitido do corpo do material à estrutura dental. Assim, medidas de difusividade térmica permitem calcular de forma mais realista a alteração de temperatura que ocorrerá na polpa. Uma comparação entre alguns materiais dentários e os substratos dentais é apresentada na Tabela 1.3.

É desejável que os materiais restauradores diretos tenham baixa difusividade térmica a fim de evitar aumentos de temperatura em nível pulpar frente a variações de temperatura na boca. Entretanto, em algumas situações, um alto valor de difusividade é desejável. Por exemplo, uma base de prótese total ou parcial deve idealmente ter alto valor de difusividade térmica para permitir que seu portador tenha uma resposta satisfatória a estímulos quentes e frios na boca.

Coeficiente de expansão térmica linear

Quando um material é aquecido, a energia absorvida provoca aumento da vibração dos átomos e das moléculas. Consequentemente, o material se expande. Portanto, o coeficiente de expansão térmica linear (CETL) é definido como a

TABELA 1.2
Condutividade térmica de alguns materiais dentários em comparação com os substratos dentários.

Material	Condutividade térmica (mcal/s.cm².°C)
Esmalte	2,23
Dentina	1,36
Cimento de hidróxido de cálcio	1,5
Cimento de fosfato de zinco	3,1
Cimento de ionômero de vidro	1,6
Resina composta macroparticulada	2,61
Amálgama	54,0
Liga de Au-Ag-Pd (ouro-prata-paládio)	300

Adaptada de Craig e Peyton, 1961;[6] Brown et al., 1970;[7] Civjan et al., 1972;[8] Fukase et al., 1992;[9] Moroi et al., 1993;[10] O'Brien, 2019.[11]

TABELA 1.3
Difusividade térmica de alguns materiais odontológicos em comparação com os substratos dentários.

Material	Difusividade térmica (mm²/s)
Esmalte	0,469
Dentina	0,183
Cimento de hidróxido de cálcio	0,187
Cimento de fosfato de zinco	0,290
Cimento de ionômero de vidro	0,239
Resina composta macroparticulada	0,675
Amálgama	9,60
Ouro puro	118,0

Adaptada de Brown et al., 1970;[7] Civjan et al., 1972;[8] Fukase et al., 1992;[9] Inoue et al., 1993;[12] O'Brien, 2019.[11]

alteração de comprimento por unidade de comprimento de um material, quando a sua temperatura é aumentada ou reduzida em 1°C.

Em construção de pontes e viadutos, é comum haver espaços entre as placas de concreto. Isso se deve ao fato de que, durante o verão, há um aumento da energia cinética das moléculas do concreto, o que provoca sua expansão. Se não houver esse espaço para a expansão do concreto entre as placas, poderá haver rachaduras devido às altas tensões geradas pela expansão térmica das placas de concreto.

Do ponto de vista odontológico, é importante que os materiais restauradores diretos e indiretos tenham CETLs semelhantes aos das estruturas dentais para que se expandam ou se contraiam de forma semelhante. Quando o paciente ingere um líquido frio, tanto o material restaurador como o substrato dental podem se contrair, e a magnitude desta contração depende do valor do CETL de cada um. Caso o material restaurador tenha um CETL maior, sua contração será maior que a da estrutura dental circundante, portanto, uma fenda pode se formar entre o material restaurador e o dente, ocasionando rompimento da união e a formação de uma lesão de cárie adjacente a margem da restauração. Desse modo, pode-se observar na Tabela 1.4 que certos materiais, por exemplo, os cimentos de ionômero de vidro, se assemelham bastante aos substratos dentais, enquanto outros têm maior discrepância do CETL em relação aos tecidos duros do dente.

Na prática, entretanto, essa situação não é tão clara. O CETL é uma propriedade de equilíbrio, e a expansão ou a contração frente aos estímulos térmicos transitórios depende do CETL e da difusividade térmica. Para materiais restauradores, a combinação ideal de propriedades é um baixo valor de difusividade combinado com um CETL semelhante ao dos substratos dentais.

PROPRIEDADES ÓPTICAS

A propagação da luz e os fenômenos a ela associados têm efeitos de suma importância na Odontologia, pois ao se restaurar um dente, não é possível abrir mão de três premissas básicas: forma, função e estética. É de especial interesse do dentista o aspecto estético dos dentes naturais e das restaurações com materiais restauradores diretos e indiretos. Dessa maneira, vale salientar alguns conceitos físicos e fisiológicos envolvidos nos fenômenos ópticos, de cor e da propagação da luz.

A cor não é propriedade ou característica estática, nem uma realidade física, mas sim a resposta do cérebro a um estímulo luminoso. A cor é uma característica dinâmica e só existe enquanto há luz e observador.

▪ Luz

A luz, tecnicamente chamada iluminante, pode variar conforme o ambiente em que se está. A luz do Sol é branca por ser dotada de todo o conjunto de radiações visíveis do espectro eletromagnético (luz de alta amplitude espectral), cujos comprimentos de onda variam de 400 e 700 nanômetros (Figura 1.4). As ondas curtas (400 a 500 nm) correspondem às cores azuladas; as médias (500 a 600 nm) às esverdeadas; e as longas (600 a 700 nm) representam as cores avermelhadas.

A alta amplitude espectral se deve às altas temperaturas em que a luz é gerada, aproximadamente 5.750°C, na superfície do Sol. No entanto, como a luz solar é bastante influenciada pelo horário e pelas condições climáticas e ambientais, isso pode influenciar a seleção de cor para restaurações estéticas.

Lâmpadas incandescentes produzem radiação luminosa pelo aquecimento de um filamento metálico com a passagem da corrente elétrica. Naturalmente, esse tipo de aquecimento está limitado a temperaturas inferiores à temperatura de fusão do metal de que é constituído o filamento, geralmente o tungstênio, e pode atingir normalmente uma temperatura aproximada de 1.900 a 2.400 K nas lâmpadas convencionais. Portanto, a luz produzida não contém todo o espectro de luz visível, mais rico em tons amarelados ou avermelhados. Isso influencia a percepção da cor dos objetos por ela iluminados, que passam a ter coloração vermelho-alaranjado. Esse tipo de luz tem baixa amplitude e desequilíbrio espectral com predomínio de ondas de maior comprimento.

Esse fenômeno pode ser explorado pelos supermercados na iluminação das frutas expostas, que ganham tonalidades quentes e, portanto, mais atraentes. Com as luzes fluorescentes de alta temperatura, ocorre o inverso, e os objetos parecem azulados. Deve-se, portanto, evitar o uso desses tipos de fontes de luz para a observação da cor de restaurações estéticas. A Figura 1.5 apresenta a variação na percepção de cor de um objeto em função da fonte de luz empregada.

Há disponível no comércio lâmpadas que apresentam uma temperatura semelhante à da luz solar (5.750 K) e alta amplitude espectral, o que favorece a reprodução cromática adequada. Fabricantes de lâmpadas dispõem de modelos com essas características, em geral, sob forma de tubos fluorescentes. Outra forma segura de realizar a tomada de cores é por meio do uso de espectrofotômetros portáteis, que emitem luz neutra e equilibrada.

TABELA 1.4
Valores de coeficiente de expansão térmica linear (CETL) para diferentes materiais dentários.

Material	CETL (× 10^{-6}/°C)
Porção coronária do dente	11,4
Cimento de óxido de zinco e eugenol	35
Cimento de ionômero de vidro	11,5
Resina composta macroparticulada	39,4
Amálgama	25
Liga de Au-Pt-Pd (ouro-prata-paládio)	15,5

Adaptada de Civjan e Brauer, 1964;[13] Dennison e Craig, 1972;[14] Akagi et al., 1992,[15] Craig, 1993.[16]

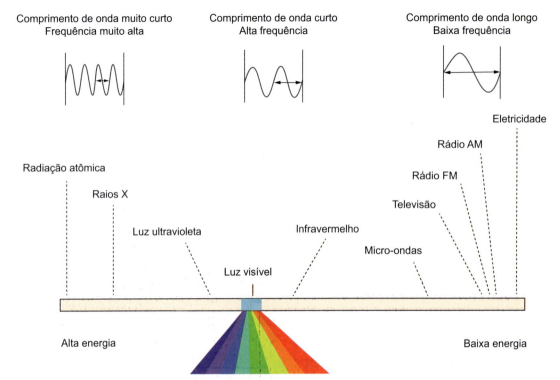

Figura 1.4 Espectro eletromagnético mostrando todas as ondas que o compõem. Observa-se que a luz visível é constituída por uma estreita faixa do espectro e que, mesmo assim, é a única perceptível ao olho humano entre todas as radiações eletromagnéticas existentes. O comprimento de onda visível está entre 400 e 700 nm.

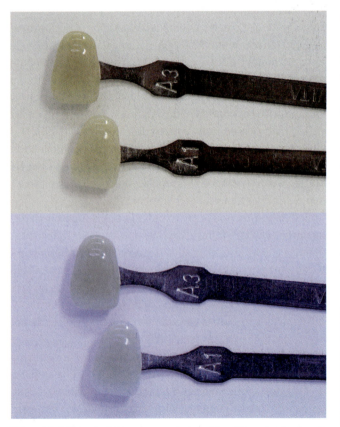

Figura 1.5 Mesmo dente observado sob duas diferentes fontes de luz: sob fonte de luz amarelada (**A**); sob fonte de luz azulada (**B**). De acordo com as características espectrais da fonte de luz, determinadas cores são mais alteradas e outras menos.

■ Revelação da cor dos objetos

A percepção das cores ocorre nos olhos através dos cones e fibrilas nervosas situados na fóvea da retina. Essas estruturas têm funções distintas: enquanto os bastonetes são mais sensíveis à luz e nos permitem enxergar em situações de baixa luminosidade, os cones são os responsáveis pela percepção da cor. De acordo com a teoria tricromática de Young, os cones se dividem em três grupos: o primeiro é sensível ao grupo de cores do vermelho, ou seja, as ondas longas, que traz secundariamente as sensações do verde e do violeta; o segundo grupo, das ondas médias, é sensível ao grupo de cores do verde, que traz secundariamente as sensações do vermelho e do violeta; o terceiro grupo é sensível prioritariamente ao grupo do violeta, que traz secundariamente o vermelho e o verde. O estímulo simultâneo dos três grupos produz a sensação do branco.

A capacidade de cada indivíduo perceber as cores, portanto, depende desses sistemas. Quando há disfunção, um indivíduo pode apresentar daltonismo, que pode ser dividido em três grupos: tricromatismo anormal, dicromatismo e acromatopsia. No tricromatismo anormal, há um desvio espectral nas cores quentes, vermelho e laranja, que são trocadas por suas complementares. No dicromatismo, a visão ocorre somente em duas cores, amarelo e azul. As cores amarelo, vermelho, laranja e verde são vistas como amarelo. O ciano e certos violetas mais frios são percebidos como cinza, e o azul é percebido de maneira relativamente normal. Na acromatopsia, devido à falta de função dos cones retinianos, tudo é visto em branco e preto.

Quando a luz incide sobre os objetos, diferentes tipos de interações podem ocorrer. Assim, na superfície do objeto, alguns comprimentos de onda podem ser refletidos, absorvidos ou transmitidos. Quando toda a radiação eletromagnética é absorvida, o resultado é a ausência de cor, ou seja, o negro. Quando há reflexão total da luz, o resultado é o branco, que é a soma de todos os comprimentos de onda visíveis. Entre esses dois extremos estão a maioria das cores que conhecemos. Na Figura 1.6, a cor do livro é azul aos nossos olhos, pois, quando a luz branca incide sobre a fruta, somente a cor vermelha é refletida e todo o restante do espectro de luz é absorvido. Da mesma forma, um objeto verde reflete apenas as ondas referentes ao verde, e o restante é absorvido pela superfície do objeto.

Deve-se ter em mente que a cor, descrita nos parágrafos anteriores, refere-se a um processo aditivo, ou seja, quanto mais cores adicionadas, mais chega-se próximo do branco. Esse processo é utilizado para cores geradas por luz, como a da tela da televisão e do computador. Há também o processo de subtração de cor, empregado em impressões. Nesse sistema, conforme mais cores são adicionadas, mais chega-se próximo do preto.

▪ Três dimensões da cor

As descrições verbais da cor não são precisas o suficiente para descrever a aparência das cores dos dentes. Duas pessoas olhando para o mesmo objeto fornecerão diferentes referências para expressar exatamente a mesma cor com uma grande variedade de palavras, levando à confusão e falhas de comunicação. Não há, nessa descrição verbal parâmetros objetivos para permitir a reprodução da cor, principalmente quando se considera que o espectro das cores dentais é relativamente limitado, oscilando entre tons de amarelo e laranja, sem variações abruptas como vermelho/verde ou amarelo/azul.

Em 1905, o artista americano A. H. Munsell sugeriu um método de descrever as cores, classificando-as de acordo com seu matiz, croma e valor. Esse método é análogo às três dimensões de um objeto (largura × altura × comprimento), já que a cor também é tridimensionalmente descrita. O **matiz** descreve a cor predominante de um objeto, por exemplo, verde, amarelo ou azul, e o **croma** descreve a intensidade do matiz.

Por último e talvez o mais importante na odontologia, o **valor**. Ele é a luminosidade da cor ou a distinção entre uma cor clara e outra escura, sendo limitada no extremo superior pelo branco (alto valor) e no extremo inferior pelo preto (baixo valor), e entre esses dois extremos situam-se os tons de cinza. Os matizes e cromas da denominada escala VITA são agrupados em ordem decrescente de valor. Quando se considera a seleção de cores em Odontologia, o valor é a dimensão mais importante, uma vez que discrepâncias de valor são mais facilmente detectadas visualmente que as alterações de matiz e croma.

Outra forma bastante objetiva de mensurar a cor é através do espaço de cor CIEL*a*b* (Figura 1.7), definido pela Comissão Internacional de Iluminação (CIE) em 1976. Essa mensuração de cor é geralmente fornecida por espectrofotômetros usados para registrar a cor dental. De forma bem parecida com o sistema de Munsell, as cores são ordenadas e expressas em termos de tonalidade, luminosidade e saturação. Esse sistema baseou-se na teoria de cores opostas, em que um mesmo objeto não pode ser verde e vermelho ou amarelo e azul ao mesmo tempo. Assim, a cor pode ser representada de forma numérica, em coordenadas cromáticas de L*, a* e b* (Figura 1.8) sendo:

- L* = luminosidade ou valor
- a* = coordenada vermelho/verde (+a indica vermelho e –a indica verde)
- b* = coordenada amarelo/azul (+b indica amarelo e –b indica azul).

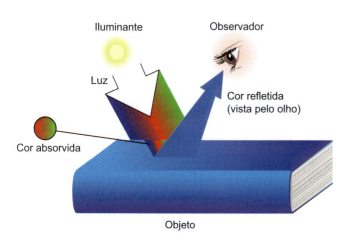

Figura 1.6 A cor que visualizamos é a refletida pela superfície do objeto quando incidido com uma luz com ampla amplitude espectral.

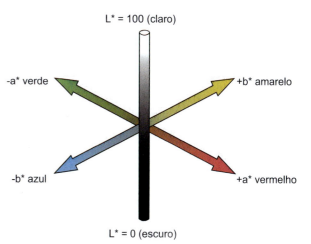

Figura 1.7 Pode-se visualizar o espaço de cores CIEL*a*b* com as variações de cores em três eixos preto-branco (luminosidade), verde-vermelho e amarelo-azul.

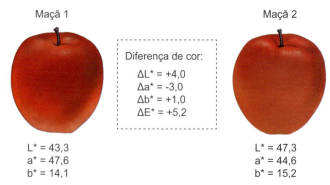

Figura 1.8 Parâmetros CIElab de duas maçãs com cores diferentes. Os valores de cada um dos parâmetros antes e depois permitem o cálculo das variações no eixo L* (ΔL), no eixo a* (Δa*), no eixo b* (Δb) e a mudança de cor geral considerando todos os parâmetros é chamada de ΔE.

Classicamente, o *matiz* dental foi classificado por letras na escala VITA classical (Vita Zahnfabrik, Alemanha) da seguinte maneira: A, marrom-avermelhado; B, amarelo-alaranjado; C, cinza-esverdeado; e D, cinza-rosado. O *croma* é o grau de saturação ou a intensidade do matiz. Na classificação de cores da VITA, o croma é identificado por números. Dessa forma, o matiz A vai de A1 até A4. À medida que número aumenta, ocorre maior saturação do matiz (Figura 1.9).

Opacidade, translucidez e transparência

Em essência, a diferença entre materiais opacos, transparentes e translúcidos é o grau de transmissão de luz possível em cada um. Os corpos opacos contêm pigmentos que impedem a passagem de luz e, assim, a energia incidente é absorvida ou refletida. No lado extremo, estão os objetos transparentes. Nesse caso, grande parte da luz incidente é refratada, ou seja, atravessa toda a extensão do corpo seguindo seu curso até atingir estruturas capazes de refleti-la ou absorvê-la. Entre esses dois extremos estão os corpos translúcidos, nas quais a luz é parcialmente transmitida devido à dispersão dentro do material (Figura 1.10).

A avaliação das cores em corpos translúcidos é significativamente mais complexa que em corpos opacos. Matiz, croma e valor não são suficientes para descrever com precisão os efeitos ópticos singulares de corpos translúcidos. Por essa razão, a translucidez é corretamente considerada como a quarta dimensão da cor. Parte dessa complexidade se deve ao fato de que a cor de um objeto translúcido depende do fundo contra o qual ela é visualizada. Um mesmo corpo translúcido visualizado sob um fundo vermelho e verde terá expressões cromáticas distintas em razão da absorção e reflexão seletiva.[17]

O esmalte, por permitir a transmissão de aproximadamente 70% da luz incidente, em espessura de 1 mm, é considerado

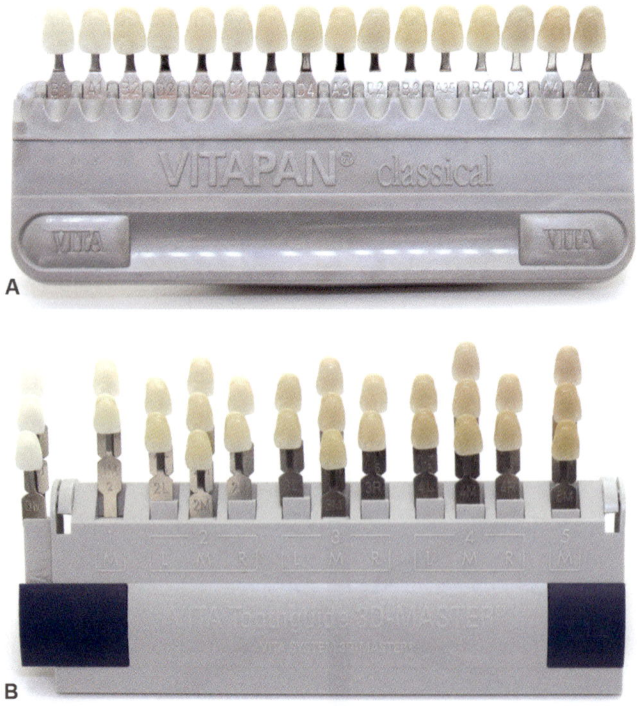

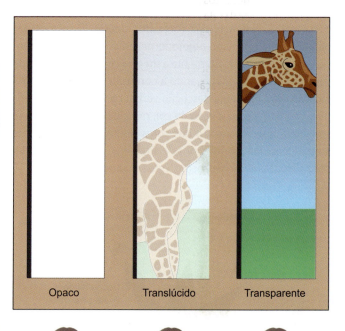

Figura 1.9 A. Escala de cor VITA® classical: observe os quatro grupamentos de croma. **B.** VITA 3D-Master®: observe os cinco grupos de saturação indicados pelos números arábicos de 1 a 5. Dentro de cada grupo há três tipos de matizes: cores mais amareladas (L) e cores mais avermelhadas (R), e o M no centro deste espectro. Há também variações na saturação indicadas pelos números (1; 1,5; 2; 2,5; e 3).

Figura 1.10 Desenho esquemático das diferentes formas de interação de corpos opacos, translúcidos e transparentes com a luz incidente, em termos de transmissão e reflexão de luz.

um corpo translúcido. A dentina, com espessura semelhante, é bem menos translúcida, pois permite a passagem de apenas 30% da luz incidente.[18] Nesse contexto, é muito importante ter o conhecimento das diferentes espessuras da dentina e do esmalte nas diversas regiões dos dentes (Figura 1.11). O esmalte é o principal responsável pelo valor dos dentes e pelas gradações de croma observadas em diferentes regiões de um dente. Mesmo que se considerem matiz e croma características relacionadas com a dentina, pelo fato de o substrato ser mais saturado, é a variação da translucidez e espessura do esmalte que determina a intensidade com que elas são percebidas. Assim, o esmalte age como um filtro, capaz de atenuar a expressão das cores subjacentes (ver Figura 1.11). Na região cervical, na qual o esmalte é mais delgado, o croma da dentina aparece com maior intensidade que na região média, na qual a espessura do esmalte é maior.[1-4]

Seleção da cor em Odontologia

Escala de cores

A seleção de cor, tanto no consultório quanto no laboratório de prótese, é realizada, em geral, com o uso de uma escala de cores. Infelizmente, não há nenhuma escala capaz de reproduzir todas as cores existentes nos dentes naturais, e ainda há uma grande variedade de escala de cores disponíveis no comércio. A maioria das escalas de cores segue os grupos cromáticos A, B, C e D descritos anteriormente. Na Figura 1.9 podem ser vistas duas escalas de cores que seguem esse padrão. Uma delas, a Vitapan® Classical (Vita Zahnfabrik), é confeccionada com cerâmica e é amplamente utilizada para cerâmicas e resinas compostas. Essa escala tem os quatro matizes principais e graduações de saturação (croma) dispostos em ordem crescente de luminosidade.

Apesar de ser amplamente empregada, ela apresenta as seguintes desvantagens:

- Espessura que geralmente não condiz com a situação em que será reproduzida
- Existência de cores fora do espectro de cores dos dentes humanos
- Variações muito abruptas de cor entre as amostras disponíveis para seleção da cor
- Diferenças de coloração nas regiões cervical e incisal
- Ausência de uma gradação definida de luminosidade, considerada atualmente a principal dimensão da cor na Odontologia.

Para identificar de forma mais clara as três dimensões da cor, a escala de cores Vitapan® Classical foi aprimorada, conduzindo ao lançamento da escala de cores Vitapan 3D-Master (Vita; ver Figura 1.9). Nessa escala de cores, as diferentes opções de seleção de cor estão equidistantes no espaço de cor, o que aumenta a precisão na seleção de cor final. Essa escala é dividida em cinco grupos de luminosidade, equidistantes entre si no espaço de cor ($\Delta E = 4$) identificados por algarismos arábicos (1, 2, 3, 4 e 5). Durante a seleção da cor, a luminosidade deve ser definida primeiro, seguida da saturação e, por último, o matiz.

Em cada grupo de luminosidade, há três matizes básicos: amarelado (L), médio (M) e avermelhado (R), dispostos horizontalmente em cada grupo de luminosidade (ver Figura 1.9). A saturação de cada matiz está apresentada no sentido vertical (1; 1,5; 2; 2,5; e 3). Apesar de essa escala ter mais quantidade de tonalidades e ter uma escala com cinco gradações de luminosidade, ainda apresenta alguns inconvenientes, como a forma de apresentação com espessuras inadequadas, as diferenças de coloração entre as bordas cervical e incisal, e não ter sido adotada pela maioria dos fabricantes de resina composta para identificação das cores das resinas compostas.

Há ainda escalas de cores que são fornecidas pelos fabricantes, tanto de cerâmicas como de resinas compostas. A Figura 1.12 mostra uma escala de cores de uma marca de resina composta. A desvantagem dessa escala de cor é que não há diferenciação entre o grau de translucidez das resinas empregadas. Uma solução vislumbrada e praticada por alguns fabricantes foi o desenvolvimento de escalas de cores específicas para resinas opacas, translúcidas e resinas para efeito.

Sistemas eletrônicos de seleção de cores

Com o intuito de minimizar as variáveis existentes no processo de determinação das cores dos dentes e das restaurações, foram conduzidas pesquisas desde a década de 1980 visando a criar sistemas eletrônicos de detecção de cor. Um exemplo desse sistema é o espectrofotômetro VITA Easyshade® Advance (Vita Zahnfabrik; Figura 1.13). Esses sistemas têm maior acurácia na detecção de cores aliada à maior reprodutibilidade, porém ainda apresentam um custo bastante alto, sendo empregados por uma minoria de clínicos.

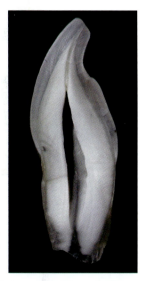

Figura 1.11 Secção transversal de um incisivo central mostrando a variação de espessura de esmalte nas regiões cervical, média e incisal. Pode-se notar ainda, nesse corte, a diferença de translucidez do esmalte e da dentina.

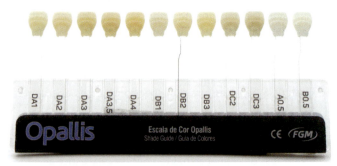

Figura 1.12 Escala de cores desenvolvida para uma marca comercial de resina composta.

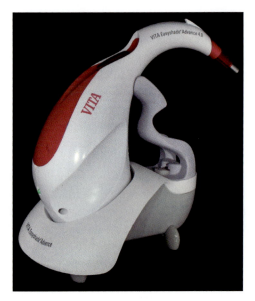

Figura 1.13 Espectrofotômetro empregado para seleção de cor em Odontologia. Aparelho Vita Easyshade® Advance. (Fotografia gentilmente cedida pela discente de pós-graduação Laina Vochikovski e pela Profa. Dra. Marcia Rezende, Faculdade Paulo Picanço.)

PROPRIEDADES MECÂNICAS

Quando um fio de borracha (p. ex., elástico de prender dinheiro) e um fio metálico (p. ex., um clipe usado para prender folhas de papel) são distendidos por força de tração com a mesma magnitude ocorrem fenômenos diferentes. O fio metálico não sofrerá nenhuma alteração visível, enquanto a borracha pode duplicar seu comprimento, considerando que uma força de baixa magnitude foi aplicada. Para entender esses diferentes fenômenos, é necessário definir dois conceitos fundamentais:

- **Corpo de prova ou espécime**: é uma amostra padronizada do material a ser testada. A padronização é necessária para que se possa comparar resultados de diferentes tipos de materiais e centros de pesquisa
- **Carga**: é uma força externa aplicada sobre o corpo de prova ou espécime.

▪ Tensão e deformação

Quando uma força atua sobre um corpo de prova, uma reação a essa carga é desenvolvida internamente. Essa reação tem a mesma magnitude e direção, contudo sentido oposto ao da força externa, sendo denominada tensão. A força aplicada e a tensão desenvolvida se distribuem em uma dada área do corpo de prova e são, portanto, designadas como força por unidade de área. No Sistema Internacional de Unidades, a tensão é relatada em N/m^2.

As tensões tendem a deslocar átomos até encontrarem uma nova posição de equilíbrio sob ação da força. As tensões podem ser de tração (o espécime resiste ao alongamento); de compressão (o espécime resiste ao encurtamento); de cisalhamento (o espécime resiste ao deslizamento de planos); ou por flexão (em que aparecem os três tipos de tensões; Figura 1.14).

A resposta à aplicação de uma força é a deformação do espécime. Essa deformação pode ser elástica, ou seja, após remoção da força, o espécime volta a apresentar suas dimensões originais. Isso ocorre, por exemplo, ao estirarmos uma borracha, ela pode duplicar de tamanho, mas suas dimensões originais se restabelecem tão logo a força seja removida. Nesse exemplo, a deformação elástica é visível a olho nu. Entretanto, nem sempre a deformação elástica pode ser detectada visualmente. Por exemplo, uma mosca ao pousar sobre o

Compressão

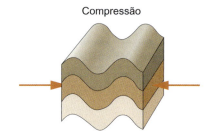

Tração

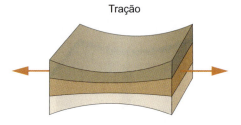

Cisalhamento

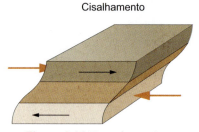

Figura 1.14 Tipos de tensões.

teto de um carro causa deformações elásticas. Por mais que isso possa parecer estranho, as moléculas mais superficiais são comprimidas durante o pouso da mosca e retornam à sua posição original assim que a mosca se desloca. Dessa forma, podemos inferir que, quando uma força é aplicada sobre qualquer corpo, este sofre **deformação elástica**.

Outro tipo de deformação é a plástica: após a aplicação de uma força, o corpo de prova se deforma permanentemente. Por exemplo, o aspecto de um carro após colidir com um muro de concreto; de um papel após ser amassado; ou ainda o aspecto da alça de uma sacola plástica após ser utilizada com um conteúdo bastante pesado. Mesmo após a remoção da força que provocou essas deformações, a **deformação plástica** persiste e pode ser facilmente observada.

De modo geral, é desejável que os materiais dentários sejam capazes de resistir às tensões de tração, compressão e cisalhamento a que estão sujeitos na cavidade oral. Ao mastigar uma bala de goma (altamente pegajosa), o material restaurador colado a um dente sofre tensões de tração ao tentar abrir a boca, e tensões de compressão no momento em que se aperta a bala de goma entre os dentes.[1-4]

No caso de uma prótese fixa de três elementos (Figura 1.15), os retentores estão fixos em suas extremidades. Ao aplicar uma força no pôntico, ou seja, no ponto central entre os dois apoios fixos, essa estrutura tende a se empenar em direção ao tecido gengival devido à flexão. Nessa situação, a parte mais oclusal da prótese está sendo comprimida e tende a reduzir seu comprimento, devido à existência de tensões compressivas. Contrariamente, a região mais gengival tende a se estirar ou alongar devido à existência de tensões de tração (ver Figura 1.15).

Curvas de tensão-deformação

Tome-se como exemplo um pequeno pedaço de arame (com secção transversal de 5 mm² e 10 cm de comprimento) sendo submetido a uma força de tração. A Tabela 1.5 mostra as

TABELA 1.5
Tensões e a respectiva deformação de um fio metálico submetido a forças de tração.

Tensão (MPa)	Deformação (%)
0	0
100	0,01
200	0,015
300	0,02
400	0,025
500	0,03
600	0,033
700	0,045

respectivas deformações para as tensões de tração aplicadas a esse fio. Observa-se que, em tensões inferiores a 500 MPa, para cada aumento de 100 MPa há um aumento na deformação de 0,005%. Isso significa que há proporcionalidade entre a tensão e a deformação, e que caso sejam aplicadas tensões inferiores a 500 MPa, as respectivas deformações resultantes serão reversíveis, ou seja, elásticas.

É possível observar isso facilmente ao segurar um pedaço de arame com as duas mãos e aplicar uma força de tração em suas extremidades. Se o **limite de proporcionalidade** não for ultrapassado (nesse caso, 500 MPa), o que muito provavelmente não ocorrerá, o arame retornará ao seu formato original à medida que a força for gradualmente reduzida a zero. Apesar de, aparentemente, nada ter acontecido, ocorreu uma deformação elástica não visível durante a tração. De forma gráfica, essa proporcionalidade está representada em um gráfico tensão × deformação (Figura 1.16). A região na qual há proporcionalidade entre tensão e deformação é visualizada como uma linha reta no gráfico. A deformação respectiva ao limite de proporcionalidade representa a deformação máxima na qual ainda há proporcionalidade entre a tensão e a deformação e é denominada **elasticidade máxima** (ver Figura 1.16).

O limite de proporcionalidade é uma medida significativa, pois representa a transição entre as deformações elásticas e as plásticas. Do ponto de vista prático, é difícil definir, durante um teste, a tensão exata que representa o limite de proporcionalidade. Assim, mensura-se o limite convencional de escoamento, uma medida que representa a tensão na qual uma pequena quantidade de deformação plástica (até 0,2%) tenha ocorrido. O limite convencional de escoamento é ligeiramente maior que o limite de proporcionalidade. Ainda há a **resistência máxima** do material, que representa a maior tensão que o material suporta antes da fratura em um ensaio mecânico (ver Figura 1.16).

Toda a porção reta da curva, situada em tensões inferiores ao limite de proporcionalidade, representa o regime elástico do material. Se o ângulo formado entre a porção reta da curva

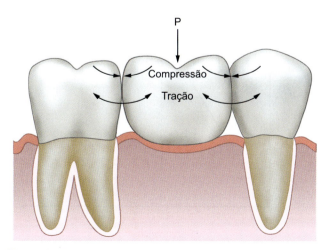

Figura 1.15 Tensões de compressão e tração induzidas em uma prótese fixa de três elementos por uma força de flexão.

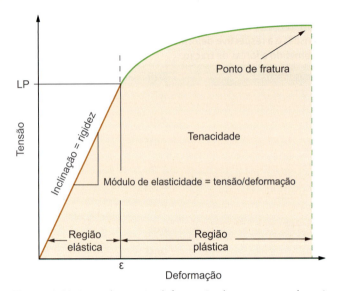

Figura 1.16 Curva de tensão-deformação de um arame submetido à tração. O limite de proporcionalidade (LP) corresponde à elasticidade máxima (ε). A resiliência é a área do triângulo no regime elástico, correspondente à região na qual há proporcionalidade entre a tensão e a deformação.

e o eixo x for mensurado, teremos o **módulo de elasticidade do material**, que representa o grau de rigidez de um sólido. Pode-se ainda defini-lo como a tensão dividida pela deformação dentro do regime elástico. Como a deformação não tem uma unidade de medida, o módulo de elasticidade é representado pela mesma unidade da medida de tensão (N/m^2 ou MPa).

Enquanto a flexibilidade é uma vantagem para materiais de moldagem, materiais restauradores devem apresentar característica oposta, ou seja, serem rígidos (maior módulo de elasticidade).

Como o módulo de elasticidade representa a razão entre a tensão, dentro do regime elástico, e a respectiva deformação elástica, temos que, quanto menor for a deformação para um determinado valor de tensão, maior será o valor do módulo de elasticidade.[1-4] Por exemplo, vamos comparar a força necessária para deformar uma borracha usada na confecção de pneu e uma borracha usada para prender cabelo, com a mesma área de secção transversal. Para que haja 1% de deformação em ambos os materiais, uma tensão consideravelmente maior deve ser aplicada na borracha de pneu. Isso significa que a borracha de pneu tem um módulo de elasticidade maior que a borracha usada para prender o cabelo. O material de moldagem à base de poliéter tem maior rigidez, ou seja, maior módulo elasticidade, em comparação com os outros materiais de moldagem elastoméricos. Assim, uma força maior é necessária para remover uma moldeira com esse material de áreas retentivas na boca.

É importante enfatizar que o fato de um material ter um alto limite de proporcionalidade, não significa necessariamente que ele é um material rígido, ou seja, com alto módulo de elasticidade. Um material restaurador direto deve ter um módulo de elasticidade relativamente alto para não sofrer deformações elásticas em função, e um alto limite de proporcionalidade para não se deformar permanentemente sob cargas mastigatórias.

Durante o desenvolvimento de tensões internas no material, as moléculas podem se aproximar (tensões de compressão) ou se afastar (tensões de tração). Isso ocasiona o aumento da energia interna. Contanto que a tensão não seja maior que o limite de proporcionalidade, essa energia é denominada **resiliência**. Também é possível defini-la como a quantidade de energia armazenada por um espécime ao ser tensionado até o seu limite de proporcionalidade. Graficamente, a resiliência pode ser calculada pela área entre a porção reta da curva e o eixo x do gráfico tensão-deformação (ver Figura 1.16).

O módulo de elasticidade é uma propriedade que independe das dimensões do material. Por outro lado, é preciso mencionar que as dimensões do espécime afetam diretamente seu percentual de deformação. Devemos nos lembrar de que a tensão apresentada no gráfico tensão × deformação corresponde à razão entre a força aplicada e a área. Se a área for duplicada, deve-se dobrar a força aplicada para mantermos o mesmo limite de proporcionalidade. Entretanto, o módulo de elasticidade permanecerá inalterado.

Observe os dois fios metálicos de materiais diferentes com os mesmos formato e diâmetro representados na Figura 1.17. Para causar uma deformação elástica com igual magnitude em ambos os fios, a força aplicada em A deve ser muito maior que a aplicada no fio B. Isso significa que A tem maior módulo de elasticidade, ou seja, é um material mais rígido. Considerando duas lâminas metálicas com a mesma espessura, uma de alumínio e outra de ferro, ao tentar quebrá-las com tensões abaixo do limite de proporcionalidade (para que não haja deformações permanentes), é possível que a força necessária

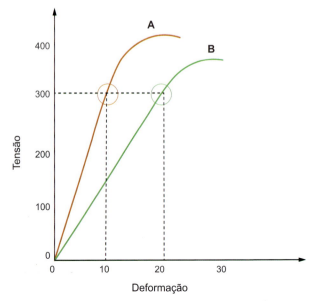

Figura 1.17 Gráfico tensão × deformação de materiais com diferentes módulos de elasticidade.

para deformar a lâmina de ferro tenha que ser maior que aquela necessária para deformar a de alumínio. Com base nisso, podemos inferir que o alumínio é um material menos rígido que o ferro.

Com relação à Figura 1.18, em tensões logo acima do limite de proporcionalidade, o material representado pela linha vermelha praticamente não sofre deformações plásticas. Portanto, diz-se que esse material é **frágil**. A fragilidade é uma propriedade que caracteriza a incapacidade relativa do material de suportar uma deformação plástica, antes de ocorrer a fratura. Em outras palavras, pode-se dizer que um material frágil fratura em tensões muito próximas ao seu limite de proporcionalidade.[1-4]

Caso o formato de um pedaço de vidro tivesse que ser alterado, o máximo que se conseguiria seria quebrá-lo. As cerâmicas, tal como o vidro, são materiais dentários considerados frágeis. Esses materiais geralmente têm uma alta resistência à compressão, porém baixa resistência à tração. Um material frágil não é necessariamente fraco mecanicamente. Ele pode ter ao mesmo tempo um elevado módulo de elasticidade e nenhum potencial de sofrer alongamento. Assim, a força necessária para ultrapassar o limite de proporcionalidade seria muito alta, apesar de que, tão logo esta fosse atingida, o material não sofreria deformações plásticas e, sim, se fraturaria.

As características opostas à fragilidade são a **ductibilidade** e a **maleabilidade**. Ao aplicar uma força maior que o limite de proporcionalidade em um material dúctil ou maleável, este sofrerá uma considerável deformação permanente antes de se fraturar. A capacidade de um material de resistir a forças de tração sem sofrer rupturas é chamada de ductibilidade.[1-4] Essa propriedade é utilizada na fabricação de fios elétricos. A maleabilidade é a capacidade de o material resistir às forças de compressão sem fraturar, por exemplo, o ouro é um metal bastante dúctil e maleável.

A magnitude da ductibilidade pode ser mensurada pelo percentual de deformação plástica, ou seja, o alongamento medido no eixo x da curva de tensão-deformação. A Figura 1.18 mostra que o percentual de alongamento do material representado em azul é bem maior que o do material representado em vermelho; portanto, pode-se afirmar que o primeiro é mais dúctil que o segundo.

A **tenacidade** é a capacidade de um material absorver energia até a sua fratura. Sua magnitude pode ser mensurada pela área abaixo das porções elástica e plástica da curva de tensão-deformação (ver Figura 1.18).[1-4]

No passado, quando era mais comum a confecção de coroas metálicas fundidas, era de suma importância conhecer as propriedades de tenacidade e de alongamento da liga empregada. Caso esta fosse áurica, a adaptação das margens da coroa ao preparo poderia ser melhorada através do brunimento, já que esse tipo de liga sofre grande percentual de deformação plástica antes de se fraturar (Figura 1.19). Caso fosse empregada uma liga com pequeno percentual de alongamento, como por exemplo uma liga de Ag-Sn, a brunidura não deveria ser realizada, pois tal procedimento poderia ocasionar a fratura das bordas da restauração.

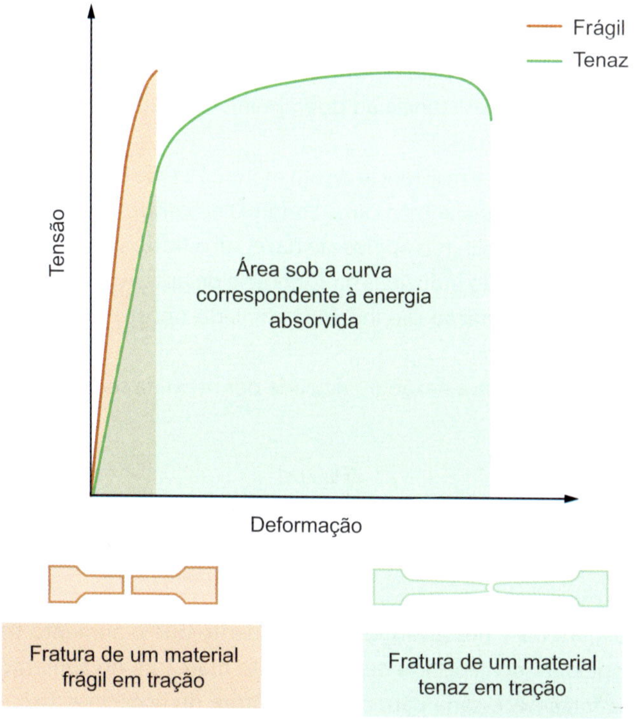

PROPRIEDADES DE RESISTÊNCIA

Teste de tração

A resistência de um material é a tensão necessária para causar a fratura de um espécime com área conhecida ou causar determinada quantidade de deformação plástica. A resistência máxima à tração ou a resistência à fratura pode ser empregada para caracterizar a resistência do material.

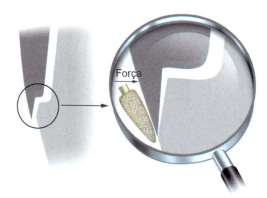

Figura 1.18 Gráfico tensão × deformação mostrando a tenacidade de diferentes materiais. O material representado pela linha vermelha é frágil, enquanto o material representado pela linha azul é tenaz.

Figura 1.19 Brunimento das margens de uma restauração com um brunidor metálico. A aproximação da borda da restauração em direção à parede do preparo cavitário só pode ser realizada em materiais tenazes, caso contrário, há risco de fratura do material.

Como já mencionado, a alteração de comprimento que resulta da aplicação desse tipo de carga em um corpo antes da fratura é denominada alongamento. O valor nominal de resistência à tração é determinado pela razão da força e secção transversal. Por meio desse tipo de teste é possível confeccionar uma curva de tensão-deformação e calcular o limite de proporcionalidade, o módulo de elasticidade, a resistência máxima à tração, a resiliência e a tenacidade. O teste de resistência à tração é particularmente útil para materiais metálicos, pois a quantidade de deformação de um material por forças de tração até a fratura indica a capacidade de trabalho de uma liga.

Na Figura 1.18, o fato de o material fraturar em uma tensão inferior à máxima suportada por ele se deve à redução da área de secção transversal do espécime durante o tracionamento. Como essa redução não é contabilizada para a construção do gráfico, aparentemente, a tensão mensurada no momento da fratura é inferior à máxima suportada pelo mesmo material.[1-4]

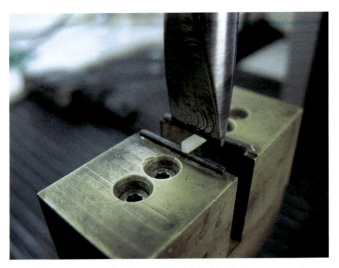

Figura 1.21 Fotografia de um espécime de resina composta em posição para ser submetido ao teste de flexão.

▪ Teste de tração diametral

Materiais frágeis fraturam sob cargas de tração relativamente muito baixas. Quando se deseja caracterizar esse tipo de material, o teste de tração não é muito indicado devido à condição de baixa coesão do material. Uma alternativa para esse método é utilizar o teste de tração diametral, em que um espécime na forma de disco é comprimido diametralmente para introduzir tensões de tração no plano de aplicação da carga (Figura 1.20).

Caso o espécime seja tenaz, ou seja, deforme-se significativamente sob tensões acima do limite de proporcionalidade, ou caso ele frature em mais de duas partes após a execução do teste de tração diametral, os resultados não serão válidos.

▪ Teste de compressão

Considerando-se que a maioria das forças mastigatórias é compressiva, é importante em muitos casos avaliar os materiais sob tensões de compressão. Esse teste também pode ser empregado para avaliar materiais frágeis, de maneira semelhante ao teste de tração diametral (Figura 1.21).

Nesse tipo de teste mecânico, uma força de compressão é aplicada em espécime, de forma a aproximar suas extremidades. De forma semelhante ao teste de tração, é possível confeccionar uma curva de tensão-deformação e calcular o limite de proporcionalidade, o módulo de elasticidade, a resistência máxima à tração, a resiliência e a tenacidade.

▪ Teste de flexão

A resistência de um material à flexão corresponde à sua capacidade de resistir ao dobramento. Esse tipo de tensão é bastante comum na cavidade bucal, principalmente quando o paciente é portador de próteses fixas. Esse teste também é denominado resistência ao dobramento ou resistência transversa (ver Figura 1.21).

Para avaliar a resistência de um material a esse tipo de teste, é necessário aplicar uma carga contínua no centro de uma barra suportada por dois apoios até haver uma fratura. Tensões de compressão são induzidas na superfície de aplicação da carga e tensões de tração são induzidas no lado oposto (ver Figura 1.21).

A resistência à flexão é calculada por meio da seguinte fórmula:

$$3FL/2bd^2$$

Em que, F = carga necessária para a fratura, L = distância entre os suportes fixos, b = largura do espécime e d = espessura do espécime.

Com base nessa fórmula, fica evidente que o aumento da espessura do espécime tem um efeito marcante no aumento da força necessária para causar a fratura do espécime. Isso é relativamente importante durante a confecção de grampos para prótese parcial removível e nas dimensões entre a união de um pôntico e um retentor em uma prótese parcial fixa, principalmente para materiais frágeis.

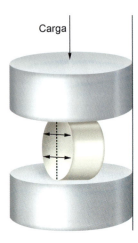

Figura 1.20 Esquema ilustrativo do teste de tração diametral.

Resistência à fadiga

Outra propriedade relevante para a Odontologia é a resistência à fadiga. Os valores de resistência obtidos para materiais submetidos a cargas estáticas podem ser bastante enganosos quando o material é sujeito à ação de cargas cíclicas. Praticamente nenhum material falha após uma única aplicação de carga abaixo de sua resistência máxima. É a ação de tensões cíclicas que proporcionam o crescimento e a propagação de defeitos internos no material, que causam rápida e inesperada fratura. Nesses casos, o valor de tensão que proporciona a fratura pode ser muito inferior à resistência máxima desse material. É muito comum nos consultórios odontológicos ouvir a queixa do paciente de que a restauração fraturou enquanto ele comia um alimento com baixa resistência mecânica (um pedaço de pão, por exemplo). Certamente foi fratura por fadiga, e o material restaurador fraturou sob baixa tensão mastigatória.

Resistência ao desgaste

A cavidade oral é um ambiente relativamente severo para a inserção tanto de uma restauração como de uma prótese. A resistência ao desgaste pode ser, portanto, uma característica importante para avaliar a durabilidade de um material restaurador. O desgaste pode ocorrer por um único ou vários mecanismos, que podem ter origem mecânica ou química. O desgaste causado por dentifrícios abrasivos ou alimentos é denominado desgaste abrasivo, e a dureza do material é utilizada como indicador indireto da resistência do material a esse tipo de abrasão.

Dureza

A maioria dos testes laboratoriais é realizada com o objetivo de investigar as características do corpo do material. Entretanto, as características de superfície também são fatores determinantes quando um material está em uso no ambiente oral. Dureza não é uma propriedade intrínseca de um material e, dessa forma, não pode ser precisamente definida em termos de unidades fundamentais de massa, comprimento e tempo.

De forma simplificada, pode-se inferir que a dureza é a mensuração da resistência de um material à penetração. A dureza também é considerada um indicativo indireto da resistência do material ao desgaste na cavidade bucal. Essa propriedade também é empregada como um indicador da capacidade de um material de resistir a riscos. Assim, materiais acrílicos riscam-se facilmente por serem naturalmente macios, enquanto as ligas de Co-Cr ou as cerâmicas, devido à sua elevada dureza, são extremamente difíceis de serem riscadas. Maior dureza representa maior dificuldade de polimento por métodos mecânicos. Por essa característica, quando empregado como material restaurador, deve-se ter cuidado e polir adequadamente uma restauração de cerâmica para não haver desgaste do dente antagonista.

A dureza é também um indicador indireto da resistência do material à abrasão, particularmente quando o processo de desgaste envolve riscamento, como no desgaste por abrasão. O método usual de medição do valor de dureza é por meio da área da indentação deixada por um indentador com formato específico quando aplicado sobre uma superfície por determinado período.

Basicamente, existem quatro testes-padrão para expressar a dureza dos materiais: **dureza Brinell, Rockwell, Vickers** e **Knoop**. O teste de dureza Brinell consiste em indentar o corpo de prova com uma bola de aço endurecida de 10 mm de diâmetro. Esse método é bastante empregado para metais e ligas metálicas. O teste de dureza Rockwell consiste na aplicação de um indentador de diamante no formato cônico ou indentador esférico de aço endurecido. Esse teste é em geral empregado para materiais plásticos empregados em Odontologia. Os testes de dureza Vickers e Knoop empregam um indentador de diamante. O teste de dureza Vickers é utilizado para materiais que praticamente não têm nenhum tipo de recuperação elástica. O teste de dureza Knoop é mais flexível nesse aspecto, pois desconsidera a possível deformação elástica que o espécime pode sofrer durante a penetração por um indentador de diamante.[1-4]

CARACTERIZAÇÃO DOS POLÍMEROS

Desde o início dos tempos, o ser humano se preocupa em criar abrigo, propiciar conforto para si e os seus, e aperfeiçoar os materiais que utiliza. Assim, mecanismos de Engenharia cada vez mais complexos foram sendo desenvolvidos para suprir tais necessidades. O primeiro elemento estrutural, isto é, o primeiro material de Engenharia usado pelo ser humano foi a madeira, seguido da pedra trabalhada, dos metais, da cerâmica, do vidro, das ligas metálicas, do concreto e, finalmente, dos polímeros (Tabela 1.6).[19]

TABELA 1.6
Evolução do uso de elementos estruturais pelo ser humano.

Evolução histórica	Ano	Material que marcou a evolução histórica
Idade da Pedra	25.000 a.C. até 6.500 a.C.	Madeira Pedra lascada Pedra polida
Idade dos Metais	6.500 a.C. até 1.500 a.C.	Cobre Estanho Bronze Ferro Cerâmica
Idade Antiga	4.000 a.C. até 500 a.C.	Vidro
Idade Média	500 a.C. até 1.500 d.C.	Ligas metálicas
Idade Moderna	1.500 d.C. até 1.800 d.C.	Concreto
Idade Contemporânea	1.800 d.C. até os dias atuais	Polímeros

a.C.: antes de Cristo; d.C.: depois de Cristo. Adaptada de Mano, 2000.[19]

No início do século XX, descobriu-se que os coloides existentes naquela época consistiam na verdade em moléculas gigantescas, que podiam resultar do encadeamento de 10.000 ou mais átomos de carbono. Hermann Staudinger, considerado o fundador dos polímeros, apresentou trabalhos que comprovaram que a natureza de muitas macromoléculas era semelhante à das moléculas pequenas, que tinham suas composições químicas já conhecidas. Essa descoberta permitiu o desenvolvimento de materiais poliméricos.

Esses produtos de síntese apresentavam repetição de pequenas unidades formadoras, conhecidas como *mero*, as quais se repetem sucessivamente ao longo da cadeia. O termo *mero* tem sua origem na palavra grega *meros* (parte). Um único *mero* é chamado monômero e o termo *polímero* significa muitos *meros* (do grego "muitas partes"). É possível imaginar um polímero como um enorme trem, em que cada vagão representa um monômero (Figura 1.22).

Grande parte dos produtos encontrados na natureza é também constituída de imensas moléculas – madeira, borracha, proteínas, DNA, carboidratos, ácidos nucleicos, lã, couro, seda e muitos outros. Além das macromoléculas encontradas na natureza, muitos produtos químicos obtidos por via sintética podem apresentar longas cadeias. Nesse caso, são denominados polímeros sintéticos. As propriedades físicas dos polímeros dependem dos materiais de partida (i. e., os monômeros), do tipo de reação empregada na sua obtenção e da técnica de preparo.

Os polímeros são empregados na maioria dos métodos industriais atuais, e sua produção está baseada em processos que iniciam pela produção térmica, química ou por luz de radicais livres que incitam a união entre monômeros, a fim de ocorrer a polimerização.[20]

QUÍMICA DO MECANISMO DE POLIMERIZAÇÃO

Moléculas de hidrocarbonetos

Para entender melhor sobre os mecanismos de polimerização, é importante fazer uma breve revisão sobre os hidrocarbonetos (compostos por carbono e hidrogênio), ou seja, a base de muitos materiais orgânicos. É importante recordar que cada átomo de carbono (C) tem quatro elétrons que podem participar de ligações covalentes. Já o hidrogênio (H) tem somente um elétron de ligação. Sem considerar as pesquisas atuais, que

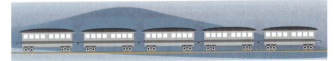

Figura 1.22 Representação esquemática de um polímero. A unidade repetitiva (vagão do trem) é o *mero* (monômero), ou seja, a unidade que se repete.

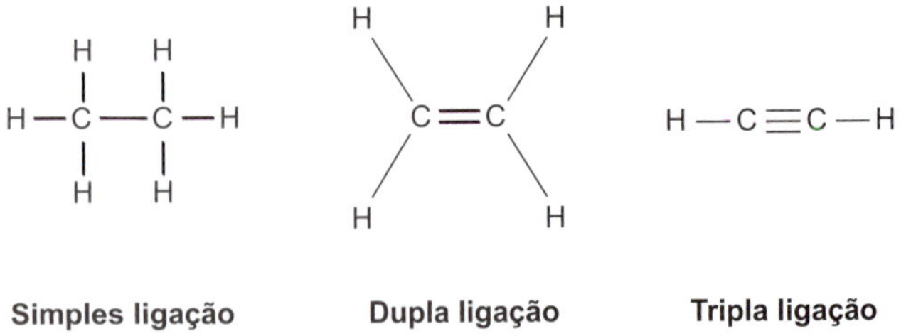

Figura 1.23 Representação esquemática da ligação covalente dupla de uma molécula de etileno (C_2H_4) e tripla de uma molécula de acetileno (C_2H_2).

mostram moléculas de carbono estabelecendo até 6 ligações, neste capítulo serão consideradas somente ligações da forma clássica. Uma ligação covalente simples existe quando cada um dos dois átomos – (C) e (H) – contribui com um único elétron (Figura 1.23).

As ligações duplas e triplas entre dois átomos de carbono (C) envolvem o compartilhamento de dois ou três elétrons, respectivamente, conforme a Figura 1.23. As moléculas com ligações duplas e triplas são chamadas insaturadas, porque cada átomo de carbono não está ligado ao número máximo de outros átomos (ou seja, quatro). Um hidrocarboneto saturado tem todas as ligações simples e saturadas, e nenhum átomo adicional pode ser unido sem a remoção de outro que já esteja ligado.

Estrutura dos polímeros

Se a macromolécula é formada por poucas unidades monoméricas, é então denominada oligômero. Um polímero ou oligômero pode ser constituído de uma única unidade de monômero (um tipo de monômero) e ser denominado homopolímero. Quando mais de um monômero é empregado no polímero ou oligômero, ele passa a ser denominado copolímero. Nos copolímeros, se dois monômeros são polimerizados juntos, quatro estruturas podem ser formadas: copolímero alternado, aleatório ou estatístico, em bloco e enxertado (Figura 1.24).

Ainda com relação à estrutura, os polímeros podem apresentar-se de forma linear, ramificada e reticulada. Os polímeros lineares são aqueles em que os monômeros estão unidos ponta a ponta em cadeias únicas, sem formar ramificação ou rede, e têm características flexíveis (como uma massa tipo "espaguete" após cozimento). Os polímeros ramificados têm cadeias com ramificações laterais conectadas à cadeia principal. Os polímeros lineares e ramificados normalmente são solúveis, fundem-se e escoam. Estes são denominados termoplásticos. Nos polímeros reticulados, as cadeias lineares adjacentes estão unidas umas às outras em várias posições por meio de ligações covalentes cruzadas. Esses polímeros não se dissolvem, não se fundem e não escoam facilmente e, consequentemente, não podem ser moldados após sua polimerização. Logo, são denominados termorrígidos, e sua rigidez é oriunda das fortes redes de ligações cruzadas (Figura 1.25).

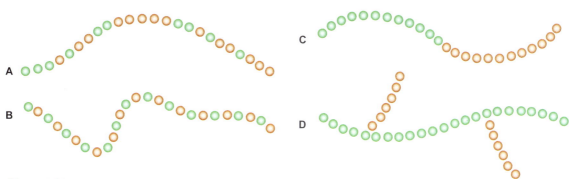

Figura 1.24 Representações esquemáticas de copolímeros: aleatório (**A**); alternado (**B**); em bloco (**C**) e enxertado (**D**).

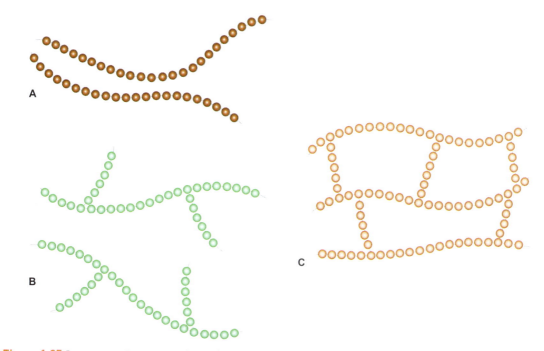

Figura 1.25 Representações esquemáticas de estruturas: moleculares lineares (**A**), ramificadas (**B**) e reticuladas (**C**).

Por motivos de padronização internacional, quando uma fórmula expressar a estrutura de um polímero, as unidades formadoras (monômeros) são colocadas entre colchetes/parênteses, e subscrições (comumente **n**) são inseridas prévia ou posteriormente aos colchetes/parênteses para representar o número médio das várias unidades formadoras das moléculas do polímero (Figura 1.26).

TIPOS DE POLIMERIZAÇÃO

Há três tipos gerais de reação pelos quais se pode produzir um polímero: poliadição, policondensação e modificação química de um polímero. Neste capítulo, trataremos especificamente de poliadição e policondensação.[21]

▪ Crescimento em cadeia ou poliadição

Nessa reação, os monômeros apresentam ligações duplas entre átomos de carbono. Cada monômero, exceto o das extremidades, forma duas ligações (à semelhança dos vagões de trem; ver Figura 1.22). Nesse crescimento, todos os átomos das moléculas do monômero passam a fazer parte do polímero quando estas se unem para se tornar as unidades repetitivas da cadeia. Não há formação de subprodutos e os pesos moleculares podem atingir valores muito altos.

As ligações insaturadas C=C polimerizam-se em razão dos iniciadores, que podem ser tanto radiculares (p. ex., os peróxidos) quanto iônicos (catiônicos e aniônicos). O tipo mais simples de polímero é formado pela adição de moléculas de etileno. Uma das ligações da ligação dupla "se abre", permitindo que as moléculas do etileno se liguem formando ligações covalentes simples. O produto formado pela interligação de vários milhares dessas unidades é o poli(etileno). Lembre-se de que um dos requisitos de um composto que se polimeriza por adição é a presença de um grupo insaturado, ou seja, uma ligação dupla ou tripla (Figura 1.27).

A poliadição tem três estágios distintos: iniciação, propagação e terminação, os quais serão definidos e ilustrados a seguir, para melhor entendimento.

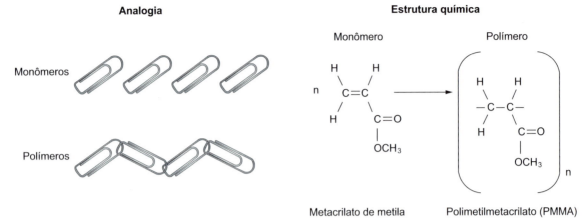

Figura 1.26 Representação do monômero metacrilato de metila ou metil metacrilato e do polímero de poli(metacrilato de metila) ou polimetilmetacrilato.

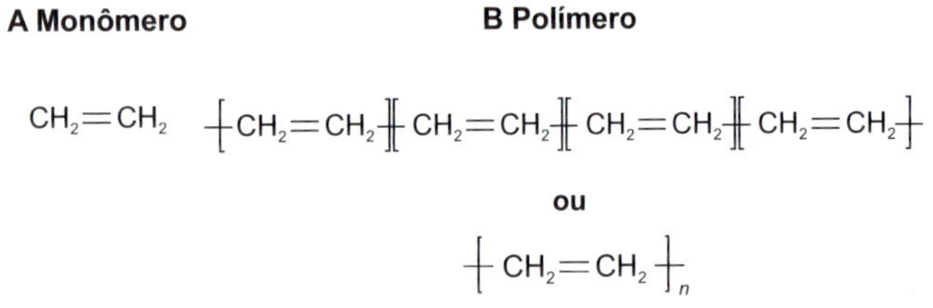

A Monômero **B** Polímero

$CH_2=CH_2$ $+[CH_2=CH_2][CH_2=CH_2][CH_2=CH_2][CH_2=CH_2]+$

ou

$+[CH_2=CH_2]_n$

Figura 1.27 A. Monômero de etileno. **B.** Polímero de poli(etileno).

Iniciação ou indução

Nessa etapa, centro ativo capaz de propagar a reação química é formado por meio de uma reação entre uma espécie iniciadora e uma unidade monomérica. Para isso ocorrer, radicais livres (um átomo ou um grupo de átomos que tem elétrons livres) devem ser gerados por uma energia externa (calor, luz ou química). Iniciadores (que geram radicais livres) comumente empregados em Odontologia são o peróxido de benzoíla (BP), a canforoquinona (CQ) e o etil-dimetilamina-benzoato (EDMAB). Alguns polímeros resultantes de reações de poliadição podem ser observados na Tabela 1.7.

GERAÇÃO DE RADICAIS LIVRES POR FONTES DE CALOR E QUÍMICA

Os peróxidos de benzoíla e de acetila são dois exemplos de iniciadores que podem gerar radicais livres pela ação do calor ou química (ação de um grupamento amina). Só as moléculas que possuem ligações O – O, S – S e N – O, têm energia de dissociação em um nível desejado para que ocorra essa dissociação. O peróxido de benzoíla se decompõe-se exatamente na ligação O – O (Figura 1.28), gerando dois grupos de átomos, cada um sendo considerado um radical livre.

O radical livre é muito reativo, por ter elétron sem par, e, consequentemente, procurará outro átomo que tenha elétrons de ligação insaturada C=C para se ligar a um dos elétrons

TABELA 1.7
Exemplos de polímeros de poliadição, suas siglas e algumas aplicações.

Polímero	Sigla	Algumas aplicações
Poli(metacrilato de metila)	PMMA	Placas sinalizadoras em estradas, fibras ópticas, janelas de avião, lanternas de carro, resinas de uso odontológico, lentes de contato e implantes, entre outras
Poli(cloreto de vinila)	PVC	Revestimento de fios elétricos, tubos para água, esquadrias para janelas, toalhas de mesa, bolsas e roupas de "couro artificial"
Poli(acetato de vinila)	PVAC	Tintas de parede, adesivos para papel e adesivos fundidos, entre outras

dessa ligação. Quando encontrar, o radical livre irá desfazer a ligação insaturada, depois se ligará a um dos elétrons dessa ligação desfeita e, como resultado, restará outro elétron livre, pertencente ao carbono, pronto para receber mais uma molécula, iniciando o processo de propagação.

GERAÇÃO DE RADICAIS LIVRES POR FONTE DE LUZ VISÍVEL OU ULTRAVIOLETA

A polimerização fotoiniciada ou fotoativada requer a incidência de luz para a iniciação do processo descrito anteriormente, e as características desejáveis da radiação nesses processos são: deve ser absorvida por um dos componentes do sistema reacional; deve ser obtida com alta irradiância; e deve poder ser colimada em regiões específicas do material.

A fotoiniciação é iniciada pela absorção de um fóton por um fotoiniciador apropriado que, quando excitado, gera direta ou indiretamente intermediários que iniciam a polimerização (Figura 1.29). A canforoquinona, quando fotoativada, sofre excitação e a quebra de suas ligações, gerando radicais livres,

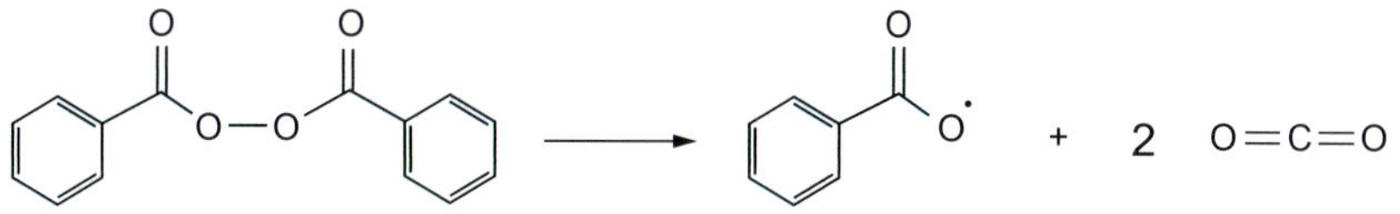

CAPÍTULO 1 | Princípios Básicos para a Caracterização dos Materiais

Figura 1.28 Dissociação dos peróxidos de acetila e de benzoíla para formar radicais livres.

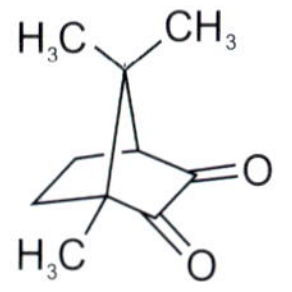

Figura 1.29 Fotoiniciador canforoquinona.

em um comprimento ideal de onda de 468 nm. Em geral, a absorção de luz pelo iniciador resulta na produção de radicais de duas formas:

- Um composto no sistema é excitado por absorção de energia e sofre decomposição, gerando a formação de radical livre
- Um composto no sistema é excitado por absorção de energia, mas esta espécie excitada serve para interagir com um segundo composto para a formação de radical livre.

A espécie excitada sofre hemólise (quebra de ligação insaturada, em que resta um elétron sem par para cada átomo) para produzir radicais livres que iniciarão a polimerização do monômero.

Propagação

Esse estágio envolve o crescimento linear da molécula, à medida que unidades do monômero se fixam umas às outras em sucessão para produzir a molécula da cadeia. O crescimento da cadeia é relativamente rápido, e o período necessário para desenvolver uma molécula que consiste em, por exemplo, 1.000 unidades monoméricas é da ordem de 10^{-3} a 10^{-2} segundo.

Terminação

A propagação pode encerrar de diferentes maneiras. Em primeiro lugar, as extremidades ativas de duas cadeias que se propagam podem reagir entre si e se ligar para formar uma molécula não mais reativa, terminando o crescimento da cadeia. Outra forma é quando a extremidade da cadeia ativa reage com um iniciador ou outro espécime químico que tem uma única ligação ativa, encerrando também o crescimento da cadeia. Observe a sequência de esquemas representado na Figura 1.30 e os três estágios distintos de iniciação, propagação e terminação de um polímero. A Figura 1.31 mostra a sequência de ativação do peróxido de benzoíla e o processo de iniciação e propagação do metacrilato de metila.

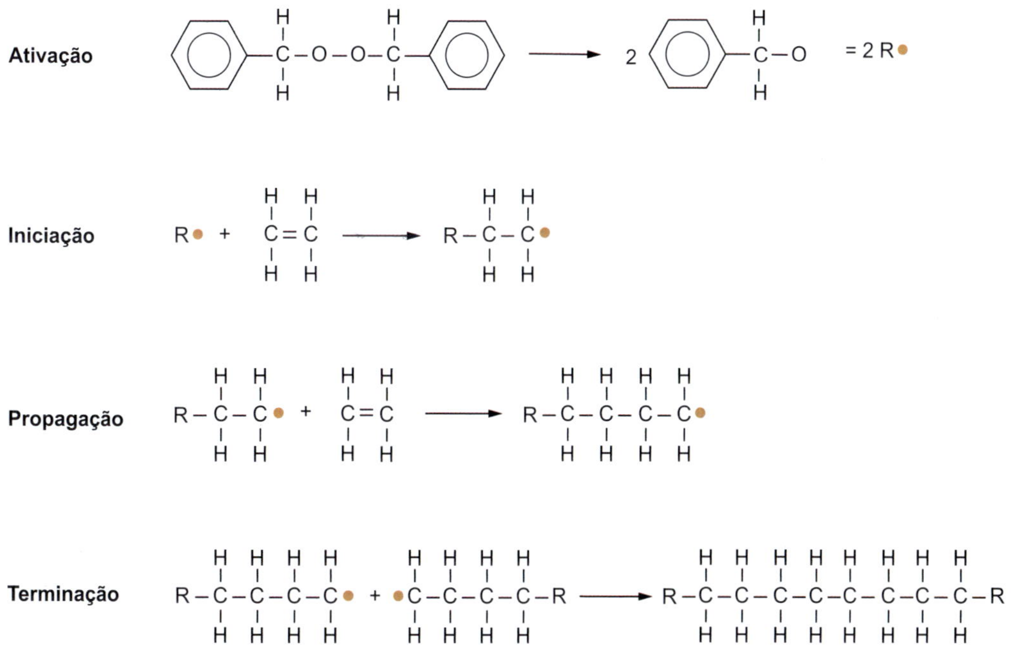

Figura 1.30 Reação de polimerização representada pela estrutura química de um monômero. Na iniciação, a letra R representa o iniciador, já na forma de radical livre (R), que irá "quebrar" a ligação insaturada de carbono C=C, resultando em uma ligação simples, com elétron livre. Os pontos vermelhos após o R e após o C representam elétrons livres. Na propagação pode-se observar o crescimento linear da cadeia polimérica. A terminação pode ocorrer pela combinação de cadeias poliméricas, com a ligação de um monômero ou através da reação com um iniciador ou outro componente químico.

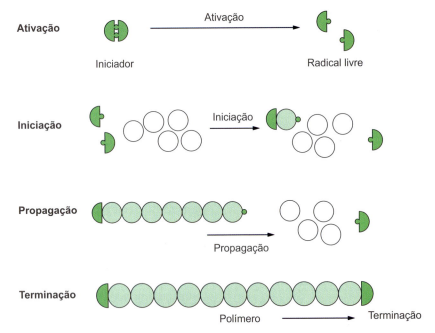

Figura 1.31 Desenho esquemático das quatro fases da reação de polimerização.

▪ Crescimento em etapas ou policondensação

Nessa reação, os monômeros são unidos através da eliminação de uma pequena molécula, como a da água ou de um álcool, ou seja, há formação de subprodutos. A eliminação de água denomina-se desidratação (observe que a hidrólise, adição de água, é o inverso da desidratação, ou seja, não forma o polímero, mas quebra as ligações dos polímeros). Os pesos moleculares são menores que os dos polímeros obtidos por poliadição. Os polissulfetos e as siliconas de condensação se polimerizam dessa forma. Observe alguns polímeros resultantes de reações de policondensação na Tabela 1.8.

CRISTALINIDADE DOS POLÍMEROS

Um material cristalino é aquele no qual os átomos estão situados em um arranjo que se repete ou que é periódico ao longo de grandes distâncias atômicas, isto é, existe ordem de longo alcance, de modo que quando ocorre a polimerização, os átomos se posicionam em um padrão tridimensional repetitivo, no qual cada átomo está ligado aos seus átomos vizinhos mais próximos (Figura 1.32). Todos os metais, muitos materiais cerâmicos e certos polímeros formam estruturas cristalinas sob condições normais de solidificação. Para aqueles que não cristalizam, essa ordem de longo alcance está ausente; estes são denominados não cristalinos ou amorfos.

De modo geral, os polímeros apresentam os dois arranjos espaciais, amorfo e cristalino. Lembre-se de que o estado amorfo é caracterizado pela falta de ordenação das moléculas no polímero e o estado cristalino pelo ordenamento e alinhamento em uma estrutura cristalina. Porém, como consequência dos seus tamanhos e da sua frequente complexidade, as moléculas dos polímeros são, com frequência, apenas parcialmente cristalinas (ou semicristalinas), com regiões cristalinas que se encontram dispersas dentro do material amorfo restante.

MASSA MOLECULAR

A menor porção de um composto que ainda mantém as propriedades daquele composto é denominada molécula. Uma unidade de massa molecular é equivalente a 1/12 de massa do isótopo de carbono 12. É muito útil poder calcular a massa dessas ínfimas unidades dos compostos. A massa de uma molécula é chamada massa molecular. Os termos massa molecular, massa molar, massa molecular relativa e peso molecular também são empregados.

TABELA 1.8

Exemplos de polímeros resultantes de reação de policondensação, suas siglas e algumas aplicações.

Polímero	Sigla	Aplicações
Politereftalato de etileno	PET	Embalagens de alimentos, frascos para refrigerantes, filmes para radiografias e fotografias, entre outras
Resina epóxica	ER	Compósitos com fibras de vidro, carbono e poliamida, adesivos para metal, cerâmica e vidro, e manequins de uso odontológico e médico
Polifenileno tereftalamida	PPTA	Jaquetas e capacetes à prova de bala, roupas para bombeiros e cabos submarinos

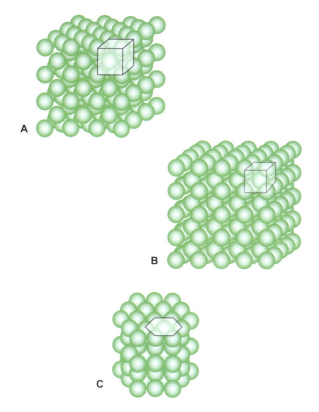

Figura 1.32 A. Estrutura cristalina cúbica de faces centradas (CFC), em que se percebe um agregado de muitos átomos organizados em forma CFC. **B.** Estrutura cristalina cúbica de corpo centrado (CCC), em que se percebe um agregado de muitos átomos organizados em forma CCC. **C.** Estrutura cristalina hexagonal compacta (HC), em que se percebe um agregado de muitos átomos organizados em forma HC.

Para calcular a massa molecular de um composto, é necessário conhecer sua fórmula química e interpretá-la corretamente. Apresentaremos um exemplo simples a título de ilustração de como é feita a leitura de uma fórmula química. Lembre-se de que, quando há um subscrito logo após um grupo de átomos entre parênteses, todos os átomos circunscritos entre parênteses são multiplicados por aquele número subscrito. Assim, no composto sulfato de alumínio: $Al_2(SO_4)_3$, há 3 × 1 átomos de enxofre (n = 3), 3 × 4 átomos de oxigênio (n = 12), além dos 2 átomos de alumínio. Ao saber como ler uma fórmula química, a massa molecular pode ser calculada. Somam-se massas atômicas de cada um dos átomos presentes em uma unidade do composto, obtidos na tabela periódica.

A maioria das propriedades mecânicas dos polímeros depende de sua massa molecular. De forma geral, quanto maior a massa molecular, mais resistente é o polímero.

REFERÊNCIAS BIBLIOGRÁFICAS

1. Anusavice K, Shenn C, Rawls R. Phillip's science of dental materials. 12ª ed. St. Louis: Saunders, 2012.*
2. Van Noort R. Introduction of dental materials. 4ª ed. St. Luis: Mosby, 2013.
3. Darvell B. Materials science for dentistry. 10ª ed. Hong Kong: Darvell BW, 2018.*
4. Sakaguchi R, Ferracane J, Powers J. Craig's restorative dental materials. 14ª ed. St. Luis: Mosby, 2019.*
5. Muench A. Calor específico de materiais dentários restauradores, esmalte e dentina. Rev Fac Odont da USP. 1973;11:29-36.
6. Craig R, Peyton F. Thermal conductivity of tooth structure, dental cements, and amalgam. J Dent Res. 1961;40:411-18.
7. Brown W, Dewey W, Jacobs H. Thermal properties of teeth. J Dent Res. 1970;49:752-55.
8. Civjan S, Barone J, Reinke P, Selting W. Thermal properties of nonmetallic restorative materials. J Dent Res. 1972;51:1030-37.
9. Fukase Y, Saitoh M, Kaketani M, Ohashi M, Nishiyama M. Thermal coefficients of paste-paste type pulp capping cements. Dent Mater. 1992;11:189-96.
10. Moroi H, Okimoto K, Moroi R, Tereda Y. Numeric approach to the biomechanical analysis of thermal effects in coated implants. Int J Prosthodon. 1993;6:564-72.
11. O'Brien W. University of Michigan: Biomaterials properties database. Disponível em: <https://www.zubnistranky.cz/bio.htm>. Acesso em: 22/06/2019.
12. Inoue T, Saitoh M, Nishiyama M. Thermal properties of glass ionomer cement. J Nihon Univ Sch Dent. 1993;35:252-57.
13. Civjan S, Brauer G. Physical properties of cements, based on zinc oxide, hydrogenated rosin, o-ethoxybenzoic acid, and eugenol. J Dent Res. 1964;43:281-99.
14. Dennison J, Craig R. Physical properties and finished surface texture of composite restorative resins. J Amer Dent Assoc. 1972;85:101-08.
15. Akagi K, Okamoto Y, Matsuura T, Horibe T. Properties of test metal ceramic titanium alloys. J Prosthet Dent. 1992;68:462-67.
16. Craig R. Restorative dental materials. 9ª ed. St Louis: Mosby, 1993.
17. Chu S, Devigus A, Mieleszko A. Fundamentals of color: shade matching and communication in esthetic dentistry. Chicago: Quintessence, 2004.
18. McLean J. The science and art of dental ceramics. 2ª ed. Chicago: Quintessence, 1982.
19. Mano E. Polímeros como material de engenharia. 2ª ed. São Paulo: Edgar Blücher, 2000.
20. Bamford C. Radical polymerization; Encyclopedia of polymer science and engineering. New York: John Willey & Sons, 1988.
21. Odian G. Principles of polymerization. 3ª ed. New York: Wiley & Sons, 1991.

*Sugestão de leitura para aprofundamento no tema.

CAPÍTULO 2

Biocompatibilidade

Alessandro Dourado Loguercio, Alessandra Reis e Carlos Alberto de Souza Costa

INTRODUÇÃO

Durante muitos anos, as propriedades relacionadas com a biocompatibilidade dos materiais foram relegadas a segundo plano. Na história da Medicina e da Odontologia, isso resultou em diversos problemas envolvendo pacientes medicados ou tratados indevidamente. Nos dias atuais, com o advento da prática da saúde baseada em evidências, não é aceitável empregar clinicamente um material sem uma adequada avaliação por pesquisas que comprovem sua compatibilidade com os tecidos com os quais haverá contato.

Este capítulo apresentará, portanto, os conceitos básicos da biocompatibilidade e suas aplicações clínicas.

INTERAÇÃO ENTRE MATERIAL E CORPO

Material biocompatível é aquele que desencadeia uma resposta biológica apropriada em determinada aplicação no organismo.[1-3] Essa definição aponta direto para o fato de que a interação entre o corpo e o material é fundamental. Assim, o uso de um material em um corpo cria uma interface que normalmente não está presente. Por sua vez, essa interface, que não é estática, é um local sem interações dinâmicas; tanto do corpo para o material como do material para o corpo.

A dinâmica dessas interações determinará a resposta biológica ao material e a capacidade de o material sobreviver ou resistir à degradação ou à corrosão quando em função. Uma vez que toda interface biológica é ativa, não é possível ter um material que seja inerte. A atividade dessa interface dependerá da localização do material, sua permanência no corpo, as propriedades do material e a saúde do hospedeiro.

No sentido de não se tratar simplesmente de uma propriedade de um material, a biocompatibilidade é como a cor.[2,3] Desse modo, por depender das propriedades do material, da fonte de luz e da percepção do observador, a cor de um objeto é uma propriedade interativa e relativa. A biocompatibilidade compartilha, então, esse atributo, na medida em que depende das condições do hospedeiro, das propriedades do material e do contexto em que o material é utilizado.

Consequentemente, de modo genérico, não é possível afirmar que um material é ou não biocompatível, pois isso depende de outros fatores. A biocompatibilidade de um material em uma situação não garante sua biocompatibilidade em outra aplicação. Além disso, a biocompatibilidade em uma pessoa jovem pode diferir daquela em um adulto ou em um paciente com doenças sistêmicas.

EFEITOS ADVERSOS DOS MATERIAIS DENTÁRIOS

Diferentes respostas biológicas ocorrem quando determinado material entra em contato com um tecido vivo. De acordo com a análise microscópica do tecido, as respostas podem ser classificadas como inflamatórias, alérgicas, tóxicas e mutagênicas. Não há um limite nítido entre essas categorias, e essa divisão é didática para melhor compreensão do tema.

■ Respostas inflamatórias

Na agressão tecidual, a resposta inflamatória tem o intuito de defender o corpo em relação a uma lesão. Do ponto de vista histológico, a inflamação é caracterizada por alterações vasculares, edema do tecido e infiltração de células inflamatórias, como neutrófilos (no tempo imediato), ou monócitos, e outras células linfocitárias (no tempo mediato).

Um exemplo de um processo inflamatório é o que ocorre em um dente acometido pela cárie. Com o estabelecimento e a evolução da lesão de cárie, o complexo pulpar do dente afetado apresentará um processo inflamatório de extensão e intensidade variado, na dependência da profundidade da lesão. Assim, a remoção da lesão de cárie e a inserção de um material restaurador podem aumentar ou diminuir a intensidade do processo inflamatório, motivo pelo qual é fundamental conhecer as variáveis envolvidas para controlar e eliminar a inflamação pulpar.

■ Resposta alérgica

A resposta inflamatória é muito difícil de ser diferenciada da resposta alérgica, porque as duas caracterizam mecanismos de defesa do corpo quando este não reconhece determinado material. Contudo, a resposta alérgica envolve a reação do sistema imunológico e inclui mobilização de monócitos (macrófagos imaturos), macrófagos e linfócitos T e B. A resposta alérgica é uma reação específica do tipo antígeno-anticorpo.

Por exemplo, alguns pacientes apresentam alergia na mucosa bucal em contato com monômeros resinosos. Apesar de estes materiais serem utilizados após a polimerização, esta nunca é completa. Assim, monômeros resinosos residuais (não convertidos em polímeros) ou monômeros lixiviados pela degradação hidrolítica do material podem entrar em contato com os tecidos bucais e iniciar uma resposta alérgica por contato.[4]

A diferença fundamental entre uma resposta inflamatória não alérgica e uma resposta alérgica é que, na última, o sistema imunológico do indivíduo reconhece a substância como estranha. Por conseguinte, nem todos os indivíduos reagirão de forma semelhante à substância.[2,3] Além disso, respostas alérgicas tendem a ser inicialmente independentes da dose e desproporcionais à quantidade de substâncias agressoras, enquanto respostas inflamatórias ou tóxicas tendem a ser dose-dependentes e proporcionais à quantidade da substância.[4,5]

▪ Resposta de toxicidade

A toxicidade indica quão nociva uma substância é ao penetrar no organismo, e consiste na capacidade de uma substância química em produzir uma agressão ao interagir com um organismo vivo. A toxicidade de uma substância depende da dose e/ou do sistema biológico de cada um. Os toxicologistas afirmam que todas as substâncias podem ser tóxicas dependendo da dosagem utilizada.

Em procedimentos clínicos realizados em consultório, a aplicação de determinado material não biocompatível sobre os diferentes substratos dentários pode desencadear ou até mesmo aumentar uma resposta inflamatória já instalada, a ponto de a polpa apresentar morte celular de variada intensidade, associada ou não à necrose de parte deste tecido conjuntivo especializado. Ou seja, se o material for tóxico para o complexo dentinopulpar, ocorrerá maior agressão, e o tratamento instituído poderá ser pior para o elemento dental do que a doença em si. Felizmente, muitos materiais capazes de causar toxicidade evidente não são mais usados em Odontologia.

▪ Respostas mutagênicas

Mutagenicidade é a propriedade de um agente, substância ou fenômeno físico em induzir ou aumentar a frequência de mutação em um organismo. A mutação é entendida como uma modificação estrutural, de aparecimento súbito, que surge em um gene ou cromossomo de um organismo e que altera a sequência de pares de bases do DNA na célula.[5] As mutações resultam de muitos fatores, como radiação, produtos químicos e erros no processo de replicação do DNA.[2,3]

As mutações podem ser causadas pelas interações diretas entre uma substância e o DNA, ou indiretamente pelas alterações nos processos celulares que mantêm a integridade do DNA. Apesar de as mutações serem comuns e consideradas ocorrências naturais no DNA de todos os indivíduos, o organismo dedica muita energia e mecanismos celulares para reparar essas mudanças.

Vários íons metálicos de materiais dentários, como níquel, cobre e berílio são mutagênicos conhecidos, assim como alguns componentes de seladores de canais radiculares. Há relatos na literatura que indicam que materiais resinosos também apresentam algum potencial mutagênico. Contudo, a mutagenicidade não significa necessariamente carcinogenicidade, ou seja, capacidade de causar tumores, porque a maioria das mutações é reparada ou é considerada irrelevante.[5]

Dependendo do que o material causará, as respostas podem ser consideradas locais ou sistêmicas. Felizmente, as resultantes dos materiais dentários de uso direto são, na maioria dos casos, de ordem local, sem maiores comprometimentos sistêmicos.[2,3]

TIPOS DE TESTES | VANTAGENS E DESVANTAGENS

Existem três tipos básicos de testes usados para averiguar a biocompatibilidade dos materiais: o teste *in vitro*, o teste *in vivo* em animais e o teste de uso ou de aplicação realizado em animais ou, preferencialmente, em seres humanos. Nenhum teste único pode estimar com exatidão a resposta biológica a um material.[1,6]

▪ Testes *in vitro*

Os testes *in vitro* são realizados fora do organismo. Esse tipo de teste é o primeiro a ser empregado para avaliar um novo material, e não é realizado em tecido vivo, mas, sim, pelo contato do material com algum sistema biológico. Os testes *in vitro* apresentam várias vantagens sobre os testes em animais ou os testes de aplicação, como mostrado na Tabela 2.1.

Em uma triagem em larga escala, os testes *in vitro* são empregados para selecionar os materiais a serem utilizados nos testes subsequentes. Assim, sua principal desvantagem é que os resultados obtidos não podem ser transpostos imediatamente para as situações clínicas em que os materiais serão usados. No caso da Odontologia, dentes humanos extraídos podem ser uma boa opção para pesquisas *in vitro*. No entanto, é necessária a aprovação de um comitê de ética em pesquisa regulamentado pelo Ministério da Saúde.

▪ Testes em animais

Nos testes em animais, um material é inserido em um organismo íntegro sem que necessariamente venha a ser usado nesta região. Animais comumente usados nesse tipo de teste são roedores (camundongos, ratos, *hamsters*, "furões" ou porquinhos-da-índia). Também são usados outros animais, como ovelhas, macacos (em especial, babuínos), porcos, gatos e cães.

TABELA 2.1
Testes de biocompatibilidade de materiais: vantagens e desvantagens.

Teste	Vantagens	Desvantagens
In vitro	Fácil de ser executado Mais barato Altamente padronizado Permite avaliações em larga escala	Relevância altamente questionável
In vivo	Permite interações sistêmicas complexas Resposta mais abrangente que a do teste in vitro Mais relevante que o teste in vitro	Em relação aos testes de uso, sua relevância é questionável Testes mais caros Consome mais tempo Depende de aprovações éticas Difíceis de controlar, interpretar e quantificar
De aplicação	Mais relevante Teste mais importante de ser conduzido	Teste mais caro Consome mais tempo Problemas éticos são ainda maiores De difícil controle por causa da impossibilidade de se isolar variáveis De difícil interpretação e quantificação

Em um teste convencional amplamente usado na área da saúde, conhecido como teste de implantação subcutânea, a resposta tecidual a uma nova resina composta é testada com a implantação cirúrgica, no dorso de ratos, de tubos de polietileno contendo o material experimental. Após determinado período, os animais são sacrificados e a resposta inflamatória do tecido exposto à resina composta é avaliada microscopicamente. Para que o teste seja interpretado como teste de aplicação, as resinas compostas devem ser utilizadas em contato com a polpa ou a dentina, mas isso não é feito rotineiramente.[2,3]

A vantagem dos testes em animais é sua capacidade de permitir que um sistema biológico intacto responda ao material, o que não ocorre nos testes in vitro. A principal desvantagem reside no fato de que o tecido conjuntivo subcutâneo dos animais não representa os substratos dentários em que os materiais experimentais serão aplicados clinicamente. Ainda, a espécie animal empregada guarda diferenças intrínsecas com os seres humanos.[7] Nesse tipo de teste, é também sempre necessária a aprovação de um comitê de ética em pesquisa regulamentado pelo Ministério da Saúde.

Testes de aplicação ou de uso

São realizados em animais ou em seres humanos. Um teste de aplicação requer que o material seja colocado em um ambiente clinicamente relevante ao uso do material na prática clínica. Se o teste for realizado em seres humanos, é chamado de ensaio ou estudo clínico, em vez de teste de aplicação. A escolha dos animais para um teste de aplicação será mais limitada que o teste em seres humanos, pois nem todas as espécies podem ser usadas para esse objetivo devido ao tamanho ou à anatomia dos tecidos. Assim, os testes de aplicação são mais propensos a serem realizados em animais grandes, cuja anatomia da cavidade bucal e características dos dentes se assemelham às dos seres humanos.[2,3]

A relevância de um teste de aplicação é, por definição, potencialmente alta, mas deve-se ter extremo cuidado ao extrapolar seus resultados para a prática clínica.[7,8] O grau de relevância de um teste de aplicação depende de sua semelhança ao teste de uso clínico do material quanto a tempo, área, ambiente clínico e técnica de inserção. O ensaio clínico em seres humanos é, portanto, o padrão ouro dos testes de aplicação, e o padrão pelo qual os testes in vitro e em animais são julgados.

No fim do século XX, indicou-se a aplicação de sistemas adesivos sobre a polpa dental[9-12] com base em resultados positivos de reparação tecidual encontrados quando esses materiais eram inseridos em polpas dentais de macacos ou roedores. Ao serem reproduzidos em cães e em seres humanos, os resultados foram desastrosos (Figura 2.1).[7,13]

Apesar de serem considerados o "padrão ouro", os estudos clínicos em seres humanos também têm algumas desvantagens. Esses testes são muito complexos e difíceis de serem realizados em termos de controle experimental e interpretação, uma vez que não é possível isolar algumas variáveis. Os testes são muito mais onerosos; mais complexos de serem realizados em razão das questões éticas envolvidas; são necessários inúmeros retornos dos pacientes para a avaliação do material; e o tempo necessário para a avaliação pode ser de meses a anos, principalmente quando se deseja averiguar o desempenho do material em um longo prazo. Esses testes também exigem aprovação de um comitê de ética em pesquisa.

Resumindo, os testes de aplicação em seres humanos envolvem muitas responsabilidades legais e questões que não estão envolvidas nos testes em animais e in vitro. Por isso, os comitês de ética em pesquisa são cada vez mais rigorosos para aprovar ensaios clínicos em seres humanos.[2,3]

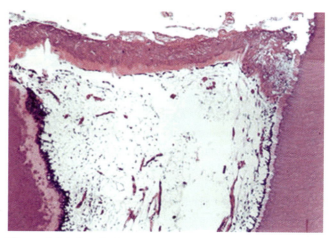

Figura 2.1 Pré-molar humano após 60 dias de capeamento pulpar com hidróxido de cálcio. É possível ver a polpa sem infiltrado inflamatório e com ponte de dentina formada. (Reproduzida, com autorização, de Accorinte et al., 2005.)[14]

SEQUÊNCIA DE TESTES DE MENSURAÇÃO DA BIOCOMPATIBILIDADE DE UM MATERIAL

Os testes devem ser realizados de forma sequencial. Estudos *in vitro*, seguidos por estudos em animais e, por último, os testes de aplicação. Já descrevemos que um único teste não é capaz de aferir todas as respostas biológicas de um indivíduo e, evidentemente, para a análise da biocompatibilidade de um novo material, utilizam-se os três tipos de forma conjunta.

Atualmente, são reconhecidas três fases no teste de um novo material: primária, secundária e aplicação. Para a primeira fase de avaliação de um novo material, tem sido amplamente selecionado o teste *in vitro* em cultura de células. Para a fase secundária, o teste de implantação em tecido conjuntivo subcutâneo de ratos tem sido o mais usado. Os testes de aplicação seriam os mesmos descritos anteriormente. O teste de um novo material é uma progressão linear, passando da fase primária para a secundária até chegar à fase de aplicação. Somente materiais aprovados nesses testes primários são testados na fase secundária, e assim sucessivamente. A princípio, esse padrão linear parece ser o meio mais eficaz e de melhor custo-benefício para trazer novos materiais ao público de modo seguro. Em grande escala, esse padrão linear persiste até hoje nos testes de biocompatibilidade.

No fim da década de 1970 e no início da década de 1980, o Prof. Ivar Mjör publicou um estudo em que comparava os testes *in vitro*,[15] em animais, e de aplicação para materiais usados clinicamente em Odontologia. Os resultados mostraram que os testes *in vitro* e em animais não foram necessariamente capazes de predizer os resultados dos testes de aplicação ou a experiência clínica bem-sucedida com o material do ponto de vista biológico. É importante, porém, entender que estes são importantes para comparar e selecionar os materiais menos tóxicos e mais biocompatíveis com o objetivo de serem avaliados nos testes posteriores e evitar colocar a saúde de seres humanos em risco. Os importantes resultados apresentados pelo Prof. Ivar Mjör foram responsáveis pelo conceito de que os testes *in vitro* deveriam se assemelhar ao máximo ao uso em situações clínicas para melhor predizer o comportamento clínico sob o ponto de vista biológico.[16] A partir de então, diferentes protocolos têm sido utilizados *in vitro*, como o emprego de câmaras pulpares artificiais e fatias de dentes vitais mantidos em meio de cultura, cujo objetivo é simular, em laboratório, procedimentos realizados na clínica.

O trabalho de Mjör et al.[15] também desafiou o padrão linear de teste. O padrão linear conta fortemente com a exatidão dos testes primários. Se esses testes forem muito graves, materiais potencialmente bons poderão ser excluídos. Se eles forem muito insensíveis, materiais com pouca possibilidade clínica serão promovidos à próxima fase de teste, despendendo tempo e dinheiro, e expondo animais e seres humanos a riscos desnecessários.

Apesar de o padrão linear persistir ainda hoje dentro dos padrões de agências reguladoras (como a U.S. Food and Drug Administration, FDA; a International Standards Organization, ISO; e a American National Standards Institute, ANSI), a maioria dos pesquisadores tem adotado outros padrões. Nesses padrões alternativos, o padrão linear básico é preservado, mas a necessidade de considerar um pensamento não linear também é introduzida.

Observe na Tabela 2.2 que, nos testes *in vitro*, o cimento de óxido de zinco e eugenol teve resposta adversa grave, enquanto sua resposta no teste de aplicação clínica foi excelente. Uma possível explicação para os bons resultados do óxido de zinco e eugenol no teste de aplicação clínica é o fato de ele não ter sido aplicado em contato direto com o tecido pulpar. Sua aplicação sobre a dentina sugere que somente uma pequena quantidade de eugenol tenha se difundido pela dentina e entrado em contato com o tecido pulpar. Quando adequadamente manipulado e implantado no tecido conjuntivo de ratos (teste secundário) ou mesmo sobre polpas de dentes de ratos mecanicamente expostas (teste de aplicação), o cimento de óxido de zinco e eugenol causou limitada inflamação pulpar imediata, a qual desapareceu com o decorrer dos períodos. Já no teste *in vitro*, o contato direto de elevada concentração de eugenol liberada do material, com as células em cultura, pode ter determinado os péssimos resultados nesse tipo de teste.

IMPORTÂNCIA DA BIOCOMPATIBILIDADE EM MATERIAIS RESTAURADORES DIRETOS

No caso dos materiais de uso direto na cavidade bucal, há duas interações que podem interferir na biocompatibilidade: o contato com a mucosa bucal e o contato com a polpa. Neste último caso, o contato pode ser direto ou indireto (através da dentina). Dependendo do local em que o material é aplicado, essas interações podem ocorrer simultaneamente, por exemplo, em uma restauração de resina composta na região cervical

TABELA 2.2

Comparação dos resultados de testes *in vitro*, em animais e de aplicação em seres humanos de três materiais restauradores.

Material restaurador	Teste *in vitro*	Teste em animais	Teste de aplicação clínica
Cimento de silicato	1	1	2
Resina composta (tradicional)	2	2	1
Cimento de óxido de zinco e eugenol	3	1	0

Escala numérica de 0 a 3, em que 0 representa nenhuma resposta adversa e 3 representa resposta adversa grave. Adaptada de Mjör et al., 1977.[15]

de um dente. Parte da sua interface interna se relacionará com a dentina, e a parte externa se relacionará com a gengiva e a mucosa bucal.

Biocompatibilidade com a mucosa

A biocompatibilidade com a mucosa depende das características de superfície do material, em que a rugosidade e a lixiviação de componentes são de suma importância. A degradação e/ou corrosão com consequente liberação de componentes e subprodutos dos materiais na cavidade bucal também afetam sua interação com o tecido.[2,3]

Rugosidade

Para a maioria dos materiais, a região superficial é totalmente diferente da região interna. Por exemplo, qualquer material resinoso tem uma superfície subpolimerizada em razão da inibição da polimerização pelo oxigênio.[17] Uma vez que a superfície é a parte de um material em contato com o corpo, a composição da superfície, a rugosidade, e as propriedades mecânicas e químicas são fatores determinantes para a biocompatibilidade do material.

Para a maioria dos materiais, uma superfície rugosa acelera a degradação. A rugosidade pode também promover a aderência de bactérias, e a inflamação periodontal pode propiciar um ambiente adequado para iniciar o desenvolvimento de lesões de cárie recorrentes.[18]

Lixiviação de componentes

As causas de liberação de componentes e/ou degradação de um material podem ser diversas. No caso dos materiais poliméricos (resinas compostas, cimentos de ionômero modificados por resina e selantes), parte dos monômeros não convertidos em polímeros pode ser lixiviada da massa do material. Essa lixiviação também é decorrente da degradação do material ou de sua erosão/abrasão por substâncias abrasivas e/ou erosivas presentes na cavidade bucal.[19] Esse tema será abordado mais adiante neste capítulo.

Já foram descritas na literatura respostas sistêmicas por contato com restaurações poliméricas, entretanto, a maioria das respostas tem sido caracterizada e diagnosticada como dermatite por contato.[20]

Outro tipo de material amplamente utilizado são os agentes clareadores à base de peróxido de hidrogênio, cuja ação clareadora depende da degradação do peróxido de hidrogênio. Foram descritos vários efeitos adversos na literatura, e os mais comuns são sensibilidade dentária e queimadura na mucosa.[21-24] Pesquisas *in vitro* demonstraram que o principal componente tóxico da maioria dos agentes clareadores é o próprio peróxido de hidrogênio, que, em razão de seu baixo peso molecular, apresenta a capacidade de se difundir de maneira relativamente fácil através dos túbulos dentinários até alcançar o espaço pulpar.[25,26]

Degradação

A degradação de um polímero pode ser definida pelo processo de clivagem das cadeias poliméricas em oligômeros e, subsequentemente, em monômeros, enquanto a erosão é a perda de parte do corpo do material e é ocasionada por fatores mecânicos, químicos e térmicos.[27]

A degradação química ocorre, por exemplo, por meio da ação de enzimas e esterase salivar. Essas substâncias atacam a matriz da resina composta, liberando ácido metacrílico, considerado tóxico à mucosa.[28] Além disso, esse fenômeno pode causar fratura de parte da restauração, aumentando a liberação de componentes e causando uma resposta ainda mais adversa a um indivíduo sensível a esse material.

Um material restaurador não permanece inerte no meio bucal. Dessa forma, é possível que um material inicialmente biocompatível possa se tornar danoso ao longo do tempo. A interatividade permanente entre o material e o corpo é uma das características mais importantes da biocompatibilidade. Assim, é fundamental que os materiais empregados sejam biocompatíveis tanto no início quanto após vários anos em função.

Corrosão

No caso do amálgama, pode haver liberação de íons metálicos como resultado de reações eletroquímicas ou de partículas do material deslocadas por forças mecânicas, como as oclusais ou as exercidas durante a escovação dos dentes. Nesse material, a preocupação com a liberação do mercúrio tem levado a uma drástica diminuição do seu uso.[29]

Na Figura 2.2 é possível observar uma reação liquenoide concomitantemente a uma restauração de amálgama no molar mais próximo. Apesar de serem menos danosos que aqueles advindos da corrosão de certas ligas metálicas não nobres,

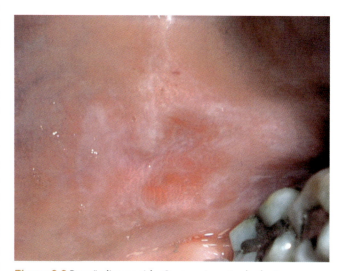

Figura 2.2 Reação liquenoide. O aparecimento das lesões ocorreu concomitantemente à confecção das restaurações de amálgama. (Fotografia gentilmente cedida pelo Prof. Dr. Marcelo C. Bortoluzzi, Faculdade de Odontologia da UEPG.)

como Cu-Al (cobre-alumínio) e Ni-Cr (níquel-cromo),[2,3] os produtos de corrosão das ligas de amálgama ainda podem causar danos a alguns indivíduos.

A biocompatibilidade do material depende, em grande parte, do processo de degradação que ele pode sofrer em uso. A resposta biológica aos produtos de degradação depende da quantidade, composição e forma desses produtos, e de sua localização nos tecidos. A degradação pode ser visível ou imperceptível a olho nu, mas é contínua para todos os materiais em algum grau.

Biocompatibilidade com o complexo dentinopulpar

Invariavelmente, quando ocorre perda de parte do tecido dentário, é fundamental restaurá-lo, mantendo sua vitalidade e função. Mesmo sem a exposição direta da polpa, há interação do material colocado sobre a dentina com a polpa por causa da permeabilidade do tecido dentinário. Por causa disso, alguns materiais são empregados para diminuir ou impedir danos aos tecidos pulpares. Esses materiais, conhecidos como agentes de proteção do complexo dentinopulpar, devem apresentar algumas propriedades, como biocompatibilidade, atividade antibacteriana, resistência mecânica, baixa solubilidade, adesão ao substrato sobre o qual é aplicado, entre outras.

Lesões ao tecido pulpar podem ser causadas por materiais restauradores e procedimentos operatórios. Agentes físicos, como correntes elétricas, agentes químicos ou a infiltração bacteriana também podem produzir danos pulpares.[30] De maneira geral, todos os procedimentos realizados no consultório, desde a anestesia até o ajuste oclusal, podem ser agressivos, em maior ou menor grau, à polpa.[31] Para facilitar o entendimento, será descrito a seguir um resumo dos fatores agressivos à polpa, de acordo com o momento de intervenção.

Pré-operatório

A anestesia local, por utilizar, em geral, vasoconstritores na sua composição, diminui o volume sanguíneo e a pressão pulpar, o que altera a permeabilidade dentinária[32] e deixa a polpa mais suscetível à infecção bacteriana e à agressão de produtos tóxicos advindos dos materiais restauradores.

O preparo cavitário para receber uma restauração protética ou apenas para remover lesão de cárie também pode ser agressivo. Danos consideráveis à polpa dental durante o preparo dental podem ocorrer devido à alta produção de calor, que causa desde queimaduras do tecido até a aspiração dos odontoblastos para dentro dos túbulos dentinários. Esses eventos ocasionam sensibilidade pós-operatória, formação de dentina terciária reparadora e até mesmo necrose do tecido pulpar.

Aumentos de temperatura da ordem de 5°C podem causar danos irreversíveis em cerca de 40% dos casos e um aumento de mais de 15°C, invariavelmente conduz à necrose pulpar.[33,34] A produção de calor pode ser elevada consideravelmente em decorrência do aumento da pressão exercida durante o corte dos tecidos dentários, pelo uso de instrumentos danificados que giram de forma excêntrica, e pela falta de refrigeração. Procedimentos de acabamento e polimento também podem produzir muito calor, se não forem realizados de modo intermitente e/ou sob refrigeração com água.

O calor produzido varia em função do tipo de instrumento de corte (brocas ou pontas diamantadas), do número de lâminas e granulação de diamante, do diâmetro do instrumento, e da área de contato com o dente, entre outros. Em geral, o aumento da temperatura pode ser evitado pelo uso correto da refrigeração por ar-água, instrumentos rotatórios de maneira intermitente com pouca pressão e instrumentos rotatórios com capacidade de corte girando de forma cêntrica (Figura 2.3A).

Transoperatório

A secagem da dentina, apesar de ser um procedimento simples, pode ocasionar significativo dano à polpa. Quando jatos de ar são aplicados sobre a dentina, ocorre um fluxo de fluidos da polpa para a superfície. Isso é ocasionado pelo aumento da pressão capilar, causando a "desidratação da polpa".

A saída brusca de fluido dentinário estimula a liberação de mediadores químicos da inflamação e citocinas que, em conjunto, resultam em uma vasodilatação imediata, com consequente extravasamento de plasma sanguíneo. Instala-se, assim, um processo inflamatório pulpar, cuja amplitude depende, em parte, da intensidade da agressão.

Esta movimentação brusca de fluidos através dos túbulos dentinários resulta em sensibilidade dolorosa.[35] Segundo Brännström,[35] é possível ocorrer aspiração progressiva dos odontoblastos dependendo da intensidade da desidratação. Uma vez dentro dos túbulos dentinários, os odontoblastos apresentam intensa desorganização de seu citoesqueleto e alterações moleculares significativas, e degradam-se em alguns dias (Figura 2.3B).

O preparo cavitário produz também uma camada de resíduos de corte que se deposita sobre a superfície do dente, denominada camada de esfregaço ou *smear layer*, e contém matérias orgânica e inorgânica amorfas, com resíduos de dentina e esmalte cortados e bactérias. Alguns procedimentos de limpeza cavitária visam à remoção ou redução dessa camada para melhorar a interação dos materiais restauradores com o dente e reduzir o número de microrganismos sobre a dentina. Mais detalhes sobre a *smear layer* podem ser encontrados no Capítulo 6, *Sistemas Adesivos*.

Em geral, produtos ácidos, como o ácido fosfórico e ácido poliacrílico e os *primers* acídicos empregados com os sistemas adesivos podem modificar ou remover a *smear layer*. Como essa camada oblitera parcialmente os túbulos dentinários, diminuindo a permeabilidade do substrato, sua remoção pode elevar a exsudação do fluido da dentina para a superfície da cavidade e produzir inflamação pulpar. Dessa maneira, é fundamental que a limpeza da cavidade esteja condicionada à

CAPÍTULO 2 | Biocompatibilidade

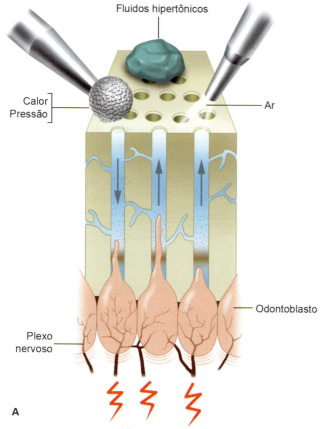

posterior utilização de materiais que proporcionem selamento da estrutura dentária como forma de diminuir a agressão ao dente.

Os materiais restauradores, particularmente aqueles recomendados para aplicação direta sobre a estrutura dentinária, podem causar lesões ao complexo dentinopulpar. A magnitude desta agressão é influenciada por: profundidade cavitária, idade do paciente e condição pulpar, temas que serão abordados mais adiante neste capítulo. Assim, cuidados especiais devem ser tomados com materiais que são bons condutores térmicos e elétricos, como o amálgama ou materiais poliméricos, que podem liberar substâncias tóxicas, como os monômeros resinosos. Na atualidade, o uso de unidades fotoativadoras muito potentes também tem demonstrado um aumento significativo de temperatura em nível pulpar, como será visto no Capítulo 9, *Princípios Básicos para a Fotoativação e Unidades Fotoativadoras*.[37,38]

Pós-operatório

Os procedimentos de acabamento, polimento e ajuste oclusal também podem gerar calor excessivo e ocasionar danos pulpares. Consequentemente, estes procedimentos operatórios devem ser realizados com muito cuidado e preferencialmente sob refrigeração.

Mesmo diante do desenvolvimento de técnicas apuradas e do emprego de excelentes materiais restauradores atualmente disponíveis no mercado odontológico, ainda é impossível evitar completamente a infiltração bacteriana na interface entre o dente e a restauração ao longo do tempo (Figura 2.4). Essa infiltração pode ocorrer devido à falha de selamento marginal das restaurações, o que permite a penetração de bactérias e a formação de uma lesão de cárie adjacente à restauração. Assim, as técnicas e os materiais que promovam o selamento da interface dente-restauração ou que apresentem atividade antimicrobiana devem ser empregados.

FATORES QUE INFLUENCIAM NA RESPOSTA DO COMPLEXO DENTINOPULPAR

Além de serem determinantes para a decisão do tipo de tratamento e escolha do material empregado, vários fatores podem influenciar a resposta pulpar. Entre estes, destacam-se: profundidade da cavidade, idade do paciente e condição pulpar.

▪ Profundidade cavitária

O fator mais importante para a escolha do agente de proteção pulpar é a profundidade cavitária.[30] Em cavidades rasas, a própria dentina remanescente é considerada um agente protetor da polpa. Não existe nenhum material restaurador que, ao ser colocado sobre o dente, promova melhor proteção à polpa que a própria dentina. A dentina, apesar de ser um tecido

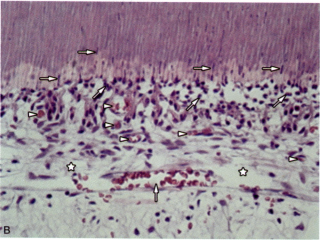

Figura 2.3 A. Desenho esquemático de um corte em dentina mostrando o efeito de agentes agressivos nos túbulos dentinários e odontoblastos. Sob o efeito de calor, pressão e jatos de ar, entre outros, a dentina vital "transmite" esses estímulos aos receptores sensoriais presentes dentro da polpa. Isso ocorre, segundo a teoria hidrodinâmica de Brännström,[35] em razão da dinâmica dos fluidos presentes nos túbulos dentinários, que, ao provocarem a movimentação dos corpos dos odontoblastos, estimulam as terminações nervosas, ocasionando sensibilidade e dor pulpar. Adaptada de Ritter *et al.*, 2003.[36] **B.** Dente humano em que o ressecamento da dentina resultou em rápida e intensa exsudação de fluido dentinário, o que ocasionou a aspiração dos odontoblastos para o interior dos túbulos dentinários (*setas horizontais*). Note o infiltrado inflamatório com predomínio de neutrófilos (*setas oblíquas*) em meio a vasos sanguíneos dilatados (*setas verticais*), capilares neoformados (*cabeça de seta*) e congestos e áreas de edema (*estrela*). Coloração: hematoxilina-eosina (HE), aumento: 240x.

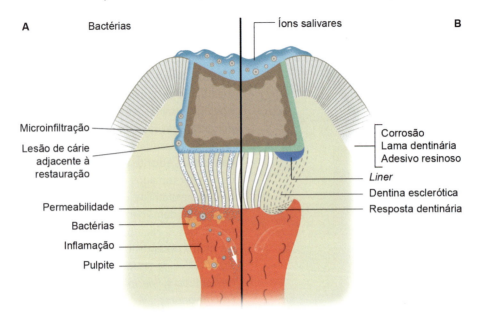

Figura 2.4 Desenho esquemático de um dente restaurado. **A.** Uma restauração sofrendo infiltração marginal. Observe que o desenho mostra, intencionalmente, um espaço entre a restauração e o preparo (dente), invisível a olho em uma situação clínica. Mesmo microscópico, esse espaço pode ser grande o suficiente para permitir a passagem de fluidos e bactérias. Em consequência, forma-se nessa interface um meio propício ao desenvolvimento de uma lesão de cárie adjacente à restauração. Devido à permeabilidade da dentina, pode haver infiltração bacteriana até a polpa dentária, acarretando infiltração pulpar, sensibilidade dentária e até mesmo necrose pulpar. **B.** Interface selada pelo material restaurador que impede a infiltração bacteriana. Esse selamento pode ocorrer pelos produtos de corrosão do amálgama ou pelo uso de sistemas adesivos. Note que o uso de um agente para base pode diminuir a infiltração na interface. A formação de dentina terciária ou esclerótica e reacional é uma resposta fisiológica do dente aos estímulos externos, mas a polpa geralmente permanece saudável quando a restauração mantém o selamento marginal. (Adaptada de Ritter et al., 2003.)[36]

altamente poroso, é um excelente isolante térmico e físico-químico contra a penetração de agentes agressores à polpa. Isso é de tal forma verdadeiro que, quando ocorre a exposição da polpa, materiais específicos que visam à formatação de tecido duro semelhante à dentina são empregados.[7,13]

Sabe-se que os túbulos dentinários percorrem toda a espessura da dentina em um trajeto sinuoso, e seu diâmetro varia de 2,5 μm, próximo à polpa, a 1 μm no limite amelodentinário. Sua quantidade também varia de acordo com a profundidade (Figuras 2.5 e 2.6). Há aproximadamente 45.000 túbulos próximos à polpa e cerca de 20.000 túbulos/mm² no limite amelodentinário.[39] Em valores percentuais, podem representar de 1% da área total próxima à junção amelodentinária, a até 22% próximo à polpa,[40] indicando que, com o aumento da profundidade, há aumento no número e diâmetro dos túbulos dentinários (Tabela 2.3), o que gera aumento da permeabilidade dentinária.[36]

Dessa forma, quanto mais profunda a cavidade, menor a capacidade de a dentina remanescente proteger a polpa.[41,42] Já foi demonstrado em estudos *in vitro* que quando há uma espessura de 0,5 mm de dentina, a toxicidade do material restaurador é reduzida em 75%. Já a presença de 1 mm de dentina diminui a toxicidade em 95%.[40,43,44] Quando há 2 mm de dentina remanescente entre a polpa e a superfície externa, a resposta pulpar é mínima e reversível independentemente do material restaurador (Tabela 2.4).[45]

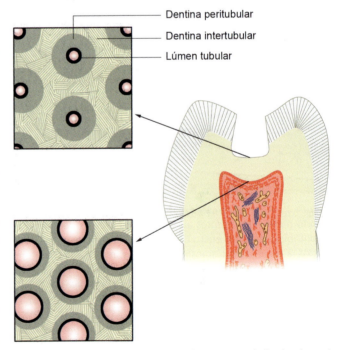

Figura 2.5 Desenho esquemático de uma cavidade de classe I mostrando as diferenças da dentina próxima à polpa e ao limite amelodentinário. Observe as diferenças entre os diâmetros dos túbulos (maior próximo à polpa), o número de túbulos dentinários por área (maior junto à polpa) e a quantidade de dentina intertubular (maior junto ao limite amelodentinário). (Adaptada de Ritter et al., 2003.)[36]

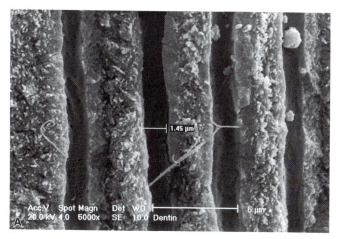
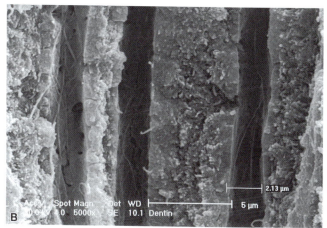

Figura 2.6 Fotomicrografias eletrônicas de varredura (MEV) da dentina de um mesmo dente em diferentes distâncias em relação à polpa. Em **A**, o corte foi executado junto ao limite amelodentinário, mostrando túbulos com diâmetro reduzido (1,45 μm de raio), enquanto em **B**, o corte foi feito junto à polpa na qual mostra túbulos dentinários com diâmetro maior (2,13 μm). (Fotomicrografias gentilmente cedidas pelo Prof. Dr. André V. Ritter, Faculdade de Odontologia, Universidade da Carolina do Norte, EUA, e pelos Prof. Dr. Luiz N. Baratieri e Prof. Dr. Guilherme Carpena Lopes, Faculdade de Odontologia da UFSC.)

TABELA 2.3
Algumas características da dentina próximo à polpa e ao limite amelodentinário.

	Próximo à polpa	Próximo ao limite amelodentinário
Túbulos/mm²	45.000	20.000
Área de dentina intertubular	12%	96%
Área de dentina tubular	22%	1%
Diâmetro dos túbulos	2,5 a 3 mm	0,4 a 0,7 mm
Resistência coesiva	45 MPa	132 MPa

Adaptada de Ritter et al., 2003.[36]

TABELA 2.4
Relação entre a profundidade cavitária e a espessura de dentina remanescente, presença ou ausência de odontoblastos, redução do número de odontoblastos e deposição de dentina reacional.

Profundidade cavitária	Rasa	Profunda	Muito profunda	Polpa exposta
Dentina remanescente (espessura, mm)	0,5 a 3,0	0,25 a 0,5	0,25 a 0,1	< 0,1
Odontoblastos	Vivos	Vivos	Lesão	Lesão
Redução do número de odontoblastos viáveis	Não ocorre	5,6%	41,7%	100%
Deposição de dentina reacional	Mínima	Máxima	Mínima	Não ocorre

Adaptada de Murray et al., 2002.[42]

Uma comparação da resposta pulpar à restauração com materiais adesivos em função da espessura de dentina remanescente pode ser observada na Figura 2.7. Note que respostas pulpares mais graves foram encontradas em espessuras de dentina menores que 0,5 mm em comparação com espessuras acima de 1 mm.[46] Quanto mais grave for a agressão pulpar, mais odontoblastos morrem.[41] Consequentemente, uma quantidade maior de células mesenquimais indiferenciadas da polpa é estimulada a se diferenciar em células odontoblastoides, as quais têm a função de substituir os odontoblastos perdidos. Assim, a redução na celularidade na polpa agredida, especialmente em decorrência do uso inadvertido de suas células mesenquimais, faz o tecido conjuntivo especializado ter menor capacidade de resposta a futuras agressões.[42] Deve-se ter consciência de que a lesão aos odontoblastos é maior quando se trabalha em cavidades muito profundas, cujo remanescente dentinário é bastante delgado, o que pode limitar o potencial de formação de dentina terciária (ver Tabela 2.4).[42]

Esquematicamente, a profundidade da dentina pode ser vista na Figura 2.8. A dentina funciona como uma barreira mecânica contra a passagem dos agentes tóxicos do material

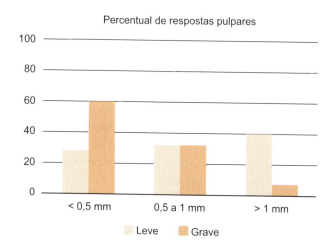

Figura 2.7 Percentual de respostas pulpares (leves e graves), de acordo com a espessura de dentina remanescente em restaurações com materiais adesivos. (Adaptada de Camps et al., 2000.)[46]

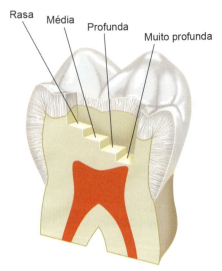

Figura 2.8 Desenho esquemático de um corte mesodistal de um molar inferior representando diferentes profundidades cavitárias em um mesmo dente. 1: superficial; 2: rasa; 3: média; 4: profunda; 5: muito profunda. (Adaptada de Mondelli, 1998;[30] Russo, 2003.)[50]

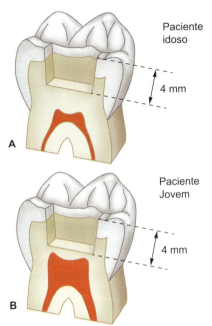

Figura 2.9 Desenho esquemático da diferença entre profundidade física e profundidade biológica. **A.** Dente jovem: a cavidade de 4 mm é profunda. **B.** Dente com idade avançada: a cavidade de 4 mm é de média profundidade. Apesar de os dois casos mostrarem a mesma profundidade do ponto de vista físico, a profundidade biológica é diferente entre eles. Em pacientes jovens, a câmara pulpar é ampla e a cavidade é considerada de maior profundidade biológica que a mesma cavidade em um paciente mais idoso.

em direção à polpa. Também apresenta características tamponantes contra a ação de agentes ácidos.[45] As estruturas no interior dos túbulos dentinários, como os prolongamentos citoplasmáticos dos odontoblastos, o colágeno, as interglobulinas e outras, também podem reduzir a capacidade de difusão de moléculas tóxicas liberadas dos materiais restauradores em direção à polpa. Esse efeito protetor também pode ser exercido pelo fluido dentinário e sua constante pressão de exsudação.[47]

Evidentemente, é muito difícil, através do exame clínico e radiográfico, saber a profundidade cavitária exata. Mesmo que fosse possível realizar essa mensuração, a proximidade com a polpa é distinta em função da região. Por exemplo, uma cavidade com 2 mm na região cervical de um dente é, em geral, muito mais profunda que uma cavidade com profundidade semelhante na superfície oclusal do mesmo dente. Isso também pode variar de acordo com o dente, pois a polpa pode ser deslocada para diferentes regiões, dependendo do grupo dental e da arcada. Enquanto nos molares superiores a polpa está centralizada, nos molares inferiores, a polpa está deslocada para distal.[48,49]

Dois preparos cavitários podem ter a mesma profundidade física (distância que vai da margem cavossuperficial até a parede pulpar ou axial) e diferentes profundidades biológicas (distância entre a parede axial ou pulpar e a polpa dentária). Essa diferença se deve a vários fatores, como: tipo de dente, localização do preparo e história pregressa de agressão sofrida pelo dente; assim como a idade do paciente (Figura 2.9).[36] Dessa maneira, é comum utilizar algum agente de proteção da polpa contra os efeitos adversos dos procedimentos operatórios e dos materiais restauradores definitivos, isolando-o também dos agentes agressivos do meio bucal.

Idade do paciente | Mudanças fisiopatológicas da dentina

Com o passar do tempo, o dente sofre mudanças fisiológicas e/ou patológicas que aumentam a espessura da dentina e a tornam mais resistente às intempéries externas. Essa proteção maior da dentina pode ocorrer por aumento da espessura e/ou diminuição da sua permeabilidade.

Didaticamente, a dentina pode ser classificada em dentina primária, secundária, terciária e esclerótica (Tabela 2.5 e Figura 2.10).[51] A dentina primária é aquela depositada fisiologicamente até o fim da erupção do elemento dentário, quando este entra em contato com o dente antagonista e passa a participar da atividade mastigatória. É a dentina primária tubular, sintetizada e depositada pelos odontoblastos, que determina a morfologia do dente.[52]

A dentina secundária também é depositada fisiologicamente pelos próprios odontoblastos, porém após o dente entrar em função mastigatória. A dentina secundária é depositada devido a estímulos de natureza biológica e fisiológica que ocorrem ao longo do tempo de vida de um dente, como forças mastigatórias, variações de temperatura na cavidade bucal, entre outros. Porém, sabe-se que a dentina secundária é sintetizada e depositada lentamente com o objetivo de manter a espessura média da pré-dentina em 20 μm. A pré-dentina é a matriz de dentina não mineralizada e rica em colágeno, cuja

TABELA 2.5
Período de formação e características dos diferentes tipos de dentina.

Tipos de dentina	Período de formação	Características
Primária	Do germe até formação radicular	Formada pelos odontoblastos primários Determina a morfologia do dente Estrutura tubular É permeável
Secundária	Da rizogênese por toda a vida	Formada pelos odontoblastos primários Formada homogeneamente ao redor da polpa Deposição mais lenta Estrutura tubular (menos túbulos que a primária) É permeável
Terciária	**Reacional** Após erupção, na presença de estímulo patológico de baixa intensidade	Formada por odontoblastos primários na região pulpar mais próxima ao evento agressor Estrutura tubular (menos túbulos e mais tortuosos que a secundária)
	Reparadora Após erupção, na presença de estímulo patológico de alta intensidade	Parte é atubular, formada pelos odontoblastos que morrem pela intensa agressão sofrida Restos de células mortas permanecem no seu interior Parte é tubular, formada por células mesenquimais que se diferenciaram em odontoblastoides
Esclerótica	Após erupção, na dentina primária e secundária; está associada a estímulos de baixa intensidade (dentina reacional)	Parcialmente formada pelos odontoblastos Oblitera os túbulos dentinários pela deposição de minerais no seu interior Reduz a permeabilidade da dentina, diminuindo a difusão de moléculas tóxicas para o tecido pulpar

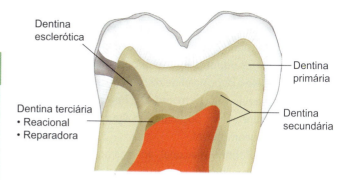

Figura 2.10 Desenho esquemático dos diferentes tipos de dentina.

presença entre a dentina mineralizada e o tecido pulpar previne a ocorrência de reabsorção dentinária interna por células clásticas presentes na polpa. Assim, à medida que a pré-dentina se mineraliza e, consequentemente, reduz sua espessura, os odontoblastos continuam se deslocando para o centro da polpa, sintetizando e depositando, lentamente, mais matriz de dentina. Este fenômeno fisiológico acontece durante toda vida do indivíduo, o que faz a espessura da dentina aumentar e a área da polpa diminuir com o passar do tempo. É exatamente por esse motivo que as polpas de dentes vitais e íntegros de indivíduos jovens são mais amplas que as de indivíduos idosos.

A dentina terciária e a esclerótica são formadas por um estímulo patológico, e a sua deposição tem o papel fundamental de reduzir os efeitos prejudiciais causados por determinado agente agressor. Atualmente, a dentina terciária tem sido dividida, didaticamente, em dois tipos específicos de acordo com sua origem, características morfológicas[53] e intensidade do agente agressor.[7] A dentina terciária pode ser chamada de dentina reacional ou reparadora.

A dentina reacional é aquela sintetizada e depositada pelos odontoblastos primários, os quais estavam circundando a pré-dentina e, em determinado momento, receberam algum estímulo de baixa intensidade. Nesse contexto, os odontoblastos se deslocam centripetamente em relação ao tecido pulpar, distanciando-se da área da polpa relacionada com o local do dente em que ocorre a agressão. Nesse deslocamento, os odontoblastos sobreviventes ao "estímulo" deixam para trás de seu corpo em movimento seus prolongamentos citoplasmáticos, os quais acabam envolvidos pela matriz de dentina recém-sintetizada e depositada. Assim, a dentina reacional tem característica tubular. Entretanto, os túbulos são tortuosos e reduzidos quando comparados com as dentinas primária e secundária, as quais são depositadas fisiologicamente.

A dentina reparadora é aquela sintetizada e depositada por células odontoblastoides recém-diferenciadas a partir de células mesenquimais indiferenciadas presentes especialmente na camada rica em células da polpa. Dessa maneira, quando uma agressão de forte intensidade é aplicada sobre a estrutura dentária e alcança o espaço pulpar, os odontoblastos primários da região são lesados e morrem no local. Nessa situação, células mesenquimais indiferenciadas específicas (pré-odontoblastos), também chamadas células embrionárias da polpa, passam por uma série de eventos moleculares que resultam na diferenciação em células odontoblastoides.

Essas células migram da zona rica em células para a região próxima da dentina primária e, então, começam a secretar e depositar uma matriz de dentina mais irregular, porosa e com poucos túbulos quando comparada com a dentina reacional. Assim, a deposição de dentina reparadora envolve a morte de células pulpares e a diferenciação de pré-odontoblastos da camada rica em células, sendo então considerado um evento mais amplo que aquele que resulta na deposição da dentina reacional.

Dessa maneira, ao se avaliar a deposição de dentina terciária diante da exposição de um material experimental, é necessário determinar, através de microscopia, o tipo de dentina depositada, ou seja, se é do tipo reacional ou reparadora. A deposição de dentina reparadora determina que um material seja altamente agressivo ao complexo dentinopulpar, pois causa a morte dos odontoblastos. Por outro lado, um material que desencadeie a deposição de discreta quantidade de dentina reacional evidencia um material de baixo efeito tóxico ao complexo dentinopulpar, podendo, em algumas situações, ser considerado biocompatível.

No caso da dentina reacional, ao mesmo tempo que os odontoblastos primários depositam matriz de dentina tubular intrapulpar, essas células podem enviar, através dos prolongamentos citoplasmáticos, algumas proteínas para as regiões da dentina localizadas imediatamente abaixo da área lesionada. Nesse local, as proteínas são liberadas para o ambiente intratubular, no qual, em associação a outras proteínas presentes na região, como colágeno e alguns proteoglicanos, originam um tipo específico de matriz que obstrui, parcial ou totalmente, os túbulos dentinários do local. Essa matriz intratubular, rica em colágeno e mais mineralizada, caracteriza a dentina esclerótica (Figura 2.11).

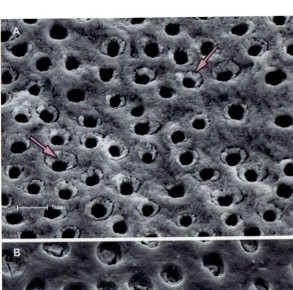

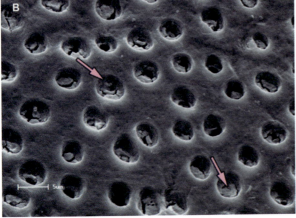

Figura 2.11 Microscopias eletrônicas de varredura mostrando a superfície de uma dentina esclerótica. Em **A**, observe que os túbulos dentinários estão parcialmente obliterados (setas cor-de-rosa). Já em **B**, observe que os túbulos dentinários se apresentam obliterados.

Clinicamente, a dentina esclerótica pode assumir uma característica vítrea, dependendo da intensidade de sua mineralização. A associação dessa matriz intratubular a corantes da dieta, metais do organismo e pigmentos bacterianos pode deixá-la com uma coloração que varia do amarelo-claro ao marrom-escuro. Especialmente para os casos de lesão de cárie dentária, a coloração escura da dentina esclerótica parece estar diretamente relacionada com a reação de Maillard, caracterizada por uma reação entre proteínas e pequenos aldeídos produzidos pelas bactérias.[54]

Como a finalidade da deposição desses dois tipos de dentina é a reparação de um dano causado, alguns autores indicam apenas o termo dentina reparadora ou irritacional como sinônimo de dentina terciária e esclerótica.[30,55]

Outro tipo de dentina, frequentemente encontrado na prática diária, é a dentina afetada por lesões de cárie dentária. Trata-se de dentina primária ou secundária parcialmente desmineralizada pelos ácidos bacterianos advindos da lesão de cárie. Esse tipo de dentina é encontrado em lesões de cárie dentária e se diferencia da dentina necrosada, por manter o arcabouço estrutural da trama de colágeno.

A distinção entre essa camada de dentina afetada e a dentina liquefeita (infectada ou necrótica) é essencial para a prática de uma Odontologia de intervenção mínima, em que se realiza somente uma remoção seletiva da lesão de cárie. De maneira semelhante à dentina afetada por cárie, uma camada superficial de dentina com alto grau de desmineralização tem sido demonstrada quando os pacientes sofrem de erosão dentária.[56] Com adequado selamento cavitário, obtido com o uso dos atuais materiais restauradores, é possível remineralizar essa camada de dentina afetada e manter a vitalidade pulpar em lesões de cárie profunda (Figura 2.12).

▪ Condição pulpar

Apesar de a profundidade cavitária e a idade do paciente contribuírem para a indicação correta do material protetor a ser utilizado em um caso, é necessário também realizar um diagnóstico da condição pulpar. Para auxiliar no diagnóstico da condição pulpar, deve-se realizar a avaliação radiográfica e clínica do paciente. Infelizmente, o diagnóstico da condição pulpar tem sido considerado o "calcanhar de Aquiles" do tratamento odontológico atual. Invariavelmente, não há como diagnosticar, de forma definitiva, a condição pulpar de determinado elemento pulpar.[30,57]

A polpa do dente de um paciente jovem, quando acidentalmente exposta por fratura, pode apresentar consistência elástica e sangramento reduzido (em geral, vermelho-vivo). Estes sinais clínicos positivos indicam que o tecido pulpar tem alto potencial de reparação, e o capeamento pulpar (técnica conservadora de tratamento da polpa dental) poderá ser considerado, visto que a terapia tem grande chance de sucesso.

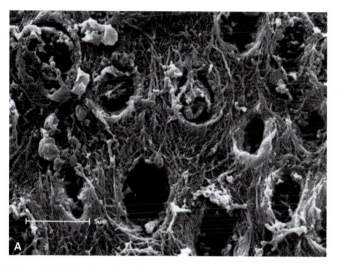 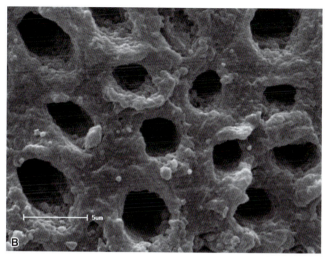

Figura 2.12 Dentina afetada por cárie antes e após 3 meses de selamento cavitário por alguns meses. **A.** A dentina está desmineralizada, porém com seu arcabouço tridimensional preservado. Em **B**, houve uma remineralização da camada da dentina pelo próprio organismo após selamento com um material restaurador. (Imagens gentilmente cedidas pela Profa. Dra. Ana Cláudia Chibinski, Faculdade de Odontologia da UEPG.)

Por outro lado, polpas expostas em decorrência de lesões de cárie normalmente apresentam contaminação pulpar e intensa degeneração tecidual. Nessas condições, a polpa pode estar parcialmente liquefeita (sem consistência elástica), caracterizando perda da integridade celular e da matriz extracelular. O longo tempo de sangramento, apresentando-se praticamente incolor ou muito escuro, associado ou não a um exsudato purulento, indica um prognóstico menos favorável. Diante desses sinais clínicos negativos, a possibilidade de sucesso pós-capeamento é reduzida, havendo a necessidade de emprego de um procedimento mais radical, como o tratamento endodôntico.[58] Esses aspectos são abordados com mais detalhes na literatura voltada para dentística e endodontia; assuntos fora do escopo deste livro.

REFERÊNCIAS BIBLIOGRÁFICAS

1. Schmalz G. Concepts in biocompatibility testing of dental restorative materials. Clin Oral Investig. 1997;1:154-62.
2. Anusavice K, Shenn C, Rawls R. Phillip's science of dental materials. 12th ed. St. Louis: Saunders, 2012.
3. Sakaguchi R, Ferracane J, Powers J. Craig's restorative dental materials. 14th ed. St. Luis: Mosby, 2019.
4. Hensten-Pettersen A. Skin and mucosal reactions associated with dental materials. Eur J Oral Sci. 1998;106:707-12.
5. Schmalz G. The biocompatibility of non-amalgam dental filling materials. Eur J Oral Sci. 1998;106:696-06.
6. Schmalz G, Galler K. Biocompatibility of biomaterials - Lessons learned and considerations for the design of novel materials. Dent Mater. 2017;33:382-93.
7. Costa C, Hebling J, Hanks C. Current status of pulp capping with dentin adhesive systems: a review. Dent Mater. 2000;16:188-97.*
8. Costa C, Hebling J, Scheffel D, Soares D, Basso F, Ribeiro A. Methods to evaluate and strategies to improve the biocompatibility of dental materials and operative techniques. Dent Mater. 2014;30:769-84.*
9. Tsuneda Y, Hayakawa T, Yamamoto H, Ikemi T, Nemoto K. A histopathological study of direct pulp capping with adhesive resins. Oper Dent. 1995;20:223-29.
10. Cox C, Hafez A, Akimoto N, Otsuki M, Suzuki S, Tarim B. Biocompatibility of primer, adhesive and resin composite systems on non-exposed and exposed pulps of non-human primate teeth. Am J Dent. 1998;11 Spec No:S55-63.
11. Kitasako Y, Inokoshi S, Tagami J. Effects of direct resin pulp capping techniques on short-term response of mechanically exposed pulps. J Dent. 1999;27:257-63.
12. Akimoto N, Momoi Y, Kohno A, Suzuki S, Otsuki M, Suzuki S et al. Biocompatibility of Clearfil Liner Bond 2 and Clearfil AP-X system on nonexposed and exposed primate teeth. Quintessence Int. 1998;29:177-88.
13. Carvalho R, Lanza L, Mondelli J, Tay F, Pashely D. Side effects of resin-based materials. In: Tagami J, Toledano M, Prati C (Eds.). Advanced adhesive dentistry 3rd ed. Granada, Spain: International Kurary Symposium, 1999.
14. Accorinte M, Loguercio A, Reis A, Muench A, de Araujo V. Adverse effects of human pulps after direct pulp capping with the different components from a total-etch, three-step adhesive system. Dent Mater. 2005;21:599-07.
15. Mjör I, Hensten-Pettersen A, Skogedal O. Biologic evaluation of filling materials. A comparison of results using cell culture techniques, implantation tests and pulp studies. Int Dent. J. 1977;27:124-29.
16. Wataha J. Predicting clinical biological responses to dental materials. Dent Mater. 2012;28:23-40.
17. Rueggeberg F, Margeson D. The effect of oxygen inhibition on an unfilled/filled composite system. J Dent Res. 1990;69:1652-8.

*Sugestão de leitura para aprofundamento no tema.

18. Mondelli J, Ishikiriama A, Francischone CE, Navarro MFJ. Galan Jr J. Dentística restauradora tratamentos clínicos integrados. Chicago: Quintenssence, 1984:267-38.
19. Geurtsen W. Substances released from dental resin composites and glass ionomer cements. Eur J Oral Sci. 1998;106:687-95.
20. Bouillaguet S. Biological risks of resin based materials to the dentin-pulp complex. Crit Rev Oral Biol Med. 2004;15:47-60.
21. Haywood V, Leonard R, Nelson C, Brunson W. Effectiveness, side effects and long-term status of nightguard vital bleaching. J Am Dent Assoc. 1994;125:1219-26.
22. Haywood V. Nightguard vital bleaching: current concepts and research. J Am Dent Assoc. 1997;128 Suppl:19s-25s.
23. Dahl J, Pallesen U. Tooth bleaching – a critical review of the biological aspects. Crit Rev Oral Biol Med. 2003;14:292-304.
24. Li Y. Toxicological considerations of tooth bleaching using peroxide-containing agents. J Am Dent Assoc. 1997;128 Suppl: 31s-36s.
25. Soares D, Ribeiro A, Sacono N, Coldebella C, Hebling J, Costa C. Transenamel and transdentinal cytotoxicity of carbamide peroxide bleaching gels on odontoblast-like MDPC-23 cells. Int Endod J. 2011;44:116-25.
26. Soares D, Basso F, Pontes E, Garcia L da F, Hebling J, Costa C. Effective tooth-bleaching protocols capable of reducing H(2)O(2) diffusion through enamel and dentine. J Dent. 2014;42: 351-8.
27. Ferracane J. Elution of leachable components from composites. J Oral Rehabil. 1994;21:441-52.
28. Gopferich A. Mechanisms of polymer degradation and erosion. Biomaterials. 1996;17:103-14.
29. Fisher J, Varenne B, Narvaez D, Vickers C. The Minamata Convention and the phase down of dental amalgam. Bull World Health Organ. 2018;96:436.
30. Mondelli J. Proteção do complexo dentinopulpar. São Paulo: Artes Médicas, 1998.
31. Rode S, Cavalcanti B. Proteção do complexo dentina-polpa: o papel do hidróxido de cálcio e da hibridização. In: Cardoso RJA, Gonçalves EAN (Orgs.) Dentística laser. São Paulo: Artes Médicas, 2002.
32. Kim S, Edwall L, Trowbridge H, Chien S. Effects of local anesthetics on pulpal blood flow in dogs. J Dent Res. 1984;63:650-2.
33. Zach L, Cohen G. Thermogenesis in operative techniques: Comparison of four methods. J Prosthet Dent. 1962;12:977-84.
34. Zach L, Cohen G. Pulp response to externally applied heat. Oral Surg Oral Med Oral Pathol. 1965;19:515-30.
35. Brännström M. Dentin and pulp in restorative dentistry. London: Wolfe, 1981.
36. Ritter A, Baratieri L, Monteiro JS. Proteção do complexo dentina-polpa. São Paulo: Santos, 2003.
37. Runnacles P, Arrais C, Pochapski M, Dos Santos F, Coelho U, Gomes J et al. In vivo temperature rise in anesthetized human pulp during exposure to a polywave LED light curing unit. Dent Mater. 2015;31:505-13.
38. Zarpellon D, Runnacles P, Maucoski C, Coelho U, Rueggeberg F, Arrais C. Controlling in vivo, human pulp temperature rise caused by LED curing light exposure. Oper Dent. 2019;44: 235-41.
39. Marshall G. Jr, Marshall S, Kinney J, Balooch M. The dentin substrate: structure and properties related to bonding. J Dent. 1997;25:441-58.
40. Pashley D, Pashley E. Dentin permeability and restorative dentistry: a status report for the American Journal of Dentistry. Am J Dent. 1991;4:5-9.
41. About I, Murray P, Franquin J, Remusat M, Smith A. The effect of cavity restoration variables on odontoblast cell numbers and dental repair. J Dent. 2001;29:109-17.
42. Murray P, About I, Lumley P, Franquin J, Remusat M, Smith A. Cavity remaining dentin thickness and pulpal activity. Am J Dent. 2002;15:41-6.
43. Meryon S. The model cavity method incorporating dentine. Int endod J. 1988;21:79-84.
44. Hilton T. Cavity sealers, liners, and bases: current philosophies and indications for use. Oper Dent. 1996;21:134-46.
45. Stanley H. Human pulp response to restorative dental procedures. 2nd ed. St. Louis: Starter Printing, 1982.
46. Camps J, Dejou J, Remusat M, About I. Factors influencing pulpal response to cavity restorations. Dent Mater. 2000;16: 432-40.
47. Pashley DH. Dentin bonding: overview of the substrate with respect to adhesive material. J Esthet Dent. 1992;46-50.
48. Pecora J, Woelfel J, Sousa Neto M, Issa E. Morphologic study of the maxillary molars. Part II: Internal anatomy. Braz Dent J. 1992;53-7.
49. Rocha L, Sousa Neto M, Fidel S, da Costa W, Pecora J. External and internal anatomy of mandibular molars. Braz Dent J. 1996; 7:33-40.
50. Russo E. Diagnóstico das alterações pulpares. In: Garone Netto N, Carvalho RCR, Russo EMA, Sobral MAP, Luz MAAC. Introdução à dentística restauradora. São Paulo: Ed. Santos, 2003.
51. Trowbridge H. Pulp histology and physiology. In: Cohen S, Burns RC (eds.). Pathways of the pulp. St. Louis: Mosby, 1984.
52. Katchburian E, Araña C. Histologia e embriologia oral: texto, atlas, correlações clínicas. Rio de Janeiro: Guanabara Koogan, 2012.
53. Smith A, Cassidy N, Perry H, Begue-Kirn C, Ruch J, Lesot H. Reactionary dentinogenesis. Int J Dev Biol. 1995;39:273-80.
54. Kleter G. Discoloration of dental carious lesions (a review). Arch Oral Biol. 1998;43:629-32.
55. Consolaro A, Pereira A, Taveira L. Cárie dentária: histopatologia e correlações clínico-radiográficas. Bauru: Consolaro 1995.
56. Huysmans M, Chew H, Ellwood R. Clinical studies of dental erosion and erosive wear. Caries Res. 2011;45:60-8.
57. Marques J, Amorin C. Passo a passo. Avaliação clínica e diagnóstico das patologias pulpares e periapicais. In: Cardoso RJA, Gonçalves EAN. Endodontia e trauma. São Paulo: Artes Médicas, 2002.
58. Estela C, González-Hernandez P. Patologia pulpar. Tratamento conservador da polpa. In: Busato ALS, González-Hernandez PA, Macedo RP. Dentista: restaurações estéticas. São Paulo: Artes Médicas, 2002.

CAPÍTULO 3
Cimentos Odontológicos para Proteção do Complexo Dentinopulpar

Alessandro Dourado Loguercio e Alessandra Reis

INTRODUÇÃO

Da instalação da lesão de cárie até o selamento da interface dente-restauração, são vários os fatores responsáveis pelos efeitos adversos à polpa. Uma vez que em cavidades profundas perde-se o efeito protetor da dentina contra as lesões pulpares, faz-se necessário o uso de materiais com características específicas.

A finalidade deste capítulo é, portanto, tentar orientar o cirurgião-dentista e o estudante de Odontologia na escolha dos diferentes tipos de materiais para uso como protetores do complexo dentinopulpar, apresentando suas composições químicas, propriedades, características de manipulação e indicações clínicas.

TERMOS EMPREGADOS

Ao longo do texto, serão empregados alguns termos específicos cujos significados encontram-se a seguir (Figura 3.1).

Reação de presa. Reação química que leva ao endurecimento do material. Pode ser uma reação ácido-base, de polimerização e de geleificação, entre outras, e depende do material odontológico.

Tempo de mistura. Tempo disponível para o clínico manipular o material, a fim de misturar seus componentes de forma homogênea, antes de sua inserção na cavidade.

Tempo de trabalho. Tempo transcorrido do início da mistura até a inserção na cavidade.

Tempo de presa inicial. Tempo transcorrido do início da mistura do material até o material alcançar propriedades suficientes para resistir à deformação permanente. A partir desse momento alguns procedimentos podem ser realizados sobre o material, como acabamento, condicionamento, ajustes, ou mesmo a dispensa do paciente.

Tempo de presa final. Tempo transcorrido do início da mistura do material até que ele alcance o máximo de suas propriedades mecânicas.

Restauração provisória. Restauração realizada com um material de inserção rápida e fácil, porém com menos propriedades mecânicas, para selar e restaurar a cavidade entre sessões clínicas de tratamento ou para atuar como um curativo para reduzir a inflamação pulpar. Pode ser de curta duração (até 1 semana) e de longa duração (até 1 ano).

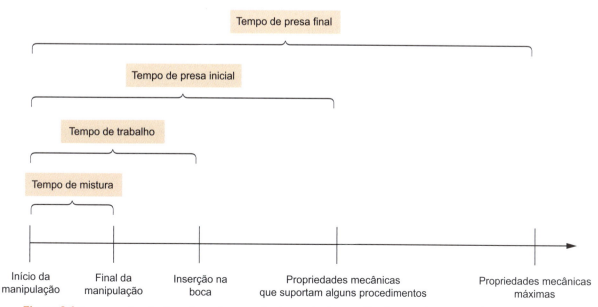

Figura 3.1 Esquema da relação entre os tempos de alguns dos termos fundamentais empregados neste capítulo.

REQUISITOS E CLASSIFICAÇÃO DOS MATERIAIS PARA PROTEÇÃO PULPAR

Os requisitos de um agente de proteção ideal são:[1]

- Ser bom isolante térmico e elétrico
- Ter propriedades bactericidas e/ou bacteriostáticas
- Apresentar adesão às estruturas dentais
- Estimular a recuperação das funções biológicas da polpa, favorecendo a formação de uma barreira mineralizada
- Favorecer a formação de dentina terciária ou esclerosada, particularmente remineralizando a dentina desmineralizada no fundo cavitário
- Ser inofensivo para a polpa, ou seja, não provocar lesões pulpares
- Ser biologicamente compatível com o complexo dentinopulpar, mantendo a vitalidade do dente
- Apresentar resistência mecânica suficiente aos esforços de condensação e contração de polimerização dos materiais restauradores
- Inibir a penetração de íons metálicos no dente, diminuindo a descoloração ao longo do tempo, causada por restaurações metálicas
- Evitar ou diminuir a infiltração de bactérias ou toxinas bacterianas na dentina e polpa
- Ser insolúvel no ambiente bucal.

Não existe um único material com todos os requisitos descritos, portanto, dependendo da situação clínica e contrariando a tendência atual de simplificação técnica, muitas vezes é necessário mais de um material para garantir uma restauração duradoura, funcional e estética,[1] e que, acima de tudo, tenha o compromisso de manter a vitalidade pulpar.

A indicação do material protetor deve se basear na *profundidade da cavidade*, no *diagnóstico da condição pulpar* e no *material restaurador definitivo*.[2] O ideal é que o material ou a associação empregada proteja o dente contra agentes químicos, elétricos, térmicos e mecânicos, e que possa ser utilizado, quando necessário, como medicação pulpar.

Tradicionalmente, os materiais protetores podem ser classificados em: materiais para selamento, para forramento e para base cavitária (Figura 3.2, Tabela 3.1). Essa classificação se baseia na espessura da camada do material odontológico e na sua viscosidade durante a aplicação,[3,4] conforme será visto na sequência.

▪ Materiais para selamento

São líquidos ou cimentos de baixa viscosidade. Produzem uma película protetora extremamente fina (1 a 50 µm) e revestem a estrutura dentária recém-cortada ou desgastada durante o preparo cavitário. A vedação da embocadura dos túbulos dentinários e dos microespaços que se formam entre o material restaurador e as paredes circundantes da cavidade é o principal objetivo desse tipo de material.

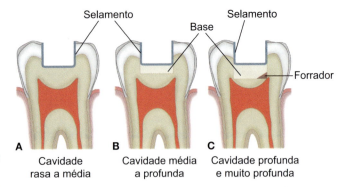

Figura 3.2 Esquema com diferentes profundidades biológicas e a sequência de materiais empregados para a proteção do complexo dentinopulpar. **A.** Em cavidades rasas e médias, emprega-se somente um material de selamento. **B.** Em cavidades médias a profundas, usa-se uma base, seguida do material de selamento. **C.** Em cavidades profundas e muito profundas, é necessário utilizar um material de forramento, seguido de uma base e de um agente de selamento.

TABELA 3.1
Resumo dos materiais indicados atualmente para selamento, forramento e base.

Selamento	Forramento	Base
Vernizes cavitários Sistemas adesivos	Cimento de hidróxido de cálcio MTA MTA modificado	Cimento de policarboxilato de zinco Cimento de fosfato de zinco Cimento de ionômero de vidro convencional Cimento de ionômero de vidro modificado por resina Resinas de baixa viscosidade Resinas poliácido-modificadas MTA modificado Cimento de óxido de zinco e eugenol

Esses materiais devem reduzir a permeabilidade da dentina, prevenindo a infiltração de fluidos e bactérias, e reduzindo possíveis trocas moleculares e iônicas (p. ex., íons metálicos) entre o material restaurador e a superfície dentinária. Esses materiais não são capazes de proteger o dente de choques térmicos e elétricos e podem ser utilizados em todas as cavidades, independentemente da profundidade cavitária. Seu uso depende somente do material restaurador definitivo a ser utilizado. Existem hoje dois tipos de agentes para o selamento: vernizes cavitários e sistemas adesivos.

▪ Materiais para forramento

Os agentes forradores são, em geral, materiais que se apresentam na forma de pó e líquido, ou na forma de duas pastas, que após serem misturadas e inseridas no dente formam uma película fina, com cerca de 0,2 a 1 mm de espessura. Sua função é, basicamente, proteger a polpa das agressões externas ou estimular a formação da barreira de dentina mineralizada quando a polpa foi exposta.

Dadas as suas baixas propriedades mecânicas, seu uso deve ser restrito a cavidades profundas. Os materiais para forramento devem ser bioativos para induzir a reparação da polpa e reduzir os efeitos tóxicos e deletérios dos materiais restauradores definitivos em cavidades profundas. Devem também apresentar características bactericidas e/ou bacteriostáticas para reduzir a quantidade de bactérias viáveis que porventura estejam presentes ou infiltrem a região da interface entre o dente e a restauração.

O hidróxido de cálcio [Ca(OH)$_2$], o MTA (agregado trióxido mineral) e o MTA modificado nas suas diferentes formulações têm sido os materiais mais empregados como agentes de forramento em cavidades profundas com ou sem exposição pulpar. Outra opção é o uso provisório do cimento de óxido de zinco e eugenol tipo IV somente nas cavidades profundas sem exposição pulpar, como forma de diminuir a inflamação pulpar e amenizar a sensibilidade dolorosa, devido ao efeito anti-inflamatório do eugenol.

▪ Materiais para base

Os agentes utilizados para a base cavitária são geralmente comercializados na forma de pó e líquido, que, depois de misturados, formam uma película mais espessa (> 1 mm). Suas funções são:

- Proteger o material de forramento, que, em geral, tem baixas propriedades mecânicas
- Proteger contra estímulos térmicos e elétricos
- Reconstruir parte da dentina perdida, diminuindo o volume de material restaurador definitivo.

Esses materiais são mais efetivos na proteção contra estímulos térmicos e elétricos do que os anteriores, porém devem ser empregados com espessura adequada para promover o isolamento térmico. Em restaurações de amálgama, a espessura desse material deve ser balanceada com a profundidade mínima necessária para a inserção do amálgama. Em muitas situações, estes materiais serão usados como uma dentina "artificial" suportando áreas de esmalte sem suporte de dentina. Dessa forma, costumam ser empregados em cavidades de média profundidade ou profundas.

São vários os materiais para base disponíveis comercialmente, entre eles destacam-se: cimento de policarboxilato de zinco; cimento de fosfato de zinco; cimento de ionômero de vidro (CIV) convencional ou modificado por resina; cimento de óxido de zinco e eugenol e MTA modificado. Também podem ser usadas resinas compostas poliácido-modificadas e resinas compostas de baixa viscosidade.

Os cimentos de policarboxilato de zinco e fosfato de zinco não são mais empregados como agentes de base, pois atualmente dispõe-se de outros materiais com melhores propriedades para uso como base. Os cimentos de ionômero de vidro convencional e modificados por resina, assim como as resinas poliácido-modificadas, serão descritos no Capítulo 7, *Cimentos de Ionômero de Vidro*. As resinas compostas de baixa viscosidade serão detalhadas no Capítulo 5, *Resinas Compostas*. Assim, aqui, neste capítulo, serão descritos o cimento de óxido de zinco e eugenol e o MTA modificado.

▪ Associação de materiais e sequência de aplicação

A seguir serão descritas as possíveis associações que podem ser feitas com os materiais descritos anteriormente.[2,5] Um dos primeiros critérios para determinar o tipo e a sequência de materiais empregados para a proteção do complexo dentinopulpar é a profundidade biológica (Tabela 3.2).

Em cavidades *rasas* e *médias*, o uso de um agente para selamento é suficiente para realizar a proteção do complexo dentinopulpar. Em cavidades com *profundidade média* a *profunda*, pode-se empregar um material de base seguido de um agente de selamento (ver Figura 3.2 e Tabela 3,2). Em *cavidades profundas*, com ou sem exposição pulpar, é necessário aplicar um material para forramento. Para proteger o material de forramento, que é mecanicamente mais fraco e solúvel, é indispensável o uso de um material para base. Nos locais em que os materiais de forramento e de base não entraram em contato com as paredes cavitárias, e sobre esses materiais, é necessário utilizar um agente para selamento (ver Figura 3.2 e Tabela 3,2).

Apesar de a profundidade biológica determinar a sequência de materiais a serem usados, ela por si só não define quais materiais de proteção serão empregados para cada uma das camadas. É necessário saber também qual tipo de material definitivo será utilizado na restauração da cavidade. Quando a cavidade for restaurada definitivamente com materiais resinosos, o agente de selamento deve necessariamente ser um sistema adesivo. Em restaurações de amálgama, pode-se empregar um sistema adesivo ou um verniz cavitário, muito embora este último esteja em desuso, conforme será discutido adiante. Alguns tipos de materiais não podem ser empregados como base de restaurações de resina composta, como o cimento de óxido de zinco e eugenol, já que o eugenol inibe a polimerização do material e, nesse caso, quando necessário, o material poderá ser uma resina composta de baixa viscosidade ou um CIV.

TABELA 3.2

Quantidade de dentina remanescente após o preparo cavitário e material a ser utilizado para proteger o complexo dentinopulpar para uma restauração definitiva.

Dentina remanescente (mm)	Associação de materiais
< 0,5	Forrador + Base + Selador
0,5 a 1,5	Base + Selador
> 1,5	Selador

Há situações em que o procedimento restaurador definitivo não é realizado na mesma sessão clínica de atendimento. Isso é comum quando há necessidade de adequação do meio bucal, indisponibilidade de tempo clínico para a realização do procedimento restaurador definitivo, e quando o paciente já tem uma queixa prévia de sintomatologia dolorosa intensa ou cavidades muito profundas nas quais se deseja evitar exposição pulpar. Nestes casos, pode-se empregar o material de base como material restaurador provisório e, em uma sessão clínica subsequente, rebaixar o material ou removê-lo completamente para inserção do restaurador definitivo.

MATERIAIS PARA SELAMENTO

São os vernizes cavitários e sistemas adesivos. Durante muito tempo, quando o material de eleição para a restauração de dentes posteriores era o amálgama, os vernizes cavitários eram muito utilizados. A partir do surgimento das resinas compostas, houve o desenvolvimento de agentes para selamento compatíveis com esses materiais e que apresentam adesão às estruturas dentárias. Esses materiais são os sistemas adesivos. Devido à grande importância dos sistemas adesivos para a prática odontológica atual e por estarem diretamente relacionados com os materiais estéticos, este tópico será descrito detalhadamente no Capítulo 6, *Sistemas Adesivos*. A seguir, serão descritos os vernizes cavitários.

▪ Vernizes cavitários

O verniz cavitário (Figura 3.3) foi muito utilizado em associação com o amálgama e é contraindicado sob restaurações de resina composta, pois esses materiais não têm capacidade de adesão à estrutura dentária. Além disso, os vernizes têm componentes que inibem ou dificultam a polimerização da resina composta.[5,6]

Contudo, o emprego dos vernizes com o amálgama tem sido bastante questionado na literatura[7-9] em razão de sua grande solubilidade quando comparados com os sistemas adesivos.[10] Os vernizes cavitários estão disponíveis em 2 frascos, um na forma de um líquido viscoso, que contém o verniz propriamente dito, e outro frasco contendo o solvente.

A Tabela 3.3 apresenta um resumo da função do material, sua espessura aproximada e características.

Como ocorre a rápida volatização do solvente durante o uso, o material se torna mais viscoso com o tempo. Dessa forma, alguns fabricantes fornecem o solvente em um frasco separado que deve ser gotejado dentro do frasco de verniz quando este estiver com a viscosidade aumentada.

▪ Composição e reação

Basicamente, o verniz é composto por uma resina natural (copal) extraída de uma planta ou uma resina sintética, como a nitrocelulose, que é, então, dissolvida em um solvente orgânico (acetona, clorofórmio, éter, dimetilcetona e álcool etílico, entre outros). Muitas outras resinas podem ser utilizadas, de acordo com a marca comercial do material.[11]

Os vernizes modificados também têm na sua composição hidróxido de cálcio e óxido de zinco, cuja finalidade é terapêutica e têm também a função de aumentar a resistência da película. O iodo-timol e o flúor, que também podem ser adicionados a estes materiais têm funções bacteriostática e remineralizante, respectivamente.[1] Outros componentes, como a metilcelulose (espessante), o polimetacrilato de metila (resistência mecânica; PMMA) e o sulfato de bário (radiopacidade), também podem ser encontrados na composição desses materiais.

▪ Manipulação

O verniz é aplicado com um pincel fornecido pelo fabricante ou um aplicador do tipo *microbrush*, comumente utilizado para aplicação do sistema adesivo. Devem-se aplicar, pelo

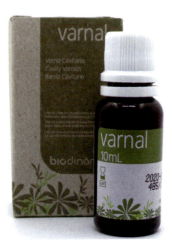

Figura 3.3 Fotografia de um verniz cavitário para uso sob restaurações de amálgama.

TABELA 3.3
Resumo dos materiais.

Função do material	Espessura aproximada	Características
Selamento	1 a 50 mm	Selar a embocadura dos túbulos dentinários para reduzir a sensibilidade, a penetração de fluidos e os metabólitos bacterianos Reduzir a penetração de íons metálicos na estrutura dental
Forramento	0,2 a 1 mm	Estimular a formação de ponte de dentina Proteger a região mais profunda da dentina contra a penetração de subprodutos dos materiais restauradores ou provisórios
Base	1 a 2 mm	Proteger o material para forramento Proteger o dente contra estímulos térmicos e elétricos Diminuir a espessura do material restaurador, por exemplo, resina composta

menos, duas camadas de verniz em todas as paredes internas da cavidade. Bolas de algodão não devem ser utilizadas, pela possibilidade de reterem fiapos do algodão dentro da película de verniz. A aplicação deve ser feita em um único sentido à semelhança da aplicação de um esmalte cosmético para unhas, para a adequada e homogênea cobertura de todas as paredes. O uso em vários sentidos ocasiona a formação de uma película porosa, espessa e irregular. Após aplicação de uma camada, deve-se aplicar jato de ar (30 segundos) para acelerar a evaporação do solvente.

A aplicação de uma segunda camada garante uma película mais uniforme, sem falhas ou rachaduras, e com melhor efeito impermeabilizante sobre a dentina.[12] A aplicação de uma única camada veda somente 55% da superfície, enquanto duas camadas vedam de 70 a 85% dos túbulos dentinários.[13,14] De forma geral, a maioria dos produtos comerciais reduz expressivamente a permeabilidade dentinária.[15] A espessura formada é de aproximadamente 1 a 40 μm.[6,11]

Atualmente, há poucas marcas comerciais disponíveis. O Cavitine® (SS White) e o Varnal® (Biodinâmica) são alguns nomes comerciais desses produtos.

▪ Propriedades

Os vernizes cavitários fornecem baixa proteção contra os choques térmicos e elétricos e o galvanismo advindos de restaurações metálicas, particularmente de amálgama, em razão de sua pequena espessura.[16] São capazes de inibir a infiltração de bactérias ou toxinas bacterianas na dentina e polpa, e reduzir a penetração de íons metálicos na dentina, diminuindo a descoloração dentinária ao longo do tempo, em especial sob restaurações de amálgama.

A melhor indicação dos vernizes era sob restaurações de amálgama de baixo teor de cobre. Esse tipo de amálgama tem alto teor de fase gama-2, que induz a corrosão e deposição de óxidos na interface com a estrutura dental produzindo autosselamento. Esse processo, entretanto, não é imediato e leva meses para ocorrer. Assim, a função do verniz é diminuir a infiltração marginal[17,18] até haver deposição dos produtos de corrosão do amálgama ao longo da interface.

A despeito desses aspectos teóricos, não existe consenso na literatura sobre a diminuição da infiltração marginal com o uso do verniz.[9,19] Como pode ser observado na Figura 3.4, o selamento promovido pelo uso do verniz sob restauração de amálgama é muito semelhante ao produzido quando nenhum agente de selamento é aplicado sob restaurações de amálgama.[9] Por isso, atualmente não se indica o uso de vernizes cavitários previamente à confecção de restaurações de amálgama.[8]

> Com o desenvolvimento de ligas com alto conteúdo de cobre, praticamente sem a formação de fase gama-2 (como será visto no Capítulo 8, *Amálgama*), o processo de corrosão demora muito mais tempo e, nesse intervalo, o verniz é perdido por fraturas internas, aumento da porosidade, dissolução ou perda

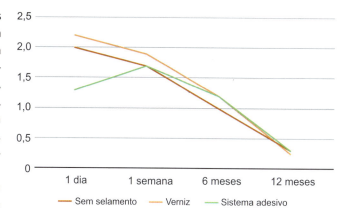

Figura 3.4 Infiltração marginal média (mm) em restaurações de amálgama com alto teor de cobre utilizadas sem selamento, com verniz cavitário ou sistema adesivo após vários períodos de armazenamento. (Adaptada de Gallato *et al.*, 2005.)[9]

de partes do material.[17,18] Dessa forma, não é capaz de proteger adequadamente a interface, e além disso, a película de verniz produzida pode sofrer rachaduras, sendo removida total e/ou parcialmente da superfície do dente durante a condensação do amálgama.[11]

Essas limitações do verniz para selamento tornam os sistemas adesivos os materiais de eleição para substituição dos vernizes e proteção do complexo dentinopulpar sob as restaurações de amálgama, em especial quando ligas com alto teor de cobre forem usadas. Os sistemas adesivos diminuem a capacidade de infiltração marginal e a recidiva de lesão de cárie dentária durante o período necessário para o autosselamento do amálgama, tornando menos crítico o tempo para a formação e deposição de óxidos na interface adesiva com a estrutura dental.

Apesar de menos solúvel que os vernizes cavitários, os sistemas adesivos também produzem interfaces com deficiências intrínsecas, pois são películas semipermeáveis também sujeitas à degradação hidrolítica com o tempo.[20] Mais detalhes sobre as características e propriedades dos sistemas adesivos poderão ser encontrados no Capítulo 6, *Sistemas Adesivos*. Dessa maneira, os óxidos do processo de corrosão do amálgama podem se depositar nessas regiões, diminuindo a infiltração marginal das restaurações de amálgama ao longo do tempo.

MATERIAIS PARA FORRAMENTO

O material para forramento mais utilizado é o hidróxido de cálcio (Figura 3.5), sendo considerado o padrão ouro para os estudos de biocompatibilidade pulpar.[21,22] Há uma alternativa presente no mercado há cerca de 20 anos com o nome de agregado trióxido mineral ou MTA (do inglês, *mineral trioxide aggregate*).[23] Há comercialmente disponíveis diversos produtos à base de MTA.

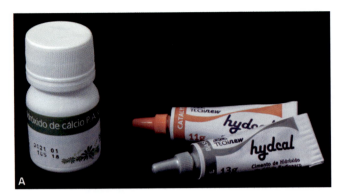

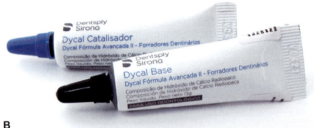

Figura 3.5 A. Pó de hidróxido de cálcio PA e cimento de hidróxido de cálcio de presa química. **B.** Outro exemplo comercial de um cimento de hidróxido de cálcio de presa química.

TABELA 3.4
Marcas comerciais e composição básica de cimentos de hidróxido de cálcio de presa química e fotoativados.

Tipos de cimento	Nomes comerciais e fabricante	Composição básica
Quimicamente ativados	Dycal® (Dentsply) Hydro C® (Dentsply) Life® (Kerr) Hydcal® (Technew)	**Pasta 1:** Ca(OH)$_2$, ZnO, estearato de Zn, etiltolueno sulfonamida, Ti$_2$O, sulfato de bário e dióxido de sílica **Pasta 2:** dissalicilato butileno glicol ou salicilato polimetileno de metila e pigmentos
Fotoativados	Prisma VLC Dycal® (Dentsply) Biocal® (Biodinâmica) Calcimol LC® (VOCO)	**Pasta única:** Ca(OH)$_2$, sulfato de bário, monômeros resinosos dimetacrilatos (UDMA, Bis-GMA, TEGDMA), sílica, estabilizadores e iniciadores

Adaptada de Sakaguchi et al., 2019; Draheim e Murrey, 1985; Saitoh et al., 2004; Van Noort e Barbour, 2013.[11,26,27,28]

Cimento de hidróxido de cálcio

Para a dentística restauradora, esse material está disponível na forma de pró-análise (PA), ou seja, em pó, na forma de duas pastas (quimicamente ativado) (ver Figura 3.5) e na forma de pasta única fotoativada.

Tipos, composição e reação química

O hidróxido de cálcio é um pó branco com pH altamente alcalino (em torno de 12,5) e com alta solubilidade em água. Ele pode ser comercializado em diferentes formas. Na forma pura, em pó, é chamado de *hidróxido de cálcio PA* (ver Figura 3.5). O clínico pode empregá-lo na sua forma *in natura,* ou seja, como pó ou como uma pasta ao misturá-lo com algumas gotas de soro fisiológico. Outro uso do hidróxido de cálcio PA é como solução de água de cal. Para tanto, deve-se misturar de 1 a 2 g de pó para cada 10 mℓ de água. Essa solução é usada para limpeza cavitária.

As *pastas de hidróxido de cálcio de presa química* são comercializadas em duas pastas (Tabela 3.4; ver Figura 3.5) sendo uma a pasta base e a outra a pasta catalisadora. Os nomes de base e catalisadora são convencionados e não têm relação com seus componentes, uma vez que um catalisador não participa como reagente de uma reação química, diferentemente do que ocorre nesses materiais.

Em geral a pasta catalisadora contém hidróxido de cálcio e outros componentes como a metilcelulose (agente espessante), outros reagentes (cloreto de cálcio, óxido de zinco e estearato de zinco), agentes radiopacificantes (óxido de bário e óxido de titânio), antibiótico sintético (sulfonamidas) e carga inorgânica (dióxido de silício). A pasta base contém salicilatos, sendo o metil-salicilato o mais comum (ver Tabela 3.4). É comum também a pasta base conter carga inorgânica, fosfato de cálcio e outros óxidos metálicos.

Apesar de a reação de presa não ser totalmente compreendida, sabe-se que é uma reação ácido-base com a produção de um sal altamente básico.[24] Os ingredientes responsáveis pelo endurecimento do material são os íons cálcio e zinco, presentes na pasta catalisadora, e o salicilato, presente na pasta base. Os salicilatos são ácidos fracos, quimicamente semelhantes ao eugenol, e reagem com o hidróxido de cálcio para formar um sal amorfo de dissalicilato de cálcio (Figura 3.6).[25]

O cimento de hidróxido de cálcio fotoativado é comercializado em pasta única (ver Tabela 3.4) e se polimeriza com a ação da luz visível no espectro do azul. Consistem em hidróxido de cálcio e sulfato de bário dispersos em uma matriz de uretano dimetacrilato, além de iniciadores ativados pela luz.

Figura 3.6 Reação de presa do hidróxido de cálcio e um glicol dissalicilato para produzir um sal de dissalicilato de cálcio nos cimentos de hidróxido de cálcio de presa química.

A reação de presa desses materiais ocorre após fotoativação, cujo mecanismo pode ser encontrado no Capítulo 9, *Princípios Básicos para a Fotoativação e Unidades Fotoativadoras*.

▪ Indicação e mecanismo de ação

O cimento de hidróxido de cálcio é um material bioindutor e, dessa forma, pode ser empregado em casos de exposição pulpar direta ou indireta (Figura 3.7) onde houver uma espessura de dentina remanescente menor que 0,5 mm. Em espessuras acima de 0,5 mm, o uso do hidróxido de cálcio é desnecessário.[29] Em contato direto com a polpa, o hidróxido de cálcio se dissocia em íons cálcio (Ca^+) e hidroxila (OH^-), produzindo uma cauterização química superficial do tecido pulpar em razão do seu alto pH. Em exame histológico esta camada é visualizada como uma zona escura de necrose superficial (Figura 3.8).

O meio alcalino gerado pelo hidróxido de cálcio é propício para a deposição mineral.[30,31] Esse material estimula a diferenciação de células mesenquimais indiferenciadas em odontoblastos que passam a secretar uma matriz mineralizada, conhecida como "ponte de dentina" na região da exposição (Figura 3.9). Além disso, há estimulação de alguns fatores de crescimento e enzimas como a fosfatase alcalina, que estimula a liberação de fosfato, resultando na formação de fosfato de cálcio, o principal componente da hidroxiapatita.

A dentina depositada é uma dentina terciária reparadora e, como já mencionado, é menos mineralizada que as dentinas primárias e secundárias. Pode haver estímulo para a hipermineralização da dentina desmineralizada pela lesão de cárie dentária.[32,33]

▪ Manipulação

O material em forma de pó (hidróxido de cálcio PA) não necessita de manipulação. Pode ser aplicado diretamente no local da exposição na forma em pó ou em pasta após a mistura com algumas gotas de soro fisiológico. Pode também ser misturado com soro fisiológico para produzir uma solução de água de cal. Os cimentos de hidróxido de cálcio fotoativados também não necessitam de manipulação. Basta inseri-los no local mais profundo, como uma resina de baixa viscosidade, e fotoativá-los para promover a polimerização do cimento, de maneira semelhante à que ocorre com os demais materiais fotoativados.

Já os cimentos de presa química exigem mistura do conteúdo da pasta base e da pasta catalisadora após serem dispensados em quantidades iguais em uma placa de vidro ou bloco para espatulação que acompanha o *kit* do material (Figura 3.10). As duas pastas devem ser misturadas, preferencialmente com uma espátula 24 até obtenção de uma cor uniforme em no máximo 10 segundos para garantir o tempo de trabalho adequado. Apesar de alguns clínicos realizarem a espatulação com o próprio aplicador de hidróxido de cálcio, a espátula é preferível, pois homogeneíza melhor o material e reduz a chance de incorporação de bolhas de ar na mistura, aumentando a resistência mecânica do material.

A inserção na cavidade deve ser realizada com o instrumento para aplicação de hidróxido de cálcio. Como é esférico na parte ativa, o aplicador de hidróxido de cálcio deve tocar o cimento recém-manipulado de forma que somente a

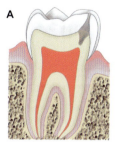
A

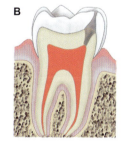
B

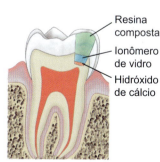
Capeamento pulpar indireto
Hidróxido de cálcio é colocado na região da dentina mais profunda

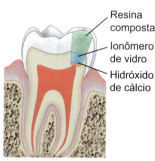
Capeamento pulpar direto
Hidróxido de cálcio é colocado em contato com o tecido pulpar

Figura 3.7 A. Capeamento pulpar indireto, realizado em cavidades profundas sem exposição pulpar. **B.** Capeamento pulpar direto realizado em cavidades muito profundas com exposição pulpar.

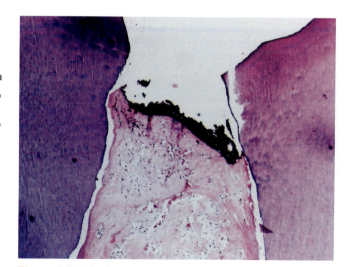
Figura 3.8 Molar humano, 60 dias após capeamento pulpar com cimento de hidróxido de cálcio. Observa-se a área de necrose superficial produzida pelo cimento de hidróxido de cálcio (região escura na parte superior central da foto). (Fotografia gentilmente cedida pela Dra. Maria de Lourdes R. Accorinte.)

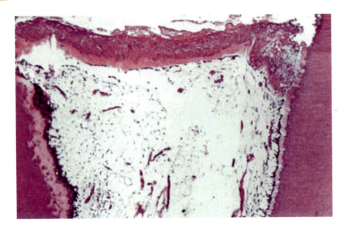

Figura 3.9 A formação de ponte de dentina na região superior da polpa ocorre abaixo do cimento de hidróxido de cálcio e à custa das células da polpa dental. (Fotografia gentilmente cedida pela Dra. Maria de Lourdes R. Accorinte.)

metade inferior da esfera ativa seja coberta pelo cimento. Na sequência, deve-se levar o material para o local mais profundo da cavidade em uma fina camada (ver Figura 3.10).

Caso toda a porção ativa da esfera seja coberta com hidróxido de cálcio, não será possível aplicar o material em uma região específica da cavidade, pois ele não se soltará do aplicador de hidróxido de cálcio, quando em contato com a cavidade. O hidróxido de cálcio não deve ser empregado para cobrir toda a parede de fundo (axial ou pulpar), pois, por se tratar de um material bioativo, somente exerce sua função se estiver em contato com o local mais profundo da cavidade. Além disso, seu uso em excesso pode levar à diminuição das propriedades mecânicas da restauração como um todo. Deve-se ter muito cuidado durante a inserção desse material para evitar que ele fique aderido às paredes laterais. Isto pode afetar a adesão às paredes cavitárias e o selamento da restauração por causa da alta solubilidade do material (ver Figura 3.10).

Não se deve alterar a proporção da pasta catalisadora, aumentando sua quantidade para acelerar o tempo de presa, pois esse procedimento não induz um endurecimento mais rápido do material. Quando se aumenta a quantidade da pasta catalisadora, há aumento da quantidade de hidróxido de cálcio, na maioria das marcas comerciais, ocasionando diminuição significativa da radiopacidade e da resistência mecânica do cimento.

O tempo de trabalho é de cerca de 2 a 3 minutos sob condições normais de temperatura e umidade (25°C e 50% de umidade relativa). Porém, devido às altas umidade e temperatura dentro da boca, o tempo de trabalho é geralmente menor, pois esses dois fatores aceleram a presa. Por isso, é fundamental que a cavidade esteja visualmente seca, mas sem desidratação, antes da aplicação do cimento de hidróxido de cálcio. Há redução expressiva do tempo de presa final quando o cimento entra em contato com umidade, reduzindo de 7 minutos para apenas 2 minutos.[26]

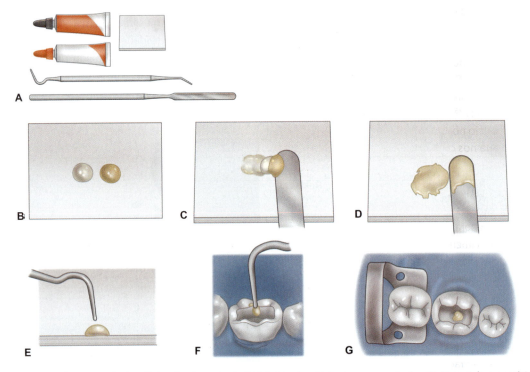

Figura 3.10 Sequência de manipulação clínica do cimento de hidróxido de cálcio de presa química. **A.** Material necessário para a espatulação: cimento de hidróxido de cálcio, bloco de papel, espátula flexível e instrumento para inserção. Instruções: proporcione porções iguais de base e catalisador (**B**), e, com a espátula, aglutine as duas pastas (**C**) até obter a homogeneidade de cor entre elas (**D**). Somente a extremidade inferior do instrumento de inserção (**E**) deve entrar em contato com o cimento (**F**) e o material deve ser inserido na região mais profunda da cavidade (**G**). Deve-se ter muito cuidado durante a inserção do material para evitar que ele fique aderido às paredes laterais. Isto pode afetar o selamento da restauração devido à alta solubilidade do material.

Após cerca de 7 minutos, o material já apresenta resistência suficiente para suportar a condensação do amálgama.[26] Em razão da grande solubilidade desse material ao longo do tempo e de suas baixas propriedades mecânicas, quando comparado com outros cimentos, ele deve ser utilizado na menor espessura possível e sem nenhum contato com as margens cavitárias.

No caso dos cimentos de hidróxido de cálcio de pasta única fotoativados, uma pequena quantidade deve ser dispensada sobre a placa de vidro ou sobre o bloco de papel, para protegê-lo da luz ambiente. Com um aplicador de hidróxido de cálcio, o material deve ser inserido na área desejada, seguido de fotoativação com luz azul por 20 segundos. Alguns fabricantes já disponibilizam este material em uma seringa semelhante à seringa de uma resina de baixa viscosidade, assim, pode-se fazer a inserção direta dentro da cavidade, na região desejada. A irradiância empregada deve ser semelhante à utilizada para as resinas compostas e sistemas adesivos.

Como será abordado a seguir, os cimentos de hidróxido de cálcio devem ser sempre protegidos por um material de base antes da inserção do material restaurador definitivo.

▪ Propriedades

O hidróxido de cálcio PA não toma presa e, portanto, requer sempre recobrimento com o cimento de hidróxido de cálcio. Podem ser empregados em casos de proteção pulpar direta na intenção de estimular as células mesenquimais indiferenciadas e odontoblásticas na formação de barreira tecidual mineralizada (ver Figura 3.9) na região exposta, junto com o controle da inflamação e eliminação de microrganismos invasores.

Quando comparados com os materiais em pasta e pó, os cimentos têm um pH menos alcalino por causa do menor teor de hidróxido de cálcio.[21] Dessa forma, a liberação de íons hidroxila e cálcio são menores, bem como o efeito cáustico sobre a polpa (Figura 3.11).[26] De modo semelhante, a liberação de íons hidroxila e cálcio no cimento de presa química é maior que aquela observada nos cimentos fotoativados.[36]

Em um estudo conduzido em macacos, mostrou-se que ambos os cimentos de hidróxido de cálcio de presa química e fotoativados são capazes de induzir a formação de ponte de dentina,[37,38] muito embora a zona de necrose superficial não seja tão evidente em cimentos fotoativados. Apesar de haver ampla literatura mostrando a eficácia de cimentos de hidróxido de cálcio de presa química, praticamente não há estudos clínicos em seres humanos que avaliem a eficácia de cimentos de hidróxido de cálcio fotoativados.

A liberação de íons, particularmente hidroxilas[38] torna o pH altamente alcalino e inviável para crescimento bacteriano na região da polpa em reparação pulpar. Há também adição de componentes bactericidas (etileno tolueno sulfonamida) que atuam sinergicamente na redução da quantidade de microrganismos viáveis.[24,39] Os cimentos de hidróxido de cálcio têm o pH mais alcalino quando comparados com outros cimentos utilizados em Odontologia (Figura 3.12).[40,41]

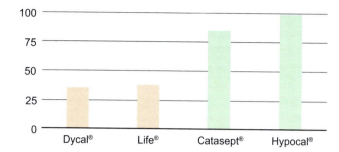

Figura 3.11 Média da doação de íons hidroxila (%) em solução de cimentos de hidróxido de cálcio (Dycal® e Life®) e pastas de hidróxido de cálcio pó + soro fisiológico (Catasept® e Hypocal®). (Adaptada de McComb, 1983; Murray et al., 2000.)[34,35]

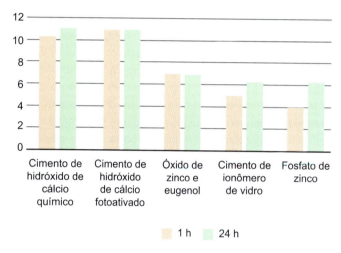

Figura 3.12 Média do pH após 1 e 24 horas de cimentos odontológicos. (Adaptada de Gencay et al., 2004; Duymus, 2004.)[40,41]

Quanto à resistência do material, os cimentos de presa química têm maior resistência final que as pastas e o pó de hidróxido de cálcio,[26] pois a pasta e o pó não tomam presa e, portanto, não adquirem resistência mecânica. Por outro lado, os cimentos quimicamente ativados[42] são menos resistentes que os materiais fotoativados. Esses cimentos têm grande solubilidade em comparação com outros cimentos odontológicos, não somente no tempo imediato, mas também ao longo do tempo.[34,42-46]

Os cimentos de hidróxido de cálcio de presa química e fotoativados têm solubilidade semelhante,[34,46] embora o componente resinoso dos cimentos de hidróxido de cálcio fotoativados tenha reduzido um pouco sua solubilidade e propriedades antimicrobianas.[11,46,47] Essa solubilidade tem aspectos positivos, pois é necessária para que o material libere íons hidroxila e induza a reparação tecidual, alcançando suas propriedades terapêuticas.[11] A aplicação de vernizes sobre o cimento de hidróxido de cálcio pode aumentar sua solubilidade,[24] já que esse cimento se solubiliza em contato com o solvente empregado nos vernizes, e em sistemas adesivos.[48]

> Existem estudos que mostram ausência total ou parcial do cimento de hidróxido de cálcio durante a substituição de restaurações antigas de resina composta ou de amálgama.[49-53] Em um estudo clínico,[53] os autores observaram que, após a remoção de restaurações de amálgama com diferentes períodos de vida clínica, o cimento de hidróxido de cálcio estava amolecido em 70% dos casos.

Apesar de os cimentos de hidróxido de cálcio apresentarem baixa resistência à compressão (Tabela 3.5) quando comparados com outros cimentos,[42-45] eles suportam a condensação do amálgama, desde que esteja totalmente endurecido. Entretanto, dependendo da inclinação em que as forças de condensação são feitas, esses materiais podem ser deslocados da cavidade, pois são materiais que não aderem à cavidade, além de fraturarem em razão de sua característica frágil.[34] A inserção de resina composta sobre o cimento de hidróxido de cálcio também pode deslocá-lo. A resina composta se imbrica mecanicamente na superfície do cimento do hidróxido de cálcio, e a adesão da resina composta com o cimento de hidróxido de cálcio é maior do que a adesão desse cimento com as paredes cavitárias. Dessa forma, durante a polimerização e consequente contração da resina composta, ocorre o deslocamento do cimento,[54] reduzindo suas propriedades terapêuticas e impactando negativamente as propriedades mecânicas finais do dente a ser restaurado.

Em razão das propriedades de baixa solubilidade, baixa resistência mecânica e falta de adesão às estruturas dentais não se recomenda que esse material de forramento fique exposto nas margens cavitárias, e que ele seja preferencialmente coberto por um material para base cavitária antes da inserção da restauração definitiva.

AGREGADO TRIÓXIDO MINERAL

Outro produto amplamente utilizado para capeamento pulpar é o agregado trióxido mineral (MTA), um pó composto por óxidos minerais e íons (Figura 3.13). Originalmente, foi desenvolvido com base no cimento Portland, um cimento usado na Engenharia Civil. Atualmente, poucos cimentos de MTA empregam o cimento Portland e, em geral, os fabricantes sintetizam seu próprio silicato para uso odontológico. Os materiais que se baseiam no cimento Portland são considerados MTAs de primeira geração.

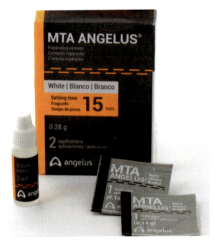

Figura 3.13 Cimento de agregado trióxido mineral (MTA).

A nova geração de cimentos de MTA apresentam modificações na formulação original do cimento por causa da adição de vários tipos de radiopacificadores, além do óxido de bismuto. Por falta de norma ou de padronização, os fabricantes empregam diferentes terminologias para descrever esse tipo de material, muito provavelmente para diferenciar o seu material do dos concorrentes. São chamados de silicatos de cálcio bioativos (Biodentine®, Septodont®), biocerâmicas (BioAgregate®, Innovative BioCeramix®) ou silicatos de cálcio modificados por resina (TheraCal®, Bisco®).[55]

Apesar de não haver consenso na nomenclatura, suas composições estequiométricas, os colocam na definição de um mineral trióxido agregado. Esses materiais são, em essência, compostos baseados na química do MTA, mas com melhorias das propriedades em relação aos MTAs formulados com o cimento Portland. Para diferenciá-los, serão descritos mais adiante como cimentos de MTA modificados.

▪ Tipos e composição

Uma das formas de classificar os cimentos de MTA é por primeira ou segunda geração. O MTA de primeira geração tem composição muito semelhante à do cimento Portland, utilizado na construção civil. O primeiro produto comercializado para uso odontológico foi o ProRoot® (Dentsply) em que se adicionou óxido de bismuto ao cimento Portland para dar radiopacidade ao material,[56,57] além de gesso.

Embora alguns estudos mostrem que é semelhante ao MTA,[58-60] o cimento Portland não é fabricado como um produto para uso medicinal e, portanto, não há qualquer controle ou regulamentação por autoridades sanitárias, como a Anvisa (Brasil) e a Food and Drug Administration (FDA; EUA). A utilização do cimento Portland em seres humanos é contraindicada em razão da exposição a riscos desconhecidos por substâncias tóxicas que podem estar presentes na sua fórmula.

TABELA 3.5
Resistência à compressão (kg/cm²) de um CIV e dois cimentos de hidróxido de cálcio quimicamente ativados em diferentes tempos.

Material		7 minutos	30 minutos	24 horas
Cimento de ionômero de vidro		124	238	321
Cimentos de hidróxido de cálcio quimicamente ativado	Life® (Kerr)	81	86	91
	Dycal® (Dentsply)	25	34	51

Adaptada de Carvalho et al., 1995.[44]

A formulação original do produto ProRoot® (Dentsply) contém silicato tricálcico, silicato dicálcico, aluminato tricálcico, óxido de bismuto e gesso (Tabela 3.6). Estão disponíveis como um pó de cor cinza ou branca, e este último não contém aluminoferrita tetracálcica, o constituinte responsável pela cor do MTA cinza. As propriedades dos MTAs, tanto cinza quanto branco, não são diferentes.[61] Como há diferentes marcas comerciais de MTA disponíveis no mercado odontológico, é de se esperar variações nas composições dos produtos, como pode ser visualizado na Tabela 3.5.

As indicações e propriedades dos MTAs variam entre marcas, sendo difícil incluir esses materiais em um tipo ou uma categoria, por falta de características comuns além do nome MTA. Em algumas marcas comerciais, o "T" do acrônimo MTA, que significa trióxido, não está contemplado.

Atualmente, as indicações desses materiais foram expandidas. Por isso, pode ser utilizado outro tipo de classificação, em razão da indicação do material. Nesse sistema de classificação os MTAs podem ser subdivididos em: restauradores ou reparadores e endodônticos ou seladores, sendo estes últimos mais empregados na Endodontia. A Tabela 3.7 apresenta algumas marcas comerciais disponíveis no mercado para essas duas principais indicações.

▪ Reação de presa

A reação de presa do MTA ocorre na presença de umidade. De forma resumida envolve a hidratação das partículas de silicato tricálcico e dicálcico para formar um gel de silicato de cálcio hidratado que envolve as partículas de silicato de cálcio junto com a formação de hidróxido de cálcio.

Em mais detalhes, têm-se que em um primeiro estágio, há hidratação das partículas de silicato tricálcico e dicálcico com liberação de íons de hidroxila e cálcio, deixando o ambiente bastante alcalino. Em um segundo estágio, ocorrem as formações do silicato de cálcio hidratado, que circunda as partículas originais, e do hidróxido de cálcio (Figuras 3.14 e 3.15).[62,63]

O gel de silicato de cálcio é rico em ligações silanóis. Em razão do ambiente alcalino, os grupamentos silanóis são deprotonados (perdem um íon de hidrogênio) e passam a ficar carregados negativamente, atraindo íons de cálcio dispersos na matriz. Estes últimos se unem ao silicato de cálcio hidratado na terceira fase da reação de presa. Em cimentos com aluminato tricálcico, este reage com água e produz etringite (mineral de sulfato de alumina cálcico hidratado; ver Figuras 3.14 e 3.15).[61,62]

Para a ocorrência da 4ª e 5ª fases da reação de presa, é necessário que haja um meio rico em fostato. Na 4ª fase, ocorre uma ligação eletrostática entre os íons de fosfato (HPO_4^{2-}) e íons Ca^{2+} na superfície do silicato de cálcio hidratado, formando fosfato de cálcio amorfo. Na 5ª fase, há nucleação e transformação do fosfato de cálcio amorfo em apatita carbonatada (ver Figuras 3.14 e 3.15).[62] Depois da presa, a composição do MTA são partículas de silicato de cálcio circundado por um gel de silicato de cálcio hidratado com uma aparência granular amorfa, e a presença de cristais de hidróxido de cálcio (Figura 3.16).

▪ Indicações e mecanismo de ação

Por ser considerado um material bioativo, ou seja, que estimula a formação de cemento, osso e dentina, o MTA tem sido muito usado para a reparação de lesões periapicais, perfurações intrarradiculares e de furca na Endodontia. Já em dentística,

TABELA 3.6

Principais componentes de marcas comerciais de cimentos de MTA disponíveis no mercado.

Componente (pó)	Fórmula química	ProRoot MTA® (Dentsply Sirona)	MTA White/Grey® (Angelus)	MTA Repair HP® (Angelus)	DiaRoot Bioagregate® (BioCeramic)	Função
Silicato tricálcico	$3CaO.SiO_2$	✓	✓	✓	✓	Presa e núcleo estruturante
Silicato dicálcico	$2CaO.SiO_2$	✓	✓	✓	✓	Presa e núcleo estruturante
Aluminato tricálcico	$3CaO.Al_2O_2$	✓	✓	✓		Presa e núcleo estruturante
Aluminoferrita tetracálcica	$4CaO.Al_2O_3.Fe_2O_3$	✓	✓			
Gesso (sulfato de cálcio di-hidratado)	$CaSO_4 \cdot 2H_2O$	✓				Reagente da presa
Óxido de bismuto	Bi_2O_3	✓	✓			Radiopacificador
Pentóxido de tântalo	Ta_2O_5				✓	
Tungstato de cálcio	$CaWO_2$			✓		
Óxido de cálcio	CaO			✓	✓	Reduz tempo de presa
Fosfato de cálcio					✓	Reagente da presa
Dióxido de sílica	SiO_2				✓	Carga inerte

As informações foram extraídas dos *sites* dos fabricantes.

TABELA 3.7
Marcas comerciais de MTAs restauradores/reparadores e endodônticos/seladores disponíveis no mercado mundial.

Tipo de MTA	Nome comercial	Fabricante e país
MTA restaurador	ProRoot MTA®	Dentsply, EUA
	MTA Angelus®	Angelus, Brasil
	Biodentine®	Septodont, França
	Endocem MTA®	Maruchi, Coreia do Sul
	Endocem Zr®	Maruchi, Coreia do Sul
	BioAggregate®	Innovative BioCeramix, Canadá
MTA endodôntico	BioRoot RCS®	Septodont, França
	EndoSeal MTA®	Maruchi, Coreia do Sul
	iRoot SP®	Innovative BioCeramix, Canadá
	MTA Fillapex®	Angelus, Brasil

o material é empregado como capeamento pulpar direto e indireto (Figura 3.17). O MTA induz a formação de uma barreira de dentina quando em contato com a polpa de dentes de animais,[59,64,65] assim como em dentes humanos decíduos e permanentes.[66,67] É consenso que os resultados com o MTA quando em contato com a polpa são superiores aos obtidos com hidróxido de cálcio puro.[68,69]

Além disso, o MTA é menos solúvel e, por causa de sua expansão de presa, veda hermeticamente o local exposto, diminuindo a contaminação bacteriana externa. Associado a isso, um dos subprodutos da reação de presa do MTA, o hidróxido de cálcio, quando em contato com fluidos teciduais, dissocia-se em íons cálcio e hidroxila, garantindo propriedades bactericidas. Em razão do acúmulo de hidroxilas, o pH se torna básico e inóspito para a proliferação bacteriana. O pH alto danifica as membranas das bactérias e seus DNAs, e promove a desnaturação de seus conteúdos proteicos.[23,70]

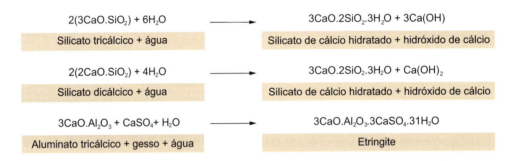

Figura 3.14 Reações químicas envolvidas na reação de presa dos cimentos de MTA convencionais. (Adaptada de Camilleri, 2015.)[61]

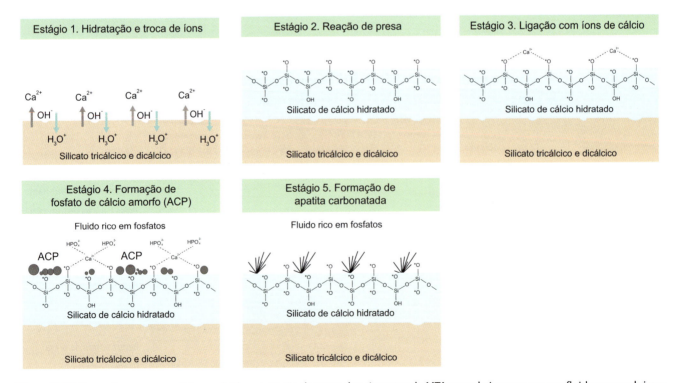

Figura 3.15 Cinco etapas sequenciais envolvidas na reação de presa dos cimentos de MTA quando imersos em um fluido corporal simulado. ACP: fosfato de cálcio amorfo.

CAPÍTULO 3 | Cimentos Odontológicos para Proteção do Complexo Dentinopulpar

O pH básico também ativa a fosfatase alcalina, uma enzima que estimula a liberação de fosfato inorgânico. Os íons fosfato livres reagem com os íons cálcio resultando na formação de fosfato de cálcio, o principal componente da hidroxiapatita. A presença de hidróxido de cálcio previne a osteoclase e estimula a reparação. Os íons cálcio reagem com o dióxido de carbono (CO_2) presente no tecido e formam calcita granulada ($CaCO_3$).

▪ Manipulação

Geralmente é fornecido como um pó e um líquido. O líquido contém água, plastificantes resinosos e alguns aditivos, como cloreto de cálcio, para acelerar a reação de presa. A proporção pó:líquido para a manipulação do MTA depende das recomendações do fabricante, variando de 3:1 (Pro-Root®, Dentsply) a 1:1 (MTA Angelus®, Angelus). O conteúdo de pó do MTA deve ser misturado ao conteúdo de água destilada na proporção recomendada pelo fabricante por aproximadamente 30 segundos usando uma espátula flexível (Figura 3.18). A mistura deve apresentar uma consistência semelhante à de "massa de modelar", com brilho úmido na superfície. Alguns materiais apresentaram também um aspecto arenoso.

O MTA deve ser aplicado com um aplicador de MTA ou de amálgama e condensado com calcadores pequenos de amálgama ou espátula de inserção umedecidos com água destilada. Caso o material se desidrate durante a aplicação, ele deve ser descartado. O primeiro MTA, lançado no mercado em 1999 pela Dentsply (ProRoot®), tem longo tempo de presa, cerca de 2 horas e 30 minutos. Produtos mais recentes, como o MTA Angelus®, têm tempo de presa bastante reduzido, de 10 a 15 minutos.

▪ Propriedades e limitações

O MTA é um produto hidrófilo e não exige um local seco para aplicação, uma vantagem em situações clínicas inerentemente úmidas, como proteção pulpar, perfurações de furca, obturação endodôntica retrógrada (ver Figura 3.17), entre outros. Assim como o hidróxido de cálcio, o MTA é altamente alcalino (pH 10 a 12), criando um ambiente bactericida. Já foi demonstrado que a atividade antimicrobiana do MTA é menor que a da pasta de hidróxido de cálcio, porém maior que a do cimento de hidróxido de cálcio.[70,71]

O MTA forma uma estrutura sólida após sua presa, com solubilidade bem inferior à do hidróxido de cálcio e a do cimento de óxido de zinco e eugenol após 21 dias (Figura 3.19).[23,34,46] Essa solubilidade relativamente baixa reduz a degradação do material ao longo do tempo, porém também é responsável pela reduzida liberação de seus componentes para o meio externo, o que possivelmente torna sua atividade antimicrobiana inferior à de outros materiais com maior solubilidade, como o óxido de zinco e eugenol e o cimento de hidróxido de cálcio. Em relação às propriedades mecânicas, o MTA se assemelha aos cimentos de óxido de zinco e eugenol (Figura 3.20).[23]

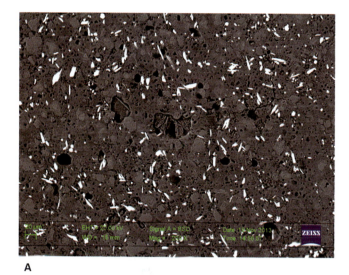

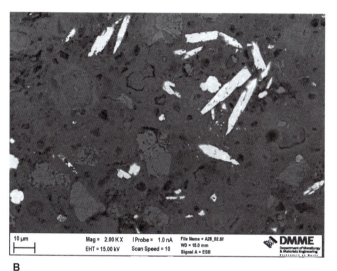

Figura 3.16 Microscopia eletrônica de varredura de um cimento de MTA 28 dias após sua presa. **A.** ProRoot® (Dentsply). **B.** MTA Angelus® (Angelus). Observe o aspecto do material hidratado e o óxido de bismuto (regiões mais esbranquiçadas). (Imagens gentilmente cedidas pela Profª. Josette Camilleri, da Universidade de Malta.)

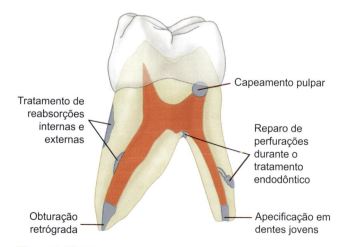

Figura 3.17 Diferentes indicações clínicas dos cimentos de MTA.

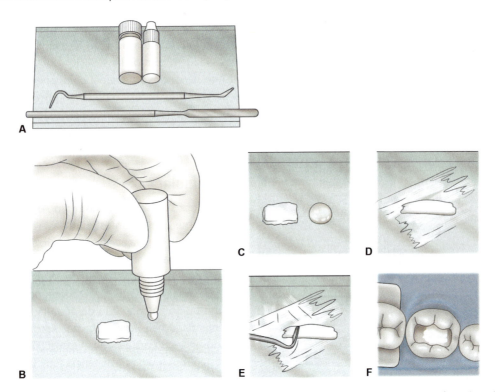

Figura 3.18 Sequência de manipulação e inserção do MTA. Material necessário para a espatulação: MTA, placa de vidro, espátula 24 e instrumento para inserção. Instruções: **A.** Antes de dosar o pó, o pote de vidro deve ser agitado para homogeneizar as partículas. **B.** Após a dosagem do pó, a proporção do líquido deve ser feita com cuidado para reduzir a incorporação de bolhas de ar no líquido, mantendo o frasco perpendicular à superfície da placa de vidro (C). **D.** Após o proporcionamento do pó e do líquido, deve-se espatular/aglutinar o material por 30 segundos. **E.** Ao fim, a massa obtida tem que ter aspecto de massa de modelar com brilho úmido na sua superfície. **F.** O material é levado à cavidade com uma espátula para inserção. O material deve ser colocado apenas na porção mais profunda da cavidade.

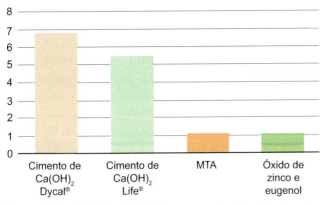

Figura 3.19 Média da solubilidade em água (%) de dois cimentos de hidróxido de cálcio de presa química (Dycal® e Life®) em comparação com um MTA e um cimento de óxido de zinco e eugenol. (Adaptada de Torabinejad et al., 1995; McComb, 1983; Hwas e Sandrik, 1984.)[23,34,46]

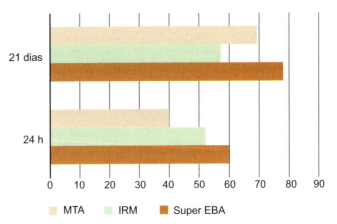

Figura 3.20 Média de resistência à compressão (MPa) de dois cimentos de óxido de zinco e eugenol (Super-EBA® e IRM) em comparação com um MTA no tempo de 24 horas e 21 dias. (Adaptada de Torabinejad et al. 1995.)[23]

No uso como capeador direto, o MTA induz a formação de uma barreira ou ponte de dentina com reduzida zona de necrose pulpar em comparação com o hidróxido de cálcio. Contudo, polpas capeadas com MTA tendem a mostrar menos infiltrado inflamatório, menor hiperemia pulpar e necrose próxima à região do capeamento, além de ser mais frequente a formação da camada de odontoblastos, em comparação com o hidróxido de cálcio. Há também menor perda de volume pulpar comparativamente com o hidróxido de cálcio.[72,73] Recentes revisões sistemáticas da literatura, que compilam os resultados de diversos estudos clínicos, mostram a superioridade do MTA em relação ao cimento de hidróxido de cálcio.[68,69]

O MTA apresenta algumas desvantagens. Clinicamente, não é fácil de ser inserido sobre o local que se deseja e, dependendo da marca comercial, tem um longo tempo de presa,[23,74] variando de 10 a 15 minutos até mais de 2 horas. Outro fator para a dificuldade de inserção é a consistência final arenosa de algumas marcas comerciais.

Os cimentos que usam como base o cimento Portland tendem a apresentar traços de alguns elementos químicos como arsênio, chumbo e cromo. Embora a liberação desses íons seja insignificante,[61] sua presença é sempre indesejável em um produto de uso odontológico. A presença de alumínio em alguns compostos (ver Tabela 3.6), além de reduzir a resistência mecânica do material, também é tóxico para as células.[75] Outro componente problemático é o óxido de bismuto (agente radiopacificante), pois ocasiona descoloração dental, independentemente da cor do MTA utilizado. Essa descoloração pode ser observada alguns meses após o uso do material e ocorre por causa da reação do óxido de bismuto com o hipoclorito de sódio, o formaldeído e o colágeno dental.

Em casos em que o material é colocado em contato com uma polpa ou uma área com baixo pH (áreas inflamadas podem ter pH inferior a 5), a hidratação do material e suas propriedades mecânicas são reduzidas.[74] É, portanto, recomendável o uso de um cimento com maior resistência inicial sobre esse material como base, à semelhança do que ocorre com o hidróxido de cálcio. Outra desvantagem do MTA para uso no capeamento direto e indireto é o seu custo. Uma única aplicação de 0,14 g de MTA custa 3 ou 4 vezes mais que 24 g de hidróxido de cálcio, o suficiente para mais de 100 aplicações.

▪ Agregados minerais trióxidos modificados

Os MTAs modificados foram lançados no mercado com o intuito de reduzir as limitações dos produtos da primeira geração e ampliar suas possibilidades de uso. Em geral, o cimento Portland foi substituído pelo silicato tricálcico puro, manufaturado por um processo sol-gel que elimina a incorporação de traços de metais pesados.[61] Nesses produtos novos, o óxido de bismuto foi substituído por outros óxidos radiopacificadores, como o tungstato de cálcio, o pentóxido de tântalo, o óxido de zircônio e óxido de nióbio, entre outros.

A adição do óxido de cálcio à composição do MTA teve como objetivo reduzir o tempo de presa do material (Tabela 3.8). Outros componentes, como o cloreto de cálcio (Biodentine®, Septodont) e o óxido de cálcio (MTA Repair HP®, Angelus) foram adicionados com a intenção de acelerar a reação de presa.

O produto Biodentine® (Septodont) é um dos exemplos de MTA modificado (Figura 3.21). É composto por silicato tricálcico em vez de cimento Portland, e houve a substituição do óxido de bismuto por óxido de zircônio e a adição de carbonato de cálcio ao pó, diminuindo o potencial de descoloração do produto.[76,77] Um polímero solúvel em água e cloreto de cálcio foram adicionados ao líquido para acelerar a reação de presa, que ocorre entre 10 e 15 minutos. Como está disponível em cápsulas, sua manipulação é mecânica em triturador de amálgama, tornando o processo mais prático e simples. A consistência do material também foi significativamente aprimorada.[76,77]

A remoção dos aluminatos, a adição de carbonato de cálcio e o ajuste na distribuição das partículas aumentaram as propriedades mecânicas desse material. A Tabela 3.9 compara os valores de algumas propriedades mecânicas de um MTA de primeira geração, com um cimento de hidróxido de cálcio e com o Biodentine® (MTA modificado).[78] É possível observar que o Biodentine® apresenta propriedades mecânicas superiores às de outros materiais, por isso pode ser utilizado não somente no capeamento pulpar direto e indireto, mas também simultaneamente como material para base, reduzindo a necessidade de vários materiais na proteção do complexo dentinopulpar. Se necessário, o Biodentine® pode ser usado como material restaurador provisório único, caso o clínico opte por acompanhar a vitalidade pulpar antes da restauração definitiva ou como restaurador definitivo em situações de menor esforço mastigatório.

Ainda há poucos estudos clínicos sobre a utilização do Biodentine® no capeamento pulpar. No primeiro estudo que demonstrou indução de reparo,[79] o produto foi aplicado em

TABELA 3.8

Comparação da composição, forma de apresentação e manipulação de dois MTAs convencionais (ProRoot® e Angelus®) e dois MTAs modificados (Biodentine® e TheraCal®).

Produto	Tipo de cimento	Radiopacificador	Aditivos	Apresentação comercial	Manipulação
ProRoot® (Dentsply Sirona)	Cimento Portland	Óxido de bismuto	–	Pó e líquido	Manual
Angelus® (Angelus)	Cimento Portland modificado	Óxido de bismuto	Óxido de cálcio	Pó e líquido	Manual
Biodentine® (Septodont)	Silicato tricálcico	Óxido de zircônio	Carbonato de cálcio, cloreto de cálcio, polímero	Pó e líquido	Mecânica
TheraCal® (Bisco)	Cimento Portland	Zirconato de bário	Resina, vidro de estrôncio	Pasta em seringa	Não necessita

As informações foram extraídas dos *sites* dos fabricantes.

polpas expostas de ratos. Os autores observaram a formação de uma ponte de dentina bem localizada na região de exposição sem expansão para o tecido pulpar adjacente e sem inclusões celulares, quando comparados ao controle (hidróxido de cálcio). Em um estudo clínico com avaliação histológica em humanos, mostrou-se que o Biodentine® teve eficácia semelhante à do MTA de primeira geração com formação de uma ponte de dentina completa e ausência de resposta inflamatória,[63] superior ao desempenho do hidróxido de cálcio.[80,81]

Outro material considerado MTA modificado é o TheraCal® (Bisco). Esse material é composto de cimento Portland, sílica pirogênica com agente espessante, dimetacrilato de polietilenoglicol como resina, óxido de bismuto e sulfato de bário (3%) como radiopacificadores.[77] Diferentemente dos outros produtos, o TheraCal® é um cimento de silicato de cálcio modificado por resina, comercializado em uma pasta pronta para uso, e que necessita de fotoativação para endurecimento. Dada a incorporação de vários tipos de resinas e dióxido de silício, o TheraCal® demonstra propriedades mecânicas superiores quando comparado ao cimento de hidróxido de cálcio, ao MTA ou ao Biodentine®.[82]

Embora também seja um material suscetível a sofrer presa pelo processo de hidratação, o TheraCal® em si não contém água. A água deve ser absorvida do tecido no qual é aplicado, motivo pelo qual o fabricante recomenda aplicação em dentina úmida, provavelmente por ter menor liberação de cálcio que outros materiais para capeamento pulpar. O produto é alcalino (pH 10,6) e se mantém constante ao longo de 24 horas. Sua solubilidade é menor que à do cimento de hidróxido de cálcio, do MTA de primeira geração e do Biodentine® (Figura 3.22).[36,83] Vale salientar que praticamente não há estudos clínicos com o TheraCal®, e o existente apresenta resultado semelhante ao MTA quando empregado para capeamento pulpar indireto.[84]

As vantagens e desvantagens de três tipos diferentes de agentes para capeamento pulpar direto e indireto podem ser visualizadas na Tabela 3.10.

AGENTES PARA BASE

Como já discutido, a maioria dos agentes de forramento necessita de uma base para cobertura e é empregada em maior espessura (> 1 mm). Esses agentes para base são também chamados cimentos e, por terem melhores propriedades mecânicas, têm mais de um tipo de indicação. Na Tabela 3.11 estão listados alguns cimentos odontológicos que podem ser empregados como base, restauração provisória de curta e longa duração e cimentação definitiva. Alguns desses cimentos ainda podem ser indicados para cimentação provisória.

Os cimentos de fosfato de zinco e de óxido de zinco e eugenol foram muito utilizados como base até o fim da década de 1960. Os cimentos de fosfato de zinco, apesar de terem seu uso diminuído, ainda são muito utilizados em próteses como agentes de cimentação de restaurações indiretas metálicas e

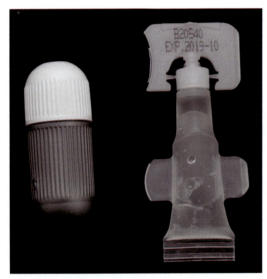

Figura 3.21 Biodentine® (Septodont). O pó está disponível em uma cápsula e o líquido em um *blister*. A cápsula deve ser aberta para adicionar o conteúdo líquido do *blister*. Na sequência, o material pode ser levado a um triturador mecânico para a mistura dos componentes.

TABELA 3.9
Propriedades mecânicas de três materiais para capeamento pulpar.

Produto	Resistência à flexão (MPa)	Módulo de elasticidade (GPa)	Resistência à compressão (MPa) 48 h	Resistência à compressão (MPa) 7 dias
Cimento de Ca(OH)$_2$	7,0 ± 1,2	2,3 ± 0,4	18,2 ± 2,8	16,5 ± 4,7
MTA de primeira geração	6,5 ± 1,3	2,4 ± 0,9	16,1 ± 5,0	18,0 ± 6,5
Biodentine®	24,4 ± 7,5	7,1 ± 3,1	45,1 ± 12,5	49,1 ± 2,6

Adaptada de Natele *et al.* 2015.[78]

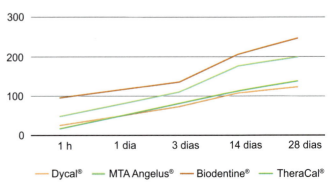

Figura 3.22 Liberação de íons cálcio (ppm) de espécimes imersas em água destilada ao longo de 28 dias de um cimento de hidróxido de cálcio de presa química (Dycal®), um MTA convencional (MTA Angelus®), do Biodentine® e do TheraCal®.

metalocerâmicas. Os cimentos de óxido de zinco são ainda muito empregados, principalmente como restauradores provisórios, por causa das propriedades anti-inflamatórias do eugenol.

Na década de 1970, com o surgimento do cimento de policarboxilato de zinco, este passou a ter grande popularidade. Entretanto, atualmente, o cimento de policarboxilato de zinco é lembrado somente como precursor dos cimentos de ionômero de vidro, que, sem dúvida, é o melhor material para base disponível comercialmente. Assim, os cimentos de fosfato de zinco e de policarboxilato de zinco, por praticamente não serem empregados como base, não serão descritos neste livro. Já os cimentos de ionômero de vidro, em razão de suas várias

TABELA 3.10
Vantagens e desvantagens dos materiais indicados para capeamento pulpar direto e indireto.

Material	Vantagens	Desvantagens
Hidróxido de cálcio	Formação de barreira de dentina Fácil manuseio Baixo custo Propriedades antibacterianas Muitos estudos clínicos de eficácia	Causa redução de volume pulpar pela necrose superficial Alta solubilidade Baixas propriedades mecânicas Baixa capacidade de vedação da interface Requer uso de base
MTA	Formação de barreira de dentina sem perda de volume pulpar Menor solubilidade que o hidróxido de cálcio Melhores propriedades mecânicas que o hidróxido de cálcio Não necessita de campo seco para aplicação Propriedades antibacterianas Muitos estudos clínicos de eficácia	Presa lenta, exceto nos MTAs modificados Possibilidade de descoloração dental quando formulado com óxido de bismuto Alto custo Requer uso de base
Biodentine® (MTA modificado)	Formação de barreira de dentina sem perda de volume pulpar Menor solubilidade que o MTA Maiores propriedades mecânicas entre os materiais de capeamento, semelhante à da dentina Não causa descoloração dental Propriedades antibacterianas Pode ser usado como agente de capeamento (direto e indireto), base e/ou restaurador provisório	Necessita de mais estudos clínicos Alto custo

TABELA 3.11
Cimentos odontológicos para base.*

Cimento	Indicações				Observações
	Base	Provisório de curta duração	Provisório de longa duração	Cimentação definitiva	
Fosfato de zinco**	✓			✓✓	Raramente usado como base Mais empregado para cimentações de restaurações metálicas ou metalocerâmicas
Policarboxilato de zinco**	✓			✓	Raramente usado como base Mais empregado para cimentações de restaurações metálicas ou metalocerâmicas
Ionômero de vidro convencional***	✓✓	✓✓✓	✓✓✓	✓✓	Excelente material de base por causa das propriedades mecânicas semelhantes à dentina Adesão à estrutura dental Liberação de flúor Também indicado para restauração provisória de curta e longa duração
Ionômero de vidro modificado por resina***	✓✓✓	✓✓	✓✓✓	✓✓	
Óxido de zinco e eugenol	✓	✓✓✓	✓✓✓		Usado como base apenas em restaurações de amálgama Tem propriedades anti-inflamatórias e sedativas Também indicado para restauração provisória de curta e longa duração
Óxido de zinco sem eugenol		✓✓✓			Não requer manipulação Indicado somente para restauração provisória de curta duração

*Quanto maior o número de marcas, maior será o uso para a finalidade.
**Praticamente não são mais usados como base e não serão abordados neste livro.
***A ser abordado no Capítulo 7, Cimentos de Ionômero de Vidro.

características, como facilidade de manipulação em comparação com os outros cimentos; boas propriedades mecânicas; liberação de flúor; adesão à estrutura dental e compatibilidade com qualquer tipo de material restaurador definitivo serão descritos à parte, no Capítulo 7, *Cimentos de Ionômero de Vidro*. Aqui, neste capítulo, serão abordados os cimentos de óxido de zinco com e sem eugenol, que são primariamente empregados como materiais provisórios e não como base.

CIMENTOS DE ÓXIDO DE ZINCO

Desde 1890, quando foi indicado pela primeira vez, o cimento de óxido de zinco e eugenol foi extensamente estudado, e as suas indicações foram cada vez mais expandidas. Por exemplo, em cirurgia e periodontia, esse material é empregado como cimento cirúrgico; em endodontia, como cimento obturador de canal radicular; e em prótese, como agente para cimentação provisória, bem como material de moldagem. Em dentística, esses materiais podem ser indicados para base cavitária abaixo de restaurações de amálgama, porém são mais empregados como restauradores provisórios. A Figura 3.23 apresenta as versões em pó e líquido.

▪ Tipos

De acordo com a finalidade de uso, os cimentos de óxido de zinco e eugenol podem ser classificados em quatro tipos:

- **Tipo I:** cimentação provisória
- **Tipo II:** cimentação definitiva
- **Tipo III:** bases ou restaurações provisórias de longa duração
- **Tipo IV:** forramento.

Como os materiais tipos I e II não fazem parte do escopo deste livro, praticamente não serão abordados neste capítulo. Os materiais do tipo III serão descritos mais detalhadamente. Os materiais do tipo IV estão praticamente em desuso, já que os cimentos de hidróxido de cálcio e os cimentos de MTA são muito mais empregados como agentes de forramento.

Há também outra classificação desses cimentos de acordo com sua composição. Os cimentos de óxido de zinco podem ou não conter eugenol para reação de presa, e são descritos como *cimentos de óxido de zinco e eugenol* ou *cimentos de óxido de zinco sem eugenol* (Figura 3.24). Também podem ser classificados em materiais *convencionais* ou *reforçados*. Os cimentos reforçados incluem polimetilmetacrilato ou alumina, ou, ainda, empregam o ácido ortoetóxi-benzoico (EBA), conforme será descrito mais adiante.

▪ Composição e reação de presa

A composição básica de um cimento de óxido de zinco e eugenol varia de acordo com o tipo e a indicação. Como pode ser visto na Tabela 3.12, as composições variam de acordo com a indicação do material. A reação de presa dos cimentos de óxido de zinco e eugenol envolvem uma reação de quelação entre o óxido de zinco e o eugenol. Na presença de água, esses compostos formam uma matriz de eugenolato de zinco, conforme as equações descritas na Figura 3.24.

A água hidrolisa o óxido de zinco (ZnO), tornando-o um hidróxido de zinco [$Zn(OH)_2$]. A seguir, duas moléculas de eugenol ($2C_{10}H_{12}O_2$), que é um ácido fraco fenólico, reagem com o hidróxido de zinco para formar um sal, o eugenolato de zinco [$Zn(C_{10}H_{12}O_2)_2$] e a água (ver Figura 3.24). Como existe maior proporção de partículas de pó necessária para reagir com todo o eugenol, no fim da reação de presa existe uma grande quantidade de partículas não reagidas envoltas por uma matriz de eugenolato de zinco.[90]

Em geral, em quaisquer proporções, o eugenol é quase totalmente consumido. A água participa da reação acelerando a presa e, ao fim, também é um subproduto. É fundamental haver partículas não reagidas interligadas à matriz de eugenolato, pois essas partículas são responsáveis pela resistência do material, já que a matriz de eugenolato de zinco é muito fraca.[90] As ligações intermoleculares existentes entre as

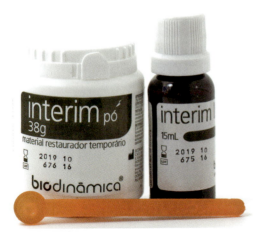

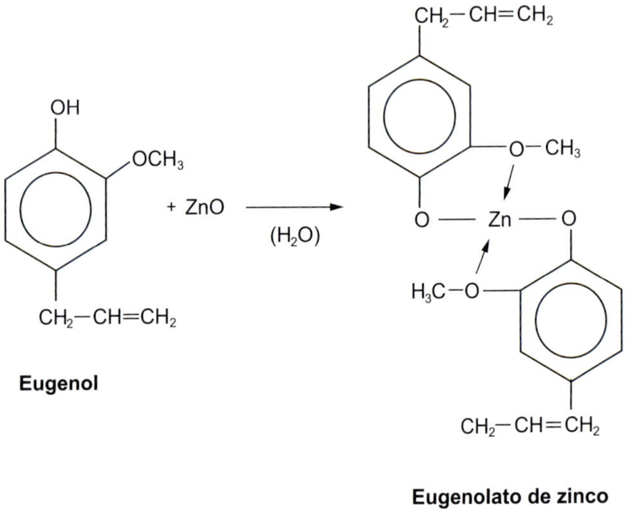

Figura 3.23 Formas em pó e líquido do cimento de óxido de zinco e eugenol.

Figura 3.24 Reação de presa do cimento de óxido de zinco e eugenol.

CAPÍTULO 3 | Cimentos Odontológicos para Proteção do Complexo Dentinopulpar

TABELA 3.12
Tipos, marcas comerciais, indicações, apresentações comerciais e composições básicas de cimentos de óxido de zinco e eugenol.

Tipos e marcas comerciais	Indicação	Apresentação comercial	Composição básica	
Tipo I Temp Bond® (Kerr), Relyx Temp® (3M Oral Care)	Cimentação provisória	Pasta/pasta	Pasta: ZnO, resina de terebentina, estearato de zinco e acetato de zinco Pasta: eugenol e óleo de oliva	
Tipo II Super-EBA® (Bosworth), Fynal® (Dentsply Sirona)	Cimentação definitiva	Pasta/pasta ou pó e líquido	Reforçado por PMMA	ZnO e polimetilmetacrilato; resina e copolímeros podem também estar presentes em algumas composições Eugenol
			Reforçado por EBA	ZnO e polimetilmetacrilato EBA e eugenol
Tipo III IRM® (Dentsply), ZOE® (SS White)	Restaurações provisórias e bases	Pó e líquido	Reforçado por PMMA	Pó: ZnO, acetato de zinco e PPMA Líquido: eugenol e ácido acético
			Reforçado por EBA	Pó: ZnO, alumina e resina Líquido: EBA e eugenol
Tipo IV Cavitec® (Kerr), ZOE cement® (Pennwalt)	Forramento	Pasta/pasta ou pó e líquido	Pó: ZnO, resina de terebentina, estearato de zinco e acetato de zinco Líquido: eugenol e óleo de oliva	

PMMA: polimetacrilato de metila; EBA: ortoetóxi-benzoico. Adaptada de Ferracane, 1995; Sakaguchi et al., 2019; Wallace e Hansen, 1993; ADA, 1973; ADA, 1978; Phillips, 1973; Combe, 1986.[5,11,85,86,87,88,89]

moléculas de eugenolato de zinco são fracas (forças de van der Walls) e o embricamento micromecânico da matriz com as partículas é facilmente hidrolisada, podendo resultar em eugenol e hidróxido de zinco.[90,91]

Dessa maneira, pode-se afirmar que as equações da Figura 3.24 são reversíveis, dependendo da quantidade de eugenol ou de água disponível. Após a presa, o material pode ter suas ligações internas rompidas e, consequentemente, liberar o eugenol para o meio quando estiver em contato com água. A liberação, particularmente do eugenol, é fundamental para as atividades antimicrobianas e anti-inflamatórias desse material.[92]

A terebentina, adicionada em algumas marcas comerciais, diminui a fragilidade do material funcionando como um solvente plastificante (Tabela 3.13), mesma função exercida pelo estearato de zinco. O acetato de zinco acelera a presa e melhora a resistência do cimento.[11] No caso do líquido, o óleo de oliva funciona também como plastificador da mistura, além de diminuir o gosto de cravo advindo do eugenol.[28]

Materiais que contém EBA ou PMMA são, em geral, materiais com melhores propriedades mecânicas que o óxido de zinco e eugenol convencionais. O acréscimo de EBA pode duplicar a resistência do óxido de zinco e eugenol à compressão, como pode ser visualizado na Figura 3.25. Esses materiais são conhecidos como óxido de zinco e eugenol reforçados.

Os cimentos de óxido de zinco e eugenol modificados por EBA, além da adição de alumina no pó, que apresenta a mesma função do PMMA, tem parte do eugenol substituída por EBA. O EBA é um ácido carboxílico que tem mais de uma hidroxila para se unir quimicamente ao óxido de zinco, sendo, portanto, mais reativo e permitindo aumento do número de ligações (Figura 3.25). Dessa forma, sua presença aumenta as propriedades mecânicas do material.

Os materiais à base de EBA são, em geral, mais resistentes que os materiais reforçados por PMMA.[11,28] Infelizmente, a reação do EBA com o óxido de zinco ainda não está bem explicada, mas sabe-se que o uso do EBA sozinho, como agente líquido, não é possível, pois ocorre aumento da solubilidade final do material (Figura 3.26).[88]

■ Manipulação

Materiais em forma de pasta/pasta devem ser manipulados à semelhança do que foi indicado para o cimento de hidróxido de cálcio. Devem ser inseridos apenas com espátula de

TABELA 3.13
Principais componentes de cimentos de óxido de zinco e eugenol e sua respectiva função.

Fase do material	Componentes	Função
Pó	Óxido de zinco	Resistência mecânica e reação de presa
	Terebentina	Solvente e plastificante
	Estearato ou succinato de zinco	Plastificante e redutor da fragilidade do cimento
	Acetato de zinco	Aceleração da reação de presa
	Polimetilmetacrilato	Aumento da resistência mecânica
	Alumina	Aumento da resistência mecânica
Líquido	Ácido ortoetóxi-benzoico	Aumento da relação pó-líquido, por ser mais reativo que o eugenol, aumento da proporção pó-líquido e redução da solubilidade do material
	Ácido acético	Diminuição do pH e aceleração da presa
	Eugenol	Reação de presa

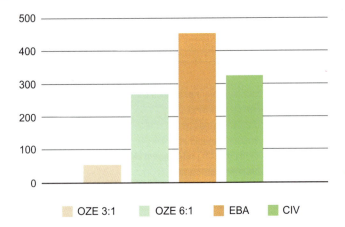

Figura 3.25 Resistência à compressão (kg/cm²), de dois cimentos de óxido de zinco e eugenol com diferentes proporções pó-líquido (OZE 3:1 e OZE 6:1), um cimento de óxido de zinco e eugenol reforçado por EBA e um CIV convencional. (Adaptada de Sakaguchi et al., 2019.)[11]

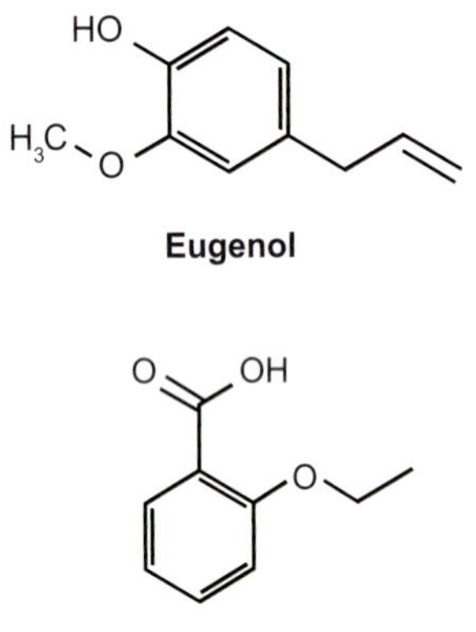

Figura 3.26 Molécula de eugenol e do ácido ortoetóxi-benzoico (EBA).

inserção. A maioria dos materiais classificados como tipo III, ou seja, para restaurações provisórias e bases, é apresentada na forma de pó e líquido, ou seja, em frascos separados ou em cápsulas pré-dosadas.

Em geral, para materiais do tipo III, a proporção é de 1 parte de pó para 1 parte de líquido (6:1 em peso). A instrução para a manipulação é feita da seguinte maneira (Figura 3.27):

- Agite o frasco de pó antes de proporcioná-lo. Insira a colher dosadora fornecida pelo fabricante no pote, sem fazer pressão nas laterais do frasco. O excesso de pó, que ultrapassa as margens da colher dosadora, deve ser removido com o auxílio de uma espátula reta. O pó deve ser colocado próximo à extremidade da placa
- Divida o pó em 3 partes (50, 25 e 25%) para facilitar a incorporação de pó ao líquido
- Goteje uma gota do líquido próxima ao pó. Para que a gota possa ser corretamente dispensada, o frasco deve ser primeiro colocado paralelo à superfície da placa e, logo a seguir, movimentado até ficar perpendicular à placa. Isso permite que todo o gargalo do frasco de líquido esteja preenchido pelo líquido, e reduz a inclusão de bolhas de ar dentro da gota a ser dispensada. A presença de bolhas de ar na gota de líquido reduz a proporção pó-líquido e dificulta a homogeneização da massa. A ponta do frasco deve estar a uma distância da placa que permita a correta observação da totalidade da gota saindo da ponta do frasco

- A manipulação deve ser iniciada utilizando-se uma pequena área da placa para que um mínimo de líquido seja desperdiçado durante a manipulação. A primeira porção, que representa 50% do pó, deve ser levada ao líquido anteriormente, com o auxílio de uma espátula rígida, e espatulada por cerca de 10 segundos ou tão logo todo o pó seja molhado pelo líquido
- A seguir, leva-se a segunda porção, que também deve ser molhada por todo o pó, por cerca de 10 segundos. Quando a terceira porção é levada ao pó, a "sensação" é de que não será possível incorporar todo o pó na massa devido à falta de líquido, principalmente para os cimentos de óxido de zinco e eugenol tipo III. Nesse momento, com o auxílio da espátula rígida, deve-se "bater" na superfície da massa para que haja o afloramento de líquido, permitindo a incorporação de todo o pó, previamente dosado. Esse é o principal motivo de se empregar uma espátula mais rígida em detrimento de espátulas flexíveis para a manipulação do óxido de zinco e eugenol.

O tempo de manipulação recomendado pelo fabricante varia de 40 a 60 segundos e deve ser sempre respeitado. Como a reação de presa inicia-se imediatamente quando o pó entra em contato com o líquido, a manipulação pode ser terminada tão logo todo o pó seja incorporado no líquido. A massa obtida deve ser homogênea, com aspecto pouco brilhante e com consistência de massa de modelar firme. Após a manipulação, pode-se fazer um rolete de cimento que deve deslizar facilmente pela placa de vidro.

Apesar de a consistência final dos cimentos variar de acordo com seus diferentes tipos, os cimentos de óxido de zinco e eugenol tipo III devem ter consistência firme com brilho suave na sua superfície. Excesso de brilho denota maior quantidade de eugenol na massa e, portanto, um cimento com menores propriedades mecânicas.

Em geral, o clínico tende a reduzir a quantidade de pó incorporada ao líquido para facilitar a manipulação. Isso aumenta a formação de matriz de eugenolato, que, como já descrito, tem baixas propriedades mecânicas (ver Figura 3.25). Dessa forma, se for desejado um material com boas propriedades mecânicas, deve-se manipular o material conforme as recomendações do fabricante.

A temperatura e a umidade aceleram a presa. Particularmente, a água, por participar da reação de presa, acelera demasiadamente a reação.[24] Assim, é fundamental evitar o

CAPÍTULO 3 | Cimentos Odontológicos para Proteção do Complexo Dentinopulpar

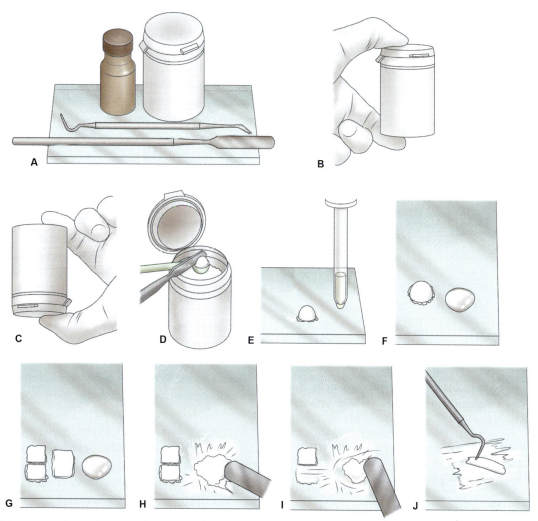

Figura 3.27 Sequência de manipulação do cimento de óxido de zinco e eugenol. **A.** Primeiramente deve-se selecionar o material e instrumentais a serem utilizados. Antes de dosar o pó, o pote com o pó deve ser agitado para homogeneizar as partículas (**B**, **C**). Pegar o pó com a concha dosadora e o excesso deve ser removido com a espátula de manipulação (**D**). O proporcionamento do líquido deve ser feito evitando incorporar bolhas de ar no líquido (**E**). O proporcionamento do pó e do líquido deve ser feito na extremidade da placa de vidro para haver a menor perda possível de líquido durante a manipulação (**F**). A porção de pó dosada é dividida em três partes para facilitar o processo de aglutinação (**G**). Inicia-se o processo de espatulação pela maior porção de pó (50%) com a espátula rígida (**H**). Em seguida, aglutinam-se a 2ª e a 3ª porções (25% cada uma), respectivamente, por 15 segundos cada uma. Durante a incorporação da 3ª porção, deve-se, além de espatular, bater na superfície da massa para haver afloramento de líquido e para que todo o pó dosado possa ser incorporado (**I**). Ao fim, a massa obtida deve ter aspecto firme de massa de modelar, com pouco brilho úmido na superfície (**J**).

contato com a água durante a manipulação, para se dispor de um tempo de trabalho adequado para inserir e esculpir o material na cavidade. Porém, depois deste processo, o contato com fluidos é interessante para acelerar a presa e para o material adquirir altas propriedades mecânicas o mais rápido possível (Figura 3.28).

O tempo de trabalho é de cerca de 2 a 3 minutos sob condições normais de temperatura e umidade (25°C e 50% de umidade relativa). Na cavidade bucal, na qual a temperatura e a umidade relativa são mais altas, o tempo de presa é menor e ocorre em aproximadamente 1 minuto.[24] Após cerca de 5 minutos, o material já tem resistência suficiente para suportar a força exercida pelos instrumentos para escultura (ver Figura 3.28).

▪ Propriedades

Os materiais à base de óxido de zinco e eugenol, mesmo os reforçados por EBA ou PMMA, são os cimentos dentários que têm as menores propriedades mecânicas, semelhantes aos cimentos de hidróxido de cálcio (Figura 3.29). A diferença de resistência à compressão ou do módulo de elasticidade é enorme se forem comparados, por exemplo, esses cimentos com os cimentos de ionômero de vidro.

Apesar das baixas propriedades mecânicas, seu uso é potencialmente justificável como material provisório pelas suas propriedades "terapêuticas" relacionadas com a liberação do eugenol. Em contato com a umidade, o fluido dentinário, a água ou a saliva, ocorre a hidrólise da matriz de eugenolato de zinco causando a liberação do eugenol e do hidróxido de zinco.[90,92]

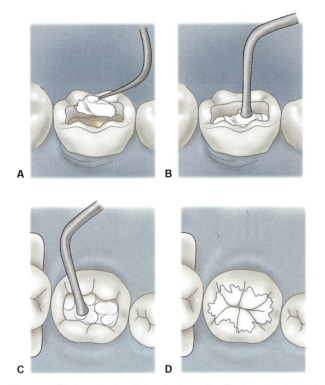

Figura 3.28 Sequência clínica de inserção do cimento de óxido de zinco e eugenol em uma cavidade de classe I como restaurador provisório empregando a espátula para inserção nº 1 (**A**). Condensa-se o cimento com um instrumento de pequeno diâmetro (Ward nº 1) no assoalho da cavidade (**B**). A seguir, com condensadores mais calibrosos, continua-se a condensar o material até o preenchimento total da cavidade (**C**) e escultura (**D**).

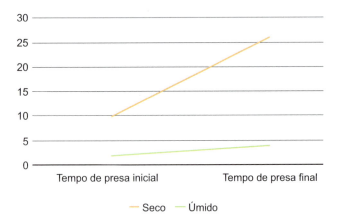

Figura 3.29 Tempos de presas inicial e final (em minutos) de um cimento de óxido de zinco e eugenol, quando mantido seco ou em contato com a umidade. (Adaptada de Lin e McCabe, 1982.)[24]

O eugenol é um composto fenólico que tem efeitos sedativo e anti-inflamatório, em baixas concentrações, e efeitos danosos, como inflamação crônica e necrose pulpar quando aplicado em altas concentrações e em contato direto com a polpa.[91,93] Esse é o principal motivo pelo qual não se indica a colocação do material em cavidades muito profundas ou em contato com a polpa. O efeito anti-inflamatório do eugenol ocorre pela inibição da síntese da prostaglandina, que é uma substância liberada pelos leucócitos durante um processo inflamatório. O efeito sedativo do eugenol ocorre pela inibição da atividade sensorial das células nervosas locais.[91,94] Clinicamente, esses efeitos sedativos e anti-inflamatórios são observados pela diminuição do quadro álgico em pacientes com dor de origem pulpar em quadros considerados reversíveis.

A liberação de eugenol é maior após o contato imediato com ambiente úmido, e declina exponencialmente até o 10º dia,[95] já que ocorre hidrólise da superfície da matriz. Cerca de 50% de todo eugenol é liberado até os primeiros 10 dias, mas traços de eugenol podem ser encontrados até 10 semanas após a inserção na cavidade bucal.[95]

A quantidade de eugenol que chega até a polpa é afetada pela espessura de dentina entre a câmara pulpar e o fundo cavitário.[91] O eugenol quela o cálcio, e também se liga com o colágeno, diminuindo assim sua difusão em dentina.[96] Quanto menor o remanescente dentinário, maior a quantidade de fluido disponível e, com o aumento do número e do diâmetro dos túbulos dentinários, maior será a possibilidade de ocorrer a hidrólise da matriz. Consequentemente, há aumento da difusão do eugenol para os tecidos pulpares, podendo causar efeitos deletérios sobre o tecido pulpar.[97]

As propriedades antimicrobianas do cimento de óxido de zinco e eugenol são potencializadas com a diminuição da proporção pó:líquido.[98,99] Isso se deve ao fato de que quanto maior a quantidade de líquido, maior a concentração de eugenol livre que entra diretamente em contato com os microrganismos e inibe seu metabolismo bacteriano (Figuras 3.30 e 3.31).[24,39]

Como esse material não se une quimicamente ao dente, seu bom selamento marginal deve ser atribuído à liberação de eugenol nas paredes cavitárias do dente, que previnem a passagem de microrganismos na interface entre o material e as estruturas dentárias.[100,101]

▪ Cimentos de óxido de zinco sem eugenol

Estes cimentos são formulados em pasta única e não requerem manipulação antes da inserção na cavidade. Possuem muitos componentes semelhantes aos cimentos de óxido de zinco tradicionais, exceto o eugenol (Tabela 3.14). São recomendados e muito utilizados como restauradores provisórios e podem ser usados antes de restaurações definitivas com materiais poliméricos, pois por não conterem eugenol, não inibem a polimerização dos monômeros presentes nas resinas compostas.

Por outro lado, esses materiais não têm os efeitos anti-inflamatórios e sedativos dos cimentos de óxido de zinco e eugenol e, portanto, não são indicados em situações em que essas propriedades são desejáveis. São mecanicamente mais fracos e mais solúveis (Tabela 3.15) e considerados restauradores provisórios de curta duração. São muito empregados como restauradores provisórios entre sessões de tratamento endodôntico.

CAPÍTULO 3 | Cimentos Odontológicos para Proteção do Complexo Dentinopulpar

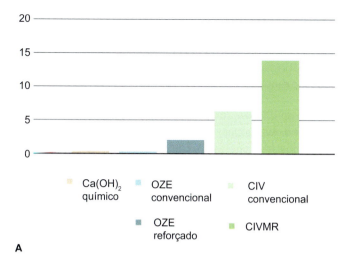

TABELA 3.14
Principais componentes dos cimentos de óxido de zinco sem eugenol.

Componente	Função
Óxido de zinco	Resistência mecânica e reação de presa
Sulfato de zinco	Resistência mecânica e reação de presa
Sulfato de cálcio	Resistência mecânica e reação de presa
Sulfato de bário	Radiopacificador
Dibutilftalato	Plastificante e redutor da fragilidade do cimento
Polivinil acetato	Incrementador da resistência mecânica

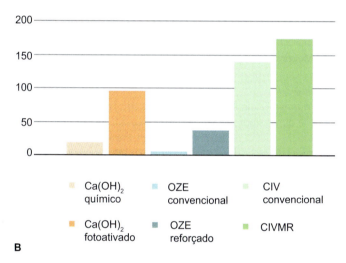

TABELA 3.15
Comparação de algumas propriedades mecânicas de cimentos de óxido de zinco sem e com eugenol.

Propriedade	Óxido de zinco sem eugenol	Óxido de zinco com eugenol
Sorção de água 72 h (% aumento de massa)	5,73	1,13
Solubilidade (%)	9,73	1,97
Resistência à compressão (MPa)	13,6	27,5
Expansão de presa (%)	14,2	8,4

Adaptada de Widerman et al. 1971.[102]

Figura 3.30 Média do módulo de elasticidade (GPa) (A) e resistência à compressão (MPa) (B) de vários cimentos utilizados em Odontologia. (Adaptada de Sakaguchi et al., 2019.)[11]

A reação de presa ocorre em presença da água na cavidade bucal. O sulfato de cálcio e o óxido e sulfato de zinco reagem com a água e endurecem o material, possivelmente pela formação de sulfato de cálcio di-hidratado. Entretanto, a descrição dessa reação de presa não foi encontrada na literatura consultada. Esse material tem alta sorção de água (ver Tabela 3.15), já que necessita dela para seu endurecimento. Durante a presa, o material sofre uma expansão, responsável pelo seu bom selamento marginal.[98,102]

Dada a ausência do eugenol, foi possível desenvolver um cimento de óxido de zinco de dupla presa (DuoTemp®, Coltene) no mercado odontológico, com a adição de fotoiniciadores e monômeros resinosos. Esse material endurece após a fotoativação com luz azul, a mesma empregada na fotoativação de compósitos resinosos.

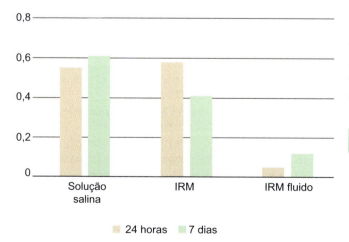

Figura 3.31 Número médio de microrganismos viáveis após 24 horas e 7 dias de contato com controle (solução salina) e óxido de zinco e eugenol reforçado (IRM normal, proporção do fabricante) e IRM fluido (proporção pó:líquido diminuída). (Adaptada de Chandler e Heling, 1995.)[99]

REFERÊNCIAS BIBLIOGRÁFICAS

1. Mondelli J. Proteção do complexo dentinopulpar. São Paulo: Artes Médicas, 1998.
2. Roberson T, Heymann H, Swift JE. Sturdevant's-art & science of operative dentistry. St. Loius: Mosby, 2002.
3. Summitt J. Bases, liners, and varnishes update. Oper Dent. 1994;19:35.
4. McCoy R. Bases, liners and varnishes update. Oper Dent. 1995; 20:216.
5. Ferracane J. Materials in dentistry: Principles and applications. Philadelphia: JB Lippincott, 1995.

6. Leinfelder KF. Changing restorative traditions: the use of bases and liners. J Am Dent Assoc. 1994;125:65-7.
7. Mach Z, Regent J, Staninec M, Mrklas L, Setcos JC. The integrity of bonded amalgam restorations: A clinical evaluation after five years. J Am Dent Assoc. 2002;133:460-67.
8. Baratieri LN, Machado A, Van Noort R, Ritter AV, Baratieri NM. Effect of pulp protection technique on the clinical performance of amalgam restorations: three-year results. Oper Dent. 2002;27:319-24.
9. Gallato A, Angnes G, Reis A, Loguercio AD. Long-term monitoring of microleakage of different amalgams with different liners. J Prosthet Dent. 2005;93:571-6.
10. Ritter AV, Swif Jr E. Current restorative concepts of pulp protection. Endodontic Topics. 2003;41-48.*
11. Sakaguchi R, Ferracane J, Powers J. Craig's restorative dental materials. 14th ed. St. Luis: Mosby, 2019.
12. Pashley DH, O'Meara JA, Williams EC, Kepler EE. Dentin permeability: Effects of cavity varnishes and bases. J Prosthet Dent. 1985;53:511-6.
13. Pashley DH, Livingston MJ, Outhwaite WC. Rate of permeation of isotopes through human dentin, in vitro. J Dent Res. 1977;56:83-8.
14. Robertson T, Hermann H, Swift JE. Sturdevant's – art & science of operative dentistry. St. Louis: Mosby, 2002.
15. Spanó JCE, Barbin EL, Pécora JD. Análise "in vitro" da capacidade impermeabilizante de diversos vernizes cavitários. Rev Odont USP. 1993;121-24.
16. Weiner R. Liners and bases in general densrity. Aust Dent J. 2011;56:11-22
17. Liberman R, Ben-Amar A, Nordenberg D, Jodaikin A. Long-term sealing properties of amalgam restorations: An in vitro study. Dent Mater. 1989;168-70.
18. Ben-Amar A, Cardash H, Judes H. The sealing of the tooth/amalgam interface by corrosion products. J Oral Rehabil. 1995;22:101-4.
19. Rubo MHM, Carvalho RMd, Navarro MFdL. Influência do verniz cavitário na infiltração marginal de restaurações de amálgama. RPG. 1996;48-52.
20. Tay FR, Frankenberger R, Krejci I, Bouillaguet S, Pashley DH, Carvalho RM et al. Single-bottle adhesives behave as permeable membranes after polymerization. I. In vivo evidence. J Dent. 2004;32:611-21.
21. Stanley HR. Criteria for standardizing and increasing credibility of direct pulp capping studies. Am J Dent. 1998;11 Spec No: S17-34.
22. Goldberg M, Six N, Decup F, Lasfargues JJ, Salih E, Tompkins K et al. Bioactive molecules and the future of pulp therapy. Am J Dent. 2003;16:66-76.
23. Torabinejad M, Hong CU, McDonald F, Pitt Ford TR. Physical and chemical properties of a new root-end filling material. J Endod. 1995;21:349-53.
24. Meeker HG, Najafi MM, Linke HA. Germicidal properties of dental cavity liners, bases, and cements. Gen Dent. 1986;34:474-8.
25. Lin M, McCabe J. Lining materials for amalgam restorations. Br Dent J. 1982;152:313-15.
26. Draheim R, Murrey A. Compressive strength of two calcium hydroxide bases. J Prosthet Dent. 1985;54:365-66.
27. Saitoh M, Masutani S, Kojima T, Saigoh M, Hirose H, Nishiyama M. Thermal properties of dental materials – Cavity liner and pulp capping agent. Dent Mater. J 2004;23:399-405.
28. Van Noort R, Barbour M. Introduction to dental materials. 4ª ed. St. Louis: Mosby, 2013.
29. Arandi NZ. Calcium hydroxide liners: A literature review. Clin Cosmet Investig Dent. 2017;9:67-72.*
30. Estrela C, Sydney GB, Bammann LL, Felippe Junior O. Mechanism of action of calcium and hydroxyl ions of calcium hydroxide on tissue and bacteria. Braz Dent J. 1995;85-90.
31. Fava LR, Saunders WP. Calcium hydroxide pastes: Classification and clinical indications. Int Endod J. 1999;32:257-82.
32. Mjör IA, Finn SB, Quigley MB. The effect of calcium hydroxide and amalgam on non-carious, vital dentine. Arch Oral Biol. 1961;283-91.
33. Eidelman E, Finn S, Koulourides T. Remineralization of carious dentin treated with calcium hydroxide. J Dent Child. 1965;32: 218-25.
34. McComb D. Comparison of physical properties of commercial calcium hydroxide lining cements. J Am Dent Assoc. 1983;107: 610-3.
35. Murray PE, Lumley PJ, Smith AJ, Ross HF. The influence of sample dimensions on hydroxyl ion release from calcium hydroxide products. Endod Dent Traumatol. 2000;16:251-7.
36. Gandolfi MG, Siboni F, Botero T, Bossu M, Riccitiello F, Prati C. Calcium silicate and calcium hydroxide materials for pulp capping: biointeractivity, porosity, solubility and bioactivity of current formulations. J Appl Biomater Funct Mater. 2015;13: 43-60.
37. Stanley HR, Pameijer CH. Pulp capping with a new visible-light-curing calcium hydroxide composition (Prisma VLC Dycal). Oper Dent. 1985;10:156-63.
38. Foreman PC, Barnes IE. Review of calcium hydroxide. Int Endod J. 1990;23:283-97.
39. Lado EA, Pappas J, Tyler K, Stanley HR, Walker C. In vitro antimicrobial activity of six pulp-capping agents. Oral Surg Oral Med Oral Pathol. 1986;61:197-200.
40. Gencay K, Seymen F, Selvi S, Kiziltan B. In vitro evaluation of pH changes induced by calcium hydroxide liners. Quintessence Int. 2004;35:560-2.
41. Duymus Z. An investigation of pH changes of various cements. Quintessence Int. 2004;35:753-57.
42. Lewis BA, Burgess JO, Gray SE. Mechanical properties of dental base materials. Am J Dent. 1992;69-72.
43. Powers JM, Farah JW, Craig RG. Modulus of elasticity and strength properties of dental cements. J Am Dental Assoc. 1976;92: 588-91.
44. Carvalho R, Del'Hoyo R, Suga R, Mondelli J. Strength of base materials. Am J Dent. 1995;128-30.
45. Huget EF, Murray GA. Compressive properties of restorative cements. J Tenn Dent Assoc. 1995;75:37-9.
46. Hwas M, Sandrik JL. Acid and water solubility and strength of calcium hydroxide bases. J Am Dent Assoc. 1984;108:46-8.

*Sugestão de leitura para aprofundamento no tema.

47. Poggio C, Arciola CR, Beltrami R, Monaco A, Dagna A, Lombardini M et al. Cytocompatibility and antibacterial properties of capping materials. ScientificWorldJournal 2014:181945.
48. El-Araby A, Al-Jabab A. The influence of some dentin primers on calcium hydroxide lining cement. J Contemp Dent Pract. 2005; 1-9.
49. Akester J. Dissappearing Dycal (letter). Braz Dent J. 1979:146-369.
50. Barnes IE, Kidd EA. Disappearing Dycal. Br Dent J. 1979;147:111.
51. Reinhardt JW, Chalkley Y. Softening effects of bases on composite resins. Clin Prev Dent. 1983;9-12.
52. Grajower R, Bielak S, Eidelman E. Observations on a calcium hydroxide lining in retrieved deciduous teeth, with proximal amalgam fillings. J Oral Rehabil. 1984;11:561-9.
53. Pereira JC, Manfio AP, Franco EB, Lopes ES. Clinical evaluation of Dycal under amalgam restorations. Am J Dent. 1990;67-70.
54. Goracci G, Mori G. Scanning electron microscopic evaluation of resin-dentin and calcium hydroxide-dentin interface with resin composite restorations. Quintessence Int. 1996;27:129-35.
55. Parirokh M, Torabinejad M, Dummer PMH. Mineral trioxide aggregate and other bioactive endodontic cements: an updated overview. Part I: Vital pulp therapy. Int Endod J. 2018;51:177-205.
56. Camilleri J, Montesin F, Brady K, Sweeney R, Curtis R, Ford T. The constitution of mineral trioxide aggregate. Dent Mater. 2005;21:297-303.
57. Dammaschke T, Gerth H, Zuchner H, Schafer E. Chemical and physical surface and bulk material characterization of white ProRoot MTA and two Portland cements. Dent Mater. 2005;21:731-8.
58. Saidon J, He J, Zhu Q, Safavi K, Spangberg LS. Cell and tissue reactions to mineral trioxide aggregate and Portland cement. Oral Surg Oral Med Oral Pathol Oral Radiol Endod. 2003;95:483-9.
59. Holland R, de Souza V, Murata SS, Nery MJ, Bernabe PF, Otoboni Filho JA et al. Healing process of dog dental pulp after pulpotomy and pulp covering with mineral trioxide aggregate or Portland cement. Braz Dent J. 2001;12:109-13.
60. Menezes R, Bramante CM, Letra A, Carvalho VG, Garcia RB. Histologic evaluation of pulpotomies in dog using two types of mineral trioxide aggregate and regular and white Portland cements as wound dressings. Oral Surg Oral Med Oral Pathol Oral Radiol Endod. 2004;98:376-9.
61. Camilleri J. Mineral trioxide aggregate: present and future developments. Endodontic Topics. 2015;32:31-46.*
62. Niu LN, Jiao K, Wang TD, Zhang W, Camilleri J, Bergeron BE et al. A review of the bioactivity of hydraulic calcium silicate cements. J Dent. 2014;42:517-33.
63. Nowicka A, Lipski M, Parafiniuk M, Sporniak-Tutak K, Lichota D, Kosierkiewicz A et al. Response of human dental pulp capped with biodentine and mineral trioxide aggregate. J Endod. 2013;39:743-7.
64. Ford TR, Torabinejad M, Abedi HR, Bakland LK, Kariyawasam SP. Using mineral trioxide aggregate as a pulp-capping material. J Am Dent Assoc. 1996;127:1491-4.
65. Parirokh M, Asgary S, Eghbal MJ, Stowe S, Eslami B, Eskandarizade A et al. A comparative study of white and grey mineral trioxide aggregate as pulp capping agents in dog's teeth. Dent Traumatol. 2005;21:150-4.
66. Accorinte M, Loguercio A, Reis A, Carneiro E, Grande R, Murata S et al. Response of human dental pulp capped with MTA and calcium hydroxide powder. Oper Dent. 2008;33:488-95.
67. Accorinte M, Holland R, Reis A, Bortoluzzi M, Murata S, Dezan E et al. Evaluation of mineral trioxide aggregate and calcium hydroxide cement as pulp-capping agents in human teeth. J Endod. 2008;34:1-6.
68. Paula AB, Laranjo M, Marto CM, Paulo S, Abrantes AM, Casalta-Lopes J et al. Direct pulp capping: What is the most effective therapy? – systematic review and meta-analysis. J Evid Based Dent Pract. 2018;18:298-314.
69. Didilescu A, Cristache C, Andrei M, Voicu G, Perlea P. The effect of dental pulp-capping materials on hard-tissue barrier formation: A systematic review and meta-analysis. J Am Dent Assoc. 2018;149:903-17.e4.
70. Estrela C, Bammann LL, Estrela CR, Silva RS, Pecora JD. Antimicrobial and chemical study of MTA, Portland cement, calcium hydroxide paste, Sealapex and Dycal. Braz Dent J. 2000;11:3-9.
71. Torabinejad M, Hong CU, Pitt Ford TR, Kettering JD. Antibacterial effects of some root end filling materials. J Endod. 1995;21:403-6.
72. Hosoya N, Takigawa T, Horie T, Maeda H, Yamamoto Y, Momoi Y et al. A review of the literature on the efficacy of mineral trioxide aggregate in conservative dentistry. Dent Mater J. 2019;2;38(5):693-700.
73. Silva L, Cosme-Silva L, Sakai VT, Lopes CS, Silveira A, Moretti Neto RT et al. Comparison between calcium hydroxide mixtures and mineral trioxide aggregate in primary teeth pulpotomy: A randomized controlled trial. J Appl Oral Sci. 2019;27:e20180030.
74. Lee YL, Lee BS, Lin FH, Yun Lin A, Lan WH, Lin CP. Effects of physiological environments on the hydration behavior of mineral trioxide aggregate. Biomaterials. 2004;25:787-93.
75. Jafari F, Jafari S. Composition and physicochemical properties of calcium silicate based sealers: A review article. J Clin Exp Dent. 2017;e1249-e55.
76. Butt N, Talwar S, Chaudhry S, Nawal R, Yadav S, Bali A. Comparison of physical and mechanical properties of mineral trioxide aggregate and Biodentine. Indian J Dent Res. 2014;25:692-7.
77. Arandi NZ, Rabi T. TheraCal LC: From biochemical and bioactive properties to clinical applications. Int J Dent. 2018:3484653.
78. Natale LC, Rodrigues MC, Xavier TA, Simoes A, de Souza DN, Braga RR. Ion release and mechanical properties of calcium silicate and calcium hydroxide materials used for pulp capping. Int Endod J. 2015;48:89-94.
79. Tran XV, Gorin C, Willig C, Baroukh B, Pellat B, Decup F et al. Effect of a calcium-silicate-based restorative cement on pulp repair. J Dent Res. 2012;91:1166-71.
80. Jalan AL, Warhadpande MM, Dakshindas DM. A comparison of human dental pulp response to calcium hydroxide and Biodentine as direct pulp-capping agents. J Conserv Dent. 2017;20:129-33.
81. Mahmoud SH, El-Negoly SA, Zaen El-Din AM, El-Zekrid MH, Grawish LM, Grawish HM et al. Biodentine versus mineral trioxide aggregate as a direct pulp capping material for human mature permanent teeth – A systematic review. J Conserv Dent. 2018;21:466-73.

*Sugestão de leitura para aprofundamento no tema.

82. Nielsen MJ, Casey JA, VanderWeele RA, Vandewalle KS. Mechanical properties of new dental pulp-capping materials. Gen Dent. 2016;64:44-8.
83. Gandolfi MG, Siboni F, Prati C. Chemical-physical properties of TheraCal, a novel light-curable MTA-like material for pulp capping. Int Endod J. 2012;45:571-9.
84. Menon NP, Varma BR, Janardhanan S, Kumaran P, Xavier AM, Govinda BS. Clinical and radiographic comparison of indirect pulp treatment using light-cured calcium silicate and mineral trioxide aggregate in primary molars: A randomized clinical trial. Contemp Clin Dent. 2016;475-80.
85. Wallace D, Hansen H. Compressive strength of two calcium hydroxide bases. J Am Dent Assoc. 1993;26:15-36.
86. Association AD. Guide to dental materials and devices. Chicago: ADA, 1972.
87. Association AD. Guide to dental materials and devices. Chicago: ADA, 1976.
88. Phillips R. Materiais dentários de Skinner. São Paulo: Interamericana, 1973.
89. Combe E. Notes on dental materials. 5th ed. Edinburg: Churchill Livingstone, 1986.
90. Wilson AD, Clinton DJ, Miller RP. Zinc oxide-eugenol cements. IV. Microstructure and hydrolysis. J Dent Res. 1973;52:253-60.
91. Markowitz K, Moynihan M, Liu M, Kim S. Biologic properties of eugenol and zinc oxide-eugenol. A clinically oriented review. Oral Surg Oral Med Oral Pathol. 1992;73:729-37.*

*Sugestão de leitura para aprofundamento no tema.

92. Wilson AD, Batchelor RF. Zinc oxide-eugenol cements: II. Study of erosion and disintegration. J Dent Res. 1970;49:593-8.
93. Watts A, Paterson RC. A comparison of pulp responses to two different materials in the dog and the rat. Oral Surg Oral Med Oral Pathol. 1981;52:648-52.
94. Kozam G. The effect of eugenol on nerve transmission. Oral Surg Oral Med Oral Pathol. 1977;44:799-805.
95. Hume WR. An analysis of the release and the diffusion through dentin of eugenol from zinc oxide-eugenol mixtures. J Dent Res. 1984;63:881-4.
96. Hume WR. Influence of dentine on the pulpward release of eugenol or acids from restorative materials. J Oral Rehabil. 1994;21:469-73.
97. Hume WR. Effect of eugenol on respiration and division in human pulp, mouse fibroblasts, and liver cells in vitro. J Dent Res. 1984;63:1262-5.
98. Pashley EL, Tao L, Pashley DH. The sealing properties of temporary filling materials. J Prosthet Dent. 1988;60:292-7.
99. Chandler N, Heling I. Efficacy of three cavity liners in eliminating bacteria from infected dentinal tubules. Quintessence Int. 1995;26:655-9.
100. Pameijer CH, Wendt SL, Jr. Microleakage of "surface-sealing" materials. Am J Dent. 1995;43-6.
101. Abou I, Franquin J, Cosset A, Dejou J, Camps J. Relationship between dentine hydraulic conductance and the cytotoxicity of four dentine bonding resins in vitro. J Dent. 1998;26:473-7.
102. Widerman FH, Eames WB, Serene TP. The physical and biologic properties of Cavit. J Am Dent Assoc. 1971;82:378-82.

CAPÍTULO 4

Materiais para Prevenção da Cárie Dentária e da Doença Periodontal

Ana Cláudia Rodrigues Chibinski, Letícia Wambier, Alessandra Reis e Denise Stadler Wambier

INTRODUÇÃO

A cárie e a doença periodontal são as patologias bucais mais prevalentes nas populações adulta e infantil, representando um grande desafio para os formuladores de políticas de saúde pública,[1,2] e interferem negativamente na qualidade de vida das pessoas.[2] Ambas podem ser evitadas e têm como agente etiológico comum o biofilme dental.[3,4]

O biofilme dental é composto por uma comunidade de microrganismos embebidos em uma matriz de polissacarídeos extracelulares com potencial de atuar de forma protetora ou levar ao desenvolvimento de doenças bucais,[5] que ocorrerão em função da ruptura da homeostase bucal, e não pela introdução de patógenos exógenos ao meio bucal.[6] As bactérias formadoras do biofilme são, portanto, habitantes naturais da cavidade bucal.[7] Assim, tanto a cárie dentária quanto a gengivite são consequências de atividades metabólicas normais de organismos comensais da microbiota oral.[7] Esses processos biológicos são onipresentes e ocorrem ao longo da vida, o que limita o uso de agentes químicos de forma prolongada,[7] para não interferir nas propriedades benéficas da microbiota residente.[5,8]

A cárie dentária e as doenças periodontais são impulsionadas por fatores específicos do hospedeiro: dieta e comportamento, no caso de cárie dentária, e interações do sistema imunológico, no caso da doença periodontal.[6] É fundamental, portanto, interferir no ciclo evolutivo do biofilme, impedindo a maturação da microbiota e o desequilíbrio que induzem ao desenvolvimento dessas patologias.[9] Conscientizar os pacientes sobre a importância da mudança de estilo de vida é conduta essencial e básica para a manutenção de níveis de biofilme compatíveis com a saúde bucal dos indivíduos.[2]

Dados recentes apontaram que a saúde bucal não melhorou nos últimos 25 anos,[10] pois a cárie dentária não tratada em dentes permanentes e decíduos tem afetado número expressivo de adultos e crianças.[3] A doença periodontal grave e a perda total de dentes também acometem uma quantidade significativa de pessoas em todo o mundo, demonstrando que, de modo geral, a saúde bucal não está melhorando, exceto nos países escandinavos.[7] No Brasil, a situação não é diferente, e as doenças cárie e periodontal permanecem como um sério problema de saúde pública, que afeta os grupos mais vulneráveis.[11]

As doenças periodontais consistem em processos inflamatórios que acometem os tecidos gengivais (gengivites) e/ou os tecidos de suporte dos dentes (periodontites).[12] A gengivite é a forma mais prevalente da doença, principalmente em pacientes mais jovens, e seu controle requer uma rotina diária de remoção do biofilme com uma técnica adequada de escovação acompanhada por um agente auxiliar (dentifrício fluoretado).[13]

A cárie dentária é uma doença multifatorial, influenciada por agentes biológicos e sociais. Envolve um processo dinâmico de desmineralização-remineralização (DES-RES), guiado pelas bactérias do biofilme. É considerada uma doença dependente de sacarose, não transmissível e comportamental.[14]

O tratamento tradicional baseado nos sintomas e nas sequelas dessas duas doenças precisa ser gradualmente substituído por uma abordagem centrada nos fatores e variáveis que norteiam seu desenvolvimento.[15] As evidências atuais valorizam os métodos preventivos e as condutas minimamente invasivas.[16] O foco no tratamento reabilitador, restrito ao reparo das lesões por meio de restaurações ou próteses, não apresenta potencial de promover alteração no ambiente bucal em desequilíbrio, e o trabalho restaurador fica sujeito ao insucesso, como já demonstrado pelo ciclo restaurador repetitivo.[17] As trocas sucessivas de restaurações devem ser evitadas,[18] pois a implementação de procedimentos cada vez mais complexos fragiliza a estrutura dentária[19] podendo levar a um resultado final frustrante: a exodontia.

A abordagem contemporânea do manejo da cárie dentária recomenda, sempre que possível, o tratamento não cirúrgico das lesões de cárie.[19,20] Somente após a obtenção de melhores condições do meio bucal está indicada a reabilitação da anatomia e estética dos dentes portadores de lesões de cárie.[18] Mesmo lesões na dentina podem ser inativadas sem procedimentos restauradores, desde que sejam acessíveis à escova, ao dentifrício fluoretado e à saliva.[18,21]

A conduta tradicionalmente adotada pela Odontologia, direcionada às consequências da doença e não ao agente etiológico causador, explica porque a saúde bucal não parece estar evoluindo,[10] exceto nos países que priorizam a prevenção das doenças.[7]

A etapa mais importante do tratamento odontológico para controle efetivo das doenças bucais consiste, portanto, em avaliar os fatores de risco e implantar medidas personalizadas que permitam restaurar o equilíbrio do meio bucal por meio de procedimentos não invasivos, com destaque para o controle de hábitos inadequados dos pacientes.[2]

Existem várias opções de materiais e técnicas para o manejo da doença cárie (fluoretos tópicos, diamino fluoreto de prata, selantes e infiltrantes resinosos), e a prevenção e tratamento da doença periodontal, no estágio de gengivite, consiste na remoção do biofilme por meio de escovação supervisionada e uso de instrumentos auxiliares (fio dental, fita dental e outros dispositivos). Os agentes químicos, entre eles a clorexidina, são usados em situações específicas, de acordo com a necessidade do paciente.

O objetivo deste capítulo é discorrer sobre os recursos atualmente disponíveis para a realização de procedimentos não invasivos para a prevenção e controle das patologias bucais mais prevalentes da Odontologia: doenças cárie e periodontal.

MECANISMOS DE CONTROLE DO BIOFILME DENTAL

Estão disponíveis no mercado odontológico diversos produtos voltados para a prevenção e controle do biofilme dental associado à cárie e à doença periodontal. Muitos dos produtos são destinados ao *controle mecânico* do biofilme, como escovas dentais e fio dental. Os recursos mecânicos devem ser empregados nos procedimentos de higiene bucal cotidianos, porque ainda que a ação da escova não seja completamente efetiva, sua ação mecânica proporcionará desorganização na estrutura do biofilme, facilitando a ação dos agentes químicos nos microrganismos presentes na placa.[22]

Os agentes químicos devem ser considerados um método adjunto aos recursos mecânicos, como escovação e uso do fio dental,[22,23] procedimentos essenciais para o controle do biofilme dental A indicação desses agentes deve ser individualizada, analisando-se as condições específicas de cada paciente, sua dificuldade para realizar o controle mecânico efetivo do biofilme dental ou de conseguir a sua manutenção.[22,24,25] A efetividade dos agentes químicos está relatada em diferentes revisões sistemáticas e metanálises sobre este tema.[25-27]

Os agentes químicos atualmente disponíveis têm amplo espectro de ação, com capacidade de interferir tanto na formação do biofilme quanto no seu metabolismo.[24] Têm ações bactericida ou bacteriostática, por meio de mecanismos como inibição de adesão e colonização bacteriana, interferência em biofilmes maduros, descolamento de bactérias e modificação da bioquímica, ecologia ou virulência do biofilme.[28]

Os agentes antibacterianos estão disponíveis comercialmente como *colutórios, dentifrícios, géis, vernizes, gomas de mascar,* sprays *e dispositivos de liberação lenta.*

Os princípios ativos dos diferentes tipos de materiais costumam ser os mesmos, variando em forma de apresentação, concentração e associação com diferentes componentes. As características básicas dos componentes ativos serão discutidas nos primeiros produtos citados nos quais eles estão presentes, e suas particularidades do ingrediente ativo nas outras formulações serão descritas nos tópicos subsequentes.

ESCOVA DENTAL, FIO DENTAL E EVIDENCIADOR DE BIOFILME DENTAL

A *escova dental* é um dos principais instrumentos ou agentes mecânicos para o controle do biofilme. A anatomia de uma escova dental compreende cabo, haste, cabeça e cerdas (Figura 4.1). Em relação ao cabo, à haste e à cabeça, pode-se dizer que a única preocupação é que tenham tamanhos adequados para uma boa adaptação à cavidade bucal do paciente e uma empunhadura firme que facilite a escovação.

Quanto à organização das cerdas, estas devem estar em multitufos[29] e podem terminar no mesmo plano (retos) ou com curvaturas e angulações (Figura 4.2). Não há superioridade das escovas com cerdas em diferentes planos quando

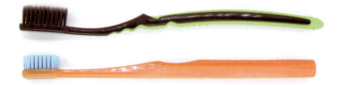

Figura 4.1 Anatomia de dois diferentes modelos de escovas dentais. Observe as diferenças na angulação de haste e cabo.

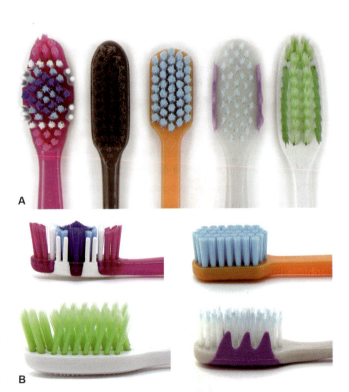

Figura 4.2 Exemplos de diferentes modelos de escovas dentais. Observe a diferença no formato da cabeça (**A**), assim como na organização dos tufos e no plano terminal das cerdas (**B**).

comparadas às escovas tradicionais. Considerando-se que ambas são efetivas na remoção do biofilme, as escovas com cerdas em um mesmo plano são indicadas, já que apresentam menor custo com igual efetividade.[13]

As escovas podem ter cerdas extramacias e macias, médias e duras (aparelhos removíveis e próteses),[30,31] dependendo do diâmetro das cerdas. Dados de uma revisão sistemática mostram que as escovas dentais macias e extramacias tendem a ser mais seguras.[32] Cerdas muito duras podem causar abrasão na junção cemento-esmalte e recessão gengival.[33] Outra característica importante é o acabamento das cerdas, que podem ter pontas arredondadas, retas ou cônicas (Figura 4.3).[3.]

A principal diferença entre as cerdas é que as cônicas têm um diâmetro reduzido na ponta, o que permitiria a remoção do biofilme sem abrasão nos tecidos gengivais ou tecidos duros dos dentes. No entanto, as evidências não demonstram vantagem na utilização de cerdas cônicas em comparação com as arredondadas.[35] Independentemente do acabamento, as escovas devem ser trocadas em intervalos regulares para garantir a efetividade no controle do biofilme. O tempo de uso não é um critério adequado; o nível de deformidade das cerdas é o maior indicador do momento da troca da escova.[36]

Quanto ao tamanho, as escovas devem ser apropriadas à idade e às limitações de acesso intrabucal dos pacientes (Figura 4.4).[37] O comércio disponibiliza ampla variedade de escovas com diferentes formatos, no entanto a recomendação profissional é fundamental na seleção da melhor escova.[33]

A higiene bucal é recomendada a partir do 4º mês de vida dos lactentes, com auxílio de gaze ou roletes de algodão umedecidos em água fervida ou filtrada. A partir da erupção dos primeiros dentes, recomenda-se o uso de dedeiras e escovas. Diferentes estratégias de higiene bucal devem ser adotadas segundo as faixas etárias, pois nos primeiros anos de vida os pais devem realizar a higiene bucal dos filhos,[31,38] que não têm habilidade para executar sozinhos a escovação e o uso do fio dental.[39] Assim, o cabo da escova deve facilitar a empunhadura pelos responsáveis que realizarão a escovação.

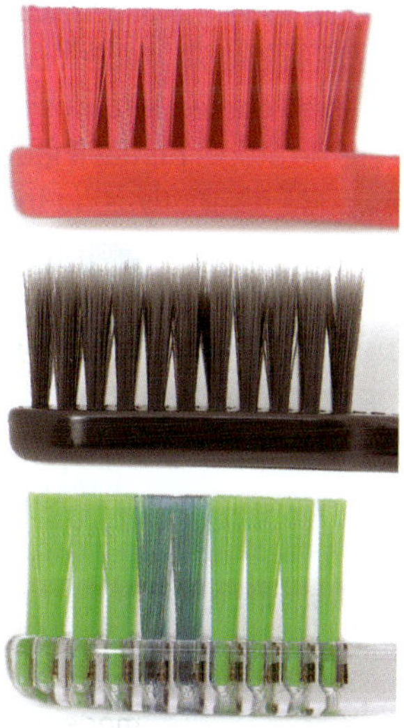

Para as crianças maiores, destacam-se os diferentes modelos de cabos de escovas, especialmente aqueles com formatos de personagens do interesse infantil, que devem motivar o uso e, ao mesmo tempo, permitir a adequada apreensão. Cabos arredondados tendem a girar na mão, e os muito volumosos dificultam a escovação. Na erupção dos primeiros molares permanentes, por volta dos 6 anos de idade, também pode-se recomendar o uso da escova unitufo (Figura 4.5), além da escova dental convencional.

Na adolescência, o uso de aparelhos ortodônticos requer atenção redobrada, com orientação sobre o uso correto da escova e de dispositivos que facilitem o manejo do fio dental, como *passadores* ou *alças de fio dental* (Figura 4.6). Na fase adulta, a presença de próteses fixas, implantes ou espaços interdentais muito amplos podem dificultar a remoção do biofilme, por isso recomenda-se o uso de escovas interproximais, e fio e fita dental de ponta rígida.[2]

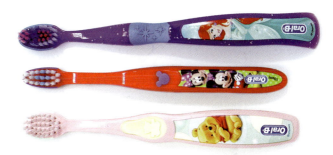

Figura 4.4 Exemplos de escovas dentais com diferentes tamanhos para lactentes e crianças em fases pré-escolar e escolar.

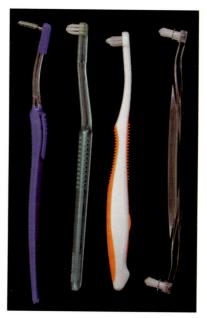

Figura 4.3 Diferenças no acabamento das cerdas de diferentes escovas dentais.

Figura 4.5 Escova interproximal (à esquerda) e diferentes modelos de escovas unitufo.

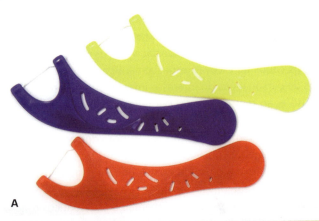

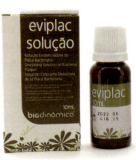
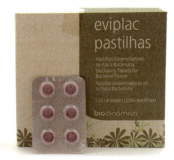

Figura 4.7 Exemplos de evidenciadores de biofilme na forma de solução e pastilhas.

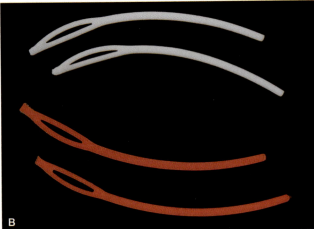

Figura 4.6 A. Fio dental forquilha infantil. **B.** Passadores de fio dental para pacientes portadores de aparelhos ortodônticos e próteses fixas.

TABELA 4.1
Evidenciadores de biofilme à base de fucsina a 0,5% disponíveis no mercado.

Forma farmacêutica	Marcas comerciais
Solução	Angie® (Angelus)
	Eviplac® (Biodinâmica)
	Visuplac® (Maquira)
	Evidenciador de Placa Replasul T® (SS Plus)
Pastilhas	Eviplac® (Biodinâmica)
	Visuplac® (Maquira)
	Replasul® (Iodonsul)

O *fio dental* é essencial para os espaços interproximais, já que a limpeza interdental não é obtida somente com a escovação dentária.[40] Para facilitar a aplicação do fio dental uma opção são os dispositivos como o *fio dental forquilha* (ver Figura 4.6). As escovas interdentais podem ser mais eficazes que o fio dental, e a evidência disponível para o uso de palitos de limpeza de dentes e irrigadores bucais é limitada e inconsistente.[4.]

Os *evidenciadores de biofilme* (Figura 4.7) são recursos importantes para motivar os pacientes e servem para demonstrar a presença e localização do biofime.[42] Os evidenciadores podem ser produzidos à base de fucsina a 2%, eritrosina e verde de malaquita, contudo a fucsina é o corante mais utilizado. No comércio, estão disponíveis na forma de solução e pastilhas (Tabela 4.1).

DENTIFRÍCIOS

São utilizados no controle mecânico do biofilme como agentes auxiliares e terapêuticos, entretanto dados de uma revisão de literatura mostraram que o uso do dentifrício não influencia na quantidade de remoção do biofilme. Utilizando-se o dentifrício, 50,3% da placa foi removida; sem dentifrício, o índice foi de 49,2%.[43] Esses dados foram corroborados por uma metarrevisão, que chegou à mesma conclusão.[44]

Os dentifrícios melhoram o hálito, tornam mais prazeroso o ato da escovação e, sobretudo, são veículos para administração de substâncias com ação terapêutica ou preventiva. Um exemplo muito representativo da importância dos dentifrícios é que somente após a adição de flúor a esse agente, juntamente com a fluoretação da água, houve um declínio significativo da cárie em todo o mundo.[45]

COMPOSIÇÃO DOS DENTIFRÍCIOS

Há uma composição básica dos dentifrícios (Tabela 4.2), mas diferentes substâncias podem ser acrescentadas de acordo com o objetivo a ser alcançado (terapêutico ou estético – dentifrícios clareadores). São comercializados em tubos e podem estar na forma de creme ou gel dental (Figura 4.8).

Os ingredientes podem ser ativos ou inativos e todos devem ser compatíveis para que o propósito do produto seja alcançado.[46] Entre os ingredientes ativos, existem abrasivos, detergentes e substâncias preventivas/terapêuticas, reunidas de acordo com seu objetivo de ação:

- **Agentes anticárie**: fluoretos e arginina
- **Antimicrobianos**: clorexidina e triclosan
- **Anticálculo**: pirofosfato de sódio e citrato de zinco
- **Dessensibilizantes**: nitrato de potássio, fluoreto estanoso, cloreto de estrôncio e arginina.

Para o tratamento e prevenção da doença cárie, os fluoretos são os agentes mais estudados. Entre as substâncias antibacterianas, a clorexidina é o principal agente para o tratamento

CAPÍTULO 4 | Materiais para Prevenção da Cárie Dentária e da Doença Periodontal

TABELA 4.2
Composição básica dos dentifrícios e porcentagem aproximada de cada componente na formulação final.

Tipo	Função(ões)	Quantidade (%)	Agentes
Abrasivo	Promover a limpeza e o polimento dentário	10 a 40	Carbonato de cálcio, bicarbonato de cálcio, pirofosfato de cálcio, alumina, fosfato dicálcico, perlite e sílica
Umectante	Reter a unidade e prevenir o ressecamento	20 a 70	Glicerina, sorbitol, xilitol, manitol e polímeros sintéticos (PEG-8, PEG-12 e PEG-32)
Água	Solvente	20 a 35	Água destilada e água deionizada
Ligante (agente aglutinante)	Prevenir a separação dos componentes sólidos e líquidos	1 a 2	Carboximetilcelulose, polietilenoglicol e copolímero de PVM/MA
Detergente	Agente espumante e surfactante que diminui a tensão superficial e facilita a distribuição do dentifrício	1 a 3	Lauril sulfato de sódio, lauril sulfato de magnésio, N-lauril sarcosinato de sódio e CAPB
Flavorizante	Proporcionar sabor e refrescância	1 a 2	Óleos essenciais
Conservante	Garantir a vida útil do produto	2 a 3	Álcool, benzoato de sódio, metilparabeno e ácido benzoico
Adoçante	Conferir sabor agradável ao produto	2 a 3	Sorbitol, sacarina sódica, sucralose e aspartame
Corante	Dar cor à solução	2 a 3	Dióxido de titânio, Red 40, D&C Red 28, D&C Red 33, D&C Red 30 Lake, FD&C Blue 1 Lake; CI 12490, CI 74160 etc.
Agente terapêutico	Prevenir e controlar cárie, gengivite e sensibilidade dentária	0,1 a 0,5	Fluoreto de sódio, nitrato de potássio, fluoreto estanoso, cloreto de estrôncio triclosan e clorexidina

PMV/MA: copolímero de éter de polimetilvinil e ácido maleico; CAPB: cocoamidopropilbetaína; PEG: polietilenoglicol; CI: *color index* (índice de cor). Adaptada de Subramanian *et al.*, 2017.[46]

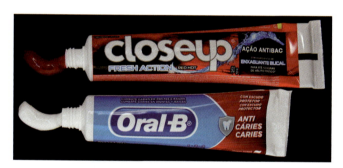

Figura 4.8 Exemplo de creme e gel dentais.

e/ou prevenção da doença periodontal. Essas duas substâncias serão explicadas a seguir.

Além dos ingredientes ativos, são incluídos *componentes inativos* na formulação de um dentifrício, com diferentes funções, para garantir principalmente a estabilidade química do dentifrício. Entre os principais, destacam-se:

- **Umectantes:** impedir a desidratação e o ressecamento do dentifrício dentro da embalagem
- **Agentes aglutinantes ou ligantes:** manter a homogeneidade da formulação
- **Conservantes:** prevenir o crescimento de microrganismos
- **Adoçantes ou edulcorantes:** corrigir os sabores desagradáveis dos detergentes e princípios ativos
- **Corantes:** tornar o produto mais atrativo para o paciente.

Entre todos os componentes, os que causam um impacto direto no uso diário do dentifrício pelos pacientes são as substâncias terapêuticas/preventivas, os abrasivos e os detergentes, por isso, eles serão discutidos detalhadamente neste capítulo.

Creme ou gel dental

As principais diferenças entre a pasta e o gel dental (ver Figura 4.8) estão em suas propriedades reológicas. O gel dental dental apresenta menor tensão de escoamento (facilita a extrusão do recipiente), sua histerese é maior (o produto ativo contido no gel é mais facilmente liberado) e tem uma recuperação mais rápida da viscosidade (evitando o escoamento do produto pelas cerdas da escova de dente).[4.]

Ingredientes ativos
Fluoretos

A importância do dentifrício fluoretado no controle da cárie dental está na desorganização do biofilme (ação da escova dental) com aplicação tópica do fluoreto (pasta dental) em baixa concentração e elevada frequência. Uma revisão sistemática recente demonstrou que o uso de dentifrícios fluoretados[48] reduz a incidência de lesões de cárie em crianças e adolescentes e que, na ausência de dentifrício fluoretado, os procedimentos de higiene bucal não apresentam benefícios na redução da incidência de cárie.[49]

As principais formas de flúor presentes nos dentifrícios são o fluoreto de sódio (NaF) e o monofluorfosfato de sódio (MFP; Na_2PO_3F). O fluoreto de sódio é um sal inorgânico que libera o flúor na forma de íon flúor (F^-) em contato com água. O MFP, ao se dissolver pela ação de enzimas presentes na cavidade bucal, libera o íon monofluorfosfato (FPO_3^{2-}), em que o flúor está ligado covalentemente ao radical fosfato.[50] A ação do flúor na cavidade bucal será a mesma.

Nos EUA, a concentração máxima admissível de fluoreto nos dentifrícios é de 1.500 ppm.[51] A legislação brasileira também determina a mesma concentração de flúor total (0,15% ou 1.500 ppm de F).[52] A principal falha na legislação está em não estabelecer o mínimo de flúor solúvel, que precisa ser de pelo menos 1.000 ppm para que o dentifrício tenha efeito anticárie.[50]

Na formulação dos dentifrícios não deve haver sais de cálcio como abrasivos associados ao fluoreto de sódio, já que os íons de cálcio livres na formulação reagem com o íon flúor, resultando em sais insolúveis (fluoreto de cálcio; CaF_2) no dentifrício ainda no tubo, sem atividade anticárie.[50] A fim de garantir a presença de flúor livre para participar nos processos dinâmicos de DES-RE, os abrasivos à base de fosfatos são normalmente associados com fluoreto de estanho; os carbonatos devem estar associados ao monofluorfosfato de sódio (MFP); e as sílicas podem ser usadas em dentifrícios com MFP ou fluoreto de sódio (NaF).

A concentração de fluoretos nos dentifrícios varia em função de seu público-alvo. Existem desde dentifrícios não fluoretados (Figura 4.9) até dentifrícios com alto teor de flúor (Figura 4.10). Os dentifrícios para crianças contêm, em geral, 1.100 ppm de flúor (Figura 4.11), enquanto para a população adulta sem necessidades especiais contêm cerca de 1.450 ppm de flúor. A Tabela 4.3 apresenta algumas marcas comerciais de dentifrícios com diferentes teores de flúor.

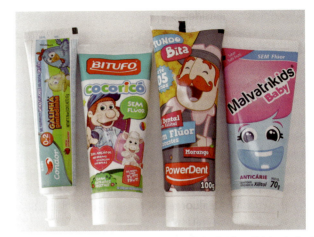

Figura 4.9 Exemplos de marcas comerciais de dentifrícios infantis sem flúor.

> **ATENÇÃO!**
>
> *Partes por milhão* ou *ppm* é a medida de concentração utilizada quando as soluções são muito diluídas. A concentração *ppm em massa* expressa a massa de soluto (disperso), em μg (micrograma), existentes em 1 g (1 milhão de μg) de solução:
>
> - Para converter ppm para %F, basta dividir por 10.000
> - Para converter ppm para mg/g de F, basta dividir por 1.000.
>
> Assim, pode-se dizer que um dentifrício com 1.100 ppm tem uma concentração de flúor de 0,11%, ou contém 1,1 mg/g de flúor.

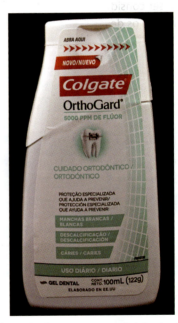

Figura 4.10 Exemplo de marca comercial de dentifrício com alto teor de flúor (5.000 ppm) indicado para pacientes em tratamento ortodôntico.

Dentifrícios com alto teor de flúor

Dentifrícios com elevado teor de flúor têm sido propostos para prevenção e tratamento da doença cárie em pacientes de alto risco (p. ex., idosos com lesões radiculares), pois nessas populações os níveis padrão de flúor (aproximadamente 1.450 ppm) têm eficácia limitada.[53]

Observou-se que nesses níveis a fração preventiva é de 25%, enquanto em concentrações mais elevadas (2.800 ppm) chega a 45%.[54] Seis horas após a escovação com dentifrícios de alto teor de flúor, a concentração de flúor na saliva é 1,4 vezes maior do que com dentifrício de 1.450 ppm,[55] havendo maior depósito de fluoreto de cálcio.[51] Portanto, há uma relação estabelecida na literatura que demonstra que os efeitos benéficos do flúor são dose-dependentes, com maior efeito preventivo em concentrações mais elevadas,[56] pois haverá níveis superiores de fluoreto tanto na saliva quanto no biofilme.[53]

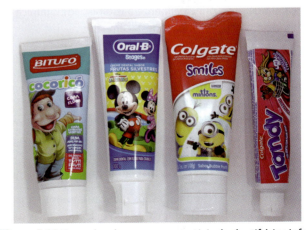

Figura 4.11 Exemplos de marcas comerciais de dentifrícios infantis fluoretados.

Os dentifrícios considerados de alta concentração de flúor contêm entre 2.500 e 5.000 ppm (ver Figura 4.10). Dados de uma revisão sistemática recente demonstraram que há redução significativa no incremento de cárie e maior efeito preventivo em pacientes que utilizam dentifrícios de alta concentração de flúor quando comparadas à concentração padrão.[53] Particularmente em pacientes idosos, um dentifrício com 5.000 ppm de flúor foi eficaz para tratar lesões de cárie radicular, inativando-as com escovação 2 vezes/dia.[57] Duas revisões sistemáticas corroboraram esse achado.[58,59] Há evidências de redução na quantidade de biofilme acumulado e maiores níveis de depósitos de fluoreto de cálcio.[51] Por ser um método não invasivo, efetivo e barato, sua incorporação em programas comunitários de saúde pública direcionados a grupos específicos de pacientes deve ser incentivada.[60]

Os pacientes portadores de aparelhos ortodônticos fixos também podem ser considerados de risco para a doença cárie. Nesses pacientes, os dentifrícios com 5.000 ppm de flúor, usados 2 vezes/dia, foram mais eficientes que os dentifrícios com a concentração padrão de 1.450 ppm na redução da incidência de manchas brancas em esmalte após 2 anos de acompanhamento.[61]

Os dentifrícios com mais de 1.450 ppm de flúor devem ser prescritos pelo cirurgião-dentista e dependem da adesão do paciente na escovação dental diária. Pelo risco de fluorose, não são indicados para crianças antes dos 6 anos de idade.

■ Dentifrícios com baixo teor de flúor/não fluoretados

Nos últimos anos, houve uma discussão importante sobre a possibilidade da utilização dos dentifrícios com baixo teor de flúor por crianças em idade pré-escolar. A ideia era reduzir os riscos de fluorose sem perder os benefícios do flúor, já que nessa faixa etária os reflexos de expectoração do dentifrício após escovação ainda não estão desenvolvidos.

TABELA 4.3

Marcas comerciais e composição de dentifrícios com diferentes teores de flúor.

Teor de flúor	Marca comercial (fabricante)	Composição
Sem flúor	Malvatrikids Baby® (Laboratório Daudt Oliveira)	Goma de celulose, glicerina, extrato de *Malva sylvestris*, sílica, benzoato de sódio, lauril sarcocinato de sódio, sucralose, xilitol, aroma e água
	Cocoricó sem flúor® (Savoy)	Sorbitol, água, sílica hidratada, glicerina, xilitol, PEG 8, lauril sulfato de sódio, aroma, goma de celulose, goma xantana, dióxido de titânio, sacarina sódica, extratos de camomila, calêndula, melissa e limoneno
Infantis (1.100 ppm)	Colgate Smiles® (Colgate-Palmolive)	Sorbitol, água, sílica hidratada, lauril sulfato de sódio, PEG-12, goma de celulose, sabor, sacarina sódica, dióxido de titânio, corante, dipenteno, limoneno, eugenol e fluoreto de sódio (1.100 ppm)
	Tandy® sabor morango (Colgate-Palmolive)	Sorbitol, água, sílica hidratada, lauril sulfato de sódio, PEG-12, goma de celulose, aroma, sacarina sódica, corante, limoneno, eugenol e fluoreto de sódio (1.100 ppm)
	Oral-B Stages® (Proctor & Gamble)	Sorbitol, água, sílica hidratada, lauril sulfato de sódio, goma de celulose, aroma, fosfato trissódico, fosfato de sódio, sacarina sódica, carbomer, corante CI 42090, limoneno, ácido cítrico, benzoato de sódio, sorbato de potássio e fluoreto de sódio (1.100 ppm)
Regular (1.450 ppm)	Colgate Máxima Proteção Anticáries® (Colgate-Palmolive)	Carbonato de cálcio, água, glicerina, aroma, goma de celulose, pirofosfato tetrassódico, bicarbonato de sódio, sacarina sódica, hidróxido de sódio e monofluorfosfato de sódio (1.450 ppm)
	Oral B 4 em 1® (Proctor & Gamble)	Água, carbonato de cálcio, lauril sulfato de sódio, aroma, carragenina, goma de celulose, pirofosfato tetrassódico, fosfato tricálcico, fenoxietanol, sacarina sódica, fosfato de sódio, metilparabeno, propilparabeno, pigmento azul 15 (CI 74160), limoneno e monofluorfosfato de sódio (1.450 ppm)
	Colgate Tripla Ação® (Colgate-Palmolive)	Água, carbonato de cálcio, sorbitol, lauril sulfato de sódio, aroma, goma de celulose, pirofosfato tetrassódico, bicarbonato de sódio, álcool benzílico, sacarina sódica, goma xantana, hidróxido de sódio, corante CI 74260, limoneno e monofluorfosfato de sódio (1.450 ppm)
	Close-up Proteção Bioativa® (Unilever)	Carbonato de cálcio, água, sorbitol, sílica hidratada, aroma, goma de celulose, citrato de potássio, álcool benzílico, silicato de sódio, sacarina sódica, corante CI 12490 e CI 74160, limoneno e monofluorfosfato de sódio (1.450 ppm)
Alto (> 1.500 ppm)	Clinpro 5000® (3M ESPE)	Fluoreto de sódio (5.000 ppm), água, sorbitol, dióxido de silicone, glicerol, poloxâmero, flavorizante, macrogol 600, lauril sulfato de sódio, dióxido de titânio e sacarina sódica
	OrthoGard® (Colgate-Palmolive)	Fluoreto de sódio (5.000 ppm), água desmineralizada, monofosfato de sódio, benzoato de sódio, sacarina sódica, flavorizante e corante

PEG: polietilenoglicol; CI: *color index* (índice de cor).

No entanto, a literatura científica não encontrou evidências de benefício com o uso destes dentifrícios de baixa concentração. Sabe-se que o dentifrício com pelo menos 1.000 ppm de flúor deve ser utilizado para garantir o efeito anticárie.[48] A recomendação atual é, portanto, utilizar a concentração de 1.100 ppm de F (1,1 mgF/g),[62] controlando-se a quantidade colocada na escova em cada escovação.[63,64]

Mecanismo de ação dos fluoretos

A base da ação dos fluoretos é a redução da desmineralização e o aumento da remineralização do dente. Todo processo é fundamentado no efeito local e não na absorção sistêmica do flúor. Mesmo em relação à água, é a presença do flúor na cavidade bucal, pela ingestão regular e no preparo de alimentos com água fluoretada, que faz os níveis de fluoreto nos fluidos orais apresentarem picos de elevação durante o dia.[65]

Os fluoretos podem estar presentes em cinco locais distintos na cavidade bucal: biofilme e saliva; incorporado aos cristais de hidroxiapatita em cristais semelhantes à fluorapatita; no fluido do esmalte; adsorvido na superfície da hidroxiapatita; e na forma de fluoreto de cálcio (CaF_2).[66] O mecanismo de ação dos fluoretos está esquematizado na Figura 4.12.

Se houver flúor no meio bucal, também haverá no fluido do biofilme dental. Ocorrendo a produção de ácidos bacterianos, tanto o flúor quanto os ácidos penetrarão na subsuperfície do esmalte; o flúor é adsorvido à superfície dos cristais de hidroxiapatita e os protegerá da desmineralização em um episódio de queda do pH. Quando a superfície do cristal de hidroxiapatita é completamente coberta por íons flúor, ocorre a proteção total. Nesse caso, o cristal é mais resistente e torna-se solúvel somente em pH igual ou inferior a 4,5. A cobertura pode, porém, ser parcial; consequentemente, em um próximo desafio cariogênico, com a queda do pH abaixo de 5,5 ocorrerá perda mineral na superfície do cristal não coberta pelo fluoreto, ou seja, a desmineralização.[66]

Após a capacidade tampão da saliva possibilitar a volta do pH a níveis superiores a 5,5, ocorrerá a remineralização. A saliva torna-se supersaturada em relação ao dente e o fluoreto livre se ligará aos cristais parcialmente desmineralizados. Nesse mecanismo, haverá a formação de uma apatita menos carbonatada, com estrutura semelhante à fluorapatita, em que a incorporação do fluoreto torna o esmalte mais resistente à desmineralização e reduz a velocidade de progressão da lesão em futuras quedas do pH.[66] O produto dessas reações no esmalte é denominado fluoreto fortemente aderido. Esses cristais semelhantes à fluorapatita têm menor solubilidade (pH crítico 4,5) e são mais resistentes aos ácidos bacterianos do que a hidroxiapatita (pH crítico 5,5).

Em outro mecanismo de interação entre o fluoreto e o dente, ocorre a formação do fluoreto de cálcio (CaF_2). O CaF_2 é formado após uma aplicação tópica concentrada de flúor. Trata-se de uma camada globular que fica depositada na superfície do esmalte e é protegida por uma camada de proteína e fosfato. Por ser um composto solúvel em meio aquoso, ocorre uma liberação lenta dos íons cálcio e fluoreto quando há uma queda no pH.[67]

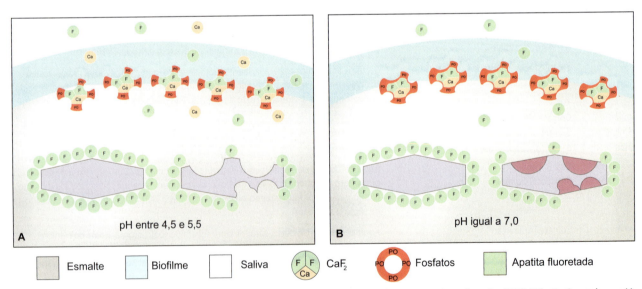

Figura 4.12 Mecanismos de ação do fluoreto perante o processo de desmirelização-remineralização (DES-RE). **A.** Quando o pH cai abaixo de 5,5, há liberação de íons (cálcio e flúor) para o meio bucal (desmineralização). Esses íons são originários da dissolução da camada de CaF_2. O flúor será adsorvido na superfície dos cristais de hidroxiapatita, que poderá ficar total ou parcialmente coberta por flúor. Quando completamente coberta por flúor, os cristais tornam-se semelhantes à fluorapatita e serão mais resistentes ao próximo desafio cariogênico. Se a cobertura for parcial, as porções não cobertas pelo flúor serão dissolvidas na queda do pH. **B.** Quando o desafio cariogênico for neutralizado e o pH do meio começar a subir (pH > 5,5), ocorrerá a remineralização, desde que a saliva esteja supersaturada em relação ao conteúdo mineral do dente. Os íons flúor presentes no meio serão incorporados aos cristais parcialmente desmineralizados de hidroxiapatita, formando cristais de apatita fluoretada, que são mais resistentes aos próximos desafios ácidos, e recompondo a camada de CaF_2. (Adaptada de Ten Cate e Buzalaf, 2019.)[67]

A dissolução gradual dos glóbulos de CaF₂ contribui para a manutenção de níveis adequados de fluoreto no meio e fornece íons flúor para serem adsorvidos pelos cristais de hidroxiapatita em novos ciclos DES-RE. É a camada superficial de CaF₂ que garante o efeito dos produtos fluoretados aplicados topicamente com o passar do tempo. A deposição de CaF₂ depende da concentração de flúor no veículo de aplicação, do tempo de aplicação e do pH (produtos com pH ácido tendem a formar mais CaF₂). Este é o chamado fluoreto fracamente ligado[66] e é o principal produto da reação após aplicação tópica de flúor em esmalte ou dentina (> 90%). A formação de CaF₂ é muito maior nas superfícies dentais com lesões de cárie, clinicamente visíveis ou não, já que estas têm maior área de reação.[63]

▪ Clorexidina

É um antisséptico pertencente a um grupo de compostos químicos denominados bisbiguanidas, com amplo espectro de ação antibacteriana, sendo efetivo contra bactérias Gram-positivas e negativas, além de ação antifúngica.[25,68]

Quimicamente, é uma molécula simétrica, consistindo em dois anéis 4-clorofenil e dois grupos biguanida conectados por uma cadeia de hexametileno central (1,1'-hexametileno-bis [5-(4-p-clorofenil)biguanida]) ($C_{34}H_{54}Cl2N_{10}O_{14}$), com duas cargas positivas em pH fisiológico.[69]

Pode ser preparada sob a forma de diversos sais, como acetato, hidrocloreto e gluconato de clorexidina. Porém, em preparações terapêuticas, o sal mais empregado é o digliconato de clorexidina, por apresentar maior solubilidade em água e, principalmente, porque dissocia-se liberando o componente ativo em pH fisiológico.

Mecanismo de ação

O mecanismo de ação está diretamente relacionado com o fato de que a clorexidina é uma molécula bicatiônica, ou seja, carregada positivamente, que pode ligar-se tanto à parede celular bacteriana quanto à superfície do dente, à mucosa oral ou à película adquirida, superfícies carregadas negativamente. Tais superfícies são consideradas reservatórios orais nos quais a clorexidina é adsorvida.

A ligação eletrostática é a principal ligação da clorexidina com a hidroxiapatita e a mucosa bucal que são superfícies cobertas por macromoléculas de glicoproteínas salivares ácidas. Há também ligações através de pontes de hidrogênio, no entanto, os locais receptores destas ligações não têm importância clínica significativa.

São três os mecanismos de ação da clorexidina sobre o biofilme dental:[28] ligação com as glicoproteínas salivares; competição com os íons cálcio; e ligação com a cápsula de polissacarídeos dos microrganismos.

O primeiro mecanismo é explicado pelas forças eletrostáticas por meio da qual a molécula de clorexidina é capaz de se ligar a grupamentos fosfato, sulfato e íons carboxílicos presentes nas glicoproteínas ácidas da saliva (mucinas) e nos tecidos orais. Consequentemente, as proteínas não terão locais disponíveis para ligação com o dente, dificultando a formação da película adquirida.

O segundo mecanismo de ação envolve a interação com íons cálcio. No processo de formação da placa bacteriana, os íons cálcio atuam como uma "cola", fazendo a ponte entre as bactérias e o dente e favorecendo a agregação de outros microrganismos. Na presença de clorexidina no meio bucal, estabelece-se uma competição entre íons cálcio e o agente antimicrobiano, alterando os fatores de aglutinação e reduzindo o crescimento do biofilme dental. Essa competição entre as moléculas de clorexidina e os íons cálcio também pode estar relacionada com a liberação lenta da clorexidina na cavidade bucal, pois os íons cálcio da saliva podem desalojar a clorexidina dos locais de ligação com grupos carboxílicos da mucosa oral, desde que haja uma concentração relativamente alta de íons cálcio.

O terceiro mecanismo ocorre em função da característica catiônica da clorexidina, que permite a ligação com a cápsula glicoproteica aniônica dos microrganismos e interfere na adesão bacteriana ao dente. Na célula bacteriana especificamente, o principal local de ação da clorexidina é a membrana plasmática. Por meio da reação com os fosfolipídios, a substância altera a permeabilidade da membrana e causa o extravasamento dos componentes celulares.

Em altas concentrações, haverá inibição enzimática (ATPase), extravasamento de macromoléculas (nucleotídios) e coagulação do citoplasma em razão da interação com as proteínas citoplasmáticas e o ácido nucleico. Em baixas concentrações, a integridade da membrana plasmática das bactérias não chega a ser totalmente comprometida, mas tem sua permeabilidade aumentada, facilitando a saída de elementos celulares de baixo peso molecular, como íons potássio,[70] e alterando completamente o transporte celular via membrana. Portanto, o efeito da clorexidina em altas concentrações é bactericida e, em baixas concentrações, é bacteriostático.[69]

É consenso na literatura que a retenção prolongada da clorexidina na cavidade bucal por adsorção às superfícies orais (mucosas e superfícies dentárias) é o fator determinante da eficácia da clorexidina. As moléculas adsorvidas são gradualmente liberadas e atuam reduzindo o crescimento e o metabolismo do biofilme, e também diminuindo o potencial de aderência dos microrganismos colonizadores.[25] A ligação ao dente e à mucosa oral garante ótima substantividade, exibindo efeito antibacteriano por até 12 horas.[71] Sua utilização é segura, pois a clorexidina é uma molécula altamente estável, não é metabolizada após ingerida e é quase totalmente eliminada pelas fezes (aproximadamente 90%).[72] O uso prolongado da clorexidina não promove o desenvolvimento de cepas bacterianas resistentes ou alterações permanentes no ecossistema microbiano da saliva.[73]

Além de ser encontrado em dentifrícios dentais, a clorexidina também pode ser comercializada na forma de dentifrício, colutório em solução alcoólica ou não, gel, verniz, gomas de mascar e *sprays*,[68] como será visto adiante. Em dentifrícios, geralmente é adicionada em concentrações entre 0,4 e 1% (Tabela 4.4).

Alguns cuidados devem ser tomados pelos fabricantes quando a clorexidina é associada ao flúor no mesmo veículo de aplicação. O flúor, sob a forma de monofluorfosfato não deve ser usado por ser incompatível com a clorexidina; já o fluoreto de sódio não apresenta este problema, mantendo níveis terapêuticos tanto de flúor livre ionizável quanto de clorexidina.[71]

Uma revisão sistemática recente relatou que a associação de clorexidina e NaF é efetiva na redução nos índices de biofilme e gengivite.[71] Pode-se, portanto, afirmar que há uma ação conjunta da clorexidina e do flúor, sem que uma substância interfira na ação da outra, em uma ação sinérgica que favorece o controle da doença cárie e da gengivite.[74] Mais detalhes sobre a clorexidina serão descritos adiante na apresentação de outros produtos para prevenção da cárie e da doença periodontal.

■ Outros princípios ativos

Além das substâncias mencionadas, há a incorporação de outros compostos para controle do cálculo como o *pirofosfato de sódio* e o *citrato de zinco*. O pirofosfato de sódio remove o cálcio e o magnésio da saliva prevenindo a cristalização do biofilme e a formação do cálculo.

Há também os agentes para tratamento da sensibilidade dentinária. Um dos agentes mais utilizados são os sais à base de potássio, como o *nitrato de potássio*. Também são utilizados *fluoreto estanoso* e *sais de estrôncio*. Enquanto o fluoreto estanoso e o cloreto de estrôncio funcionam como obliteradores dentinários, os sais de potássio têm ação neural, impedindo a passagem de estímulos nervosos periféricos para o sistema nervoso central. São especialmente adicionados em pastas dentais dessensibilizantes (Tabela 4.5). O fluoreto estanoso também tem efeito remineralizador e antibacteriano e tem sido incluído nos dentifrícios associado ao fosfato de zinco para promover maior estabilidade à fórmula e permitir um nível de estanho livre no dentifrício para garantir sua efetividade.[75]

O *triclosan* é uma substância antibacteriana utilizada não somente em dentifrícios, mas também em outros produtos de uso diário, como sabonetes. Em função de preocupações com o meio ambiente e efeitos adversos à saúde, como alergias, erupções labiais e em mucosas, e resistência bacteriana, é um produto de uso restrito na Europa e nos EUA.[44] Recentemente, a Colgate também modificou a fórmula do dentifrício Colgate Total 12 no Brasil, substituindo o triclosan por arginina e zinco, sob o nome de Colgate Total 12 Clean Mint.

Outra tendência recente do mercado é a comercialização de dentifrícios com produtos herbais, buscando reduzir as substâncias sintéticas nos dentifrícios. O Brasil dispõe de vários dentifrícios à base de extratos naturais, como sálvia, calêndula, menta, própolis, canela, melissa, eucalipto e limão.[76] A *aloe vera* é um desses produtos e parece apresentar efeitos positivos em relação ao controle da gengivite. No entanto, como evidenciado por revisões sistemáticas, os estudos sobre dentifrícios herbais têm variações significativas em suas metodologias, o que impede uma conclusão definitiva até que novos estudos sejam realizados.[44,77]

A *arginina* tem sido adicionada como agente "modificador" do biofilme, que leva a manter um equilíbrio ecológico na placa[78] em um efeito sinérgico e complementar ao potencial anticárie do flúor (ver Tabela 4.5).[79,80] Trata-se de um aminoácido presente na saliva e é classificada como prebiótico, ou seja, é um substrato que, ao ser metabolizado pelos microrganismos orais, resulta em efeito benéfico para o hospedeiro.[81] Este benefício é a produção de amônia, um produto alcalino resultante da metabolização da arginina por determinadas cepas de bactérias bucais (*Streptoccocus saguinis, Streprococcus gordonii, Streptococcus parasanguis, Streptococcus mitis, Streptococcus oralis, Streptococcus rattus*, certas espécies de *Lactobacillus* e algumas espiroquetas),[82] com potencial para neutralizar o pH ácido de biofilmes cariogênicos[81] e favorecer o crescimento de uma microbiota compatível com a homeostase bucal, com elevada atividade arginolítica.[82]

Comercialmente, existem dentifrícios que contêm 1,5% de arginina associada ao cálcio insolúvel e flúor (1.450 ppm)[80] ou com uma variação de bicarbonato de arginina a 8% e flúor (ver Tabela 4.5). Até o momento, não foram relatadas contraindicações ao uso do dentifrício com arginina.[8.]

> Produtos com arginina têm sido associados à redução de biofilme dental,[84] redução significativa no incremento de lesões cariosas cavitadas quando comparado com dentifrício fluoretado convencional,[85] redução da gengivite[86] e controle da hipersensibilidade dentinária.[44]
>
> No entanto, duas revisões sistemáticas de triagens clínicas disponíveis na literatura salientam que a maioria dos estudos clínicos desenvolvidos sobre o tema foi patrocinado pela indústria, introduzindo assim um potencial viés de publicação. Todavia, os resultados são conflitantes: para Li *et al.*, a combinação de arginina, cálcio insolúvel e flúor no dentifrício é superior ao uso de dentifrício fluoretado;[87] para Ástvaldsdóttir *et al.*, a evidência disponível é insuficiente para indicar o dentifrício com arginina como agente preventivo à carie, ainda que haja uma tendência favorável ao dentifrício com arginina apresentada na metanálise.[88]

TABELA 4.4
Exemplos de dentifrícios contendo clorexidina.

Marca comercial (fabricante)	Composição
Cariax Gingival® (Laboratórios Kin)	Digliconato de clorexidina a 0,12% e fluoreto de sódio a 0,22%
Kin Forte Gengivas® (Laboratórios Kin)	Clorexidina a 0,05 %, triclosan, sais de zinco e flúor
Perioxidin creme dental® (Laboratório Lacer)	Clorexidina a 0,12%, xilitol, vitamina E e pantenol

CAPÍTULO 4 | Materiais para Prevenção da Cárie Dentária e da Doença Periodontal

TABELA 4.5
Composição de alguns dentifrícios dessensibilizantes.

Agentes dessensibilizantes	Marca comercial (fabricante)	Composição
Citrato de zinco	Oral-B Pró-Gengiva® (Proctor & Gamble)	Citrato de zinco, fluoreto de sódio (1.450 ppm), água, sorbitol, gluconato de sódio, lauril sulfato de sódio, carragenina, aroma, cloreto estanoso, goma xantana, corante CI 77891, hidróxido de sódio, sacarina, eugenol e limoneno
	PerioGard® (Colgate-Palmolive)	Citrato de zinco a 2%, monofluorfosfato de sódio (1.450 ppm), água, sílica hidratada, sorbitol, glicerina, PEG-12, pirofosfato de tetrapotássio, lauril sulfato de sódio, aroma, copolímero de PVM/MA, monofluorfosfato de sódio, hidróxido de sódio, goma de celulose, sacarina sódica, goma xantana, dióxido de titânio e limoneno
Fluoreto estanoso	Oral-B Deep Clean® (Proctor & Gamble)	Fluoreto estanoso, água, sorbitol, sílica, lausilsulfato de sódio, carragenina, gluconato de sódio, aroma, goma xantana, citrato de zinco, corante CI 77891, sacarina sódica, hidróxido de sódio, limoneno e sucralose
Sais de potássio	Colgate Sensitive Original® (Colgate-Palmolive)	Citrato de potássio a 5%, monofluorfosfato de sódio (1.450 ppm), sorbitol, água, glicerina, sílica hidratada, PEG-12, lauril sulfato de sódio, aroma, goma de celulose, sacarina sódica, goma xantana, dióxido de titânio, corante e eugenol
Sais de estrôncio	Sensodyne Rápido Alívio® (GSK)	Acetato de estrôncio, fluoreto de sódio (1.040 ppm), água, sorbitol, sílica hidratada, glicerina, goma xantana, dióxido de titânio, aroma, sacarina sódica, propilbarabeno de sódio, metilparabeno de sódio e limoneno
Arginina	Colgate Máxima Proteção Anticáries mais Neutraçúcar® (Colgate-Palmolive)	Arginina a 1,5%, monofluorfosfato de sódio a 1,1% (1.450 ppm de flúor), carbonato de cálcio, água, glicerina, lauril sulfato de sódio, goma de celulose, pirofosfato tetrassódico, bicarbonato de sódio, álcool benzílico, sacarina sódica, hidróxido de sódio e dióxido de titânio
	Creme Dental Colgate Total® 12 Clean Mint (Colgate-Palmolive)	L-arginina a 1,5%, zinco a 0,96% (óxido de zinco e citrato de zinco) e fluoreto de sódio (1.450 ppm) em uma base de sílica
	Colgate Sensitive Pró-Alívio® (Colgate-Palmolive)	Arginina a 8%, monofluorfosfato de sódio a 1,10% (1.450 ppm de flúor), carbonato de cálcio, água, bicarbonato, sorbitol, lauril sulfato de sódio, aroma, goma de celulose, bicarbonato de sódio, acesulfame de potássio, silicato de sódio, goma xantana, sucralose e dióxido de titânio
	Creme Dental Elmex® SENSITIVE (GABA International)	Bicarbonato de arginina, água, carbonato de cálcio, sílica hidratada, laurill sulfato de sódio, aroma, monofluorfosfato de sódio (1.450 ppm), goma de celulose, bicarbonato de sódio, pirofosfato tetrassódico, fosfato tricálcico, sacarina sódica, álcool benzílico, goma xantana e limoneno

PEG: polietilenoglicol; PMV/MA: copolímero de éter de polimetilvinil e ácido maleico; CI: *color index* (índice de cor).

Há também no mercado odontológico os dentifrícios branqueadores, que apresentam substâncias altamente abrasivas em sua composição (óxido de alumina, dióxido hidratado de sílica, entre outras) ou enzimas (protease e papaína) e agentes oxidantes como o peróxido de hidrogênio.[89]

■ Agentes abrasivos

Os abrasivos são parte importante dos dentifrícios para otimizar sua capacidade de limpeza e polimento dentário. A ação mecânica da escova dental é o suficiente para a remoção do biofilme, mas a remoção de manchamentos extrínsecos causados pela pigmentação da película adquirida depende dos dentifrícios.

Assim, pacientes com maior grau de manchamento dental precisam de um dentifrício com maior abrasividade. Ao mesmo tempo, a capacidade abrasiva dos dentifrícios não pode ser exacerbada, pois pode resultar em desgaste dos tecidos duros do dente em um processo de abrasão, particularmente em adultos com retração gengival e exposição dentinária.

São exemplos de abrasivos utilizados nos dentifrícios: sílica hidratada, carbonato de cálcio, fosfato dicálcico di-hidratado, pirofosfato de cálcio, alumina, perlita (vidro vulcânico), óxido de titânio, fosfato de sódio e bicarbonato de sódio.[90] A sílica é o abrasivo utilizado nos dentifrícios infantis, pois é classificada como uma substância de baixa abrasividade quando comparada aos demais abrasivos.

> O nível de abrasividade de um dentifrício é determinado pela abrasividade relativa da dentina (RDA, do inglês *relative dentin abrasivity*) parâmetro desenvolvido pela American Dental Association (ADA). Esse padrão foi adotado pela International Standards Organization (ISO) em 1995. Na especificação ISO 11609, o limite superior de abrasividade foi definido em 250. Dentifrícios pouco abrasivos têm valores entre 70 e 80 e os valores de média abrasividade estão entre 80 e 100. Acima de 100, o dentifrício é altamente abrasivo e pode danificar o esmalte.

Dentifrícios familiares, com carbonato de cálcio, têm um nível de RDA de aproximadamente 70, enquanto dentifrícios branqueadores têm RDA entre 120 e 150.[90] É comum dentifrícios apresentados como branqueadores apresentarem níveis de RDA elevados, pois dependem de seu poder abrasivo para exercer seu efeito.[46]

Deve-se ter em mente, no entanto, que a abrasividade de um produto depende não somente da dureza, mas também do tamanho e do formato das partículas, e da característica de serem porosas ou não. Partículas grandes e de formato irregular são as mais abrasivas; partículas porosas têm menor abrasividade.

▪ Detergentes

Também chamados surfactantes, diminuem a tensão superficial dos dentifrícios, melhorando o contato com a superfície dentária e auxiliando na limpeza. São responsáveis pela espuma originada durante a escovação. Também têm a função de ajudar na dispersão intraoral do dentifrício e na micelização dos ingredientes hidrofóbicos, como flavorizantes ou agentes ativos antibacterianos.[91]

O lauril sulfato de sódio ($C_{12}H_{25}NaO_4S$) é um tensoativo sintético de natureza aniônica, e é o detergente mais utilizado em dentifrícios. Apresenta ação antimicrobiana verificada em estudos in vitro e in vivo,[91] mas também tem um efeito indesejável: a indução de descamação da mucosa,[92] devido à desnaturação de proteínas e do pH.[92]

Recomenda-se, portanto, que pacientes que desenvolvem lesões na mucosa ou sofrem de úlceras aftosas recorrentes, utilizem dentifrícios sem este detergente em sua composição.[93] Como alternativas, há o estearil etoxilado, a cocoamidopropilbetaína (CAPB) e o lauril sulfato de magnésio.

COLUTÓRIOS

A fórmula básica dos colutórios é relativamente simples. O elemento principal, presente em todos os tipos de antissépticos bucais, é o ingrediente ativo, que pode ser *cloreto de cetilperidíneo, triclosan, óleos essenciais, malva, delmopinol* (Tabela 4.6) e *clorexidina* (Tabela 4.7; Figuras 4.13 e 4.14).[24]

Fluoretos e *cálcio* também são adicionados para produzir ação protetora contra a cárie. O álcool etílico, presente em alguns colutórios, intensifica o efeito antibacteriano e auxilia na preservação do produto. Algumas marcas comerciais de colutórios disponíveis no mercado, de acordo com seu ingrediente ativo, estão apresentadas na Tabela 4.6. A formulação dos colutórios também inclui elementos complementares ao ingrediente ativo, que facilitam o uso para o paciente, como flavorizantes, edulcorantes e corantes, além de substâncias importantes para a estabilidade da solução como conservantes, tensoativos e espessantes.

As propriedades ideais e desejáveis em um agente antimicrobiano dificilmente estão reunidas em uma única substância.[94] A biodisponibilidade é um requisito fundamental para a atividade biológica de um antisséptico e é definida como a entrega do agente no local de ação em forma biologicamente ativa, em dosagem efetiva e por um período adequado. Associada à biodisponibilidade, a substantividade garante a duração do efeito do fármaco. Um agente antisséptico terá essa propriedade em função de sua habilidade em se ligar às superfícies da cavidade bucal, para liberação lenta do agente ao longo do tempo.[24,28] A biodisponibilidade e a substantividade estão presentes nos agentes antimicrobianos em maior ou menor grau.

TABELA 4.6
Colutórios para o controle químico do biofilme dental com diferentes agentes ativos.

Agente químico	Classificação	Marcas comerciais e composição
Triclosan	Fenol	Bexident® colutório (Isdin SA). Triclosan a 0,15%, dexpantenol a 1,50%, fluoreto sódico a 0,22%, alantoína a 0,05% e sacarina sódica a 0,025%
		Plax® (Colgate-Palmolive). Fluoreto de sódio (227 ppm), triclosan a 0,03% e gantrez
Óleos essenciais	Fenol	Listerine® (Johnson & Johnson). Água, álcool (26,9%), sorbitol, polixâmero 407, ácido benzoico, sacarina sódica, eucaliptol, salicilato de metila, aroma, timol, mentol, benzoato de sódio e fluoreto de sódio a 0,022% (100 ppm de flúor)
Cloreto de cetilperidíneo	Quaternário de amônia	Cepacol® (Sanofi Aventis Farmacêutica). Cloreto de cetilperidíneo (0,5 mg), álcool, EDTA dissódico, eucaliptol, glicerina, mentol, salicilato de metila, aroma, polissorbato 80, sacarina de sódio, fosfato de sódio, fluoreto de sódio e água
		Oral-B Complete® (Procter & Gamble). Água, glicerina, polissorbato 20, aroma, metilparabeno, cloreto de cetilperidíneo, fluoreto de sódio a 0,05% (226 ppm), propilparabeno, sacarina sódica e benzoato de sódio
		Colgate Total 12® (Colgate-Palmolive). Cloreto de cetilperidíneo a 0,075%, fluoreto de sódio a 0,05%, água, glicerina, propilenoglicol, sorbitol, aroma, poloxâmero 407, sacarina sódica, ácido cítrico e corante
Malva	Produto natural	Malvatricin® (Laboratório Daudt Oliveira). Extrato da folha da *Malva silvestris*, EDTA, mentol-L, PEG-40, óleo hidrogenado de castor, PEG, copolímero de PVM/MA, benzoato de sódio, fluoreto de sódio (225 ppm), hidróxido de sódio, lauril sulfato de sódio, sacarina sódica, sorbitol, triclosan, xilitol, cloreto de zinco, aroma, corante CI 15985 e CI 47005 e água
Delmopinol	Agente catiônico	Decapinol® (Laboratório Sinclair). Hidrocloreto de delmopinol a 0,2%

PMV/MA: copolímero de éter de polimetilvinil e ácido maleico; EDTA: ácido etilenodiamino tetra-acético; PEG: polietilenoglicol; CI: *color index* (índice de cor).

TABELA 4.7
Colutórios à base de clorexidina para controle do biofilme dental.

Forma farmacêutica do colutório	Nome do produto (fabricante)	Composição
Com álcool	Periogard® (Colgate-Palmolive)	Gluconato de clorexidina a 0,12%, água, glicerina, etanol, polissorbato 20, composição aromática com sabor predominante de menta e sacarinato de sódio
	Oral B Periodefense® (Procter & Gamble)	Digluconato de clorexidina a 0,12%, água, álcool, glicerina, poloxâmero 407, aroma, sacarina sódica e corante FD&C Blue Nº 1/CI
	Periotrat Solução Bucal® (Kley Laboratórios)	Digluconato de clorexidina a 0,12%, etanol, glicerina, sorbitol, polissorbato 20, hidrocloreto de sódio, d-limoneno, linalol e água
	Noplak® (Laboratório Daudt Oliveira)	Clorexidina a 0,12%, fluoreto de sódio e etanol
Sem álcool	Periogard® (Colgate-Palmolive)	Gluconato de clorexidina a 0,12%, água, glicerina, polissorbato 20, composição aromática com sabor predominante de menta e sacarinato de sódio
	Periotrat Solução Bucal sem álcool® (Kley Laboratórios)	Digluconato de clorexidina a 0,12%, glicerina, sorbitol, polissorbato 20, hidrocloreto de sódio, d-limoneno, linalol e água
	Riohex Gard® (Rioquímica)	Digluconato de clorexidina a 0,12%, glicerina, PEG-400, sorbitol, PEG-40, aroma, ciclamato de sódio, corante CI 42090 e água
Associado com cloreto de cetilperidíneo	Noplak Max® (Laboratório Daudt Oliveira)	Digluconato de clorexidina a 0,12%, cloreto de cetilperidíneo a 0,05%, EDTA dissódico, extrato de equinácea angustifólia, glicerina, *Hamamelis virginiana*, PEG-40, óleo de castor hidrogenado, extrato de própolis, propilenoglicol, ciclamato de sódio, fluoreto de sódio (225 ppm), hidróxido de sódio, sacarina sódica, sorbitol, acetato de zinco, aroma CI 42909 e água
Associado com flúor	Cariax Gingival® (Laboratórios Kin)	Digluconato de clorexidina a 0,12%, fluoreto de sódio a 0,05%, água, sorbitol, glicerina, PEG-40, aroma, metilparabeno, ácido cítrico, salicilato de metila, sacarina sódica, mentol, eugenol, limoneno e cinamal
Em *spray*	Perioxidin *spray* tópico bucal® (Laboratório Lacer)	Digluconato de clorexidina a 0,12%, propilenoglicol, glicerina, óleo de castor hidrogenado, PEG-40, xilitol, poloxamer, acessulfame potássico, mentol, sacarina sódica, sacililato de metila, adoçante neohesperidina di-hidrocalcona, ácido láctico, corantes CI 16185 e 15985, aroma de menta e água

PEG: polietilenoglicol; CI: *color index* (índice de cor); EDTA: ácido etilenodiamino tetra-acético.

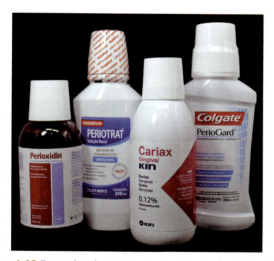

Figura 4.13 Exemplos de marcas comerciais de colutórios à base de clorexidina.

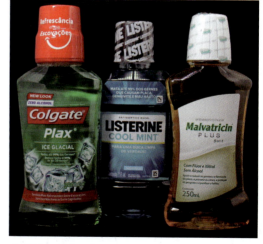

Figura 4.14 Exemplos de marcas comerciais de colutórios à base de cloreto de cetilperidíneo, óleos essenciais e malva.

Dos agentes ativos usados em colutórios, a clorexidina é a mais efetiva e é utilizada como padrão ouro a partir do qual os outros agentes são testados (ver Figura 4.13).[95] A clorexidina tem alta substantividade, e permanece ativa na cavidade bucal por várias horas.[94] Conforme detalhado na composição dos dentifrícios, a clorexidina reduz o potencial cariogênico do biofilme dental como um todo, e não realiza um ataque direto a um patógeno específico (p. ex., *Streptococcus mutans*), mesmo quando usada em colutórios.

A clorexidina altera as características do biofilme dental, eliminando a vantagem ecológica dos microrganismos acidogênicos e acidúricos diante da microbiota compatível com a saúde.[96] Deve-se observar, no entanto, que a redução no número dos microrganismos e/ou a redução nos níveis de biofilme dental ocorre durante o período de aplicação tópica, sem efeito após o seu uso.[97,98]

Assim, o uso de colutórios de clorexidina como *meio adjunto no tratamento da cárie*, deve ser temporário, durante a fase aguda da doença, visando à modificação rápida e efetiva das características do biofilme enquanto os outros fatores estão sendo readequados, ou restrito a grupos específicos de pacientes associados a alto risco de cárie (pacientes em radioterapia, portadores de aparelhos ortodônticos etc.) ou como prevenção durante o período de erupção dos primeiros molares permanentes.[68,72,99,100]

Apesar de as revisões sistemáticas sobre este tópico ainda serem inconclusivas para confirmar ou refutar a eficácia da clorexidina na prevenção de lesões de cárie em crianças e adolescentes,[68,99,101] observou-se um efeito significativo na diminuição do biofilme sem redução na incidência de lesões de cárie após o seu uso.[102]

Os bochechos de colutório de clorexidina são comumente indicados como meio adjunto de controle de biofilme associado à doença periodontal.[103] Quando utilizados como adjuntos à escovação dentária, as porcentagens de redução são de aproximadamente 33% para o índice de placa e 26% para o índice gengival.[102] Ainda que efetivo, o uso de bochechos de clorexidina não deve ser entendido como uma cavidade bucal livre de biofilme e/ou gengivite, mas um recurso terapêutico adicional.[22]

As soluções para bochechos são encontradas em concentrações de 0,12% (mais comum nos EUA e no Brasil) a 0,2% (mais comum na Europa). Foi relatada uma pequena diferença na inibição da formação de biofilme em favor da concentração de 0,2%; todavia, acredita-se que é uma diferença clinicamente irrelevante.[95,103]

O efeito inibidor de placa da clorexidina é dose-dependente, consequentemente, níveis semelhantes de redução de biofilme podem ser alcançados com soluções menos concentradas, mas em volumes maiores.[103] Recomendam-se, portanto, dois bochechos de 60 segundos com 15 mg da solução a 0,12%,[104] que são efetivos e resultam em menos efeitos adversos em comparação com a solução a 0,2%. Nesta situação, o paciente receberá uma dose aproximada de 18 mg em cada bochecho, considerada uma dosagem adequada de clorexidina e que garante o desfecho pretendido.[103]

Conforme já mencionado, a clorexidina reage com componentes dos dentifrícios, como o lauril sulfato de sódio,[105] e não é compatível com o monofluorfosfato (MFP).[71] Para que a concentração ótima de clorexidina esteja disponível para ação na cavidade bucal, é necessário, portanto, aguardar um período mínimo de 30 minutos entre a escovação e a realização do bochecho com clorexidina,[103] do contrário, pode haver uma redução da sua eficácia.

Existem outras formas de apresentação de produtos à base de clorexidina (Tabela 4.8). Além de colutórios, também são comercializados como gel dental, verniz, dispositivos de liberação lenta e goma de mascar. Quando comparados com os colutórios, dentifrícios ou géis de clorexidina foram menos eficazes no controle de placa, apesar de não terem sido observadas diferenças para o índice gengival.[106]

Efeitos adversos dos colutórios

O uso contínuo de colutórios à base de clorexidina sob a forma de bochechos pode ocasionar manchamento da superfície dos dentes, língua e restaurações.[107] Além disso, pode haver alteração do paladar (devido à desnaturação das papilas gustativas) e aumento na formação de cálculo após longo tempo de uso.[107] Entre os pacientes que utilizam colutórios à base de clorexidina, aproximadamente 30% desenvolvem os efeitos colaterais mencionados. São situações sem grande

TABELA 4.8
Outras formulações à base de clorexidina para controle da cárie e/ou doença periodontal.

Tipo de formulação	Nome comercial (fabricante)	Composição
Gel	Perioxidin gel dental® (Laboratório Lacer)	Digluconato de clorexidina a 0,2%, água, propilenoglicol, glicerina, hidroxietilcelulose, PEG-40, óleo hidrogenado de castor, salicilato de metila, mentol, aroma, limoneno e acesulfame de potássio
	Noplak Max® (Laboratório Daudt Oliveira)	Clorexidina a 0,2% e flúor
Verniz	Cervitec Plus® (Ivoclar Vivadent)	Diacetato de clorexidina, 1% timol, etanol, água, copolímeros de acrilato e vinil acetato
Goma de mascar	Paradentosan Dentalcare Chewing Gum® (Tentan AG)	Clorexidina a 0,2% e fluoreto de sódio a 0,02%
Dispositivo de liberação lenta	PerioChip® (PerioChip TM)	Gluconato de clorexidina (2,5 mg) em matriz biodegradável de gelatina hidrolisada com glutaraldeído, glicerina e água

PEG: polietilenoglicol.

repercussão clínica e facilmente resolvidas com a eliminação do uso do antisséptico; no entanto, podem ser motivo para a descontinuidade do tratamento por parte dos pacientes.[74]

> O manchamento de dentes, materiais restauradores e mucosas não é exclusivo de colutórios à base de clorexidina e pode aparecer também após o uso prolongado de outros antissépticos catiônicos à base de óleos essenciais e delmopinol.[108] O manchamento extrínseco ocorre em função de vários mecanismos: formação de sulfitos metálicos pigmentados;[108,109] precipitação de cromóforos da dieta que reagem com a clorexidina adsorvida na superfície do dente; e reações não enzimáticas que promovem o escurecimento da película adquirida (reação de Maillard) catalisadas pela clorexidina.[108]

Para tentar eliminar a pigmentação causada pela clorexidina, foi desenvolvido um sistema patenteado chamado sistema antidescoloração (ADS, do inglês *anti-discoloration system*), que reduz o nível de ferro e, por sua vez, o manchamento. Uma recente revisão sistemática demonstrou que, comparativamente ao uso exclusivo do colutório, a adição do ADS é capaz de reduzir o manchamento sem afetar as propriedades antibacterianas; já quando é usado junto com a escovação dentária, não há efeito significativo do ADS no manchamento dentário.[107]

▪ Colutórios sem álcool

Parte dos efeitos adversos da clorexidina ocorre em razão da associação com o álcool. O álcool é adicionado em concentração de até 27% para permitir a solubilidade de compostos não polares como gorduras essenciais[110] e conservantes, e também como um agente antisséptico. Consequentemente, quando os colutórios não apresentam álcool, são incluídos outros elementos visando a estabilidade da solução.[111]

Já foi aventada a hipótese de que o álcool em colutórios (ver Tabela 4.7), em geral, estaria relacionado com o desenvolvimento do câncer, particularmente de boca e faringe. Contudo, essa relação não foi comprovada.[110] De qualquer forma, a ação de colutórios de clorexidina com e sem álcool é semelhante em relação aos principais patógenos bucais[110] e ao efeito inibitório na formação de biofilmes supra e subgengival. A ausência de álcool costuma ser mais aceita pelos pacientes e foi associada a menos efeitos adversos.[111] Assim, o uso de colutórios com álcool não se justifica, principalmente em pacientes com mucosite, imunodeprimidos, etilistas e crianças.

▪ Cloreto de cetilperidíneo

É um composto quaternário de amônia catiônico que interage com as membranas celulares provocando a saída dos componentes celulares, a alteração do metabolismo e a morte bacteriana (ver Figura 4.14). No entanto, não tem substantividade, permanecendo na cavidade bucal por aproximadamente 90 minutos após o bochecho.

Tanto o cloreto de cetilperidíneo como os óleos essenciais (ver Figura 4.14) são considerados antimicrobianos de primeira geração e, apesar de terem eficácia *in vitro*, uma vez expectorados, não terão mais efeito sobre o biofilme, exigindo um número aumentado de bochechos diários para manter um efeito antiplaca duradouro.

Efeitos adversos do uso prolongado de colutórios à base de clorexidina, como o manchamento dentário ou alterações de paladar, podem ser minimizados com o uso de soluções com menores concentrações de clorexidina. Todavia, para garantir que não haja redução na efetividade clínica do colutório, o cloreto de cetilperidíneo deve ser associado a uma menor concentração.[74,112]

A associação de uma baixa concentração de clorexidina a 0,03% com cloreto de cetilperidíneo a 0,05% tem propriedades similares às alcançadas com clorexidina a 0,12%.[74] Além disso, produtos com essa associação costumam ser mais aceitos pelos pacientes, particularmente em relação ao sabor, manchamento e sensação de queimação.[104,113]

FLUORETOS

Conforme já mencionado, o flúor é uma substância com efeito cariostático que interfere no processo dinâmico de DES-RE, tratando o desequilíbrio na medida em que ocorre. O flúor é o único elemento que tem influência comprovada na redução da incidência da cárie dentária. Ele é considerado "um agente terapêutico que atua controlando o início e o desenvolvimento das lesões de cárie a partir do estágio pré-cavitado da formação da lesão".[114]

Os diferentes meios de administrar fluoretos podem ser classificados como de uso individual (dentifrícios fluoretados e soluções fluoretadas para bochechos), meios profissionais (géis, espumas, vernizes, dispositivos de liberação lenta e materiais restauradores liberadores de flúor) e coletivos (fluoretação da água de abastecimento público, sal de cozinha fluoretado e leite fluoretado).

A água fluoretada é o principal meio coletivo para disponibilizar os benefícios do flúor à toda a população de maneira inclusiva. É um método passivo, que independe da adesão dos indivíduos e beneficia todas as camadas sociais, sendo considerada uma das 10 principais conquistas de Saúde Pública.[45] Há uma relação direta entre a fluoretação de água e a redução da prevalência e gravidade da cárie dentária.[45] Estudos apontam para o fato de que pessoas expostas à água fluoretada por longos períodos durante a vida têm menor índice de dentes cariados, perdidos e obturados (CPO-D),[115] e que há uma tendência a aumentar os índices de cárie em uma população se a fluoretação da água for cessada.[116] A fluoretação de água no Brasil é obrigatória onde existe estação de água de abastecimento, de acordo com a Lei Federal nº 6.050, de 24/05/1974,[117] regulamentada pelo Decreto nº 76.872, de 22/12/1975.[118]

A água fluoretada e o dentifrício fluoretado devem ser sempre combinados. Todavia, em função do alto risco ou atividade de cárie dos pacientes, o uso de veículos mais concentrados de flúor pode ser indicado, com resultados positivos na redução da incidência de lesões de cárie. Revisões sistemáticas demonstraram esse efeito com o uso de bochechos de flúor[119] e géis de flúor[120] em crianças e adolescentes.

▪ Géis e espumas

Os géis para uso odontológico podem ser à base de flúor ou de clorexidina. Os *géis de flúor* (Figura 4.15) são amplamente utilizados na prática clínica e se caracterizam pela facilidade de aplicação, baixo custo e efetividade. Há evidências de uma redução de 28% no índice CPO-D com o uso de gel de flúor.[120]

A concentração de fluoreto em gel neutro é de 2% de fluoreto de sódio (NaF; 0,9% de fluoreto, 9.000 ppm) e 1,23% de flúor fosfato acidulado (12.300 ppm de fluoreto) no gel acidulado. O ácido incorporado ao gel normalmente é o ortofosfórico a 0,1%.[121]

A viscosidade do gel permite que o produto seja aplicado em moldeiras, tratando todo arco de uma só vez.[122] Alguns produtos caracterizam-se por apresentarem propriedades tixotrópicas, ou seja, quando pressionados, tornam-se menos viscosos e apresentam mais facilidade para fluir em espaços interproximais ou fóssulas e fissuras.[121]

Normalmente, recomenda-se um tempo de 4 minutos para a aplicação tópica de gel de flúor acidulado, buscando-se a formação de uma camada regular de CaF_2 na superfície do dente e consequente proteção aumentada contra desmineralização. Todavia, estudos *in situ* comprovaram que não há diferença estatística na concentração de flúor na superfície do esmalte permanente[123,124] ou decíduo[124] tratado topicamente por 4 minutos ou 1 minuto, mesmo após desafio cariogênico. Quantidades similares de CaF_2 e cristais semelhantes à fluorapatita são formados após a aplicação tópica de gel de fluoreto acidulado independentemente do tempo de aplicação, com eficácia no controle da desmineralização.[124]

A recomendação atual é que a aplicação profissional de gel fluoretado acidulado seja realizada por 1 minuto[123,124] 2 vezes ao ano.[120,121]

Espumas ou *mousses* têm igual concentração (12.300 ppm) e pH (entre 3 e 4) dos géis de fluoreto de sódio acidulado (Figura 4.16). A vantagem das espumas em relação ao gel é que uma quantidade menor do produto pode ser usada em toda a cobertura dos dentes. Apesar de haver poucos estudos clínicos sobre este produto, os resultados demonstram efeito positivo no controle da cárie em dentes decíduos e de manchas brancas em pacientes portadores de aparelho ortodôntico.[125]

A aplicação tópica de flúor requer alguns cuidados: correto posicionamento do paciente na cadeira odontológica (paciente sentado durante a aplicação), uso do sugador de saliva, quantidade adequada do gel na moldeira (2,5 mℓ em cada moldeira ou o suficiente para cobrir a superfície dos dentes) e remoção do excesso após a aplicação são medidas que evitam efeitos indesejados.[126] O paciente deve ser orientado a não deglutir o flúor, para evitar uma intoxicação aguda que pode ocasionar náuseas e vômitos (Figura 4.16).

> Destacam-se também os *géis de clorexidina* (ver Tabela 4.8). A aplicação do gel é realizada com moldeiras em consultório. O protocolo prevê aplicações diárias por 10 a 14 dias. O gel também pode ser aplicado por meio da escovação, 2 vezes/dia.

▪ Vernizes

Há vernizes fluoretados e à base de clorexidina. Os vernizes *fluoretados* (Figura 4.17) são uma forma de aplicação tópica de fluoreto, de uso exclusivamente profissional. A concentração de flúor é bem mais elevada que a dos géis fluoretados. Nos vernizes à base de NaF, a concentração é de 22.600 ppm; nos vernizes com associação de NaF (6%) e CaF_2 (6%), a concentração chega a 56.300 ppm.

Os vernizes fluoretados têm uma composição que permite maior tempo de contato entre o produto e a superfície dos dentes. Eles formam uma fina película levemente aderente na superfície dos dentes em contato com a umidade, que permanece por várias horas (Figura 4.18).[127] Essa película também

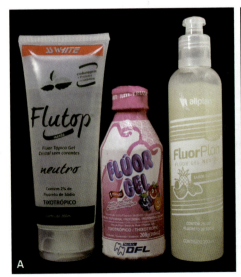
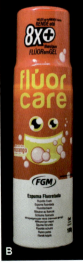

Figura 4.15 A. Exemplos géis de flúor. **B.** Exemplo de espuma de flúor. Os produtos se destinam para uso profissional.

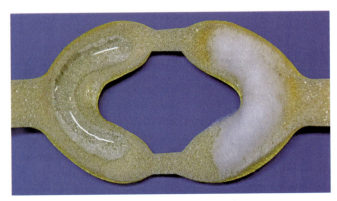

Figura 4.16 Moldeira para aplicação de flúor. À esquerda, o gel de flúor; à direita, espuma de flúor.

CAPÍTULO 4 | Materiais para Prevenção da Cárie Dentária e da Doença Periodontal

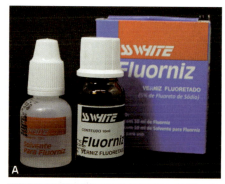
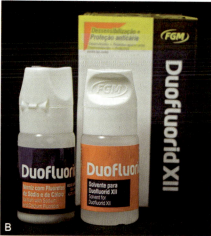
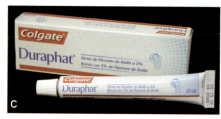

Figura 4.17 Vernizes fluoretados para uso profissional.

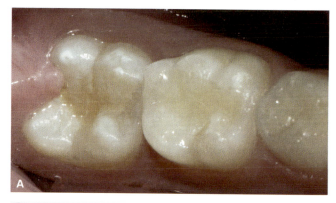
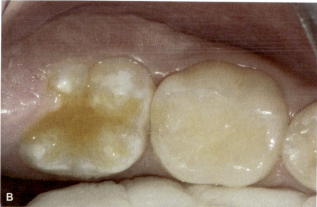

Figura 4.18 Exemplo de indicação clínica para uso de vernizes fluoretados. **A.** Paciente em período de dentadura mista, com primeiro molar permanente em erupção. Observe a anatomia da superfície oclusal e a presença de capuchão gengival, que colocam o paciente em risco para o desenvolvimento de lesões de cárie. Aplicações tópicas periódicas de verniz fluoretado são eficazes para proteger a superfície oclusal do dente até a finalização do processo eruptivo (**B**), quando deve-se realizar uma nova avaliação.

possibilita o uso de quantidade reduzida do produto, tornando-o seguro para aplicação nas diversas faixas etárias, incluindo a pré-escolar, desde que em risco ou atividade de cárie.[121]

O contato prolongado do verniz com o dente é importante também para garantir sua efetividade, porque diferentemente dos géis fluoretados, em que o fluoreto está solúvel para reagir com a estrutura dental imediatamente no momento da aplicação, nos vernizes fluoretados, o NaF está parcialmente solúvel. Ao contrário dos géis, que são formulados com veículos aquosos, os vernizes apresentam uma matriz orgânica resinosa (normalmente resina de colofônia hidrofóbica) em veículo alcoólico.[128] É essa matriz que permite o contato mais longo com as superfícies dentárias, aumentando a distribuição do fluoreto. Ela é dissolvida pelo veículo alcóolico para que o NaF seja exposto à cavidade bucal e solubilizado nesse ambiente aquoso, permitindo a formação de reservatórios de CaF_2 na superfície do dente. A reação continuará em processamento por longos períodos, de até 24 horas, o que é favorecido pelo contato do verniz com o dente, ou seja, é dependente de tempo e contato. Esta é a razão pela qual os fabricantes recomendam que os pacientes tratados com vernizes fluoretados permaneçam sem escovar os dentes por diferentes períodos,[129] que podem variar de 45 minutos até 24 horas após a aplicação.

Em estudo *in vitro*, observou-se que postergar a escovação por um período entre 18 e 24 horas após a aplicação do verniz fluoretado não só aumenta a quantidade de CaF_2 formado, como também favorece a remineralização com o tempo,[129] ainda que o maior ganho de mineral ocorra na camada mais superficial do esmalte, com efeito remineralizador diminuído nas camadas mais profundas.[128] O protocolo de aplicação de verniz fluoretado apresenta variações na literatura; há recomendações de aplicações semestrais, semanais por 4 semanas seguidas, ou 3 aplicações por ano.[130] Para prevenção de lesões de cárie em dentição decídua e permanente, recomendam-se 2 a 4 aplicações ao ano; já para tratamento de manchas brancas, dependerá da avaliação individual do paciente e características associadas, bem como sua capacidade de controle do biofilme e dieta.

A efetividade clínica dos vernizes fluoretados já foi comprovada em diversas revisões sistemáticas de triagens clínicas. Vernizes à base de NaF a 5% são considerados um tratamento efetivo de lesões incipientes de cárie em dentes decíduos[130,131] e permanentes,[130] e na prevenção de lesões de cárie radiculares.[132]

A maioria dos estudos é realizada com Duraphat® (Colgate-Palmolive), que também foi o primeiro verniz fluoretado, manufaturado na década de 1960. Todavia, nos últimos anos, outros vernizes foram desenvolvidos com variações nas fórmulas, visando melhorar suas propriedades, como o manuseio, aparência e sabor, ou ainda acrescentando ingredientes ativos como fosfato tricálcico (TCP), cálcio e fosfato, fosfosilicato de cálcio e sódio, fosfato de cálcio amorfo (ACP), xilitol, entre outros (Tabela 4.9).[133]

O protocolo de uso dos vernizes prevê a limpeza e secagem prévia da superfície dental, a aplicação do produto sob isolamento relativo do campo operatório em camada fina e regular e instruções para não escovar os dentes por diferentes períodos após a aplicação. Recomendações adicionais e específicas para aplicação das diferentes marcas comerciais dos vernizes fluoretados são fornecidas pelos fabricantes e estão descritas na Tabela 4.9.

TABELA 4.9
Marcas comerciais de diferentes vernizes fluoretados, com sua composição e características específicas de aplicação.

Produto (fabricante)	Composição	Características específicas de aplicação segundo os fabricantes
Bifluorid 12® (VOCO)	Fluoreto de sódio a 6%, fluoreto de cálcio a 6% etilacetato, sílica pirogênica, óleo de cravo e isoamilpropionato	1. Homogenizar o produto e diluir, se necessário 2. Após aplicação, deixar o verniz ser absorvido por 10 a 20 s e secar com ar 3. Não escovar os dentes por 12 a 24 h após a aplicação
Biophat® (Biodinâmica)	Fluoreto de sódio a 6%, glicerina, veículo, flavorizante, edulcorante e espessante	1. Instruir o paciente a não comer alimentos sólidos durante as primeiras 4 h e não escovar os dentes por 24 h 2. Recomenda-se fazer 2 a 3 aplicações com intervalos de 3 a 4 dias
3M Fast ReleaseVarnish® (3M Oral Care)	Fluoreto de cálcio a 5% e xilitol em suspensão de base alcóolica de resina modificada (doses individuais)	1. Abrir a embalagem de dose única e a misturar o verniz com o aplicador fornecido 2. Instruir o paciente a não escovar os dentes ou usar fio dental por pelo menos 4 h após o tratamento; não consumir bebidas quentes ou alcóolicas (incluindo colutórios) por pelo menos 4 h após o tratamento
Clinpro White Varnish® (3M Oral Care)	Fluoreto de sódio a 5% (22.600 ppm), fosfato tricálcico modificado (TCP), resina de colofônia, n-hexano, álcool etílico, xilitol, espessante e flavorizante grau alimentício (doses individuais)	1. Colocar os conteúdos inteiros da embalagem individual no círculo escuro interno da embalagem ou nos adesivos fornecidos no guia de aplicação 2. Determinar a dose para o paciente (0,25 mℓ para dentadura decídua; 0,4 mℓ para dentadura mista; e 0,5 mℓ para dentadura permanente) 3. Pode ser aplicado nos dentes mesmo na presença de saliva, mas sem excesso 4. Não enxaguar ou sugar imediatamente após a aplicação 5. O paciente deve evitar alimentos duros e pegajosos, produtos contendo álcool, bebidas quentes, escovação dentária e fio dental por pelo menos 4 h após a aplicação
Duofluorid XII® (FGM)	Fluoreto de sódio a 6% e fluoreto de cálcio a 6%	1. Agitar o produto vigorosamente antes do uso 2. Deixar o verniz agir por 10 a 20 s e secar com ar 3. Nos colos ou bordas marginais muito sensíveis ou indicações semelhantes, repetir o tratamento 2 ou 3 vezes no intervalo de 7 dias
Duraphat® (Colgate-Palmolive)	Fluoreto de sódio a 5% (22.600 ppm), colofônia, etanol, sacarina e acetato de isoamilo	1. Antes de aplicar o Duraphat, o excesso de biofilme deve ser removido e os dentes devem ser secos
Fluorniz® (SSWhite)	Fluoreto de sódio a 5% (22.500 ppm), colofônia, etilcelulose, bálsamo de tolú, cera de abelha, toluenosulfonamida, vanilina, sacarina, álcool absoluto e álcool etílico	1. Agitar bem o produto antes da aplicação 2. Iniciar a aplicação pelas faces proximais, pincelando-as com uma fina camada de verniz. Nos pontos de contato, forçar a penetração do verniz com o fio dental 3. Aplicar uniformemente o produto por quadrante, removendo os excessos não aderidos. Não é necessário secar com ar
Profluorid Varnish® (VOCO)	Fluoreto de sódio a 5% (22.600 ppm) em base de colofônia	1. Para melhores resultados, eliminar a umidade/saliva excessiva da área a ser tratada 2. Umedecer a área onde o verniz foi aplicado com jato suave de água ou fluxo salivar para garantir o "endurecimento" do verniz 3. Instruir o paciente a evitar alimentos sólidos, álcool, escovação ou fio dental por 4 h
Mi Varnish® (GC)	Fluoreto de sódio a 5%, CPP-ACP (1 a 5%), acetato polivinílico, colofônia hidrogenada, dióxido de sílica e etanol (doses individuais)	1. Aplicar uma camada fina e uniforme do verniz; se houver separação entre os componentes, homogenizar com o *microbrush* 2. O produto "toma presa" em contato com água ou saliva e deve ser mantido nos dentes por 4 h 3. Instruir os pacientes a evitar comidas duras, quentes ou pegajosas, escovação dentária, uso de fio dental, produtos contendo álcool (colutórios, bebidas etc.) durante esse período de 4 h

(continua)

TABELA 4.9
Marcas comerciais de diferentes vernizes fluoretados. (*continuação*)

Produto (fabricante)	Composição	Características específicas de aplicação segundo os fabricantes
Fluor Protector® (Ivoclar-Vivadent)	Difluorsilano a 1% (1.000 ppm F), acetato de etila, propionato de isopentil, verniz de poliureia.	1. Utilizar o fio dental para aplicar o material nas áreas interproximais 2. De modo uniforme, dispersar e secar o verniz, usando, de modo opcional, uma seringa de ar 3. Manter os dentes isolados por 1 min 4. Pedir ao paciente para não enxaguar a boca, ou comer ou escovar os dentes durante 45 min
Enamelast® (Ultradent)	Fluoreto de sódio a 5% (22.600 ppm), resina sintética, álcool etílico, éster metílico de colofônia hidrogenada, ácido cítrico	1. Verificar a cor e a consistência do produto antes da aplicação e descartar qualquer líquido claro que sair 2. Permitir contato com bochecha, lábios e saliva, ou cuidadosamente jogar um jato de água sobre os dentes. O produto "toma presa" em contato com água ou saliva 3. Pedir ao paciente para evitar escovar os dentes, usar fio dental ou mastigar alimentos duros, pegajosos ou quentes por 4 a 6 h após o tratamento

Ao incorporar cálcio e fosfato ao verniz fluoretado, os fabricantes visam não somente promover a formação de CaF$_2$ na superfície do dente, mas também potencializar a remineralização no corpo da lesão,[128] em efeito sinérgico com o flúor. No entanto, os resultados descritos na literatura são conflitantes. Estudos *in vitro* observaram que a adição de substâncias como TCP e ACP podem influenciar a concentração de fluoreto na saliva.[133]

Um bom grau de remineralização de lesões de cárie artificial[134] e proteção à desmineralização[135] foi alcançado com o uso de verniz de NaF 5% + caseína/fosfato de cálcio amorfo (CPP-ACP). Há também resultados que mostram menor liberação de flúor e microdureza em lesões de cárie artificial quando os vernizes com ACP ou CPP-ACP são usados em comparação com os vernizes com TCP,[136] assim como maior capacidade remineralizadora do verniz com NaF 5% quando comparado com os produtos com a adição de TCP ou ACP-PP.[137]

Deve-se considerar que dados obtidos *in vitro*, como microdureza do esmalte e liberação de flúor na saliva, não necessariamente se refletem em proteção à desmineralização ou potencialização da remineralização *in vivo*. São necessários, portanto, mais estudos, particularmente com delineamentos *in situ* ou *in vivo*.

Também estão disponíveis no mercado *vernizes de clorexidina* com diferentes indicações. Podem ser utilizados em pacientes ortodônticos visando à prevenção e ao controle de manchas brancas,[138] bem como de lesões de cárie de raiz.[58,132,139] A forma de verniz deve ser aplicada diariamente por 3 dias e depois reaplicada a cada 3 meses de acompanhamento. Independentemente da forma de aplicação, há uma redução nos níveis de *Streptococcus mutans*, o que é uma modificação positiva do biofilme, que não necessariamente se traduz como redução na incidência da cárie.[70,72]

DIAMINO FLUORETO DE PRATA

O diamino fluoreto de prata (DFP), também conhecido como cariostático (Figura 4.19), é um recurso não invasivo para tratamento de lesões de cárie. Pode ser visto como uma aplicação tópica de flúor concentrada, capaz de paralisar ou retardar a progressão das lesões cariosas, e também prevenir a formação de novas lesões.[141,142] Algumas marcas comerciais podem ser visualizadas na Tabela 4.10.

Esse material foi desenvolvido no Japão, na Universidade de Osaka, a partir de soluções tópicas tradicionalmente utilizadas, como o fluoreto de sódio e o nitrato de prata. Ao combinar essas soluções em sua formulação, criou-se um produto mais potente e com compostos mais estáveis, evitando-se a perda de íons fosfato e cálcio, que ocorre com o uso isolado das duas soluções.

O produto, originalmente formulado na concentração de 38%, recebeu o nome de Saforide®. É aceito como agente terapêutico no Japão desde a década de 1970. No Brasil, o cariostático foi introduzido na década de 1980, em concentrações de 10%, 12%, 30% e, recentemente, a 38%. Já nos EUA, o cariostático foi aprovado pela FDA em 2014 e introduzido no mercado em 2015.[143]

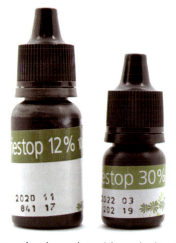

Figura 4.19 Exemplos de produtos à base de diamino fluoreto de prata com diferentes concentrações.

TABELA 4.10
Produtos à base de diamino fluoreto de prata comercialmente disponíveis.

Nome comercial (fabricante)	Concentração de DFS
Advantage Arrest® (Elevate Oral Care)	38%
Cariostasul® (Iodontosul)	10%, 12% e 30%
Cariestop® (Biodinâmica)	12% e 30%
Ancarie® (Maquira)	12% e 30%
Fagamin® (Tedequim)	38%
Fluoroplat® (NAF Laboratórios)	38%
Saforide® (Toyo Seiyaku Kasei)	38%
CSDS Caries Status Disclosing Solution® (Creighton Dental)*	40%
Riva Star® (SDI)**	38%
e-SDF® (Kids-e-dental)	38%

*DFP sem amônia, com fluoreto estanhoso a 10% e água como solvente, e pH 6,3 (informações do fabricante disponíveis em <www.silverfluorideammoniafree.com>).
**Disponível em dois frascos com solução de DFP a 38% (frasco 1) e solução concentrada de iodeto de potássio (frasco 2).

Por ser um recurso não invasivo, de baixo custo, de alto impacto e de fácil aplicação, o diamino fluoreto de prata tem sido objeto de um número crescente de pesquisas. Pode-se citar o uso do DFP em dentes decíduos,[144-146] primeiros molares permanentes[144,147,148] ou lesões de cárie radicular,[149] além de tratamento de hipersensibilidade dentinária.[150] Além disso, é um recurso que pode ser utilizado em nível individual ou populacional, e também fora do ambiente do consultório odontológico, o que amplia as possibilidades de uso e o torna um recurso importante para a redução das inequidades em saúde bucal.

Composição básica e mecanismo de ação

Sua fórmula química é $AgF[NH_3]_2$, e é uma solução incolor, alcalina (pH de 8 a 10), para uso tópico, cujos componentes básicos são nitrato de prata, ácido fluorídrico e amônia. A reação básica quando a solução de DFP é aplicada na superfície do dente é:

$$Ca_{10}(PO_4)_6(OH)_2 + Ag(NH_3)_2F \rightarrow CaF_2 + Ag_3PO_4 + NH_4OH$$

Além do fluoreto de cálcio (CaF_2) e do fosfato de prata (Ag_3PO_4),[151] há também a formação de flúor-hidroxiapatita,[152] em que íons flúor substituem parcialmente os radicais hidroxila da hidroxiapatita. Os cristais de flúor-hidroxiapatita ficam aderidos firmemente à lesão de cárie, oferecendo mais resistência à desmineralização.[142] O fluoreto de cálcio é considerado um reservatório de flúor fracamente aderido aos tecidos mineralizados do dente e é facilmente liberado após a escovação dentária ou a partir das variações de pH.[151] Consequentemente, ele interfere no processo de DES-RES. Como um todo, a ação do flúor torna os tecidos mineralizados mais acidorresistentes. Ademais, em alta concentração, como no DFP a 38% (44.800 ppm), o flúor inibe a formação de biofilmes cariogênicos, ao interferir em enzimas que atuam no metabolismo de carboidratos e captação de açúcares.[151]

Os íons de prata podem exercer seu efeito antimicrobiano por meio de quatro diferentes mecanismos. Ao interferir no sistema enzimático bacteriano, os íons prata bloqueiam o transporte de elétrons dos microrganismos ou, ao desativar as enzimas, promovem a morte bacteriana. Por meio de ligações eletrostáticas, os íons prata podem se ligar à membrana ou à parede celular bacteriana, inibindo o movimento do microrganismo ou, ainda, causando a ruptura da membrana. Na interação com o DNA, haverá uma mutação no conteúdo genético e a morte bacteriana. Por fim, íons prata podem se ligar a aminoácidos, formando complexos organometálicos que se rompem dentro da célula bacteriana, resultando em acúmulo de íons prata no interior do microrganismo, inativação do DNA e RNA bacteriano, ruptura da membrana celular e morte da bactéria.[142]

Considerando que a progressão da doença cárie em dentina envolve não somente a desmineralização, mas também a degradação da parte orgânica, outro efeito importante do SDF é a inibição do colapso da rede de fibras colágenas expostas na dentina cariada. Por ser um produto com pH alcalino[150] e devido à presença da prata,[153,154] o SDF inativa as metaloproteinases e cisteínas catepsinas bacterianas e intrínsecas do tecido, protegendo o colágeno dentinário da proteólise. Acredita-se que há um efeito combinado do flúor e da prata para a preservação da rede de fibras colágenas da dentina.[142] Esse processo é fundamental, porque a remineralização da dentina ocorre a partir de núcleos de remineralização apoiados na estrutura remanescente de fibras colágenas.[155]

A amônia na composição do DFP tem uma função muito importante: garantir a estabilidade da solução, mantendo a concentração constante ao longo do tempo.[151] Na solução, duas moléculas de amônia se ligam a um íon prata formando um complexo mais estável e menos propenso à oxidação. A estabilidade da solução de DFP é essencial para que o objetivo final do tratamento seja alcançado, ou seja, a paralisação da lesão de cárie.[142]

Em resumo, a ação cariostática do diamino fluoreto de prata está baseada na ação bactericida sobre microrganismos cariogênicos, promoção da remineralização e inibição da desmineralização dos tecidos duros do dente e redução da destruição da porção orgânica da dentina (Figura 4.20),[156] com ação sinérgica do flúor e da prata em concentrações elevadas (44.800 ppm de F; 255.000 ppm de Ag).[157]

Indicações

O DFP está indicado na paralisação do processo carioso e na redução da sensibilidade dentinária, em pacientes infantis e adultos, e tem sua aplicação em consultório odontológico ou em situação de campo.

Seu uso está indicado em pacientes em situação de risco, como portadores de disfunções salivares (em função de tratamento de neoplasias e síndrome de Sjögren, entre outras), portadores de necessidades especiais (com deficiências motoras ou cognitivas), fóbicos com múltiplas cavidades (que precisam ser paralisadas antes de se tornarem sintomáticas) e idosos, entre outros.[158]

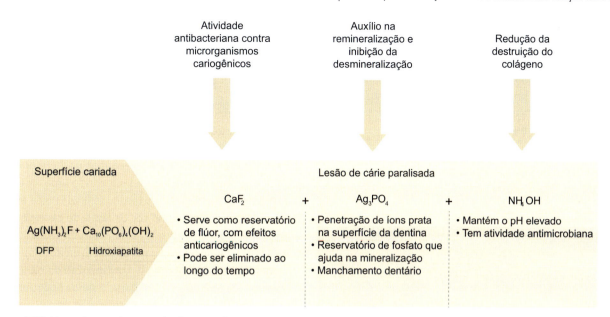

Figura 4.20 Mecanismos da ação do diamino fluoreto de prata quando aplicado em uma lesão cariosa. (Adaptada de Hu *et al.*, 2018.)[156]

Em relação ao dente, o DFP é indicado para tratamento de lesões cariosas ativas, lesões proximais iniciais[156] ou em fóssulas e fissuras de primeiros molares permanentes[148] e em situações difíceis de serem tratadas pelos métodos convencionais, como uma lesão recorrente em margem de coroa total, lesão de furca e elementos parcialmente eruptados.[158]

No entanto, levando-se em conta a pigmentação das lesões de cárie e a existência de alternativas de tratamento, a indicação mais comum é para pacientes infantis não colaboradores e em situação que requer rápido desempenho do material, ou seja, no estado ativo da doença cárie. Um exemplo desta condição são pacientes portadores de cárie na primeira infância com múltiplas lesões de rápida progressão, nos quais o tratamento terá o objetivo de paralisar a progressão da doença e reduzir a sensibilidade dentinária, enquanto outras medidas de controle do biofilme são gradativamente colocadas em prática (Figura 4.21).

O DFP pode ser empregado na fase de adequação do meio bucal isoladamente ou associado a procedimentos minimamente invasivos (restaurações atraumáticas), eliminando-se locais retentivos de biofilme.[159] À associação do DFP com o selamento cavitário com cimento de ionômero de vidro dá-se o nome de SMART (*silver modified atraumatic restorative technique* – técnica restauradora atraumática modificada por prata).[156,160]

▪ Efeitos indesejáveis do diamino fluoreto de prata

O uso do DFP esbarra em duas questões: seu uso em lesões profundas de cárie e seu indesejável efeito antiestético.

A evidência científica atualmente disponível relacionada com as possíveis reações pulpares após o uso do DFP em lesões profundas é limitada se comparada aos estudos de eficácia e longevidade. Em 1996, foi desenvolvido um estudo histológico que consistiu na análise de 55 polpas decíduas após a aplicação de fluoreto de prata. Este trabalho obteve reação pulpar favorável em 50 espécimes, com presença de dentina reparadora e manutenção da camada odontoblástica.[161] Especificamente com a aplicação do DFP a 38%, estudos mais recentes mostram que há prata nos túbulos dentinários, infiltrado inflamatório crônico na região da polpa subjacente à região da lesão de cárie e formação de dentina terciária.[162,163] Não houve relato de dor nem outro sinal clínico relacionado a processos degenerativos da polpa.[163] Em dentes permanentes (pré-molares que receberam cavidades profundas de classe V e com indicação ortodôntica para exodontia), não foram observadas alterações histológicas.[164] São necessários, portanto, novos estudos para que tais conclusões sejam corroboradas.

O efeito colateral mais importante em relação ao SDF é o escurecimento da lesão cariosa (ver Figura 4.21), e, por consequência, o resultado antiestético do procedimento.[156] Este é, provavelmente, o motivo pelo qual o uso do DFP é mais difundido em dentes decíduos do que em permanentes. Entretanto, considerando-se as situações específicas em que seu uso é indicado, a opção de um tratamento menos invasivo e efetivo é mais interessante para a saúde da criança do que a estética. Também é importante salientar que o escurecimento é restrito aos tecidos desmineralizados, não afetando tecidos hígidos.

> Uma revisão sistemática recente mostrou que, para pacientes infantis, a aceitação do DFP e da pigmentação dos dentes varia de 29,6 a 95,4%; a aceitação é maior quando se trata de dentes posteriores[165] e dentes decíduos.[166] Pais de crianças não cooperativas tendem a aceitar melhor o tratamento com

DFP.[165,166] Também foi observada uma tendência à melhor aceitação ao longo das consultas de acompanhamento.[165] De qualquer forma, aconselha-se que um termo de consentimento livre e esclarecido com a descrição dos benefícios e riscos envolvidos seja obtido previamente ao tratamento com DFP; esta recomendação também faz parte do protocolo adotado pelo UCSF *Silver Caries Arrest Committee*.[158]

Uma alternativa para diminuir o escurecimento das lesões de cárie é o uso de iodeto de potássio (KI),[167] em uma solução saturada de KI (1 g de KI/mℓ) aplicada logo após o tratamento com DFP. Em teoria, o KI remove o excesso de prata ao formar outros compostos: o iodeto de prata (AgI) e o fosfato tripotássico (K_3PO_4).[168] A reação é a seguinte:

$$Ag_3PO_4 + 3KI \rightarrow 3AgI + K_3PO_4$$

O fosfato tripotássico é um pó branco e o principal responsável pela redução do manchamento dentário. Já o iodeto de prata ainda é um subproduto fotossensível e, quando exposto à luz, pode escurecer.[168] Há discrepâncias na literatura em relação a este tópico, com estudos sugerindo uma redução do manchamento dentário como resultado final[157] ou a ausência de mudança significativa na cor da lesão de cárie dentinária após a aplicação de DFP + KI.[169] Também foi relatado que o uso de DFP sozinho ou associado ao KI tem efeitos similares no tratamento de lesões de cárie,[157] com redução do crescimento de biofilme de *Streptococcus mutans*.[170] Ainda assim, em razão dos estudos disponíveis serem pesquisas *in vitro* e apresentarem metodologias muito variadas, conclusões definitivas sobre os benefícios do KI associado ao uso DFP só poderão ser descritas após o desenvolvimento de ensaios clínicos randomizados.

Uma alternativa capaz de minimizar o manchamento da superfície dentária é o uso de nanopartículas de prata, que tendem a ser praticamente incolores à medida que seu tamanho diminui. Com aproximadamente 10 nm, essas partículas ultrapassam as membranas celulares bacterianas com facilidade e interferem nos processos metabólicos, causando a morte bacteriana.[171,172] Uma formulação contendo nanopartículas de prata, quitosana e flúor foi proposta, garantindo a atividade anticárie sem o escurecimento da lesão de cárie.[173] Esta formulação ainda não se encontra comercialmente disponível.

▪ Protocolo de uso e técnica de aplicação

Diferentes concentrações de SDF (10%, 12%, 30% e 38%) foram testadas em protocolos diversos. Como a concentração de flúor e prata são fatores com influência direta na efetividade do SDF para controlar a progressão das lesões de cárie, recomenda-se o uso de DFP a 38%[155,174,175] com 2 aplicações ao ano[158,174,176] sem remoção prévia de tecido cariado.[158,177]

A técnica de aplicação do DFP é bastante simples (ver Figura 4.21), não necessita de anestesia local e remoção de tecido cariado e segue as seguintes etapas:[178]

- Profilaxia dentária: remoção de *debris* e biofilme dental da superfície do esmalte ou cavidade com escova de dentes, pensos de algodão umedecidos em água ou profilaxia com escova Robson e pasta profilática
- Proteção de tecidos moles (face, lábios e mucosas) com vaselina, para evitar a pigmentação das mucosas ou lesões em tecidos moles
- Isolamento relativo do campo operatório com roletes de algodão
- Agitação do frasco para homogeneização da solução

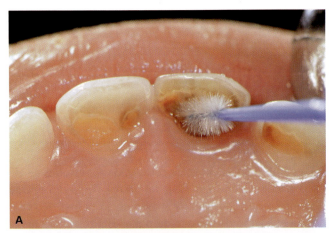
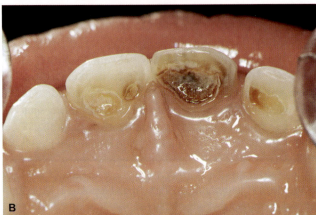
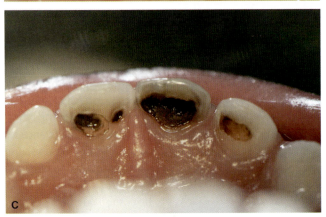

Figura 4.21 A. Aplicação de diamino fluoreto de prata em uma lesão de cárie. **B.** Aspecto da lesão imediatamente e 24 horas após aplicação da solução de DFP. **C.** Aspecto enegrecido nítido da lesão devido à precipitação da prata.

- Colocação de uma gota da solução em um pote Dappen de vidro
- Secagem do dente que receberá o tratamento com jato de ar ou bolas de algodão secas
- Aplicação do DFP com *microbrush* ou bola de algodão no dente de forma ativa, por 1 minuto
- Remoção do excesso da solução com bolinhas de algodão
- Remoção do isolamento relativo após aproximadamente 3 minutos.

Caso o profissional opte por utilizar a solução de iodeto de potássio (KI), o isolamento relativo do campo operatório não deve ser removido. O protocolo continua com as seguintes etapas:[158]

- Remoção do excesso de solução de DFP com algodão ou gaze
- Aplicação da solução de KI com um novo *microbrush*. Esse procedimento deve ser repetido por 3 vezes, com 5 a 10 segundos de intervalo até que não sejam mais observados precipitados brancos
- Remoção do excesso de KI com algodão
- Lavagem do dente com água.

Em relação ao uso do DFP, há ainda mais algumas observações e cuidados especiais que devem ser levados em conta:

- O KI não deve ser utilizado em pacientes gestantes ou em período de amamentação já que pode causar alterações na tireoide[168]
- O DFP não pode ser aplicado sobre tecido pulpar exposto ou em dentes com alterações pulpares irreversíveis
- A solução de DFP deve ser manuseada com cuidado, evitando-se contato com pele, roupas ou móveis, devido ao manchamento
- Para pacientes não cooperadores, os tempos de aplicação podem ser reduzidos sem prejuízo significativo ao desfecho clínico
- É necessário informar o paciente e/ou seus responsáveis sobre o escurecimento da lesão de cárie e obter o consentimento destes para a realização do tratamento com DFP
- Após a aplicação do DFP, o paciente não deve comer, beber ou enxaguar a boca por pelo menos 30 minutos para evitar a remoção ou diluição da solução.

▪ Pesquisas clínicas e laboratoriais

Dados recentes de uma revisão guarda-chuva demonstraram a superioridade do DFP na interrupção de lesões de cárie coronária em dentes decíduos e na prevenção e paralisação de cáries radiculares em dentes permanentes, independentemente do material usado para comparação.[179]

O DFP, em função da alta concentração de flúor em sua composição, costuma ser comparado com outras formas de flúor tópico, como os vernizes fluoretados. São descritos a seguir os principais achados de pesquisas *in vitro* e triagens clínicas.

Remineralização de esmalte e dentina

A remineralização de lesões incipientes em esmalte com DFP a 38% se mostra efetiva, aumentando a densidade mineral do tecido em uma profundidade que chega a 300 μm.[180] Também foi relatado que a aplicação de fluoreto de prata é capaz de inibir a desmineralização em esmalte,[181] promovendo aumento da resistência contra a perda mineral em esmalte decíduo.[182] Em dentina decídua, observou-se que, após o tratamento com DFP a 38%, uma região superficial, altamente mineralizada e rica em cálcio e fosfato é encontrada,[183] com consequente aumento da microdureza quando comparada ao tecido cariado.[173]

Ensaios clínicos randomizados | Paralisação de lesões de cárie

Ensaios clínicos randomizados demonstram o efeito do DFP ao longo do tempo e são focados na dentadura decídua/pacientes infantis e lesões de cárie radicular/pacientes idosos.

Um estudo recente avaliou lesões de cárie em crianças em idade pré-escolar 14 dias após a aplicação do DFP a 38% e relatou mudanças clínicas evidentes nas lesões em 72% dos dentes avaliados, que se apresentaram escurecidas e com consistência dura à sondagem, características de lesões de cárie inativas.[184] A paralisação das lesões se mantém ao longo do tempo, com índice de paralisação de 91% após 24 meses de acompanhamento[185] e 76% após 30 meses.[175]

Também há evidência de que o uso de DFP 38% 2 vezes ao ano é capaz de prevenir o surgimento de novas lesões. Após 36 meses de acompanhamento, observou-se que, no grupo de pacientes que receberam o tratamento com DFP, o número médio de novas superfícies cariadas em decíduos/primeiros molares permanentes foi de 0,29/0,37, enquanto o grupo que não recebeu o tratamento foi de 1,4/1,1.[144]

Em pacientes idosos, o índice de paralisação de lesões de cárie radicular após a aplicação de DFP a 38% foi de 90% após 30 meses de acompanhamento. Nesse estudo, também foi testada a aplicação de DPF a 38% + KI, e o índice foi de 93%.[186] Portanto, o uso do KI para reduzir o escurecimento dentário não influenciou o efeito cariostático do DFP.

O DFP também é capaz de prevenir o aparecimento de novas lesões de cárie radicular. Em pacientes que mantiveram apenas o controle mecânico do biofilme, 2,5 novas lesões apareceram após 36 meses de acompanhamento; para aqueles que receberam uma única aplicação de DFP a 38%, o número de novas lesões foi 0,7.[187]

Adesão à dentina tratada com diamino fluoreto de prata

O tratamento com DFP não precisa ser considerado definitivo. Há a possibilidade, a qualquer momento, de restaurar a lesão que recebeu o DFP, eliminando o escurecimento, selando a cavidade e devolvendo a estética perdida. Isto pode ser feito para o paciente adulto ou infantil, tão logo o equilíbrio da cavidade bucal seja restabelecido ou o comportamento (no caso do paciente infantil) permita.

A dúvida está nas condições de adesão após a aplicação do DFP. Sabe-se que há penetração de íons prata nos túbulos dentinários, o que ajuda a diminuir a sensibilidade da dentina cariada a estímulos químicos (p. ex., alimentos doces) ou físicos (p. ex., alimentos gelados ou quentes), mas também pode interferir na penetração do adesivo dentinário e diminuir a resistência de adesão à dentina, influenciando na longevidade do procedimento restaurador.[171] Por outro lado, seria possível pensar na hipótese de que a dentina cariada tem suas propriedades mecânicas melhoradas: ao receber uma aplicação tópica de flúor concentrada, o conteúdo mineral e a dureza do tecido são melhoradas, resultando em um tecido mais adequado aos procedimentos adesivos.

Estudos *in vitro* avaliaram a resistência de adesão de dentina decídua e permanente tratada com DFP. Em dentes permanentes, a resistência de adesão de um adesivo universal à dentina desmineralizada de dentes permanentes não foi afetada pelo tratamento com DFP a 38%, entretanto o uso de KI reduziu drasticamente seus valores.[188] Por outro lado, o uso de DFP a 38%[78,189] ou DFP a 38% + KI[169] não influenciou os valores de resistência de adesão do cimento de ionômero de vidro de alta viscosidade. Já em dentes decíduos, o tratamento com DFP a 38% não alterou a força de adesão do cimento de ionômero de vidro de alta viscosidade à dentina cariada decídua natural.[190]

É importante salientar que, apesar de apontarem uma tendência, os resultados de estudos laboratoriais devem ser analisados com cautela, principalmente ao se discutir lesões de desmineralização produzidas *in vitro*, já que a dentina cariada natural tem uma microestrutura muito mais complexa e diferente permeabilidade,[169] e as restaurações enfrentam desafios variados quando em função na cavidade bucal.

SELANTES DE FÓSSULAS E FISSURAS

As fóssulas e fissuras são estruturas vulneráveis à formação de lesões de cárie em razão de sua anatomia irregular e retentiva, que facilita o acúmulo e maturação do biofilme, e impede que outros métodos preventivos, como a associação escovação + dentifrício fluoretado, tenham os mesmos benefícios alcançados em superfícies lisas. Para essa situação específica, foram desenvolvidos os selantes de fóssulas e fissuras.

Esses selantes atuam como uma barreira física que isola sulcos e fissuras do biofilme e regulariza a superfície do dente, com o objetivo de facilitar a escovação.[191] As superfícies oclusais dos molares permanentes são mais suscetíveis às lesões de cárie de fissura, especialmente logo após erupção quando ainda não há oclusão funcional,[192] e são também as que mais se beneficiam da aplicação de selantes.

Diferentes revisões sistemáticas avaliaram a efetividade dos selantes de fóssulas e fissuras. O efeito protetor dos selantes em dentes permanentes foi comprovado em triagens clínicas com até 5 anos de acompanhamento (2,6% de novas lesões em dentes selados *versus* 12,6% em dentes não selados);[193] com efeito protetor em molares permanentes de crianças e adolescentes, sejam eles livres de cárie ou com lesões incipientes, após 48 meses de acompanhamento.[194] Também foi demonstrado que os selantes são mais eficazes para prevenir a progressão de lesões cariosas quando comparados com vernizes fluoretados tanto em dentes decíduos quanto permanentes.[195]

Os selantes são considerados uma alternativa microinvasiva para prevenção e tratamento de lesões de cárie. Deve ser feita uma avaliação completa do paciente, associando a análise dos comportamentos de risco às características clínicas, para definir a necessidade ou não do uso dos selantes, particularmente quando se considera o selante para prevenção de lesões em dentes hígidos (ICDAS 0; Tabela 4.11). Já a utilização do selante como agente terapêutico, está indicada para o tratamento de dentes com superfície oclusal desmineralizada ou com lesão de cárie inicial (ICDAS 1, 2 e 3).[196] Há ainda a possibilidade de se usar os selantes para tratamento de lesões cavitadas de cárie (ICDAS 4 e 5), desde que a lesão não se estenda além do terço externo da dentina e a cavidade apresente ausência (ICDAS 4) ou pequena abertura em esmalte (ICDAS 5), seja em dentes permanentes jovens[197] ou decíduos[198] e sem sintomatologia dolorosa. A decisão de utilizar o selante como agente terapêutico é acertada sob o ponto de vista de preservação da estrutura dentária, pois a primeira restauração pode ser fatal para um dente permanente jovem. Uma restauração pode não ser o tratamento final, mas sim o começo de um tratamento contínuo com ainda mais perda de substância dentária, inserindo o dente na espiral da morte dental.[197]

TABELA 4.11
Descrição do Sistema Internacional de Detecção e Avaliação de Cárie (ICDAS).

Código	Sinais clínicos
0	Nenhuma alteração na translucidez do esmalte após secagem de 5 s
1	Opacidade ou pigmentação visível após secagem de 5 s
2	Opacidade ou pigmentação visível na presença de umidade
3	Cavidade localizada em esmalte opaco ou pigmentado
4	Sombreamento (acinzentamento) da dentina subjacente
5	Cavidade em esmalte opaco ou pigmentado com exposição de dentina
6	Cavidade em esmalte opaco ou pigmentado com exposição da dentina, envolvendo mais da metade da profundidade do tecido

Adaptada de Ismail *et al.*, 2007.[199]

Classificação dos selantes de acordo com a composição

Selantes resinosos

São compostos por uma matriz resinosa, normalmente monômeros bisfenol-A glicidil dimetacrilato (bis-GMA) ou uretano dimetacrilato (UDMA), com ativação química ou por luz.[200] Podem ou não ter partículas de carga inorgânicas como o dióxido de silício (sílica) ou zircônia (Tabela 4.12). Nos selantes com carga, para possibilitar a adesão entre as duas fases – orgânica e inorgânica – usa-se um agente silano. Entre os elementos adicionais que podem ser encontrados nos selantes estão os corantes ou opacificadores e os fluoretos.[201] Têm composição bem semelhante aos adesivos hidrófobos; mais detalhes de componentes da matriz orgânica e inorgânica podem ser obtidas no Capítulo 6, *Sistemas Adesivos*. Esses materiais são geralmente comercializados em seringas, cujas pontas podem ser usadas para aplicação do material (Figura 4.22).

O sucesso clínico de um selante resinoso depende de uma adesão efetiva ao esmalte, na região adjacente às fissuras, bem como boa penetração e adesão às paredes das fissuras.[202,203] Uma boa adesão e retenção do selante é fundamental para evitar, por exemplo, existência de fendas entre o material e o dente e o possível desenvolvimento de lesões de cárie subjacentes ao selante ao longo do tempo.[204]

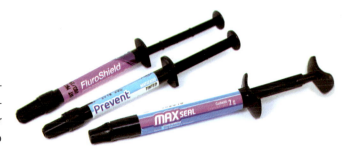

Figura 4.22 Exemplos de marcas comerciais de selantes resinosos para fóssulas e fissuras.

A adesão é obtida por meio do condicionamento do dente com ácido fosfórico a 37%. Pela ação do ácido, ocorrerá a desmineralização da camada superficial e a formação de microporosidades no esmalte, o que aumenta a superfície de contato e a energia de superfície do esmalte, favorecendo a adesão do selante. Com a aplicação subsequente do material e a fotoativação, haverá a formação de uma camada híbrida no esmalte com *tags* resinosos,[203] responsável pela adesão micromecânica do selante ao dente.[196] É comum manterem uma proporção reduzida de carga, a fim de obter uma baixa viscosidade, facilitando a penetração do selante nas fóssulas e fissuras,[205] além de boa capacidade de molhamento da superfície.[206]

Os estudos não relatam diferença entre selantes de ativação química ou fotoativados. Todavia, a facilidade de técnica, com a imediata polimerização após a aplicação do selante na superfície do dente, faz o selante fotoativado ser a primeira escolha para uso no cotidiano do dentista.[207] Também não foram observadas diferenças nos índices de retenção de selantes com e sem carga.[206]

A incorporação de fluoreto à matriz resinosa do selante de fóssulas e fissuras é uma modificação da fórmula original do produto na expectativa de acrescentar mais um elemento de proteção para pacientes em risco ou portadores de lesões de cárie, e o selante atuaria como um reservatório de flúor. Este último é incluído como um sal de fluoreto solúvel como o fluoreto de sódio (NaF), uma partícula de carga de vidro fluoretado ou monofluorfosfato.

No entanto, considerando-se que a matriz resinosa dos selantes não é hidrofílica, não ocorre a difusão de água no corpo do material necessária para o desalojamento dos íons flúor, dificultando sua liberação para o meio bucal.[208] Como consequência, o íon fluoreto não se difunde na matriz resinosa do selante e os níveis de flúor na saliva e biofilme após a aplicação de selantes aumentam de forma insignificante do ponto de vista clínico.[209] Tal achado tem correlação clínica quando se observam os resultados de um recente estudo

TABELA 4.12
Composição de diferentes selantes resinosos disponíveis no mercado.

Nome comercial e fabricante	Composição
Fluroshield® (Dentsply Sirona)	Monômeros com grupamentos NCO, bis-GMA, TEGDMA, PENTA, N-metil dietolamina, BHT, metacrilatos, canforoquinona, cervit T 1000, bário silanizado, fluoreto de sódio, cabosil TS 720 e titanox 325
Max Seal® (Maquira)	Bis-GMA, UDMA, HDDMA, fluoreto de sódio, fluoreto de cálcio, BHT, canforoquinona, coiniciadores e dióxido de silício coloidal
Prevent® (FGM)	Bis-GMA, TEGDMA e monômeros metacrílicos ácidos, estabilizante, canforoquinona, coiniciador e carga de vidro flúor-alumino-silicato
Grandio Seal® (VOCO)	70% de nanopartículas de carga inorgânica em uma matriz de metacrilato (bis-GMA, TEGDMA) e fluoretos
BeautiSealant® (Shofu)	UDMA, TEGDMA, partículas de carga S-PRG (GIOMER), copolímeros de MMA-MF, fotocatalisador e sílica micropirogenada
Primer do BeautiSealant® (Shofu)	Acetona, água destilada, monômero de ácido carboxílico, monômero de ácido fosfórico

Bis-GMA: bisfenol A glicidil metacrilato; TEG DMA: trietilenoglicol dimetacrilato; PENTA: pentaeritritol pentacrilato monofosfato; BHT: hidroxitolueno butilado; UDMA: uretano dimetacrilato; MMA-MF: metacrilato de metilfluoreto; NCO: grupamento isociantato; HDDMA: 1,6 dimetacrilato hexanedio; S-PRG: partículas de carga de vidro pré-reagidas.

clínico randomizado, que demonstrou que o efeito preventivo e a taxa de retenção dos selantes com ou sem fluoreto em sua composição são equivalentes.[210]

Os selantes resinosos têm propriedades mecânicas superiores às dos selantes ionoméricos, no entanto, têm natureza hidrofóbica e são bastante sensíveis à técnica de aplicação.

Protocolo clínico para aplicação do selante de fóssulas e fissuras

O protocolo é bastante simples, conforme observado na Figura 4.23. Consiste na remoção do biofilme dental por meio de profilaxia com pedra pomes e água. Na sequência, deve-se realizar um isolamento do campo operatório, que pode ser absoluto ou relativo, para impedir contaminação por saliva.

Assim como para os sistemas adesivos de condicionamento e lavagem descritos no Capítulo 5, *Resinas Compostas*, há a necessidade de realizar o condicionamento das superfícies do esmalte com ácido fosfórico a 37% durante 30 segundos. O esmalte bem condicionado deverá ter um aspecto fosco e esbranquiçado.

Tanto o ácido como os subprodutos da desmineralização devem ser removidos com uma lavagem vigorosa, com água e ar, pelo mesmo tempo de condicionamento. A superfície deve então ser bem seca, com jatos de ar, por causa da natureza hidrófoba do selante. Este pode ser levado à superfície com ponteiras aplicadoras ou com uma sonda exploradora. O material deve ser fotoativado empregando unidades de luz com irradiância mínima de 500 mW/cm^2 pelo tempo recomendado pelo fabricante, que geralmente é de 20 segundos.

A integridade do selante aplicado na região de fóssulas e fissuras deve ser verificada com sonda exploradora, e a oclusão deve ser verificada para remoção do material em pontos de contato prematuro, se estiverem presentes.

▪ Selantes à base de cimento de ionômero de vidro

Os selantes à base de ionômero de vidro (CIVs) podem ser considerados uma alternativa aos selantes resinosos em situações em que o isolamento do campo operatório (absoluto ou relativo) não pode ser obtido de maneira adequada, já que são menos sensíveis à umidade.[211,212] Portanto, a indicação mais precisa dos selantes de ionômero de vidro é em molares permanentes jovens, parcialmente eruptados na cavidade bucal.[211]

Para o selamento de fóssulas e fissuras podem ser utilizados os CIVs de ativação química de alta viscosidade ou os modificados por resina fotoativados. Mais detalhes da composição dos CIVs podem ser obtidos no Capítulo 7, *Cimentos de Ionômero de Vidro*.

Entre as características positivas dos selantes ionoméricos estão a adesão química ao esmalte, coeficiente térmico-linear semelhante à estrutura dentária e liberação e incorporação constante de fluoreto, com trocas iônicas entre o material, o meio bucal e o dente.

O preparo da superfície do esmalte dental para receber o selante de CIV consiste no condicionamento ácido com ácido poliacrílico em concentrações de 10 a 25% em tempos inferiores a 20 segundos. O ácido poliacrílico é um ácido fraco cuja função é facilitar a reação de quelação entre o cálcio do esmalte e a matriz do cimento de ionômero de vidro, estabelecendo uma adesão mais estável.[213]

> Os cimentos de ionômero de vidro modificados por resina (CIVMRs) também têm propriedades de liberação de flúor como os ionômeros de vidro convencionais, mas a incorporação de monômeros resinosos e iniciadores para fotopolimerização produziu um material com melhores propriedades mecânicas. Além da reação química ácido-base tradicional dos ionômeros de vidro, há, portanto, uma reação suplementar de polimerização iniciada pela luz. Assim, ocorre a polimerização inicial da porção resinosa, seguida pela reação ácido-base mais lentamente.[214] A adesão dos CIVMRs pode incluir a aplicação de *primers* previamente à inserção do material.[215] O protocolo para uso desses materiais como selantes de fóssulas e fissuras, por conseguinte, varia de acordo com o material utilizado e as recomendações dos fabricantes.

Revisões sistemáticas demonstraram que não há diferença entre o efeito de prevenção à cárie de selantes resinosos e selantes de CIV de alta viscosidade;[213,216] e entre selantes resinosos e selantes de CIVMR.[217] Todavia, a retenção dos selantes resinosos é superior à dos ionoméricos.[213] Deduz-se daí que o efeito anticárie dos selantes ionoméricos é independente da retenção na superfície do dente. Mesmo após clinicamente "perdidos", os selantes à base de ionômero de vidro ainda apresentam efeito preventivo, provavelmente relacionado com a presença de remanescentes do CIV nas porções mais profundas das fissuras[218] e a liberação e recarga de fluoreto.[215]

A decisão clínica do selamento de fóssulas e fissuras com selantes ionoméricos ou resinosos depende, portanto, mais das características do paciente, do dente a ser selado e das condições de trabalho do que da efetividade do material, já que a ação anticárie é semelhante. Para o selamento preventivo em dentes recém-eruptados ou que apresentam dificuldade para controle da umidade, a indicação são os selantes ionoméricos. Já em procedimentos preventivos ou terapêuticos, em que condições ideais de isolamento do campo operatório sejam alcançadas, pode-se usar os selantes resinosos por facilitarem a visualização e o acompanhamento clínico ao longo do tempo.[213] Outra situação que favorece o acompanhamento é o uso de selantes matizados (com corantes ou opacificadores).

Protocolo clínico para aplicação de selante à base de ionômero de vidro

É semelhante ao de aplicação do cimento resinoso. Depois da profilaxia e do isolamento relativo, deve-se aplicar um condicionador à base de ácido poliacrílico por 20 segundos. A

CAPÍTULO 4 | Materiais para Prevenção da Cárie Dentária e da Doença Periodontal 89

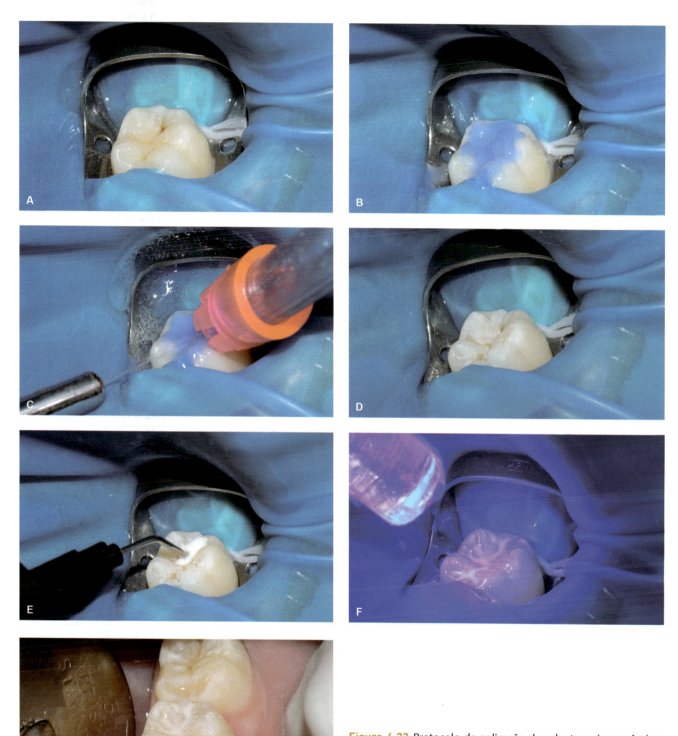

Figura 4.23 Protocolo de aplicação do selante resinoso. Após a profilaxia, é realizado o isolamento do campo operatório (**A**), condicionamento ácido do esmalte com ácido fosfórico por 30 segundos (**B**), lavagem com água por 30 segundos (**C**), secagem da superfície oclusal (**D**), aplicação do selante resinoso (**E**) e fotoativação de acordo com as recomendações do fabricante (**F**). A integridade do selante deve ser verificada (**G**) antes da checagem da oclusão.

superfície é então lavada pelo mesmo tempo de condicionamento com vigoroso *spray* de água, e depois secada.

O CIV de alta viscosidade deve ser manipulado (ver mais detalhes no Capítulo 7, *Cimentos de Ionômero de Vidro*), inserido em uma seringa Centrix e então levado até a superfície oclusal. Uma espátula de resina ou sonda exploradora também pode ser empregada para levar o material. Aguarda-se a geleificação inicial do material, se este for quimicamente ativado. Essa presa inicial leva em torno de 8 minutos, desde o início da manipulação do cimento. Nesse período, o isolamento deve ser mantido. A seguir, deve ser feita a verificação da oclusão, a remoção de excessos se necessário, e a aplicação de uma camada de vaselina para a proteção do material contra sinérese até a completa presa do material. A vaselina pode ser substituída por uma final camada de adesivo dentário ou selante de fóssulas e fissuras.

▪ Materiais alternativos para selamento de fóssulas e fissuras

Resinas de baixa viscosidade

As resinas de baixa viscosidade, também conhecidas como resinas *flow*, são uma alternativa para o selamento de fóssulas e fissuras, e há estudos com acompanhamento de até 2 anos que demonstram taxas de retenção semelhantes às dos selantes resinosos[207] ou até uma taxa levemente superior.[219] Apresentam maior viscosidade se comparadas aos selantes resinosos, o que provavelmente reduz a profundidade de penetração nas fissuras,[207] mas ao mesmo tempo têm maior quantidade de partículas de carga, o que pode minimizar a contração de polimerização, reduzir a formação de fendas e aumentar a resistência ao desgaste.[219] Para melhorar a penetração da resina *flow* nas fissuras, foi proposto o uso combinado de um sistema adesivo antes da aplicação da resina *flow*. Mais detalhes sobre este tipo de material podem ser encontrados no Capítulo 5, *Resinas Compostas*.

Selantes hidrofílicos

Foram desenvolvidos recentemente com a promessa de adesão efetiva ao esmalte úmido. Esta característica pode ser uma vantagem, especialmente em Odontopediatria, em que o adequado controle da umidade pode ser difícil de se atingir em situações clínicas específicas.[220] Assim, as características desejáveis dos selantes resinosos (retenção e boas propriedades mecânicas) e dos selantes ionoméricos (menor sensibilidade à umidade) seriam alcançadas em um único material.

Há duas marcas comerciais atualmente disponíveis, o selante Ultraseal XT hydro® (Ultradent) e o Embrace Wetbond® (PULPDENT). Para ambos os produtos, os fabricantes recomendam a adesão em esmalte úmido.

O Ultraseal XT hydro® foi caracterizado por um estudo *in vitro*[220] como um selante com elevado conteúdo de carga de sílica, alumínio e bário. As partículas de carga têm tamanhos submicrométricos e nanométricos e são uniformemente distribuídas.

De acordo com o fabricante, o Embrace Wetbond®, além de ser hidrofílico, tem a capacidade de liberar e recarregar íons cálcio e fluoreto. Em comparação com um selante ionomérico, o produto apresentou taxas de retenção superiores após 6 meses.[221] Estudos *in vitro* demonstraram a formação de *tags* resinosos longos, menos microinfiltração e adaptação marginal superior quando comparado com os selantes à base de bis-GMA.[222] Em um estudo clínico, o Embrace Wetbond® demonstrou comportamento similar a um selante à base de bis-GMA no que diz respeito a retenção, adaptação marginal e presença de lesões de cárie.[223]

Estes selantes hidrofílicos ainda não estão disponíveis no comércio nacional e necessitam de estudos clínicos longitudinais que comprovem suas propriedades favoráveis, antes de se tornarem uma alternativa aos selantes hidrófobos existentes no mercado.

Selantes com tecnologia GIOMER

A tecnologia GIOMER é propriedade da empresa Shofu e está descrita com mais detalhes no Capítulo 5, *Resinas Compostas*. Essa tecnologia se refere a partículas de carga de vidro pré-reagido (S-PRG). Consiste em um núcleo de ionômero de vidro estável, protegida por uma estrutura trilaminar que permite a liberação e recarga controlada de fluoreto e outros íons, sem alterar sua integridade estrutural.

A marca comercial disponível é o BeautiSealant® (Shofu), cuja apresentação é feita em 2 frascos: 1 *primer* e 1 seringa com o selante. O BeutiSelant® não precisa de condicionamento com ácido fosfórico por apresentar um *primer* autocondicionante com monômeros adesivos de dupla ativação que condicionam a superfície do dente e a tornam mais reativa, favorecendo a adesão química do selante ao esmalte. A formulação não contém HEMA, mas sim uma matriz convencional de bis-GMA.[224] Observações em microscopia eletrônica de varredura (MEV) demonstraram que a aplicação do *primer* autocondicionante não promove alterações estruturais no esmalte, mas facilita a umectância da superfície e a penetração do selante nas fissuras.[225,226]

Há liberação de íons como fluoreto, sódio, alumínio, estrôncio e silicato, devido à fase ionomérica presente na partícula de carga.[227] Assim como no ionômero de vidro, há uma liberação inicial de fluoretos, com novos picos de liberação após a imersão com solução de fluoreto de sódio.[225] A liberação de fluoretos dos selantes à base de GIOMER é mais elevada que a dos selantes resinosos que contêm flúor, mas inferior a dos cimentos de ionômero de vidro.[228]

Há poucos estudos clínicos sobre este selante. Em dentes decíduos[226] ou primeiros molares permanentes[229] observou-se menor retenção desse selante em relação aos resinosos convencionais, embora a prevalência de lesões cariosas após 18 meses tenha sido similar.[230]

Infiltrantes para selamento de lesões proximais

O manejo de lesões de cárie proximais representa um desafio para os profissionais,[231] pois não são acessíveis à escova e seu controle depende principalmente do paciente com o emprego disciplinado do fio dental. Quando restritas ao esmalte, não devem ser tratadas com procedimentos restauradores convencionais, que são destrutivos e dificilmente reproduzem adequadamente o contato interproximal das superfícies dentárias.[231-234]

Nessas situações, a infiltração da lesão interproximal com um infiltrante (ICON®, DMG; Figura 4.24) apresenta resultados animadores em lesões proximais.[231,234] O ICON® é uma resina de baixa viscosidade capaz de penetrar em torno de 500 μm na camada superficial do esmalte.[235,236] Ao preencher o corpo poroso da lesão de cárie, substitui o mineral perdido e fortalece mecanicamente a lesão.[236] Embora seja eficaz para a prevenção da progressão da cárie proximal, o infiltrante de resina não deve ser aplicado no selamento de fissuras oclusais,[235,237] já que esse material apresenta desempenho inferior aos selantes resinosos e de ionômero de vidro.[237]

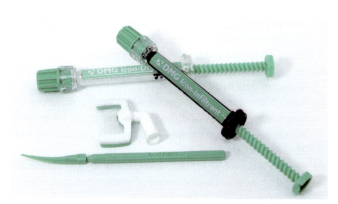

Figura 4.24 Infiltrante resinoso ICON® (DMG).

REFERÊNCIAS BIBLIOGRÁFICAS

1. Kassebaum N, Smith A, Bernabé E, Fleming T, Reynolds A, Vos T et al. Global, regional, and national prevalence, incidence, and disability-adjusted life years for oral conditions for 195 countries, 1990–2015: a systematic analysis for the global burden of diseases, injuries, and risk factors. Journal of Dental Research. 2017;96(4):380-7.
2. Peres MA, Macpherson LMD, Weyant RJ, Daly B, Venturelli R, Mathur MR et al. Oral diseases: a global public health challenge. Lancet (London, England). 2019;20;394(10194): 249-60.
3. Frencken JE, Sharma P, Stenhouse L, Green D, Laverty D, Dietrich T. Global epidemiology of dental caries and severe periodontitis – a comprehensive review. Journal of Clinical Periodontology. 2017 Mar;44 Suppl 18:S94-S105.
4. Menegaz AM, Silva AER, Cascaes AM. Educational interventions in health services and oral health: Systematic review. Rev Saude Publica. 2018;52:52.
5. Colombo A, Tanner A. The role of bacterial biofilms in dental caries and periodontal and peri-implant diseases: A historical perspective. Journal of Dental Research. 2019;98(4):373-85.
6. Valm AM. The structure of dental plaque microbial communities in the transition from health to dental caries and periodontal disease. Journal of Molecular Biology. 2019 Jul 26;431(16):2957-2969.
7. Manji F, Dahlen G, Fejerskov O. Caries and periodontitis: contesting the conventional wisdom on their aetiology. Caries Research. 2018;52(6):548-64.
8. Marsh PD, Nyvad B. A microbiota oral e os biofilmes dentários. In: Kidd E, Fejerskov O. Cárie dentária: a doença e seu tratamento clínico. 2ª ed. Santos: 2011:163-85.
9. Valen H, Scheie AA. Biofilms and their properties. European Journal of Oral Sciences. 2018;126:13-8.
10. Matsuyama Y, Tsakos G, Listl S, Aida J, Watt R. Impact of dental diseases on quality-adjusted life expectancy in US adults. Journal of Dental Research. 2019;98(5):510-6.
11. SB Brasil P. Pesquisa Nacional de Saúde Bucal – Resultados principais. Secretaria de Atenção à Saúde/Secretaria de Vigilância em Saúde, Brasília. 2011.
12. Muniz F, Taminski K, Cavagni J, Celeste RK, Weidlich P, Rosing CK. The effect of statins on periodontal treatment – a systematic review with meta-analyses and meta-regression. Clinical Oral Investigations. 2018 Mar;22(2):671-87.
13. Stroski M, de Souza Dal Maso A, Wambier L, Chibinski A, Pochapski M, Santos F et al. Clinical evaluation of three toothbrush models tested by schoolchildren. International Journal of Dental Hygiene. 2011;9(2):149-54.
14. Frencken JE, Peters MC, Manton DJ, Leal SC, Gordan VV, Eden E. Minimal intervention dentistry for managing dental caries – A Review: report of a FDI task group. International Dental Journal. 2012;62(5):223-43.
15. Schwendicke F, Frencken J, Bjørndal L, Maltz M, Manton D, Ricketts D et al. Managing carious lesions: consensus recommendations on carious tissue removal. Advances in Dental Research. 2016;28(2):58-67.
16. Ladewig NM, Camargo LB, Tedesco TK, Floriano I, Gimenez T, Imparato JCP et al. Management of dental caries among children: a look at the cost-effectiveness. Expert Review of Pharmacoeconomics & Outcomes Research. 2018 Apr; 18(2):127-34.
17. Elderton R, Jarbawi M, Foster L. Moving away from traditional operative dentistry in the management of dental caries. Med Princ Pract. 2003:12-21.
18. Banerjee A, Frencken J, Schwendicke F, Innes N. Contemporary operative caries management: consensus recommendations on minimally invasive caries removal. British Dental Journal. 2017;223(3):215.
19. Mackenzie L, Banerjee A. Minimally invasive direct restorations: A practical guide. British Dental Journal. 2017;223(3):163.
20. Machiulskiene V, Carvalho JC. Clinical diagnosis of dental caries in the 21 st century: Introductory Paper – ORCA Saturday Afternoon Symposium, 2016. Caries Research. 2018;52(5): 387-91.
21. Kidd E, Fejerskov O, Nyvad B. Infected dentine revisited. Dental Update. 2015;42(9):802-9.
22. Takenaka S, Ohsumi T, Noiri Y. Evidence-based strategy for dental biofilms: Current evidence of mouthwashes on dental

biofilm and gingivitis. The Japanese Dental Science Review. 2019 Nov;55(1):33-40.
23. Jafer M, Patil S, Hosmani J, Bhandi S, Chalisserry E, Anil S. Chemical plaque control strategies in the prevention of biofilm-associated oral diseases. The Journal of Contemporary Dental Practice. 2016;17(4):337-43.
24. Maltz M, Alves LS, Zenkner JEDA. Biofilm Control and Oral Hygiene Practices. Monogr Oral Sci. 2017;26:76-82. doi: 10.1159/000479348. Epub 2017 Oct 19. PMID: 29050024.
25. Figuero E, Herrera D, Tobías A, Serrano J, Roldán S, Escribano M et al. Efficacy of adjunctive anti-plaque chemical agents in managing gingivitis: a systematic review and network meta-analyses. Journal of Clinical Periodontology. 2019;46(7):723-39.
26. Prasad M, Patthi B, Singla A, Gupta R, Jankiram C, Kumar JK et al. The clinical effectiveness of post-brushing rinsing in reducing plaque and gingivitis: a systematic review. J Clin Diagn Res. 2016;10(5):ZE01.
27. Serrano J, Escribano M, Roldán S, Martín C, Herrera D. Efficacy of adjunctive anti-plaque chemical agents in managing gingivitis: a systematic review and meta-analysis. Journal of Clinical Periodontology. 2015;42:S106-S38.
28. Lang NP, Lindhe J. Clinical periodontology and implant dentistry. 6th ed. 2 volumes. John Wiley & Sons; 2015.
29. Walter LRdF, Lemos LVF, Myaki SI, Zuanon ACC. Manual de odontologia para bebês. Porto Alegre: Artes Médicas Editora; 2014.
30. Doméjean S, Muller-Bolla M, Featherstone JD. Caries preventive therapy. Clinical Dentistry Reviewed. 2018;2(1):14.
31. Brecher EA, Lewis CW. Infant oral health. Pediatric Clinics of North America. 2018 Oct;65(5):909-21.
32. Ranzan N, Muniz FWMG, Rösing CK. Are bristle stiffness and bristle end-shape related to adverse effects on soft tissues during toothbrushing? A systematic review. International Dental Journal. 2019;69(3):171-82.
33. Pitchika V, Pink C, Volzke H, Welk A, Kocher T, Holtfreter B. Long-term impact of powered toothbrush on oral health: 11-year cohort study. Journal of Clinical Periodontology. 2019 Jul; 46(7):713-22.
34. Caporossi LS, Dutra Dam, Martins MR, Prochnow EP, Moreira CHC, Kantorski KZ. Combined effect of end-rounded versus tapered bristles and a dentifrice on plaque removal and gingival abrasion. Brazilian Oral Research. 2016;30(1).
35. Hoogteijling F, Hennequin-Hoenderdos N, Van der Weijden G, Slot D. The effect of tapered toothbrush filaments compared to end-rounded filaments on dental plaque, gingivitis and gingival abrasion: a systematic review and meta-analysis. International Journal of Dental Hygiene. 2018;16(1):3-12.
36. Van Leeuwen MP, Van der Weijden FA, Slot DE, Rosema MA. Toothbrush wear in relation to toothbrushing effectiveness. International Journal of Dental Hygiene. 2019;17(1):77-84.
37. Machado GS, dos Santos Ribeiro RVP, Maranini CB, Scaloppe CB, Ramos RR. A importância da higiene correta para uma boa saúde bucal. Archives of Health Investigation. 2018;7.
38. Deery C, Heanue M, Deacon S, Robinson PG, Walmsley AD, Worthington H et al. The effectiveness of manual versus powered toothbrushes for dental health: a systematic review. Journal of Dentistry. 2004 Mar;32(3):197-211.
39. Zaze ACSF, de Oliveira ER, da Silva MdJA, Alves E. Eficácia de diferentes tipos de escovas dentais na remoção do biofilme bucal. Arquivos de Ciências da Saúde da UNIPAR. 2016;20(2).
40. Geisinger ML, Ogdon D, Kaur M, Valiquette G, Geurs NC, Reddy MS. Toss the floss? Evidence-based oral hygiene recommendations for the periodontal patient in the age of "flossgate". Clinical Advances in Periodontics. 2019;9(2):83-90.
41. Worthington HV, MacDonald L, Pericic TP, Sambunjak D, Johnson TM, Imai P et al. Home use of interdental cleaning devices, in addition to toothbrushing, for preventing and controlling periodontal diseases and dental caries. Cochrane Database of Systematic Reviews. 2019 Apr10;4(4):CD012018.
42. Imparato J. Odontopediatria: Prática de saúde baseada em evidências. Rio de Janeiro: Elsevier, 2013.
43. Valkenburg C, Slot DE, Bakker EW, Van der Weijden FA. Does dentifrice use help to remove plaque? A systematic review. Journal of Clinical Periodontology. 2016;43(12):1050-8.
44. Valkenburg C, Van der Weijden FA, Slot DE. Plaque control and reduction of gingivitis: the evidence for dentifrices. Periodontology 2000. 2019;79(1):221-32.
45. Whelton H, Spencer A, Do L, Rugg-Gunn A. Fluoride revolution and dental caries: Evolution of policies for global use. Journal of Dental Research. 2019;98(8):837-46.
46. Subramanian S, Appukuttan D, Tadepalli A, Gnana PPS, Victor DJ. The Role of abrasives in dentifrices. Journal of Pharmaceutical Sciences and Research. 2017;9(2):221.
47. de Souza MV, Pereira SRG. Comportamento reológico de formulações para dentifrícios.
48. Walsh T, Worthington HV, Glenny AM, Marinho VC, Jeroncic A. Fluoride toothpastes of different concentrations for preventing dental caries. Cochrane Database of Systematic Reviews. 2019 Mar 4;3(3):CD007868.
49. Hujoel PP, Hujoel MLA, Kotsakis GA. Personal oral hygiene and dental caries: a systematic review of randomised controlled trials. Gerodontology. 2018;35(4):282-9.
50. Cury JA, Caldarelli PG, Tenuta LMA. Necessidade de revisão da regulamentação brasileira sobre dentifrícios fluoretados. Revista de Saúde Pública. 2015;49:74.
51. Ekstrand KR. High fluoride dentifrices for elderly and vulnerable adults: does it work and if so, then why? Caries Research. 2016;50(Suppl. 1):15-21.
52. Ministério da Saúde, Agência Nacional de Vigilância Sanitária. Resolução nº 79, de 28 de agosto de 2000. Diário Oficial da União. 30 ago 2000; p.1415-1537. Disponível em: <http://bvsms.saude.gov.br/bvs/saudelegis/anvisa/2000/rdc0079_28_08_2000.html>. Acesso em: 19/11/2020.
53. Singh A, Purohit BM. Caries preventive effects of high-fluoride vs standard-fluoride toothpastes – A systematic review and meta-analysis. Oral Health & Preventive Dentistry. 2018;16(4).
54. Pretty IA. High fluoride concentration toothpastes for children and adolescents. Caries Research. 2016;50(Suppl. 1):9-14.
55. Larsen LS, Baelum V, Richards A, Nyvad B. Fluoride in saliva and oral mucosa after brushing with 1,450 or 5,000 ppm fluoride toothpaste. Caries research. 2019:1-7.
56. Walsh T, Worthington HV, Glenny AM, Appelbe P, Marinho VC, Shi X. Fluoride toothpastes of different concentrations for preventing dental caries in children and adolescents. Cochrane Database of Systematic Reviews. 2010 Jan 20;(1):CD007868.

57. León S, González K, Hugo FN, Gambetta-Tessini K, Giacaman RA. High fluoride dentifrice for preventing and arresting root caries in community-dwelling older adults: A randomized controlled clinical trial. Journal of Dentistry. 2019;86:110-7.
58. Meyer-Lueckel H, Machiulskiene V, Giacaman RA. How to intervene in the root caries process? Systematic review and meta-analyses. Caries Research. 2019:1-10.
59. Urquhart O, Tampi M, Pilcher L, Slayton R, Araujo M, Fontana M et al. Nonrestorative treatments for caries: Systematic review and network meta-analysis. Journal of Dental Research. 2019;98(1):14-26.
60. Tellez M, Wolff MS. The public health reach of high fluoride vehicles: Examples of innovative approaches. Caries Research. 2016;50(Suppl. 1):61-7.
61. Sonesson M, Twetman S, Bondemark L. Effectiveness of high-fluoride toothpaste on enamel demineralization during orthodontic treatment–a multicenter randomized controlled trial. European Journal of Orthodontics. 2014;36(6):678-82.
62. Chávez BA, Vergel GB, Cáceres CP, Perazzo MF, Vieira-Andrade RG, Cury JA. Fluoride content in children's dentifrices marketed in Lima, Peru. Brazilian Oral Research. 2019;33.
63. Cury JA, Tenuta LM. Evidence-based recommendation on toothpaste use. Braz Oral Res. 2014;28 Spec No:1-7.
64. Delbem AC, Pessan JP. Fluoride agents and dental caries. Pediatric Restorative Dentistry. Springer; 2019. p. 57-73.
65. Lima CV, Tenuta LM, Cury JA. Fluoride increase in saliva and dental biofilm due to a meal prepared with fluoridated water or salt: a crossover clinical study. Caries Research. 2019;53(1):41-8.
66. Buzalaf MAR, Pessan JP, Honório HM, Ten Cate JM. Mechanisms of action of fluoride for caries control. Fluoride and the oral environment. Basileia: Karger Publishers; 2011. p. 97-114.
67. ten Cate J, Buzalaf M. Fluoride mode of action: Once there was an observant dentist. Journal of Dental Research. 2019; 98(7):725-30.
68. Walsh T, Oliveira-Neto JM, Moore D. Chlorhexidine treatment for the prevention of dental caries in children and adolescents. Cochrane Database of Systematic Reviews. 2015 Apr13; (4):CD008457.
69. Cieplik F, Jakubovics NS, Buchalla W, Maisch T, Hellwig E, Al-Ahmad A. Resistance toward chlorhexidine in oral bacteria – is there cause for concern? Frontiers in Microbiology. 22 March 2019. Disponível em: https://doi.org/10.3389/fmicb.2019.00587.
70. Prasanna SV, Lakshamanan R. Characteristics, uses and side effect of chlorhexidine: a review. J Dent Med Sci. 2016;15(6):57-9.
71. Elkerbout T, Slot D, Van Loveren C, Van der Weijden G. Will a chlorhexidine-fluoride mouthwash reduce plaque and gingivitis? International Journal of Dental Hygiene. 2019;17(1):3-15.
72. Fiorillo L. Chlorhexidine gel use in the oral district: A systematic review. Gels. 2019;5(2):31.
73. Gkatzonis AM, Vassilopoulos SI, Karoussis IK, Kaminari A, Madianos PN, Vrotsos IA. A randomized controlled clinical trial on the effectiveness of three different mouthrinses (chlorhexidine with or without alcohol and C31 G), adjunct to periodontal surgery, in early wound healing. Clinical Oral Investigations. 2018;22(7):2581-91.
74. Mor-Reinoso C, Pascual A, Nart J, Quirynen M. Inhibition of de novo plaque growth by a new 0.03% chlorhexidine mouth rinse formulation applying a non-brushing model: A randomized, double blind clinical trial. Clinical Oral Investigations. 2016;20(7):1459-67.
75. Myers CP, Pappas I, Makwana E, Begum-Gafur R, Utgikar N, Alsina MA et al. Solving the problem with stannous fluoride: Formulation, stabilization, and antimicrobial action. The Journal of the American Dental Association. 2019;150(4):S5-S13.
76. Magalhães AC, Moron BM, Comar LP, Buzalaf MAR. Uso racional dos dentifrícios. RGO Revista Gaúcha de Odontologia (Online). 2011;59(4):615-25.
77. Mehta V, Shetiya SH, Kakodkar P, Janakiram C, Rizwan SA. Efficacy of herbal dentifrice on the prevention of plaque and gingivitis as compared to conventional dentifrice: A systematic review and meta-analysis. Journal of Indian Society of Periodontology. 2018;22(5):379.
78. Bijle MNA, Ekambaram M, Lo EC, Yiu CKY. The combined antimicrobial effect of arginine and fluoride toothpaste. Scientific Reports. 2019;9(1):8405.
79. Bijle MNA, Ekambaram M, Lo EC, Yiu CKY. The combined enamel remineralization potential of arginine and fluoride toothpaste. Journal of Dentistry. 2018;76:75-82.
80. González-Cabezas C, Fernández C. Recent advances in remineralization therapies for caries lesions. Advances in Dental Research. 2018;29(1):55-9.
81. Zaura E, Twetman S. Critical appraisal of oral pre-and probiotics for caries prevention and care. Caries Research. 2019;53(4): 1-13.
82. Nascimento M. Potential uses of arginine in dentistry. Advances in Dental Research. 2018;29(1):98-103.
83. Amaechi BT. Remineralisation – the buzzword for early MI caries management. British Dental Journal. 2017;223(3):173.
84. Wolff M, Schenkel A. The anticaries efficacy of a 1.5% arginine and fluoride toothpaste. Advances in Dental Research. 2018;29(1):93-7.
85. Kraivaphan P, Amornchat C, Triratana T, Mateo L, Ellwood R, Cummins D et al. Two-year caries clinical study of the efficacy of novel dentifrices containing 1.5% arginine, an insoluble calcium compound and 1,450 ppm fluoride. Caries Research. 2013;47(6):582-90.
86. Delgado E, Garcia-Godoy F, Montero-Aguilar M, Mateo LR, Ryan M, Zhang Y. A clinical investigation of a dual zinc plus arginine dentifrice in reducing established dental plaque and gingivitis over a six-month period of product use. J Clin Dent. 2018;29:A33-40.
87. Li J, Huang Z, Mei L, Li G, Li H. Anticaries effect of arginine-containing formulations in vivo: A systematic review and meta-analysis. Caries Research. 2015;49(6):606-17.
88. Ástvaldsdóttir Á, Naimi-Akbar A, Davidson T, Brolund A, Lintamo L, Granath AA et al. Arginine and caries prevention: A systematic review. Caries Research. 2016;50(4):383-93.
89. Maldupa I, Brinkmane A, Rendeniece I, Mihailova A. Evidence based toothpaste classification, according to certain characteristics of their chemical composition. Stomatologija. 2012;14(1):12-22.
90. Rath SK, Sharma V, Pratap C, Chaturvedi T. Abrasivity of dentifices: An update. SRM Journal of Research in Dental Sciences. 2016;7(2):96.
91. Sälzer S, Rosema N, Martin E, Slot D, Timmer C, Dörfer C et al. The effectiveness of dentifrices without and with sodium lauryl sulfate on plaque, gingivitis and gingival abrasion – A randomized clinical trial. Clinical Oral Investigations. 2016;20(3): 443-50.

92. Pérez-López D, Varela-Centelles P, García-Pola MJ, Castelo-Baz P, García-Caballero L, Seoane-Romero JM. Oral mucosal peeling related to dentifrices and mouthwashes: A systematic review. Medicina Oral, Patologia Oral y Cirugia Bucal. 2019;24(4):e452.

93. Alli BY, Erinoso OA, Olawuyi AB. Effect of sodium lauryl sulfate on recurrent aphthous stomatitis: A systematic review. Journal of Oral Pathology & Medicine. 2019;48(5):358-64.

94. Karpinski TM, Szkaradkiewicz AK. Chlorhexidine – Pharmacobiological activity and application. European Review for Medical and Pharmacological Sciences. 2015 Apr;19(7):1321-6.

95. Farook F, Said K. A Review of the effectiveness of antiseptic mouth rinses for oral health. J Oral Hyg Health. 2018;6(246):2332-0702.1000246.

96. Philip N, Suneja B, Walsh LJ. Ecological approaches to dental caries prevention: paradigm shift or shibboleth? Caries Research. 2018;52(1 a 2):153-65.

97. Li Y, Tanner A. Effect of antimicrobial interventions on the oral microbiota associated with early childhood caries. Pediatric Dentistry. 2015;37(3):226-44.

98. Pocha SR, Kumar DK, Dhanya M, Sudhakar K. Effects of sodium fluoride solution, chlorhexidine gel and fluoride varnish on the microbiology of dental plaque – A randomised controlled trial. Journal of Indian Association of Public Health Dentistry. 2018;16(2):109.

99. James P, Parnell C, Whelton H. The caries-preventive effect of chlorhexidine varnish in children and adolescents: a systematic review. Caries Research. 2010;44(4):333-40.

100. Lyons M, Smith C, Boaden E, Brady MC, Brocklehurst P, Dickinson H et al. Oral care after stroke: Where are we now? European Stroke Journal. 2018 Dec;3(4):347-54.

101. Duangthip D, Jiang M, Chu CH, Lo EC. Non-surgical treatment of dentin caries in preschool children – systematic review. BMC Oral Health. 2015;15(1):44.

102. Jepsen S, Blanco J, Buchalla W, Carvalho JC, Dietrich T, Dörfer C et al. Prevention and control of dental caries and periodontal diseases at individual and population level: Consensus report of group 3 of joint EFP/ORCA workshop on the boundaries between caries and periodontal diseases. Journal of Clinical Periodontology. 2017;44:S85-S93.

103. Berchier C, Slot D, Van der Weijden G. The efficacy of 0.12% chlorhexidine mouthrinse compared with 0.2% on plaque accumulation and periodontal parameters: a systematic review. Journal of Clinical Periodontology. 2010;37(9):829-39.

104. Van Strydonck DA, Slot DE, Van der Velden U, Van der Weijden F. Effect of a chlorhexidine mouthrinse on plaque, gingival inflammation and staining in gingivitis patients: a systematic review. Journal of Clinical Periodontology. 2012;39(11):1042-55.

105. Almohefer SA, Levon JA, Gregory RL, Eckert GJ, Lippert F. Caries lesion remineralization with fluoride toothpastes and chlorhexidine – effects of application timing and toothpaste surfactant. Journal of Applied Oral Science. 2018 Jun 11;26:e20170499.

106. Supranoto S, Slot D, Addy M, Van der Weijden G. The effect of chlorhexidine dentifrice or gel versus chlorhexidine mouthwash on plaque, gingivitis, bleeding and tooth discoloration: a systematic review. International journal of dental hygiene. 2015;13(2):83-92.

107. van Swaaij B, Van der Weijden G, Bakker E, Graziani F, Slot D. Does chlorhexidine mouthwash, with an anti-discoloration-system, reduce tooth surface discoloration without losing its efficacy? A systematic review and meta-analysis. International Journal of Dental Hygiene. 2019.

108. Watts A, Addy M. Tooth discolouration and staining: tooth discolouration and staining: a review of the literature. British Dental Journal. 2001;190(6):309.

109. Raszewski Z, Nowakowska-Toporowska A, Weżgowiec J, Nowakowska D. Design and characteristics of new experimental chlorhexidine dental gels with antisstaining properties. Advances in clinical and experimental medicine: official organ Wroclaw Medical University. 2019.

110. Bahlouli S, Aghazadeh Z, Aghazadeh M, Shojani S, Kafil HS. Determining the antibacterial activity of chlorhexidine mouthwashes with and without alcohol against common oral pathogens. Journal of Advanced Oral Research. 2018;9(1 a 2):15-9.

111. Santos GOd, Milanesi FC, Greggianin BF, Fernandes MI, Oppermann RV, Weidlich P. Chlorhexidine with or without alcohol against biofilm formation: efficacy, adverse events and taste preference. Brazilian Oral Research. 2017;31.

112. Pulcini A, Bollaín J, Sanz-Sánchez I, Figuero E, Alonso B, Sanz M et al. Clinical effects of the adjunctive use of a 0.03% chlorhexidine and 0.05% cetylpyridinium chloride mouth rinse in the management of peri-implant diseases: A randomized clinical trial. Journal of Clinical Periodontology. 2019;46(3):342-53.

113. Guerra F, Pasqualotto D, Rinaldo F, Mazur M, Corridore D, Nofroni I et al. Therapeutic efficacy of chlorhexidine-based mouthwashes and its adverse events: Performance-related evaluation of mouthwashes added with Anti-Discoloration System and cetylpyridinium chloride. International Journal of Dental Hygiene. 2019;17(3):229-36.

114. Fejerskov O, Nyvad B, Kidd EA. (Eds.) Dental caries: the disease and its clinical management. New Jersey: Wiley-Blackwell; 2015.

115. Do L, Ha D, Peres MA, Skinner J, Byun R, Spencer AJ. Effectiveness of water fluoridation in the prevention of dental caries across adult age groups. Community Dentistry and Oral Epidemiology. 2017;45(3):225-32.

116. McLaren L, Singhal S. Does cessation of community water fluoridation lead to an increase in tooth decay? A systematic review of published studies. J Epidemiol Community Health. 2016;70(9):934-40.

117. Brasil. Lei Federal nº 6.050, de 24 de maio de 1974. Dispõe sobre a fluoretação da água em sistemas de abastecimento quando existir estação de tratamento. Disponível em: <http://www.planalto.gov.br/ccivil_03/Leis/L6050.htm>. Acesso em: 05/10/2020.

118. McLaren L, Singhal S. Does cessation of community water fluoridation lead to an increase in tooth decay? A systematic review of published studies. J Epidemiol Community Health. 2016;70(9):934-40.

119. Marinho VC, Chong LY, Worthington HV, Walsh T. Fluoride mouthrinses for preventing dental caries in children and adolescents. Cochrane Database of Systematic Reviews. 2016 (7).

120. Marinho VC, Worthington HV, Walsh T, Chong LY. Fluoride gels for preventing dental caries in children and adolescents. Cochrane Database of Systematic Reviews. Jun 15;2015(6):CD002280.

121. Chu C, Mei ML, Lo E. Use of fluorides in dental caries management. General Dentistry. 2010;58(1):37-43; quiz 4 a 5, 79-80.

122. O'Mullane D, Baez R, Jones S, Lennon M, Petersen PE, Rugg-Gunn A et al. Fluoride and oral health. Community Dental Health. 2016;33(2):69-99.
123. Villena RS, Tenuta LMA, Cury JA. Effect of APF gel application time on enamel demineralization and fluoride uptake in situ. Brazilian Dental Journal. 2009;20(1):37-41.
124. Calvo A, Tabchoury C, Cury ADB, Tenuta L, Da Silva W, Cury J. Effect of acidulated phosphate fluoride gel application time on enamel demineralization of deciduous and permanent teeth. Caries Research. 2012;46(1):31-7.
125. Twetman S, Keller MK. Fluoride rinses, gels and foams: An update of controlled clinical trials. Caries Research. 2016;50 (Suppl. 1):38-44.
126. Cury JA. Uso do flúor e controle da cárie como doença. In Baratieri LN, Monteiro Junior SA, Andrada MAC, Vieira LCC, Ritter AV, Cardoso AC. Odontologia restauradora: fundamentos e possibilidades. Santos: 2002. pp. 31-68.
127. Beltrán-Aguilar ED, Goldstein JW, Lockwood SA. Fluoride varnishes: a review of their clinical use, cariostatic mechanism, efficacy and safety. The Journal of the American Dental Association. 2000;131(5):589-96.
128. Godoi FAd, Carlos NR, Bridi EC, Amaral FLBd, França FMG, Turssi CP et al. Remineralizing effect of commercial fluoride varnishes on artificial enamel lesions. Brazilian Oral Research. 2019;33.
129. Giacaman R, Fernández C, Munoz-Sandoval C, Fuentes N. Longer retention time of fluoridated varnishes enhances enamel remineralisation in vitro. Oral Health Prev Dent. 2017; 5(6):569-73.
130. Lenzi TL, Montagner AF, Soares FZM, de Oliveira Rocha R. Are topical fluorides effective for treating incipient carious lesions?: A systematic review and meta-analysis. The Journal of the American Dental Association. 2016;147(2):84-91. e1.
131. Gao SS, Zhang S, Mei ML, Lo EC-M, Chu C-H. Caries remineralisation and arresting effect in children by professionally applied fluoride treatment – a systematic review. BMC Oral Health. 2016;16(1):12.
132. Wierichs R, Meyer-Lueckel H. Systematic review on noninvasive treatment of root caries lesions. Journal of Dental Research. 2015;94(2):261-71.
133. Downey D, Dennison J, Eckert GJ, Flannagan SE, Neiva GF, Yaman P et al. Fluoride levels in unstimulated whole saliva following clinical application of different 5% NaF varnishes. Caries Research. 2018;52(6):431-8.
134. Salman NR, ElTekeya M, Bakry N, Omar SS, El Tantawi M. Comparison of remineralization by fluoride varnishes with and without casein phosphopeptide amorphous calcium phosphate in primary teeth. Acta Odontologica Scandinavica. 2019;77(1):9-14.
135. Tuloglu N, Bayrak S, Tunc ES, Ozer F. Effect of fluoride varnish with added casein phosphopeptide-amorphous calcium phosphate on the acid resistance of the primary enamel. BMC Oral Health. 2016;16(1):103.
136. Dehailan LA, Martinez-Mier E, Eckert G, Lippert F. An in vitro investigation of anticaries efficacy of fluoride varnishes. Operative Dentistry. 2019;44(5):E234-E243.
137. Bandekar S, Patil S, Dudulwar D, Moogi PP, Ghosh S, Kshirsagar S. Remineralization potential of fluoride, amorphous calcium phosphate-casein phosphopeptide, and combination of hydroxylapatite and fluoride on enamel lesions: An in vitro comparative evaluation. Journal of Conservative Dentistry: JCD. 2019 May-Jun;22(3):305-9.
138. Okada EMP, Ribeiro LNS, Stuani MBS, Borsatto MC, Fidalgo TKdS, Paula-Silva FWGd et al. Effects of chlorhexidine varnish on caries during orthodontic treatment: a systematic review and meta-analysis. Brazilian Oral Research. 2016;30(1).
139. Rethman MP, Beltrán-Aguilar ED, Billings RJ, Burne RA, Clark M, Donly KJ et al. Nonfluoride caries-preventive agents: executive summary of evidence-based clinical recommendations. The Journal of the American Dental Association. 2011;142(9): 1065-71.
140. Roncalli AG, Noro LRA, Cury JA, Zilbovicius C, Pinheiro HHC, Ely HC et al. Fluoretação da água no Brasil: distribuição regional e acurácia das informações sobre vigilância em municípios com mais de 50 mil habitantes. Cadernos de Saúde Pública. 2019;35:e00250118.
141. Oliveira BH, Rajendra A, Veitz-Keenan A, Niederman R. The effect of silver diamine fluoride in preventing caries in the primary dentition: a systematic review and meta-analysis. Caries research. 2019;53(1):24-32.
142. Mei M, Lo E, Chu C. Arresting dentine caries with silver diamine fluoride: what's behind it? Journal of Dental Research. 2018;97(7):751-8.
143. Horst J. Silver fluoride as a treatment for dental caries. Advances in Dental Research. 2018;29(1):135-40.
144. Llodra J, Rodriguez A, Ferrer B, Menardia V, Ramos T, Morato M. Efficacy of silver diamine fluoride for caries reduction in primary teeth and first permanent molars of schoolchildren: 36-month clinical trial. Journal of dental research. 2005;84(8): 721-4.
145. Yee R, Holmgren C, Mulder J, Lama D, Walker D, van Palenstein Helderman W. Efficacy of silver diamine fluoride for arresting caries treatment. Journal of Dental Research. 2009;88(7):644-7.
146. Duangthip D, Chu C, Lo E. A randomized clinical trial on arresting dentine caries in preschool children by topical fluorides – 18 month results. Journal of Dentistry. 2016;44:57-63.
147. Liu B, Lo E, Chu C, Lin H. Randomized trial on fluorides and sealants for fissure caries prevention. Journal of Dental Research. 2012;91(8):753-8.
148. Braga M, Mendes F, De Benedetto M, Imparato J. Effect of silver diammine fluoride on incipient caries lesions in erupting permanent first molars: A pilot study. Journal of Dentistry for Children. 2009;76(1):28-33.
149. Oliveira BH, Cunha-Cruz J, Rajendra A, Niederman R. Controlling caries in exposed root surfaces with silver diamine fluoride: A systematic review with meta-analysis. The Journal of the American Dental Association. 2018;149(8):671-9. e1.
150. Hendre AD, Taylor GW, Chávez EM, Hyde S. A systematic review of silver diamine fluoride: Effectiveness and application in older adults. Gerodontology. 2017;34(4):411-9.
151. Zhao IS, Gao SS, Hiraishi N, Burrow MF, Duangthip D, Mei ML et al. Mechanisms of silver diamine fluoride on arresting caries: a literature review. International Dental Journal. 2018;68(2):67-76.
152. Ishiguro T, Mayanagi G, Azumi M, Otani H, Fukushima A, Sasaki K et al. Sodium fluoride and silver diamine fluoride-coated tooth surfaces inhibit bacterial acid production at the bacteria/tooth interface. Journal of Dentistry. 2019;84:30-5.

153. Mei ML, Ito L, Cao Y, Li Q, Lo EC, Chu C. Inhibitory effect of silver diamine fluoride on dentine demineralisation and collagen degradation. Journal of Dentistry. 2013;41(9):809-17.
154. Thanatvarakorn O, Islam MS, Nakashima S, Alireza S, Nikaido T, Tagami J. Effects of zinc fluoride on inhibiting dentin demineralization and collagen degradation in vitro: A comparison of various topical fluoride agents. Dental Materials Journal. 2016;35(5):769-75.
155. Chibinski AC, Wambier LM, Feltrin J, Loguercio AD, Wambier DS, Reis A. Silver diamine fluoride has efficacy in controlling caries progression in primary teeth: a systematic review and meta-analysis. Caries Research. 2017;51(5):527-41.
156. de França L, Condeixa CM, Schubert EW, Martins AS, Loguercio AD, Reis A et al. Randomized clinical trial of ART Class II restorations using two glass ionomer cements: One-year follow-up. Ped Dent. 2018;40(2):98-104.
157. Zander V, Chan D, Sadr A. Microcomputed tomography evaluation of root dentin caries prevention by topical fluorides and potassium iodide. Sensors. 2019;19(4):874.
158. Horst JA, Ellenikiotis H, Milgrom PM, Committee USCA. UCSF protocol for caries arrest using silver diamine fluoride: Rationale, indications, and consent. Journal of the California Dental Association. 2016;44(1):16.
159. Chibinski ACR, Wambier DS. Clinical evaluation of salivary levels of streptococcus mutans of preschool children during preparation phase of oral environment. IJD International Journal of Dentistry. 2010;9(2):68-73.
160. Patel J, Anthonappa RP, King NM. Silver diamine fluoride: a critical review and treatment recommendations. Dental Update. 2019;46(7):626-32.
161. Gotjamanos T. Pulp response in primary teeth with deep residual caries treated with silver fluoride and glass ionomer cement ('atraumatic' technique). Aust Dent J. 1996;41(5):328-34.
162. Rossi G, Squassi A, Mandalunis P, Kaplan A. Effect of silver diamine fluoride (SDF) on the dentin-pulp complex: ex vivo histological analysis on human primary teeth and rat molars. Acta Odontol Latinoam. 2017;30(1):5-12.
163. Bimstein E, Damm D. Human primary tooth histology six months after treatment with silver diamine fluoride. Journal of Clinical Pediatric Dentistry. 2018;42(6):442-4.
164. Korwar A, Sharma S, Logani A, Shah N. Pulp response to high fluoride releasing glass ionomer, silver diamine fluoride, and calcium hydroxide used for indirect pulp treatment: An in-vivo comparative study. Contemporary Clinical Dentistry. 2015;6(3):288.
165. Othman MA, Khogeer L, Al-harbi H, Al-harthi A, Yassen A, Sabbagh HJ. Silver diamine fluoride parental acceptance, a systematic review & meta-analysis. The Saudi Dental Journal. 2019;31:S47-S8.
166. Bagher SM, Sabbagh HJ, AlJohani SM, Alharbi G, Aldajani M, Elkhodary H. Parental acceptance of the utilization of silver diamine fluoride on their child's primary and permanent teeth. Patient Preference and Adherence. 2019;13:829.
167. Patel J, Anthonappa RP, King NM. Evaluation of the staining potential of silver diamine fluoride: in vitro. International Journal of Paediatric Dentistry. 2018;28(5):514-22.
168. Garg S, Sadr A, Chan D. Potassium iodide reversal of silver diamine fluoride staining: A case report. Operative Dentistry. 2019;44(3):221-6.
169. Zhao IS, Chu S, Yu OY, Mei ML, Chu CH, Lo ECM. Effect of silver diamine fluoride and potassium iodide on shear bond strength of glass ionomer cements to caries-affected dentine. International Dental Journal. 2019.
170. Knight GM, McIntyre JM, Craig GG, Zilm PS, Gully NJ. Inability to form a biofilm of Streptococcus mutans on silver fluoride-and potassium iodide – treated demineralized dentin. Quintessence International. 2009;40(2).
171. Burgess J, Vaghela P. Silver diamine fluoride: a successful anticarious solution with limits. Advances in Dental Research. 2018;29(1):131-4.
172. Schwass D, Lyons K, Love R, Tompkins G, Meledandri C. Antimicrobial activity of a colloidal AgNP suspension demonstrated in vitro against monoculture biofilms: toward a novel tooth disinfectant for treating dental caries. Advances in Dental Research. 2018;29(1):117-23.
173. dos Santos VE, Vasconcelos Filho A, Targino AGR, Flores MAP, Galembeck A, Caldas AF et al. A new "silver-bullet" to treat caries in children–Nano Silver Fluoride: a randomised clinical trial. Journal of Dentistry. 2014;42(8):945-51.
174. Fung M, Duangthip D, Wong M, Lo E, Chu C. Arresting dentine caries with different concentration and periodicity of silver diamine fluoride. JDR Clinical & Translational Research. 2016;1(2):143-52.
175. Fung M, Duangthip D, Wong M, Lo E, Chu C. Randomized clinical trial of 12% and 38% silver diamine fluoride treatment. Journal of Dental Research. 2018;97(2):171-8.
176. Huang W-T, Shahid S, Anderson P. Applications of silver diamine fluoride in management of dental caries. Advanced Dental Biomaterials. Elsevier; 2019. pp. 675-99.
177. Chu C, Lo E, Lin H. Effectiveness of silver diamine fluoride and sodium fluoride varnish in arresting dentin caries in Chinese pre-school children. Journal of Dental Research. 2002;81(11):767-70.
178. Dentistry AAoP. Chairside guide: silver diamine fluoride in the management of dental caries lesions. Pediatr Dent. 2017;39(6):478-9.
179. Seifo N, Cassie H, Radford JR, Innes NP. Silver diamine fluoride for managing carious lesions: an umbrella review. BMC Oral Health. 2019;19(1):145.
180. Punyanirun K, Yospiboonwong T, Kunapinun T, Thanyasrisung P, Trairatvorakul C. Silver diamine fluoride remineralized artificial incipient caries in permanent teeth after bacterial pH-cycling in-vitro. Journal of Dentistry. 2018;69:55-9.
181. Liu B, Lo E, Li C. Effect of silver and fluoride íons on enamel demineralization: a quantitative study using micro-computed tomography. Australian Dental Journal. 2012;57(1):65-70.
182. Mohammadi N, Far MHF. Effect of fluoridated varnish and silver diamine fluoride on enamel demineralization resistance in primary dentition. Journal of Indian Society of Pedodontics and Preventive Dentistry. 2018;36(3):257.
183. Mei ML, Ito L, Cao Y, Lo EC, Li Q, Chu C. An ex vivo study of arrested primary teeth caries with silver diamine fluoride therapy. Journal of Dentistry. 2014;42(4):395-402.
184. Milgrom P, Horst JA, Ludwig S, Rothen M, Chaffee BW, Lyalina S et al. Topical silver diamine fluoride for dental caries arrest in preschool children: A randomized controlled trial and microbiological analysis of caries associated microbes and resistance gene expression. Journal of Dentistry. 2018;68:72-8.

185. Zhi QH, Lo ECM, Lin HC. Randomized clinical trial on effectiveness of silver diamine fluoride and glass ionomer in arresting dentine caries in preschool children. Journal of Dentistry. 2012;40(11):962-7.
186. Li R, Lo E, Liu B, Wong M, Chu C. Randomized clinical trial on arresting dental root caries through silver diammine fluoride applications in community-dwelling elders. Journal of Dentistry. 2016;51:15-20.
187. Tan H, Lo E, Dyson J, Luo Y, Corbet E. A randomized trial on root caries prevention in elders. Journal of Dental Research. 2010;89(10):1086-90.
188. Van Duker M, Hayashi J, Chan DC, Tagami J, Sadr A. Effect of silver diamine fluoride and potassium iodide on bonding to demineralized dentin. American Journal of Dentistry. 2019 Jun;32(3):143-6.
189. Wang S, Yan F, Xiao F, Zhang K, Lian W. The effects of diammine silver fluoride solution on demineralized dentine adhesion ability. Journal of Practical Stomatology. 2016;32(1):108-11.
190. Puwanawiroj A, Trairatvorakul C, Dasanayake AP, Auychai P. Microtensile bond strength between glass ionomer cement and silver diamine fluoride – treated carious primary dentin. Pediatric Dentistry. 2018;40(4):291-5.
191. Meyer F, Enax J. Early childhood caries: Epidemiology, aetiology, and prevention. International Journal of Dentistry. 2018;2018:1415873.
192. Carvalho JC. Caries process on occlusal surfaces: Evolving evidence and understanding. Caries Research. 2014;48(4):339-46.
193. Griffin SO, Oong E, Kohn W, Vidakovic B, Gooch B, Group CDSSRW. The effectiveness of sealants in managing caries lesions. Journal of Dental Research. 2008;87(2):169-74.
194. Ahovuo-Saloranta A, Forss H, Walsh T, Nordblad A, Mäkelä M, Worthington HV. Pit and fissure sealants for preventing dental decay in permanent teeth. Cochrane Database of Systematic Reviews. 2017 Jul 31;7(7):CD001830.
195. Wright JT, Crall JJ, Fontana M, Gillette EJ, Novy BB, Dhar V et al. Evidence-based clinical practice guideline for the use of pit-and-fissure sealants: A report of the American Dental Association and the American Academy of Pediatric Dentistry. Journal of the American Dental Association (1939). 2016 Aug;147(8):672-82 e12.
196. Bagherian A, Shirazi AS, Sadeghi R. Adhesive systems under fissure sealants: yes or no?: A systematic review and meta-analysis. The Journal of the American Dental Association. 2016;147(6):446-56.
197. Qvist V, Borum MK, Møller KD, Andersen TR, Blanche P, Bakhshandeh A. Sealing occlusal dentin caries in permanent molars: 7-year results of a randomized controlled trial. JDR Clinical & Translational Research. 2017;2(1):73-86.
198. Hesse D, Bonifácio CC, Mendes FM, Braga MM, Imparato JCP, Raggio DP. Sealing versus partial caries removal in primary molars: A randomized clinical trial. BMC Oral Health. 2014;14(1):58.
199. Ismail AI, Sohn W, Tellez M, Amaya A, Sen A, Hasson H et al. The International Caries Detection and Assessment System (ICDAS): an integrated system for measuring dental caries. Community Dent Oral Epidemiol. 2007 Jun;35(3):170-8.
200. Wright J, Crall J, Fontana M, Gillette E, Nový B, Dhar V et al. Evidence-based clinical practice guideline for the use of pit-and-fissure sealants: a report of the American Dental Association and the American Academy of Pediatric Dentistry. The Journal of the American Dental Association. 2016;147(8):672-82. e12.
201. Beraldo DZ, Pereira KFS, Zafalon EJ, Yoshinari F. Análise comparativa entre selante resinoso e selante ionomérico por microscópio eletrônico de varredura. Rev Odontol UNESP. 2015;44(4):239-43.
202. Markovic DL, Petrovic BB, Peric TO, Trisic D, Kojic S, Kuljic BL et al. Evaluation of sealant penetration in relation to fissure morphology, enamel surface preparation protocol and sealing material. Oral Health & Preventive Dentistry. 2019;17(4).
203. Garg D, Mahabala K, Lewis A, Natarajan S, Nayak A, Rao A. Comparative evaluation of sealing ability, penetration and adaptation of a self etching pit and fissure sealant-stereomicroscopic and scanning electron microscopic analyses. Journal of Clinical and Experimental Dentistry. 2019;11(6):e547.
204. Utneja S, Talwar S, Nawal RR, Sapra S, Mittal M, Rajain A et al. Evaluation of remineralization potential and mechanical properties of pit and fissure sealants fortified with nano-hydroxyapatite and nano-amorphous calcium phosphate fillers: An in vitro study. JCD. 2018;21(6):681.
205. Kuşgöz A, Tüzüner T, Ülker M, Kemer B, Saray O. Conversion degree, microhardness, microleakage and fluoride release of different fissure sealants. Journal of the Mechanical Behavior of Biomedical Materials. 2010;3(8):594-9.
206. Reddy VR, Chowdhary N, Mukunda K, Kiran N, Kavyarani B, Pradeep M. Retention of resin-based filled and unfilled pit and fissure sealants: A comparative clinical study. Contemporary Clinical Dentistry. 2015;6(Suppl 1):S18.
207. Kühnisch J, Mansmann U, Heinrich-Weltzien R, Hickel R. Longevity of materials for pit and fissure sealing – results from a meta-analysis. Dental Materials. 2012;28(3):298-303.
208. Prabhakar A, Dahake PT, Raju O, Basappa N. Fluoride: Is It Worth to be added in Pit and Fissure Sealants? International Journal of Clinical Pediatric Dentistry. 2012;5(1):1.
209. Leal SC, Moreira KM, Imparato JCP. Dental Sealants. In: Pediatric Restorative Dentistry. Springer, Cham, 2019. p. 117-125.
210. Muller-Bolla M, Courson F, Lupi-Pégurier L, Tardieu C, Mohit S, Staccini P et al. Effectiveness of resin-based sealants with and without fluoride placed in a high caries risk population: multicentric 2-year randomized clinical trial. Caries Research. 2018;52(4):312-22.
211. Markovic D, Peric T, Petrovic B. Glass-ionomer fissure sealants: Clinical observations up to 13 years. Journal of Dentistry. 2018;79:85-9.
212. Beiruti N, Frencken J, Van 't Hof M, van Palenstein Helderman W. Caries-preventive effect of resin-based and glass ionomer sealants over time: a systematic review. Community Dentistry and Oral Epidemiology. 2006;34(6):403-9.
213. Alirezaei M, Bagherian A, Shirazi AS. Glass ionomer cements as fissure sealing materials: yes or no?: A systematic review and meta-analysis. The Journal of the American Dental Association. 2018;149(7):640-9.e9.
214. Sidhu S. Glass-ionomer cement restorative materials: a sticky subject? Australian Dental Journal. 2011;56:23-30.
215. German-Cecilia C, Reyes SMG, Silva AP, Munoz CS, Ortiz-Ruiz AJ. Microleakage of conventional light-cure resin-based

fissure sealant and resin-modified glass ionomer sealant after application of a fluoride varnish on demineralized enamel. PloS One. 2018;13(12):e0208856.
216. Mickenautsch S, Yengopal V. Caries-preventive effect of high-viscosity glass ionomer and resin-based fissure sealants on permanent teeth: a systematic review of clinical trials. PloS One. 2016;11(1):e0146512.
217. Yengopal V, Mickenautsch S. Resin-modified glass-ionomer cements *versus* resin-based materials as fissure sealants: a meta-analysis of clinical trials. European Archives of Paediatric Dentistry. 2010;11(1):18-25.
218. Molina GF, Cabral RJ, Frencken JE. The ART approach: clinical aspects reviewed. Journal of Applied Oral Science. 2009;17(SPE):89-98.
219. Bagherian A, Shiraz AS. Flowable composite as fissure sealing material? A systematic review and meta-analysis. British Dental Journal. 2018;224(2):92.
220. Güçlü Za, Dönmez N, Hurt AP, Coleman NJ. Characterisation and microleakage of a new hydrophilic fissure sealant-UltraSeal XT® hydro™. Journal of Applied Oral Science. 2016; 24(4):344-51.
221. Alsabek L, Al-Nerabieah Z, Bshara N, Comisi JC. Retention and remineralization effect of moisture tolerant resin-based sealant and glass ionomer sealant on non-cavitated pit and fissure caries: Randomized controlled clinical trial. Journal of Dentistry. 2019 Jul;86:69-74.
222. Prabhakar A, Murthy SA, Sugandhan S. Comparative evaluation of the length of resin tags, viscosity and microleakage of pit and fissure sealants – an *in vitro* scanning electron microscope study. Contemporary Clinical Dentistry. 2011;2(4):324.
223. Askarizadeh N, Heshmat H, Zangeneh N. One-year clinical success of embrace hydrophilic and helioseal-f hydrophobic sealants in permanent first molars: a clinical trial. Journal of Dentistry (Tehran, Iran). 2017;14(2):92.
224. Rusnac ME, Gasparik C, Irimie AI, Grecu AG, Mesaroş AŞ, Dudea D. Giomers in dentistry – at the boundary between dental composites and glass-ionomers. Medicine and Pharmacy Reports. 2019;92(2):123.
225. Hirayama K, Hanada T, Hino R, Saito K, Kobayashi M, Arakaki M *et al*. Material properties on enamel and fissure of surface pre-reacted glass-ionomer filler-containing dental sealant. Pediatric Dental Journal. 2018;28(2):87-95.
226. Ramamurthy P, Rath A, Sidhu P, Fernandes B, Nettem S, Muttalib K *et al*. Sealants for preventing dental caries in primary teeth (Protocol). 2018 Mar;2018(3):CD012981.
227. Chen L, Zeng S-j, Li Y-h, Du M-q. Evaluation of íon release from four dental sealants. Current Medical Science. 2018; 38(3):524-9.
228. Dionysopoulos D, Sfeikos T, Tolidis K. Fluoride release and recharging ability of new dental sealants. European Archives of Paediatric Dentistry. 2016;17(1):45-51.
229. Ntaoutidou S, Arhakis A, Tolidis K, Kotsanos N. Clinical evaluation of a surface pre-reacted glass (S-PRG) filler-containing dental sealant placed with a self-etching primer/adhesive. European Archives of Paediatric Dentistry. 2018;19(6): 431-7.
230. Siripokkapat K, Nakornchai S, Vichayanrat T. Comparison of giomer and fluoride releasing resin sealants in caries prevention among primary molars. Southeast Asian Journal of Tropical Medicine and Public Health. 2018;49(3):527-36.
231. Kannan A, Padmanabhan S. Comparative evaluation of Icon(R) resin infiltration and Clinpro XT varnish on colour and fluorescence changes of white spot lesions: a randomized controlled trial. Progress in Orthodontics. 2019 Jun 17; 20(1):23.
232. Sreedevi A, Mohamed S. Sealants, Pit and Fissure. StatPearls. Treasure Island FL: StatPearls Publishing LLC.; 2019.
233. Akinlotan M, Chen B, Fontanilla TM, Chen A, Fan VY. Economic evaluation of dental sealants: A systematic literature review. Community Dentistry and Oral Epidemiology. 2018 Feb;46(1): 38-46.
234. Abdelaziz M, Lodi-Rizzini A, Bortolotto T, Garcia-Godoy F, Feilzer AJ, Krejci I. Non-invasive proximal adhesive restoration (NIPAR) compared to resin infiltration for treating initial proximal carious lesions. American Journal of Dentistry. 2018 Oct; 31(5):255-60.
235. Arora TC, Arora D, Tripathi AM, Yadav G, Saha S, Dhinsa K. An in-vitro evaluation of resin infiltration system and conventional pit and fissure sealant on enamel properties in white spot lesions. Journal of the Indian Society of Pedodontics and Preventive Dentistry. 2019 Apr-Jun;37(2):133-9.
236. Prajapati D, Nayak R, Pai D, Upadhya N, V KB, Kamath P. Effect of resin infiltration on artificial caries: An *in vitro* evaluation of resin penetration and microhardness. International Journal of Clinical Pediatric Dentistry. 2017 Jul-Sep;10(3):250-6.
237. Elkwatehy WMA, Bukhari OM. The Efficacy of Different Sealant Modalities for Prevention of Pits and Fissures Caries: A Randomized Clinical Trial. Journal of International Society of Preventive & Community Dentistry. 2019 Mar-Apr;9(2): 119-28.

CAPÍTULO 5

Resinas Compostas

Alessandra Reis, Alessandro Dourado Loguercio e Mário Fernando de Góes

INTRODUÇÃO

Um dos objetivos das técnicas e dos materiais odontológicos restauradores é a reprodução fiel das características dos dentes naturais, como cor e forma. A busca por um material direto com características ópticas semelhantes à estrutura dentária resultou no desenvolvimento das resinas compostas. Foram necessários muitos anos de pesquisa para minimizar algumas desvantagens iniciais desses materiais, como alto coeficiente de expansão térmica, desgaste excessivo, sorção de água, descoloração e alta contração de polimerização. Parte dessas características, inerentes a um material orgânico, ainda é foco de pesquisa contínua.

Assim, a escolha de um material restaurador estético requer que o clínico seja capaz de equilibrar requisitos funcionais, biológicos e estéticos. Entre os requisitos funcionais estão as propriedades mecânicas de resistência à compressão, tração, flexão, dureza superficial, módulo de elasticidade, contração de polimerização e radiopacidade, entre outros. Em relação aos requisitos biológicos, há a biocompatibilidade com os tecidos duros e moles da cavidade bucal. Por último, há os requisitos estéticos: combinação de cor, capacidade de polimento, lisura superficial e manutenção de cor e forma ao longo do tempo são igualmente importantes. O propósito deste capítulo é conceituar e apresentar as resinas compostas disponíveis no mercado, associando suas indicações às suas propriedades mecânicas, estéticas e biológicas.

HISTÓRICO

As resinas acrílicas quimicamente ativadas surgiram na década de 1940. A esses materiais eram combinados monômeros de metilmetacrilato e polímeros de polimetilmetacrilato, e o produto era inserido na cavidade bucal. Contudo, a alta contração de polimerização desses materiais associados à baixa estabilidade de cor prejudicou seu desempenho em curto e médio prazo.[1,2]

A primeira tentativa de reduzir a alta contração de polimerização das resinas acrílicas, advinda da aproximação dos monômeros para a formação do polímero, ocorreu através da inserção de partículas de carga. Em tese, a incorporação de partículas de carga gera uma redução relativa do volume ocupado pelos monômeros, assim, a contração durante o processo de polimerização estaria restrita a um volume proporcionalmente menor. Porém, no caso da resina acrílica, a despeito da contração de polimerização ser minimizada pela presença de partículas de carga, a falta de união química entre essas partículas e o polímero de metilmetacrilato culminou no insucesso clínico do material. Isso se deve ao fato de que, após a polimerização, as partículas de carga permaneciam "soltas" dentro da matriz orgânica, resultando em um material com baixa resistência ao desgaste e baixa estabilidade de cor.

ATENÇÃO!

A contração de polimerização é resultante da aproximação de várias pequenas moléculas chamadas monômeros para a formação de uma molécula maior, o polímero. Quanto maior a quantidade de monômeros na massa da resina composta, maior será a contração de polimerização. Por isso, a inclusão de partículas de carga na resina composta reduz a contração de polimerização desse material.

No início da década de 1950, as resinas epóxicas recentemente desenvolvidas passaram a ser avaliadas como possíveis candidatas ao uso em Odontologia. A baixa contração de polimerização dessas resinas, a baixa solubilidade do polímero produzido e sua alta resistência mecânica motivaram pesquisadores a estudar sua viabilidade como material restaurador.[3] Entretanto, as resinas epóxicas tinham o inconveniente de apresentar um longo período de polimerização, que por si só limitava sua aplicabilidade clínica.

Com o compromisso de unir as características desejáveis da resina acrílica e da resina epóxica, desenvolveu-se um novo monômero, chamado bisfenol glicidil metacrilato (bis-GMA).[4] Essa molécula contém a "espinha dorsal" das resinas epóxicas, porém suas terminações foram substituídas por grupamentos metacrilatos (Figura 5.1). Assim, essa nova molécula híbrida apresentava alto peso molecular, menor contração de polimerização e rápida reação de presa.

A partir desse importante advento, a presença de monômeros de bis-GMA, unidos quimicamente a cargas inorgânicas, passou a vigorar como a base das formulações das resinas compostas, inclusive da maioria ainda utilizada na clínica odontológica.[1,2]

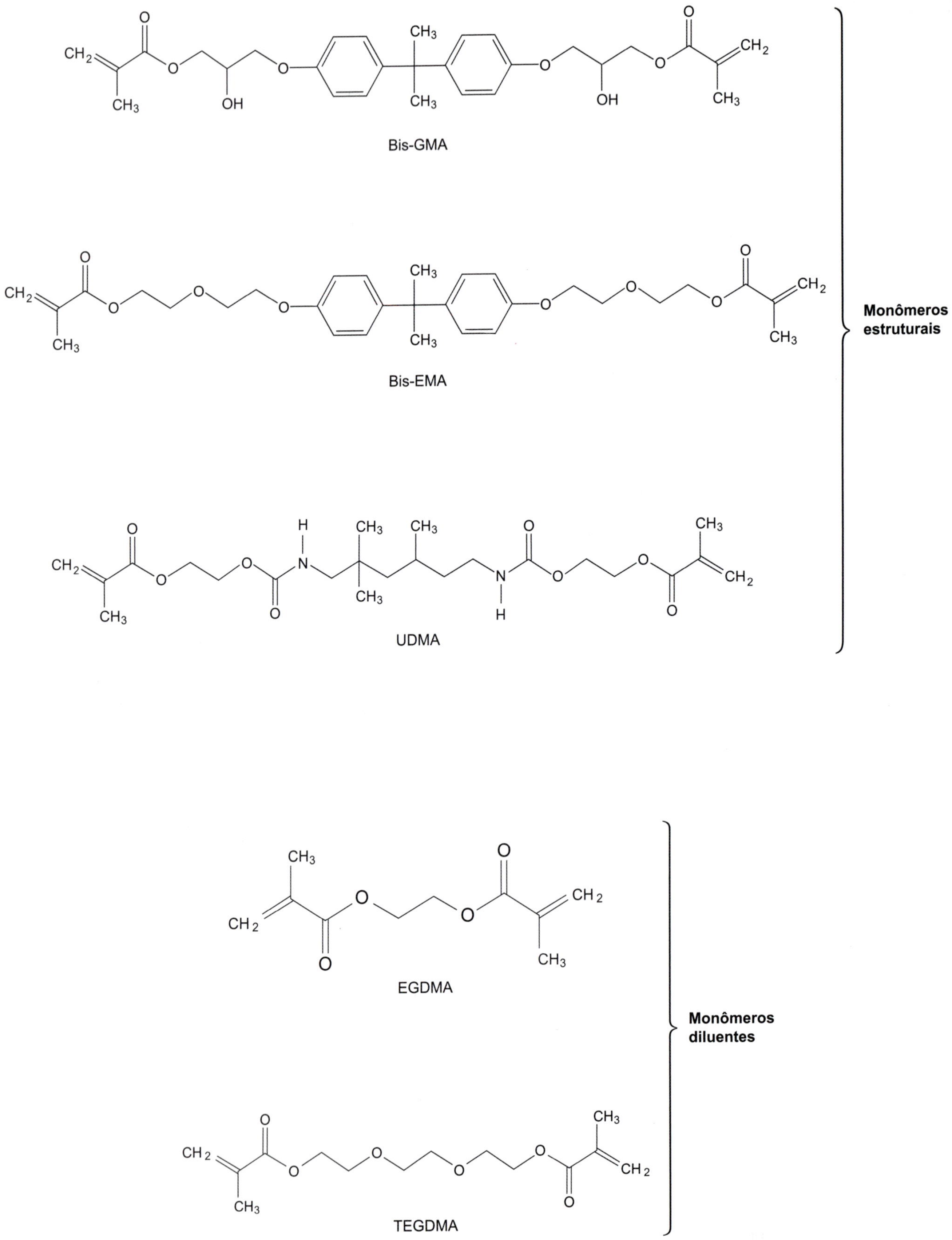

Figura 5.1 Diferentes monômeros resinosos empregados na composição de resinas compostas restauradoras. Bis-GMA: bisfenol glicidil metacrilato; Bis-EMA: derivado etoxilado da molécula de bis-GMA; UDMA: uretano dimetacrilato; EGDMA: etilenoglicol dimetacrilato; TEGDMA: trietilenoglicol dimetacrilato.

CAPÍTULO 5 | Resinas Compostas

COMPÓSITO

É definido como o produto resultante da mistura de dois ou mais componentes quimicamente diferentes, apresentando propriedades intermediárias às características dos componentes que o originaram. Um exemplo de compósito natural é a dentina, constituída primordialmente de materiais orgânico (colágeno) e inorgânico (cristais de hidroxiapatita). De modo semelhante, a resina composta também é um compósito, porém formado por uma matriz orgânica (monômeros, iniciadores e modificadores de cor, entre outros), uma matriz inorgânica de partículas de carga e um agente de união (Figura 5.2). As funções e respectivas vantagens e desvantagens desses componentes estão descritos na Tabela 5.1.

MATRIZ

A matriz orgânica das resinas compostas é constituída por monômeros, inibidores, modificadores de cor e sistema iniciador/ativador. Esses componentes serão detalhados a seguir.

■ Monômeros

Os monômeros são o principal componente da matriz orgânica das resinas compostas e têm a função de formar uma "massa" plástica para ser conformada na estrutura dentária perdida, ou seja, funcionam como um agente aglutinante. A maioria dos monômeros empregados na formulação das resinas constitui-se de dimetacrilatos aromáticos ou alifáticos. Entre os

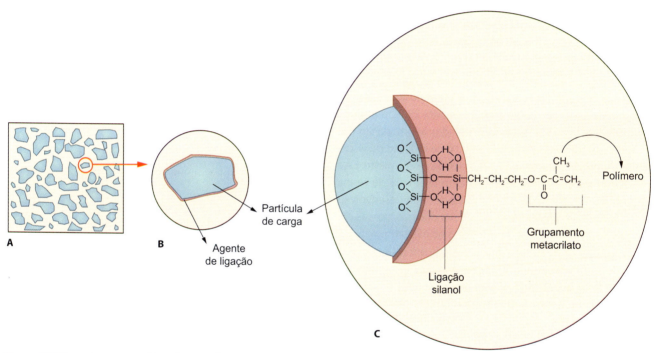

Figura 5.2 Desenho esquemático da superfície de uma resina composta (**A**). Em **B**, o detalhe de uma partícula de carga. Em laranja, a matriz orgânica; em azul-escuro, as partículas de carga; e em rosa-claro, ao redor das partículas, o agente de ligação entre a matriz orgânica e as partículas de carga. Em **C**, um maior aumento da interface partícula de carga e agente de ligação, mostrando a ligação silanol.

TABELA 5.1
Vantagens e desvantagens dos componentes de uma resina composta.

Componentes	Vantagens	Desvantagens
Matriz orgânica	Combinação de cor Propriedades reológicas	Alto coeficiente de expansão térmica linear Alta contração de polimerização Alta sorção de água Baixas propriedades mecânicas Baixa estabilidade de cor
Partículas de carga	Aumento das propriedades mecânicas Baixo coeficiente de expansão térmica linear Redução da contração de polimerização Em comparação com a matriz orgânica, é mais inerte a agentes externos	Rugosidade Influência no polimento e brilho superficial Dificulta a passagem da luz
Agente de união	Transmissão homogênea de tensões mastigatórias entre a matriz e a carga União das partículas de carga à matriz orgânica Aumento da estabilidade hidrolítica e de cor ao longo do tempo	Passível de degradação hidrolítica Aumenta as tensões da contração de polimerização

monômeros mais utilizados destacam-se: o bisfenol glicidil metacrilato (bis-GMA) e o uretano dimetacrilato (UDMA), que são monômeros de alto peso molecular; e os monômeros trietilenoglicol dimetacrilato (TEGDMA) e etilenoglicol dimetacrilato (EGDMA), de baixo peso molecular (ver Figura 5.1).

ATENÇÃO!

Uma unidade de massa molecular é equivalente a 1/12 da massa do isótopo de carbono 12. A massa molecular de cada átomo existente na natureza pode ser encontrada na tabela periódica. Assim, o somatório das massas atômicas dos átomos que compõem uma molécula fornece seu peso molecular (linguagem popular) ou massa molecular (terminologia científica). Por exemplo, o hidrogênio tem uma massa atômica de 1 unidade, e o oxigênio, de 16. Assim, a massa molecular da água (H_2O) é 18.

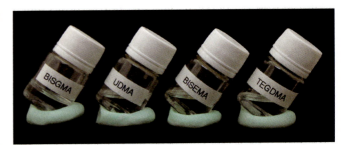

Figura 5.3 Frascos com bis-GMA, UDMA, bis-EMA e TEGDMA. Os monômeros estão organizados da maior para a menor viscosidade. Todos os frascos estão inclinados para mostrar que o bis-GMA é mais viscoso que os outros monômeros. Ele praticamente não escoa para a lateral do frasco, mesmo após vários segundos inclinado. Os outros monômeros escoam em diferentes velocidades, organizados em ordem crescente da esquerda para a direita. (Bis-GMA: bisfenol glicidil metacrilato; Bis-EMA: derivado etoxilado da molécula de bis-GMA; UDMA: uretano dimetacrilato; EGDMA: etilenoglicol dimetacrilato; TEGDMA: trietilenoglicol dimetacrilato. (Materiais gentilmente cedidos pelo diretor técnico e científico da FGM, Friedrich Georg Mittelstädt, e pela diretora administrativa Bianca Mittelstädt.)

Características como maior massa molecular (MM 512), alta viscosidade e baixa flexibilidade conferem ao monômero bis-GMA um baixo grau de conversão à temperatura ambiente. Infelizmente, não é possível produzir resinas compostas contendo apenas bis-GMA em função de sua alta viscosidade. Assim, monômeros diluentes, como o TEGDMA (MM 286) ou EGDMA (MM 198) (ver Figura 5.1), são incorporados à formulação das resinas à base de bis-GMA, propiciando uma redução da viscosidade da resina composta para ser moldada clinicamente. Essa formulação monomérica básica, também chamada de resina de Bowen em homenagem ao pesquisador que desenvolveu a molécula de bis-GMA, ainda é usada por diversas marcas comerciais de resina compostas disponíveis no mercado.

Paralelamente, a redução da viscosidade em razão da presença de monômeros diluentes possibilitou maior incorporação de carga à matriz da resina composta e maior grau de conversão de monômeros em polímeros. Para visualizar o impacto das diferentes viscosidades dos monômeros na massa de resina composta, observe a Figura 5.3, em que é exibida a viscosidade de quatro diferentes monômeros. Enquanto a viscosidade da água é de apenas 1 mPa.s a 23°C, a viscosidade da molécula de bis-GMA é de aproximadamente 1.000.000 mPa.s, e do TEGDMA, 10 mPa.s.[5]

ATENÇÃO!

A união química entre a matriz orgânica e as partículas de carga propiciou o aumento relativo da resistência à degradação hidrolítica da resina composta. Porém, como o próprio agente de união pode sofrer degradação hidrolítica, é comum observar que, por causa da permeação de fluidos intra e extrabucais dentro da matriz orgânica, a estabilidade de sua estrutura pode ser significativamente afetada pela degradação prematura do agente de união.

Está em curso um movimento contra o uso de monômeros que contenham bisfenol A, já que sua composição química é bastante similar ao do hormônio feminino estrogênio e pode reagir de forma inadequada no organismo de indivíduos de ambos os sexos.[6] No Brasil, o uso do bisfenol A foi proibido na fabricação de mamadeiras no fim de 2011, e encontram-se em trâmite várias iniciativas para regular e reduzir o uso desse material em diversos produtos. No mercado odontológico há vários fabricantes que produzem resinas compostas livres de bisfenol A.

Outro monômero utilizado como base de resinas compostas, comercialmente disponível, são os uretanos dimetacrilatos (UDMA) (ver Figura 5.1). É um monômero com peso molecular semelhante ao bis-GMA (MM 470), porém sua molécula apresenta baixa viscosidade (11.000 mPa.s) em comparação com o bis-GMA,[7] o que permite seu uso isolado ou associado a outros monômeros. Assim como o UDMA, a molécula de bis-EMA, um derivado etoxilado da molécula de bis-GMA, tem alto peso molecular (MM 629), porém menor quantidade de ligações insaturadas por molécula, o que o torna menos viscoso.

Quanto menor a viscosidade da matriz orgânica, mais carga pode ser incorporada, o que se traduz em aumento de propriedades como rigidez e resistência mecânica e diminuição de outras como coeficiente de expansão térmica linear e solubilidade. Por outro lado, a inclusão de grande quantidade de monômeros diluentes, como o TEGDMA, causa o aumento da contração de polimerização (Figura 5.4), resultante da formação de macromoléculas através da união de monômeros com menor massa molecular. Antes da reação de polimerização, os monômeros estão afastados uns dos outros por distâncias de 0,3 a 0,4 nm. Durante a polimerização, os monômeros se aproximam para formar cadeias de moléculas mais extensas e estabelecer ligações primárias covalentes. Essas ligações distam apenas 0,15 nm entre si,[7] conforme esquematizado na Figura 5.4.

A magnitude da contração de polimerização de um polímero depende da massa molecular e da reatividade da molécula.

Monômeros metacrilatos

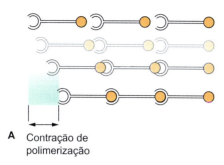

A Contração de polimerização

Monômeros siloranos

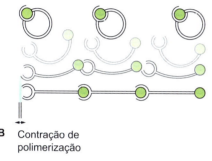

B Contração de polimerização

Figura 5.4 A. A aproximação de monômeros durante a polimerização resulta na contração de polimerização. **B.** Menor contração de polimerização em razão da polimerização por abertura de anéis.

Quanto maior a massa molecular, menor a contração de polimerização. Resinas à base de bis-GMA têm contração inferior àquelas cujo componente principal é o monômero TEGDMA, devido às diferenças entre as suas massas moleculares (512 e 286, respectivamente).

A reatividade representa a capacidade de o monômero estabelecer ligações covalentes primárias. Quanto mais reativo, maior o grau de conversão de monômeros em polímeros e, consequentemente, maior a contração de polimerização resultante. A reatividade depende:

- Do número de ligações insaturadas (C=C)
- Da distância entre os grupamentos metacrilatos
- Da flexibilidade da cadeia polimérica.

É difícil realizar comparações, pois vários desses fatores podem ser considerados. Ao tentar analisar os monômeros semelhantes, podemos observar o impacto de alguns deles. Por exemplo, apesar de o TEGDMA ter o mesmo número de ligações insaturadas que o EGDMA, seus grupamentos metacrilatos estão mais distantes, o que lhe confere maior reatividade durante a polimerização (ver Figura 5.1). Quanto mais longe, maior é a facilidade da molécula de se movimentar durante a polimerização e estabelecer ligações covalentes nas suas extremidades.

A flexibilidade da molécula pode ser compreendida pela comparação da estrutura dos monômeros bis-GMA e UDMA (ver Figura 5.1). Embora tenham massas moleculares semelhantes

(512 e 470, respectivamente), o grau de conversão, assim como a contração de polimerização resultante da molécula de UDMA são maiores. A presença de dois anéis benzênicos na parte central da molécula de bis-GMA restringe sua movimentação durante a polimerização, impedindo o encontro com novos locais de ligação. Assim, é comum que apenas um dos grupamentos metacrilatos esteja apto a realizar ligações covalentes simples. Em decorrência disso, justifica-se a associação de bis-GMA e TEGDMA, proporcionando maior incorporação de carga, aumento do grau de conversão da matriz orgânica, com consequente aumento das propriedades mecânicas como um todo.

Algumas resinas compostas apresentam como base de sua formulação o monômero bis-EMA, cuja molécula tem maior massa molecular (MM 629) e, para cada grupo bisfenol A há, em média, seis grupos de óxido de etileno. Além disso, há poucas ligações insaturadas por unidade de peso, o que auxilia na redução da contração de polimerização. As resinas à base de bis-EMA têm baixa sorção de água em comparação com aquelas compostas, primordialmente, por bis-GMA; essa propriedade é garantida à custa da eliminação de grupamentos de hidroxilas pendentes na molécula original de bis-GMA (ver Figura 5.1), altamente suscetíveis à degradação hidrolítica.

Outros monômeros

As primeiras modificações na química dos monômeros foi direcionada para a melhoria das características dos metacrilatos já existentes, produzindo monômeros com menor viscosidade, tais como bis-GMA sem hidroxilas, UEDMA, uretano dimetacrilato parcialmente aromático e dimetacrilatos ramificados.[8]

Monômeros com abertura de anel, como os espirocarbonetos, ou monômeros com base epóxica (silorano) e diversos monômeros de alto peso molecular, como dimetacrilatos dímeros ácido-base, cuja base é um ácido dimetacrilato dímero), uretano triciclodecanos (TCD-UDMA), e cerâmicas modificadas organicamente (ORMOCER) foram introduzidos com o mesmo propósito (Figura 5.5).

O monômero TCD-UDMA tem estrutura rígida e baixa contração de polimerização, semelhante ao bis-GMA, porém com menor viscosidade, e dispensa o uso de monômeros diluentes. Esse tipo de monômero foi adicionado em resinas compostas da Kulzer (Venus Diamond®).[9] O silorano foi desenvolvido por meio da reação de moléculas de oxirano e siloxano produzindo um monômero com abertura de anel (oxirano) e alta hidrofobicidade (siloxano).[9,10] Esse monômero foi introduzido em uma resina composta da 3M Oral Care (Filtek® P90) e hoje está presente na resina Filtek® LS. A desvantagem desse tipo de monômero é sua baixa compatibilidade com outros produtos à base de metacrilatos, o que exige o uso de sistemas adesivos com o mesmo sistema monomérico.

Outra resina à base de óxido de silício, chamada ORMOCER (*organically modified ceramic*), também livre dos monômeros dimetacrilatos clássicos, vem sendo utilizada pelas empresas

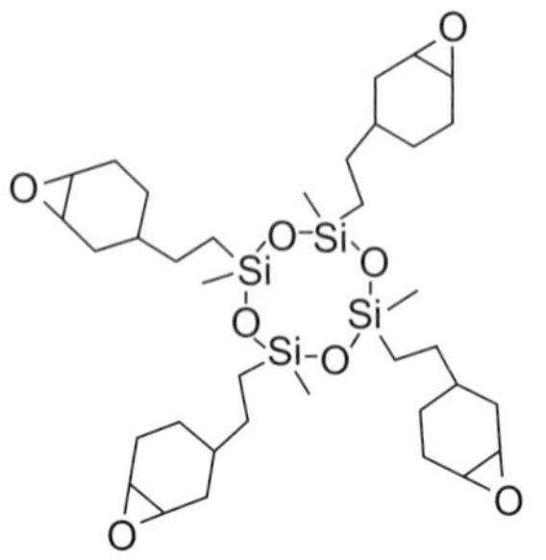

Silorano (470 g/mol)

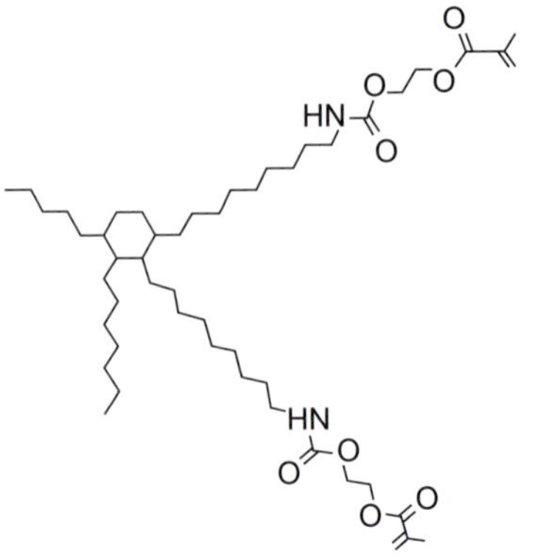

Ácido dimérico de dimetacrilato (870 g/mol)

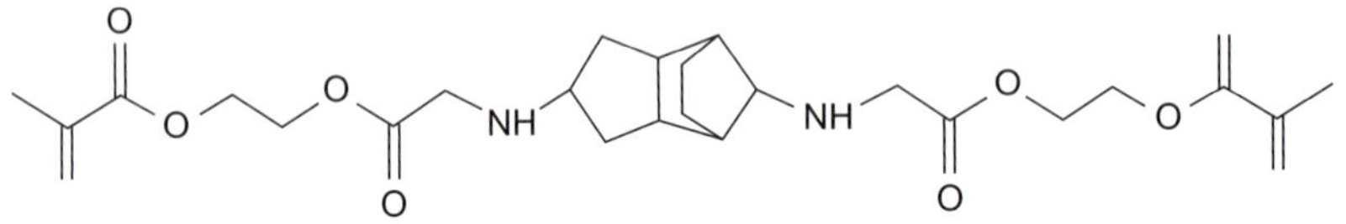

Uretano TCD (510 g/mol)

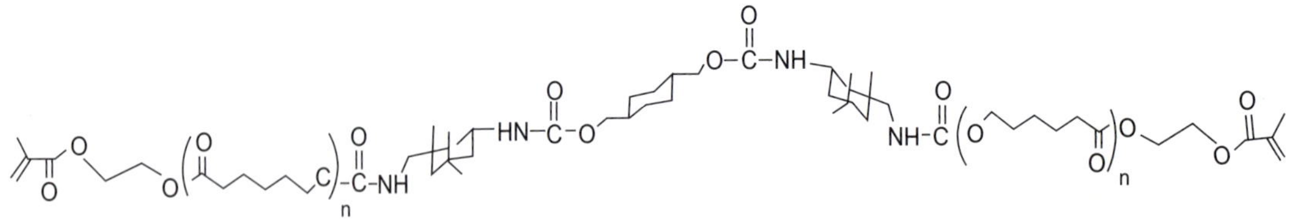

DX 511 (895 g/mol)

Figura 5.5 Monômeros alternativos usados em algumas marcas de resinas compostas odontológicas.

VOCO, Degussa e Dentsply Sirona. Os ORMOCERs são polímeros orgânico-inorgânicos, sintetizados a partir de uretano multifuncional e alcoxisilanos metacrilatos. Os alcoxisilanos permitem a formação de uma rede inorgânica de Si-O-Si com grupamentos metacrilatos nas terminações das moléculas para garantir a fotopolimerização. Diferentemente dos siloranos, as resinas compostas à base de ORMOCER têm compatibilidade com os metacrilatos (ver Figura 5.5).

Um monômero, chamado DX-511, desenvolvido pela DuPont e empregado na resina composta Kalore® (GC) tem reduzido grau de contração de polimerização comparativamente ao bis-GMA. O monômero DX-511 (MM: 895) tem massa molecular bem superior à do bis-GMA (MM: 513) e tem menor quantidade de ligações de carbono insaturadas por unidade de massa molecular, e consequentemente menor contração de polimerização (ver Figura 5.5).

Alguns destes monômeros são protegidos por patentes e ainda não são encontrados com facilidade no mercado odontológico, como os dimetacrilatos mais comuns. Resultados de estudos clínicos não têm mostrado nenhuma melhora significativa quando algumas resinas com esses monômeros foram avaliadas clinicamente.[11-13]

ATENÇÃO!

O grau de conversão estima a eficiência da polimerização e formação de ligações cruzadas. É determinado pela razão entre o número de ligações insaturadas que não reagiram e o número total de ligações insaturadas antes da polimerização. Mais detalhes estão apresentados no Capítulo 1, *Princípios Básicos para a Caracterização dos Materiais*, e no Capítulo 9, *Princípios Básicos para a Fotoativação e Unidades Fotoativadoras*.

Inibidores

Para evitar a polimerização espontânea dos monômeros, adiciona-se uma pequena quantidade de inibidores (cerca de 0,01%). Os mais utilizados são o hidroxitolueno butílico (BHT) e a hidroquinona. Como essas substâncias são bastante reativas com radicais livres, caso haja exposição acidental à luz, elas rapidamente interagem e impedem a propagação da polimerização. Por isso, é importante lembrar de, sempre que possível, armazenar a resina composta no refrigerador, pois as temperaturas mais baixas diminuem a capacidade de formação de polímeros, promovendo o aumento da vida útil do material. Os inibidores também têm a função de garantir o aumento da vida útil da resina composta.

CAPÍTULO 5 | Resinas Compostas

▪ Modificadores de cor

As resinas compostas são comercializadas em diferentes cores para mimetizar as estruturas dentárias, propriedade garantida pela adição de pigmentos inorgânicos, ou seja, óxidos metálicos. O esmalte é um tecido translúcido, enquanto a dentina é um tecido com maior opacidade. Para equilibrar esses efeitos ópticos, geralmente, se comercializam resinas compostas para esmalte e para dentina. A adição de óxidos metálicos com alto peso molecular produz resinas compostas opacas, à semelhança da dentina. Assim, é comum observar em diferentes *kits* de resina composta, resinas mais translúcidas (que contêm pouca quantidade de óxidos) para serem utilizadas na restauração do esmalte, e resinas mais opacas (com maior quantidade de óxidos), indicadas para substituir a dentina (Figura 5.6). Para esta última categoria, são utilizados mais comumente o dióxido de titânio ou o óxido de alumínio.

Deve-se ter em mente, entretanto, que não é somente a adição de óxidos que regula a cor dos compósitos odontológicos. Com o controle dos índices de refração da partícula de carga e da matriz, altera-se a translucidez da resina composta.

Por exemplo, resinas compostas translúcidas podem ser produzidas quando o índice de refração da matriz orgânica e inorgânica são bem semelhantes, e resinas opacas podem ser produzidas alterando o índice de refração da matriz orgânica e inorgânica.

▪ Sistema iniciador/ativador

Os monômeros dimetacrilatos (bis-GMA, UDMA, bis-EMA, TEGDMA e EGDMA, entre outros) se polimerizam por reação de adição, que é iniciada pela formação de radicais livres, conforme descrito no Capítulo 1, *Princípios Básicos para a Caracterização dos Materiais*. Os radicais livres podem ser produzidos por estímulo de um agente químico ou físico (calor ou luz visível). Por essa razão, uma das classificações dos materiais os separa em três grupos: resinas compostas quimicamente ativadas, resinas compostas fotoativadas e resinas de dupla ativação.

As resinas compostas ativadas quimicamente são comercializadas em duas pastas (base e catalisadora). Na pasta base, há peróxido de benzoíla (iniciador), que ao entrar em contato com uma amina terciária (dimetil p-toluidina [DMPT], ou di-hidroxi-etil-p-toluidina [DHEPT]), presente na pasta catalisadora, produz radicais livres que passam a ativar a reação de adição (Figura 5.7). Poucas resinas compostas empregam esse tipo de ativação, muito embora ainda seja bastante empregado em compósitos destinados para a cimentação adesiva, conhecidos como cimentos resinosos, que serão detalhados no Capítulo 12, *Cimentos Resinosos*.

A maioria das resinas compostas fotoativadas é comercializada em consistência pastosa e é acondicionada em bisnagas ou em unidoses (Figura 5.8). O sistema fotoiniciador dessas resinas compostas é normalmente constituído de uma dicetona,

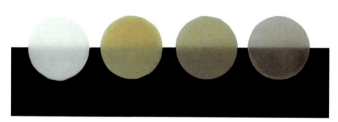

Figura 5.6 Espécimes de resina composta com diferentes graus de translucidez do mais opaco (à esquerda) ao mais translúcido (à direita). Nessa ordem temos uma resina opaca, resina para dentina, resina para esmalte e resina translúcida.

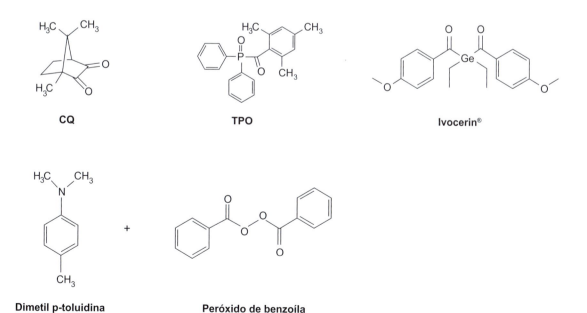

Figura 5.7 Exemplos de iniciadores fotoativados (canforoquinona [CQ], TPO e Ivocerin®) e iniciadores químicos (dimetil p-toluidina e peróxido de benzoíla).

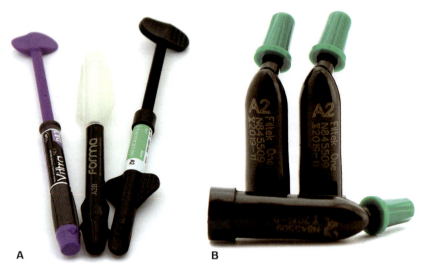

Figura 5.8 Exemplos de resinas compostas fotoativadas acondicionadas em bisnagas (**A**) e unidoses (**B**).

a canforoquinona (CQ) e uma amina alifática. Na presença de luz visível, com comprimento de onda variando entre 400 e 500 nm (espectro azul), a CQ passa para um estado excitatório triplo e transfere um de seus elétrons para a amina alifática, resultando na formação de radicais livres. Mais detalhes estão apresentados no Capítulo 9, *Princípios Básicos para a Fotoativação e Unidades Fotoativadoras*.[14]

O estágio excitatório máximo da CQ, em que se pode gerar mais radicais livres, é atingido sob o comprimento de onda de 468 nm. A CQ está presente na formulação das resinas compostas em pequenas concentrações, aproximadamente 0,15% em peso. Isso se deve a dois fatores:

- A CQ é um iniciador com coloração bastante amarelada e sua adição em maiores concentrações promove um amarelamento da resina composta, o que, consequentemente dificulta a combinação da cor com as estruturas dentais[14]
- Concentrações maiores de CQ geram a polimerização precoce da resina composta já no momento de sua inserção na cavidade, pela exposição tanto à luz do refletor quanto à luz ambiente.

Outros fotoiniciadores empregados em resinas compostas são o fenil propadiona (PPD) e a Lucerina TPO (TPO) e o Irgacure 819, entre outros cuja faixa de absorção é entre 390 e 420 nm, respectivamente. Essas diferenças podem trazer limitações quanto à polimerização, dependendo do aparelho fotopolimerizador empregado e da faixa de luz emitida por ele. O Ivocerin® é também um fotoiniciador patenteado e empregado pela Ivoclar Vivadent (ver Figura 5.7) em suas resinas compostas. Mais detalhes sobre os diferentes tipos de fotoiniciadores serão discutidos no Capítulo 9, *Princípios Básicos para a Fotoativação e Unidades Fotoativadoras*. É importante ressaltar que também é comum haver a associação de diferentes fotoiniciadores na formulação das resinas compostas.

Há a possibilidade de resinas compostas de dupla ativação quando um sistema de ativação químico e um sistema de fotoativação estão presentes no mesmo material. Esse método é pouco empregado nas resinas compostas atuais. A resina Fill UP® (Coltene) desenvolvida para inserção em incremento único, emprega a dupla ativação. No entanto, a dupla ativação é amplamente empregada nos cimentos resinosos, descritos no Capítulo 12, *Cimentos Resinosos*.

Uma tendência que deve se popularizar é o uso de um sistema de amplificação de formação de radicais livres (Figura 5.9). Na fotoativação convencional, uma molécula de CQ, depois de excitada, transfere um átomo de hidrogênio para a amina, tornando-a um radical livre que funciona como iniciador. A CQ que transferiu o próton não pode mais ser excitada pela luz, e uma molécula de CQ é capaz de gerar um único iniciador.

Já no sistema fotoiniciação amplificada (*radical amplified photopolymerization initiator, RAP Technology*), a CQ excitada transfere seu próton para uma molécula amplificadora (MA) que produz inúmeros radicais derivados desta molécula. Após essa transferência, a CQ retorna ao seu estado original e pode novamente ser excitada pela luz (ver Figura 5.9), promovendo sua reciclagem dentro do material. Resinas com essa química de ativação necessitam de menor incorporação de CQ, o que permite maior estabilidade à luz ambiente, não sofrendo polimerização precoce, e aumentando o grau de conversão de monômero em polímero[15] que as resinas compostas com o sistema convencional. As resinas compostas Estelite Sigma® (Tokuyama) dispõem desse sistema de polimerização. No mercado brasileiro, a resina composta Vittra® (FGM) emprega um sistema chamado APS (*Advanced Polymerization System*) que parece ser bastante semelhante ao sistema da Tokuyama, embora detalhes desse sistema não sejam disponibilizados pelos fabricantes.

PARTÍCULAS INORGÂNICAS

A incorporação de partículas de cargas inorgânicas tem a função básica de aumentar as propriedades mecânicas das resinas compostas e reduzir a quantidade de matriz orgânica,

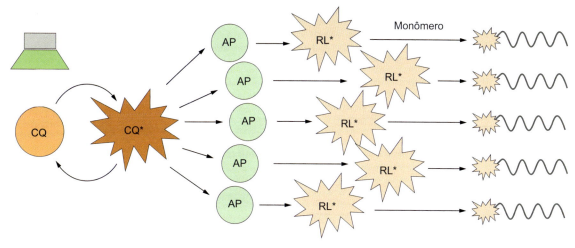

Figura 5.9 Representação da reação de polimerização amplificada. Quando a fotoativação é aplicada, uma única molécula de canforoquinona é capaz de gerar vários radicais livres por meio de uma molécula amplificadora; além disso, a CQ é ainda reciclada no processo, reiniciando um novo ciclo. CQ: canforoquinona; AP: amplificador de radical; RL: radical livre. (Adaptada do perfil técnico da resina composta Estelite Sigma® [Tokuyama]. Disponível em: https://www.tokuyama-us.com/estelite-sigma-quick-dental-composite/.)

minimizando suas principais desvantagens, como: contração de polimerização, alto coeficiente de expansão térmico linear e sorção de água. A seguir, algumas partículas inorgânicas empregadas com esse propósito.

- **Quartzo**

As primeiras partículas incorporadas na matriz de resina composta foram as de quartzo (Figura 5.10), que contêm sílica em estado cristalino. Essas partículas são inertes e têm uma resistência mecânica altíssima. O tamanho médio das partículas de quartzo era de 12 μm, porém partículas com 50 a 100 μm podiam ser encontradas dentro da matriz das resinas compostas. A impossibilidade de reduzir o tamanho dessas partículas devia-se à alta dureza do quartzo, que inviabiliza sua trituração para a obtenção de partículas menores.

Clinicamente, isso dificultava o polimento das resinas com quartzo, pois os abrasivos para polimento não eram capazes de cortar a partícula para tornar a superfície mais lisa. Outra grande desvantagem dessa partícula é sua falta de radiopacidade[16] e seu alto coeficiente de expansão térmica linear. Logo, essa partícula não é mais empregada como carga na maioria das resinas compostas atuais.

- **Sílica**

Partículas de sílica amorfa de uso odontológico podem ser obtidas por processo pirolítico ou de precipitação. No primeiro, uma substância com baixo peso molecular, como o cloreto de silício ($SiCl_4$), é queimada em uma atmosfera rica em hidrogênio e oxigênio, e a partir desta reação são formadas macromoléculas de óxido de silício ou sílica (SiO_2) com tamanho médio de 0,04 a 0,4 μm. No processo de precipitação, a sílica é um produto sintético obtido através da reação entre silicato de sódio e um ácido mineral, em geral o

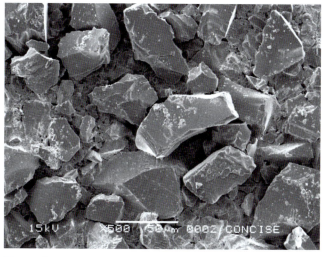

Figura 5.10 Partículas de carga de uma resina macroparticulada e quimicamente ativada (Concise, 3M Oral Care), em que se observam partículas de quartzo imersas em matriz resinosa. (Fotomicrografia gentilmente cedida pelo Prof. Dr. Vinícius Di Hipólito e pela Profa. Dra. Marcela Rocha de Oliveira Carrilho.)

ácido sulfúrico. O resultado desse processo é uma sílica precipitada bastante fina e de cor branca que é lavada e secada (Figura 5.11).

Em ambos os casos, há aglomeração das partículas de sílica. Como as partículas de sílica têm tamanho pequeno e baixa dureza, quando incorporadas à matriz orgânica das resinas compostas, propiciam o alcance de um ótimo polimento, garantido maior lisura à superfície das resinas compostas. Da mesma forma que a partícula de quartzo, a de sílica coloidal tem o inconveniente de não apresentar radiopacidade.

Partículas de sílica têm extensa área superficial relativa por volume, o que dificulta a inclusão de partículas em grande porcentagem, tornando a resina composta mecanicamente fraca.[17]

A   Preparo de sílica pirolítica com queima

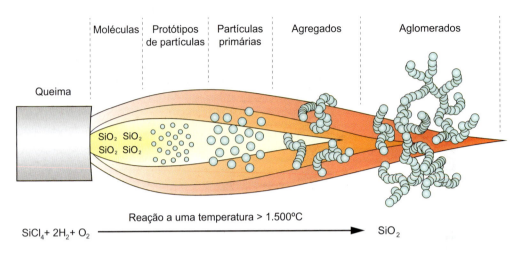

B   Preparo de sílica coloidal por precipitação

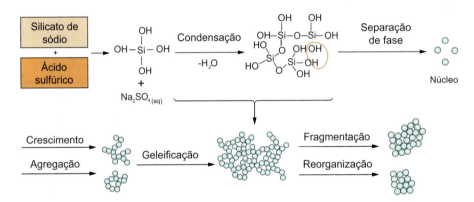

Figura 5.11 Esquema do processo de manufatura da sílica. **A.** Processo pirolítico. **B.** Processo por precipitação.

▪ Vidro

As partículas de vidro substituíram as partículas de quartzo, pois, em função de sua menor dureza, podiam ser trituradas em tamanhos inferiores a 6 µm (Figuras 5.12 e 5.13). Essas partículas contribuem para dar radiopacidade às resinas compostas, facilitando a detecção de lesões de cárie, bem como excessos nas margens das restaurações.

A maioria das resinas compostas atuais contém em sua composição esse tipo de partícula. Vidros de bário e de estrôncio são os mais comumente empregados nas resinas compostas, porém outros tipos, como, vidro de flúor alumino-silicato, trifluoreto de itérbio e zircônia, entre outros, podem ser encontrados.

Diversos métodos são empregados na produção de partículas de vidro. Um deles é a moagem de vidro em partículas menores, em geral no intervalo de 0,1 a 5 µm. Esse método é amplamente utilizado por fabricantes de resinas compostas e produz partículas irregulares e com maior variabilidade de tamanhos.

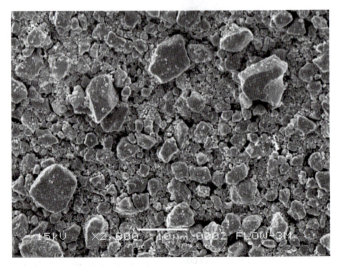

Figura 5.12 Microscopia eletrônica de varredura de partículas de vidro empregadas na resina Filtek Flow® (3M Oral Care), resina composta de partículas pequenas, obtidas por processo de moagem. (Imagem gentilmente cedida pelo Prof. Dr. Vinícius Di Hipólito e pela Profa. Dra. Marcela Rocha de Oliveira Carrilho.)

No método solvente-gel, as partículas de carga são produzidas em um solvente orgânico e as partículas crescem gradualmente ao redor de seus núcleos. Esse método produz partículas esféricas de tamanho uniforme, o que permite maior controle do tamanho da partícula através do ajuste dos tempos das reações químicas (Figura 5.14). Empresas que usam esta tecnologia: a 3M Oral Care, Tokuyama e Kerr.

Partículas com características especiais

Um novo tipo de partícula pré-polimerizada foi patenteado pela Dentsply e nomeado SphereTEC® (Figura 5.15). Essas partículas são completamente esféricas e produzidas com partículas primárias de vidro de bário e fluoreto de itérbio, de aproximadamente 0,6 μm. Essas partículas pré-polimerizadas têm tamanho aproximado de 15 μm e são empregadas na resina composta Ceram.X® (Dentsply Sirona).

Outro tipo de partícula, que apresenta bioatividade, é empregada pela empresa Shofu. Essas partículas de carga são chamadas GIOMER. Elas consistem em um núcleo central de vidro pré-reagido, circundado por uma fase vítrea do cimento de ionômero (rico em elementos, como Sr, Na, Bo, Al, Na e principalmente F) e uma camada superficial modificada para adesão com a matriz monomérica. Essas partículas são capazes de doar os íons para o dente[18,19] e também sofrer recarregamento de flúor quando a restauração é exposta ao produto (Figura 5.16).

AGENTE DE UNIÃO

Para que as partículas de carga cumpram a função de aumentar as propriedades mecânicas e reduzir a sorção de água e o coeficiente de expansão térmica linear, é necessário que estejam unidas quimicamente à matriz orgânica. Assim é imprescindível o uso de moléculas bifuncionais e anfóteras (capazes de estabelecer ligações químicas com compostos diferentes) que estabelecem a união entre as partículas de carga e a matriz resinosa. Uma das formas de união das partículas de vidro à matriz orgânica ocorre através de grupamentos silânicos (Si – O – Si; ver Figura 5.2). Organossilanos são mais comumente

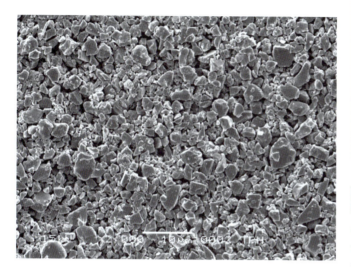

Figura 5.13 Microscopia eletrônica de varredura de partículas de vidro empregadas na resina composta TPH Spectrum® (Dentsply), resina micro-híbrida, por processo de moagem. Observe que as partículas apresentam formas irregulares e há uma distribuição ampla no tamanho das partículas. (Imagem gentilmente cedida pelo Prof. Dr. Vinícius Di Hipólito e pela Profa. Dra. Marcela Rocha de Oliveira Carrilho.)

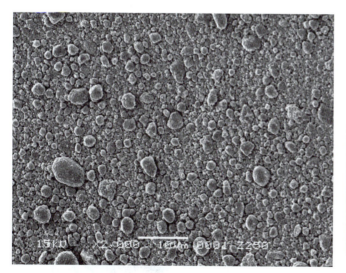

Figura 5.14 Microscopia eletrônica de varredura de partículas de vidro empregadas na resina composta Filtek Z250® (3M Oral Care), resina micro-híbrida, obtida por processo solvente-gel. Observe que as partículas apresentam forma esférica, característica desse processo de produção de partículas. (Imagem gentilmente cedida pelo Prof. Dr. Vinícius Di Hipólito e pela Profa. Dra. Marcela Rocha de Oliveira Carrilho.)

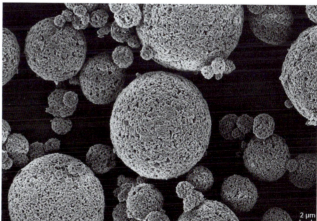

Figura 5.15 Microscopia eletrônica de varredura de partículas de vidro da resina composta Ceram.X® (Dentsply Sirona). Observe que as partículas maiores (partículas pré-polimerizadas) são compostas por partículas menores de vidro de bário e fluoreto de itérbio. O processo foi patenteado pela empresa. (Reimpressa do perfil técnico da resina Ceram.X® [Dentsply]. Disponível em: https://www.dentsplysirona.com/en-ap/explore/restorative/ceramxSphereTEC.html.)

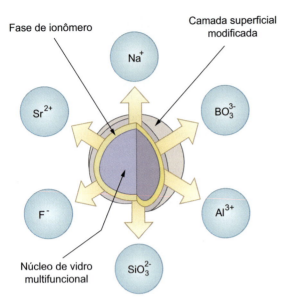

Figura 5.16 Desenho esquemático representando uma partícula de carga chamada GIOMER e empregada em resinas compostas da Shofu. Essas partículas são bioativas e liberam íons para o meio circundante, por apresentarem partículas vítreas do cimento de ionômero ao redor do núcleo central da partícula.

empregados como agentes de união, embora em algumas resinas compostas também sejam encontrados titanatos e zirconatos, na dependência da composição da partícula de carga usada no material.

A união química entre as partículas de carga e matriz orgânica garante uma distribuição mais uniforme das tensões geradas quando, por exemplo, há incidência de cargas mastigatórias sobre a resina composta. Falhas no estabelecimento dessa união fazem as tensões se concentrarem na interface carga-matriz, propiciando a formação de fendas no corpo da matriz resinosa e levando ao descolamento das partículas de carga.

Além de enfraquecer mecanicamente o material, essas fendas entre matriz e carga facilitam a entrada de fluidos e sua adsorção ao redor das partículas de carga, acelerando a degradação da resina composta. Assim, além de reforçar as propriedades mecânicas, a união química entre as partes inorgânica e orgânica da resina composta, aumenta sua resistência ao desgaste e à degradação hidrolítica, a estabilidade de cor e a manutenção de polimento.

> Outro fator importante no tratamento de superfície das partículas de carga com agente de união é aumentar a umectância das partículas de carga quando adicionadas à matriz orgânica para formar a resina composta. Quanto melhor a superfície das partículas é coberta com agente de união, maior sua umectância e maior a incorporação de partículas de carga na resina composta, sem negligenciar a viscosidade necessária para uso clínico. Essa abordagem é empregada pelas empresas odontológicas GC, Tokuyama e Kuraray na produção de algumas de suas resinas compostas. Por exemplo, a Estelite Majestic Posterior®, da Tokuyama, tem uma incorporação de partículas de carga muito alta (82% em volume, 92% em peso),

que segundo o fabricante, foi possível graças ao uso de uma tecnologia de tratamento da superfície das partículas com um agente altamente hidrofóbico.

CLASSIFICAÇÃO DAS RESINAS COMPOSTAS PELO TAMANHO DAS PARTÍCULAS INORGÂNICAS

A literatura em geral classifica as resinas pelo tamanho médio das partículas de carga, e este livro seguirá a mesma temática. No entanto, deve-se ter claro que muitas dessas resinas compostas já não estão mais disponíveis comercialmente e são apresentadas apenas a título de registro histórico. Atualmente, muitas das resinas compostas são micro-híbridas e nano-híbridas.

▪ Macroparticuladas

Tradicionalmente, as primeiras resinas macroparticuladas comercializadas continham partículas de quartzo em torno de 20 μm e passaram a reduzir o tamanho para 8 a 15 μm (ver Figura 5.10). A quantidade de partículas no material variava entre 60 e 65% em volume.[20] Essas resinas apresentavam alta rugosidade superficial, em função do desgaste seletivo da matriz orgânica (Figura 5.17), que deixava as partículas de carga mais duras expostas, produzindo uma superfície áspera. Consequentemente, essas resinas compostas apresentavam maior suscetibilidade ao manchamento superficial em razão da fácil retenção de corantes. Outra desvantagem era sua radiolucidez, que dificultava a diferenciação das restaurações com lesões de cárie. Apesar de atualmente existirem resinas compostas com partículas de tamanho macrométrico, elas não são exclusivamente compostas desse tamanho de partícula. Assim, pode-se afirmar que as resinas compostas macroparticuladas estão em desuso.

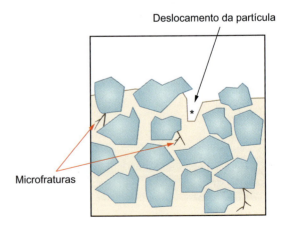

Figura 5.17 Resina macroparticulada mostrando a concentração de tensões na interface carga-matriz em razão da alta dureza das partículas de carga (*setas vermelhas*). Observa-se maior desgaste da matriz de resina (*bege*) na superfície, expondo partículas duras de quartzo (*azul*). O asterisco indica o local no qual havia uma partícula de carga que foi arrancada pela ação do bolo alimentar.

ATENÇÃO!

As propriedades mecânicas geralmente melhoram com o aumento do volume percentual de partículas inorgânicas presente na resina composta. Contudo, antes de comparar os percentuais de carga de diferentes resinas compostas, deve-se verificar se eles são fornecidos em volume ou peso. O percentual em volume é geralmente 10 a 20% menor que o percentual em peso.

Microparticuladas

Nas resinas compostas microparticuladas passou-se a empregar a sílica amorfa como carga inorgânica. O tamanho médio das partículas de sílica está entre 0,04 e 0,4 µm. Esse tamanho associado à menor dureza dessa sílica amorfa conferiu a esse tipo de resina maior lisura superficial. Por outro lado, partículas de sílica amorfa têm extensa área de superfície relativa e necessitam de grande quantidade de matriz para "molhá-las". Como consequência, pequenas quantidades de sílica inseridas na matriz orgânica aumentam muito a viscosidade da resina composta, tornando-a clinicamente inadequada para manipulação durante o uso clínico.

Como forma de aumentar o percentual de carga sem comprometer suas propriedades reológicas, o processo de fabricação desses materiais foi modificado. Foram adicionadas à matriz resinosa partículas pré-polimerizadas de resina composta com alta concentração de sílica amorfa. Essa resina composta pré-polimerizada é então moída para formar partículas menores. Essas partículas pré-polimerizadas com tamanho entre 5 e 50 µm (Figura 5.18), são adicionadas a mais resina e sílica coloidal.[1,2] A resina composta pré-polimerizada contém um percentual aproximado de 70% em peso de sílica (50% em volume), que é triturada (ver Figura 5.18). Essas partículas pré-polimerizadas conferem à resina composta uma consistência arenosa. É possível visualizá-las nas imagens de microscopia eletrônica de varredura da resina Durafill VS® (Kulzer) na Figura 5.19.

No geral, as resinas microparticuladas podem atingir um percentual de carga em torno de 50% em volume. Caso a sílica coloidal fosse adicionada diretamente à matriz de resina composta para produção de um material com propriedades reológicas aceitáveis, o conteúdo máximo de carga incluído seria de aproximadamente 20% em volume.[21]

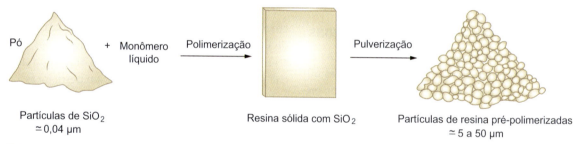

Figura 5.18 Processo de produção de partículas de carga pré-polimerizadas. Um alto teor de sílica é misturado com monômeros resinosos. Essa mistura é polimerizada e a resina composta resultante é moída em partículas de carga orgânica-inorgânica.

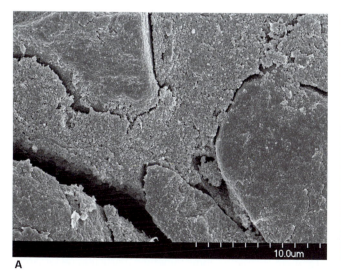
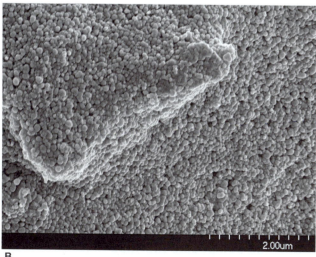

Figura 5.19 Microscopia eletrônica de varredura de uma resina composta microparticulada (Durafill VS®, Kulzer). **A.** As partículas de carga pré-polimerizadas estão imersas na matriz de resina carregada com sílica coloidal. **B.** Interação entre as partículas pré-polimerizadas e a matriz de resina carregada com sílica. (Imagem gentilmente cedida pelo Prof. Dr. Jorge Perdigão, Universidade de Minessota, EUA.)

> **ATENÇÃO!**
>
> Apesar de o uso de partículas orgânicas-inorgânicas pré-polimerizadas ser historicamente associado a resinas microparticuladas, hoje esse processo tem sido incorporado às várias resinas compostas micro-híbridas e nano-híbridas com o intuito de aumentar o teor de carga, ao mesmo tempo em que permite a inserção de sílica coloidal com tamanho nanométrico.

Apesar de as resinas microparticuladas apresentarem excelente polimento e manutenção de polimento, suas propriedades mecânicas relativamente baixas restringiram seu uso apenas a situações de baixo impacto mastigatório, como dentes anteriores, à exceção de classe IV. Além disso, resinas microparticuladas, apresentavam alto coeficiente de expansão térmica linear e maior suscetibilidade à sorção de água em razão do maior conteúdo orgânico.[17,22,23] E também apresentavam a desvantagem de serem radiolúcidas quando submetidas a exame radiográfico. Apesar de haver poucas marcas comerciais de resinas compostas microparticuladas, elas ainda são comercializadas por algumas empresas, como a Durafill VS® (Kulzer), a Aura Enamel® (SDI) e a Heliomolar® (Ivoclar Vivadent). Esta última é uma versão aprimorada das primeiras resinas microparticuladas que surgiram no mercado.

▪ Resinas compostas de partículas pequenas

Métodos de moagem avançados permitiram a trituração de partículas de vidro com tamanho médio inferior àqueles utilizados nas resinas compostas de macropartículas, dando origem às resinas compostas de partículas pequenas (ver Figuras 5.12 e 5.13). O tamanho médio da carga se situava entre 1 e 5 μm.[1,2] A melhor distribuição do tamanho das partículas permitiu a maior compactação, aumentando o percentual de carga (65 a 77% em volume). Essas resinas compostas apresentavam propriedades mecânicas superiores às das resinas macro e microparticuladas, e menor contração de polimerização em razão do menor conteúdo de matriz resinosa. Proporcionavam bom polimento, porém ainda inferior ao obtido com as resinas microparticuladas. Com isso, passaram a ser indicadas para dentes posteriores.

Ao contrário das resinas compostas micro e macroparticuladas, as de partículas pequenas eram radiopacas. Essas resinas apresentavam pequenas concentrações de sílica coloidal para ajuste de viscosidade (em torno de 5%). As resinas P-30® (3M Oral Care), Estilux Posterior® (Kulzer) e PrismaFil® (Dentsply Sirona) foram representantes dessa categoria, mas atualmente não são mais comercializadas, e fazem parte do histórico de desenvolvimento das resinas compostas.

▪ Resinas compostas híbridas

A categoria de resinas compostas híbridas (ver Figura 5.14) foi desenvolvida com o objetivo de se obter restaurações tão lisas como as obtidas com resinas compostas de micropartículas, mantendo as excelentes propriedades mecânicas alcançadas com as resinas compostas de partículas pequenas. Como o próprio nome sugere, esses materiais são híbridos, pois têm dois tipos diferentes de partículas: sílica coloidal (em concentrações de 10 a 20% em peso) e partículas de vidro com tamanhos aproximados de 1 a 5 μm, totalizando um percentual de carga de 59 a 70% em volume. Essas resinas compostas têm propriedades mecânicas semelhantes às de partículas pequenas e permitem um bom polimento inicial e a manutenção desse polimento ao longo do tempo.[24,25] Além disso, são resinas radiopacas e, como podem ser utilizadas tanto em dentes posteriores como anteriores, são consideradas resinas compostas universais.

Essas resinas compostas ainda podem ser subclassificadas em *macro-híbridas*, quando o tamanho médio das partículas de vidro excede 5 μm, totalizando um percentual de carga de 59 a 68% em volume; em *híbridas*, com as características já descritas; e em *micro-híbridas*, quando o tamanho médio das partículas de vidro é inferior a 1 μm. Este último grupo de resinas compostas são as mais comuns no atual mercado odontológico e serão descritas a seguir.

▪ Micro-híbridas

Na década de 1990, as resinas híbridas sofreram novas modificações, dando origem às resinas compostas micro-híbridas, em que se misturou partículas de sílica coloidal com partículas de vidro de bário, lítio ou zircônia de dimensões inferiores a 1 μm. De forma semelhante às resinas híbridas, a sílica coloidal (em concentrações de 10 a 20% em peso) foi associada às partículas de vidro. O percentual de carga incluído também é semelhante ao das resinas compostas híbridas, ou seja, de 57 a 71% em volume. Essas resinas compostas são consideradas universais e podem ser utilizadas tanto em dentes anteriores como em posteriores. A lisura superficial é semelhante à das resinas microparticuladas.[26-28]

É interessante ressaltar que o termo "híbrido" se refere à presença de dois tipos diferentes de partículas de carga, não somente às diferenças entre os tamanhos das partículas de carga. Há algumas resinas que apresentam somente um tipo de partícula de carga, a exemplo de algumas resinas da 3M Oral Care e da Tokuyama, podendo ser denominadas unimodais. As resinas da 3M Oral Care empregam partículas sintéticas esféricas de zircônia-sílica (ver Figura 5.14) podendo ser chamadas de resinas compostas unimodais. As resinas da 3M Oral Care empregam partículas sintéticas esféricas de zircônia-sílica com tamanhos que variam de 0,01 a 3,5 μm e são consideradas micro-híbridas na classificação apresentada neste livro.

A Tokuyama emprega partículas semelhantes às da 3M Oral Care, que são esféricas de zircônia-sílica, monodispersas, porém com tamanho médio ao redor 0,2 μm. Este tipo de resina é também chamado submicrométrico (partículas de tamanho médio entre 0,1 a 0,9 μm) ou suprananoparticuladas (100 nm a 900 nm). Há naturalmente um interesse de *marketing* envolvido nessas variações de classificação.

▪ Nanoparticuladas

A nanotecnologia representou um avanço tecnológico que permitiu produzir estruturas e materiais com dimensões entre 1 e 100 nm. A título de exemplo, 1 nm é uma unidade de medida 1.000 vezes menor que 1 μm e 1 milhão de vezes menor que 1 mm. Como esses números são difíceis de imaginar podemos fazer um comparativo com objetos esféricos familiares. A relação entre o tamanho de uma nanopartícula e uma bola de futebol é semelhante à relação entre o tamanho da bola de futebol e o planeta Terra. Outra comparação é dizer que moléculas de proteína têm entre 1 e 10 nm, enquanto uma bactéria tem 100 vezes esse tamanho (ou seja, 1.000 nm). A Figura 5.20 ilustra, em uma escala logarítmica, a diferença entre os tamanhos de partículas.

Por meio da nanotecnologia, houve o desenvolvimento de nanopartículas de sílica ou de zircônia-sílica com diâmetro entre 1 e 80 nm, que, após devidamente tratadas com um agente de união, formam agrupamentos ou aglomerados com até 75 nm. Estes se unem à matriz da resina composta, representando uma nova categoria de resinas compostas, as nanoparticuladas.

O tamanho médio das partículas de carga desse material é 5 a 75 nm, ou seja, aproximadamente 10 vezes inferior ao tamanho das partículas de sílica coloidal empregada nas resinas compostas microparticuladas. Os aglomerados dessas partículas permitem a inclusão de um percentual de carga entre 68 e 72% em volume, ou seja, semelhante ao das resinas compostas micro-híbridas. Segundo o prospecto do fabricante da resina Filtek Supreme ou Filtek Z350 (3M Oral Care), primeira representante dessa nova categoria (Figura 5.21), esse tipo de resina composta soma as vantagens estéticas das resinas micro-particuladas, como o excelente polimento e brilho, e mantém as altas propriedades mecânicas das resinas micro-híbridas.[29,30] Isso permite que as novas resinas compostas sejam utilizadas tanto em dentes posteriores como em anteriores.

> **ATENÇÃO!**
>
> A inclusão de macropartículas não afeta a viscosidade da resina composta da mesma forma que a inclusão de micropartículas, cuja adição aumenta consideravelmente a viscosidade da resina composta. De forma semelhante pode-se imaginar que partículas nanométricas aumentem ainda mais a viscosidade do material. No entanto, as partículas nanométricas têm propriedades fascinantes: até certa temperatura, elas se comportam como líquido. Uma resina com 40% de micropartículas apresenta-se com alta viscosidade, próximo a um sólido, enquanto a mesma resina com 40% de partículas nanométricas com superfícies tratadas pode apresentar-se líquida.

▪ Nano-híbridas

Essas resinas compostas, como as híbridas e micro-híbridas, mesclam diferentes tipos de partículas. A diferença está em que as partículas nanométricas são combinadas com partículas de

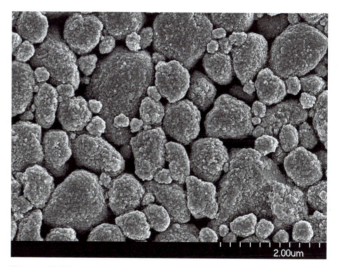

Figura 5.21 Microscopia eletrônica de varredura de uma resina composta nanoparticulada (Filtek Z350®, 3M Oral Care). É possível observar as nanopartículas agrupadas em nanoaglomerados. (Imagem gentilmente cedida pelo Prof. Dr. Jorge Perdigão, Universidade de Minessota, EUA.)

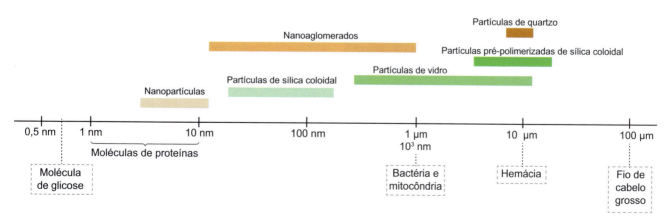

Figura 5.20 Escala logarítmica da diferença entre os tamanhos das partículas de carga empregados nos diferentes tipos de resina composta, em comparação com estruturas encontradas na natureza.

vidro e sílica coloidal, produzindo as resinas compostas nano-híbridas (Figura 5.22). Essas resinas também são consideradas universais, pois apresentam propriedades mecânicas e manutenção de polimento adequado para uso em dentes anteriores e posteriores. Apresentam um percentual de inclusão de carga que varia de 55 a 69% em volume.

Entretanto, a literatura não é tão evidente na distinção entre as resinas micro-híbridas e nano-híbridas,[31-33] já que as micro-híbridas também têm uma pequena concentração de partículas de tamanhos nanométricos (< 100 nm), geralmente na forma de sílica pirolítica e amorfa ou em partículas de vidro produzidas pelo processo solvente-gel. Essa falta de distinção clara pode ser vista na Tabela 5.2.

Muitas resinas compostas nano-híbridas são obtidas por meio da inclusão de partículas de vidro moídas em uma variedade de tamanhos, sendo geralmente menor que 1 μm (ver Figura 5.20). Além disso, partículas de carga nanométricas (< 100 nm) de sílica coloidal, vidro de estrôncio, vidro de estrôncio-sílica, partículas de fluoreto de itérbio e fluoreto de lantano são adicionadas para preencher os espaços entre as partículas de vidro maiores.

Resinas que apresentam partículas de sílica coloidal produzidas por processo pirolítico não têm, em geral, nanopartículas isoladas (ver Figura 5.11), já que o processo de pirólise sem tratamento superficial da partícula leva a uma instantânea aglutinação das partículas de sílica em aglomerados com tamanhos de 0,04 a 0,4 μm. Diferenciar esse tipo de resina composta de outras que contêm nanopartículas é difícil pela falta de transparência dos fabricantes em informar tipo, tamanho médio e amplitude de tamanhos das partículas, assim como a forma de fabricação da carga inorgânica. Um resumo das diferentes categorias de resinas compostas com seus respectivos tamanhos médios das partículas de carga, seu percentual de carga em volume e suas indicações clínicas pode ser visto nas Tabelas 5.2 a 5.4.

Uma revisão de artigos científicos e outros livros didáticos permite verificar que a classificação das resinas compostas é bastante heterogênea, principalmente no que se refere aos dados dos diferentes tamanhos das partículas de carga presentes em cada categoria. Essa diferença, no entanto, não prejudica o entendimento geral da classificação das resinas compostas. Para um aluno de graduação, que está iniciando no estudo das resinas compostas, é importante entender que a maioria das resinas compostas comercializadas atualmente

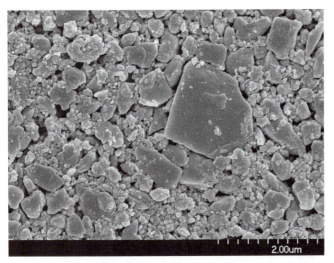

Figura 5.22 Microscopia eletrônica de varredura de uma resina composta nano-híbrida (Opallis®, FGM). Observa-se a mistura de diferentes tipos e tamanhos de partículas de carga. (Imagem gentilmente cedida pelo Prof. Dr. Jorge Perdigão, Universidade de Minnessota, EUA.)

TABELA 5.2
Resumo do tamanho médio das partículas de carga e do percentual de carga em volume dos diferentes tipos de resinas compostas.

Classificação	Tamanho médio das partículas (μm)	Carga em volume (%)
Macroparticuladas	8 a 15	60 a 65
Microparticuladas	0,04 a 0,4	Cerca de 50*
Partículas pequenas	1 a 5	65 a 77
Macro-híbridas	0,04 e > 5	60 a 66
Híbridas	0,04 e 1 a 5	59 a 70
Micro-híbridas	0,04 e < 1	57 a 71
Nanoparticuladas	0,005 a 0,07	63 a 72
Nano-híbridas	0,005 a 0,07 e < 1	55 a 69

*Esse teor de carga é maior ao se empregar partículas pré-polimerizadas de sílica coloidal.

TABELA 5.3
Resumo das indicações de cada uma das categorias de resinas compostas. Os cinco últimos tipos são os mais comercializados na atualidade.

Categoria	Indicações
Macroparticuladas	Praticamente não são comercializadas e seu uso deve ser evitado, pois não apresentam resultados clínicos satisfatórios
Microparticuladas	Devem ser utilizadas em regiões em que a estética é primordial, como em dentes anteriores. Apresentam excelente lisura e brilho superficial. Em razão das baixas propriedades mecânicas, não devem ser empregadas em situações nas quais há grande esforço mastigatório
Partículas pequenas	Destinadas para dentes posteriores. Têm excelentes propriedades mecânicas, porém não alcançam a lisura superficial das resinas compostas microparticuladas. Praticamente não são mais comercializadas
Macro-híbridas	Resinas de uso universal. Têm excelentes propriedades mecânicas e lisura superficial, podendo ser empregadas em dentes posteriores e anteriores
Híbridas	
Micro-híbridas	
Nanoparticuladas	
Nano-híbridas	

TABELA 5.4
Marcas comerciais de resinas compostas, classificadas de acordo com o tamanho das partículas.

Categoria	Resina e marca comercial	Variação mínima e máxima do tamanho das partículas (μm)	Tamanho das partículas de carga (μm)	Carga em volume (% vol)
Macroparticuladas	Alpha Plast® (DMG)	0,02 a 33	*	65,2
Microparticuladas	Durafill VS® (Kulzer)	*	0,005 a 5 (PPP)	66
	Heliomolar® (Ivoclar Vivadent)	*	0,04 a 0,2 (PPP)	46
Híbridas	TPH Spectrum® (Ivoclar Vivadent)	0,04 a 5	1,5	57
	Estelite Posterior® (Tokuyama)	0,1 a 10	2	70
	TeEconom Plus® (Ivoclar Vivadent)	0,04 a 7	1	60
Micro-híbridas	Charisma® (Kulzer)	0,05 a 10	0,7	60
	Glacier® (SDI)	0,04 a 1	0,7	64
	Filtek Z250® (3M Oral Care)	0,01 a 3,5	0,6	63
	Herculite XRV® (Kerr)	*	0,6	59
	Palfique LX5® (Tokuyama)	0,2	0,1 a 0,3	71
Nanoparticuladas	Filtek Supreme® (3M Oral Care)	*	0,005 a 0,02 0,6 a 1,4	63,3
Nano-híbridas	Venus Diamond® (Kulzer)	0,005 a 20	*	64
	IPS Empress Direct® (Ivoclar Vivadent)	0,04 a 3	0,5	59
	Opallis® (FGM)	0,04 a 3	0,5	58
	Synergy D6® (Coltene)	0,02 a 2,5	0,6	65

Informações extraídas dos fabricantes. PPP: partículas pré-polimerizadas.
*Dados não encontrados.

são chamadas de resinas universais (que podem ser empregadas em qualquer tipo de cavidade) e podem ser classificadas como micro-híbridas, nano-híbridas e nanoparticuladas (ver Tabela 5.4).

CLASSIFICAÇÃO DAS RESINAS COMPOSTAS QUANTO À VISCOSIDADE

Quanto a esse requisito, as resinas compostas podem ser classificadas em baixa viscosidade, viscosidade regular e alta viscosidade (Figura 5.23).

Resinas compostas de alta viscosidade (compactáveis ou condensáveis)

As resinas compostas de alta viscosidade surgiram para tentar superar algumas deficiências relacionadas com as propriedades de manipulação das resinas de viscosidade regular, como sua adesividade ou pegajosidade aos instrumentos de inserção. Essas resinas são também chamadas resinas compostas compactáveis ou condensáveis, uma alusão à forma como o amálgama dental é inserido na cavidade. Contudo, o termo "condensável" é incorreto, pois parte da premissa de que o material terá seu volume reduzido, como o amálgama, quando sobre ele for exercida uma pressão de condensação.[34]

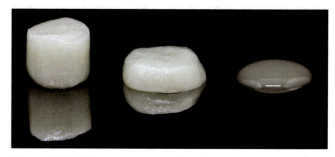

Figura 5.23 Diferentes viscosidades de resina composta. À esquerda uma resina composta de alta viscosidade; ao centro, uma resina composta de viscosidade regular; e à direita, uma resina composta de baixa viscosidade.

Termos como "resina composta de alta viscosidade" ou "compactável" parecem explicar melhor o que ocorre com esses materiais, que se aderem menos aos instrumentos de inserção e escoam menos, preservando sua forma e facilitando a escultura (Tabela 5.5; ver Figura 5.23). Por outro lado, essas resinas são pouco estéticas, já que são comercializadas com menor número de cores, e alguns materiais apresentam difícil polimento e maior rugosidade.[35] Assim, são geralmente designadas para uso exclusivo em dentes posteriores.

É comumente difundida a ideia de que as resinas compactáveis têm maior percentual de carga em sua matriz resinosa. Como pode ser visto na Tabela 5.5, o percentual de carga das resinas compostas compactáveis é bastante variável

TABELA 5.5
Descrição das características de algumas resinas compactáveis.

Resina e marca comercial	Classificação quanto à carga	Carga	Tamanho médio das partículas (μm ou nm)	Carga em volume (%)	Tipo de monômero
Filtek P60® (3M Oral Care)	Micro-híbrida	ZrSi e sílica coloidal	0,6 μm	61	Bis-GMA, UDMA e bis-EMA
Surefil High Density® (Dentsply Sirona)	Micro-híbrida	Vidro de Bo-Si-F-Al e nanopartículas de sílica pirogênica	0,8 μm	65	TEGDMA, monômeros metacrilatos
QuiXX Posterior® (Dentsply Sirona)	Macro-híbrida	Vidro de Sr, Al e NaF e fosfatos	*	66	UDMA, TEGDMA, monômeros di e trimetacrilatos e resina dimetacrilata modificada por ácido carboxílico
Synergy Nanoformula® (Coltene)	Nano-híbrida	Vidro de bário e sílica amorfa silanizada	0,04 a 2,9 μm	58	Bis-GMA, TEGDMA
Clearfil Majestic Posterior® (Kuraray)	Nano-híbrida	Partículas de carga de cerâmica silanizada e nanopartículas de alumina	1,5 a 20 nm	82	Bis-GMA, TEGDMA e outros monômeros dimetacrilatos aromáticos

Bis-GMA: bisfenol glicidil metacrilato; bis-EMA: derivado etoxilado da molécula de bis-GMA; TEGDMA: trietilenoglicol dimetacrilato; UDMA: uretano dimetacrilato.
*Dados não encontrados.

(57 a 82% em volume). Isto significa que, para algumas resinas compostas, as mudanças na reologia do material não ocorreram somente em função do aumento do percentual de carga. Alterações no formato, tipo e distribuição de partículas de carga, e modificações da matriz orgânica foram responsáveis pela redução da viscosidade e do escoamento desses materiais.

A capacidade de compactação da resina Filtek P60® (3M Oral Care), por exemplo, foi garantida devido a modificações da matriz orgânica da resina composta Z100® (3 M Oral Care). Essa resina composta tem em sua matriz orgânica os monômeros bis-GMA e TEGDMA. Na resina composta Filtek P60®, grande parte do monômero diluente TEGDMA foi substituída por uma mistura de UDMA e bis-EMA, o que a diferencia da Z100®, uma vez que o tipo e a quantidade de carga inorgânica de ambos os materiais são iguais (ver Tabela 5.5). O tamanho médio das partículas está situado entre as resinas micro-híbridas e híbridas (ver Tabela 5.5).

■ Resinas de baixa viscosidade ou *flow*

O aumento da viscosidade das resinas compactáveis tem como desvantagens, maiores tensões geradas pela contração de polimerização e menor capacidade de umectação às paredes cavitárias, resultando em falha na adaptação marginal. Isso levou ao desenvolvimento de resinas de baixa viscosidade.

Esses materiais, também denominados resinas compostas de baixa viscosidade (*flow* ou fluidas), foram lançados no mercado no fim de 1996. A reduzida viscosidade desses materiais (Tabela 5.6) permitem que eles escoem mais facilmente (ver Figura 5.23), e são úteis especialmente em regiões cavitárias de difícil acesso, como margens cervicais de cavidades de classe II.

As resinas compostas de baixa viscosidade geralmente têm menor percentual de carga que as resinas de viscosidade regular (ver Tabela 5.6). Naturalmente, essa diminuição do percentual de conteúdo inorgânico traz um ônus às propriedades mecânicas dessas resinas compostas, como menor módulo de elasticidade e menor resistência à compressão,[36] inviabilizando o seu uso em áreas em que incidem grandes esforços mastigatórios.

Também é interessante observar que existe uma grande variação na viscosidade desses materiais, em torno de 105 a 243 mm^2/30 s/0,5 MPa. Em razão dessa variabilidade, existem autores que subclassificam as resinas fluidas em viscosidades baixa, média e alta.[37] Há fabricantes que produzem resinas de baixa viscosidade com diferentes graus de viscosidade, entre elas podemos citar a Tokuyama, com a linha Palfique Universal Flow® (High, Medium e Super Low), a GC, com a linha Gradia Direct® (Flo e LowFlo) e a VOCO, com a linha GrandioSO® (Flow e Heavy Flow).

Comumente, os fabricantes indicam o uso de resinas compostas compactáveis (altas propriedades mecânicas) associado a resinas compostas de baixa viscosidade (melhor adaptação às paredes cavitárias). Além disso, as resinas compostas de baixa viscosidade, por terem menor percentual de carga e, consequentemente, menor módulo de elasticidade, conseguem absorver as fortes tensões de contração transmitidas pela resina composta compactável, que é mais rígida. Dessa forma, a resina composta de baixa viscosidade agiria como uma "cama elástica", prevenindo a interface adesiva de todos os problemas decorrentes da falta de selamento marginal. É interessante observar que esta hipótese é teórica e não tem evidências clínicas que de fato comprovem a superioridade da associação ao uso apenas da resina composta compactável.

■ Resinas de viscosidade regular

Devido ao desenvolvimento dessas novas categorias de resinas compostas (alta e baixa viscosidades), as resinas compostas tradicionais, no que se refere à viscosidade, passaram

TABELA 5.6
Características de resinas compostas de baixa viscosidade.

Resina e marca comercial	Classificação quanto à carga	Carga	Tamanho médio das partículas (µm ou nm)	Carga em volume (%)	Tipo de monômero
Venus Flow® (Kulzer)	Híbrida	Vidro de Ba-Al-F-Si e sílica coloidal	5 nm a 5 µm	38	EBADMA e TEGDMA
Charisma Flow® (Kulzer)	Micro-híbrida	Vidro de Ba-Al-F-Si e sílica coloidal	5 nm a 5 µm; média: 0,6 µm	38	EBADMA e TEGDMA
TPH 3 flow® (Dentsply Sirona)	Micro-híbrida	Vidro de Ba-Al-Bo-F-Al, sílica dispersa	< 1 µm e 10 a 20 nm	40	UDMA, bis-GMA e outros
Filtek Supreme Flow® (3M Oral Care)	Nano-híbrida	YbF$_3$, nanopartículas de sílica não aglomerada, nanoaglomerados de Si-Zr	0,1 a 5 µm e 0,6 a 10 µm	40	Bis-GMA, UDMA, TEGDMA, PEGDMA e bis-EMA
Ceram.X Spectra ST Flow® (Dentsply Sirona)	Nano-híbrida	PPP esférica SphereTec® vidro de bário e YbF$_3$, nanopartículas de polisiloxano	0,6 a 15 µm 20 nm	46	Matriz orgânica de um polisiloxano modificado por metacrilatos
Synergy D6 Flow® (Coltene)	Nano-híbrida	Vidro de bário, sílica amorfa silanizada	0,04 a 2,5 µm	42	Bis-GMA e TEGDMA
Estelite Flow Quick® (Tokuyama)	Nanoparticulada	Partículas esféricas de Si-Zr	0,07 a 0,4 µm	56	TEGDMA, UDMA e bis-MPEPP
Filtek Bulk Fill Flow® (3M Oral Care)	Micro-híbrida, bulk fill	Partículas de Zr-Si, partículas de YbF$_3$	0,01 a 3,5 µm 0,1 a 5,0 µm	42,5	Bis-GMA, análogo de baixa viscosidade do bis-GMA (Procrylat), bis-EMA e UDMA
Tetric Evoflow Bulk Fill® (Ivoclar Vivadent)	Nano-híbrida, bulk fill	Vidro de Ba-Al-Si; partículas pré-polimerizadas e YbF$_3$	0,4 e 0,7 µm e 160 a 200 nm	46,4	
Venus Bulk Fill® (Kulzer)	Nano-híbrida, bulk fill	Vidro de Ba-Al-F-Si, YbF$_3$ e sílica	0,02 a 5,0 µm	38	Mônomeros metacrilatos multifuncionais
Palfique Bulk Flow® (Tokuyama)	Micro-híbrida, bulk fill	Partículas esféricas de SiO$_2$-ZrO$_2$	0,2 µm	56	Bis-GMA, TEGDMA e bis-MPEPP

EBADMA e bis-EMA: derivado etoxilado da molécula de bis-GMA; TEGDMA: trietilenoglicol dimetacrilato; UDMA: uretano dimetacrilato; bis-GMA: bisfenol glicidil metacrilato; PEGDMA: polietilenoglicol dimetacrilato; bis-MPEPP: 2,2-bis[(4-metacriloxi-polyetoxi) fenil propano.

a ser denominadas resinas de viscosidade média ou mais comumente de viscosidade regular (Tabela 5.7; ver Figura 5.23). A maioria das resinas compostas vendidas no mercado odontológico se enquadra nessa categoria de viscosidade regular.

Uma gama diversa de indicações tem sido atribuída às resinas compostas de baixa viscosidade. Para evitar a descrição de uma lista infindável de possibilidades, basta pensar que ela pode ser usada em situações que não requerem altas propriedades mecânicas e tampouco excelentes características estéticas. Assim, suas melhores indicações são para o selamento de fissuras de dentes posteriores, como base de restaurações extensas de resina composta tanto em cavidades de classe I como em cavidades de classe II e em cavidades conservativas em dentes anteriores ou posteriores (Tabela 5.8).

É importante ressaltar que a classificação de resinas compostas baseada no tamanho médio da carga inorgânica continua sendo válida para os materiais de alta e baixa viscosidades (ver Tabelas 5.5 a 5.7).

A resina Clearfil Majestic Posterior® (de alta viscosidade; Kuraray), por exemplo, é classificada como nano-híbrida, enquanto a Filtek P60® (3M Oral Care) e a Surefil® (Dentsply Sirona), compactáveis, são classificadas como micro-híbridas (tamanho médio de partícula inferior a 1 µm; ver Tabela 5.5).

Entre as resinas de baixa viscosidade (ver Tabela 5.6), a Venus Flow® (Kulzer) é considerada composta híbrida, pois apresenta dois tipos de carga (sílica e partículas de vidro), com tamanho médio acima de 1 µm. Já as resinas Charisma Flow® (Kulzer) e TPH 3 flow® (Dentsply Sirona) são micro-híbridas. Há também resinas compostas nanoparticuladas (Filtek Supreme Flow®, 3M Oral Care) e nano-híbridas (Ceram.X Spectra ST Flow®, Dentsply, GrandioSO Flow®, VOCO, e Synergy D6 Flow® Coltene).

CLASSIFICAÇÃO DAS RESINAS COMPOSTAS QUANTO À FORMA DE ATIVAÇÃO

Como mencionado, as resinas compostas podem ser classificadas com relação ao sistema de ativação, dividindo-se em três categorias: fotoativadas, quimicamente ativadas ou de dupla ativação. As fotoativadas são ativadas por luz visível, azul, com

TABELA 5.7
Descrição das características de resinas compostas de viscosidade regular.

Resina e marca comercial	Classificação quanto à carga	Carga	Tamanho médio das partículas (μm ou nm)	Carga em volume (%)	Tipo de monômero
Miris 2® (Coltene)	Nano-híbrida	Vidro de bário, sílica amorfa silanizada e hidrófoba	0,6 μm	65	Bis-GMA, TEGDMA e UDMA
Esthet.X HD® (Dentsply)	Nano-híbrida	Vidro de Ba-F-Bo-Si e nanopartículas de sílica	< 1 μm	60	Bis-GMA, bis-EMA e TEGDMA
Opallis® (FGM)	Nano-híbrida	Vidro de Ba-Al-Si silanizado e sílica	0,5 μm	58	Bis-GMA, bis-EMA, TEGDMA e UDMA
Tetric EvoCeram® (Ivoclar Vivadent)	Nano-híbrida	Vidro de Ba-Al-Si, partículas pré-polimerizadas, YbF$_3$ e óxidos mistos esféricos	0,4 e 0,7 μm	55	Bis-GMA, UDMA e bis-EMA
Point 4® (Kerr)	Micro-híbrida	Vidro de Ba-Al-Bo-Si	0,4 μm	59	Bis-GMA etoxilado (bis-EMA) e TEGDMA
Charisma® (Kulzer)	Micro-híbrida	Vidro de Ba, Al, F, feldspato, partículas pré-polimerizadas	0,7 μm	61	Bis-GMA e TEGDMA
Clearfil Majestic Esthetic® (Kuraray)	Nano-híbrida	Vidro de bário silanizado, partículas pré-polimerizadas com nanopartículas	0,7 μm	66	Bis-GMA e TEGDMA
GrandioSO® (VOCO)	Nano-híbrida	Vidro cerâmico e nanopartículas de dióxido de silício funcionalizados	< 1 μm	71	Bis GMA, bis-EMA e TEGDMA
Filtek Bulk Fill® (3 M Oral Care)	Micro-híbrida, bulk fill	Partículas de Zr e Si e de YbF$_3$	0,01 a 3,5 μm e 0,1 a 5,0 μm	42,5	Bis-GMA, análogo de baixa viscosidade do bis-GMA (Procrylat), bis-EMA e UDMA
Tetric EvoCeram Bulk Fill® (Ivoclar Vivadent)	Nano-híbrida, bulk fill	Vidro de Ba-Al-Si, partículas pré-polimerizadas e nanopartículas de YbF$_3$	0,4 e 0,7 μm 160 a 200 nm	61	Bis-GMA, bis-EMA e TEGDMA

Bis-GMA: bisfenol glicidil metacrilato; TEGDMA: trietilenoglicol dimetacrilato; UDMA: uretano dimetacrilato; bis-EMA: derivado etoxilado da molécula de bis-GMA.

TABELA 5.8
Classificação das resinas compostas quanto à viscosidade e ao tamanho das partículas.

Viscosidade	Indicações
Baixa viscosidade	Selamento de fissuras Cavidades conservativas Base de restaurações de resina composta
Viscosidade regular	Uso universal como restauração de dentes anteriores; como cavidades de classes III e V, e facetas estéticas; e restaurações em dentes posteriores
Alta viscosidade	Restauração de dentes posteriores

comprimento de onda entre 400 e 500 nm. Na presença dessa luz, a canforoquinona (ver Figura 5.7) passa a um estado excitatório triplo e, ao colidir com uma amina alifática, transfere a esta um elétron, resultando na formação de radicais livres, que iniciam a reação de polimerização por adição.[14]

O fato de essas resinas serem fotoativadas possibilita aos profissionais inseri-las em uma cavidade em porções, permitindo o uso de diversas cores e minimizando as tensões advindas da contração de polimerização. Além disso, as resinas compostas fotoativadas admitem um tempo de trabalho mais longo, mas quando excitadas, sua reação de polimerização ocorre mais rapidamente que a das resinas quimicamente ativadas. Mais detalhes sobre estes aspectos serão descritos no Capítulo 9, *Princípios Básicos para a Fotoativação e Unidades Fotoativadoras*.

As resinas compostas quimicamente ativadas exigem a manipulação de duas pastas, e isso induz a incorporação de bolhas de ar na massa da resina composta. Consequentemente, essas resinas apresentam propriedades mecânicas reduzidas e sua suscetibilidade à pigmentação é significativamente mais alta. Outras desvantagens das resinas quimicamente ativadas são: o tempo de trabalho, que não pode ser controlado pelo clínico, e a reação de polimerização mais lenta.

Atualmente, quase não há no mercado odontológico resinas compostas quimicamente ativadas e de dupla ativação, muito embora essa química de polimerização seja muito mais empregada em compósitos destinados à cimentação resinosa (conforme será visto no Capítulo 12, *Cimentos Resinosos*.

> Na dupla ativação, tanto o sistema de ativação por luz quanto o de ativação química estão presentes. Este tipo de ativação é empregado pela resina Fill UP® (Coltene) para permitir uma polimerização em maior profundidade, como será descrito a seguir. Assim como nas resinas de ativação química, há

necessidade da mistura de duas pastas, entretanto, nesse caso específico (Fill UP®, Coltene), a mistura é feita por uma ponteira de dupla mistura, antes da inserção do material na cavidade, assim como o realizado para vários cimentos resinosos disponíveis no mercado.

CLASSIFICAÇÃO DAS RESINAS COMPOSTAS QUANTO À TÉCNICA DE INSERÇÃO NA CAVIDADE

As resinas compostas podem ser classificadas em: para inserção incremental ou para inserção em incremento único, também chamadas *bulk fill* (Figura 5.24).

▪ Resinas de inserção incremental

Uma das limitações das resinas compostas é sua limitada profundidade de polimerização. Conforme há um aumento na espessura do incremento da resina composta, há uma redução gradativa no grau de conversão do material em profundidade, e, consequentemente, de todas as propriedades mecânicas da resina composta[14,38,39] conforme será discutido no Capítulo 9, *Princípios Básicos para a Fotoativação e Unidades Fotoativadoras*.

Essa limitada profundidade de polimerização, associada à contração de polimerização do material, requer que sua inserção na cavidade seja realizada em incrementos (ver Figura 5.24) de no máximo 2 mm de profundidade, fotoativados com uma densidade de energia em torno de 16 a 24 J/cm².[14] Esse tipo de material é denominado resina composta para inserção incremental e representa a maioria das resinas compostas disponíveis no mercado odontológico.

Essa técnica viabiliza a estratificação de diferentes cores em restaurações estéticas (Figura 5.25), porém aumenta as chances de contaminação ou incorporação de bolhas entre incrementos,[40] e requer mais tempo clínico para inserção[41,42] e maior tempo de treinamento, o que leva ao maior custo do procedimento.

▪ Resinas compostas para inserção em incremento único (*bulk fill*)

As desvantagens das resinas compostas que utilizaram a técnica incremental impulsionaram o desenvolvimento das resinas compostas de incremento único, ou *bulk fill*. Estes novos materiais permitem a inserção de incrementos de espessura de 4 a 5 mm (a depender da marca comercial) de uma única vez (ver Figura 5.24). Basicamente a melhoria da profundidade de polimerização das resinas compostas *bulk fill*[43,44] foi alcançada por meio de diversos tipos de modificações, dependendo da marca comercial do produto.

Por exemplo, no material SDR bulk fill® (Dentsply Sirona), a molécula de UDMA foi modificada com a adição de grupamentos fotoativos.[9] Outros sistemas alteraram a carga inorgânica, empregando partículas de carga pré-polimerizadas à

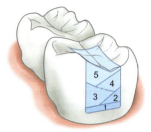

A Técnica incremental

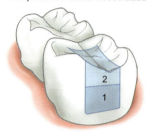

B Técnica *bulk fill* usando uma resina composta de baixa viscosidade

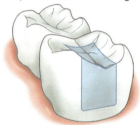

C Técnica *bulk fill* usando uma resina composta de viscosidade regular

Figura 5.24 Técnica de inserção da resina composta de modo incremental (**A**) e técnicas de *bulk fill* (**B** e **C**). A diferença entre as técnicas B e C é que na B utiliza-se uma resina *bulk fill* de baixa viscosidade e, portanto, faz-se necessário sua cobertura com uma resina composta de uso universal (viscosidade regular ou alta). Já na técnica C, emprega-se uma resina *bulk fill* de viscosidade regular, que já apresenta propriedades mecânicas suficientes para ficar exposta às tensões mastigatórias da cavidade bucal.

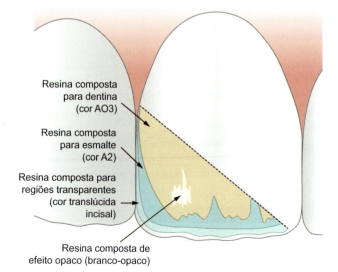

Figura 5.25 Diferentes tipos de cores de resina composta em uma técnica de estratificação em dentes anteriores.

semelhança das resinas compostas microparticuladas. Outra alteração foi a inclusão de partículas de carga com maior tamanho, reduzindo assim o espalhamento da luz pelas constantes mudanças no índice de refração da matriz para a carga inorgânica. A Figura 5.26 apresenta microscopias eletrônicas de varredura dos diferentes tamanhos das partículas de carga de uma resina micro-híbrida para a técnica incremental e três resinas indicadas para a técnica de *bulk-fill*. Pode-se notar o emprego de partículas de carga macrométricas.

O aumento da translucidez da matriz monomérica, através de alterações nos índices de refração matriz-carga e/ou redução do uso de pigmentos ou agentes opacificadores que absorvem a luz, é outra abordagem empregada para permitir maior passagem de luz para regiões mais profundas.[45] Houve fabricantes que modificaram o sistema ativador-iniciador incorporando maior concentração de iniciadores e/ou diferentes coiniciadores com maior potência, como o Irgacure 819® e o Ivocerin® (Ivoclar Vivadent).

Uma grande preocupação dos clínicos, quando estas resinas compostas se tornaram disponíveis foi sua contração de polimerização e as tensões produzidas no interior dos materiais, que, por sua vez, poderiam interferir na adaptação marginal às paredes cavitárias. No entanto, têm sido observados resultados satisfatórios nos estudos laboratoriais, por vezes melhores ou similares aos relatados com as resinas compostas da técnica incremental.

Por exemplo, estudos laboratoriais mostraram que as resinas compostas *bulk fill* apresentam tensões de contração de polimerização similar ou reduzida, comparativamente às resinas compostas indicadas para a técnica incremental.[46,47] A integridade marginal[48,49] e a infiltração marginal[50,51] são semelhantes às observadas com as resinas compostas indicadas para a técnica incremental. Além disso, a maioria das resinas *bulk fill* atuais têm microdureza adequada e polimerização em profundidade de até 4 mm,[52-55] além

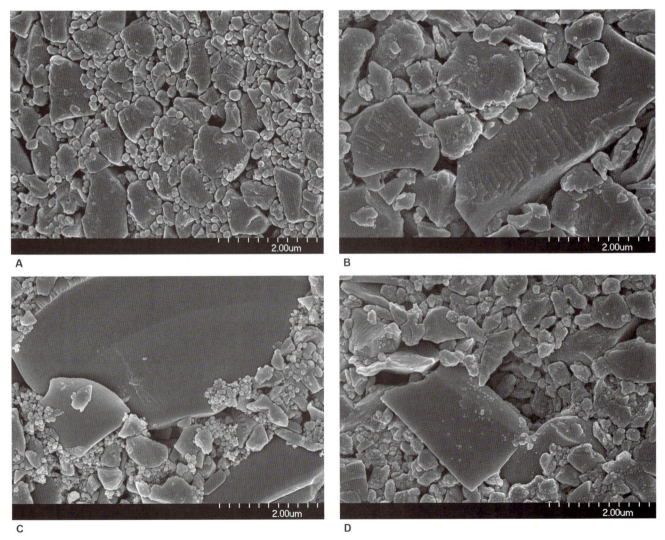

Figura 5.26 Microscopias eletrônicas de varredura de uma resina composta para técnica incremental. **A.** IPS Empress Direct® (Ivoclar Vivadent) e três resinas compostas *bulk fill*. **B.** Resina composta SDR bulk fill® (Dentsply Sirona). **C.** Resina composta SonicFill® (Kerr). **D.** Resina composta Venus Bulk Fill® (Kulzer). Observam-se em B, C e D partículas de carga de tamanho macrométrico. (Imagens gentilmente cedidas pelo Prof. Dr. Jorge Perdigão, Universidade de Minessota, EUA.)

de reduzida eluição monomérica[56,57] e deformação plástica[58] comparativamente às resinas compostas inseridas incrementalmente.

Ainda são poucos os estudos clínicos sobre o tema, porém os existentes apontam que as resinas compostas *bulk fill* apresentam resultados semelhantes em termos de sensibilidade pós-operatória e eficácia clínica, quando comparadas com as resinas empregadas na técnica incremental utilizadas em dentes posteriores.[43,59-61]

As atuais resinas compostas *bulk fill* podem ser de *baixa viscosidade* ou de *viscosidade regular*. As de baixa viscosidade requerem a cobertura de um incremento de resina composta com maiores propriedades mecânicas, podendo ser uma resina composta do sistema incremental (viscosidade regular ou alta) ou *bulk fill* de viscosidade regular. Isso, por sua vez, não é necessário quando se utiliza as resinas compostas *bulk fill* de viscosidade regular (ver Figura 5.24).

ATENÇÃO!

Nenhuma classificação das resinas compostas anula outra. Pode-se afirmar, por exemplo, que as resinas compostas micro-híbridas ou nano-híbridas (quanto ao tipo de carga), fotoativadas (quanto à ativação), de viscosidade regular (quanto à consistência) e de inserção incremental (quanto à técnica de inserção) são as mais utilizadas pelos clínicos em função de sua característica de uso universal.

PROPRIEDADES FÍSICAS

Visto que a maioria das resinas compostas comercializadas é fotoativada, as propriedades físicas descritas a partir desse tópico se referem basicamente a essa categoria de material.

▪ Contração de polimerização

Trata-se de um grande desafio ao realizar restaurações de resinas compostas. Conforme relatado anteriormente, a aproximação dos monômeros para estabelecer ligações covalentes entre si causa uma significativa redução do volume da resina composta após a polimerização (ver Figura 5.4). Isso pode levar à formação de fendas na interface restaurada e deixar a interface material restaurador-resina composta mais suscetível ao desenvolvimento de uma nova lesão de cárie (Figura 5.27). Várias outras consequências da contração e das tensões geradas pela contração de polimerização podem ocorrer no material restaurador, dente e interface adesiva, como exemplificado na Figura 5.27.

A contração de polimerização depende do percentual de carga presente nas resinas compostas e do grau de conversão monômero-polímero desses materiais. Para reduzir a contração total, monômeros com maior massa molecular são empregados na composição das resinas compostas. Esses

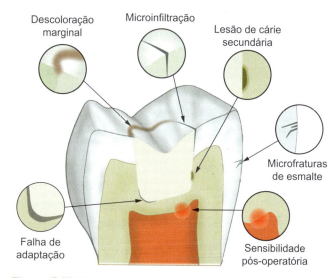

Figura 5.27 Consequências da contração de polimerização em uma restauração de resina composta em dente posterior. (Adaptada do perfil técnico da resina composta Filtek LS® [3M Oral Care]).

monômeros requerem menos ligações covalentes para atingirem um tamanho de cadeia polimérica que garanta o alcance de propriedades mecânicas satisfatórias. Uma alternativa é a inclusão de um alto teor de partículas inorgânicas, capaz de diminuir a quantidade final de matriz orgânica na resina composta formada.

A contração de polimerização pode ser mensurada por diferentes métodos, que influenciam diretamente nos valores apresentados na literatura.[62] Resumidamente, existem os métodos de mensuração de contração linear e volumétrica. A contração de polimerização volumétrica das resinas compostas pode variar de 2 a 4,5% (Tabela 5.9).[63-66]

De modo geral, quanto maior o teor de carga, menor a contração de polimerização. Assim, teoricamente, as resinas microparticuladas tenderiam a apresentar maior contração de polimerização que as resinas micro-híbridas, nano-híbridas e nanoparticuladas. No entanto, devido à inclusão de partículas pré-polimerizadas com alto grau de conversão (em torno de 80%) nas resinas microparticuladas, sua contração de polimerização é semelhante à das resinas compostas micro-híbridas,[1,21] ou seja, entre 2 e 4% (ver Tabela 5.9).

As resinas compostas de baixa viscosidade são micro-híbridas, nano-híbridas ou nanoparticuladas, e apresentam menor teor de carga que os materiais de viscosidade regular do mesmo fabricante. Como pode ser observado na Tabela 5.9, as resinas de baixa viscosidade têm maior contração de polimerização (entre 3 e 4,3%) independentemente de serem de inserção incremental ou *bulk fill*.

Há algumas resinas compostas, comercializadas no mercado odontológico, ditas resinas compostas de baixa contração de polimerização (*low shrinkage composites*). Essas resinas compostas têm contração de polimerização menor que 2%. Na

TABELA 5.9
Dados de contração de polimerização volumétrica de resinas compostas de viscosidade regular e baixa.

Carga inorgânica	Viscosidade	Resina composta e marca comercial	Carga em volume (%)	Contração de polimerização (%)
Microparticulada	Regular	Durafill® (Kulzer)	66	2,4
	Regular	Heliomolar® RO (Kulzer)	46	2,0
Micro-híbridas	Regular	Filtek Z250® (3M Oral Care)	63	2,3
	Regular	Beautifil® (Shofu)	68,6	2,2
	Regular, *bulk fill*	Beautifil Bulk Fill® (Shofu)	74,5	1,5
	Baixa	Beautifil Flow Plus F00® (Shofu)	47	4,3*
	Baixa, *bulk fill*	Beautifil Bulk Flowable® (Shofu)	**	3,0*
	Regular	Esthet.X® (Dentsply Sirona)	60	2,3
	Baixa, *bulk fill*	Surefil SDR Flow® (Dentsply Sirona)	45	3,4*
	Regular	Tetric N-Ceram® (Ivoclar Vivadent)	55	2,1
	Regular, *bulk fill*	Tetric N-Ceram Bulk Fill® (Ivoclar Vivadent)	57	2,1
	Baixa	Tetric N-Flow® (Ivoclar Vivadent)	39	4,2*
Nanoparticuladas	Regular	Filtek Supreme® (3M Oral Care)	63,3	2,1
	Baixa	Filtek Supreme Flow® (3M Oral Care)	55	4,1*

*Materiais e valores que chamam a atenção para as resinas de baixa viscosidade.
**Dados não encontrados.
Adaptada de Loguercio et al., 2004; Yu et al., 2017; Tsujimoto et al., 2017.[65-67]

Tabela 5.10 é possível observar que a contração de polimerização volumétrica das resinas compostas de baixa contração variou entre 0,8 e 1,5%, valores que chegam a ser 50% a 100% menores que as resinas compostas regulares (2 a 4%). Essa reduzida contração de polimerização é alcançada por meio de diferentes estratégias:

- Uso de monômeros especiais com baixa contração, como já relatado na seção a respeito de outros monômeros deste capítulo
- Adição de partículas pré-polimerizadas com alto teor de carga
- Aumento do teor de carga por meio do uso de partículas de carga de tamanho variado (permitindo melhor empacotamento), ou empregando sistemas de silanização mais eficientes (melhorando a umectância da partícula de carga).

TABELA 5.10
Informações sobre contração de polimerização volumétrica de resinas compostas de baixa contração.

Viscosidade	Resina e marca comercial	Contração de polimerização (%)
Regular	Admira Fusion® (VOCO)	1,25
	Aelite LS Posterior® (Bisco)	1,4
	Beautifil II LS® (Shofu)	0,8
	Clearfil Majestic Posterior® (Kuraray)	1,5
	Filtek LS Posterior® (3M Oral Care)	0,9
	N'Durance® (Septodont)	1,4

Dados fornecidos pelos fabricantes.

Quanto maior o grau de conversão das resinas compostas, maior a contração de polimerização. O grau máximo de conversão dos materiais à base de bis-GMA e UDMA está situado entre 50 e 75%.[14,65] Porém, isso não significa que 25 a 50% dos monômeros não tenham reagido, pois vários monômeros podem estabelecer ligações covalentes em uma de suas ligações insaturadas (Figura 5.28). Além disso, há outras ligações insaturadas de carbono, em anéis benzênicos aromáticos de moléculas monoméricas, que não participam do processo de polimerização.

As ligações insaturadas (ou ligações de carbono duplas) remanescentes e não reagidas diminuem o grau de conversão, mas nem sempre representam o que chamamos de monômeros residuais (ou monômetros que não reagiram). Apenas uma pequena quantidade, em torno de 2,5 a 5%, de monômeros residuais remanesce no polímero.[68] Esses monômeros, retidos entre as cadeias poliméricas, atuam como agentes plastificadores e reduzem as propriedades mecânicas da resina composta.[69] Tendem a ser lixiviados e podem, apesar de raro, causar reações adversas nos tecidos moles adjacentes às restaurações,[69,70] comprometendo a biocompatibilidade das resinas compostas.

Quanto maior o número de ligações insaturadas que se convertem em ligações covalentes, maiores serão as propriedades mecânicas do polímero formado e mais resistente à degradação, às alterações de cor e ao desgaste em médio e longo prazos o polímero será.[40,71] Em compensação, isso acarreta maior redução volumétrica e maior geração de tensões internas que podem romper a integridade da interface de união (ver Figura 5.27).

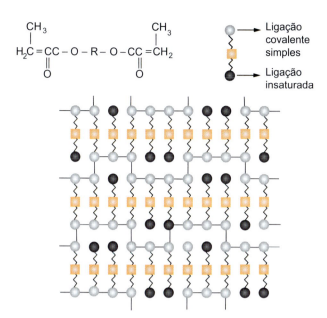

Figura 5.28 Representação simplificada de uma estrutura tridimensional de um polimetilmetacrilato. Os círculos pretos representam ligações insaturadas e os círculos cinzas representam ligações covalentes simples em razão da quebra das ligações insaturadas. Apesar de não haver indicação de monômeros residuais (monômeros que não reagiram), há 20 ligações duplas não quebradas (círculos pretos). Como havia 66 ligações insaturadas, o grau de conversão resultante foi de aproximadamente 70%. (Adaptada de Peutzfeldt, 1997).[7]

Conforme será visto no Capítulo 9, *Princípios Básicos para a Fotoativação e Unidades Fotoativadoras*, não é somente a contração de polimerização a responsável pela formação de fendas na interface dente-restauração. Outros fatores, como o tipo de resina composta e sua forma de ativação, o módulo de elasticidade, a irradiância e o fator de configuração cavitária, entre outros, afetam a geração de tensões internas que causam a ruptura da interface de união. Isso significa, por exemplo, que, durante a polimerização, uma resina composta com maior percentual de contração de polimerização pode causar menos danos à interface que outra com menor contração de polimerização em razão dos outros fatores envolvidos na geração de tensões internas.[40,71,72]

Sorção de água e solubilidade em meio aquoso

Seria desejável que as resinas compostas fossem materiais estáveis após a polimerização e não interagissem com o meio ao serem expostas à cavidade bucal. Entretanto, apesar de a maioria dos monômeros empregados nas resinas compostas ter caráter hidrofóbico, esses materiais ainda sofrem algum percentual de sorção de água.

A difusão de água na matriz resinosa causa dois fenômenos opostos. Durante a sorção, a água rompe as ligações intermoleculares existentes entre as moléculas do polímero, enfraquecendo-o mecanicamente. Há liberação de monômeros residuais mais solúveis e íons,[68] e essa lixiviação é responsável pela contração adicional da resina composta e pelo aparecimento de porosidades internas.

> Entre os monômeros, o TEGDMA é o mais lixiviado das resinas compostas. Moléculas como bis-GMA e UDMA podem ser liberadas caso o grau de conversão final da resina composta seja baixo, fruto do incorreto procedimento de polimerização.[73] Ao mesmo tempo, a sorção de água pode determinar a expansão higroscópica da resina composta, com aumento de seu volume e peso.[74] Alguns estudos relatam que esse fenômeno é responsável pela redução de fendas entre a interface dente-restauração.[75-77] No entanto, a sorção de água é um processo lento que leva alguns meses para atingir o equilíbrio.

Genericamente, a sorção de água é inversamente proporcional ao percentual de carga presente na resina composta.[78,79] Assim, resinas compostas microparticuladas tendem a apresentar maior sorção de água que as resinas compostas micro-híbridas. Quanto maior a quantidade de grupamentos hidroxilas nas moléculas monoméricas, capazes de estabelecer pontes de hidrogênio com a água,[73,74] maior será a sorção de água. Por exemplo, resinas compostas à base de bis-GMA/TEGDMA são capazes de absorver mais água que as resinas compostas à base de UDMA.[80]

> Outro elo suscetível à sorção de água na resina composta é o agente de união carga-matriz. Em contato com a água, a energia presente nas uniões siloxanas (entre o agente de união e a carga) diminui de 89,3 kcal/mol para 22,8 kcal/mol,[81] e a união torna-se mais fraca. Ao longo do tempo, a água é capaz de romper a ligação entre carga e matriz ficando adsorvida na superfície da partícula. A partir desse momento, sob quaisquer tensões mastigatórias, haverá concentrações de tensões ao redor da partícula, ocasionando rachaduras na matriz orgânica. Todos esses fenômenos contribuem para a degradação das resinas compostas. Outras partículas inorgânicas como a zircônia-sílica, vidros de lítio-alumínio e de trifluoreto de itérbio têm mais resistência à degradação hidrolítica[81] por empregarem outros tipos de agente de ligação entre matriz e carga.

Radiopacidade

É necessário que os materiais restauradores estéticos, principalmente aqueles utilizados em dentes posteriores, sejam radiopacos. A radiopacidade do material restaurador propicia maior distinção entre este e os tecidos dentais e entre os tecidos acometidos pela lesão de cárie; facilita a avaliação do contorno da restauração e a adaptação marginal, indicando excesso ou falta de material na região proximal, principalmente em margens gengivais de restaurações de classe II. Outra vantagem é a distinção de bolhas que podem estar contidas no material restaurador devido a falhas durante a inserção/adaptação do material na cavidade.

A radiopacidade das resinas compostas é obtida através da inclusão de elementos radiopacos de grande número atômico (Z) na forma de partículas inorgânicas, como bário (Z = 56), zircônia (Z = 40), zinco (Z = 30), itérbio (Z = 70), lântano (Z = 57), ítrio (Z = 39), estrôncio (Z = 38), titânio (Z = 22) e bismuto (Z = 83). Em termos comparativos, o óxido de silício (Z = 14) e o de alumínio (Z = 13), amplamente empregados em resinas compostas, têm baixo número atômico e não conferem radiopacidade aos materiais.

A radiopacidade de materiais odontológicos é expressa em termos de espessura de alumínio equivalente (mm de Al). A radiopacidade da dentina é equivalente ao da placa de alumínio de mesma espessura, enquanto a do esmalte tem aproximadamente o dobro da radiopacidade de uma placa de alumínio de mesma espessura. De acordo com a norma mais recente da International Organization of Standardization (ISO),[83] a radiopacidade de 1 mm de resina composta deve ser igual ou superior à radiopacidade de 1 mm de uma placa de alumínio.[83,84]

> Outra forma de descrever a radiopacidade é por meio da porcentagem de alumínio (% Al). Quando 1 mm de espessura de um corpo de prova de resina composta é tão radiopaco quanto uma placa pura de alumínio, diz-se que sua radiopacidade é equivalente a 100% de alumínio. Idealmente, um material deve ter níveis de radiopacidade semelhantes ao esmalte, ou seja, 200 a 250% superior à do alumínio.
>
> Partículas de vidro de bário, estrôncio e zircônia, quando em concentrações de 35 a 40% nas resinas compostas, são capazes de fornecer radiopacidade semelhante ao esmalte.[85,86] Alguns autores afirmam que, para que um material tenha radiopacidade igual ou ligeiramente superior ao esmalte, ele deve conter um percentual de carga superior a 70% em volume, sendo 20% constituídos de partículas radiopacas.[87] Resinas translúcidas têm radiopacidade menor que uma resina composta com cor correspondente opaca.

A maioria das resinas compostas apresentadas na Tabela 5.11 cumpre as normativas da ISO 4049[83] para uso em dentes posteriores, inclusive os compósitos de baixa viscosidade. Outros aspectos, entretanto, afetam a radiopacidade desses materiais, como a voltagem do aparelho radiográfico, o tipo de película, o tempo de exposição, a técnica de tomada radiográfica e a angulação utilizada, que influenciam a visualização da restauração[88] em exame radiográfico. Estes fatores sempre devem ser considerados para o correto diagnóstico radiográfico de uma restauração, em especial de uma classe II.

Combinação de cor

As resinas compostas fotoativadas são os melhores materiais estéticos diretos para dentes anteriores, o que significa que a combinação entre diferentes cores pode ser um excelente meio de mimetizar a natureza dos dentes. Para isso, é fundamental que as resinas compostas sejam disponíveis com diferentes cores.

A cor é um fenômeno físico que se refere ao comportamento de um corpo frente à incidência de luz. Conforme detalhado no Capítulo 1, *Princípios Básicos para a Caracterização dos Materiais*, a cor pode ser dividida em *matiz*, *croma* e *valor*. O matiz se relaciona com a família da cor, ou seja, as cores representadas pelo arco-íris. Genericamente, os matizes são designados pelas letras A, B, C e D, de acordo com a Escala VITA classical® (Vita Zahnfabrik; Tabela 5.12 e Figura 5.29).

Um baixo percentual de pessoas tem dentes dentro dos matizes C e D. A maioria dos pacientes possui dentes dentro do matiz marrom (A), principalmente pacientes com a cor da pele mais morena, e uma porção um pouco menor de dentes com matiz amarelo (B), em uma proporção de 7 para 3 (70% A e 30% B). O croma é definido como a saturação de determinado matiz, ou o quanto de pigmento foi incorporado a esse matiz.[89] Simplificando, seria informar quão forte ou fraca é determinada cor. O croma é identificado pela numeração gradual, seguindo a escala VITA classical®, de 1 a 4. Já o valor é a luminosidade da cor ou a distinção entre uma cor clara e outra escura. Os matizes e cromas da escala Vita são agrupados em ordem decrescente de valor.

TABELA 5.11
Radiopacidade de diferentes tipos de resinas compostas.

Classificação quanto à carga	Resina e marca comercial	Radiopacidade (mm de Al)	Agente radiopacificador
Híbrida	Te Econom Plus® (Ivoclar Vivadent)	4,6 ± 0,4	BaO e YbF$_3$
Micro-híbrida	Filtek Z250® (3M Oral Care)	2,8 ± 0,2	ZrO$_2$
	Admira® (VOCO)	2,6 ± 0,2	BaO
	Charisma Diamond® (Kulzer)	3,0 ± 0,2	BaO
	Clearfil APX® (Kuraray)	3,7 ± 0,3	BaO
	Filtek Supreme® (3M Oral Care)	2,6 ± 0,2	ZrO$_2$
	Beautiful II®	3,1 ± 0,3	SrO
	Clearfil Majestic Posterior® (Kuraray)	3,1 ± 0,2	BaO
	Grandio® (VOCO)	2,6 ± 0,2	TiO$_2$
Esmalte		2,0 ± 0,2	–
Dentina		1,1 ± 0,1	–

Adaptada de Dionysopoulos *et al.*, 2018.[82]

TABELA 5.12	
Características ópticas das resinas compostas, de acordo com o seu matiz (escala VITA Classical®).	
Matiz	**Característica óptica**
A	Matiz marrom-avermelhado
B	Matiz amarelo-avermelhado
C	Matiz cinza
D	Matiz cinza-avermelhado

Apesar de o sistema de cores VITA classical® ser empregado na maioria das resinas compostas, existem marcas que não o empregam. Isso porque as cores da escala VITA® não estão uniformemente distribuídas no espaço de cor dos dentes. Existem cores dentro da escala muito parecidas e com diferenças imperceptíveis. Ademais, não há um incremento uniforme de uma cor para outra nesta escala. De forma a compensar essas limitações, diferentes sistemas de cores que não estão baseadas nesse sistema passaram a ser empregados em algumas marcas comerciais de resinas compostas, como as resinas Miris 2® (Coltene), Ceram.X® (Dentsply Sirona), Venus® (Kulzer), Aura® (SDI) e Amaris® (VOCO), entre outras.

Por exemplo, a semelhança entre as cores da escala VITA classical foi explorada pela Dentsply Sirona para o desenvolvimento das cores da resina Ceram.X®. Essa resina simplificou todo o espectro de cores VITA classical® em cinco "nuvens", denominadas "nuvem" A1 (cores A1, B1 e C1), A2 (cores A2, B2 e C2), A3 (cores A3, C2, C4 e D4), A3,5 (cores A3,5, B3 e B4) e A4 (cores A4 e C4; ver Figura 5.29).

Outra marca que usou essa semelhança foi a resina composta Synergy D6® (Coltene) que contém apenas 5 cores para dentina, obtido através do grupamento de 2 cores da escala VITA classical® (A1/B1; A2/B2; A3/D3; A3,5/B3; C2/C3), 1 cor de dentina para dentes clareados e 2 cores de esmalte (Universal e Branco opalescente).

Seleção das cores das resinas compostas

Independentemente do nome dado às cores das resinas compostas, há certa dificuldade na escolha de cor durante o procedimento clínico, em geral atribuída à deficiência de percepção clínica do observador e à iluminação do ambiente e do objeto.

Além disso, há falta de correlação entre as escalas de cores fornecidas pelos fabricantes e a cor dos dentes naturais, bem como destas com as cores nominais descritas nas bisnagas de diferentes marcas comerciais de resina.[90,91] É comum constatar, por exemplo, que a cor A3 de determinada marca comercial difere significativamente da cor também denominada A3

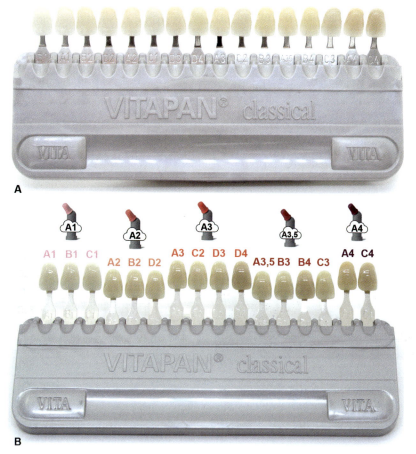

Figura 5.29 A. Escala de cor VITA classical® (Vita Zahnfabrik) ordenada por valor. **B.** Escala de cor VITA classical® agrupada com cores semelhantes. Cada conjunto de cores corresponde a uma "nuvem" no sistema de cores da resina Ceram.X® (Dentsply Sirona).

de outras marcas comerciais.[92] Portanto, a escolha de uma marca de resina composta pode não ser válida ao se empregar outra marca de resina composta.

A escolha da cor deve ser preferencialmente realizada antes da colocação do isolamento absoluto e sem a luz do refletor. O isolamento, além de promover desidratação das estruturas dentais, reflete luz seletivamente e altera o iluminante, o que interfere na seleção da cor do dente. O melhor método para selecionar a cor de resina composta para restauração de um determinado dente é polimerizando sobre ele uma pequena porção de resina composta, em espessura semelhante à que será utilizada (Figura 5.30). Essa resina composta terá sido escolhida anteriormente por meio da escala de cores VITA classical® ou do fabricante.

A resina composta deve ser aplicada e fotoativada (sem nenhum adesivo) na superfície vestibular do dente a ser restaurado. Para a escolha de cores de dentina, o incremento deve ser fotoativado na região cervical, onde a cor da dentina está mais presente devido a fina espessura de esmalte na região. De maneira oposta, a cor do esmalte deve ser obtida polimerizando um incremento de resina composta próximo da margem incisal, região com predominância de esmalte (ver Figura 5.30).

A necessidade de polimerização desta porção se deve ao fato de a resina composta alterar sua cor consideravelmente[93] no sentido azul do espectro, após a polimerização. As resinas compostas deixam de ter aspecto amarelado porque a canforoquinona (que é bem amarela) é consumida no processo de fotoativação. Alterações na translucidez da resina também ocorrem com a polimerização.[94] Resinas compostas microparticuladas, quando polimerizadas, tendem a ganhar luminosidade (ficam mais claras), enquanto as resinas compostas micro-híbridas tendem a perder essa propriedade com a polimerização (ficam mais escuras).[95]

Recentemente, resinas compostas com reduzida quantidade de canforoquinona e que empregam um sistema de ativação por amplificação, diminuíram drasticamente o inconveniente de mudar de cor após a polimerização, já que não empregam o sistema clássico de fotoiniciação canforoquinona-amina terciária. Essa é uma vantagem do ponto de vista clínico, o que facilita a seleção da cor. Nesse caso, não há necessidade de fotoativação para a checagem da cor, porque não ocorre uma mudança significativa de cor após a fotoativação. Outra vantagem é que essas resinas compostas também são menos sensíveis à luz ambiente e não sofrem polimerização precoce durante a manipulação. Exemplos desse tipo de material são a resina Vittra APS® (FGM) e a Estelite Sigma Quick® (Tokuyama).

O valor, ou brilho, representa a dimensão mais dinâmica dos sólidos, e é conceituado como a quantidade de preto e branco em um objeto, ou, em outras palavras, como a escala de vários tons de cinza. Em termos práticos, o valor se refere, em restaurações, à quantidade de opacidade (mais branco) e translucidez (mais cinza) nas resinas compostas. Infelizmente, o valor não está discriminado na maioria das bisnagas das resinas compostas, o que obriga o profissional a conhecer o comportamento de cada marca e tipo de resina composta.[89] De uma forma genérica, é possível afirmar que as resinas compostas mais opacas ou cor de dentina têm maior valor que as resinas translúcidas para esmalte.

As resinas compostas microparticuladas têm carga com tamanho bastante reduzido e facilitam a passagem de luz pela matriz orgânica. Isso lhes garante um aspecto mais translúcido. Para que essas resinas compostas apresentem características mais opacas, um pigmento, como o dióxido de titânio, é adicionado ao material. As resinas compostas híbridas e micro-híbridas são geralmente menos translúcidas que as microparticuladas em razão do tamanho maior das partículas inorgânicas e sua distribuição na matriz.

Nos últimos anos, um novo sistema de cor em resinas compostas odontológicas foi introduzido pela resina composta Omnichroma® (Tokuyama). Essa resina apresenta cor estrutural, ou seja, não é gerada pela adição de pigmentos, mas somente pelo resultado de efeitos ópticos superficiais. A cor estrutural é o resultado da reflexão seletiva da luz, por meio da interferência construtiva da difração em estruturas com tamanho nanométrico. Por outro lado, a cor gerada por pigmentos é resultado da absorção seletiva da luz pelos pigmentos. Exemplos de cor estrutural são bastante comuns na natureza, por exemplo, as asas das borboletas e as penas dos pavões.

Na resina composta Omnichroma® (Tokuyama), isso foi obtido pelo uso de partículas esféricas submicrométricas (ou suprananométricas como denominado pela fabricante) de sílica-zircônia com tamanho uniforme de 260 nm. Tais partículas ao interagirem com um fundo amarelo-avermelhado (que é o natural dos elementos dentais) mimetiza a cor de fundo do

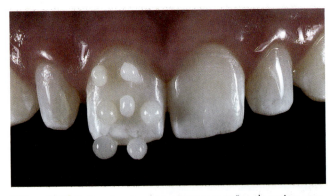

Figura 5.30 Polimerização de pequenas porções de resina composta, previamente selecionada com escala de cor, sobre diferentes regiões do dente. Na região cervical, polimeriza-se uma resina composta mais opaca com cor para dentina, enquanto na região mais incisal polimeriza-se uma resina composta com cor mais translúcida, indicada para esmalte. (Fotografia gentilmente cedida pelo Prof. Dr. Andres Dávila Sánchez, Universidade San Francisco de Quito, Equador.)

dente no corpo da restauração. Assim, a Omnichroma®, com sistema de cor única, é capaz de ser combinada com todas as possíveis variações de cores dos dentes humanos. Ao menos duas outras resinas compostas foram recentemente lançadas no mercado com o mesmo conceito de cor única: a resina composta Vittra Unique APS® (FGM) e a resina composta Admira Fusion x-tra® (Voco).

▪ Estabilidade de cor

Diferentemente das cerâmicas, as resinas compostas não são inertes no meio bucal. É comum a observação da perda de combinação de cor entre as restaurações de resinas compostas e as estruturas dentais ao longo do tempo.[23,96,97] Após 1 semana de armazenamento em água, já pode ser detectada uma pequena variação na cor das resinas compostas,[75,90] que tende a se agravar com o tempo.[23,98] A sorção de água pelo material e a consequente lixiviação de componentes contribuem para a baixa estabilidade de cor das resinas compostas ao longo do tempo. As resinas compostas ativadas quimicamente apresentam menor estabilidade de cor que as resinas fotoativadas, uma vez que seus iniciadores são mais suscetíveis à degradação hidrolítica.[99]

Além da sorção de água, outros fatores contribuem para a alteração da cor das resinas compostas: o tamanho das partículas de carga e a rugosidade superficial. Resinas compostas macroparticuladas, por exemplo, sofrem maior pigmentação superficial e são, portanto, menos estáveis no que se refere à cor. Sob a mesma lógica, resinas compostas que possibilitam maior lisura superficial (microparticuladas) e que são menos suscetíveis ao desgaste a longo prazo (micro-híbridas, nano-híbridas e nanoparticuladas), são capazes de manter a estabilidade de cor por mais tempo (Figura 5.31). O acabamento e polimento das resinas compostas contribuem para a melhor lisura superficial. Dessa forma, consultas periódicas ao dentista para a realização de polimento podem prolongar a estabilidade de cor das resinas compostas.[23]

▪ Capacidade de polimento

As resinas compostas tendem a melhorar sua capacidade de polimento na relação indireta do tamanho das partículas de carga. Quanto menor forem as partículas de carga na resina composta, melhor o potencial de polimento e manutenção desse polimento mesmo com o desgaste na cavidade bucal (ver Figura 5.31).

Em razão da diferença de dureza da matriz orgânica e das partículas de carga, é difícil evitar irregularidades nessa interface durante o polimento. O ideal é que essas irregularidades sejam tão pequenas que não ocasionem alteração na dispersão da luz incidente na resina composta, sendo menos perceptível clinicamente (ver Figura 5.31).

Do ponto de vista teórico, resinas compostas que contêm partículas de carga com tamanho médio acima de 1 μm tendem a ter a capacidade de polimento reduzido em comparação com resinas compostas com tamanho de carga inferior a 1 μm ou as que têm partículas de carga restritas ao espectro nanométrico. No entanto, essa generalização nem sempre é verdadeira, pois uma série de outros fatores, como dureza da partícula de carga, variação de distribuição das partículas e sistema de polimento, entre outros, influenciam a capacidade de polimento e manutenção de brilho das resinas compostas. Outro fator é a qualidade da união entre as partículas de carga e a matriz orgânica. Quando essa união é fraca, poderá ocorrer um fácil deslocamento das partículas de carga da superfície de resina composta durante o polimento e/ou abrasão, que criará irregularidades na superfície e perda de brilho superficial.

PROPRIEDADES MECÂNICAS

Diversas propriedades mecânicas são utilizadas para comparar as categorias de resinas compostas disponíveis no mercado. Entre elas, podemos citar: resistência à flexão, à compressão e à tração diametral e módulo de elasticidade, entre outras. Todas essas propriedades têm a função de estimar o comportamento clínico dos materiais quando inseridos na cavidade bucal.[100]

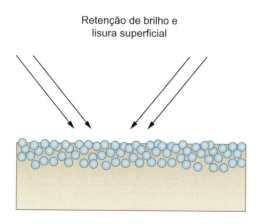
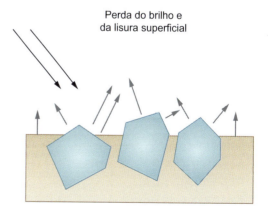

Figura 5.31 Efeito do tamanho e/ou dureza da partícula de carga na manutenção do polimento. Resinas compostas com partículas pequenas não sofrem exposição da matriz orgânica depois de a superfície da resina composta sofrer abrasão, diferentemente de resinas compostas com partículas maiores e/ou muito duras.

Resistência à compressão e à tração diametral

Ao se comparar a resistência de alguns tipos de resina composta com a resistência dos tecidos dentários (esmalte e dentina), pode-se concluir que a maioria das resinas disponíveis atualmente apresenta desempenho satisfatório nesse requisito, independentemente de sua classificação quanto às partículas inorgânicas. O método de mensuração da resistência de resinas compostas à compressão é relativamente simples de ser reproduzido em laboratório.

É interessante observar que uma resina composta, cuja indicação principal é a restauração de dentes anteriores, pode apresentar resistência à compressão similar àquela verificada em resinas compostas tipicamente indicadas para restauração de dentes posteriores, embora os motivos que definem a indicação de cada um desses materiais não sejam regidos somente pela propriedade resistência à compressão.

Uma análise comparativa da resistência à compressão de diferentes categorias de resinas compostas pode ser vista nas Tabelas 5.13 e 5.14. A Figura 5.32 apresenta um resumo do conteúdo das duas tabelas,[101,102] incluindo valores médios da resistência à compressão de diferentes categorias de materiais. Observe que não há grande variação na resistência à compressão dos diferentes tipos de resinas compostas, e que os valores médios se situam basicamente entre 200 e 250 MPa.

Embora a resistência à compressão sirva como ferramenta de comparação das diferentes resinas compostas, o desempenho clínico é regido muito mais por outras propriedades mecânicas. A resistência à compressão não é o melhor indicador

TABELA 5.13
Resistência à compressão e à tração diametral de diferentes tipos de resinas compostas de viscosidade regular.

	Produto e marca comercial	Carga em volume (%)	Resistência à compressão (MPa)	Resistência à tração diametral (MPa)
Microparticuladas	Durafill® (Kulzer)	66	289,8	21,5
	Heliomolar (Ivoclar Vivadent)	46	231,3	25,1
Micro-híbridas	Filtek Z250® (3M Oral Care)	63,3	282,9	33,1
	Herculite XRV® (Kerr)	59	251,4	31,8
	Esthet.X® (DentsplySirona)	60	272,4	29,3
	Charisma® (Kulzer)	61	263,3	27,3
	Point 4® (Kerr)	57,2	150,2	27
Nanoparticulada	Filtek Supreme® (3M Oral Care)	46	134,4	35,8
Nano-híbridas	Tetric EvoCeram® (Ivoclar Vivadent)	55	219,7	38,5
	Ceram.X Mono® (Dentsply Sirona)	57	240,7	32
	Premise Enamel® (Kerr)	69	242,8	45,1
Esmalte		–	384	–
Dentina		–	297	–

Adaptada de Ilie e Hickel, 2009; Willems et al., 1992.[20,101]

TABELA 5.14
Resistência à compressão e à tração diametral de diferentes tipos de resinas compostas de baixa (flow) e alta viscosidade (compactável).

	Resina e marca comercial	Carga em volume (%)	Classificação quanto à carga inorgânica	Resistência à compressão (MPa)	Resistência à tração diametral (GPa)
Baixa viscosidade	Arabesk Flow® (VOCO)	50,3	Micro-híbrida	266,8	38,4
	Palfique Estelite Low Flow® (Tokuyama)	56	Nanoparticulada	239,2	35,8
	Palfique Estelite High Flow® (Tokuyama)	55	Nanoparticulada	285,5	38,7
	Grandio Flow® (VOCO)	65,6	Nano-híbrida	233,1	44,6
	Admira Flow® (VOCO)	50,5	Micro-híbrida	277,3	31,2
Alta viscosidade	Filtek P60® (3M Oral Care)	61	Micro-híbrida	273,7	37,3
	Surefil® (Dentsply Sirona)	66	Micro-híbrida	180,9	31,9
	QuiXXFil Posterior® (Dentsply Sirona)	66	Micro-híbrida	212,7	42,7
	EcuSphere Carat® (DMG)	57	Micro-híbrida	252,3	34,7

Adaptada de Ilie e Hickel, 2009.[101]

da resistência do material à fratura. Por esse motivo essa propriedade é pouco discutida na literatura quando há comparações de desempenho entre diferentes materiais restauradores.

Da mesma forma que a resistência à compressão, o teste de tração não é o mais adequado para comparar os diferentes tipos de resinas compostas, devido à natureza frágil desse material. Outras propriedades, como resistência à flexão, módulo de elasticidade e resistência à tração diametral (empregada em materiais frágeis), são mais apropriadas para avaliar essa categoria de materiais dentários.

A resistência à tração diametral entre diferentes marcas comerciais por categoria de resina composta (ver Tabelas 5.13 e 5.14) estão resumidas na Figura 5.33.[101,102] As resinas compostas microparticuladas apresentam menor resistência à tração diametral em comparação com as outras categorias de resina composta em função do menor teor de carga inorgânica desses materiais. Isso também se reflete nas outras propriedades mecânicas descritas a seguir.

■ Resistência à flexão e ao módulo de elasticidade

No teste de resistência à flexão desenvolvem-se tensões complexas: tração, compressão e cisalhamento, semelhantes àquelas que podem causar a fratura do corpo de uma restauração e, portanto, é a propriedade mais empregada na comparação do desempenho dos materiais restauradores estéticos.

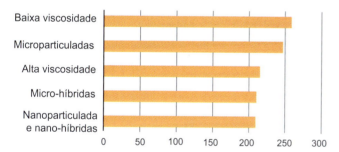

Figura 5.32 Média da resistência à compressão (MPa) de diferentes categorias de resinas compostas. (Adaptada de Ilie e Hickel 2009; Ilie et al., 2013.)[101,102]

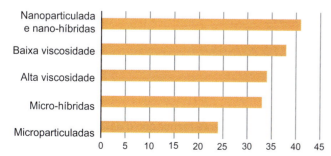

Figura 5.33 Média da resistência à tração diametral (MPa) de diferentes categorias de resinas compostas. (Adaptada de Ilie, Hickel 2009; Ilie et al., 2013.)[101,102]

Restaurações de classe II mésio-ocluso-distal (MOD) estão sujeitas a tensões complexas como aquelas que ocorrem em flexão.

Outra propriedade bastante empregada é o módulo de elasticidade, vinculado à rigidez do material. Diferentes métodos são empregados para mensurar essa propriedade, o que acarreta discrepância nos valores encontrados na literatura. Este módulo pode ser calculado por qualquer ensaio de resistência, como flexão, tração ou compressão, porém é mais comum que seja aferido por ensaios de flexão.

Uma resina composta com baixo módulo de elasticidade pode se fraturar ou deformar frente às tensões mastigatórias. Por outro lado, materiais com rigidez excessiva absorvem muito pouco as tensões provenientes das cargas mastigatórias e têm o inconveniente de transferir quase que totalmente as tensões desse impacto à interface de união e às estruturas duras do dente.[103] Além disso, resinas com alto módulo de elasticidade geram altas tensões durante o processo de polimerização, o que também pode acarretar a ruptura da interface de união.

Genericamente, as propriedades mecânicas dependem do percentual de carga da resina composta. As resinas compostas micro-híbridas, nanoparticuladas e nano-híbridas com viscosidade regular e alta viscosidade tendem a apresentar propriedades mecânicas superiores às das resinas compostas microparticuladas e das resinas compostas de baixa viscosidade, conforme já mostrado para a resistência à tração diametral e apresentado nas Tabelas 5.15 e 5.16 pelos dados de resistência à flexão.

Isso indica que resinas compostas microparticuladas não devem ser utilizadas em cavidades de classes I, II e IV, sem que estejam associadas a outros materiais com propriedades superiores. Em cavidades de classe IV, resinas compostas microparticuladas podem ser empregadas na região vestibular apenas como incremento final que se assemelha ao esmalte, para melhorar a lisura e, principalmente, o brilho das restaurações ao longo do tempo.

> Outros dados importantes, que podem ser extraídos das Tabelas 5.15 e 5.16, se referem à grande variabilidade dos valores de resistência à flexão de resinas compostas de diferentes fabricantes dentro da mesma categoria. Por exemplo, a resistência à flexão da resina composta Filtek Z250® (3M Oral Care) é 60% maior que a resina composta Estelite Sigma Quick® (Tokuyama), mas o módulo de elasticidade da resina composta Filtek Z250® (3M Oral Care) é o dobro do da resina composta Estelite Sigma Quick® (Tokuyama). Isso muitas vezes dificulta a generalização das propriedades por categoria, embora seja feito por motivos didáticos.

A Figura 5.34 apresenta um resumo da resistência à flexão de diferentes tipos de resinas compostas. Pode-se observar que novamente as resinas compostas microparticuladas, seguidas pelas resinas compostas de baixa viscosidade, apresentam valores inferiores às demais categorias de resinas compostas.

TABELA 5.15
Resistência à flexão e módulo de elasticidade de resinas compostas de viscosidade regular classificadas pelas partículas de carga.

	Produto e marca comercial)	Carga em volume (%)	Resistência à flexão (MPa)	Módulo de elasticidade (GPa)
Microparticuladas	Durafill® (Kulzer)	66	76,4	3,0
	Heliomolar® (Ivoclar Vivadent)	46	87,6	4,1
Micro-híbridas	Filtek Z250® (3M Oral Care)	63,3	160,8	10,3
	Herculite XRV® (Kerr)	59	121,8	8,5
	Esthet.X® (Dentsply Sirona)	60	106,8	7,8
	Charisma® (Kulzer)	61	102,4	7,1
	Point 4® (Kerr)	57,2	104,2	5,7
	Estelite Sigma Quick® (Tokuyama)	–	106,4	5,2
Nanoparticulada	Filtek Supreme® (3M Oral Care)	46	108,6	6,1
Nano-híbridas	Tetric EvoCeram® (Ivoclar Vivadent)	55	96	5,3
	Ceram.X Mono® (Dentsply Sirona)	57	100,9	4,5
	Premise® (Kerr)	69	91	4,8
	Kalore® (GC)	69	103,3	5,0
	Miris 2® (VOCO)	65	131,3	5,9
	Venus Diamond® (Kulzer)	64	157,6	7,1

Adaptada de Ilie e Hickel, 2009.[101]

TABELA 5.16
Resistência à flexão e módulo de elasticidade de resinas compostas de viscosidade baixa (*flow*) e alta viscosidade (compactável).

	Resina e marca comercial	Classificação quanto à carga inorgânica	Carga em volume (%)	Resistência à flexão (MPa)	Módulo de elasticidade (GPa)
Baixa viscosidade	Arabesk Flow® (VOCO)	Micro-híbrida	50,3	131,7	6,4
	Palfique Estelite Low Flow® (Tokuyama)	Nanoparticulada	56	105,1	2,3
	Palfique Estelite High Flow® (Tokuyama)	Nanoparticulada	55	69,3	1,6
	Grandio Flow® (VOCO)	Nano-híbrida	65,6	85,2	4,1
	Admira Flow® (VOCO)	Micro-híbrida	50,5	62,8	5,4
	Gradia Direct Flow® (GC)	Micro-híbrida	45	135,6	3,9
	Gradia Direct LoFlo® (GC)	Micro-híbrida	–	95,6	2,7
	Filtek Supreme XT Flow® (3M Oral Care)	Nanoparticulada	55	110,3	4,7
Alta viscosidade	Filtek P60® (3M Oral Care)	Micro-híbrida	61	136,2	10,2
	Surefil® (Denstsply Sirona)	Micro-híbrida	66	110,5	7,4
	QuiXXFil Posterior® (Denstsply Sirona)	Micro-híbrida	66	99,5	7,6
	EcuSphere Carat® (DMG)	Micro-híbrida	57	112,8	6,6

Adaptada de Ilie e Hickel, 2009.[101]

Da mesma forma que a resistência à flexão, o módulo de elasticidade (Figura 5.35) tem estreita relação com o percentual de carga das resinas compostas. Assim, as resinas compostas com menor percentual de carga, como as microparticuladas e as de baixa viscosidade, apresentam módulo de elasticidade ligeiramente menor que o das resinas compostas micro-híbridas, nano-híbridas e nanoparticuladas de viscosidade alta ou regular (ver Tabelas 5.15 e 5.16). Contudo, existem exceções a essa regra geral, que podem ser observadas em marcas comerciais específicas.

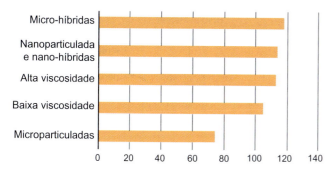

Figura 5.34 Média da resistência à flexão (MPa) de diferentes categorias de resinas compostas. (Adaptada de Ilie e Hickel 2009; Ilie et al., 2013.)[101,102]

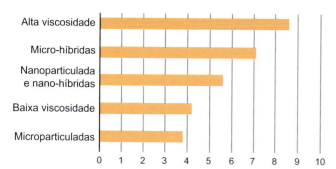

Figura 5.35 Média do módulo de elasticidade (GPa) de diferentes categorias de resinas compostas. (Adaptada de Ilie e Hickel 2009; Ilie et al., 2013.)[101,102]

TABELA 5.17
Dureza Knoop de diferentes resinas compostas.

Classificação	Produto e marca comercial	Carga em volume (%)	Dureza Knoop
Microparticuladas	Durafill® (Kulzer)	66	19
Micro-híbridas	Filtek Z250® (3M Oral Care)	63,3	65
	Esthet.X® (Dentsply Sirona)	60	41
	Point 4® (Kerr)	57,2	50
Nanoparticulada	Filtek Supreme XT® (3M Oral Care)	46	81
Nano-híbridas	Premise® (Kerr)	69	62
	Venus Diamond® (Kulzer)	64	45
	Grandio® (VOCO)	64	96

Adaptada de Alzraikat et al., 2018.[104]

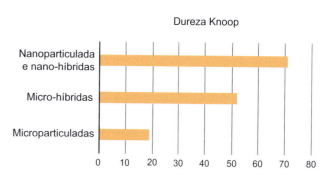

Figura 5.36 Média da dureza Knoop de diferentes categorias de resinas compostas. (Adaptada de Alzraikat et al., 2018.)[104]

DUREZA SUPERFICIAL DAS RESINAS COMPOSTAS

A dureza superficial das resinas compostas pode ser mensurada por uma série de métodos. Para esse tipo de material, a ponta penetradora mais comumente empregada é aquela que registra a chamada dureza Knoop, uma medida adimensional. Mais detalhes sobre o teste de dureza são apresentados no Capítulo 1, *Princípios Básicos para a Caracterização dos Materiais*. A dureza Knoop da maioria das resinas compostas é relativamente baixa se comparada com a do esmalte dental (Knoop = 343) e com o da maioria dos amálgamas (Knoop = 110).

De modo geral, as resinas compostas micro-híbridas, nano-híbridas e nanoparticuladas apresentam um valor de dureza Knoop bem superior ao das resinas compostas microparticuladas, chegando a 2 a 5 vezes maior (Tabela 5.17). Essa propriedade também está relacionada positivamente com o volume fracional de partículas de carga presente em cada material. Quanto maior o conteúdo volumétrico de carga, maior a resistência à penetração pelo diamante Knoop (Figura 5.36).

A dureza da resina composta também depende de outro fator: o grau de conversão da matriz orgânica da resina composta. Assim, as manobras clínicas que resultam em aumento da taxa de conversão de ligações duplas entre carbonos para ligações simples podem, potencialmente, determinar um aumento nos valores de dureza do material.

Até certo ponto do histórico do desenvolvimento das resinas compostas, inferia-se que a dureza era uma medida capaz de indicar o grau de resistência de uma resina composta ao desgaste. De fato, isso foi verdadeiro para os primeiros compósitos restauradores. Atualmente, no entanto, sabe-se que a dureza não é uma propriedade que prevê a resistência das resinas compostas ao desgaste, sobretudo daquelas cujo volume de carga já é consideravelmente alto.[100]

DESGASTE

O mecanismo de desgaste das resinas compostas é bastante complexo, porém sabe-se, através de observações clínicas, que:

- Restaurações em molares se desgastam mais rapidamente que restaurações em pré-molares[105]
- Restaurações amplas desgastam-se mais que as conservadoras[105]
- As taxas de desgaste tendem a diminuir ao longo do tempo[106]
- Resinas compostas híbridas e de partículas pequenas se desgastam mais que as microparticuladas.[107]

Os menores índices de desgaste das resinas microparticuladas podem ser explicados pela distância entre as partículas de carga. Foi postulado que se essa distância for inferior a 0,1 μm, o desgaste é evitado, pois as finas partículas abrasivas presentes no bolo alimentar não conseguem entrar em contato direto com a matriz orgânica de resina, protegida por partículas de carga inorgânicas de maior rigidez.[108] Essa constatação clínica não as habilitam para uso em dentes posteriores. Além da resistência ao desgaste, outras propriedades mecânicas são requeridas dos materiais que pretendem restaurar dentes que sofrem altas cargas mastigatórias, em especial a resistência a flexão e a fratura.

As resinas compostas macroparticuladas, como as partículas de carga de quartzo, têm maior módulo de elasticidade e acabam comprimindo a matriz orgânica menos rígida durante a mastigação, produzindo pequenas fraturas. Sob cargas mastigatórias repetidas, essas microfraturas crescem e coalescem, predispondo o material ao desgaste[106] em um processo cíclico. Atualmente, a rigidez das partículas inorgânicas empregadas nas resinas compostas é bem inferior à das partículas de quartzo empregadas nas resinas compostas de primeira geração, que possuíam desgaste generalizado em torno de 100 a 150 μm por ano.[106] A substituição de partículas de quartzo por partículas de vidro foi um dos grandes fatores que proporcionaram a redução do desgaste das resinas compostas mais atuais.

Outro fator que predispõe ao desgaste é a degradação hidrolítica dos polímeros e do agente de união matriz-carga. Esse fenômeno deixaria partículas de carga soltas dentro da matriz, que seriam arrancadas durante o processo mastigatório.[109]

Há uma diferença entre o desgaste em função do bolo alimentar entre dentes antagonistas (desgaste de três corpos) e aquele em função dos contatos cêntricos (desgaste de dois corpos). Neste último, o desgaste é maior. Em função desse aspecto, os contatos oclusais devem ser sempre averiguados antes da inserção de uma restauração de resina composta. O ideal é evitar essas áreas de contatos cêntricos, muito embora isso seja de difícil execução (Figura 5.37).

A redução gradativa da taxa de desgaste com o tempo e a maior resistência ao desgaste de restaurações de resina em cavidades pequenas podem ser explicadas pela proteção que as paredes cavitárias exercem sobre a resina composta da restauração.[105] Elas reduzem o contato do material com o bolo alimentar. Com o passar do tempo, essa proteção se torna ainda mais evidente, já que a parte mais superficial da resina composta já sofreu desgaste (ver Figura 5.37). Em termos macroscópicos, essa teoria pode ser interpretada como o grau de proteção contra o bolo alimentar proporcionado por dentes adjacentes a restaurações de resina composta.

Com a evolução das partículas inorgânicas houve um decréscimo significativo do desgaste médio anual das resinas compostas. Atualmente, as resinas compostas de uso universal apresentam baixos índices de desgaste, semelhantes ao do amálgama[110] e essa propriedade deixou de ser um empecilho para o emprego de resinas compostas em dentes posteriores.

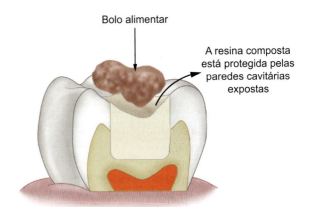

Figura 5.37 Bolo alimentar desgastando a superfície de uma restauração de resina composta. O desgaste em função do bolo alimentar entre dentes antagonistas (desgaste de três corpos) promove um desgaste inferior àquele em função dos contatos cêntricos (desgaste de dois corpos). Esta seria uma das justificativas para os menores índices de desgaste, ao longo do tempo, das resinas compostas.

RESINAS COMPOSTAS COM CARACTERÍSTICAS ESPECIAIS

Apesar de a maioria das resinas compostas compartilharem características semelhantes, como a presença de uma matriz resinosa, inclusão de partículas de carga, agente de união entre carga e matriz, além de pigmentos, inibidores de polimerização e sistema de ativação, é cada vez mais comum o lançamento de materiais que apresentam características distintas e as tornam diferentes tanto na forma de manipulação como nas suas indicações. Essas resinas compostas dependem da aceitação do mercado odontológico, e podem entrar e sair dele em uma velocidade maior que a atualização deste livro. No entanto, para efeito de curiosidade, seu conhecimento sinaliza as tendências atuais na produção desse tipo de material odontológico.

▪ Resinas compostas com ativação sônica ou por calor

A resina composta SonicFill 3® (Kerr), é uma resina composta *bulk fill*, comercializada juntamente com uma peça de mão que promove ativação sônica do material durante a inserção. A energia sônica reduz a viscosidade do material facilitando o preenchimento da cavidade. Ao retirar a energia sônica, o material se torna mais viscoso, propiciando a escultura dental. Estudos demonstraram resultados clínicos aceitáveis com a primeira versão do SonicFill 3® (Kerr).[111,112]

Em vez da utilização de energia sônica, a VOCO emprega a energia térmica na resina composta VisCalor bulk® para aquecer o material e torná-lo fluido no momento da inserção na cavidade. Esse aquecimento é feito por uma seringa especificamente desenvolvida para este fim. Como foi recentemente lançada, ainda carece de estudos que comprovem as suas propriedades. Tal como a resina composta SonicFill 3®, após a inserção, a resina composta volta rapidamente para a temperatura ambiente e/ou corporal, tornando-se mais viscosa para permitir a escultura. Ambas as resinas compostas são comercializadas em unidoses.

Resinas compostas injetáveis

Essa categoria de resina composta parece ter um futuro promissor. Elas são comercializadas em seringas semelhantes às de resinas de baixa viscosidade, porém são para uso universal em qualquer tipo de cavidade. Os fabricantes incluíram uma maior concentração de partículas de carga, semelhante ao utilizado nas resinas compostas de viscosidade regular comercializadas na forma de pasta, aumentando suas propriedades mecânicas e permitindo seu uso universal.

A Tabela 5.18 apresenta diferentes tipos de resinas compostas injetáveis e o respectivo teor de carga (%) em volume. Nas resinas injetáveis, esse percentual de carga varia entre 47 e 68%, bem superior à das resinas de baixa viscosidade tradicionais (38 a 41%) e semelhante às resinas de viscosidade regular (55 a 61%).

O aumento do teor de carga em algumas dessas resinas compostas (Kuraray e GC), mantendo-as fluidas sob pressão, foi alcançado através de melhorias no tratamento de superfície das partículas de carga, que melhoraram sua umectância na matriz orgânica e permitiram inclusão de maior teor percentual em volume de carga. Não foram encontrados na literatura consultada estudos que avaliassem o desempenho laboratorial e clínico desses materiais em cavidades com altas tensões mastigatórias.

Resinas compostas com coloração especial

Alguns fabricantes comercializam resinas compostas de coloração rosa para uso em lesões cervicais, mimetizando o tecido gengival. Algumas resinas compostas que fazem parte deste grupo são: Beautifil II gingiva® (Shofu), Amaris gingiva® (VOCO, Figura 5.38), Wave gingival shade® (SDI) e Permaflo Pink® (Ultradent). Existem também resinas compostas com cor acinzentada para permitir a sua diferenciação dos tecidos dentários, podendo ser empregadas para restauração de dentes posteriores ou como núcleo em restaurações indiretas. A resina composta AlphaComp LC® (VOCO) apresenta essa característica. A literatura carece de informações clínicas sobre o desempenho desse tipo de material.

Resinas compostas para escultura

São resinas de baixa viscosidade, com teor de carga inferior aos das resinas compostas de baixa viscosidade para uso como base. É empregada para "molhar" a espátula de resina composta durante a escultura dental. Como exemplos, podem-se citar a resina composta Composite Wetting Resin® (Ultradent) e Modeling Resin® (Bisco). Infelizmente não há estudos que avaliam o impacto do uso dessas resinas compostas para escultura em termos de estabilidade de cor, sorção de água e resistência mecânica, entre outras propriedades.

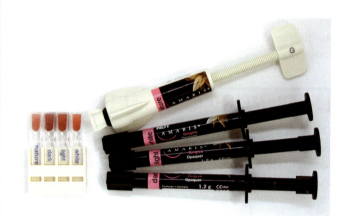

Figura 5.38 Resina composta Amaris gingiva® (VOCO) de coloração rósea para ser utilizada em lesões cervicais não cariosas.

TABELA 5.18

Comparação do teor de carga em volume de resinas compostas injetáveis, de baixa viscosidade e de viscosidade regular.

	Produto e marca comercial	Carga em volume (%)	Indicações
Baixa viscosidade	Venus Flow® (Kulzer)	38	Uso limitado a cavidades pequenas com baixas tensões mastigatórias, como base e selante
	Filtek Supreme Flow® (3M Oral Care)	40	
	Wave® (SDI)	41	
Injetáveis	GrandioSO Heavy Flow® (VOCO)	68	Uso universal
	Genial Universal Injectable® (GC)	50	
	Clearfil Majestic Flow® (Kuraray)	61	
	Beautifil Flow Plus® (Shofu)	47	
	Palfique Universal Flow Medium® (Tokuyama)	57	
Viscosidade regular	Tetric EvoCeram® (Ivoclar Vivadent)	55	
	Point 4® (Kerr)	59	
	Charisma® (Kulzer)	61	

Resinas compostas *flow* autoadesivas

Uma nova categoria de resina composta de baixa viscosidade com características autoadesivas foi lançada no mercado. Essa categoria dispensa o uso de sistema adesivo antes de sua aplicação na cavidade. Algumas resinas autoadesivas disponíveis: Vertise Flow® (Kerr), Fusio Liquid Dentin® (Pentron) e Constic® (DMG). Elas apresentam em sua composição monômeros acídicos capazes de condicionar e se unir ao substrato dental. Na Vertise Flow®, essa adesão é alcançada pela adição do monômero glicerol-fosfato dimetacrilato (GPDM), na Fusio Liquid Dentin®, pelo monômero 4-META (4-metacriloiloxietil-trimelitico-anidrido) e na Constic® por meio do monômero metacriloiloxidecil-di-hidrogenofosfato (MDP). Mais detalhes sobre esses tipos de monômeros podem ser vistos no Capítulo 6, *Sistemas Adesivos*. No mercado brasileiro está disponível a resina composta de baixa viscosidade Yflow AS® (Yller), também comercializada como resina autoadesiva, porém seu mecanismo de autoadesão não é fornecido pelo fabricante.

Nos estudos laboratoriais, os autores afirmam que as resinas de baixa viscosidade tradicionais aplicadas após o sistema adesivo apresentam maiores valores de resistência de união ao substrato dentinário que as resinas autoadesivas.[113-116] Ainda não há avaliação clínica desses materiais em médio e longo prazos.

ACABAMENTO E POLIMENTO

O acabamento e o polimento das restaurações de resina composta são etapas fundamentais para melhorar a estética e a longevidade dos dentes restaurados. A rugosidade superficial, associada a acabamento e polimento inadequados, pode resultar em aumento do desgaste, menor estabilidade de cor e acúmulo de biofilme, comprometendo o desempenho da restauração.[117-120] Esse procedimento pode ser realizado, por conveniência, imediatamente após a inserção da resina composta.[121,122]

Vários fatores influenciam na rugosidade superficial das resinas compostas após os procedimentos de acabamento e polimento. Alguns desses fatores são inerentes ao material, como tamanho, dureza e quantidade de partículas de carga, e adesão da carga à matriz, enquanto outros fatores são ditados pelas características dos materiais para acabamento e polimento, como flexibilidade dos instrumentos abrasivos, e tipo, dureza e granulação do abrasivo.[123] Também não podem ser desconsiderados aspectos relacionados com o operador, como a quantidade de pressão empregada, o tempo gasto durante essa etapa clínica e a escolha do sistema de acabamento e polimento.[27]

Para que um sistema de acabamento e polimento seja efetivo, é necessário que as partículas abrasivas tenham dureza relativamente maior que a das partículas de carga presentes nas resinas compostas. Caso isso não ocorra, o agente para acabamento e polimento será capaz de remover somente a matriz resinosa, e deixar as partículas de carga protruídas na superfície, como pode ser observado na Figura 5.31.

As resinas compostas microparticuladas e micro-híbridas tendem a apresentar lisura superficial semelhante após a realização do mesmo procedimento de acabamento e polimento.[26-28] Uma revisão sistemática de estudos laboratoriais recentes demonstrou que as resinas compostas nanoparticuladas e nano-híbridas não apresentam diferenças importantes em relação às resinas microhíbridas.[32,33]

Discrepâncias maiores entre a rugosidade de superfície após o acabamento e polimento são encontradas com as resinas compostas que contêm macropartículas, pois durante esse procedimento, as resinas compostas macroparticuladas tendem a ser deslocadas em vez de desgastadas, o que causa irregularidades superficiais detectáveis.[2]

> A viscosidade não exerce influência na capacidade de polimento das resinas compostas. Isso significa que as resinas compostas de baixa, média ou alta viscosidades que tenham tamanho, dureza e distribuição de tamanhos de partículas de carga semelhantes tendem a apresentar lisura final semelhante para determinado sistema de acabamento e polimento.[35]
>
> Curiosamente, a superfície mais lisa não é aquela alcançada após os procedimentos de acabamento e polimento, e sim aquela obtida quando a resina composta se polimeriza em contato com uma matriz de poliéster (Tabela 5.19). Quando a resina é ativada sem estar em contato com uma matriz de poliéster, a camada mais superficial não é polimerizada, resultando em uma camada externa pegajosa e de baixa consistência. Infelizmente, são raros os casos em que restaurações de resina composta não necessitam de acabamento para refinamento anatômico da restauração, remoção de pequenos excessos e definição ou retificação de detalhes anatômicos específicos. Exceção a essa regra são superfícies proximais nas quais não há excessos. Devem-se evitar essas superfícies, já que qualquer tipo de lixa deixará a superfície mais rugosa.

De maneira geral, podem-se empregar no acabamento:

- Lâminas de bisturi ou recortadores de resina composta
- Brocas carbide multilaminadas com 8 a 12 lâminas
- Pontas de diamante de granulação fina (24 a 45 μm; Figura 5.39A)
- Pontas de diamante de granulação extrafina (15 a 30 μm; Figura 5.39B)
- Discos e tiras de lixa de granulações média e grossa (Figura 5.40)
- Borrachas abrasivas de granulações média e grossa (Figura 5.41).

O polimento pode ser compreendido como a etapa que promove maior lisura e brilho da restauração, que objetiva tornar a superfície da restauração o mais semelhante possível à superfície do dente. Com certa frequência, a obtenção de uma superfície de resina composta perfeitamente lisa e

TABELA 5.19
Média da rugosidade superficial (Ra, μm) de resinas compostas micro-híbridas de acordo com o tipo de acabamento e polimento superficial.

Tipo de resina	Resina e marca comercial	Matriz de poliéster	Ponta diamantada (F)	Ponta diamantada (FF)	Borracha abrasiva	Pasta diamantada + feltro
Viscosidade regular	Charisma® (Kulzer)	0,12	1,90	1,00	0,52	0,28
	Tetric Ceram® (Ivoclar Vivadent)	0,06	1,97	1,12	0,49	0,37
	Filtek Z250® (3M Oral Care)	0,12	1,71	0,94	0,57	0,44
Alta viscosidade	Alert® (Jeneric/Pentron)	1,49	2,66	1,20	0,86	0,88
	Surefil® (Dentsply Sirona)	1,30	1,81	0,94	0,52	0,50

F: fina; FF: extrafina.
Adaptada de Pontes et al., 2003.[126]

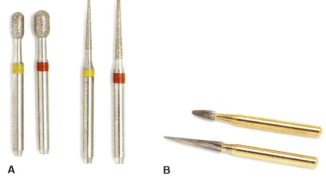

Figura 5.39 A. Pontas diamantadas para acabamento e polimento de resinas compostas. **B.** Brocas carbides para acabamento e polimento de resinas compostas. São comercializadas em diferentes formatos para as variações anatômicas dos dentes anteriores e posteriores.

permanentemente brilhante pode ser muito difícil de ser alcançada, exigindo que polimentos periódicos sejam feitos. O poder de corte ou desgaste dos instrumentos utilizados no polimento é menor que o dos instrumentos utilizados no acabamento das restaurações.

Nas manobras de polimento, são comumente utilizadas:

- Brocas carbide multilaminadas (16 a 30 lâminas)
- Tiras e discos de lixa flexíveis de granulações fina e ultrafina (ver Figura 5.40)
- Borrachas impregnadas por abrasivos (finos e ultrafinos) (ver Figura 5.41)
- Discos de pelo de cabra ou de algodão impregnados
- Discos de feltro e pastas para polimento diamantadas ou de óxido de alumínio.

As pontas diamantadas são geralmente comercializadas em duas granulações, com diferentes formatos, conforme pode ser visualizado na Figura 5.39. As pontas douradas são de granulação fina (24 a 40 μm) e as pontas prateadas são de granulação extrafina (15 a 30 μm). Em alguns livros de técnicas operatórias, as pontas diamantadas de granulação extrafina são classificadas como instrumentos para polimento.

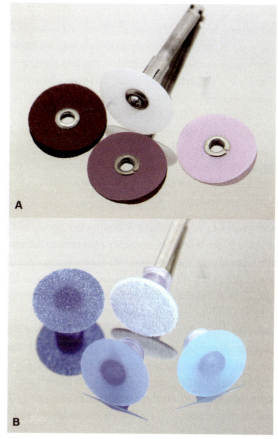

Figura 5.40 Discos impregnados por óxido de alumínio para acabamento e polimento de restaurações de resina composta. **A.** Discos de lixa Praxis (TDV). **B.** Discos de lixa Diamond Master (FGM). As cores mais escuras indicam as granulações mais grossas.

A Tabela 5.19 apresenta a rugosidade superficial de resinas compostas após serem desgastadas com pontas diamantadas finas (F) e extrafinas (FF), borrachas abrasivas com óxido de alumínio (Enhance®, Dentsply Sirona) e pastas diamantadas com granulação de 1 μm. Pode-se observar que a rugosidade após o tratamento com a ponta diamantada ainda é alta e pode ser bastante reduzida com procedimentos adicionais de polimento.

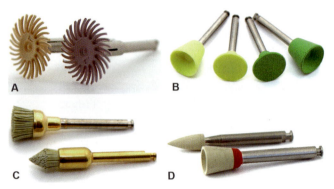

Figura 5.41 Borrachas abrasivas para polimento impregnadas por óxido de alumínio. **A.** Sistema SofLex Espiral® (3M Oral Care). **B.** Sistema Jiffy Original Composite System® (Ultradent). **C.** Polidores Jiffy Brush® (Ultradent). **D.** Sistema de polimento de passo único OptraPol® (Ivoclar Vivadent).

Já foi relatado que um material, incapaz de alcançar e/ou manter rugosidade (Ra) abaixo de 0,2 μm, em estudos laboratoriais, tem maior suscetibilidade ao acúmulo de biofilme e maior risco de cárie e inflamação gengival.[118] Não se sabe, porém se isso é verdadeiro para todos os tipos de resina composta, já que estudos laboratoriais não predizem claramente o desempenho clínico de materiais odontológicos.[124] Um estudo clínico mostrou que a maioria dos pacientes é capaz de detectar rugosidade superficial quando o valor de Ra é superior a 0,5 μm,[125] podendo ser usado como parâmetro para analisar a eficácia de sistemas de polimento.

Os discos para acabamento e polimento geralmente são impregnados com óxido de alumínio, cuja dureza Knoop é de aproximadamente 2.100 kg/mm².[1,21] Essa partícula é mais dura que o esmalte (340 a 421) e, por conseguinte, deve-se ter cuidado durante as manobras de acabamento e polimento para evitar o desgaste do esmalte adjacente à restauração.

A maioria das marcas comerciais de discos disponibiliza 4 granulações diferentes, que são decrescentes. Um desses sistemas é o de acabamento Sof-Lex Pop On® (3M Oral Care), em que discos semelhantes aos da Figura 5.40 são impregnados com óxido de alumínio. Os discos com cores vermelho e laranja-escuro têm granulação de 100 e 29 μm, respectivamente, e são em geral designados para o procedimento de acabamento. Os discos laranja-claro e amarelo têm granulação de 14 e 5 μm, respectivamente, e são empregados para polimento de restaurações de resina composta.

Outra forma de utilizar o abrasivo de óxido de alumínio ocorre por meio de sua impregnação em borrachas, conforme mostra a Figura 5.41. Quanto mais flexível for a matriz impregnada com o abrasivo, menor será sua tendência de propiciar um bom polimento da superfície.[35]

Diversos sistemas para acabamento e polimento, além dos citados neste capítulo, estão disponíveis no mercado. Independentemente do sistema, deve-se lançar mão da refrigeração com água ao utilizar a turbina de alta rotação e lubrificantes com as borrachas abrasivas e discos montados em baixa rotação. Muito calor é gerado e transmitido para a polpa durante os procedimentos de acabamento e polimento de resinas compostas e, se esse inconveniente não for minimizado, o aumento da temperatura pode ser de tal magnitude que pode comprometer a vitalidade pulpar. Esse aspecto associado à possível formação de defeitos superficiais pelo acabamento e polimento deve limitar esse procedimento ao mínimo necessário.[127]

REPARO DE RESTAURAÇÕES DE RESINA COMPOSTA

Com o desenvolvimento das resinas compostas atuais e os sistemas adesivos mais modernos, é possível realizar restaurações com maior longevidade. Entretanto, as restaurações de resinas compostas também estão sujeitas a fraturas e falhas durante o uso clínico.

Felizmente, devido às propriedades destes materiais, essa falha não implica necessariamente substituição nem mesmo realização de retenções macromecânicas.[128] Sabe-se que a remoção total da restauração acarreta ampliação da cavidade preexistente e mais perda de tecido dentário,[129] enquanto a criação de retenções resulta em área de concentração de tensões, em razão da dificuldade de preencher completamente esses espaços com resina composta reparadora.

Por isso, o reparo de uma restauração defeituosa, em vez de sua substituição total, deve ser a primeira opção clínica, desde que a restauração esteja clinicamente aceitável, ou seja, paciente sem sintomatologia ou lesão de cárie inacessível sem remoção da restauração ou ainda ampla degradação. Já foi demonstrada a longa durabilidade de restaurações reparadas no ambiente bucal.[130-132] Diversos estudos mostram que a resistência interfacial da resina composta reparada varia de 25 a 80% da resistência coesiva do material sem reparo,[133] e essa variação depende das inúmeras variáveis decorrentes do procedimento de reparo.

Apesar de não haver dados laboratoriais nem clínicos que nos permitam inferir sobre o mínimo de resistência interfacial necessária para o sucesso do reparo, opta-se pela realização de técnicas que permitam a máxima recuperação da resistência. O protocolo a seguir assegura resistência interfacial maior que 50% durante o reparo de restaurações de resina composta:

1. Asperização da resina composta antiga com ponta diamantada ou com jato de óxido de alumínio.[133-135]
2. Limpeza da superfície da resina composta a ser reparada, com ácido fosfórico a 37%, por 30 segundos.[136]
3. Aplicação de adesivo ou resina de baixa viscosidade entre a resina antiga e a nova.[133,137,138]

Esses procedimentos também devem ser realizados quando a restauração de resina composta recém-inserida for contaminada por saliva ou quando for necessário realizar o reparo logo após os procedimentos de acabamento e polimento.[135,139]

Outra variação da técnica se refere à aplicação de ácido fluorídrico a 9,5%, com posterior uso de silano. Estudos realizados com resinas compostas macroparticuladas indicaram que esse pré-tratamento era essencial para atingir boa resistência interfacial entre o substrato novo e o antigo. A resina composta macroparticulada, quando asperizada com pontas diamantadas, apresenta grande percentual de área exposta composta por partículas vítreas ou de quartzo.[140] Nesses casos, o silano é capaz de estabelecer uma nova união química entre as partículas inorgânicas e a matriz orgânica da resina reparadora.

Esse tratamento com silano também é benéfico quando é necessário reparar resinas compostas indiretas.[141,142] Em razão do maior grau de conversão da matriz orgânica das resinas indiretas, há menos ligações de carbono insaturados disponíveis para ligação com a matriz orgânica da resina reparadora. Nesses casos, a retenção mecânica pela asperização e a química com a matriz inorgânica exposta é que garantem a resistência interfacial. Entretanto, apesar dos achados descritos, a silanização é desnecessária com as resinas compostas microparticuladas e micro-híbridas disponíveis atualmente para uso direto.[134,136,143,144]

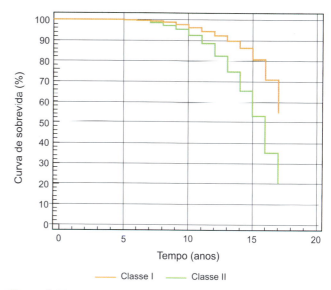

Figura 5.42 Sobrevida (%) de restaurações de resina composta ao longo do tempo (anos) para restaurações de resina com uma, duas ou várias superfícies envolvidas. Observa-se que a probabilidade de sobrevida diminui à medida que aumenta o número de faces envolvidas. (Adaptada de Rodolpho et al., 2006; 2011.)[146,147]

DESEMPENHO CLÍNICO E CONSIDERAÇÕES FINAIS

A falha de restaurações é um dos principais problemas encontrados na prática odontológica, principalmente em dentes permanentes. Já foi demonstrado que cerca de 60% do tempo de trabalho em uma clínica odontológica é gasto na troca de restaurações,[145] o que onera o tratamento odontológico. A troca de restaurações também acarreta outras implicações para o dente em questão. Sabe-se que há ampliação da cavidade dentária da ordem de 1,2 mm[129] quando é realizada a substituição de uma restauração de resina composta. Essa ampliação da cavidade dentária enfraquece o dente e torna a restauração subsequente mais propensa à falha, pois a probabilidade de falha está diretamente relacionada ao tamanho da cavidade dentária. Observe, por exemplo, as curvas de sobrevida nas Figuras 5.42 e 5.43. Pode-se notar que em ambos os casos a probabilidade de sobrevida das restaurações de resina composta é menor quando a cavidade envolve a crista marginal (cavidades de classe II em dentes posteriores) ou mais de uma superfície.[146-148]

Cirurgiões-dentistas são muito questionados sobre a longevidade relativa de restaurações de resina composta em comparação com restaurações de amálgama. O amálgama é um material empregado por mais de 100 anos na Odontologia, e seu tempo de sobrevida médio é de aproximadamente 8 anos[148-151] podendo chegar a mais de 20 anos em muitos casos. Comparativamente ao amálgama, a resina composta é um material razoavelmente recente. Se considerarmos que foi com as resinas de partículas pequenas e híbridas e com a

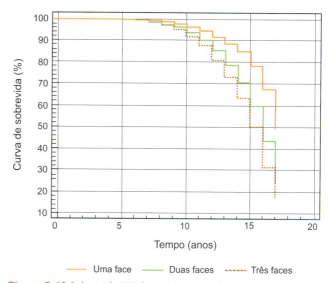

Figura 5.43 Sobrevida (%) de restaurações de resina composta ao longo do tempo (anos) para restaurações de resina composta de classes I e II. Observa-se que a probabilidade de sobrevida é menor para restaurações de classe II. (Adaptada de Rodolpho et al., 2006; 2011.)[146,147]

técnica de fotoativação com luz visível que esse material passou a ter desempenho clínico favorável, dispomos somente de dados clínicos de, no máximo, 30 anos.

Assim, mesmo em função desta grande discrepância em tempo de uso em Odontologia, as resinas compostas diretas têm tempo de sobrevida médio superior a 6 anos.[149,150] Os motivos mais comuns para as falhas de restaurações de resina composta são o surgimento de lesões de cárie adjacentes à margem das restaurações e as fraturas marginais.[148,149,151,152]

Em razão de esses valores médios serem obtidos de estudos transversais e não de delineamentos experimentais controlados e longitudinais, pode-se inferir que tempos médios superiores de sobrevida podem ser obtidos, desde que as restaurações de resina composta sejam realizadas com rigor técnico e de acordo com a técnica restauradora específica.

REFERÊNCIAS BIBLIOGRÁFICAS

1. Anusavice K, Shenn C, Rawls R. Phillip's science of dental materials. 12th ed. St. Louis: Saunders, 2012.
2. Sakaguchi R, Ferracane J, Powers J. Craig's restorative dental materials. 14th ed. St. Luis: Mosby, 2019.
3. Bowen RL. Use of epoxy resins in restorative materials. J Dent Res. 1956;35:360-9.
4. Bowen RL. Dental filling material comprising vinyl silane treated fused silica and a binder consisting of the reaction product of bis phenol and glycidyl acrylate. Google Patents, 1962.
5. Asmussen E. Penetration of restorative resins into acid etched enamel. I. Viscosity, surface tension and contact angle of restorative resin monomers. Acta Odontol Scand. 1977;35:175-82.
6. vom Saal FS, Myers JP. Bisphenol A and risk of metabolic disorders. Jama. 2008;300:1353-5.
7. Peutzfeldt A. Resin composites in dentistry: the monomer systems. Eur J Oral Sci. 1997;105:97-116.
8. Ilie N, Hickel R. Investigations on a methacrylate-based flowable composite based on the SDR technology. Dent Mater. 2011;27:348-55.
9. Ilie N, Hickel R. Resin composite restorative materials. Aust Dent J. 2011;56:59-66.
10. Maghaireh GA, Taha NA, Alzraikat H. The silorane-based resin composites: A review. Oper Dent. 2017;42:E24-e34.
11. Baraúna Magno M, Rodrigues Nascimento GC, da Rocha P, Souza Y, Ribeiroc G, d'Paula B, Cordeiro Loretto S, Cople Maia L. Silorane-based composite resin restorations better than conventional composites–A–meta-analysis of clinical studies. J Adhes Dent. 2016;18:375-386
12. Monsarrat P, Garnier S, Vergnes JN, Nasr K, Grosgogeat B, Joniot S. Survival of directly placed ormocer-based restorative materials: A systematic review and meta-analysis of clinical trials. Dent Mater. 2017;33:e212-e20.
13. van Dijken JWV, Pallesen U. Durability of a low shrinkage TEGDMA/HEMA-free resin composite system in Class II restorations. A 6-year follow up. Dent Mater. 2017;33:944-53.
14. Rueggeberg F. Contemporary issues in photocuring. Compendium of continuing education in dentistry (Jamesburg, NJ: 1995) Supplement 1999:S4-15;quiz S73.
15. Ilie N, Kreppel I, Durner J. Effect of radical amplified photopolymerization (RAP) in resin-based composites. Clin Oral Investig. 2014;18:1081-88.
16. Willems G, Noack MJ, Inokoshi S, Lambrechts P, Van Meerbeek B, Braem M, Roulet JF, Vanherle G. Radiopacity of composites compared with human enamel and dentine. J Dent. 1991;19:362-5.
17. Tyas MJ, Truong VT, Goldman M, Beech DR. Clinical evaluation of six composite resins in posterior teeth. Aust Dent J. 1989;34:147-53.
18. Naoum S, Ellakwa A, Martin F, Swain M. Fluoride release, recharge and mechanical property stability of various fluoride-containing resin composites. Oper Dent. 2011;36:422-32.
19. Condo R, Cerroni L, Pasquantonio G, Mancini M, Pecora A, Convertino A, Mussi V, Rinaldi A, Maiolo L. A deep morphological characterization and comparison of different dental restorative materials. Biomed Res Int. 201:7346317.
20. Willems G, Lambrechts P, Braem M, Celis JP, Vanherle G. A classification of dental composites according to their morphological and mechanical characteristics. Dent Mater. 1992;310-9.
21. Van Noort R. Introduction of dental materials. 4th ed. St. Luis: Mosby, 2013.
22. Raptis CN, Fan PL, Powers JM. Properties of microfilled and visible light-cured composite resins. J Am Dent Assoc. 1979;99:631-3.
23. van Dijken JW. A clinical evaluation of anterior conventional, microfiller, and hybrid composite resin fillings. A 6-year follow-up study. Acta Odontol Scand. 1986;44:357-67.
24. Smales RJ, Gerke DC. Clinical evaluation of light-cured anterior resin composites over periods of up to 4 years. Am J Dent. 1992;5:208-12.
25. Reusens B, D'Hoore W, Vreven J. In vivo comparison of a microfilled and a hybrid minifilled composite resin in Class III restorations: 2-year follow-up. Clin Oral Investig. 1999;62-9.
26. Hoelscher DC, Neme AM, Pink FE, Hughes PJ. The effect of three finishing systems on four esthetic restorative materials. Oper Dent. 1998;23:36-42.
27. Türkun LS, Türkun M. The effect of one-step polishing system on the surface roughness of three esthetic resin composite materials. Oper Dent. 2004;29:203-11.
28. Yap AU, Yap SH, Teo CK, Ng JJ. Comparison of surface finish of new aesthetic restorative materials. Oper Dent. 2004;29:100-4.
29. Mitra SB, Wu D, Holmes BN. An application of nanotechnology in advanced dental materials. J Am Dent Assoc. 2003;134:1382-90.
30. Yap AU, Tan CH, Chung SM. Wear behavior of new composite restoratives. Oper Dent. 2004;29:269-74.
31. de Moraes RR, Goncalves LS, Lancellotti AC, Consani S, Correr-Sobrinho L, Sinhoreti MA. Nanohybrid resin composites: nanofiller loaded materials or traditional microhybrid resins? Oper Dent. 2009;34:551-7.
32. Kaizer MR, de Oliveira-Ogliari A, Cenci MS, Opdam NJ, Moraes RR. Do nanofill or submicron composites show improved smoothness and gloss? A systematic review of in vitro studies. Dent Mater. 2014;30:e41-78.*
33. Angerame D, De Biasi M. Do nanofilled/nanohybrid composites allow for better clinical performance of direct restorations than traditional microhybrid composites? A systematic review. Oper Dent. 2018;43:E191-e209.
34. Ritter AV. The art and science of operative dentistry. 7th ed. St. Louis, Missouri: Mosby, 2018.
35. Ryba TM, Dunn WJ, Murchison DF. Surface roughness of various packable composites. Oper Dent. 2002;27:243-7.
36. Bayne SC, Thompson JY, Swift EJ, Jr., Stamatiades P, Wilkerson M. A characterization of first-generation flowable composites. J Am Dent Assoc. 1998;129:567-77.
37. Moon PC, Tabassian MS, Culbreath TE. Flow characteristics and film thickness of flowable resin composites. Oper Dent. 2002;27:248-53.
38. Rueggeberg FA. State-of-the-art: dental photocuring – a review. Dent Mater. 2011;27:39-52.

*Sugestão de leitura para aprofundamento no tema.

39. Rueggeberg FA, Giannini M, Arrais CAG, Price RBT. Light curing in dentistry and clinical implications: a literature review. Braz Oral Res. 2017;31:e61.
40. Ferracane JL. Buonocore Lecture. Placing dental composites – a stressful experience. Oper Dent. 2008;33:247-57.
41. Abbas G, Fleming GJ, Harrington E, Shortall AC, Burke FJ. Cuspal movement and microleakage in premolar teeth restored with a packable composite cured in bulk or in increments. J Dent. 2003;31:437-44.
42. Lazarchik DA, Hammond BD, Sikes CL, Looney SW, Rueggeberg FA. Hardness comparison of bulk-filled/transtooth and incremental-filled/occlusally irradiated composite resins. J Prosthet Dent. 2007;98:129-40.
43. Van Ende A, De Munck J, Lise DP, Van Meerbeek B. Bulk-fill composites: A review of the current literature. J Adhes Dent. 2017;19:95-109.*
44. Reis AF, Vestphal M, Amaral RCD, Rodrigues JA, Roulet JF, Roscoe MG. Efficiency of polymerization of bulk-fill composite resins: a systematic review. Braz Oral Res. 2017;31:e59.
45. Bucuta S, Ilie N. Light transmittance and micro-mechanical properties of bulk fill vs. conventional resin based composites. Clin Oral Investig. 2014;18:1991-2000.
46. Al Sunbul H, Silikas N, Watts DC. Polymerization shrinkage kinetics and shrinkage-stress in dental resin-composites. Dent Mater. 2016;32:998-1006.
47. Rosatto CM, Bicalho AA, Verissimo C, Braganca GF, Rodrigues MP, Tantbirojn D, Versluis A, Soares CJ. Mechanical properties, shrinkage stress, cuspal strain and fracture resistance of molars restored with bulk-fill composites and incremental filling technique. J Dent. 2015;43:1519-28.
48. Campos EA, Ardu S, Lefever D, Jasse FF, Bortolotto T, Krejci I. Marginal adaptation of class II cavities restored with bulk-fill composites. J Dent. 2014;42:575-81.
49. Al-Harbi F, Kaisarly D, Bader D, El Gezawi M. Marginal integrity of bulk versus incremental fill class II composite restorations. Oper Dent. 2016;41:146-56.
50. Francis AV, Braxton AD, Ahmad W, Tantbirojn D, Simon JF, Versluis A. Cuspal Flexure and Extent of Cure of a Bulk-fill Flowable Base Composite. Oper Dent. 2015;40:515-23.
51. Furness A, Tadros MY, Looney SW, Rueggeberg FA. Effect of bulk/incremental fill on internal gap formation of bulk-fill composites. J Dent. 2014;42:439-49.
52. Alshali RZ, Silikas N, Satterthwaite JD. Degree of conversion of bulk-fill compared to conventional resin-composites at two time intervals. Dent Mater. 2013;29:e213-7.
53. Fronza BM, Rueggeberg FA, Braga RR, Mogilevych B, Soares LE, Martin AA, Ambrosano G, Giannini M. Monomer conversion, microhardness, internal marginal adaptation, and shrinkage stress of bulk-fill resin composites. Dent Mater. 2015;31:1542-51.
54. Flury S, Hayoz S, Peutzfeldt A, Husler J, Lussi A. Depth of cure of resin composites: is the ISO 4049 method suitable for bulk fill materials? Dent Mater. 2012;28:521-8.
55. Czasch P, Ilie N. In vitro comparison of mechanical properties and degree of cure of bulk fill composites. Clin Oral Investig. 2013;17:227-35.
56. Alshali RZ, Salim NA, Sung R, Satterthwaite JD, Silikas N. Analysis of long-term monomer elution from bulk-fill and conventional resin-composites using high performance liquid chromatography. Dent Mater. 2015;31:1587-98.
57. Cebe MA, Cebe F, Cengiz MF, Cetin AR, Arpag OF, Ozturk B. Elution of monomer from different bulk fill dental composite resins. Dent Mater. 2015;31:e141-9.
58. El-Safty S, Silikas N, Watts DC. Creep deformation of restorative resin-composites intended for bulk-fill placement. Dent Mater. 2012;28:928-35.
59. Costa T, Siqueira M, Sakamoto A, Bitencourt B, Reis A, Loguercio A. A randomized clinical trial of post-operative sensitivity in posterior restauration: effects of adhesive strategy and bulk-fill composite resin placement. Oper Dent. 2017;42:143-54.
60. van Dijken JW, Pallesen U. Posterior bulk-filled resin composite restorations: A 5-year randomized controlled clinical study. J Dent. 2016;51:29-35.
61. Veloso SRM, Lemos CAA, de Moraes SLD, do Egito Vasconcelos BC, Pellizzer EP, de Melo Monteiro GQ. Clinical performance of bulk-fill and conventional resin composite restorations in posterior teeth: a systematic review and meta-analysis. Clin Oral Investig. 2019;23:221-33.
62. Davidson CL, Feilzer AJ. Polymerization shrinkage and polymerization shrinkage stress in polymer-based restoratives. J Dent. 1997;25:435-40.
63. Goldman M. Polymerization shrinkage of resin-based restorative materials. Aust Dent J. 1983;28:156-61.
64. Feilzer AJ, De Gee AJ, Davidson CL. Curing contraction of composites and glass-ionomer cements. J Prosthet Dent. 1988;59: 297-300.
65. Yu P, Yap A, Wang XY. Degree of conversion and polymerization shrinkage of bulk-fill resin-based composites. Oper Dent. 2017;42:82-89.
66. Tsujimoto A, Barkmeier WW, Takamizawa T, Latta MA, Miyazaki M. Depth of cure, flexural properties and volumetric shrinkage of low and high viscosity bulk-fill giomers and resin composites. Dent Mater J. 2017;36:205-13.
67. Loguercio AD, de Oliveira Bauer JR, Reis A, Grande RH. In vitro microleakage of packable composites in Class II restorations. Quintessence Int. 2004;35:29-34.
68. Ferracane JL. Elution of leachable components from composites. J Oral Rehabil. 1994;21:441-52.
69. Santerre JP, Shajii L, Leung BW. Relation of dental composite formulations to their degradation and the release of hydrolyzed polymeric-resin-derived products. Crit Rev Oral Biol Med. 2001;12:136-51.
70. Caughman WF, Caughman GB, Shiflett RA, Rueggeberg F, Schuster GS. Correlation of cytotoxicity, filler loading and curing time of dental composites. Biomaterials. 1991;12:737-40.
71. Carvalho RM, Pereira JC, Yoshiyama M, Pashley DH. A review of polymerization contraction: the influence of stress development versus stress relief. Oper Dent. 1996;21:17-24.
72. Schneider LF, Cavalcante LM, Silikas N. Shrinkage stresses generated during resin-composite applications: A review. J Dent Biomech. 2010;2010:131630.
73. Örtengren U, Wellendorf H, Karlsson S, Ruyter IE. Water sorption and solubility of dental composites and identification of monomers released in an aqueous environment. J Oral Rehabil. 2001;28:1106-15.
74. Yap AU, Wee KE. Effects of cyclic temperature changes on water sorption and solubility of composite restoratives. Oper Dent. 2002;27:147-53.
75. Momoi Y, McCabe JF. Hygroscopic expansion of resin based composites during 6 months of water storage. Br Dent J. 1994;176:91-6.
76. Thonemann BM, Federlin M, Schmalz G, Hiller KA. SEM analysis of marginal expansion and gap formation in Class II composite restorations. Dent Mater 1997;13:192-7.

77. Yap AU, Shah KC, Chew CL. Marginal gap formation of composites in dentine: effect of water storage. J Oral Rehabil. 2003;30: 236-42.
78. Li Y, Swartz ML, Phillips RW, Moore BK, Roberts TA. Effect of filler content and size on properties of composites. J Dent Res. 1985;64:1396-401.
79. Oysaed H, Ruyter IE. Water sorption and filler characteristics of composites for use in posterior teeth. J Dent Res. 1986;65: 1315-8.
80. Pearson GJ, Longman CM. Water sorption and solubility of resin-based materials following inadequate polymerization by a visible-light curing system. J Oral Rehabil. 1989;16:57-61.
81. Nagem F, Castaneda J, Maia H. Degradação de resinas compostas. RBO. 1993;5:43-45.
82. Dionysopoulos D, Tolidis K, Gerasimou P, Papadopoulos C. Effect of filler composition of dental composite restorative materials on radiopacity in digital radiographic images. Polymer Composites. 2018;39:E351-E57.
83. International Organization for Standardization Dentistry-Resin Based Filling Materials. (Tecnical corrigendum) 1) Switzerland: ISO, 2009: [Reference number ISO 4049:1988].
84. Ferracane JL, Hilton TJ, Stansbury JW, Watts DC, Silikas N, Ilie N, Heintze S, Cadenaro M, Hickel R. Academy of Dental Materials guidance-resin composites: Part II – Technique sensitivity (handling, polymerization, dimensional changes). Dent Mater. 2017;33:1171-91.
85. van Dijken JW, Wing KR, Ruyter IE. An evaluation of the radiopacity of composite restorative materials used in Class I and Class II cavities. Acta Odontol Scand. 1989;47:401-7.
86. Toyooka H, Taira M, Wakasa K, Yamaki M, Fujita M, Wada T. Radiopacity of 12 visible-light-cured dental composite resins. J Oral Rehabil. 1993;20:615-22.
87. Watts DC. Radiopacity vs. composition of some barium and strontium glass composites. J Dent. 1987;15:38-43.
88. Loguercio A, Reis A, Bauer JR, Rodrigues L, Busato A. Avaliação da radiopacidade de resinas composatas indicadas para dentes posteriores. Rev Fac Odont da USF. 2001;49-52.
89. Hirata R, Ampessan R. Reconstrução de dentes anteriores com resinas compostas – uma seqüência de escolha e aplicação de resinas. JBC. 2001;15-25.
90. Reis A, Loguercio A, Schroeder M, Bauer JR, Busato ALS. Avaliação da estabilidade de cor inicial de diferentes resinas compostas. Rev Bras Odont. 2001;58:348-50.
91. Browning WD, Contreras-Bulnes R, Brackett MG, Brackett WW. Color differences: polymerized composite and corresponding Vitapan Classical shade tab. J Dent. 2009;37 Suppl 1:e34-9.
92. Buchalla W, Attin T, Hilgers RD, Hellwig E. The effect of water storage and light exposure on the color and translucency of a hybrid and a microfilled composite. J Prosthet Dent. 2002;87:264-70.
93. Kim IJ, Lee YK. Changes in color and color parameters of dental resin composites after polymerization. J Biomed Mater Res B Appl Biomater. 2007;80:541-6.
94. Johnston WM, Reisbick MH. Color and translucency changes during and after curing of esthetic restorative materials. Dent Mater. 1997;13:89-97.
95. Fahl JN, Denehy G, Jackson R. Protocol for predictable restoration of anterior teeth with composite resins. Practical periodontics and aesthetic dentistry: PPAD. 1996;13-21.
96. Ferrari M, Bertelli E, Finger W. A 5-year report on a enamel-dentinal bonding agent and microfilled resin system. Quintessence Int. 1993;24:735-41.
97. Millar BJ, Robinson PB, Inglis AT. Clinical evaluation of an anterior hybrid composite resin over 8 years. Br Dent J. 1997;182: 26-30.
98. Vanherle G, Verschueren M, Lambrechts P, Braem M. Clinical investigation of dental adhesive systems. Part I: An in vivo study. J Prosthet Dent. 1986;55:157-63.
99. Inokoshi S, Burrow MF, Kataumi M, Yamada T, Takatsu T. Opacity and color changes of tooth-colored restorative materials. Oper Dent. 1996;73-80.
100. Ferracane JL. Resin-based composite performance: are there some things we can't predict? Dent Mater. 2013;29:51-8.*
101. Ilie N, Hickel R. Macro-, micro- and nano-mechanical investigations on silorane and methacrylate-based composites. Dent Mater. 2009;25:810-9.*
102. Ilie N, Rencz A, Hickel R. Investigations towards nano-hybrid resin-based composites. Clin Oral Investig. 2013;17:185-93.
103. Reinhardt JW, Boyer DB, Stephens NH. Effects of secondary curing on indirect posterior composite resins. Oper Dent. 1994;19:217-20.
104. Alzraikat H, Burrow MF, Maghaireh GA, Taha NA. Nanofilled resin composite properties and clinical performance: A review. Oper Dent. 2018;43:E173-e90.
105. Bayne SC, Taylor DF, Heymann HO. Protection hypothesis for composite wear. Dent Mater. 1992;305-9.
106. Leinfelder KF, Wilder AD, Jr., Teixeira LC. Wear rates of posterior composite resins. J Am Dent Assoc. 1986;112:829-33.
107. Zantner C, Kielbassa AM, Martus P, Kunzelmann KH. Sliding wear of 19 commercially available composites and compomers. Dent Mater. 2004;20:277-85.
108. Jorgensen KD, Asmussen E. Occlusal abrasion of a composite restorative resin with ultra-fine filler – an initial study. Quintessence Int Dent Dig. 1978;73-8.
109. Soderhölm KJ. Degradation of glass filler in experimental composites. J Dent Res. 1981;60:1867-75.
110. Lazaridou D, Belli R, Petschelt A, Lohbauer U. Are resin composites suitable replacements for amalgam? A study of two-body wear. Clin Oral Investig. 2015;19:1485-92.
111. Atabek D, Aktas N, Sakaryali D, Bani M. Two-year clinical performance of sonic-resin placement system in posterior restorations. Quintessence Int. 2017;48:743-51.
112. Akaliotan TT, Bozkurt FO, Kusdemir M, Ozsoy A, Ozcan M. Clinical evaluation of sonic-activated high viscosity bulk-fill nanohybrid resin composite restorations in class II cavities: A prospective clinical study up to 2 years. Eur J Prosthodont Restor Dent. 2018;26:152-60.
113. Tuloglu N, Sen Tunc E, Ozer S, Bayrak S. Shear bond strength of self-adhering flowable composite on dentin with and without application of an adhesive system. J Appl Biomater Funct Mater. 2014;12:97-101.
114. Sachdeva P, Goswami M, Singh D. Comparative evaluation of shear bond strength and nanoleakage of conventional and self-adhering flowable composites to primary teeth dentin. Contemp Clin Dent. 2016;326-31.
115. Durmuslar S, Olmez A. Microtensile bond strength and failure modes of flowable composites on primary dentin with application of different adhesive strategies. Contemp Clin Dent. 2017;373-79.

*Sugestão de leitura para aprofundamento no tema.

116. Peterson J, Rizk M, Hoch M, Wiegand A. Bonding performance of self-adhesive flowable composites to enamel, dentin and a nano-hybrid composite. Odontology. 2018;106:171-80.
117. Jefferies SR. The art and science of abrasive finishing and polishing in restorative dentistry. Dent Clin North Am. 1998;42:613-27.
118. Bollen CM, Lambrechts P, Quirynen M. Comparison of surface roughness of oral hard materials to the threshold surface roughness for bacterial plaque retention: a review of the literature. Dent Mater. 1997;13:258-69.
119. Reis AF, Giannini M, Lovadino JR, Ambrosano GM. Effects of various finishing systems on the surface roughness and staining susceptibility of packable composite resins. Dent Mater. 2003;19:12-8.
120. Pereira CA, Eskelson E, Cavalli V, Liporoni PC, Jorge AO, do Rego MA. Streptococcusmutans biofilm adhesion on composite resin surfaces after different finishing and polishing techniques. Oper Dent. 2011;36:311-7.
121. Cenci MS, Venturini D, Pereira-Cenci T, Piva E, Demarco FF. The effect of polishing techniques and time on the surface characteristics and sealing ability of resin composite restorations after one-year storage. Oper Dent. 2008;33:169-76.
122. Pozzobon RT, Bohrer TC, Fontana PE, Durand LB, Marquezan M. The effect of immediate and delayed polishing on the color stability of a composite resin. Gen Dent. 2017;65:e9-e12.
123. Strassler HE. Polishing composite resins. J Esthet Dent. 1992;4:177-9.
124. Dutra D, Pereira G, Kantorski KZ, Valandro LF, Zanatta FB. Does finishing and polishing of restorative materials affect bacterial adhesion and biofilm formation? A systematic review. Oper Dent. 2018;43:E37-e52.
125. Jones CS, Billington RW, Pearson GJ. The in vivo perception of roughness of restorations. Br Dent J. 2004;196:42-5; discussion 31.
126. Pontes A, Pacheco J, Martins J. Avaliação da rugosidade superficial de compósitos micro-híbridos e condensáveis após acabamento e polimento. Rev Fac Odontol UPF. 2003;66-71.
127. Ferracane JL, Condon JR, Mitchem JC. Evaluation of subsurface defects created during the finishing of composites. J Dent Res. 1992;71:1628-32.
128. Shen C, Mondragon E, Gordan VV, Mjor IA. The effect of mechanical undercuts on the strength of composite repair. J Am Dent Assoc. 2004;135:1406-12; quiz 67-8.
129. Szep S, Baum C, Alamouti C, Schmidt D, Gerhardt T, Heidemann D. Removal of amalgam, glass-ionomer cement and compomer restorations: changes in cavity dimensions and duration of the procedure. Oper Dent. 2002;27:613-20.
130. Hickel R, Brushaver K, Ilie N. Repair of restorations – Criteria for decision making and clinical recommendations. Dent Mater. 2013;29:28-50.*
131. Casagrande L, Laske M, Bronkhorst EM, Huysmans M, Opdam NJM. Repair may increase survival of direct posterior restorations - A practice based study. J Dent. 2017;64:30-36.
132. Estay J, Martin J, Viera V, Valdivieso J, Bersezio C, Vildosola P, Mjor IA, Andrade MF, Moraes RR, Moncada G, Gordan V, FErnandez E. 12 Years of repair of amalgam and composite resins: A clinical study. Oper Dent. 2018;43:12-21.
133. Shahdad SA, Kennedy JG. Bond strength of repaired anterior composite resins: an in vitro study. J Dent. 1998;26:685-94.
134. Oliveira A, Bocangel J, Demarco F, Matson E. Composite repair: influence of different surface treatments. RPG. 1997;167-72.
135. Kupiec KA, Barkmeier WW. Laboratory evaluation of surface treatments for composite repair. Oper Dent. 1996;21:59-62.
136. Swift EJ, Jr., Cloe BC, Boyer DB. Effect of a silane coupling agent on composite repair strengths. Am J Dent. 1994;200-2.
137. Boyer DB, Chan KC, Reinhardt JW. Build-up and repair of light-cured composites: Bond strength. J Dent Res. 1984;63:1241-4.
138. Puckett AD, Holder R, O'Hara JW. Strength of posterior composite repairs using different composite/bonding agent combinations. Oper Dent. 1991;16:136-40.
139. Lewis G, Johnson W, Martin W, Canerdy A, Claburn C, Collier M. Shear bond strength of immediately repaired light-cured composite resin restorations. Oper Dent. 1998;23:121-7.
140. Soderhölm KJ. Flexure strength of repaired dental composites. Scand J Dent Res. 1986;94:364-9.
141. Trajtenberg CP, Powers JM. Bond strengths of repaired laboratory composites using three surface treatments and three primers. Am J Dent. 2004;17:123-6.
142. Trajtenberg CP, Powers JM. Effect of hydrofluoric acid on repair bond strength of a laboratory composite. Am J Dent. 2004;17:173-6.
143. Azarbal P, Boyer DB, Chan KC. The effect of bonding agents on the interfacial bond strength of repaired composites. Dent Mater. 1986;153-5.
144. Crumpler DC, Bayne SC, Sockwell S, Brunson D, Roberson TM. Bonding to resurfaced posterior composites. Dent Mater. 1989;417-24.
145. Mjör I. Amalgam and composite resin restorations: Longevity and reasons for replacement. In: Anusavice K (Ed.). Quality evaluation of dental restorations. Chicago: Quintessence Publishing, 1989.
146. da Rosa Rodolpho PA, Cenci MS, Donassollo TA, Loguercio AD, Demarco FF. A clinical evaluation of posterior composite restorations: 17-year findings. J Dent. 2006;34:427-35.
147. Da Rosa Rodolpho PA, Donassollo TA, Cenci MS, Loguercio AD, Moraes RR, Bronkhorst EM, Opdam NJ, Demarco FF. 22-year clinical evaluation of the performance of two posterior composites with different filler characteristics. Dent Mater. 2011;27:955-63.
148. Opdam NJ, van de Sande FH, Bronkhorst E, Cenci MS, Bottenberg P, Pallesen U, Gaengler P, Lindberg A, Huysmans MC, van Dijken JW. Longevity of posterior composite restorations: a systematic review and meta-analysis. J Dent Res. 2014;93:943-9.
149. Burke FJ, Wilson NH, Cheung SW, Mjor IA. Influence of patient factors on age of restorations at failure and reasons for their placement and replacement. J Dent. 2001;29:317-24.
150. Manhart J, Chen H, Hamm G, Hickel R. Buonocore memorial lecture. Review of the clinical survival of direct and indirect restorations in posterior teeth of the permanent dentition. Oper Dent. 2004;29:481-508.
151. Astvaldsdottir A, Dagerhamn J, van Dijken JW, Naimi-Akbar A, Sandborgh-Englund G, Tranaeus S, Nilsson M. Longevity of posterior resin composite restorations in adults – A systematic review. J Dent. 2015;43:934-54.
152. Hicks J, Garcia-Godoy F, Donly K, Flaitz C. Fluoride-releasing restorative materials and secondary caries. Dent Clin North Am. 2002;46:247-76, vi.

CAPÍTULO 6

Sistemas Adesivos

Alessandra Reis, Alessandro Dourado Loguercio, Marcelo Giannini,
Rosa Helena Miranda Grande e Ricardo Marins de Carvalho

INTRODUÇÃO

Antes do advento do condicionamento ácido de esmalte e do desenvolvimento dos sistemas adesivos, a restauração de cavidades somente era possível por meio de retenções macromecânicas, o que limitava a preservação da estrutura dental, pois as cavidades precisavam ser adequadas em extensão (largura e profundidade) para permitir a retenção e resistência do material restaurador. Pinos intradentinários e coroas totais eram utilizados para restaurar cavidades de classe IV; e grandes destruições de coroas dentais exigiam, muitas vezes, intervenção endodôntica mesmo em dentes vitais visando à ancoragem dentro do canal radicular para a reabilitação restauradora do dente.

O surgimento e o desenvolvimento dos sistemas adesivos modificaram totalmente a prática da Odontologia restauradora e protética, que não somente alterou os conceitos de preparo cavitário, como também possibilitou maior preservação da estrutura dental remanescente, a conquista mais significativa possibilitada pelo uso desse material. O primeiro grande impulso para a era adesiva ocorreu a partir do surgimento do condicionamento ácido em esmalte, proposto por Buonocore, em 1955.[1] Essa técnica contribuiu para melhorar o selamento marginal de restaurações de resina composta com margens localizadas em esmalte.

O sucesso da técnica adesiva à dentina levou mais tempo para ser consolidada devido às diferenças morfofisiológicas da dentina em relação ao esmalte. No entanto, o trabalho de Nakabayashi[2] é reconhecido como um marco na adesão à dentina pela definição da camada híbrida, e pode-se afirmar que seu uso é essencial e seguro no exercício de abordagens tanto restauradoras como preventivas. O propósito deste capítulo é caracterizar resumidamente os substratos dentais, os tipos de sistemas adesivos existentes, sua composição e aplicação, e o estágio atual da adesão em Odontologia.

PRINCÍPIOS DE ADESÃO

Adesão pode ser definida como a força que mantém juntas duas substâncias ou substratos. Entre os mecanismos que possibilitam esse fenômeno, as interações químicas e mecânicas são mecanismos empregados na adesão aos substratos dentários. Um dos princípios essenciais para uma boa adesão, para a aproximação das moléculas dos substratos a serem aderidos, é que as superfícies estejam limpas. Três fatores são fundamentais no estabelecimento de um estreito contato entre o adesivo (substância) e a estrutura dental (substrato): potencial de umedecimento ou espalhamento do adesivo, viscosidade do adesivo e rugosidade superficial do substrato.

▪ Umedecimento/molhamento

O umedecimento é a capacidade do adesivo de recobrir totalmente o substrato sem incorporar bolhas de ar entre eles. Sabe-se que as moléculas que compõem os substratos ou adesivos estão sujeitas a forças atrativas multidirecionais, estando em equilíbrio dinâmico com as demais que a circundam (Figura 6.1). Essa propriedade é possível graças às forças de coesão entre moléculas semelhantes e cuja resultante é diferente na interface.

Enquanto as moléculas no interior de um líquido são atraídas em todas as direções pelas moléculas vizinhas, as moléculas da superfície do líquido sofrem apenas atrações laterais e internas. Isso gera uma alta energia superficial. No caso dos líquidos, a energia superficial é denominada *tensão superficial*. O ângulo formado entre a superfície de um sólido e de um líquido colocados em contato é denominado *ângulo de contato* e depende da razão entre a energia de superfície de um sólido e a tensão superficial do líquido, neste caso, um adesivo. Se a tensão superficial é menor que a energia de superfície, o

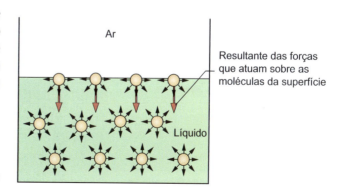

Figura 6.1 Diferença entre a energia coesiva interna das moléculas de um substrato e a existente na superfície (energia superficial).

ângulo formado entre o substrato e o adesivo se aproxima de zero, representando o máximo espalhamento do líquido sobre o substrato. Na realidade, o ângulo de contato reflete o potencial de espalhamento ou umedecimento de uma substância na superfície de outra. Quanto menor o ângulo de contato entre um líquido e um sólido, maior a capacidade de o líquido interagir com o sólido (Figura 6.2).

O molhamento ideal ocorre quando a energia de superfície do sólido, que reflete sua possibilidade de estabelecer interações intermoleculares com outros compostos, é maior que a tensão superficial de um líquido (ou seja, a capacidade de um líquido em não interagir com outro substrato).

Uma das formas utilizadas para aumentar a energia de superfície do esmalte dental é por meio do condicionamento superficial com ácidos. O esmalte não condicionado tem uma energia de superfície aproximada de 28 dinas/cm,[3] enquanto um adesivo hidrófobo apresenta uma tensão superficial de 40 dinas/cm.[4] Assim, não há condições adequadas para o perfeito molhamento do sólido (esmalte) pelo líquido (adesivo). Quando o esmalte é condicionado com ácidos, sua energia livre de superfície quase triplica de valor, chegando a cerca de 72 dinas/cm,[3] resultando em uma ótima condição para o molhamento do adesivo.

■ Viscosidade do líquido

Um bom contato do adesivo no substrato ocorre quando, além de uma boa umectância, ele for capaz de se espalhar de modo rápido e fácil sobre o substrato. Genericamente, o ângulo de contato é diretamente proporcional à viscosidade do líquido. O adesivo mais viscoso tem maior dificuldade em recobrir rapidamente o sólido em decorrência de sua consistência. Além disso, tem maior chance de aprisionar ar presente nas irregularidades do sólido, já que estes não são facilmente deslocados por líquidos mais viscosos.

■ Rugosidade superficial

Quanto maior a rugosidade superficial, maior o potencial de adesão pelo aumento da área de superfície e aumento da área para reter o adesivo, que penetra nestas irregularidades do substrato.[5]

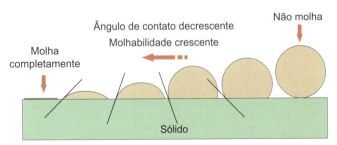

Figura 6.2 Ângulo de contato formado entre os líquidos e um sólido. Quanto menor for o ângulo, maior a molhabilidade do substrato e maior a probabilidade de se obter uma adesão mais efetiva.

CARACTERÍSTICAS BÁSICAS DOS SUBSTRATOS DENTAIS

■ Esmalte dental

É o único tecido mineralizado de origem epitelial e o que contém mais conteúdo mineral do corpo humano. Em peso, ele é constituído de 97% de carbonato de hidroxiapatita (um mineral com estrutura cristalina), 2% de água e 1% de substância orgânica, essencialmente de natureza proteica (amelogeninas e enamelinas), além de carboidratos e lipídios.[6]

O esmalte é um tecido poroso, que funciona como uma barreira semipermeável e pode ser atravessado, especialmente por fluidos e pequenas moléculas. A sua composição química pode ser representada pela proporção dos principais componentes: $Ca_{10}(PO_4)_6(OH_2)$. As propriedades físicas do esmalte são marcantes: alta densidade e dureza; alto módulo de elasticidade; baixa resistência à tração; e alta fragilidade.

Estruturalmente, esse tecido é composto por milhares de prismas de esmalte que exibem um trajeto ondulado (Figura 6.3), e em vários planos de corte apresentam-se com uma aparência de "buraco de fechadura" ou "raquete de tênis". Cada prisma é composto por um aglomerado de bilhões de cristalitos e placas finas e alongadas com secção hexagonal. As regiões interprismática e prismática apresentam a mesma composição mineral e conteúdo orgânico.[6]

Uma vez que nem sempre os prismas alcançam a superfície do esmalte, essa região apresenta cristalitos alinhados entre si de forma densa e inclinados com relação ao esmalte subjacente. Essa camada, que pode ser vista nos dentes decíduos e permanentes, foi denominada camada aprismática e resulta da atividade final dos ameloblastos. A espessura e extensão

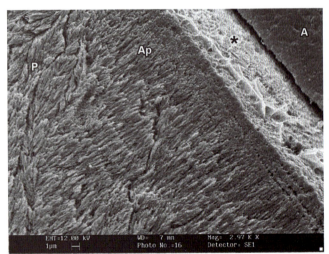

Figura 6.3 Microscopia eletrônica de varredura de um corte transversal de esmalte após adesão com um sistema adesivo (A) mostrando suas zonas prismática (P) e aprismáticas (Ap). (Imagem gentilmente cedida pela Profª. Drª. Sandra Kiss Moura, Universidade Uninove.)

do esmalte aprismático são variadas e tendem a diminuir nas superfícies livres com o passar do tempo por causa do desgaste funcional.

Com o envelhecimento, há uma redução gradual da espessura do substrato, e essa perda pode ser de até um terço da espessura inicial em pacientes com idade acima de 65 anos.[7] Outra alteração característica é que o esmalte passa a ter uma camada superficial muito mais rica em fluoretos, aumento do conteúdo mineral[8,9] e redução da matriz interprismática. O esmalte envelhecido é menos reativo e mais resistente à dissolução ácida, e isso pode interferir nos procedimentos de condicionamento superficial dessa superfície, conforme será visto adiante.

▪ Dentina

Diferentemente do esmalte, a dentina é um tecido mineralizado de natureza conjuntiva, que constitui a maioria da estrutura do dente. Recoberta por esmalte e cemento (na sua porção radicular), esse tecido aloja no seu interior a polpa, um tecido conjuntivo frouxo, rico em células, fibrilas de colágeno, substância intercelular amorfa, nervos, e vasos sanguíneos e linfáticos. A dentina é a porção mineralizada desse complexo tecidual, de mesma origem embriológica, e deve ser considerada uma extensão da polpa em termos anatômicos e fisiológicos.[6]

A dentina, em peso, é formada por 70% de hidroxiapatita sob a forma de cristalitos alongados; 20% de material orgânico, em que o colágeno tipo I representa 85% desse conteúdo; e 10% de água. Em volume, o conteúdo mineral representa 45%, o orgânico, 33% e a água, 22%.[10]

Estruturalmente, a dentina é constituída de túbulos dentinários e dentina peri ou intratubular e intertubular. Durante a dentinogênese, conforme a dentina mineralizada vai sendo formada ao redor dos prolongamentos odontoblásticos, estes se retraem em direção à polpa. Porém, a permanência dos prolongamentos no tecido em mineralização acaba resultando na formação dos túbulos, que posteriormente são preenchidos pelo fluido dentinário. Os túbulos percorrem toda a espessura da dentina em um trajeto sinuoso, têm diâmetros que variam de 2,5 μm, próximo à polpa, a 1 μm próximo à junção amelodentinária (JAD; Figuras 6.4 e 6.5). Sua quantidade também varia de acordo com a profundidade, sendo de aproximadamente 45.000/mm² próximo à polpa a 20.000/mm² próximo à junção amelodentinária.[11] Em valores percentuais, podem representar desde 1% da área total, próximo à JAD, até 22% próximo à polpa.[12,13] O fluido dentinário, mantido sob pressão, movimenta-se em resposta a estímulos táteis, osmóticos ou térmicos, e esse movimento está diretamente associado à sensibilidade dentinária.

A dentina peritubular forma a parede dos túbulos dentinários (Figura 6.6). Ela é hipermineralizada, com espessura variável, sendo maior próximo à polpa e desprovida de fibrilas de colágeno.[10] Como há deposição de dentina peritubular durante toda a vida, a luz dos túbulos tende a ser reduzida ao longo do tempo e pode ser obliterada totalmente por estímulos mecânicos ou processo carioso. A dentina intertubular constitui a maior parte do volume da dentina e encontra-se entre as colunas de dentina peritubular. É composta por fibrilas de colágeno, dispostas perpendicularmente aos túbulos, nas quais os cristalitos de apatita se depositam com seus longos eixos paralelos ao longo eixo das fibrilas.[11]

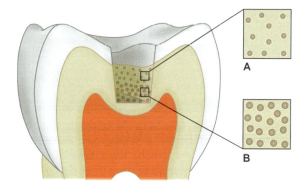

Figura 6.4 Diferença no número e diâmetro dos túbulos dentinários na dentina superficial (**A**) e na profunda (**B**).

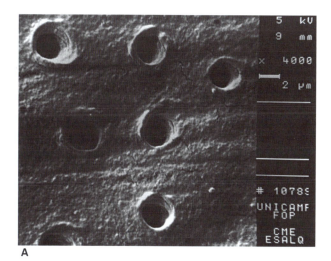

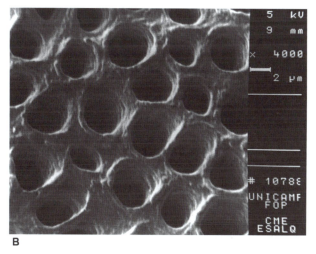

Figura 6.5 Microscopia eletrônica de varredura de uma dentina superficial (**A**) e uma dentina profunda (**B**). Os túbulos dentinários na dentina profunda são mais calibrosos e ocupam maior área de superfície que na dentina superficial.

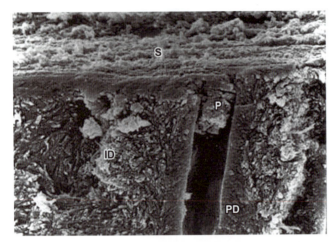

Figura 6.6 Microscopia eletrônica de varredura exibindo um túbulo dentinário. Em detalhe, a dentina peritubular (PD) com aspecto mais denso que a dentina intertubular (ID). Cobrindo a superfície de dentina, observa-se *smear layer* (S), que também penetra no interior dos túbulos e passa a ser denominada *smear plugs* (P). (Imagem gentilmente cedida pelo Prof. Dr. Jorge Perdigão da Universidade de Minessota, EUA.)

TABELA 6.1
Algumas diferenças entre o esmalte e a dentina.

Características	Esmalte	Dentina
Origem	Epitelial	Conjuntivo
Estrutura	Prismático	Tubular
Conteúdo mineral (%)	97	70
Conteúdo de água (%)	2	20
Módulo de elasticidade GPa	15	40 a 80
Resistência máxima a tração MPa	11 a 42	34 a 62

Adaptada de Katchburian, 1999; Rees e Jacobsen, 1993; Giannini *et al.*, 2004.[6,18,19]

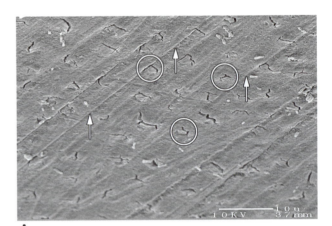

Praticamente não há diferença entre o tipo de mineral presente na dentina intertubular e peritubular, no entanto, a razão mineral/matriz chega a ser 3 vezes maior na dentina peritubular, indicando uma hipermineralização desse substrato.[10] No que se refere ao conteúdo orgânico, a dentina intertubular é praticamente composta por colágeno, enquanto a dentina peritubular é composta de proteínas não colágenas.[10]

Com o envelhecimento dental, há uma redução gradual do diâmetro do túbulo dentinário em razão da permanente deposição de mineral no interior dos túbulos dentinários.[14,15] Esse processo inicia por volta da 3ª década de vida e continua até a completa obliteração dos túbulos dentinários, a tal ponto que o substrato é considerado esclerótico.[16] Dessa forma, pode-se assumir que, com o aumento da idade, ocorre o aumento do conteúdo mineral da dentina.[17] Um resumo das principais diferenças entre o esmalte e a dentina podem ser encontradas na Tabela 6.1.

▪ Smear layer

Outra característica muito importante para a Odontologia adesiva atual é entender que, durante os procedimentos de corte com instrumentos rotatórios e manuais sobre a dentina, ocorre a formação da camada de lama dentinária (*smear layer*; Figuras 6.6 e 6.7). Essa camada resulta de remanescentes do substrato seccionado, sangue, saliva, bactérias, fragmentos do abrasivo e óleo, que se ligam à dentina intertubular e penetram nos túbulos dentinários.

A espessura da *smear layer* pode variar entre 1 e 5 µm. Camadas mais espessas são criadas quando o procedimento de corte e/ou abrasão é realizado sem refrigeração com água, ou quando instrumentos cortantes de aço ou carbeto de tungstênio são empregados. A parte da *smear layer* que penetra

Figura 6.7 Vista oclusal de uma dentina coberta por *smear layer*. Em **A**, a região onde estariam situados os túbulos dentinários (*anéis brancos*) e as ranhuras relativas às marcas dos instrumentos rotatórios (*setas brancas*). Em **B**, visão ampliada dos túbulos exibindo a presença de bactérias. (Fotomicrografias gentilmente cedidas pelo Prof. Dr. Carlos Francci, Faculdade de Odontologia, USP.)

nos túbulos dentinários é conhecida como *smear plugs* (ver Figura 6.6). A *smear layer* reduz a permeabilidade dentinária, diminuindo o fluxo de fluido dentinário, e impede o contato dos sistemas adesivos com a dentina subjacente.

ADESÃO AO ESMALTE

Em meados do século passado, Buonocore[1] propôs o tratamento químico do esmalte com ácidos para obter adesão ao substrato dental. A ideia parece ter surgido da observação de uma manobra usada na indústria naval, que empregava o ácido fosfórico em alta concentração para "preparar" os cascos dos barcos, que eram pintados com tintas resinosas para impermeabilização, pois o procedimento aumentava a capacidade de adesão e retenção das tintas. Partindo dessa premissa, Buonocore[1] empregou o mesmo ácido no esmalte e comprovou que a retenção de resina acrílica (um dos poucos materiais restauradores diretos disponíveis na época) aplicada sobre este esmalte condicionado era maior que à obtida pelo material aplicado sobre o esmalte não tratado.

O procedimento se mostrou tão eficaz que o ácido fosfórico ainda hoje é utilizado para o condicionamento das superfícies de esmalte. O ácido fosfórico remove a camada mais superficial e menos reativa (ao redor de 10 μm) de esmalte, aumentando a energia da superfície. Ele também aumenta a porosidade e a energia superficial pela dissolução seletiva dos prismas de esmalte em uma profundidade aproximada de 20 μm (Figura 6.8).

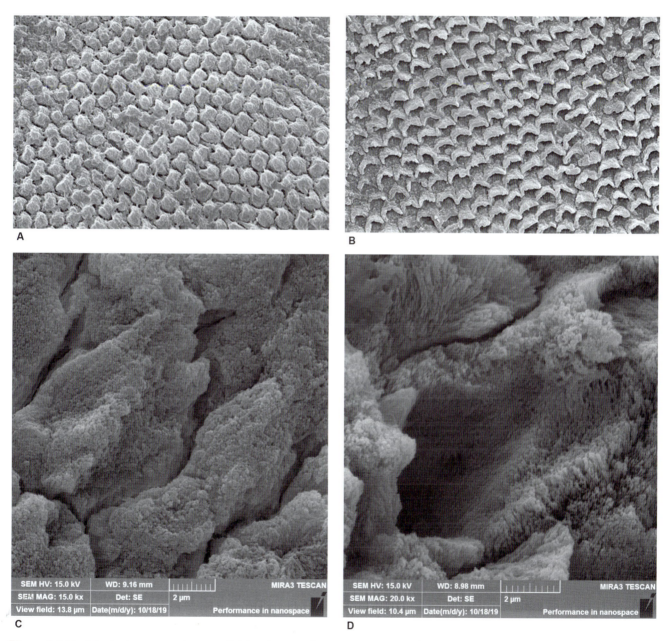

Figura 6.8 Morfologia de um esmalte superficial após o condicionamento com ácido fosfórico por 30 segundos. **A.** Padrão de condicionamento tipo I. **B.** Padrão de condicionamento tipo II. Em uma imagem mais aproximada pode-se visualizar o padrão de condicionamento tipo I (**C**), em que a periferia do prisma de esmalte é desmineralizada e o padrão de condicionamento tipo II (**D**), mostra o centro do prisma de esmalte desmineralizado. (Imagens **C** e **D** gentilmente cedidas pelo discente de pós-graduação Michael Favoreto, Universidade Estadual de Ponta Grossa.)

Condicionamento do esmalte | Produto, concentração e tempo de condicionamento

Diferentes tipos de ácidos já foram testados para o condicionamento do esmalte. O ácido clorídrico provoca dissolução não seletiva do esmalte, portanto não cria retenções;[20] já o ácido maleico a 10% cria padrões de condicionamento menos retentivos com baixos valores de resistência de união ao esmalte.[21,22] Somente o *ácido fosfórico*, entre os ácidos testados, produz dissolução seletiva em tempo clínico reduzido, proporcionando ótimos resultados de retenção.[4]

A concentração mais eficaz do ácido fosfórico está situada entre *30 e 40%*. Na reação com o esmalte, ele produz fosfato monocálcico monoidratado, solúvel em água, facilitando sua posterior remoção das irregularidades criadas no substrato. O tempo de condicionamento sofreu modificações com o passar dos anos. Em estudos comparativos, não há diferença no padrão de retenção de adesivos ao esmalte condicionado por 15 ou 60 segundos, tampouco no padrão de condicionamento na superfície do esmalte.[23] Assim, a maioria dos fabricantes de sistemas adesivos recomenda o tempo de aplicação no esmalte entre *15 e 30 segundos*.[24]

Com relação à consistência, os primeiros produtos foram comercializados na *consistência líquida*. Para permitir melhor delimitação da área a ser condicionada, os fabricantes produziram condicionadores com consistência *gel* ou *semigel* por meio da adição de sílica ou outros espessantes, como a hidroxicelulose e o propilenoglicol. A sílica pode ficar precipitada sobre as superfícies condicionadas caso o procedimento de lavagem não seja realizado de maneira abundante, e por tempo igual ou superior ao tempo de ação do condicionamento ácido.[25]

Assim, é essencial que após a aplicação do ácido, a superfície seja lavada abundantemente com água pelo mesmo tempo de condicionamento, permitindo a remoção do ácido, dos espessantes do ácido e dos subprodutos da reação do ácido com o esmalte.[25,26] Os géis com espessantes poliméricos não deixam resíduos sobre os substratos dentais,[24,27] e como é possível observar na Figura 6.9, a consistência do gel e o tempo de aplicação que variam de 15 a 60 segundos não interferem significativamente na resistência de união ao esmalte dental.

Padrões de condicionamento

Estudos micromorfológicos permitiram constatar que a aplicação de ácido sobre o esmalte dental provoca dissolução seletiva dos prismas, o que resulta em topografias superficiais distintas: remoção preferencial da parte central do prisma (tipo I), da parte interprismática (tipo II) ou mista (tipo III), ou ainda ausência de padrão definido (ver Figura 6.8).[28]

Ainda existem muitas dúvidas sobre o porquê de serem formados diversos padrões de condicionamento dos prismas de esmalte. Aspectos morfológicos regionais podem influenciar esses diferentes padrões, já que as mesmas áreas em dentes contralaterais têm padrões idênticos de dissolução. A camada aprismática tem menor porosidade e é menos reativa ao condicionamento ácido do que superfícies asperizadas ou fraturadas. Além disso, a camada de esmalte mais superficial tem maior teor de fluoretos, logo, menor reatividade ao condicionamento ácido. Dentes com hipoplasia ou fluorose apresentam mudanças na densidade e na quantidade de microporos no esmalte, afetando também o padrão de condicionamento após a aplicação de ácido fosfórico.

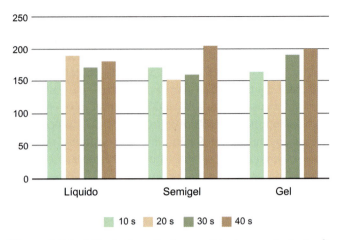

Figura 6.9 Resistência de união à superfície do esmalte (kg/cm^2) de adesivos após o condicionamento com ácido fosfórico em diferentes consistências e tempos. (Adaptada de Guba *et al.*, 1994.)[24]

ATENÇÃO!

No condicionamento ácido do esmalte com ácido fosfórico, considerar:

- Isolamento do campo operatório: preferencialmente realizado com isolamento absoluto
- Profilaxia com pedra-pomes e água: remoção da película salivar e da placa bacteriana
- Biselamento do esmalte, quando necessário
- Aplicação do gel de ácido fosfórico (geralmente a 37%) por 15 a 30 segundos
- Lavagem do ácido pelo mesmo tempo de aplicação para remoção dos produtos da reação e dos espessantes do produto
- Secagem da superfície para visualização do branco opaco do esmalte
- Aplicação do adesivo hidrófobo (selante) ou adesivo hidrófilo. No primeiro caso, o esmalte condicionado deve estar seco, pois a umidade reduz a molhabilidade desses sistemas ao substrato de esmalte. Se houver aplicação de adesivos hidrófilos, deve-se utilizar jato de ar após sua aplicação para remoção do solvente presente nesses sistemas
- Fotoativação do adesivo imprescindivelmente pelo tempo e irradiância indicados pelo fabricante.

Fatores que dificultam o condicionamento ácido

Após a realização do condicionamento ácido, a superfície do esmalte fica porosa e deixa de refletir a luz em sentido único. Com isso, é fácil identificar uma aparência branco opaco na superfície após a secagem, indício clínico de uma desmineralização efetiva. Contudo, nem sempre tempos entre 15 e 30 segundos são capazes de produzir a desmineralização seletiva típica do ácido fosfórico, como em esmalte com *fluorose*.

Outra situação aparentemente desafiadora é o *esmalte aprismático de dentes decíduos*. Trata-se de uma delgada camada com 2 a 3 μm de espessura encontrada na parte externa da coroa, em especial na região cervical.[29]

Em razão do desgaste fisiológico e da troca de conteúdo orgânico por minerais durante o processo de envelhecimento, o *esmalte dos dentes de pacientes idosos* passa a ter pouca permeabilidade. Com a idade, os poros diminuem à medida que os cristais incorporam mais íons e aumentam de tamanho.[30] Além disso, a concentração de flúor em dentes de pacientes mais idosos também é maior. Esses fatores reduzem a capacidade dos ácidos de produzir uma desmineralização efetiva nessas superfícies.

Algumas alternativas podem ser empregadas para se conseguir melhor retenção dos sistemas adesivos ao esmalte nas circunstâncias mencionadas a seguir.

Biselamento do esmalte. Esse procedimento consiste em remover a camada mais superficial do esmalte, em geral a menos reativa, e é normalmente realizado com pontas diamantadas. Também pode favorecer a aplicação do adesivo na cabeça do prisma, em vez de na lateral, como ocorre na maioria das situações clínicas (Figura 6.10).

Aumento do tempo de condicionamento ácido. Além de ser mais conservador, esse procedimento pode ser realizado com relativa segurança no esmalte.

Agitação do ácido na superfície. Durante o contato com o esmalte, o movimento do produto com um *microbrush* produz uma dissolução mais homogênea, pois a região de concentração iônica formada com a estagnação dos produtos de reação é parcialmente removida, permitindo o contato do esmalte com a porção mais reativa do ácido. A agitação promove contínuo contato do ácido com o esmalte pela eliminação das bolhas de gases formadas pelo condicionamento do ácido à estrutura mineral.

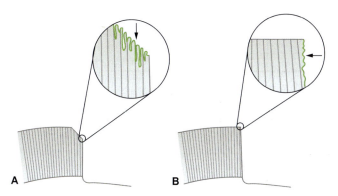

Figura 6.10 Em **A**, superfície do esmalte biselado, e em **B**, esmalte intacto. Observe que o biselamento melhorou a disposição dos primas de esmalte (*seta vertical*) quando comparado ao esmalte intacto (*seta horizontal*).

EVOLUÇÃO DOS SISTEMAS ADESIVOS

Os primeiros adesivos eram produzidos à base de resina acrílica quimicamente ativada. Esses sistemas eram utilizados para selar fissuras em superfícies oclusais de molares e tinham como finalidade a redução da prevalência de lesões de cárie nesses locais.

Com o desenvolvimento do monômero resinoso bisfenol glicidil dimetacrilato (bis-GMA), ele passou a ser usado na composição desses materiais. Devido à sua alta viscosidade, ele é em geral associado a monômeros diluentes como o trietilenoglicol dimetacrilato (TEGDMA) ou metilmetacrilato na proporção de 3:1. Formulações adesivas com monômeros mais hidrófobos têm uma união mais durável, pois tornam a interface menos propensa a sofrer sorção de água.

Se os procedimentos restauradores se restringissem somente à superfície do esmalte, esses agentes com caráter apenas hidrófobo, disponíveis no mercado há mais de 60 anos, poderiam ser utilizados irrestritamente. A alta retenção de selantes ao longo do tempo atesta a eficácia clínica da aplicação desses agentes hidrófobos sobre um esmalte condicionado e seco.[31-33] No entanto, o esmalte e a dentina, apesar de serem tecidos dentais mineralizados, têm diferenças morfofisiológicas significativas. Uma delas é a inerente umidade da dentina com que os adesivos hidrófobos não têm nenhuma afinidade. Dessa forma, foi necessário desenvolver sistemas adesivos hidrófilos, que tivessem afinidade com a umidade da dentina, para penetrar nas porosidades desse substrato, dando origem às diferentes gerações de sistemas adesivos. Essa evolução ocorreu basicamente em razão do substrato dentinário. Algumas obras classificam os sistemas adesivos em gerações, porém essa classificação difere entre autores e as primeiras gerações não são mais comercializadas. Neste capítulo, será feita uma breve descrição para contextualização histórica do desenvolvimento desses materiais.

Os adesivos de *primeira geração* surgiram nas décadas de 1950 a 1970 e foram baseados em cianoacrilatos, ácido glicerofosfórico dimetacrilato, resina de poliuretano e fenilglicidil metacrilato.[34-37] Na *segunda geração*, houve a introdução dos monômeros bis-GMA e do hidroxietilmetacrilato (HEMA). Essas gerações tentaram preservar a *smear layer* e estabelecer uma união química com essa camada. No entanto, falharam em razão da baixa resistência coesiva dessa camada e também de sua baixa adesão à dentina subjacente.[38]

Foi na *terceira geração* que se iniciaram as tentativas de condicionamento ácido da dentina, com o intuito de modificar ou remover parcialmente a *smear layer*. Os condicionadores de dentina dessa geração incluíam agentes com características quelantes ou ácidos mais fracos, como cítrico, nítrico, maleico, oxálico ou fosfórico em baixas concentrações. Na sequência, realizava-se a aplicação de uma solução adesiva hidrófila (*primer*) e uma solução adesiva hidrófoba (adesivo ou resina fluida). A interação dos adesivos com a dentina ainda era superficial e inapropriada para se obter uma retenção adequada.

A *quarta geração* de adesivos representou uma mudança na linha de pensamento em vez de um avanço no desenvolvimento dos materiais. Esses adesivos passaram a preconizar a aplicação de ácido fosfórico no esmalte e dentina com o objetivo de remover por completo a *smear layer* na técnica conhecida como *condicionamento ácido total*,[39] seguido da aplicação de *primer* e adesivo. Até ao final da década de 1980, o condicionamento da dentina com ácido fosfórico foi desencorajado nos EUA e na Europa em razão do consenso de que a exposição dos túbulos dentinários levaria à inflamação ou à necrose pulpar. Entretanto, o que ocorria era um selamento inadequado da dentina por parte dos adesivos, que levava à infiltração bacteriana pela interface e, consequentemente, aos danos pulpares relatados. Esses adesivos, que estão até hoje disponíveis no mercado odontológico, representaram um marco evolutivo na adesão de qualidade com a dentina. A *quinta geração* é uma simplificação da quarta por meio da união dos componentes do *primer* e do adesivo, reduzindo-se o procedimento adesivo de três para dois passos clínicos.

Na *sexta geração*, foram desenvolvidos *primers* ácidos que faziam o papel do condicionamento e do *primer*, também reduzindo o número de passos clínicos para fazer adesão. Esses adesivos são chamados de autocondicionantes. Na *sétima geração* surgiram os adesivos de frasco único (*all-in-one*): com a aplicação de um único produto, faz-se o condicionamento, e aplicação do *primer* e do adesivo.

Atualmente, os adesivos universais, que podem ser usados com ou sem condicionamento com ácido fosfórico, são os representantes da *oitava geração*. Novamente houve um avanço tecnológico para o desenvolvimento desses materiais. Neste capítulo, serão descritos com detalhes os materiais mais atuais, a partir da quarta geração, que ainda se encontram disponíveis comercialmente.

CLASSIFICAÇÃO DOS SISTEMAS ADESIVOS ATUAIS

Para compreender a composição dos diferentes sistemas adesivos disponíveis no mercado, é necessária uma breve explicação dos atuais tipos de sistemas adesivos antes de aprofundar o conhecimento em cada um deles. Os adesivos podem ser classificados quanto à sua estratégia de união ou em relação ao número de passos clínicos (Figura 6.11).

▪ Estratégia de união

Uma das formas de classificar os adesivos é por meio de sua interação com a *smear layer*. Existem aqueles que removem a *smear layer* por condicionamento e lavagem dos substratos (Figuras 6.12 e 6.13) e aqueles que removem parcialmente e/ou incorporam a *smear layer* na interface adesiva por meio do autocondicionamento (Figura 6.14).

Os adesivos que removem a *smear layer* recebem diversos nomes ao longo do tempo na literatura odontológica. No mercado norte-americano, é comum chamá-los adesivos de condicionamento ácido total (*total-etch*), uma alusão aos adesivos de quarta geração, que fazem o condicionamento de esmalte e dentina simultaneamente, técnica inexistente até a terceira geração de adesivos. Outro meio de caracterizá-los é

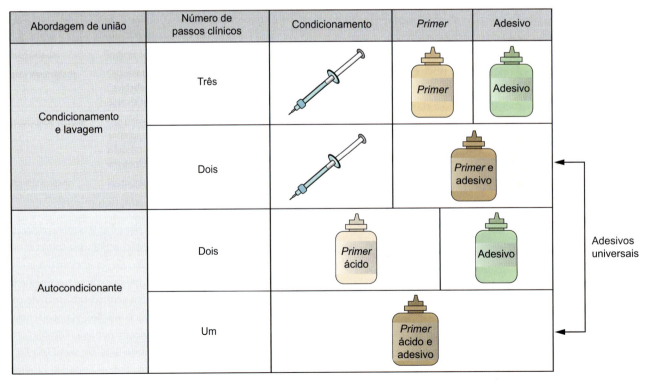

Figura 6.11 Diferentes tipos de sistemas adesivos disponíveis no mercado.

CAPÍTULO 6 | Sistemas Adesivos   151

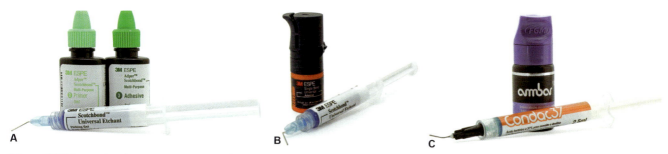

Figura 6.12 Exemplos de marcas comerciais de adesivo de condicionamento e lavagem de três passos (A) e de condicionamento e lavagem de dois passos disponíveis no mercado odontológico (B e C).

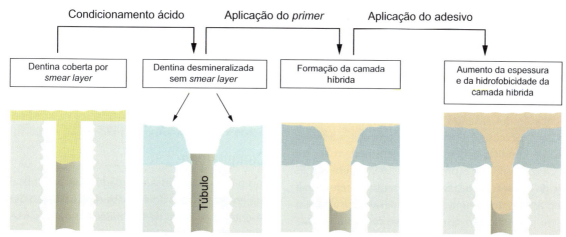

Figura 6.13 Esquema representativo da estratégia de união dos sistemas adesivos de condicionamento e lavagem. Após a aplicação do ácido fosfórico na dentina coberta com *smear layer*, a superfície é lavada e deixada úmida para manutenção da rede de colágeno desmineralizada sem colabamento. Sobre esse substrato aplica-se um *primer*, que é uma solução adesiva hidrófila que prepara o substrato para receber o adesivo (solução adesiva hidrófoba). Esses dois passos podem ser executados aplicando uma solução hidrófila *primer*/adesivo (adesivos de dois passos). Após a fotoativação, há a formação da camada híbrida, que é o principal mecanismo de adesão dos sistemas de condicionamento e lavagem.

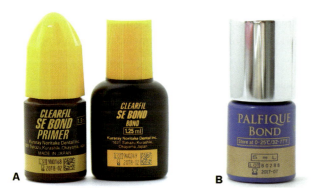

Figura 6.14 Exemplos de marcas comerciais de um adesivo autocondicionante de dois passos (A) e um autocondicionante de um passo disponíveis no mercado odontológico (B).

como adesivos convencionais. Essa nomenclatura foi empregada na primeira edição deste livro, e em outros livros textos brasileiros, por ser o material mais usado no Brasil. Autores europeus costumam chamá-los adesivos de condicionamento e lavagem (*etch-and-rinse*), já que além do condicionamento, exigem a lavagem do agente condicionador.

ATENÇÃO!

Para descrever sistemas adesivos que preconizam a remoção da *smear layer*, diversos autores usam termos como *adesivos convencionais*, *adesivos de condicionamento ácido total* ou *adesivos de condicionamento e lavagem*. Todos esses termos se referem ao mesmo tipo de sistema adesivo.

A primeira nomenclatura, *condicionamento ácido total*, desconsidera que os adesivos autocondicionantes também fazem condicionamento ácido total, ou seja, condicionam os dois substratos dentais (esmalte e dentina) simultaneamente. Assim, apesar de ser difundida no cotidiano dos profissionais, a nomenclatura é inadequada do ponto de vista conceitual. O termo adesivo convencional representa o mercado brasileiro, todavia é uma nomenclatura que diz respeito ao uso em determinada cultura. Por exemplo, no mercado japonês esse termo não se aplicaria, já que os adesivos convencionais, ou seja, os mais usados no Japão, são os autocondicionantes. Assim, optaremos pelo emprego da nomenclatura *adesivos de condicionamento e lavagem* para descrever essa classe de materiais que fazem a remoção completa da *smear layer*.

Os sistemas que removem parcialmente e/ou incorporam a *smear layer* na interface adesiva são chamados de *adesivos autocondicionantes* (Figura 6.15). Nesse caso, essa camada é modificada por monômeros ácidos que depois se polimerizam *in situ*. Esses materiais não necessitam da etapa de lavagem e controle da umidade da dentina pós-condicionamento, uma importante vantagem desses produtos que será discutida adiante. Por fim, há os sistemas *adesivos universais*, em que o clínico decide pela abordagem de união a ser empregada. Assim eles podem ser usados como adesivos autocondicionantes ou como adesivos de condicionamento e lavagem. No segundo caso, devem ser aplicados após o condicionamento dos substratos com ácido fosfórico. Resumidamente pode-se afirmar que há no mercado odontológico adesivos de condicionamento e lavagem, adesivos autocondicionantes e adesivos universais (ver Figura 6.11).

Os adesivos universais no modo autocondicionante podem ser de um passo clínico, abordagem mais comum, ou de dois passos (em algumas marcas comerciais). Já na técnica de condicionamento e lavagem são, frequentemente, empregados como adesivos de dois passos. Um resumo das diferentes classificações dos sistemas adesivos quanto à interação com a abordagem de união e o número de passos pode ser visto na Figura 6.11.

É importante ressaltar que essa classificação se refere ao número de passos clínicos e não de frascos de adesivos. Há sistemas adesivos que requerem mistura dos componentes de dois frascos para produzir, por exemplo, um *primer* ácido para aplicação nos substratos dentais; outros requerem a mistura de dois frascos para produzir um adesivo quimicamente ativado ou de dupla ativação. Mais detalhes sobre estas características serão vistos adiante.

▪ Classificação quanto ao número de passos

Outra classificação dos sistemas adesivos diz respeito ao número de passos clínicos necessários para executar a adesão. Os adesivos de condicionamento e lavagem podem ser de *três passos clínicos*, em que o primeiro passo se refere à aplicação do ácido fosfórico e sua lavagem; o segundo refere-se à aplicação do *primer*, que é uma solução adesiva hidrófila; e o terceiro refere-se à aplicação de um adesivo com caráter mais hidrófobo. Essa mesma categoria de adesivo pode ser de *dois passos clínicos*. Nesse caso, uma única solução adesiva, composta pela mistura dos componentes do *primer* e do adesivo, é aplicada após o condicionamento ácido (ver Figura 6.11).

Os adesivos autocondicionantes, por outro lado, podem ser de *dois passos clínicos*, sendo o primeiro passo a aplicação do *primer* ácido, e o segundo, a aplicação de um adesivo mais hidrófobo. Ou ainda, podem ser de *um único passo clínico*, em que a solução adesiva aplicada condiciona e funciona como um adesivo simultaneamente (ver Figura 6.11).

ADESIVOS DE CONDICIONAMENTO E LAVAGEM

▪ Composição

Como mencionado, essa abordagem de união pode ser realizada em três ou em dois passos clínicos. Serão descritos inicialmente os adesivos de três passos, já que a versão simplificada tem composição bem semelhante. De forma resumida, os componentes dos sistemas adesivos de três e dois passos estão na Tabela 6.2.

Os sistemas de três passos são compostos por um ácido fosfórico, uma solução adesiva hidrófila, o *primer*, e uma solução adesiva hidrófoba, que é comumente denominada adesivo (ver Figura 6.12). Nos sistemas de dois passos, os componentes do *primer* e do adesivo estão juntos em um mesmo frasco e, neste capítulo, denominaremos esta solução como *primer*/adesivo (ver Figura 6.12). Essa nomenclatura será empregada

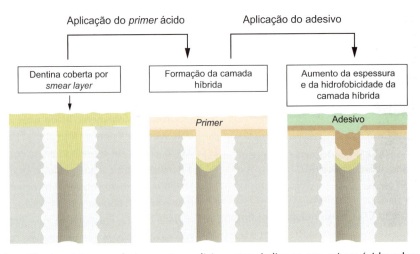

Figura 6.15 Estratégia de união dos sistemas adesivos autocondicionantes. Aplica-se um *primer* ácido sobre a superfície de dentina coberta com *smear layer*. Esse *primer* desmineraliza a dentina e a infiltra simultaneamente. Na sequência, aplica-se um adesivo hidrófobo que se misturará ao *primer* e a dentina e será fotoativado para produzir a camada híbrida. Esses dois passos podem ser feitos aplicando-se uma única solução adesiva hidrófila (de um passo).

TABELA 6.2
Principais componentes químicos dos sistemas adesivos de condicionamento e lavagem.

Adesivos de condicionamento e lavagem		Componentes	Exemplos
Dois passos	**Três passos**		
Condicionador		Ácido e espessantes	Ácido fosfórico a 30 a 40%
Primer/adesivo	*Primer*	Monômeros hidrófilos	HEMA, GDMA, BPDM, NTG-GMA e DMAEMA
		Solventes	Água, etanol, acetona, butanol e isopropanol
		Estabilizadores/conservantes	BHT e MEHQ
		Iniciadores e coiniciadores*	CQ, TPP, TPO, PPD, DHEPT, BPO, TBB, sulfinato benzeno de sódio, dimetilamino benzoato, trifenilantiamônio e Irgacure® 819
	Adesivo	Monômeros estruturantes	Bis-GMA, bis-EMA, UDMA, PEGDMA, hexanediol dimetacrilato e dipentaeritrol dimetacrilato
		Monômeros diluentes	TEGDMA, TMPTMA e EGDMA
		Estabilizadores/conservantes	BHT e MEHQ
		Iniciadores	Iguais aos do *primer*

HEMA: hidroxietilmetacrilato; GDMA: glicerol dimetacrilato, BPDM: bifenil dimetacrilato; NTG-GMA: N-toliglicina glicidil metacrilato; DMAEMA: dimetilaminoetil metacrilato; bis-GMA: bisfenol A glicidil dimetacrilato; bis-EMA: bisfenol A glicidil dimetacrilato etoxilado; UDMA: uretano dimetacrilato; PEGDMA: polietilenoglicol dimetacrilato; TEGDMA: trietilenoglicol dimetacrilato; TMPTMA: trimetilpropano trimetacrilato; EGDMA: etilenoglicol dimetacrilato; BHT: hidroxitolueno butilado; MEHQ: monoetil éter hidroquinona; CQ: canforoquinona; TPP: trifenilfosfina; TPO: óxido de fosfina difeniltrimetil benzoíla; PPD: fenil propadiona; DHEPT: N'N'hidroxietil p-toluidina; BPO: peróxido de benzoíla; TBB: tri-n-butil borano.

*Os iniciadores de polimerização química e os coiniciadores devem ficar separados em frascos diferentes, e serem misturados antes da aplicação.

para fins didáticos para que os leitores possam diferenciá-lo da solução de adesivo hidrófoba dos sistemas de três passos. No entanto, deve-se ter ciência de que na prática diária essas soluções de *primer*/adesivo são simplesmente chamadas "adesivo". A seguir, serão detalhados cada um desses componentes.

Condicionador

Esses adesivos requerem o condicionamento dos substratos dentais, que é realizado com o ácido fosfórico em concentrações de 30 a 40%, conforme já descrito para o esmalte dental. Depois da aplicação por 15 segundos na dentina, deve-se realizar sua remoção por meio de lavagem com água pelo mesmo tempo do condicionamento (ver Figura 6.13).

Esse procedimento não causa dano ao tecido pulpar, contrariamente ao que se acreditava antigamente. A capacidade dos ácidos de desmineralizar a dentina é contraposta pelo poder tampão do substrato, em especial o da hidroxiapatita.[40,41] Além disso a característica hipertônica dos ácidos estimula o fluxo do fluido dentinário em direção à junção amelodentinária, o que o dilui e restringe sua penetração.

O objetivo do condicionamento é remover a *smear layer* e reduzir o conteúdo mineral da zona mais superficial da dentina (3 a 8 μm). Com isso, há abertura do diâmetro dos túbulos dentinários e aumento da permeabilidade da dentina com consequente aumento da pressão intrapulpar. Também ocorre a exposição de um tecido conjuntivo frouxo rico em fibrilas de colágeno (Figura 6.16).[42]

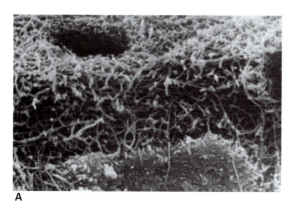
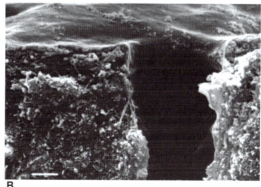

Figura 6.16 Microscopia eletrônica de varredura mostrando uma superfície de dentina condicionada com ácido fosfórico a 35% por 15 segundos. **A.** Fibrilas de colágeno e os espaços entre fibrilas preservados pela manutenção da água. **B.** A mesma superfície de dentina desmineralizada, porém seca. As fibrilas de colágeno se colabam e impedem a penetração dos monômeros resinosos. (Imagem gentilmente cedida pelo Prof. Dr. Masatoshi Nakajima, Universidade de Tóquio.)

Primer

Os *primers* são soluções adesivas com caráter hidrófilo. São compostos de monômeros funcionais (Figura 6.17), e solventes e foram desenvolvidos para interagir com o substrato dentinário desmineralizado e úmido (ver Tabela 6.2).

Entre os monômeros funcionais hidrófilos mais empregados em formulações adesivas odontológicas, está o 2-hidroxietil-metacrilato (HEMA; Figura 6.18). Possui um grupamento metacrilato em um dos lados da molécula, enquanto no outro lado apresenta um grupamento hidroxila. Atua como um promotor de adesão, ou agente de umedecimento da dentina por sua alta hidrofilicidade e miscibilidade com os monômeros hidrófobos. É solúvel em água, etanol e acetona. Possui somente um grupo funcional metacrilato, que produz cadeias poliméricas lineares e, portanto, com menores propriedades mecânicas. O HEMA deve ser sempre associado aos monômeros mais hidrófobos capazes de fazer ligações cruzadas e produzir polímeros mais resistentes.

O glicerol dimetacrilato (GDMA) também tem um grupamento hidroxila (Figura 6.18), mais dois grupamentos metacrilatos que permitem formar polímeros com maior número de ligações cruzadas e mais resistentes.[43] Outro monômero, conhecido como NTG-GDMA, é um sal de sódio do glicidil metacrilato N-tolilglicina (sal de cálcio NTG-GDMA) que tem a vantagem de ser solúvel em acetona e está presente em algumas marcas comerciais de sistemas adesivos. Copolímeros de ácido acrílico e itacônico também são solúveis em água e etanol e podem atuar como promotores de adesão à dentina (ver Tabela 6.2).

Há vários outros monômeros hidrófilos patenteados por empresas e, por isso, pouco conhecidos e estudados. Um desses é o monômero bifenil dimetacrilato (BPDM), patenteado pela BISCO. Esse monômero é uma mistura do HEMA e do bifenil tetracarboxílico anidro, e é empregado nos sistemas adesivos em associação com o HEMA. O DMAEMA é um monômero hidrófilo que também atua como coiniciador por ter um grupamento amina (ver Tabela 6.2).

Em relação aos solventes, a maioria dos fabricantes emprega em suas composições adesivas acetona, água, etanol ou a mistura desses solventes. Outros tipos de solventes, como o butanol terciário e o isopropanol também podem ser encontrados em algumas marcas comerciais. A função dos solventes é aumentar a miscibilidade dos monômeros resinosos com a dentina desmineralizada. Além disso, auxiliam no processo de evaporação da água da dentina antes da polimerização.[44]

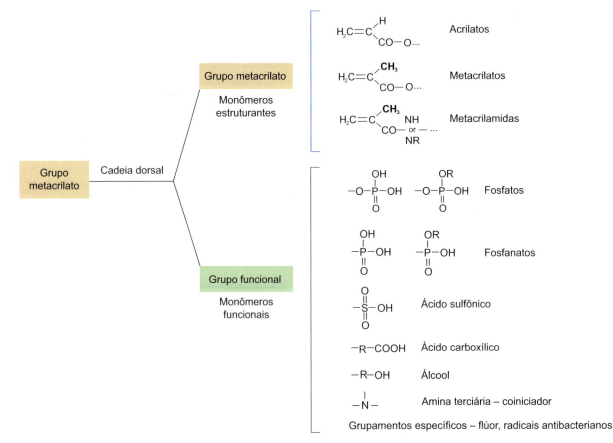

Figura 6.17 Monômeros funcionais e de ligação cruzada. Os monômeros funcionais têm um grupamento metacrilato, para se polimerizar entre si e com outros monômeros, e também outro grupamento funcional, de estrutura química variável, que determina sua função na composição adesiva. Por exemplo, monômeros com grupamentos hidroxilas são hidrófilos, necessários para que o adesivo interaja com a dentina úmida. Monômeros com grupamentos carboxílicos ou fosfatos são ácidos, usados em adesivos autocondicionantes para desmineralizar o substrato. (Adaptada de Van Landuyt *et al.*, 2007.)[44]

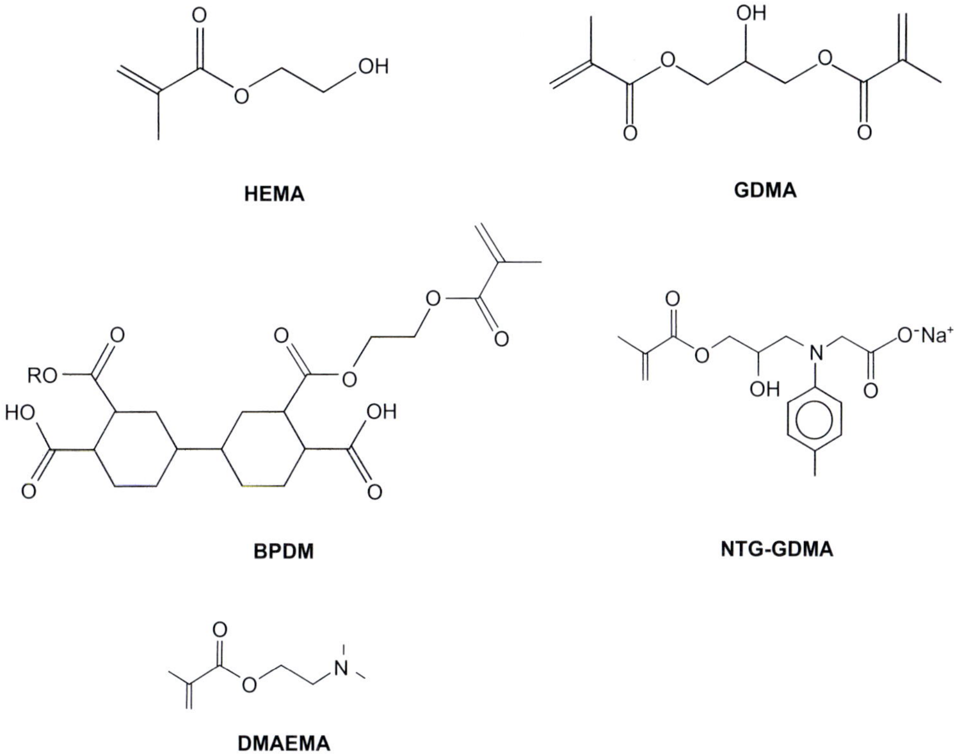

Figura 6.18 Estrutura química de alguns monômeros hidrófilos usados como promotores de adesão em dentina nos *primers* e *primer/adesivo*. HEMA: hidroxietilmetacrilato; GDMA: glicerol dimetacrilato; BPDM: bifenil dimetacrilato; NTG-GDMA: N-tolilglicina glicidil metacrilato; DMAEMA: dimetilaminoetil metacrilato.

Adesivo

Complementando a técnica adesiva, aplica-se uma camada de resina hidrófoba sobre a dentina tratada com o *primer*. Essa solução adesiva hidrófoba não contém água e solventes em sua composição (ver Tabela 6.2). É composta por monômeros estruturantes de ligação cruzada, mais viscosos, e com maior peso molecular, como bis-GMA, UDMA, PEGDMA, 1,6 hexanediol-dimetacrilato e monômeros de ligação cruzadas diluentes como o TEGDMA e o TMPTMA (trimetilpropano trimetacrilato [Figura 6.19; ver Tabela 6.2]).

As características de muitos desses monômeros já foram discutidas no Capítulo 5, *Resinas Compostas*, sua função é penetrar na superfície dentinária preparada pelo *primer* e copolimerizar-se com os monômeros do *primer* ao redor das fibrilas de colágeno. Isso garante maior resistência ao polímero da camada híbrida e uma espessura mínima adequada para a camada de adesivo, evitando o comprometimento da polimerização pelo contato com o oxigênio.[45,46] Toda estrutura que contém monômeros resinosos é responsável por selar a dentina, proporcionando a redução da sensibilidade pós-operatória e da microinfiltração marginal, e a retenção das restaurações adesivas.

Água na infiltração dos adesivos

A umidade residual do substrato dentinário, antes da aplicação dos sistemas adesivos, influencia no desempenho dos adesivos da técnica de condicionamento e lavagem. A rede de colágeno exposta pelo condicionamento ácido, sem a sustentação promovida pelos cristais de hidroxiapatita, se colapsa na ausência de umidade. O processo é semelhante ao de cozinhar macarrão: enquanto há água entre os fios de um espaguete, eles não grudam entre si; quando a água é escorrida e o macarrão é deixado em repouso por alguns minutos, pode-se observar que os fios passam a se aderir uns aos outros.

A secagem excessiva com ar da dentina, após condicionamento ácido, reduz o volume da rede de colágeno em cerca de dois terços,[47,48] pois favorece o estabelecimento de interações intermoleculares entre as fibrilas de colágeno (Figuras 6.16 e 6.20). Nessa circunstância, a permeabilidade dentinária fica reduzida aos monômeros resinosos, prejudicando sua infiltração nos espaços interfibrilares.[49] Se aplicado nessa condição de secagem excessiva, o adesivo penetra somente superficialmente na dentina intertubular e ao redor dos túbulos dentinários, formando uma camada hibridoide,[50,51] com baixos valores de resistência de união final.[52,53]

O colabamento das fibrilas de colágeno é um fenômeno reversível por meio do reumedecimento da superfície com água.[54,55] A água é capaz de romper as interações entre as fibrilas de colágeno e restabelecer os espaços interfibrilares (ver Figura 6.20). Da mesma forma, adesivos que já contêm água em sua composição são capazes de reumedecer o substrato dentinário seco, diferentemente de adesivos que não apresentam água.[53,56] A maioria dos sistemas universais disponíveis atualmente contém água na sua composição.

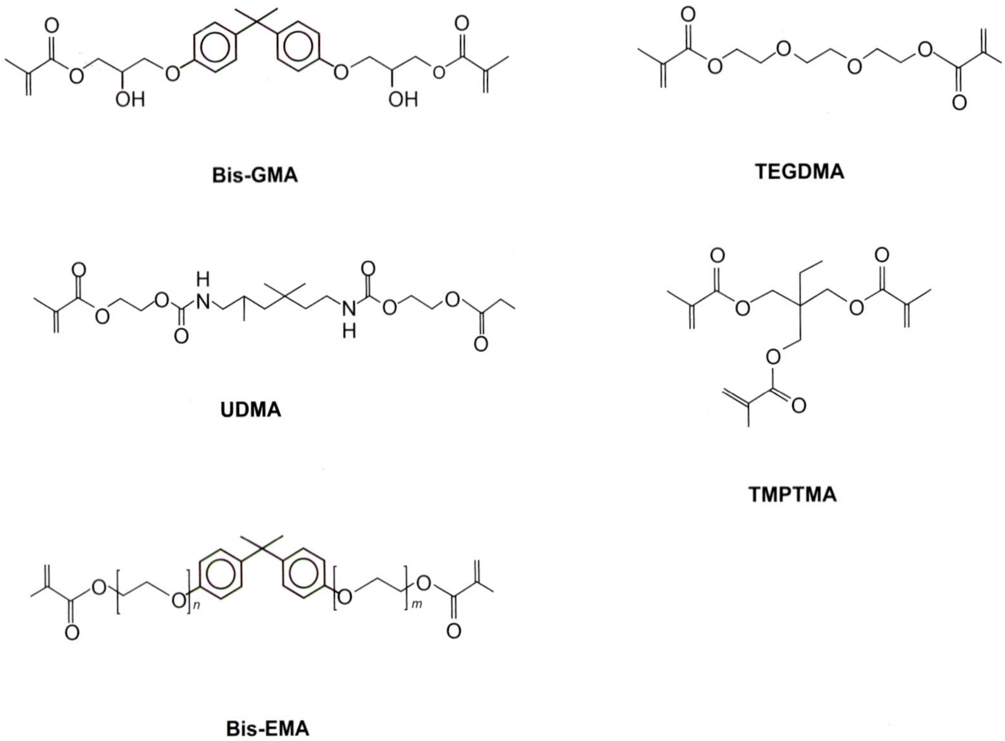

Bis-GMA

TEGDMA

UDMA

TMPTMA

Bis-EMA

Figura 6.19 Estrutura química de alguns monômeros de ligação cruzada e alto peso molecular usados nos adesivos. bis-GMA: bisfenol A glicidil dimetacrilato; UDMA: uretano dimetacrilato; bis-EMA: bisfenol A glicidil dimetacrilato etoxilado; TEGDMA: trietilenoglicol dimetacrilato; TMPTMA: trimetilpropano trimetacrilato.

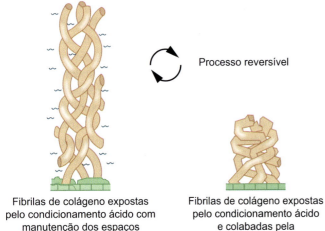

Fibrilas de colágeno expostas pelo condicionamento ácido com manutenção dos espaços interfibrilares abertos pela presença da água

Fibrilas de colágeno expostas pelo condicionamento ácido e colabadas pela ausência de água

Processo reversível

Figura 6.20 Colabamento das fibrilas de colágeno após secagem excessiva. As fibrilas se aproximam entre si e reduzem a permeabilidade dos sistemas adesivos.

Assim, a umidade ideal da dentina desmineralizada depende do tipo de solvente presente no adesivo que será empregado. Adesivos, cujo solvente é a acetona, não toleram substrato desmineralizado seco e devem ser aplicados em superfícies mais úmidas que adesivos à base de água ou solução de água/etanol. A acetona e o etanol não são capazes de promover a expansão do colágeno colapsado com a mesma eficiência da água,[47,48,57] além de aumentarem a rigidez do colágeno seco.[58]

Isso pode ser visualizado na Figura 6.21. Adesivos à base de água (Syntac Single Component®, Ivoclar Vivadent) ou água/etanol (Adper Single Bond®, 3M Oral Care) apresentam maiores valores de resistência de união quando aplicados sobre a dentina desmineralizada com menor umidade superficial. Por outro lado, o adesivo à base de acetona (One Step®, Bisco), tem melhor desempenho em campo mais úmido.

Clinicamente, conseguir uma umidade ideal em todas as paredes cavitárias é um processo desafiador. Uma umidade que funcione bem para a maioria dos sistemas adesivos pode ser obtida com a visualização de um brilho superficial na dentina (Figura 6.22), como o proporcionado por um "lustra-móveis" na superfície da madeira. Não se deve deixar uma lâmina de água na superfície de dentina, evitando outra situação extrema e deletéria, que é o excesso de umidade.

Se estiver em excesso, a água atua como barreira física impedindo a penetração do adesivo e ainda produz separação de fases entre monômeros hidrófilos e hidrófobos.[50,51] Além disso, se polimerizado nessa situação de excesso de umidade, há redução do grau de conversão[60,61] e da resistência coesiva do polímero formado. Como consequência direta, ocorre a redução da capacidade retentiva e da longevidade da interface de união.

Após o condicionamento ácido e lavagem, pode-se remover o excesso de água por meio da aplicação de jatos de ar. No entanto, variáveis decorrentes desse procedimento, como

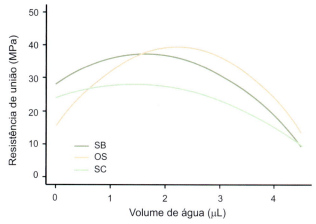

Figura 6.21 Variação dos valores de resistência de união (MPa) em razão da quantidade de água presente na superfície de dentina desmineralizada e do tipo de sistema adesivo. SB: adesivo de dois passos à base de água/etanol (Adper Single Bond®, 3M Oral Care); OS: adesivos de dois passos à base de acetona (One Step®, Bisco) e SC: adesivo de dois passos à base de água (Syntac Single Component®, Ivodar® Vivadent). Pode-se observar que a umidade ideal para cada adesivo é diferente e está diretamente relacionada com o tipo de solvente empregado. (Adaptada de Reis *et al.*, 2003.)[59]

Os autores deste livro recomendam fazer a secagem da cavidade (sem desidratar), após condicionamento e lavagem, e realizar o reumedecimento da dentina com um *microbrush* umedecido (Figura 6.24). O *microbrush* não deve carregar uma gota de água, apenas apresentar as cerdas úmidas. Assim é possível calibrar a quantidade de água empregada e aplicar de forma homogênea em todas as paredes cavitárias. Esse procedimento ainda tem a vantagem de permitir visualizar o branco opaco do esmalte.

Para finalizar, deve-se ter em mente que os fabricantes dos sistemas adesivos tendem a sinalizar aqueles adesivos tolerantes ao substrato mais seco e que podem ser aplicados tanto em dentina seca como úmida, como alguns sistemas adesivos universais (Ambar Universal APS, FGM e Prime & Bond Universal, Dentsply Sirona). Deve-se ficar atento a estes detalhes durante a aquisição e o uso dos sistemas adesivos.

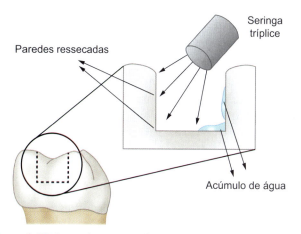

Figura 6.23 O uso de um jato de ar para remover o excesso de água de uma cavidade pode levar ao ressecamento de algumas paredes e ao acúmulo de água em outras, principalmente em ângulos cavitários.

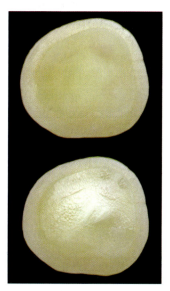

Figura 6.22 Umidade dentinária da dentina desmineralizada antes da aplicação de adesivos à base de água ou água/etanol.

a distância de aplicação, a regulagem de pressão empregada pelo operador e a inclinação do jato de ar em relação às paredes cavitárias produzem diferentes resultados no mesmo preparo cavitário. Assim, podem-se observar zonas de umidade ideal, e secagem e umidade excessivas no mesmo preparo cavitário.[62] Em ângulos diedros e triedros de cavidades de classes I, II e V, há tendência de haver maior acúmulo de água (Figura 6.23) resultando em variabilidade regional da resistência de união. Alguns autores sugerem o uso de bolinhas de algodão, filtros de papel absorvente[63] e cânulas de sucção a vácuo para padronizar a quantidade de umidade superficial.

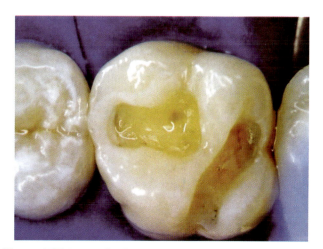

Figura 6.24 Fotografia clínica após o condicionamento ácido do esmalte e da dentina com ácido fosfórico a 37%. Depois da lavagem com água, todo o dente foi seco e somente a dentina foi umedecida com um *microbrush*. Isso permitiu visualizar o aspecto branco opaco do esmalte e padronizar a umidade da dentina, necessária para a infiltração dos monômeros resinosos.

▪ Técnica de aplicação

Pode-se resumir a aplicação do adesivo em sete etapas:

- Condicionamento ácido
- Lavagem e manutenção da umidade dentinária
- Aplicação do *primer* ou *primer*/adesivo
- Evaporação do solvente e da água residual
- Repetição dos passos de aplicação
- Evaporação
- Fotoativação do adesivo.

A descrição de uma técnica de aplicação geralmente recomendada pela maioria dos fabricantes será feita a seguir, entretanto, dependendo da marca comercial, pode haver variações nas recomendações. É aconselhável a visualização do desenho esquemático da técnica de aplicação para adesivos de três (Figura 6.25) e de dois passos (Figura 6.26).

Condicionamento ácido

Como já mencionado, ambos os substratos dentinários devem ser condicionados com ácido fosfórico (30 a 40%). O esmalte deve ser condicionado por um período mínimo de 15 segundos enquanto a dentina por um período máximo 10 segundos. Não se deve ultrapassar esses tempos para evitar desmineralização excessiva na área basal da dentina intertubular que ficará sem a proteção dos monômeros resinosos.

Lavagem e manutenção da umidade dentinária

Ao término do condicionamento, as superfícies devem ser lavadas com jato de água pelo mesmo tempo de condicionamento. A dentina deve ser mantida úmida (ou seca, se o fabricante assim recomendar) e então iniciar o processo de aplicação do *primer* e do adesivo.

Aplicação do *primer* ou *primer*/adesivo

Uma camada de *primer* (adesivo de três passos) ou *primer*/adesivo (de dois passos) deve ser esfregado na superfície dental por aproximadamente 10 segundos para melhorar a penetração dos monômeros resinosos entre as fibrilas de colágeno. Apesar de alguns fabricantes recomendarem que o *primer* (ou *primer*/adesivo) seja aplicado e deixado em descanso por 10 a 20 segundos, estudos laboratoriais que pesquisaram o efeito da agitação do adesivo na superfície dentinária demonstraram maiores valores de resistência de união à dentina na técnica ativa com agitação, em comparação com a técnica passiva,[64-68] pois interfaces adesivas menos suscetíveis à degradação são formadas quando os adesivos são agitados.[62-66]

Em relação ao número de camadas, o emprego de pelo menos duas camadas de *primer*, ou *primer*/adesivo é necessário para alcançar alta resistência de união e longevidade clínica quando os sistemas adesivos são aplicados em cavidades com grande quantidade de dentina.[69-72]

Os *primers* ou *primer*/adesivo ao infiltrarem nos espaços interfibrilares da dentina intertubular e nos túbulos dentinários, são polimerizados ao redor das fibrilas de colágeno para formarem uma zona interfacial chamada *camada híbrida*.[2,73] Os monômeros que se polimerizam no interior dos túbulos dentinários são chamados de prolongamentos ou *tags* resinosos (Figura 6.27).

Evaporação do solvente e da água residual

Após aplicação do *primer* ou *primer*/adesivo, deve-se aplicar um jato de ar, a distância, para a eliminação do solvente do adesivo e da água residual da dentina. Esse jato deve ser executado por aproximadamente 10 segundos ou até que não se visualize movimentação do adesivo sobre a superfície, sinal do aumento de sua viscosidade pela evaporação do solvente.

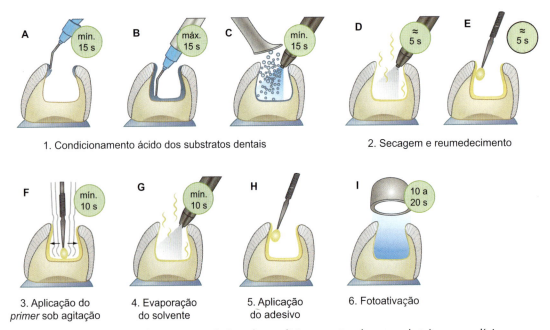

Figura 6.25 Aplicação dos sistemas adesivos de condicionamento e lavagem de três passos clínicos.

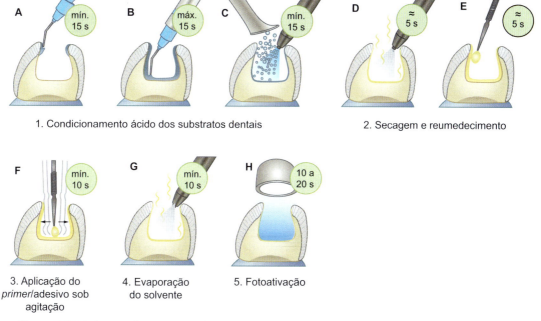

Figura 6.26 Aplicação dos sistemas adesivos de condicionamento e lavagem de dois passos clínicos.

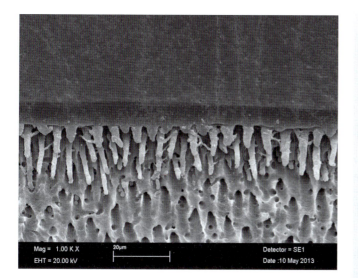

Figura 6.27 Microscopia eletrônica de varredura da camada híbrida produzida por adesivos de condicionamento e lavagem.

A presença de solventes nos adesivos facilita a execução desse passo clínico. À semelhança de passar um pano úmido em uma mesa de vidro, se o objetivo for limpar, mas ao mesmo tempo promover uma secagem rápida, é mais conveniente umedecer o pano em uma mistura água e álcool. Assim acontece na dentina, ou seja, ao misturar o adesivo com solvente com a dentina úmida, facilita-se a remoção da água residual e do próprio solvente ao aplicar um jato de ar para evaporar o solvente. Adesivos à base de acetona têm alta pressão de vapor e, portanto, evaporam mais rapidamente que adesivos à base de água ou água/etanol. Por isso, fabricantes de adesivos que contêm acetona recomendam várias camadas do adesivo.

Infelizmente o tempo clínico empregado para a evaporação do solvente e da água residual é muito pequeno comparativamente ao que seria necessário para eliminar todo o solvente e a água. Como pode ser observado na Figura 6.28, os adesivos sofrem perda de massa gradativa em função da evaporação do solvente. Durante os primeiros 5 minutos, há uma drástica perda de massa, que continua ocorrendo gradativamente até 20 minutos. Dificilmente esse tempo pode ser esperado durante a aplicação clínica de um adesivo, logo, camadas híbridas com água e solventes aprisionados são em geral produzidas na prática clínica. Isso reduz as propriedades mecânicas do polímero formado[53,59-61] e pode comprometer a durabilidade da interface de união. Assim, tentativas para melhorar a evaporação do solvente, como maior tempo de espera entre a aplicação e a fotoativação, tendem a produzir interfaces de união mais resistentes.[74-76]

Esse processo pode ser visualizado na Figura 6.29, que permite observar maiores valores de resistência de união quando os sistemas adesivos foram mantidos por longos períodos sobre a superfície dentinária antes da fotoativação. Apesar de tempos entre 2 e 5 minutos não serem em geral empregados na clínica,[74,75] eles ajudam a compreender que a simples evaporação do solvente, muitas vezes negligenciada pelos clínicos, é imprescindível para o sucesso da técnica adesiva.

Em geral, os microaplicadores de adesivo carregam quantidades muito maiores que a necessária para cobrir todas as superfícies. São comuns relatos de profissionais que aplicam adesivo em excesso e então removem esse excesso com fortes jatos de ar. Essa prática pode comprometer a qualidade da união, pois a aplicação de jatos de ar resulta na incorporação de oxigênio, o que compromete a polimerização e a adesão[46] e deve, portanto, ser evitada.

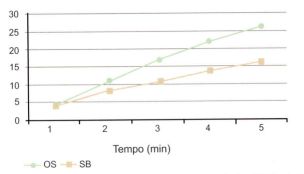

Figura 6.28 Percentual de perda de massa cumulativa (%) de dois sistemas adesivos de condicionamento e lavagem de dois passos. OS: One Step®, Bisco; SB: Adper Single Bond®, 3M Oral Care. (Adaptada de Cardoso et al., 2005.)[74]

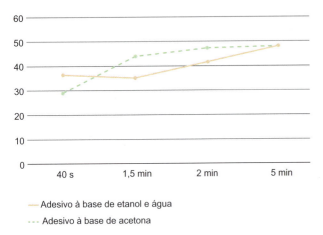

Figura 6.29 Variação nos valores de resistência de união (MPa) para dois sistemas adesivos de condicionamento e lavagem de dois passos (Adper Single Bond®, 3M Oral Care, à base de água/etanol e One Step®, Bisco, à base de acetona) variando o tempo de permanência do adesivo na superfície de dentina desmineralizada, antes da fotoativação. (Adaptada de Cardoso et al., 2005.)[73]

Cerca de 15 µm da parte mais externa da camada de adesivo em contato com o oxigênio não será polimerizada de modo adequado em razão da reação preferencial com o oxigênio;[45] assim, se a espessura for excessivamente reduzida, poderá haver prejuízo para a formação da camada híbrida. O excesso de adesivo pode ser removido com um microaplicador limpo.

Aplicação do adesivo de três passos ou reaplicação do *primer*/adesivo

Nos adesivos de três passos, deve-se aplicar uma camada de adesivo sobre a dentina tratada com o *primer*. No caso dos adesivos de dois passos, alguns fabricantes recomendam a aplicação de mais de uma camada da solução *primer*/adesivo, a fim de aumentar a saturação da dentina com monômeros resinosos, mas esse procedimento não é padrão. Atualmente, a maioria dos fabricantes recomenda a aplicação de uma única camada de *primer*/adesivo, apesar de isso contrariar resultados de estudos laboratoriais, que mostraram que interfaces de união produzidas com mais de uma camada de *primer*/adesivo têm maiores valores de resistência de união e maior durabilidade clínica, pois a segunda camada tende a funcionar como a aplicação do adesivo (sistema condicionamento e lavagem de três passos ou autocondicionante de dois passos). Além disso, essa segunda camada ajuda a aumentar o grau de conversão da primeira, pois remove o oxigênio atmosférico, que inibe a polimerização da primeira camada.[69,71,72,75]

Fotoativação do adesivo

Diferentes tempos de fotoativação são recomendados para os diferentes adesivos presentes no mercado odontológico. Curtos tempos de exposição como 10 segundos com unidades fotoativadoras de alta irradiância (> 1.200 mW/cm^2) e tempos de 20 segundos, com irradiância mínima de 500 mW/cm^2 são indicados. Há fabricantes que recomendam tempos de exposição mais longos, como 20 segundos.[77,78] Dessa forma, deve-se fotoativar o adesivo pelo tempo mínimo recomendado pelo fabricante e aumentar o tempo de exposição em situações em que há maior distanciamento da ponta da unidade fotoativadora até as regiões em que o adesivo foi aplicado, como no caso das paredes gengivais de restaurações classe II. Mais detalhes sobre fotoativação podem ser encontrados no Capítulo 9, *Princípios Básicos para a Fotoativação e Unidades Fotoativadoras*.

■ Adesivos autocondicionantes

Nessa técnica, os passos de condicionamento ácido prévio da dentina e posterior lavagem e secagem são eliminados. Na verdade, a presença do ácido não foi eliminada por completo, mas sim incorporada ao *primer*, tornando-o autocondicionante.

Assim, o *primer* autocondicionante é responsável pela criação de sua própria via de acesso aos tecidos mineralizados. Isso é possível graças à adição de monômeros resinosos ácidos que, simultaneamente à desmineralização, infiltram-se na intimidade da dentina e copolimerizam-se após a fotoativação (Tabela 6.3).

■ Composição

Nesse tipo de adesivo, os passos de condicionamento e lavagem são suprimidos e substituídos por um procedimento de autocondicionamento realizado pelo *primer* ácido (sistemas de dois passos) ou pelo adesivo ácido (sistemas de um passo). Assim, o *primer* ácido deve conter monômeros funcionais capazes de se copolimerizar e de desmineralizar simultaneamente a dentina.

Primer ácido

Os *primers* ácidos também têm caráter hidrófilo em razão da presença de monômeros hidrófilos, como o HEMA e o GDMA, ou monômeros funcionais ácidos. Todo *primer* ácido deve conter água em sua composição para permitir a ionização dos monômeros ácidos e sua ação desmineralizante nos

TABELA 6.3

Passos clínicos, função e cuidados durante a aplicação de sistemas adesivos convencionais que preconizam o condicionamento ácido prévio em dentina e esmalte.

Passos clínicos	Função	Cuidados
1. Condicionamento ácido por 15 s	Desmineralização seletiva do esmalte, remoção da *smear layer* e exposição de uma rede de colágeno	Iniciar o condicionamento pelo esmalte e estender para a dentina (15 s). Evitar condicionamento excessivo que pode ocasionar uma discrepância entre a área de desmineralização e a infiltrada pelo adesivo. A tendência é diminuir o tempo de condicionamento da dentina para tempos tão curtos quanto 3 a 5 s[79,80]
2. Lavagem pelo tempo de condicionamento	Remover os subprodutos da reação e espessantes dos agentes condicionadores	A lavagem incompleta deixa resíduos na superfície que interferem na infiltração do adesivo
3. Secagem	Visualizar a aparência branco opaco do esmalte e permitir a padronização da umidade dentinária	Não deve ser realizado por tempo prolongado, pois poderá colabar as fibrilas colágenas e, potencialmente, causar sensibilidade pós-operatória
4. Reumedecimento da dentina	Reexpandir as fibrilas de colágeno colabadas pela secagem. Usar *microbrush* umedecido em água	Não deixar água em excesso, pois pode reduzir a qualidade da interface de união
5. Aplicação ativa do adesivo em esmalte e dentina	Promover a infiltração do adesivo. Esfregar por pelo menos 10 s	A aplicação passiva resulta em baixa qualidade adesiva aos substratos dentários
6. Aplicação de jato de ar	Promover a evaporação do solvente e da água residual da dentina	Deve ser feito à distância de aproximadamente 5 cm para evitar inibição da polimerização por incorporação de oxigênio na camada de adesivo. Pelo mesmo motivo, deve ser aplicado um jato de ar suave. Deve ser aplicado até que não se visualize movimento do adesivo na superfície
7. Repetição dos passos 5 e 6 (ver recomendações do fabricante)	Saturar mais a dentina e o esmalte com monômeros resinosos	Essencial quando a superfície não estiver brilhante, indicativo de cobertura incompleta da superfície dentária pelo adesivo
8. Fotoativação	Converter monômeros em polímeros e formar a camada híbrida	Aproximar o aparelho fotoativador da superfície, para evitar a redução da irradiância do aparelho. Utilizar o tempo recomendado pelo fabricante

substratos dentais. Como pode ser visto na Tabela 6.4, há uma grande quantidade de monômeros ácidos nos sistemas adesivos autocondicionantes. A seguir, uma breve explicação sobre alguns monômeros funcionais ácidos mais usados nas composições de sistemas adesivos.

O 10-MDP (Figura 6.30) é o monômero ácido mais empregado nos sistemas autocondicionantes atuais e, em especial, nos adesivos universais, pois o fabricante Kuraray Noritake Dental Inc., deixou de ter exclusividade de uso dessa patente (2011). Esse monômero tem um grupamento fosfato di-hidrogenado que se dissocia em água e permite a desmineralização dos substratos; tem caráter hidrófobo, em razão da longa cadeia carbônica que une o grupamento fosfato ao grupamento metacrilato; e é um monômero hidroliticamente estável e capaz de estabelecer adesão química pela formação de um sal de cálcio insolúvel.

O monômero 4-MET foi originalmente usado como promotor de adesão e mais tarde como monômero ácido; está disponível na sua forma anidra (4-META), se ioniza pela presença de dois grupamentos carboxílicos (ver Figura 6.30); e também tem um grupamento aromático e com características hidrófobas, sendo solúvel em acetona. Assim como o 10-MDP, o 4-MET estabelece adesão iônica com o cálcio da hidroxiapatita, porém a adesão é mais fraca já que o sal de cálcio formado tem menor estabilidade e é mais solúvel.[81,82] O monômero 4-AET é semelhante ao 4-MET, mas apresenta um grupamento acrilato, em vez de metacrilato. Grupamentos acrilatos se polimerizam mais facilmente por adição que os metacrilatos, porém, pela mesma razão, apresentam menor estabilidade.

A empresa Tokuyama emprega o MAC-10 em seus adesivos, um monômero hidrófobo, relativamente estável, com uma cadeia carbônica longa de 10 carbonos como o 10-MDP.[83] O HEMA-fosfato é hidroliticamente instável e em solução aquosa se hidrolisa em HEMA e ácido fosfórico, produzindo adesivos autocondicionantes com baixo pH. Em geral, os resultados de adesivos que contêm HEMA-fosfatado não são satisfatórios, em especial na dentina.[84,85]

Há outros monômeros desmineralizantes (ácidos) que também têm outras funções e correspondem aos ésteres do ácido fosfórico, fosfônico, carboxílico e sulfônico. O MDPB (Kuraray), um potencial sucessor do MDP, é um monômero que apresenta características antibacterianas, já que o brometo de piridínio causa rompimento da membrana bacteriana.[86,87]

TABELA 6.4
Principais componentes químicos dos sistemas adesivos autocondicionantes.

Adesivos autocondicionantes			
Um passo	Dois passos	Componentes	Exemplos
Adesivo ácido	*Primer* ácido	Monômeros funcionais ácidos	Fenil-P, 10-MDP, MDPB, 4-META, 4-MET, GBPM, MAC-10, 4-AETA, MEP, HEMA-fosfato (MEP), PENTA, ácidos fosfóricos metacrilatos e acrilatos, ácido polialquenoico, ácido acriloamidosulfonico, ácidos carboxílicos e ácidos acrilatofosfonicos, entre outros
		Monômeros funcionais hidrófilos	HEMA e GDMA
		Solventes	Etanol, acetona, butanol e água
		Meio ionizante	Água
		Estabilizadores/conservantes	BHT e MEHQ
		Iniciadores e coiniciadores*	CQ, TPP, TPO, PPD, DHEPT, BPO, TBB, dimetilamino benzoato, sulfinato benzeno de sódio, trifenilantimônio e Irgacure® 819
	Adesivo	Monômeros estruturantes	Bis-GMA, bis-EMA, UDMA e hexanediol dimetacrilato
		Monômeros funcionais hidrófilos e monômeros diluentes	10-MDP, HEMA, GDMA e DMAEMA
		Estabilizadores/conservantes	BHT e MEHQ
		Iniciadores	CQ, TPP, TPO, PPD, DHEPT, BPO, TBB, dimetilamino benzoato, sulfinato benzeno de sódio e Irgacure® 819

10-MDP: 10-metacriloiloxidecil di-hidrogênio fosfato; MDPB: brometo de metacriloiloxidecilpiridínio; 4-META: 4-metacriloiloxietiltrimelitato anidro; 4-MET: ácido 4-metacriloiloxietil trimelílico; GBPM: glicerol fosfato dimetacrilato; MAC-10: ácido 10-metacriloiloxiundecano malônico; 4-AETA: 4-acriloxietiltrimelitato anidro; HEMA-fosfato: fosfato de hidroxietilmetacrilato; MEP: 2-metacriloiloxidi-hidrogênio fosfato; PENTA: ácido éster-fosfórico dipentaeritrol pentacrilato; HEMA: hidroxietilmetacrilato; GDMA: glicerol dimetacrilato; bis-GMA: bisfenol A glicidil dimetacrilato; bis-EMA: bisfenol A glicidil dimetacrilato etoxilado; UDMA: uretano dimetacrilato; TEGDMA: trietilenoglicol dimetacrilato; TMPTMA: trimetilpropano trimetacrilato; DMAEMA: dimetilaminoetil metacrilato; BHT: hidroxitolueno butilado; MEHQ: monoetil éter hidroquinona; CQ: canforoquinona; TPP: trifenilfosfina; TPO: óxido de fosfina difeniltrimetil benzoíla; PPD: fenil propadiona; DHEPT: N'N'hidroxietil p-toluidina; BPO: peróxido de benzoíla; TBB: tri-n-butil borano.
*Os iniciadores de polimerização química e os coiniciadores devem ficar separados em diferentes frascos, a serem misturados antes da aplicação.

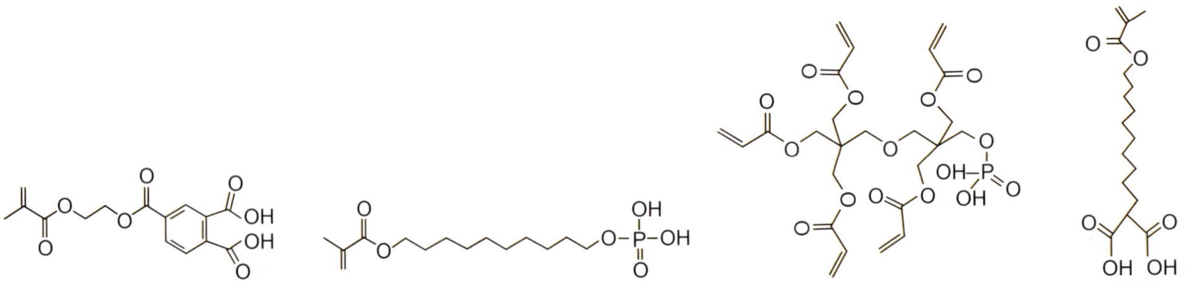

4-META   **MDP**   **PENTA**   **MAC**

Figura 6.30 Estrutura química de alguns monômeros funcionais ácidos empregados nos sistemas adesivos autocondicionantes. 4-META: 4-metacriloiloxietiltrimelitato anidro; MDP: metacriloiloxidecil di-hidrogênio fosfato; MAC: ácido metacriloiloxiundecano malônico; PENTA: ácido éster-fosfórico dipentaeritrol pentacrilato.

Classificação de acordo com a acidez

De acordo com a acidez dos *primers*, que depende primariamente do tipo de monômero funcional ácido empregado, podemos classificar os adesivos autocondicionantes de acordo com o seu pH em: ácidos (pH < 1), intermediários (pH ≅ 1,5), suaves (pH ≅ 2) e ultrassuaves (pH > 2,5).[85,88]

Quanto mais ácido é o adesivo autocondicionante, maior é o grau de desmineralização do substrato dental, que no esmalte passa a se assemelhar ao padrão de condicionamento alcançado pelo ácido fosfórico (Figura 6.31).[89,90] Por outro lado, o padrão de condicionamento em esmalte de adesivos autocondicionantes suaves/ultrassuaves é bem menos retentivo,[71,91-93] motivo pelo qual se recomenda a técnica do condicionamento seletivo de esmalte para esse sistema. Em dentina, os adesivos mais ácidos praticamente dissolvem toda a *smear layer*, incorporando na camada híbrida o fosfato de cálcio dissolvido. A baixa estabilidade hidrolítica desse sal e o baixo potencial de interação com toda a rede de colágeno desmineralizada torna esses adesivos menos estáveis ao longo do tempo. A alta acidez também torna o adesivo mais hidrófilo e mais propenso à degradação precoce.[65,93,94]

Adesivo

A função desse componente é aumentar as propriedades mecânicas do polímero na interface de união produzida pelos adesivos autocondicionantes. A sua composição é semelhante

CAPÍTULO 6 | Sistemas Adesivos

ao frasco de adesivo dos sistemas de condicionamento e lavagem de três passos, e há monômeros estruturantes de alto peso molecular e monômeros diluentes para controle da viscosidade do adesivo. Alguns fabricantes também adicionam no frasco monômeros funcionais hidrófilos e ácidos ao frasco.

▪ Técnica de aplicação

É possível resumir a aplicação do adesivo autocondicionante em quatro etapas:

1. Aplicação do *primer* ácido ou adesivo ácido.
2. Evaporação do solvente e água residual.
3. Aplicação do adesivo ou repetição da aplicação do adesivo ácido.
4. Fotoativação do adesivo, que pode apresentar cinco etapas se houver o condicionamento seletivo do esmalte (Figuras 6.32 e 6.33).

A descrição da técnica de aplicação a seguir é genérica, sendo frequentemente recomendada pela maioria dos fabricantes, e poderá ter algumas variações dependendo da marca comercial.

Condicionamento seletivo do esmalte (opcional)

Conforme já mencionado, os adesivos autocondicionantes não produzem um padrão de condicionamento tão efetivo em esmalte como aquele obtido com o ácido fosfórico em concentrações de 30 a 40%. Isso ainda é mais evidente para os sistemas autocondicionantes suaves e ultrassuaves com pH ≥ 2,0, embora no Japão, país onde esses adesivos foram desenvolvidos, preconize-se não usar o ácido fosfórico no esmalte. Entretanto, em razão da adesão inadequada no esmalte, ocorre descoloração marginal ao redor da restauração ao longo do tempo. Isso é particularmente indesejável em restaurações estéticas.

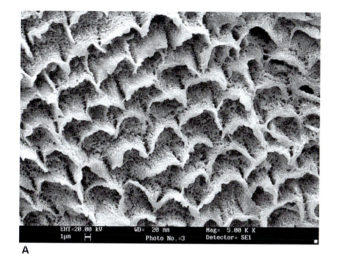
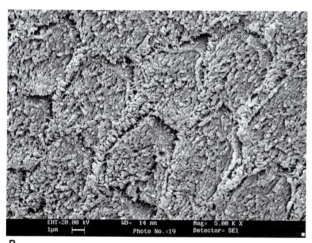

Figura 6.31 Microscopia eletrônica de varredura exibindo o padrão de condicionamento em esmalte de um adesivo autocondicionante com pH acídico (**A**) e outro com pH suave (**B**).

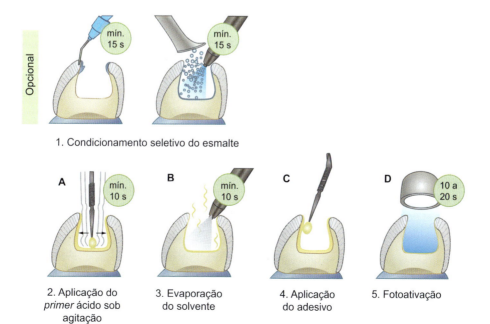

Figura 6.32 Passos clínicos envolvidos na aplicação de um adesivo autocondicionante de dois passos.

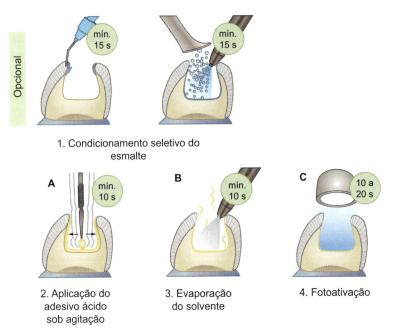

Figura 6.33 Passos clínicos envolvidos na aplicação de um adesivo autocondicionante de um passo.

Uma forma de minimizar esse inconveniente é por meio do condicionamento prévio do esmalte com ácido fosfórico antes da aplicação dos sistemas autocondicionantes. Diversos estudos laboratoriais já demonstraram que essa técnica, conhecida como *condicionamento seletivo do esmalte,* aumenta expressivamente os valores de resistência de união de adesivos autocondicionantes ao esmalte dental.[25,95-97] Estudos clínicos também já demonstraram menor taxa de descoloração marginal e aumento da retenção ao redor de restaurações classe V quando houve o condicionamento seletivo do esmalte.[98] Alguns autores recomendam alternativas para a melhoria da adesão ao esmalte, como a aplicação ativa e prolongada dos adesivos autocondicionantes,[99-102] ou ainda sua aplicação em esmalte levemente desgastado.[93,103]

Aplicação do *primer* ácido ou adesivo ácido

A umidade do substrato dentinário antes da aplicação do *primer* ácido ou adesivo ácido é variável entre os fabricantes. A maioria recomenda a aplicação em substrato seco; outros, em substratos dentinários ligeiramente úmidos; e há ainda os que não fazem nenhuma menção sobre a umidade da dentina antes da aplicação de adesivos autocondicionantes. Estudos conduzidos com os primeiros tipos de adesivos autocondicionantes demonstraram que a secagem da dentina favorecia a obtenção de maiores valores de resistência de união,[104,105] mas isto também pode ser dependente do solvente do adesivo.[106]

Com relação à forma de aplicação, há também uma variabilidade entre as recomendações dos fabricantes. Enquanto para alguns produtos se recomenda a aplicação ativa por períodos de 10 a 30 segundos, para outros se recomenda a aplicação passiva, deixando o produto descansar na superfície por períodos de 20 a 30 segundos para que o material possa penetrar.

Na opinião dos autores deste capítulo, deve-se sempre realizar a aplicação ativa dos adesivos autocondicionantes. Embora existam adesivos que não se beneficiarão dessa abordagem (Tabela 6.5), para a maioria dos produtos a aplicação ativa melhora o grau de conversão,[107] aumenta os valores de resistência de união imediatos[108-110] e reduz a degradação das interfaces de união.[67,111] Isso é corroborado por estudos clínicos que apontam que a aplicação ativa aumenta a retenção de restaurações em lesões cervicais não cariosas e reduz a descoloração marginal.[112]

Em relação ao número de camadas, estudos laboratoriais demonstram que a aplicação de várias camadas aumenta os valores de resistência de união dos adesivos autocondicionantes à dentina, e reduz a degradação desses materiais,[70,113] embora a maioria dos fabricantes recomende a aplicação de uma única camada do *primer* ácido ou adesivo ácido. A aplicação de duas camadas pode favorecer a melhor dissolução da camada híbrida e a infiltração dos monômeros, além de saturar melhor a interface com maior quantidade de monômeros resinosos.

TABELA 6.5

Valores de resistência de união obtidos pelo teste de cisalhamento (MPa) para sistemas adesivos autocondicionantes aplicados ao esmalte sob diferentes métodos após 10 mil ciclos térmicos.

Sistemas adesivos autocondicionantes	Aplicação ativa	Aplicação inativa
Imperva Fluoro Bond® (Shofu)	17,0 ± 2,3	13,5 ± 2,1
Mac-Bond II® (Tokuyama)	18,9 ± 1,9	15,1 ± 2,3
Clearfil SE Bond® (Kuraray)	24,8 ± 2,7	23,2 ± 2,2
Unifil Bond® (GC)	16,0 ± 2,6	11,7 ± 2,1

Adaptada de Miyasaki *et al.*, 2002.[101]

Espessura da *smear layer*

Como previamente relatado, a *smear layer* não é removida com os sistemas autocondicionantes. Em função disso, sua espessura no desempenho dos sistemas autocondicionantes passou a ser questionada: sabe-se que durante procedimentos operatórios pode variar entre 0,9 e 2,6 µm dependendo do instrumento rotatório empregado e do substrato preparado.[114]

Outro aspecto observado é que instrumentos de diamante produzem uma *smear layer* mais compacta que os instrumentos de aço e lixas. Essa camada pode neutralizar a acidez dos *primers* autocondicionantes e reduzir sua capacidade de penetração até a dentina subjacente. No entanto, ainda são controversos os resultados obtidos com esses sistemas sob substratos dentinários com *smear layers* fina e grossa.[84,115]

Aplicação de jato de ar para evaporação do solvente

Os sistemas adesivos autocondicionantes têm água em sua composição, cuja função é ionizar os monômeros ácidos que, por sua vez, se tornarão aptos a desmineralizar a *smear layer* e a dentina subjacente para formar uma camada híbrida verdadeira.[85]

Os sistemas adesivos autocondicionantes de passo único costumam ter maior proporção de água, solventes e monômeros hidrófilos. O maior conteúdo de solvente, que inevitavelmente pode ficar aprisionado na camada híbrida depois da polimerização, enfraquece a união. Assim deve-se tentar ao máximo eliminar solvente da interface de união para formar polímeros mais resistentes e com menos potencial de degradação ao longo do tempo. Isso é realizado com a aplicação de um jato de ar suave por no mínimo 10 segundos, embora alguns fabricantes recomendem tempos inferiores a 5 segundos.

Aplicação do adesivo ou reaplicação do adesivo ácido

A aplicação de uma camada de adesivo sobre a dentina ou esmalte tratado com o *primer* ácido visa à maior saturação de monômeros estruturais, com caráter hidrófobo, para melhorar a resistência e a estabilidade da interface de união.[75,77,116] A função dessa etapa é a mesma de adesivos dos sistemas de condicionamento e lavagem de três passos.[117]

No caso dos adesivos autocondicionantes, a reaplicação do adesivo ácido é importante para saturar melhor a interface de união com maior quantidade de monômeros ao mesmo tempo em que remove mais solventes da interface de união, apesar de nem sempre o fabricante recomendar a aplicação de duas camadas de adesivo ácido.

A camada híbrida formada com os adesivos autocondicionantes é geralmente bem menos espessa (0,3 a 1 µm) que a formada por adesivos da técnica de condicionamento e lavagem (3 a 5 µm).[84,118-120]

Apesar de se associar camadas híbridas mais espessas com melhor retentividade, resultados de estudos laboratoriais não confirmam essa afirmação, já que valores de resistência de união semelhantes podem ser obtidos entre sistemas autocondicionantes e de condicionamento e lavagem. A espessura não é o fator mais importante, mas, sim, a qualidade do polímero formado naquela interface de união.

Nos adesivos muito ácidos ainda pode ocorrer uma discrepância entre a extensão da desmineralização e a extensão da infiltração, que também ocorre nos sistemas de condicionamento e lavagem,[121-123] e é um fator que deixa a interface bastante propensa à degradação.

Fotoativação do adesivo

Da mesma forma que para os adesivos de condicionamento e lavagem, os adesivos autocondicionantes devem ser fotoativados pelo tempo mínimo recomendado pelo fabricante, desde que observados o tempo e a irradiância mínima (10 segundos com unidades fotoativadoras > 1.200 mW/cm² ou tempos de 20 segundos, > 500 mW/cm²).[124] Em casos específicos, deve-se aumentar o tempo de exposição em situações em que há maior distanciamento da ponta da unidade fotoativadora (Tabela 6.6). Mais detalhes sobre fotoativação podem ser encontrados no Capítulo 9, *Princípios Básicos para a Fotoativação e Unidades Fotoativadoras*.

ADESIVOS UNIVERSAIS

Esta é considerada a mais nova classe de sistemas adesivos lançados no mercado odontológico. A principal vantagem é sua maior abrangência de uso.[125,126] Para serem considerados universais, os adesivos devem permitir a aplicação em diversas técnicas restauradoras e substratos (Figura 6.34). Entretanto a "universalidade" desses sistemas parece variar de um fabricante para outro e, em geral, relaciona a possibilidade de adesão em uma ou mais das seguintes categorias:[125,126]

- Compatibilidade de uso na técnica de condicionamento e lavagem e autocondicionante
- Habilidade de se aderir a diferentes substratos como cerâmicas vítreas (p. ex., porcelanas e dissilicato de lítio), pinos de fibra de vidro, cerâmicas policristalinas (p. ex., alumina e zircônia) e metais nobres e não nobres sem a necessidade de um *primer* adicional e intermediário, em razão da presença de monômeros ácidos ou presença de silano
- Capacidade de estabelecer adesão química aos substratos dentais
- Compatibilidade com materiais de dupla ativação ou de ativação química, e, dessa forma, com possibilidade de uso em procedimentos diretos e indiretos.

Nem todos os adesivos universais disponíveis no mercado satisfazem integralmente as possibilidades acima. Isso depende de sua formulação química, que varia entre marcas comerciais.

TABELA 6.6
Passos clínicos, função e cuidados durante a aplicação de sistemas adesivos autocondicionantes de dois frascos.

Passos clínicos		Função	Cuidados
1	Condicionamento seletivo do esmalte	Aumentar a área de superfície e o padrão de condicionamento no esmalte	Deve ser feito com ácido fosfórico a 37% da mesma forma que na técnica de condicionamento e lavagem
2	Aplicação do *primer* ácido ou adesivo ácido por 20 s	Desmineralização e penetração simultânea em esmalte. Na dentina, desmineralização da *smear layer* e penetração na dentina subjacente	Esse procedimento deve ser feito de forma ativa, ou seja, esfregando-o sobre os substratos. Em esmalte intacto, pode-se aplicá-lo pelo dobro do tempo recomendado ou após o condicionamento seletivo com ácido fosfórico
3	Secagem com jatos de ar por 15 s	Evaporação da água e outros solventes	Deve ser feito à distância de aproximadamente 5 cm e de modo suave para evitar incorporação de oxigênio na camada de adesivo. Deixar a superfície homogeneamente brilhosa
4	Aplicação do adesivo ou reaplicação do adesivo ácido	Saturar os substratos com mais monômeros	Evitar deixar poças de adesivo dentro da cavidade. O excesso de adesivo pode ser removido com um microaplicador limpo
5	Aplicação de jato de ar	Evaporação dos solventes presentes no adesivo	O jato deve ser feito à distância de aproximadamente 5 cm para evitar incorporação de oxigênio no adesivo; deve ser aplicado até que não se visualize movimento do adesivo na superfície (ele se torna mais viscoso pela ausência de solventes). Caso o adesivo (adesivos autocondicionantes de dois passos) não tenha solvente, esse passo pode ser suprimido
6	Fotoativação	Polimerizar os monômeros	Deixar a ponta do fotopolimerizador próxima das superfícies para evitar redução da irradiância. Utilizar o tempo e a irradiância sugeridos pelo fabricante

▪ Composição

A composição geral dos adesivos universais não é diferente de um adesivo autocondicionante de um passo (Tabela 6.7). Quase todos os adesivos universais são autocondicionantes de um passo, salvo algumas marcas que o viabilizam para uso como autocondicionante de dois passos. A maioria tem um pH entre 2,5 e 3,5 (suave ou ultrassuave).

Entretanto, diferentemente dos adesivos autocondicionantes de um passo mais antigos, a maioria dos adesivos universais contém o monômero 10-MDP, que além de permitir adesão com a hidroxiapatita permite adesão com zircônia, alumina e metais. Metacrilatos carboxílicos estabelecem adesão química com o substrato dental. O silano foi adicionado em alguns adesivos universais, na tentativa de estabelecer adesão com cerâmicas vítreas, no entanto o resultado não foi promissor, em especial porque a molécula de silano é extremamente instável em meio ácido.[127,128] Há também a inclusão de monômeros que se aderem a metais preciosos como o monômero tioracil MTU-6.

▪ Técnica de aplicação

Os adesivos universais podem ser empregados como adesivos de dois passos na técnica de condicionamento e lavagem ou como adesivos autocondicionantes de um passo, com ou sem condicionamento seletivo do esmalte.[129] Em geral, a literatura demonstra que bons resultados imediatos podem ser obtidos usando ou não o condicionamento ácido da dentina,[130,131] e melhores resultados ao longo do tempo parecem ser obtidos quando a dentina não é condicionada, desde que sejam utilizados adesivos universais contendo 10-MDP.[131-133] O condicionamento ácido do esmalte também favorece a adesão dos adesivos universais[102,134,135] e seu desempenho clínico.[129,134,136,137]

Os cuidados técnicos em relação a cada uma dessas técnicas são válidos para os adesivos universais e podem ser revisadas por meio das técnicas de aplicação descritas neste capítulo. Assim como para os outros tipos de adesivos também há variações nas recomendações dos fabricantes e os clínicos devem ficar atentos a essas diferenças. Entretanto, deve-se ter cuidado com mudanças drásticas dentro do protocolo clínico de aplicação. Por exemplo, recentemente, um adesivo universal foi lançado, preconizando a sua aplicação e imediata fotopolimerização (*no-waiting technique*), ou seja, sem o tempo adequado para a infiltração dos monômeros resinosos e evaporação do solvente. Infelizmente, como seria de se esperar, os resultados obtidos foram negativos.[138]

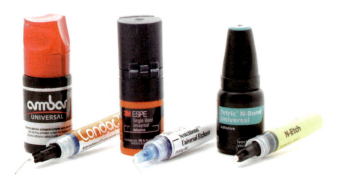

Figura 6.34 Algumas marcas comerciais de adesivos universais disponíveis no mercado odontológico e seu respectivo condicionador ácido.

CAPÍTULO 6 | Sistemas Adesivos

TABELA 6.7
Principais componentes químicos dos sistemas adesivos universais.

Componentes	Exemplos
Monômeros funcionais ácidos	Phenyl-P, 10-MDP, MDPB, 4-META, 4-MET, GBPM, MAC-10, 4-AETA, MEP, HEMA-fosfato (MEP), MTU-6, PENTA, ácido fosfóricos metacrilatos e acrilatos, copolímeros de ácido acrílico e itacônico, ácido acriloamidosulfônico e metacrilatos carboxílicos, entre outros
Monômeros funcionais hidrófilos	HEMA, GDMA e monômero hidrófilo amida
Solventes	Etanol, acetona e água
Meio ionizante	Água
Estabilizadores/conservantes	BHT e MEHQ
Iniciadores e coiniciadores	CQ, PPD, TPP, TPO, PPD, DHEPT, BPO, TBB, dimetilamino benzoato, sulfinato benzeno de sódio, trifenilantimônio e Irgacure® 819
Monômeros estruturantes	Bis-GMA, bis-EMA, UDMA, hexanediol dimetacrilato, DMAEMA e decandiol dimetacrilato
Outros	Silano

10-MDP: 10-metacriloiloxidecil di-hidrogênio fosfato; MDPB: brometo de metacriloil oxidecilpiridínio; 4-META: 4-metacriloiloxietil trimelitato anidro; 4-MET: ácido 4-metacriloiloxietil trimelítico; GBPM: glicerol fosfato dimetacrilato; MAC-10: ácido 10-metacriloiloxiundecano malônico; 4-AETA: 4-acriloxietiltrimelitato anidro; 4-AET: ácido 4-acriloetil trimelítico; HEMA-fosfato: fosfato de hidroxietilmetacrilato; MEP: 2-metacriloxi-hidrogênio fosfato; MTU-6: monômero de tioracil; PENTA: ácido éster-fosfórico dipentaeritrol pentacrilato; HEMA: hidroxietilmetacrilato; GDMA: glicerol dimetacrilato; bis-GMA: bisfenol A glicidil dimetacrilato; bis-EMA: bisfenol A glicidil dimetacrilato etoxilado; UDMA: uretano dimetacrilato; TEGDMA: trietilenoglicol dimetacrilato; TMPTMA: trimetilpropano trimetacrilato; DMAEMA: dimetilaminoetil metacrilato; BHT: hidroxitolueno butilado; MEHQ: monoetil éter hidroquinona; CQ: canforoquinona; TPP: trifenilfosfina; TPO: óxido de fosfina difeniltrimetil benzoíla; PPD: fenil propadiona; DHEPT: N' N' hidroxietil p-toluidina; BPO: peróxido de benzoíla; TBB: tri-n-butil borano.

OUTROS COMPONENTES DOS SISTEMAS ADESIVOS

As seções anteriores apresentaram a descrição dos componentes principais e ativos. No entanto, há outros componentes comumente adicionados nas soluções adesivas com funções distintas, conforme as tabelas de composição (ver Tabelas 6.2, 6.4 e 6.7).

▪ Estabilizadores e conservantes

Com o intuito de aumentar a vida útil dos adesivos e inibir a polimerização dentro do frasco, são adicionados estabilizadores ou conservantes, agentes antioxidantes capazes de reagir rapidamente com qualquer radical livre que se forme prematuramente. Eles não afetam a polimerização do produto quando ela é desejada, porque são adicionadas pequenas quantidades, capazes de lidar somente com radicais livres formados espontaneamente com aumento da temperatura. Entre os mais comuns estão o hidroxitolueno butilado (BHT) e a monoetil éter hidroquinona (MEHQ), compostos orgânicos aromáticos derivados do fenol. O BHT é mais empregado em formulações mais hidrófobas como os adesivos ou resinas compostas, e a MEHQ é empregada quando há maior hidrofilicidade da solução como os *primers*, *primers*/adesivo, *primers* ácidos e adesivos ácidos (Figura 6.35).

Outra forma de melhorar a vida útil do adesivo é mantê-lo refrigerado.[139,140] Isto diminui o potencial de reação química entre os componentes do adesivo, aumentando a vida útil do produto. Entretanto, é necessário remover o adesivo da refrigeração, no mínimo, 20 minutos antes da aplicação.[141]

▪ Sistema ativador-iniciador

Os monômeros dos sistemas adesivos se polimerizam por meio de uma reação de adição. Para que isso ocorra é necessário adicionar iniciadores, moléculas de baixa energia de dissociação que formam radicais livres sob ativação térmica, luminosa ou química. Dependendo do tipo de sistema iniciador-ativador, os adesivos podem ser classificados em adesivos fotoativados, de ativação química ou de dupla ativação. Mais detalhes estão no Capítulo 9, *Princípios Básicos para a Fotoativação e Unidades Fotoativadoras*.

Adesivos fotoativados

Em Odontologia é necessário empregar fotoiniciadores que absorvem luz no espectro de luz visível. Esses compostos absorvem a energia eletromagnética e se dissociam em radicais livres (Figura 6.36). Esse processo pode ser direto, como o fotoiniciador óxido de acilfosfina (TPO) ou por meio de uma reação com um coiniciador, como a canforoquinona (CQ).[142]

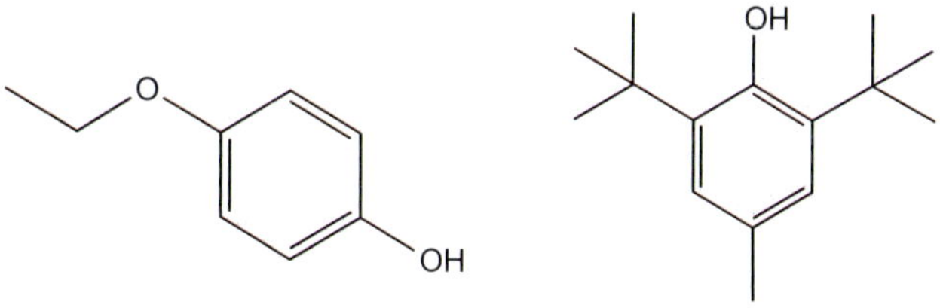

Figura 6.35 Estrutura química de dois estabilizadores/conservantes empregados nas soluções adesivas. MEHQ: monoetil éter hidroquinona; BHT: hidroxitolueno butilado.

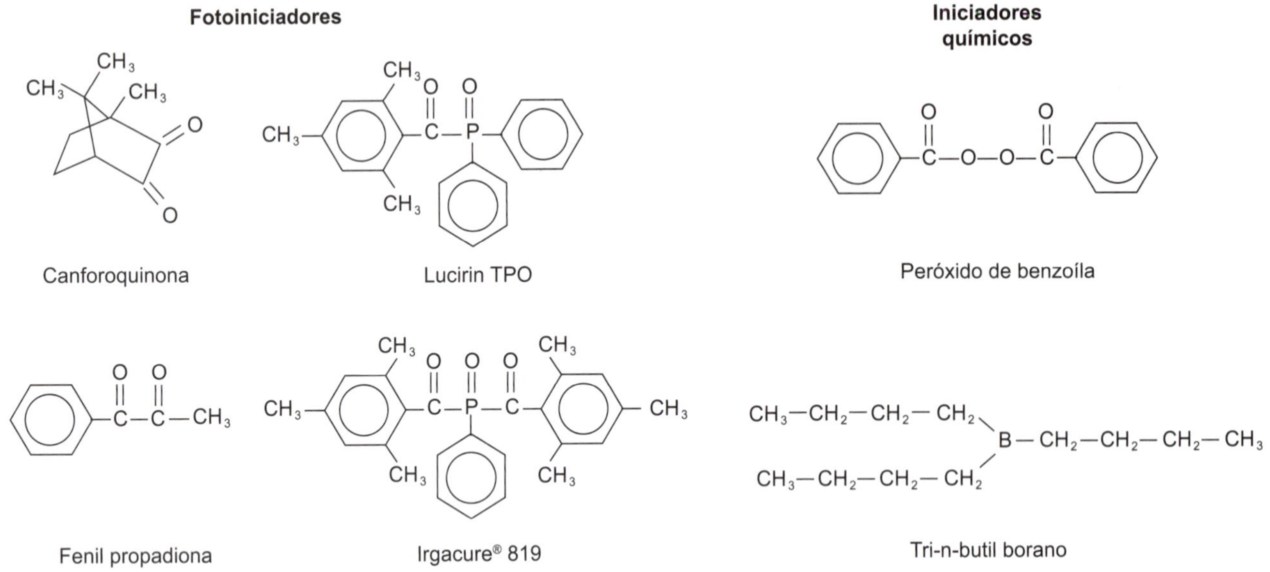

Fotoiniciadores

Canforoquinona

Lucirin TPO

Iniciadores químicos

Peróxido de benzoíla

Fenil propadiona

Irgacure® 819

Tri-n-butil borano

Figura 6.36 Fotoiniciadores e iniciadores químicos mais empregados nos sistemas adesivos. TPO = óxido de fosfina difeniltrimetil benzoíla.

A CQ, que absorve energia eletromagnética no espectro de 450 a 490 nm (pico em 468 nm) necessita de uma amina para produzir radicais livres. É comercializada na forma de pó, e tem como desvantagem uma forte coloração amarelada, portanto só pode ser empregada em baixas concentrações. Adesivos com maior teor de CQ são mais amarelados que adesivos com baixa concentração (Figura 6.37).

> A dosagem das aminas deve ser ajustada cuidadosamente já que seus subprodutos são conhecidos por produzir descoloração das resinas compostas e cimentos resinosos ao longo do tempo. Outra desvantagem do uso do sistema CQ-amina é que estes materiais modificam a cor após fotoativação, já que a CQ é consumida no processo de polimerização. A despeito dessas desvantagens é um dos sistemas mais empregados atualmente nos adesivos odontológicos.[44]

A diquetona PPD pode formar radicais livres por clivagem de sua molécula ou por transferência de um próton para um coiniciador de amina. É um líquido com cor amarelada, porém menos intensa. Necessita de energia eletromagnética com menor comprimento de onda, porém o pico de absorção máxima é de 400 nm, na faixa do visível.

Os óxidos acilfosfina têm uma absorção intensa na luz ultravioleta, que se estende para parte do espectro de luz visível de baixo comprimento de onda. Exemplos desses fotoiniciadores são o TPO, a monoacilfosfina e o Irgacure® 819. Possuem cor neutra, o que é uma vantagem; porém podem não ser ativados por algumas unidades fotoativadoras de LED que empregam apenas um tipo de fonte de luz, fora do padrão de absorção do TPO. Outra desvantagem do TPO e do Irgacure® 819 é que são moléculas hidrófobas.[44] Como nos sistemas fotoativados, o ativador é a luz, não há necessidade de separação dos componentes, e os adesivos fotoativados podem ser comercializados em frasco único. Consulte o Capítulo 9 (*Princípios Básicos para a Fotoativação e Unidades Fotoativadoras*) para mais detalhes.

Adesivos quimicamente ativados

Nesses sistemas, a produção de radicais livres ocorre por meio de uma reação química entre dois componentes. Assim, o ativador e o iniciador precisam estar em frascos separados. Essa é uma das razões pelas quais alguns *primers*, *primers* ácidos ou adesivos ácidos são comercializados em dois frascos que requerem mistura antes da aplicação. Embora essa seja a razão mais comum para a comercialização de diferentes frascos para mistura (ver Figura 6.36), alguns fabricantes também separam componentes para aumentar a vida útil do produto. Esses adesivos de ativação química representaram principalmente os de gerações mais antigas e que compunham os *kits* de resinas compostas autopolimerizáveis. Atualmente poucos se apresentam neste formato de polimerização.

> **ATENÇÃO!**
> Não confundir o número de passos clínicos de um sistema adesivo com o número de frascos disponibilizados pelo fabricante. Adesivos de passo único podem ser comercializados em dois frascos, em razão da ativação química do material.

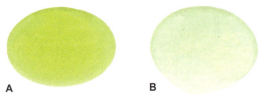

Figura 6.37 A. Coloração de um adesivo com alta concentração de canforoquinona (Ambar®, FGM). **B.** Adesivo com baixa concentração de canforoquinona (Ambar® APS, FGM), antes da fotoativação.

O sistema ativador-iniciador mais comum em adesivos é o peróxido de benzoíla-amina terciária. O peróxido de benzoíla é incolor, e é um sólido cristalino com reduzida solubilidade em água, porém solúvel em etanol e acetona. Como todos os peróxidos orgânicos, ele pode se dissociar em contato com a luz ou em altas temperaturas. Assim, adesivos quimicamente ativados precisam ser armazenados no escuro e de preferência refrigerados. Esse sistema tem melhor vida útil em soluções ácidas. Os mesmos problemas já relatados para as aminas no sistema CQ-amina são válidos para esses adesivos.

> Diferentes tipos de aminas alifáticas e aromáticas podem ser empregados. Entre eles, podemos citar a dimetil p-toluidina e o benzoato de dimetilamina. O monômero funcional dimetilominoetil metacrilato (DMAEMA) também funciona como um coiniciador pela presença do grupamento amina.
>
> O tri-n-butil borano é outro iniciador, caracterizado por uma molécula bastante reativa e que produz radicais livres por um processo de auto-oxidação. Não necessita de coiniciadores e tem baixa estabilidade em água, ar e ácidos, o que restringe seu uso.

Adesivos de dupla ativação

Podem ser polimerizados tanto por fotoativação como por ativação química, por isso os componentes descritos nos sistemas de ativação química e por luz estão presentes nesse tipo de material.

Geralmente são adesivos fotoativados, em que um frasco separado de ativador pode ser adquirido como um produto adicional para transformar o adesivo fotoativado em dupla ativação com a mistura de seus componentes (Figura 6.38). Esse tipo de adesivo é encontrado principalmente nos sistemas de cimentação, compostos por cimento resinoso e adesivo de dupla ativação disponíveis no mercado. Entretanto, a mistura do frasco do ativador com o adesivo simplificado para torná-lo de dupla ativação não melhora sua polimerização quando comparado com o uso de um adesivo puramente fotoativado[143-145] e não proporciona melhora na resistência de união à dentina.[143,146-148] Esses adesivos de dupla ativação são importantes para os cimentos resinosos "duais", pois fornecem coiniciadores para aumentar o grau de conversão dos cimentos resinosos.[147,149] Mais detalhes podem ser encontrados no Capítulo 12, Cimentos Resinosos.

▪ Partículas de carga

Passaram a ser adicionadas em alguns sistemas adesivos por diversos motivos. Um deles é o intuito de aumentar a resistência coesiva da camada de adesivo, que tem um baixo módulo de elasticidade comparativamente aos substratos aderentes (dente e material restaurador).[150,151] Outra função das partículas de carga é permitir o ajuste de viscosidade do produto, prevenindo a formação de películas extremamente finas e sujeitas à inibição de polimerização pelo oxigênio. Podem ainda permitir a radiopacificação do adesivo e inclusão de partículas reativas com liberação de flúor.

> Essas partículas de carga podem ser adicionadas em quaisquer frascos dos sistemas adesivos. É possível incluir um maior percentual de partículas de carga, de até 50% em peso,[44,152,153] no frasco do adesivo tanto nos sistemas de condicionamento e lavagem de três passos, como nos sistemas autocondicionantes de dois passos. Em soluções hidrófilas (primer, primer/adesivo; primer ácido ou adesivo ácido) são adicionados em quantidades de 5 a 15%, pois podem aumentar a viscosidade a ponto de restringir a molhabilidade do adesivo.[154,155]
>
> Alguns fabricantes adicionam partículas de carga de vidro submicrométicas (< 1 μm) às suas formulações adesivas. Essas partículas nem sempre ficam homogeneamente dispersas na solução hidrófila, razão pela qual se recomenda a agitação do frasco do primer ou primer/adesivo antes de executar a aplicação. Além disso, pela sua maior dimensão, dificilmente estas partículas penetram nos espaços interfibrilares, estimado ser da ordem de 20 nm. Partículas de sílica coloidal ou pirogênica de tamanho nanométrico, quando utilizadas, ficam homogeneamente dispersas e os adesivos dispensam agitação antes da aplicação.

Não há evidências de que adesivos com carga são melhores que adesivos sem carga. Estudos que mensuraram a resistência de união à dentina de adesivos com nanopartículas não mostraram superioridade desses sistemas em relação aos sem carga.[156-159] Adicionalmente, a maioria dos estudos clínicos que compararam adesivos com e sem carga não mostraram diferenças na taxa de retenção em lesões cervicais não cariosas.[160]

▪ Fluoretos

Agentes remineralizantes à base de fluoretos são adicionados em algumas marcas comerciais de sistemas adesivos. Podem ser adicionados na forma de fluoreto de sódio, hexafluoreto de silicato de sódio, fluoreto de itérbio, hexafluoreto fosfato ou ainda na forma de partículas de vidro reativas com flúor, à semelhança dos cimentos de ionômero de vidro. Objetiva-se com essa adição produzir interfaces adesivas que liberem flúor inibindo a desmineralização dos substratos adjacentes à

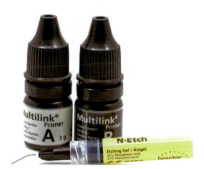

Figura 6.38 Exemplo de um sistema adesivo de condicionamento e lavagem de dois passos clínicos quimicamente ativado.

interface. Embora ocorra liberação de fluoretos nesses adesivos, seu benefício em reduzir lesões de cárie adjacentes é bem limitado em comparação com os cimentos de ionômero de vidro.[161,162]

Clorexidina e glutaraldeído

A clorexidina, além de ter propriedades antibacterianas, é conhecida por retardar a degradação das interfaces adesivas por meio de uma ação inibitória sobre as metaloproteases endógenas, que degradam o colágeno não protegido pelo sistema adesivo.[163,164] A clorexidina também é adicionada em condicionadores ácidos, mas já existe no mercado um sistema adesivo com clorexidina.[165-168]

Estudos laboratoriais demonstraram que o uso de um condicionador com clorexidina produz interfaces de união bem mais resistentes à degradação,[166,167,169] assim como o reumedecimento dentinário com clorexidina após condicionamento e lavagem com ácido fosfórico,[166,167,170-172] muito embora o impacto clínico em restaurações adesivas seja insignificante.[173-175]

O glutaraldeído é um agente de ligação cruzado que fixa compostos orgânicos e também é utilizado como agente antimicrobiano.[164,176] Foi introduzido na Odontologia como agente dessensibilizante,[177] mas mais recentemente demonstrou-se um efeito antienzimático na adição de glutaraldeído em um sistema adesivo.[178] Um adesivo contendo glutaraldeído tem se demonstrado efetivo em prevenir a degradação da camada híbrida.[179] A despeito de todas estas características, seu efeito clínico, até o momento, ainda não foi demonstrado.[180-182] É adicionado em concentrações de até 5%, pois em maiores concentrações o glutaraldeído é tóxico.[164]

Agentes antimicrobianos

Mais atualmente, fabricantes incluíram agentes antibacterianos para reduzir o crescimento bacteriano ao redor das interfaces adesivas. Além da clorexidina e do flúor, que também são antimicrobianos, há o cloreto de benzalcônio empregado em alguns condicionadores ácidos.[169,178,183] A presença de agentes antimicrobianos nos adesivos é importante, pois os agentes de união estão presentes na área mais vulnerável da restauração de resinas compostas.[184,185]

O monômero MPDB também tem características antimicrobianas.[86,87] Estudos laboratoriais demonstraram que adesivos que contêm esse monômero têm maior potencial inibidor no desenvolvimento de lesões de cárie ao redor de restaurações[86,87,186] Outra forma de produzir adesivos com atividade antimicrobiana é com a adição de componentes naturais, como a apegenina e o tt-farnesol, derivados do própolis brasileiro.[187] A importância desses compostos nos adesivos diz respeito à redução da virulência bacteriana, evitando a resistência dos microrganismos pela presença contínua dos agentes antimicrobianos tradicionais na cavidade oral.[185]

SISTEMAS ADESIVOS À BASE DE IONÔMERO DE VIDRO

São apresentados na forma de pó e líquido, que devem ser misturados previamente à aplicação. O pó contém um vidro de aluminofluorsilicato e o líquido é uma solução de ácido poliacrílico.

De forma geral, é realizado um pré-tratamento com ácido poliacrílico, pois isso aumenta de forma significativa a união aos substratos.[188] O ácido poliacrílico é aplicado por 10 a 20 segundos seguido de lavagem. A dentina deve ser seca, porém não deve ser desidratada. Tal aplicação promove a limpeza da superfície e desmineraliza parcialmente a *smear layer*.[189]

O mecanismo de adesão dos adesivos de ionômeros de vidro ao substrato dentário é basicamente por embricamento mecânico (por meio de hibridização suave com algumas fibrilas de colágenos cobertas por hidroxiapatita) e por adesão química pela união entre os grupos carboxílicos do ácido poliacrílico e o cálcio da hidroxiapatita, que permanece ao redor das fibrilas de colágeno. Esse sistema é o mesmo dos cimentos de ionômero de vidro, descritos no Capítulo 7, *Cimentos de Ionômero de Vidro*.

DIFICULDADES DE ADESÃO À DENTINA

Variabilidade morfológica

Há uma grande variabilidade regional nas características do substrato dentinário, traduzida pelas diferenças de pressão intrapulpar, microestrutura regional, posicionamento dos túbulos dentinários e proximidade pulpar.[190,191]

Diferentes valores de resistência de união já foram detectados nas diferentes paredes cavitárias de um preparo MOD,[192] assim como em diferentes regiões das dentinas coronária e radicular.[118,119,193] Maiores valores de resistência de união são encontrados quando a adesão é feita em substrato dentinário superficial (Figura 6.39) comparativamente ao substrato profundo pois na dentina superficial há mais quantidade de dentina intertubular para adesão.

Dentina esclerosada, erosionada e afetada por cárie

A dentina esclerosada (Figura 6.40) caracteriza-se pela redução da permeabilidade do tecido, aumento da obliteração dos túbulos dentinários e hipermineralização da dentina intertubular.[195,196] Os valores de resistência de união em dentina esclerosada em lesões de classe V não cariosas geralmente têm resistência de união 25% inferior,[119] assim como em dentina erosionada.[197] A menor eficiência da adesão nesse substrato tem sido atribuída à maior dificuldade de infiltração em um substrato hipermineralizado e resistente ao condicionamento ácido.[156]

CAPÍTULO 6 | Sistemas Adesivos

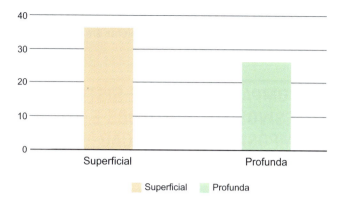

Figura 6.39 Valores de resistência de união à dentina (MPa) superficial e profunda (One Step®, Bisco). (Adaptada de Uceda-Gomez et al., 2003.)[194]

o pré-condicionamento com ácido fosfórico ou EDTA (no caso dos adesivos autocondicionantes) pode otimizar a adesão na dentina esclerosada.[52,198,200-202] O efeito benéfico do condicionamento prévio com EDTA foi demonstrado em um recente ensaio clínico randomizado,[203] muito embora a asperização ou não da dentina não tenha aumentado a retenção de restaurações em lesões cervicais.[137,204]

Em razão da hipermineralização da dentina esclerótica, é pertinente utilizar materiais que tenham mais afinidade com este tecido, como os cimentos de ionômero de vidro convencionais e modificados por resina. Uma recente revisão sistemática da literatura (que compila todos os ensaios clínicos sobre o tema) mostrou que o uso de cimentos de ionômero de vidro em lesões cervicais tem maior longevidade que restaurações confeccionadas com adesivo e resina composta.[205]

Atualmente, há um consenso na Odontologia minimamente invasiva de que não é necessário remover toda a dentina afetada por cárie ou toda a camada erosionada (Figura 6.41), em razão do seu potencial de remineralização após o selamento. Assim, realizar a adesão em substrato dentinário afetado por cárie ou erosionado é uma condição clínica cada vez mais frequente. Infelizmente, tanto os sistemas adesivos do modo condicionamento e lavagem quanto os autocondicionantes, apresentam menores valores de resistência de união à dentina afetada por cárie comparativamente à dentina hígida (Figuras 6.42 e 6.43).[197,206-210]

CONTAMINAÇÃO DURANTE O PROCEDIMENTO ADESIVO

Em razão da grande sensibilidade da técnica adesiva, o procedimento deve ser realizado preferencialmente sob condições de isolamento absoluto do campo operatório para minimizar a contaminação da cavidade por saliva e/ou sangue. Porém, mesmo sob condições ideais, pode haver contaminação da cavidade durante o procedimento de adesão. Caso ocorra contaminação após o condicionamento ácido em esmalte, este

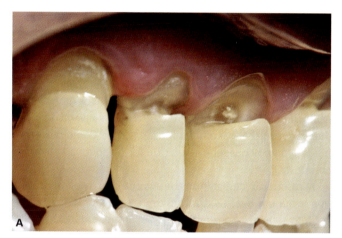

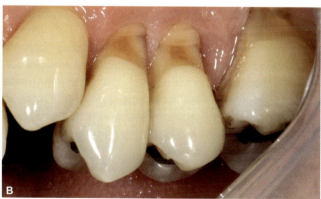

Figura 6.40 A e B. Lesões cervicais com esclerose dental, substrato bastante comum em lesões na cervical dos dentes. Esse substrato tem maior teor mineral que o substrato dental sadio. (Fotografias gentilmente cedidas pelo Prof. Dr. Paulo Vinícius Soares, Faculdade de Odontologia, Universidade Federal de Uberlândia.)

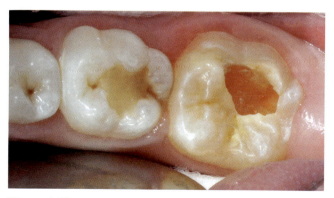

Figura 6.41 Dentina afetada por cárie. Esse substrato tem um teor mineral inferior ao do substrato dental sadio. (Fotografia gentilmente cedida pela Profª. Drª. Letícia Maira Wambier, Universidade Positivo e Universidade Estadual de Ponta Grossa.)

A camada híbrida formada em dentina esclerosada é menos espessa e mais irregular que a observada em dentina normal.[198,199] Ela pode, inclusive, não se formar, dependendo da espessura da camada de dentina hipermineralizada, que pode ser fina (< 0,5 μm) ou grossa (10 a 15 μm). Estudos laboratoriais mostram que a asperização de lesões cervicais não cariosas, ou

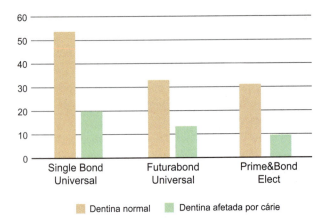

Figura 6.42 Variação nos valores de resistência de união à dentina (MPa) quando adesivos universais no modo de condicionamento e lavagem são aplicados sobre a dentina normal e afetada por lesão de cárie. (Adaptada de Hass et al., 2019.)[210]

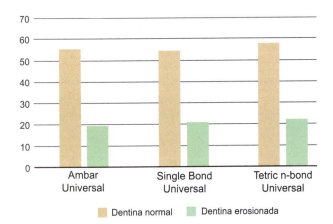

Figura 6.43 Variação nos valores de resistência de união à dentina (MPa) quando adesivos universais no modo de condicionamento e lavagem são aplicados sobre a dentina normal e a dentina erosionada. (Adaptada de Siqueira et al., 2018.)[197]

deve ser lavado extensivamente antes da aplicação do sistema adesivo.[211] A dentina condicionada exibe menos sensibilidade à contaminação por saliva, provavelmente por causa da presença de fluido dentinário e da necessidade de mantê-la úmida antes da aplicação do sistema adesivo. Procedimento semelhante ao esmalte deve ser realizado em dentina, ou seja, lavagem abundante. Deve-se evitar um novo condicionamento da dentina, pois isso acarretaria mais discrepância entre a área infiltrada por adesivo e aquela não infiltrada, comprometendo a longevidade da interface de união.[212]

Quando a contaminação ocorrer após a aplicação do *primer* (para adesivos de condicionamento e lavagem de três passos), ou da primeira camada do *primer*/adesivo para sistemas de condicionamento e lavagem de dois passos, há drástica redução dos valores de resistência de união. Nesse caso, são imprescindíveis a lavagem, a secagem e a reaplicação do adesivo, a fim de restituir a integridade da união.[213] Embora alguns estudos não mostrem que a contaminação seja importante a curto prazo, deve-se considerar o problema em termos da longevidade da união.

INCOMPATIBILIDADE DE SISTEMAS ADESIVOS SIMPLIFICADOS E COMPÓSITOS DE ATIVAÇÃO DUPLA OU QUÍMICA

Resinas compostas e cimentos resinosos quimicamente ativados ou de dupla ativação que utilizam aminas terciárias como coiniciadores são incompatíveis com os sistemas adesivos de condicionamento e lavagem de dois passos e sistemas adesivos autocondicionantes de passo único.

Esses sistemas simplificados não recebem a aplicação de uma camada adicional de resina hidrófoba, presente no frasco de adesivo dos sistemas adesivos de condicionamento e lavagem de três passos e sistemas adesivos autocondicionantes de dois passos. Sem essa camada adicional, após a polimerização do adesivo, a camada superficial, que não se polimeriza por causa da inibição pelo oxigênio e que contém os monômeros ácidos, entra em contato direto com a resina ativada quimicamente e reage com as aminas terciárias.[214,215] Como resultado, o adesivo não consegue se unir de forma adequada à resina composta.[94,215]

A introdução de sistemas adesivos de dupla polimerização, que inclui um frasco extra com um coiniciador químico, que contém sulfinato benzínico de sódio, impede que as aminas terciárias de materiais quimicamente ativados ou de dupla ativação sejam consumidas pelos monômeros ácidos dos adesivos simplificados.[147]

Há vários adesivos universais disponíveis comercialmente compatíveis com materiais de dupla ativação e ativação química.[184,216] Isso ocorre porque os adesivos universais têm o mais alto pH e são menos hidrófilos por causa do 10-MDP, quando comparados aos adesivos simplificados anteriores.[184,216] Essa característica é explorada como um fator de universalidade, no entanto, não se pode generalizar essa informação, pois alguns adesivos universais requerem mistura com um catalisador antes de serem empregados em associação com esses materiais.

Além da reação química adversa, há outro fator responsável pela baixa efetividade de união entre adesivos simplificados e resinas de dupla ativação ou ativação química, a incompatibilidade física. Adesivos simplificados produzem interfaces adesivas semipermeáveis após a polimerização,[90,217] em função de seu caráter hidrófilo, e não garantem um selamento hermético da dentina. Nessas circunstâncias, o fluido dentinário pode atravessar a camada semipermeável do adesivo e se depositar na interface adesivo-resina formando bolhas que acabam por comprometer a união entre ambos (Figura 6.44).

Na prática clínica esse tipo de incompatibilidade física ocorre quando o tempo decorrido entre o final da polimerização da camada de adesivo simplificado e a fotoativação da resina composta de ativação química é longo. Uma queda abrupta da resistência de união ocorre quando a polimerização da resina composta é tardia, ou seja, 20 minutos após a ativação do adesivo. Esse tempo é suficiente para que a água da dentina hidratada percorra toda a extensão da camada de adesivo e se deposite com interface, impedindo íntimo contato da resina composta e a interface adesiva (ver Figura 6.44).

Esse tipo de fenômeno não acontece com adesivos de condicionamento e lavagem de três passos e tampouco com autocondicionantes de dois passos, em razão da presença de uma camada hidrófoba de adesivo colocada sobre a dentina tratada com *primer* ou *primer* ácido.

Duas formas simples de evitar essas adversidades são por meio da rápida polimerização da resina composta quando empregada com adesivos simplificados e com a aplicação de uma camada de adesivo hidrófobo sobre a camada semipermeável, produzida por autocondicionantes de passo único ou adesivos de condicionamento e lavagem de dois passos. A camada de adesivo adicional aplicada com esses sistemas é uma resina não ácida e relativamente hidrófoba, portanto, bem menos permeável e mais compatível com as resinas quimicamente ativadas ou sistemas de ativação dupla.[218-220] Outras alternativas para a solução destas incompatibilidades podem ser encontradas no Capítulo 12, *Cimentos Resinosos*.

CONSIDERAÇÕES FINAIS

Seria fantástico poder informar qual o melhor material para uso em qualquer situação clínica. Em todas as categorias de materiais aqui apresentados, existem aquelas que apresentam excelente desempenho laboratorial e clínico, e outras com desempenho abaixo do esperado. A eleição de um sistema adesivo para uso rotineiro em clínica requer um processo de cognição baseado em julgamento e decisão.

A escolha de um produto deve ser prioritariamente fundamentada em evidências científicas que atestem sua eficácia. Seria fácil para os autores indicarem os dois sistemas adesivos considerados *gold standard* (Clearfil SE Bond®, Kuraray, e Optibond FL®, Kerr) entre as diferentes categorias de adesivos.[117] Contudo, recente estudo de revisão sistemática de estudos clínicos em lesões cervicais não cariosas tem questionado se os adesivos padrão ouro deveriam ser realmente considerados como tal.[221] Além disso, outros fatores como custo e sensibilidade da técnica devem ser igualmente ponderados durante a escolha.

Deve-se, de forma geral, evitar o uso de materiais recém-lançados no mercado. É frequente o lançamento de novos produtos sem respaldo científico suficiente, muitas vezes unicamente por interesses comerciais.[222, 223] Certamente, os produtos recém-lançados necessitam de avaliações clínicas de longa duração na cavidade bucal. Nenhum teste laboratorial é capaz de simular e predizer, em pouco tempo, o desempenho de um material quando sujeito a uma série de variáveis presentes na cavidade bucal (variações de temperatura, ambiente úmido, cargas mastigatórias etc.).[117] As avaliações clínicas têm um valioso papel na avaliação de um sistema adesivo, pois permitem averiguar a capacidade de retenção e selamento desses sistemas e o quanto as evidências e achados de estudos laboratoriais são relevantes na prática diária.

REFERÊNCIAS BIBLIOGRÁFICAS

1. Buonocore MG. A simple method of increasing the adhesion of acrylic filling materials to enamel surfaces. Journal of dental Research. 1955;34:849-53.
2. Nakabayashi N, Kojima K, Masuhara E. The promotion of adhesion by the infiltration of monomers into tooth substrates. J Biomed Mater Res. 1982;16:265-73.
3. Jendresen MD, Glantz PO. Clinical adhesiveness of selected dental materials. An in-vivo study. Acta Odontol Scand. 1981;39:39-45.

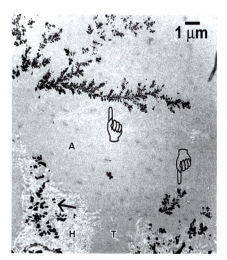
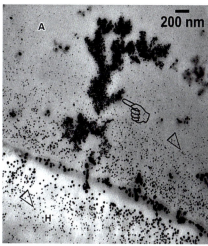

Figura 6.44 Fotomicrografias eletrônicas de transmissão da interface adesiva entre adesivos simplificados e resinas compostas após a impregnação por nitrato de prata.[214] A impregnação de nitrato de prata (*setas e pointers*) é evidente na camada de adesivo e formam um traçado de permeação nas áreas mais hidrófilas, cruzando toda a camada híbrida e a camada de adesivo. O desenho dessa trajetória lembra galhos de árvores, por isso são denominados *water-trees*. (Fotomicrografias gentilmente cedidas pelo Prof. Dr. Franklin Tay, Faculdade de Odontologia da Universidade de Augusta, EUA.)

4. Carvalho Rd. Adesivos dentinários: Fundamentos para aplicação clínica. Rev Dentística Restauradora. 1998;1:62-96.
5. Van Noort R. Introduction of dental materials. St. Louis: Mosby; 1994.
6. Katchburian E, Arana V. Histologia e embriologia oral. Rio de Janeiro: Guanabara Koogan; 1999.
7. Kidd EA, Richards A, Thylstrup A, Fejerskov O. The susceptibility of 'young' and 'old' human enamel to artificial caries in vitro. Caries Res. 1984;18:226-30.
8. Bertacci A, Chersoni S, Davidson CL, Prati C. In vivo enamel fluid movement. Eur J Oral Sci. 2007;115:169-73.
9. He B, Huang S, Zhang C, Jing J, Hao Y, Xiao L, Zhou X. Mineral densities and elemental content in different layers of healthy human enamel with varying teeth age. Arch Oral Biol. 2011;56: 997-1004.
10. Xu C, Wang Y. Chemical composition and structure of peritubular and intertubular human dentine revisited. Arch Oral Biol. 2012;57:383-91.
11. Marshall G, Jr, Marshall S, Kinney J, Balooch M. The dentin substrate: Structure and properties related to bonding. J Dent. 1997;25:441-58.
12. Pashley D, Pashley E. Dentin permeability and restorative dentistry: a status report for the American Journal of Dentistry. Am J Dent. 1991;4:5-9.
13. Giannini M, Carvalho RM, Martins LR, Dias CT, Pashley DH. The influence of tubule density and area of solid dentin on bond strength of two adhesive systems to dentin. J Adhes Dent. 2001;3:315-24.
14. Porter AE, Nalla RK, Minor A, Jinschek JR, Kisielowski C, Radmilovic V, Kinney JH, Tomsia AP, Ritchie RO. A transmission electron microscopy study of mineralization in age-induced transparent dentin. Biomaterials. 2005;26:7650-60.
15. Arola DD, Gao S, Zhang H, Masri R. The tooth: Its structure and properties. Dent Clin North Am. 2017;61:651-68.
16. ten Cate AR. Histologia bucal: Desenvolvimento, estrutura e função. 2ª. ed. Rio de Janeiro: Editora Guanabara Koogan; 1988.
17. Ivancik J, Arola DD. The importance of microstructural variations on the fracture toughness of human dentin. Biomaterials. 2013;34:864-74.
18. Rees J, Jacobsen P. The elastic moduli of enamel and dentine. Clinical Materials. 1993;14:35-39.
19. Giannini M, Soares CJ, de Carvalho RM. Ultimate tensile strength of tooth structures. Dent Mater. 2004;20:322-9.
20. Gwinnett A. Histologic changes in human enamel following treatment with acidic adhesive conditioning agents. Archives of Oral Biology. 1971;16:731-8.
21. Triolo PT, Jr., Swift EJ, Jr., Mudgil A, Levine A. Effects of etching time on enamel bond strengths. Am J Dent. 1993;6:302-4.
22. Ortega RdCS, Souza Júnior MHdS, Franco EB. Influência de diferentes condicionadores ácidos na resistência adesiva de uma resina composta ao esmalte. Rev. Bras. Odontol. 1997;(54):268-72.
23. Barkmeier WW, Shaffer SE, Gwinnett AJ. Effects of 15 vs 60 second enamel acid conditioning on adhesion and morphology. Oper Dent. 1986;11:111-6.
24. Guba CJ, Cochran MA, Swartz ML. The effects of varied etching time and etching solution viscosity on bond strength and enamel morphology. Oper Dent. 1994;19:146-53.
25. Perdigão J, May KN, Jr., Wilder AD, Jr., Lopes M. The effect of depth of dentin demineralization on bond strengths and morphology of the hybrid layer. Oper Dent. 2000;25:186-94.
26. Chow LC, Brown WE. Phosphoric acid conditioning of teeth for pit and fissure sealants. J Dent Res. 1973;52:1158.
27. Goes MFd, Sinhoretti MAC, Consani S, da Silva MA. Efeito dos tipos de espessantes usados nos géis condicionadores sobre a resistência de união e morfologia da superfície do esmalte e dentina. Rev ABO. 1995;3:180-1.
28. Silverstone LM, Saxton CA, Dogon IL, Fejerskov O. Variation in the pattern of acid etching of human dental enamel examined by scanning electron microscopy. Caries Res. 1975;9:373-87.
29. Ripa LW, Gwinnett AJ, Buonocore MG. The "prismless" outer layer of deciduous and permanent enamel. Arch Oral Biol. 1966;11:41-8.
30. ten Cate A. Histologia bucal: Desenvolvimento, estrutura e função. 2ª. ed. Rio de Janeiro: Guanabara Koogan; 1988.
31. Poulsen S, Beiruti N, Sadat N. A comparison of retention and the effect on caries of fissure sealing with a glass-ionomer and a resin-based sealant. Community Dent Oral Epidemiol. 2001; 29:298-301.
32. Simonsen RJ. Pit and fissure sealant: Review of the literature. Pediatr Dent. 2002;24:393-414.
33. Wright JT, Tampi MP, Graham L, Estrich C, Crall JJ, Fontana M, Gillette EJ, Novy BB, Dhar V, Donly K et al. Sealants for preventing and arresting pit-and-fissure occlusal caries in primary and permanent molars: A systematic review of randomized controlled trials-a report of the American Dental Association and the American Academy of Pediatric Dentistry. J Am Dent Assoc. 2016;147:631-45.e18.
34. Buonocore M, Wileman W, Brudevold F. A report on a resin composition capable of bonding to human dentin surfaces. Journal of Dental Research. 1956;35:846-51.
35. Bowen R. Adhesive bonding of various materials to hard tooth tissues. III. Bonding to dentin improved by pretreatment and the use of surface-active comonomer. Journal of Dental Research. 1965;44:903-05.
36. Lee HL, Cupples AL, Schubert RJ, Swartz ML. An adhesive dental restorative material. J Dent Res. 1971;50:125-32.
37. Causton BE, Johnson NW. The influence of mineralizing solutions on the bonding of composite restorations to dentin. Cyanoacrylate pre-treatment. J Dent Res. 1981;60:1315-20.
38. Swift EJ Jr., Perdigão J, Heymann HO. Bonding to enamel and dentin: A brief history and state of the art. Quintessence Int. 1995;26:95-110.
39. Fusayama T, Nakamura M, Kurosaki N, Iwaku M. Non-pressure adhesion of a new adhesive restorative resin. J Dent Res. 1979; 58:1364-70.
40. Wang JD, Hume WR. Diffusion of hydrogen ion and hydroxyl ion from various sources through dentine. Int Endod J. 1988; 21:17-26.
41. Camps J, Pashley DH. Buffering action of human dentin in vitro. J Adhes Dent. 2000;2:39-50.
42. Rosales-Leal JI, Osorio R, Holgado-Terriza JA, Cabrerizo-Vilchez MA, Toledano M. Dentin wetting by four adhesive systems. Dent Mater. 2001;17:526-32.
43. Araujo-Neto VG, Nobre CFA, De Paula DM, Souza LC, Silva JC, Moreira MM, Picanco PRB, Feitosa VP. Glycerol-dimethacrylate as alternative hydrophilic monomer for HEMA replacement in simplified adhesives. J Mech Behav Biomed Mater. 2018;82:95-101.
44. Van Landuyt KL, Snauwaert J, De Munck J, Peumans M, Yoshida Y, Poitevin A, Coutinho E, Suzuki K, Lambrechts P, Van Meerbeek

B. Systematic review of the chemical composition of contemporary dental adhesives. Biomaterials. 2007;28:3757-85.
45. Rueggeberg F, Margeson D. The effect of oxygen inhibition on an unfilled/filled composite system. J Dent Res. 1990;69:1652-8.
46. Hilton TJ, Schwartz RS. The effect of air thinning on dentin adhesive bond strength. Oper Dent. 1995;133-7.
47. Carvalho RM, Yoshiyama M, Brewer PD, Pashley DH. Dimensional changes of demineralized human dentine during preparation for scanning electron microscopy. Arch Oral Biol. 1996;41:379-86.
48. Carvalho RM, Yoshiyama M, Pashley EL, Pashley DH. In vitro study on the dimensional changes of human dentine after demineralization. Arch Oral Biol. 1996;41:369-77.
49. Pashley DH, Ciucchi B, Sano H, Horner JA. Permeability of dentin to adhesive agents. Quintessence Int. 1993;24:618-31.
50. Tay FR, Gwinnett AJ, Pang KM, Wei SH. Resin permeation into acid-conditioned, moist, and dry dentin: A paradigm using water-free adhesive primers. J Dent Res. 1996;75:1034-44.
51. Tay FR, Gwinnett JA, Wei SH. Micromorphological spectrum from overdrying to overwetting acid-conditioned dentin in water-free acetone-based, single-bottle primer/adhesives. Dent Mater. 1996;12:236-44.
52. Gwinnett AJ, Kanca J, 3rd. Interfacial morphology of resin composite and shiny erosion lesions. Am J Dent. 1992;5:315-7.
53. Reis A, Loguercio A, Azevedo C, Carvalho R, Singer J, Schroeder M, Grande R. Moisture spectrum of demineralized dentin for different solvent-based adhesive systems. J Adhes Dent. 2003;5:183-92
54. Gwinnett AJ. Dentin bond strength after air drying and rewetting. Am J Dent. 1994;7:144-8.
55. Perdigao J, Van Meerbeek B, Lopes MM, Ambrose WW. The effect of a re-wetting agent on dentin bonding. Dent Mater. 1999;15:282-95.
56. Jacobsen T, Soderholm KJ. Effect of primer solvent, primer agitation, and dentin dryness on shear bond strength to dentin. Am J Dent. 1998;11:225-8.
57. Pashley DH, Agee KA, Nakajima M, Tay FR, Carvalho RM, Terada RS, Harmon FJ, Lee WK, Rueggeberg FA. Solvent-induced dimensional changes in EDTA-demineralized dentin matrix. J Biomed Mater Res. 2001;56:273-81.
58. Maciel KT, Carvalho RM, Ringle RD, Preston CD, Russell CM, Pashley DH. The effects of acetone, ethanol, HEMA, and air on the stiffness of human decalcified dentin matrix. J Dent Res. 1996;75:1851-8.
59. Reis AF, Oliveira MT, Giannini M, De Goes MF, Rueggeberg FA. The effect of organic solvents on one-bottle adhesives' bond strength to enamel and dentin. Oper Dent. 2003;28:700-6.
60. Jacobsen T, Soderholm KJ. Some effects of water on dentin bonding. Dent Mater. 1995;11:132-6.
61. Paul SJ, Leach M, Rueggeberg FA, Pashley DH. Effect of water content on the physical properties of model dentine primer and bonding resins. J Dent. 1999;27:209-14.
62. Reis A, Carrilho MR, Loguercio AD, Grande RHM. Sistemas adesivos atuais. JBC J Bras Clin Odontol Integr. 2002;5:455-66.
63. De Goes MF, Pachane GC, Garcia-Godoy F. Resin bond strength with different methods to remove excess water from the dentin. Am J Dent. 1997;10:298-301.
64. Dal-Bianco K, Pellizzaro A, Patzlaft R, de Oliveira Bauer JR, Loguercio AD, Reis A. Effects of moisture degree and rubbing action on the immediate resin-dentin bond strength. Dent Mater. 2006;22:1150-6.
65. Reis A, Pellizzaro A, Dal-Bianco K, Gones OM, Patzlaff R, Loguercio AD. Impact of adhesive application to wet and dry dentin on long-term resin-dentin bond strengths. Oper Dent. 2007;32:380-7.
66. Higashi C, Michel MD, Reis A, Loguercio AD, Gomes OM, Gomes JC. Impact of adhesive application and moisture on the mechanical properties of the adhesive interface determined by the nano-indentation technique. Oper Dent. 2009;34:51-7.
67. Loguercio AD, Stanislawczuk R, Mena-Serrano A, Reis A. Effect of 3-year water storage on the performance of one-step self-etch adhesives applied actively on dentine. J Dent. 2011;39:578-87.
68. Zander-Grande C, Ferreira SQ, da Costa TR, Loguercio AD, Reis A. Application of etch-and-rinse adhesives on dry and rewet dentin under rubbing action: A 24-month clinical evaluation. J Am Dent Assoc. 2011;142:828-35.
69. Hashimoto M, De Munck J, Ito S, Sano H, Kaga M, Oguchi H, Van Meerbeek B, Pashley DH. In vitro effect of nanoleakage expression on resin-dentin bond strengths analyzed by microtensile bond test, SEM/EDX and TEM. Biomaterials. 2004;25:5565-74.
70. Reis A, Albuquerque M, Pegoraro M, Mattei G, Bauer JR, Grande RH, Klein-Junior CA, Baumhardt-Neto R, Loguercio AD. Can the durability of one-step self-etch adhesives be improved by double application or by an extra layer of hydrophobic resin? J Dent. 2008;36:309-15.
71. Loguercio AD, Reis A. Application of a dental adhesive using the self-etch and etch-and-rinse approaches: An 18-month clinical evaluation. J Am Dent Assoc. 2008;139:53-61.
72. Carvalho EM, Stanislawczuk R, Costa T, Moura SK, Loguercio A, Bauer J. Multiple adhesive layering influence on dentin bonding and permeability. Eur J Prosthodont Restor Dent. 2017;25:2-8.
73. Van Meerbeek B, Inokoshi S, Braem M, Lambrechts P, Vanherle G. Morphological aspects of the resin-dentin interdiffusion zone with different dentin adhesive systems. J Dent Res. 1992;71:1530-40.
74. Cardoso PC, Loguercio AD, Vieira LC, Baratieri LN, Reis A. Effect of prolonged application times on resin-dentin bond strengths. J Adhes Dent. 2005;7:143-9.
75. Reis A, de Carvalho Cardoso P, Vieira LC, Baratieri LN, Grande RH, Loguercio AD. Effect of prolonged application times on the durability of resin-dentin bonds. Dent Mater. 2008;24:639-44.
76. Giannini M, Arrais CA, Vermelho PM, Reis RS, dos Santos LP, Leite ER. Effects of the solvent evaporation technique on the degree of conversion of one-bottle adhesive systems. Oper Dent. 2008;33:149-54.
77. Kim JS, Choi YH, Cho BH, Son HH, Lee IB, Um CM, Kim CK. Effect of light-cure time of adhesive resin on the thickness of the oxygen-inhibited layer and the microtensile bond strength to dentin. J Biomed Mater Res B Appl Biomater. 2006;78:115-23.
78. Ferreira SQ, Costa TR, Klein-Junior CA, Accorinte M, Meier MM, Loguercio AD, Reis A. Improvement of exposure times: Effects on adhesive properties and resin-dentin bond strengths of etch-and-rinse adhesives. J Adhes Dent. 2011;13:235-41.

79. Takamizawa T, Barkmeier WW, Tsujimoto A, Berry TP, Watanabe H, Erickson RL, Latta MA, Miyazaki M. Influence of different etching modes on bond strength and fatigue strength to dentin using universal adhesive systems. Dent Mater. 2016;32: e9-21.
80. Stape THS, Wik P, Mutluay MM, Al-Ani AAS, Tezvergil-Mutluay A. Selective dentin etching: A potential method to improve bonding effectiveness of universal adhesives. J Mech Behav Biomed Mater. 2018;86:14-22.
81. Yoshida Y, Nagakane K, Fukuda R, Nakayama Y, Okazaki M, Shintani H, Inoue S, Tagawa Y, Suzuki K, De Munck J et al. Comparative study on adhesive performance of functional monomers. J Dent Res. 2004;83:454-8.
82. Inoue S, Koshiro K, Yoshida Y, De Munck J, Nagakane K, Suzuki K, Sano H, Van Meerbeek B. Hydrolytic stability of self-etch adhesives bonded to dentin. J Dent Res. 2005;84:1160-4.
83. Hashimoto M, Fujita S, Nagano F, Ohno H, Endo K. Ten-years degradation of resin-dentin bonds. Eur J Oral Sci. 2010;118: 404-10.
84. Kenshima S, Reis A, Uceda-Gomez N, Tancredo Lde L, Filho LE, Nogueira FN, Loguercio AD. Effect of smear layer thickness and pH of self-etching adhesive systems on the bond strength and gap formation to dentin. J Adhes Dent. 2005;7:117-26.
85. Van Meerbeek B, Yoshihara K, Yoshida Y, Mine A, De Munck J, Van Landuyt KL. State of the art of self-etch adhesives. Dent Mater. 2011;27:17-28.
86. Imazato S. Bio-active restorative materials with antibacterial effects: new dimension of innovation in restorative dentistry. Dent Mater J. 2009;28:11-9.
87. Hashimoto M, Hirose N, Kitagawa H, Yamaguchi S, Imazato S. Improving the durability of resin-dentin bonds with an antibacterial monomer MDPB. Dent Mater J. 2018;37:620-27.
88. Giannini M, Makishi P, Ayres AP, Vermelho PM, Fronza BM, Nikaido T, Tagami J. Self-etch adhesive systems: A literature review. Braz Dent J. 2015;26:3-10.
89. Pashley DH, Tay FR. Aggressiveness of contemporary self-etching adhesives. Part II: etching effects on unground enamel. Dent Mater. 2001;17:430-44.
90. Tay FR, King NM, Chan KM, Pashley DH. How can nanoleakage occur in self-etching adhesive systems that demineralize and infiltrate simultaneously? J Adhes Dent. 2002;4:255-69.
91. Van Landuyt KL, Kanumilli P, De Munck J, Peumans M, Lambrechts P, Van Meerbeek B. Bond strength of a mild self-etch adhesive with and without prior acid-etching. J Dent. 2006; 34:77-85.
92. Perdigão J, Lopes MM, Gomes G. In vitro bonding performance of self-etch adhesives: II – Ultramorphological evaluation. Oper Dent. 2008;33:534-49.
93. Reis A, Moura K, Pellizzaro A, Dal-Bianco K, de Andrade AM, Loguercio AD. Durability of enamel bonding using one-step self-etch systems on ground and unground enamel. Oper Dent. 2009;34:181-91.
94. Tay FR, Pashley DH. Have dentin adhesives become too hydrophilic? J Can Dent Assoc. 2003;69:726-31.
95. Torii Y, Itou K, Nishitani Y, Ishikawa K, Suzuki K. Effect of phosphoric acid etching prior to self-etching primer application on adhesion of resin composite to enamel and dentin. Am J Dent. 2002;15:305-8.
96. Rotta M, Bresciani P, Moura SK, Grande RH, Hilgert LA, Baratieri LN, Loguercio AD, Reis A. Effects of phosphoric acid pretreatment and substitution of bonding resin on bonding effectiveness of self-etching systems to enamel. J Adhes Dent. 2007;9:537-45.
97. Erickson RL, Barkmeier WW, Kimmes NS. Bond strength of self-etch adhesives to pre-etched enamel. Dent Mater. 2009; 25:1187-94.
98. Szesz A, Parreiras S, Reis A, Loguercio A. Selective enamel etching in cervical lesions for self-etch adhesives: A systematic review and meta-analysis. J Dent. 2016;53:1-11.
99. Ferrari M, Mason PN, Vichi A, Davidson CL. Role of hybridization on marginal leakage and bond strength. Am J Dent. 2000;13:329-36.
100. Perdigão J, Gomes G, Lopes MM. Influence of conditioning time on enamel adhesion. Quintessence Int. 2006;37:35-41.
101. Miyazaki M, Hinoura K, Honjo G, Onose H. Effect of self-etching primer application method on enamel bond strength. Am J Dent. 2002;15:412-6.
102. Cardenas AM, Siqueira F, Rocha J, Szesz AL, Anwar M, El-Askary F, Reis A, Loguercio A. Influence of conditioning time of universal adhesives on adhesive properties and enamel-etching pattern. Oper Dent. 2016;41:481-90.
103. Kanemura N, Sano H, Tagami J. Tensile bond strength to and SEM evaluation of ground and intact enamel surfaces. J Dent. 1999;27:523-30.
104. Chiba Y, Rikuta A, Yasuda G, Yamamoto A, Takamizawa T, Kurokawa H, Ando S, Miyazaki M. Influence of moisture conditions on dentin bond strength of single-step self-etch adhesive systems. J Oral Sci. 2006;48:131-7.
105. Gregoire G, Guignes P, Nasr K. Effects of dentine moisture on the permeability of total-etch and one-step self-etch adhesives. J Dent. 2009;37:691-9.
106. Al Qahtani MQ, Al Shethri SE. Shear bond strength of one-step self-etch adhesives with different co-solvent ingredients to dry or moist dentin. Saudi Dent J. 2010;22:171-5.
107. Zhang Y, Wang Y. Effect of application mode on interfacial morphology and chemistry between dentine and self-etch adhesives. J Dent. 2013;41:231-40.
108. do Amaral RC, Stanislawczuk R, Zander-Grande C, Michel MD, Reis A, Loguercio AD. Active application improves the bonding performance of self-etch adhesives to dentin. J Dent. 2009;37:82-90.
109. Torres CR, Zanatta RF, Silva TJ, Huhtala MF, Borges AB. Influence of previous acid etching on bond strength of universal adhesives to enamel and dentin. Gen Dent. 2017;65:e17-e21.
110. Pleffken PR, de Almeida Lourenco AP, Torres CR, Buhler Borges A. Influence of application methods of self-etching adhesive systems on adhesive bond strength to dentin. J Adhes Dent. 2011;13:517-25.
111. do Amaral RC, Stanislawczuk R, Zander-Grande C, Gagler D, Reis A, Loguercio AD. Bond strength and quality of the hybrid layer of one-step self-etch adhesives applied with agitation on dentin. Oper Dent. 2010;35:211-9.
112. Zander-Grande C, Amaral RC, Loguercio AD, Barroso LP, Reis A. Clinical performance of one-step self-etch adhesives applied actively in cervical lesions: 24-month clinical trial. Oper Dent. 2014;39:228-38.

113. Ito S, Tay FR, Hashimoto M, Yoshiyama M, Saito T, Brackett WW, Waller JL, Pashley DH. Effects of multiple coatings of two all-in-one adhesives on dentin bonding. J Adhes Dent. 2005; 7:133-41.

114. Tani C, Finger WJ. Effect of smear layer thickness on bond strength mediated by three all-in-one self-etching priming adhesives. J Adhes Dent. 2002;283-9.

115. Ogata M, Harada N, Yamaguchi S, Nakajima M, Pereira PN, Tagami J. Effects of different burs on dentin bond strengths of self-etching primer bonding systems. Oper Dent. 2001;26:375-82.

116. Albuquerque M, Pegoraro M, Mattei G, Reis A, Loguercio AD. Effect of double-application or the application of a hydrophobic layer for improved efficacy of one-step self-etch systems in enamel and dentin. Oper Dent. 2008;33:564-70.

117. De Munck J, Van Landuyt K, Peumans M, Poitevin A, Lambrechts P, Braem M, Van Meerbeek B. A critical review of the durability of adhesion to tooth tissue: Methods and results. J Dent Res. 2005;84:118-32.

118. Yoshiyama M, Carvalho RM, Sano H, Horner JA, Brewer PD, Pashley DH. Regional bond strengths of resins to human root dentine. J Dent. 1996;24:435-42.

119. Yoshiyama M, Sano H, Ebisu S, Tagami J, Ciucchi B, Carvalho RM, Johnson MH, Pashley DH. Regional strengths of bonding agents to cervical sclerotic root dentin. J Dent Res. 1996;75:1404-13.

120. Vermelho PM, Aguiar FHB, Reis AF, Giannini M. Bond strength and interfacial ultramorphology of current adhesive systems. The Journal of Adhesion. 2011;87:1148-66.

121. Miyazaki M, Onose H, Iida N, Kazama H. Determination of residual double bonds in resin-dentin interface by Raman spectroscopy. Dent Mater. 2003;19:245-51.

122. Carvalho RM, Chersoni S, Frankenberger R, Pashley DH, Prati C, Tay FR. A challenge to the conventional wisdom that simultaneous etching and resin infiltration always occurs in self-etch adhesives. Biomaterials. 2005;26:1035-42.

123. Wang Y, Spencer P. Continuing etching of an all-in-one adhesive in wet dentin tubules. J Dent Res. 2005;84:350-4.

124. Hass V, Luque-Martinez I, Sabino NB, Loguercio AD, Reis A. Prolonged exposure times of one-step self-etch adhesives on adhesive properties and durability of dentine bonds. J Dent. 2012;40:1090-102.

125. Alex G. Universal adhesives: the next evolution in adhesive dentistry? Compend Contin Educ Dent. 2015;36:15-26;quiz 28, 40.

126. Nagarkar S, Theis-Mahon N, Perdigao J. Universal dental adhesives: Current status, laboratory testing, and clinical performance. J Biomed Mater Res B Appl Biomater. 2019;107:2121-31.

127. Yoshihara K, Nagaoka N, Sonoda A, Maruo Y, Makita Y, Okihara T, Irie M, Yoshida Y, Van Meerbeek B. Effectiveness and stability of silane coupling agent incorporated in 'universal' adhesives. Dent Mater. 2016;32:1218-25.

128. Yao C, Yu J, Wang Y, Tang C, Huang C. Acidic pH weakens the bonding effectiveness of silane contained in universal adhesives. Dent Mater. 2018;34:809-18.

129. Perdigao J, Loguercio AD. Universal or multi-mode adhesives: Why and how? J Adhes Dent. 2014;16:193-4.

130. Munoz MA, Luque I, Hass V, Reis A, Loguercio AD, Bombarda NH. Immediate bonding properties of universal adhesives to dentine. J Dent. 2013;41:404-11.

131. Munoz MA, Luque-Martinez I, Malaquias P, Hass V, Reis A, Campanha NH, Loguercio AD. In vitro longevity of bonding properties of universal adhesives to dentin. Oper Dent. 2015; 40:282-92.

132. Marchesi G, Frassetto A, Mazzoni A, Apolonio F, Diolosa M, Cadenaro M, Di Lenarda R, Pashley DH, Tay F, Breschi L. Adhesive performance of a multi-mode adhesive system: 1-year in vitro study. J Dent. 2014;42:603-12.

133. Vermelho PM, Reis AF, Ambrosano GMB, Giannini M. Adhesion of multimode adhesives to enamel and dentin after one year of water storage. Clin Oral Investig. 2017;21:1707-15.

134. Loguercio AD, de Paula EA, Hass V, Luque-Martinez I, Reis A, Perdigao J. A new universal simplified adhesive: 36-Month randomized double-blind clinical trial. J Dent. 2015;43:1083-92.

135. Suda S, Tsujimoto A, Barkmeier WW, Nojiri K, Nagura Y, Takamizawa T, Latta MA, Miyazaki M. Comparison of enamel bond fatigue durability between universal adhesives and two-step self-etch adhesives: Effect of phosphoric acid pre-etching. Dent Mater J. 2018;37:244-55.

136. Mena-Serrano A, Kose C, De Paula EA, Tay LY, Reis A, Loguercio AD, Perdigao J. A new universal simplified adhesive: 6-month clinical evaluation. J Esthet Restor Dent. 2013;25:55-69.

137. Loguercio AD, Luque-Martinez IV, Fuentes S, Reis A, Munoz MA. Effect of dentin roughness on the adhesive performance in non-carious cervical lesions: A double-blind randomized clinical trial. J Dent. 2018;69:60-69.

138. Huang XQ, Pucci CR, Luo T, Breschi L, Pashley DH, Niu LN, Tay FR. No-waiting dentine self-etch concept-Merit or hype. J Dent. 2017;62:54-63.

139. Ma S, Nakajima KF, Nishiyama N. Effects of storage temperature on the shelf life of one-step and two-step self-etch adhesives. Oper Dent. 2009;34:472-80.

140. Shibuya-Chiba Y, Iwasa M, Tsubota K, Miyazaki M, Hirose H, Platt JA. Influence of storage conditions of adhesive vials on dentin bond strength. Oper Dent. 2010;35:508-14.

141. Faria ESAL, Piva E, Moraes RR. Time-dependent effect of refrigeration on viscosity and conversion kinetics of dental adhesive resins. Eur J Dent. 2010;5:150-5.

142. Rueggeberg FA, Giannini M, Arrais CAG, Price RBT. Light curing in dentistry and clinical implications: A literature review. Braz Oral Res. 2017;31:e61.

143. Cavalcanti SC, de Oliveira MT, Arrais CA, Giannini M. The effect of the presence and presentation mode of co-initiators on the microtensile bond strength of dual-cured adhesive systems used in indirect restorations. Oper Dent. 2008;33:682-9.

144. Faria-e-Silva AL, Casselli DS, Lima GS, Ogliari FA, Piva E, Martins LR. Kinetics of conversion of two dual-cured adhesive systems. J Endod. 2008;34:1115-8.

145. Faria-e-Silva A, Boaro L, Braga R, Piva E, Arias V, Martins L. Effect of immediate or delayed light activation on curing kinetics and shrinkage stress of dual-cure resin cements. Oper Dent. 2011;36:196-204.

146. Arrais CA, Rueggeberg FA, Waller JL, de Goes MF, Giannini M. Effect of curing mode on the polymerization characteristics of dual-cured resin cement systems. J Dent. 2008;36:418-26.

147. Arrais CA, Giannini M, Rueggeberg FA. Effect of sodium sulfinate salts on the polymerization characteristics of dual-cured resin cement systems exposed to attenuated light-activation. J Dent. 2009;37:219-27.

148. Kim YK, Chun JN, Kwon PC, Kim KH, Kwon TY. Polymerization kinetics of dual-curing adhesive systems when used solely or in conjunction with chemically-cured resin cement. J Adhes Dent. 2013;15:453-9.

149. Arrais CA, Giannini M, Rueggeberg FA, Pashley DH. Effect of curing mode on microtensile bond strength to dentin of two dual-cured adhesive systems in combination with resin luting cements for indirect restorations. Oper Dent. 2007;32:37-44.

150. Giannini M, Mettenburg D, Arrais CA, Rueggeberg FA. The effect of filler addition on biaxial flexure strength and modulus of commercial dentin bonding systems. Quintessence Int. 2011;42:e39-43.

151. Giannini M, Liberti MS, Arrais CA, Reis AF, Mettenburg D, Rueggeberg FA. Influence of filler addition, storage medium and evaluation time on biaxial flexure strength and modulus of adhesive systems. Acta Odontol Scand. 2012;70:478-84.

152. Perdigão J, Lambrechts P, Van BM, Braem M, Yildiz E, Yücel T, Vanherle G. The interaction of adhesive systems with human dentin. American Journal of Dentistry. 1996;9:167-73.

153. Van Meerbeek B, Yoshida Y, Lambrechts P, Vanherle G, Duke ES, Eick JD, Robinson SJ. A TEM study of two water-based adhesive systems bonded to dry and wet dentin. J Dent Res. 1998;77:50-9.

154. Tay FR, Pashley DH, Yiu C, Cheong C, Hashimoto M, Itou K, Yoshiyama M, King NM. Nanoleakage types and potential implications: evidence from unfilled and filled adhesives with the same resin composition. Am J Dent. 2004;17:182-90.

155. Di Hipolito V, Reis AF, Mitra SB, de Goes MF. Interaction morphology and bond strength of nanofilled simplified-step adhesives to acid etched dentin. Eur J Dent. 2012;349-60.

156. Tay FR, Pashley DH. Resin bonding to cervical sclerotic dentin: A review. J Dent. 2004;32:173-96.

157. Nunes MF, Swift EJ, Perdigao J. Effects of adhesive composition on microtensile bond strength to human dentin. Am J Dent. 2001;14:340-3.

158. Kaaden C, Powers JM, Friedl KH, Schmalz G. Bond strength of self-etching adhesives to dental hard tissues. Clin Oral Investig. 2002;155-60.

159. Lee YK, Pinzon LM, O'Keefe KL, Powers JM. Effect of filler addition on the bonding parameters of dentin bonding adhesives bonded to human dentin. Am J Dent. 2006;19:23-7.

160. de Geus J, Maran BM, Cunha KAC, Davila A, Tarden C, Barceleiro MO, Heintze SD, Reis A, Loguercio AD. Clinical performance of filled/nanofilled vs nonfilled adhesive systems in non-carious cervical lesions: a systematic review and meta-analysis. Em processo de publicação. Oper Dent. 2020.

161. Hara AT, Queiroz CS, Freitas PM, Giannini M, Serra MC, Cury JA. Fluoride release and secondary caries inhibition by adhesive systems on root dentine. Eur J Oral Sci. 2005;113:245-50.

162. Peris AR, Mitsui FH, Lobo MM, Bedran-russo AK, Marchi GM. Adhesive systems and secondary caries formation: Assessment of dentin bond strength, caries lesions depth and fluoride release. Dent Mater. 2007;23:308-16.

163. Tjaderhane L, Nascimento FD, Breschi L, Mazzoni A, Tersariol IL, Geraldeli S, Tezvergil-Mutluay A, Carrilho MR, Carvalho RM, Tay FR et al. Optimizing dentin bond durability: control of collagen degradation by matrix metalloproteinases and cysteine cathepsins. Dent Mater. 2013;29:116-35.

164. Perdigão J, Reis A, Loguercio AD. Dentin adhesion and MMPs: a comprehensive review. J Esthet Restor Dent. 2013;25:219-41.

165. Sabatini C. Effect of a chlorhexidine-containing adhesive on dentin bond strength stability. Oper Dent. 2013;38:609-17.

166. Stanislawczuk R, Pereira F, Munoz MA, Luque I, Farago PV, Reis A, Loguercio AD. Effects of chlorhexidine-containing adhesives on the durability of resin-dentine interfaces. J Dent. 2014;42:39-47.

167. Loguercio AD, Hass V, Gutierrez MF, Luque-Martinez IV, Szesz A, Stanislawczuk R, Bandeca MC, Reis A. Five-year Effects of Chlorhexidine on the In Vitro Durability of Resin/Dentin Interfaces. J Adhes Dent. 2016;18:35-42.

168. Maravic T, Comba A, Cunha SR, Angeloni V, Cadenaro M, Visinitini E, Navarra CO, Salgarello S, Breschi L, Mazzoni A. Long-term bond strength and endogenous enzymatic activity of a chlorhexidine-containing commercially available adhesive. J Dent. 2019;84:60-66.

169. Loguercio AD, Malaquias P, Dos Santos FP, Hass V, Stanislawczuk R, Lima SNL, Bandeca MC, Reis A. Acid etching with modified phosphoric acid to increase the longevity of the bonded interface. J Adhes Dent. 2017;8:195-201.

170. Hebling J, Pashley DH, Tjaderhane L, Tay FR. Chlorhexidine arrests subclinical degradation of dentin hybrid layers in vivo. J Dent Res. 2005;84:741-6.

171. Carrilho MR, Carvalho RM, de Goes MF, di Hipolito V, Geraldeli S, Tay FR, Pashley DH, Tjaderhane L. Chlorhexidine preserves dentin bond in vitro. J Dent Res. 2007;86:90-4.

172. Breschi L, Mazzoni A, Nato F, Carrilho M, Visintini E, Tjaderhane L, Ruggeri A, Jr., Tay FR, Dorigo Ede S, Pashley DH. Chlorhexidine stabilizes the adhesive interface: A 2-year in vitro study. Dent Mater. 2010;26:320-5.

173. Sartori N, Stolf SC, Silva SB, Lopes GC, Carrilho M. Influence of chlorhexidine digluconate on the clinical performance of adhesive restorations: A 3-year follow-up. J Dent. 2013;41:1188-95.

174. Araujo MS, Souza LC, Apolonio FM, Barros LO, Reis A, Loguercio AD, Saboia VP. Two-year clinical evaluation of chlorhexidine incorporation in two-step self-etch adhesive. J Dent. 2015;43:140-8.

175. Montagner AF, Perroni AP, Correa MB, Masotti AS, Pereira-Cenci T, Cenci MS. Effect of pre-treatment with chlorhexidine on the retention of restorations: a randomized controlled trial. Braz Dent J. 2015;26:234-41.

176. Andre CB, Gomes BP, Duque TM, Stipp RN, Chan DC, Ambrosano GM, Giannini M. Dentine bond strength and antimicrobial activity evaluation of adhesive systems. J Dent. 2015;43:466-75.

177. Munksgaard EC, Asmussen E. Bond strength between dentin and restorative resins mediated by mixtures of HEMA and glutaraldehyde. J Dent Res. 1984;63:1087-9.

178. Sabatini C, Kim JH, Ortiz Alias P. In vitro evaluation of benzalkonium chloride in the preservation of adhesive interfaces. Oper Dent. 2014;39:283-90.

179. Lee J, Sabatini C. Glutaraldehyde collagen cross-linking stabilizes resin-dentin interfaces and reduces bond degradation. Eur J Oral Sci. 2017;125:63-71.

180. Sobral MA, Garone-Netto N, Luz MA, Santos AP. Prevention of postoperative tooth sensitivity: a preliminary clinical trial. J Oral Rehabil. 2005;32:661-8.
181. van Dijken JW, Sunnegardh-Gronberg K, Lindberg A. Clinical long-term retention of etch-and-rinse and self-etch adhesive systems in non-carious cervical lesions. A 13 years evaluation. Dent Mater. 2007;23:1101-7.
182. Oz FD, Ergin E, Canatan S. Twenty-four-month clinical performance of different universal adhesives in etch-and-rinse, selective etching and self-etch application modes in NCCL – A randomized controlled clinical trial. J Appl Oral Sci. 2019;27: e20180358.
183. Comba A, Maravic T, Valente L, Girlando M, Cunha SR, Checchi V, Salgarello S, Tay FR, Scotti N, Breschi L, et al. Effect of benzalkonium chloride on dentin bond strength and endogenous enzymatic activity. J Dent. 2019;85:25-32.
184. Chen L, Suh BI. Effect of hydrophilicity on the compatibility between a dual-curing resin cement and one-bottle simplified adhesives. J Adhes Dent. 2013;15:325-31.
185. Andre CB, Rosalen PL, Galvao LCC, Fronza BM, Ambrosano GMB, Ferracane JL, Giannini M. Modulation of Streptococcus mutans virulence by dental adhesives containing anti-caries agents. Dent Mater. 2017;33:1084-92.
186. Pinto CF, Berger SB, Cavalli V, Da Cruz SE, Goncalves RB, Ambrosano GM, Giannini M. In situ antimicrobial activity and inhibition of secondary caries of self-etching adhesives containing an antibacterial agent and/or fluoride. Am J Dent. 2015;28:167-73.
187. Koo H, Schobel B, Scott-Anne K, Watson G, Bowen WH, Cury JA, Rosalen PL, Park YK. Apigenin and tt-farnesol with fluoride effects on S. mutans biofilms and dental caries. J Dent Res. 2005;84:1016-20.
188. Inoue S, Van Meerbeek B, Abe Y, Yoshida Y, Lambrechts P, Vanherle G, Sano H. Effect of remaining dentin thickness and the use of conditioner on micro-tensile bond strength of a glass-ionomer adhesive. Dent Mater. 2001;17:445-55.
189. Van Meerbeek B, De Munck J, Yoshida Y, Inoue S, Vargas M, Vijay P, Van Landuyt K, Lambrechts P, Vanherle G. Buonocore memorial lecture. Adhesion to enamel and dentin: Current status and future challenges. Oper Dent. 2003;28:215-35.
190. Marshall GW, Jr., Marshall SJ, Kinney JH, Balooch M. The dentin substrate: Structure and properties related to bonding. J Dent. 1997;25:441-58.
191. Perdigão J. Dentin bonding-variables related to the clinical situation and the substrate treatment. Dent Mater. 2010;26: e24-37.
192. Bouillaguet S, Ciucchi B, Jacoby T, Wataha JC, Pashley D. Bonding characteristics to dentin walls of class II cavities, in vitro. Dent Mater. 2001;17:316-21.
193. Shono Y, Ogawa T, Terashita M, Carvalho RM, Pashley EL, Pashley DH. Regional measurement of resin-dentin bonding as an array. J Dent Res. 1999;78:699-705.
194. Uceda-Gomez N, Reis A, Carrilho MR, Loguercio AD, Rodriguez Filho LE. Effect of sodium hypochlorite on the bond strength of an adhesive system to superficial and deep dentin. J Appl Oral Sci. 2003;11:223-8.
195. Pashley DH. Dentin bonding: overview of the substrate with respect to adhesive material. J Esthet Dent. 1991;3:46-50.
196. Nakajima M, Sano H, Burrow MF, Tagami J, Yoshiyama M, Ebisu S, Ciucchi B, Russell CM, Pashley DH. Tensile bond strength and SEM evaluation of caries-affected dentin using dentin adhesives. J Dent Res. 1995;74:1679-88.
197. Siqueira FSF, Cardenas AM, Ocampo JB, Hass V, Bandeca MC, Gomes JC, Reis A, Loguercio AD. Bonding Performance of Universal Adhesives to Eroded Dentin. J Adhes Dent. 2018; 20:121-32.
198. Prati C, Chersoni S, Mongiorgi R, Montanari G, Pashley DH. Thickness and morphology of resin-infiltrated dentin layer in young, old, and sclerotic dentin. Oper Dent. 1999;24:66-72.
199. Kwong SM, Tay FR, Yip HK, Kei LH, Pashley DH. An ultrastructural study of the application of dentine adhesives to acid-conditioned sclerotic dentine. J Dent. 2000;28:515-28.
200. Lopes GC, Vieira LC, Monteiro S, Jr., Caldeira de Andrada MA, Baratieri CM. Dentin bonding: Effect of degree of mineralization and acid etching time. Oper Dent. 2003;28:429-39.
201. Kwong SM, Cheung GS, Kei LH, Itthagarun A, Smales RJ, Tay FR, Pashley DH. Micro-tensile bond strengths to sclerotic dentin using a self-etching and a total-etching technique. Dent Mater. 2002;18:359-69.
202. Martini EC, Parreiras SO, Gutierrez MF, Loguercio AD, Reis A. Effect of different protocols in preconditioning with EDTA in sclerotic dentin and enamel before universal adhesives applied in self-etch mode. Oper Dent. 2017;42:284-96.
203. Luque-Martinez I, Munoz MA, Mena-Serrano A, Hass V, Reis A, Loguercio AD. Effect of EDTA conditioning on cervical restorations bonded with a self-etch adhesive: A randomized double-blind clinical trial. J Dent. 2015;43:1175-83.
204. van Dijken JW. Clinical evaluation of three adhesive systems in class V non-carious lesions. Dent Mater 2000;16:285-91.
205. Boing TF, de Geus JL, Wambier LM, Loguercio AD, Reis A, Gomes OMM. Are glass-ionomer cement restorations in cervical lesions more long-lasting than resin-based composite resins? A systematic review and meta-analysis. J Adhes Dent. 2018;20:435-52.
206. Yoshiyama M, Urayama A, Kimochi T, Matsuo T, Pashley DH. Comparison of conventional vs self-etching adhesive bonds to caries-affected dentin. Oper Dent. 2000;25:163-9.
207. Isolan CP, Sarkis-Onofre R, Lima GS, Moraes RR. Bonding to sound and caries-affected dentin: A systematic review and meta-analysis. J Adhes Dent. 2018;20:7-18.
208. Follak AC, Miotti LL, Lenzi TL, Rocha RO, Maxnuck Soares FZ. The impact of artificially caries-affected dentin on bond strength of multi-mode adhesives. J Conserv Dent. 2018;21: 136-41.
209. de Siqueira FSF, Hilgemberg B, LCR, Hass V, Bandeca MC, Gomes JC, Reis A, Loguercio AD, Cardenas AFM. Improving bonding to eroded dentin by using collagen cross-linking agents: 2 years of water storage. Clinical Oral Investigations. 2019;24(2):809-822.
210. Hass V, Cardenas A, Siqueira F, Pacheco RR, Zago P, Silva DO, Bandeca MC, Loguercio AD. Bonding performance of universal adhesive systems applied in etch-and-rinse and self-etch strategies on natural dentin caries. Oper Dent. 2019;44: 510-20.
211. el-Kalla IH, Garcia-Godoy F. Effect of saliva contamination on micromorphological adaptation of single-bottle adhesives to etched enamel. J Clin Pediatr Dent. 1999;24:69-74.

212. Hewlett ER. Resin adhesion to enamel and dentin: A review. J Calif Dent Assoc. 2003;31:469-76.
213. Kaneshima T, Yatani H, Kasai T, Watanabe EK, Yamashita A. The influence of blood contamination on bond strengths between dentin and an adhesive resin cement. Oper Dent. 2000;25:195-201.
214. Tay FR, Pashley DH, Yiu CK, Sanares AM, Wei SH. Factors contributing to the incompatibility between simplified-step adhesives and chemically-cured or dual-cured composites. Part I. Single-step self-etching adhesive. J Adhes Dent. 2003;5:27-40.
215. Sanares AM, Itthagarun A, King NM, Tay FR, Pashley DH. Adverse surface interactions between one-bottle light-cured adhesives and chemical-cured composites. Dent Mater. 2001;17:542-56.
216. Gutierrez MF, Sutil E, Malaquias P, de Paris Matos T, de Souza LM, Reis A, Perdigao J, Loguercio AD. Effect of self-curing activators and curing protocols on adhesive properties of universal adhesives bonded to dual-cured composites. Dent Mater. 2017;33:775-87.
217. Tay FR, Pashley DH. Water treeing – A potential mechanism for degradation of dentin adhesives. Am J Dent. 2003;16:6-12.
218. Carvalho RM, Pegoraro TA, Tay FR, Pegoraro LF, Silva NR, Pashley DH. Adhesive permeability affects coupling of resin cements that utilise self-etching primers to dentine. J Dent. 2004;32:55-65.
219. Cadenaro M, Antoniolli F, Sauro S, Tay FR, Di Lenarda R, Prati C, Biasotto M, Contardo L, Breschi L. Degree of conversion and permeability of dental adhesives. Eur J Oral Sci. 2005;113:525-30.
220. King NM, Tay FR, Pashley DH, Hashimoto M, Ito S, Brackett WW, Garcia-Godoy F, Sunico M. Conversion of one-step to two-step self-etch adhesives for improved efficacy and extended application. Am J Dent. 2005;18:126-34.
221. Dreweck FS, Bureya, Dreweck MO, Fernandez E, Loguercio AD, Reis A. Challenging the concept that OptiBond FL and Clearfil SE Bond are gold standard adhesives: a systematic review and meta-analysis. Oper Dent. 2020. (*Em processo de revisão.*)
222. Lopes LS, Calazans FS, Hidalgo R, Buitrago LL, Gutierrez F, Reis A, Loguercio AD, Barceleiro MO. Six-month follow-up of cervical composite restorations placed with a new universal adhesive system: A randomized clinical trial. Oper Dent. 2016;41:465-80.
223. van Dijken JWV, Pallesen U, Benetti A. A randomized controlled evaluation of posterior resin restorations of an altered resin modified glass-ionomer cement with claimed bioactivity. Dent Mater. 2019;35:335-43.

CAPÍTULO 7

Cimentos de Ionômero de Vidro

Alessandro Dourado Loguercio, Alessandra Reis e Maria Fidela de Lima Navarro

INTRODUÇÃO

Os cimentos de ionômero de vidro (CIVs) são uma classe de materiais conhecidos como cimentos ácido-base. Sua formulação e seu desenvolvimento, por Wilson Kent,[1] tiveram por objetivo combinar as boas propriedades dos cimentos existentes à época que eram o de silicato e o de policarboxilato de zinco.

Os cimentos de silicato têm propriedades anticariogênicas em decorrência da liberação de flúor, enquanto os de policarboxilato de zinco têm capacidade de adesão à estrutura dentária e são mais biocompatíveis. Dessa forma, a combinação de um material com partículas de vidro-alumínio-silicato com uma solução aquosa de ácido poliacrílico produziu um material odontológico muito versátil e com excelente durabilidade quando corretamente manipulado.

Os CIVs são versáteis e têm várias indicações na dentística e em outras áreas, como endodontia, ortodontia, cirurgia e prótese. Esse material também tem sido cada vez mais empregado em Odontopediatria e Saúde Pública, pois está diretamente relacionado com a promoção de saúde por suas características de liberação de flúor.

Além do *CIV convencional*, outros materiais à base de ionômero de vidro foram lançados no mercado. As primeiras modificações ocorreram com a inclusão de partículas metálicas, como a prata, para reforçar as propriedades mecânicas do material. Esses materiais são conhecidos como *CIVs reforçados por metais*. Outra modificação foi através da adição de monômeros resinosos, o que melhorou significativamente as propriedades mecânicas e as características de manipulação. Esses materiais são conhecidos como *cimentos de ionômero de vidro modificados por resina* (CIVMRs). Outro tipo de material lançado recentemente foi o *CIV compactável ou alta viscosidade*, especialmente desenvolvido para a técnica de restauração atraumática (ART, do inglês *atraumatic restorative technique*; Figura 7.1).[2,3] Este capítulo abordará as diferentes características desses vários tipos de CIVs.

CIMENTO DE IONÔMERO DE VIDRO CONVENCIONAL

A composição básica do *CIV convencional* encontra-se na Tabela 7.1, e as diferentes marcas comerciais, na Tabela 7.2. Esse material é basicamente um pó de vidro, com características

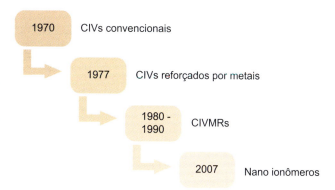

Figura 7.1 Linha do tempo dos diferentes tipos de cimentos de ionômero de vidro desenvolvidos.

TABELA 7.1
Composição química do pó e do líquido do ionômero de vidro convencional.

Pó (vidro)	Composição (%)	Líquido	Composição (%)
SiO₂ (sílica)	29	Ácido alquenoico	30
Al₂O₃ (alumina)	16,6	Ácido itacônico	15
Na₃AlF₆ (fluoreto de sódio e alumínio)	2,6	Ácido tartárico	10
CaF₂ (fluoreto de cálcio)	34,3	Água	45
AlF₃ (fluoreto de alumínio)	3,7		
AlPO₄ (fosfato de alumínio)	10		

Adaptada de Prosser et al., 1982.[4]

básicas, misturado com ácido poliacrílico (Figura 7.2). Inúmeras combinações entre vidros e ácidos poliacrílicos podem ser feitas, e são encontradas nas diferentes marcas comerciais disponíveis.

▪ Vidro

O pó do CIV convencional é formado pela fusão de seus componentes principais: da sílica (SiO_2), da alumina (Al_2O_3) e do fluoreto de cálcio (CaF_2). Os dois primeiros componentes são responsáveis pela resistência do material. O fluoreto de cálcio

TABELA 7.2
Marcas comerciais e fabricantes de ionômeros de vidro, de acordo com a natureza e a indicação.

	Tipo I (cimentação)	Tipo II (restauração)	Tipo III (selamento e base)	Fabricante
Ionômero de vidro convencional	Vitro Cem®	Vitro Fil® e Vitro Molar®	–	Nova DFL
	–	Riva®	–	SDI
	–	Maxxion R® e Íon-Z®	–	FGM
	Bioglass C®	Bioglass R®	Bioglass F®	Biodinâmica
	Fuji I®	Fuji II® e Fuji IX®	GC lining®	GC
	GlassIonomer I®	GlassIonomer II®	Shofu Lining®	SHOFU
	Vidrion C®	Vidrion R®	Vidrion F®	SS White
	Ketac Cem®	Ketac Fil® e Chelon-Fil®	Ketac-Bond®	3M Oral Care
Ionômero de vidro de alta viscosidade	–	GC Fuji IX GP®, GC Gold Label® e EQUIA Fil®	–	GC
	–	Ketac Molar® e Ketac Universal®	–	3M Oral Care
Ionômero de vidro reforçado por metais	–	Miracle Mix®	–	GC
		Hi Dense®		SHOFU
		Vidrion N®		SS WHITE
		Chelon Silver® e Ketac Silver®		ESPE
Ionômero de vidro modificado por resina	–	Resiglass R®	Resiglass F®	Biodinâmica
	–	Vitro-Fil LC®	–	Nova DFL
	Fuji Plus®	Fuji II LC®	Fuji Lining LC®	GC
	Vitremer Luting cement®	Vitremer® e Ketac nano®	Vitrebond®	3M Oral Care
	–	Photac-Fil®	Photac-Bond®	ESPE
Compômero	–	Dyract eXtra®	–	Dentsply Sirona
	–	–	Ionosit Baseliner®	DMG
	–	–	Compoglass F®	Ivoclar Vivadent

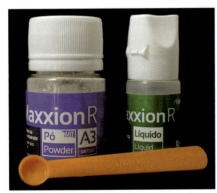

Figura 7.2 Exemplo de marca comercial de um cimento de ionômero de vidro comercializado na forma pó-líquido.

participa da reação de presa, mas juntamente com outros fluoretos (ver Tabela 7.1) é responsável pela liberação de flúor para o meio.

É imprescindível que o vidro empregado nos CIVs convencionais seja capaz de reagir com um ácido e formar um sal. Apesar de haver uma grande quantidade de vidros que satisfaçam esse requisito, na prática, somente vidros de alumino-silicato com adição de flúor e fosfato são satisfatórios para uso odontológico. Em alguns materiais, o cálcio é substituído pelo estrôncio para aumentar a radiopacidade do material.

As partículas de pó podem ser de vários tamanhos, e essas diferenças impactam principalmente nas distintas indicações do material, como será comentado mais adiante.

▪ Líquido

Os polímeros ácidos usados nos CIVs convencionais são geralmente ácidos polialquenoicos (homopolímeros) ou podem ser copolímeros de ácido acrílico e ácido maleico. Há o consenso de que ácidos com alto peso molecular aumentam a resistência do cimento, porém deixam a massa final do material muito viscosa. Alguns materiais no mercado podem incluir também ácido tartárico e ácidos polivinil fosfônicos. A Figura 7.3 é uma representação esquemática de um ácido acrílico, em que R é o radical que complementa a molécula. Observe que o radical do ácido maleico e do ácido itacônico são ligeiramente diferentes. O grupamento carboxílico (–COOH) é responsável pela união com as partículas de vidro e a estrutura dentária.

A adição do ácido tartárico reduz a viscosidade da massa, aumentando o tempo de trabalho. Os primeiros líquidos dos CIVs convencionais tinham um tempo de vida muito curto em razão da formação de ligações entre as moléculas de ácido poliacrílico. Com a inclusão de copolímeros do ácido itacônico, essas ligações passaram a ser evitadas pela menor reatividade desse ácido, aumentando a vida útil do material.[5]

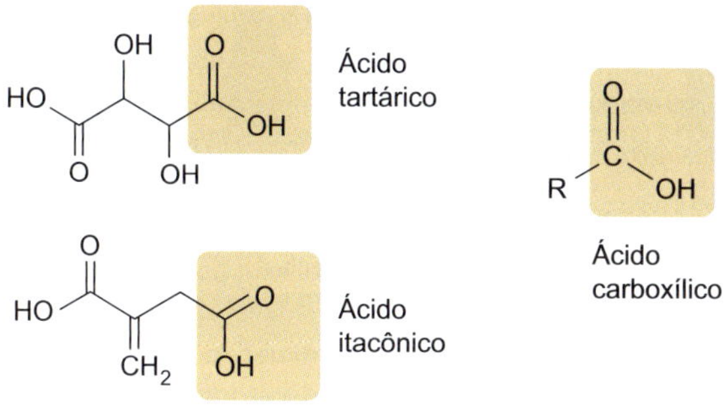

Figura 7.3 Estrutura química do radical de um ácido poliacrílico presente em todos os cimentos de ionômero de vidro. Representação esquemática do ácido tartárico e do ácido maleico.

A água é imprescindível para ocorrer ionização do ácido poliacrílico e deve estar adequadamente dosada. O excesso de água deixa esses materiais fracos mecanicamente e reduz a velocidade da reação de presa. Quantidades insuficientes de água inviabilizam a reação de presa e os tornam frágeis.[6] Contudo, dentro de parâmetros aceitáveis, quanto menos água, mais rápida é a reação de presa e, consequentemente, mais resistentes e duráveis são os CIVs resultantes.[7]

Alguns fabricantes, em razão da baixa estabilidade do ácido poliacrílico em meio aquoso, liofilizaram o ácido e o incorporaram ao pó. Assim, o líquido desses materiais passou a ser composto somente por água destilada ou uma solução aquosa de ácido tartárico. Estes materiais são conhecidos como *CIV anidro*. Há poucos representantes dessa categoria no mercado odontológico, e entre eles podemos citar o Aqua Ionosil Plus® (VOCO). Com o uso de copolímeros de ácido itacônico nos materiais atuais, o problema da instabilidade do ácido poliacrílico foi minimizado.[5]

REAÇÃO DE PRESA

A reação de presa do CIV convencional é exotérmica (aproximadamente 5°C) e inicia a partir da aglutinação do pó com o líquido. É uma reação entre um ácido poliacrílico e um vidro básico para formar um sal.[5,7,8] Ela é dividida didaticamente em três fases:

- Fase 1: ionização do ácido poliacrílico e deslocamento de íons (Figura 7.4)
- Fase 2: formação da matriz de polissais (Figura 7.5)
- Fase 3: formação do gel de sílica e presa final (Figura 7.6).

As fases ocorrem simultaneamente com predomínio de diferentes reações em cada um dos tempos. Essa divisão é didática para compreensão da reação de presa.

Fase 1 | Ionização do ácido poliacrílico e deslocamento de íons

Após a aglutinação do pó ao líquido, o ácido poliacrílico se ioniza na presença de água. Isso significa que íons hidrogênio (H^+) são liberados dos grupamentos acrílicos (–COOH, torna-se –COO$^-$), tornando ácido o pH da mistura pela presença de prótons de hidrogênio (H^+). Os grupamentos ácidos passam a reagir com as partículas do vidro, produzindo sua dissolução superficial. Há então liberação de vários íons carregados positivamente (Na^+, Ca^{+2} e Al^{+3}) e negativamente (F^-; ver Figura 7.4). Como genericamente há maior quantidade de pó em relação ao líquido, somente 20 a 30% das partículas são atacadas. As partículas intactas, ou o que remanesce delas após a dissolução superficial, são as responsáveis pela maior parte da resistência mecânica do cimento.[6.]

A inserção do CIV convencional deve ser feita nessa etapa, pois ainda existem grandes quantidades de grupamentos carboxílicos ionizados que poderão unir-se quimicamente ao dente. Clinicamente, a presença de brilho úmido na superfície do material indica que há grupamentos carboxílicos disponíveis para a união química.

Nem todas as cadeias de ácido poliacrílico são ionizadas, assim como nem toda a água participa dessa ionização. Existem evidências de que uma parte da água fica fortemente aderida à estrutura do material, enquanto a outra parte, que praticamente não participa da reação de presa, fica suscetível à remoção por sinérese.[6,9,10] Como será visto adiante, deve ser aplicado um material protetor na superfície do cimento de ionômero de vidro para evitar a perda dessa água por sinérese durante os minutos iniciais da reação de presa.

ATENÇÃO!

A perda de brilho que ocorre após 4 minutos da aglutinação do pó com o líquido significa que a maioria das cadeias poliacrílicas disponíveis já reagiu com os íons provenientes das partículas de pó. Dessa forma, se o material for inserido na cavidade nessa fase, ele não será capaz de se unir quimicamente aos substratos dentais.

Fase 2 | Formação da matriz de polissais

Quanto mais ácido poliacrílico é ionizado, mais íons hidrogênio (H^+) são liberados, e maior é o deslocamento de íons das partículas de vidro. Conforme o deslocamento de íons, ocorre simultaneamente a formação da matriz de polissais de cálcio e alumínio.

Na primeira etapa, ocorre a formação de policarboxilato de cálcio. Os primeiros íons a serem deslocados da partícula de vidro são o cálcio e o sódio (Na^+ e Ca^{+2}), em razão de sua afinidade química com as moléculas de ácido poliacrílico, e por terem menos elétrons livres na última camada eletrônica (ver Figura 7.5). O aumento da concentração de cálcio e sódio promove a precipitação iônica e a formação de um sal de policarboxilato de cálcio. Apesar de ser um elemento químico presente na composição das partículas de vidro, o sódio não participa da reação de presa[6] por ter somente um elétron livre na sua última camada eletrônica.

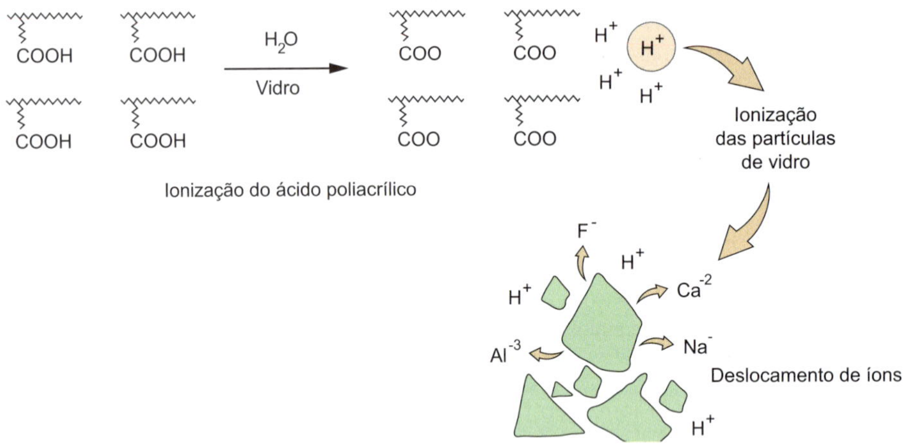

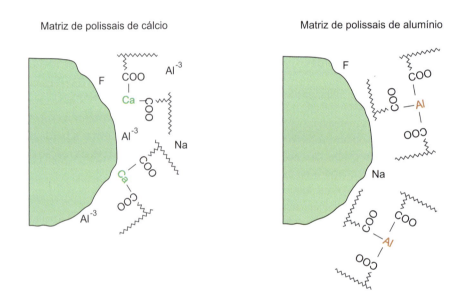

Figura 7.4 Fase 1 da reação de presa do CIV, em que ocorre ionização do ácido poliacrílico e deslocamento de íons das partículas de vidro.

Figura 7.5 Fase 2 da reação de presa do cimento de ionômero de vidro, em que há formação da matriz de polissais.

A precipitação do policarboxilato de cálcio reduz a mobilidade das cadeias e aumenta a viscosidade do material, deixando o cimento com aspecto borrachoso. Isso promove um pequeno aumento do pH em razão da transformação de ácido poliacrílico em polissais (pH igual a 2 após 5 minutos).[11] Essa fase dura de 2 a 4 minutos e seu término é clinicamente reconhecido pela perda de brilho que ocorre no cimento. Nesses 4 minutos iniciais, o CIV convencional é sensível à *embebição*, ou seja, ao ganho de água. Se o material entrar em contato com água, ela se difundirá para a massa do cimento e reduzirá suas propriedades mecânicas. Deve-se, portanto, evitar a contaminação do CIV nessa fase e é imprescindível realizar o isolamento do campo operatório.

Na segunda etapa ocorre a formação da matriz de policarboxilato de alumínio. Ela inicia aproximadamente 4 minutos após a aglutinação do pó ao líquido e segue lentamente por 24 horas. O alumínio (Al^{+3}), por ser trivalente, só é deslocado da partícula de vidro um pouco mais tarde, participando da segunda etapa da reação.

Entre 4 e 8 minutos, com o início da formação da matriz de policarboxilato de alumínio, o material é muito suscetível à *sinérese*, ou seja, à perda de água para o meio bucal, e deve ser protegido. Após 6 a 8 minutos do início da aglutinação, o material adquire alguma propriedade mecânica para suportar, por exemplo, a condensação de um amálgama, a contração de polimerização da resina composta, o acabamento da restauração ou cargas mastigatórias leves. Dessa forma, depois de inserir o CIV convencional, deve-se aguardar a presa inicial do material por 6 a 8 minutos.

A manutenção de um ambiente saturado em água impede a evaporação da água aderida à massa do cimento. Assim, a colocação de algodão umedecido em água ao redor da restauração (sem tocá-la) ou o pincelamento de vernizes, sistemas adesivos ou produtos seladores específicos para proteção do cimento de ionômero de vidro, evita a evaporação da água que fica ionicamente ligada ao redor das cadeias que estão sendo formadas. Se o material sofrer sinérese, ocorrerá contração da massa, com formação de trincas perceptíveis clinicamente na superfície e diminuição das propriedades mecânicas do material.

■ Fase 3 | Formação do gel de sílica e presa final

Após os primeiros 6 a 8 minutos, a matriz de policarboxilato de alumínio e cálcio (Al^{+3} e Ca^{+2}) continua se formando e ocorre o início da matriz de gel de sílica. Por isso, a reação da presa do ionômero de vidro é também conhecida como geleificação.

> Como já mencionado, o ácido poliacrílico ionizado, ao reagir com as partículas de vidro (SiO_2-Al_2O_3-CaF_2), dissolve preferencialmente o CaF_2 e o Al_2O_3. No terceiro estágio ocorre a dissolução da sílica (SiO_2), que permite a formação de um gel de sílica complexo.

Durante as primeiras 48 horas, ocorre a maior parte do processo de geleificação, e o material somente adquirirá propriedades mecânicas finais após esse tempo. Como a reação de presa desse material é contínua, há aumento gradativo de suas propriedades mecânicas (ver Figura 7.6). Ao longo das 48 horas seguintes, o material continuará sensível ao contato com a água.[12] Por isso há necessidade de empregar materiais protetores sobre a superfície do CIV convencional após a inserção na cavidade.

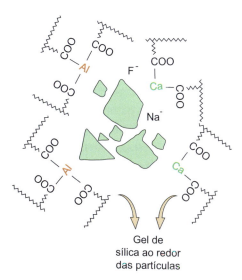

Figura 7.6 Fase 3 da reação de presa do cimento de ionômero de vidro, em que há formação do gel de sílica ao redor das partículas de vidro.

Assim, a estrutura final do CIV convencional é composta por partículas não reagidas, unidas quimicamente em uma matriz de polissais. Essa estrutura pode ser observada na microscopia eletrônica de varredura da Figura 7.7. Cada uma das partículas tem um halo mais esbranquiçado que representa uma área densa de elétrons, é o gel de sílica formado durante a geleificação (ver Figura 7.7). A Figura 7.8 apresenta a reação de presa inicial do CIV convencional de presa regular.

■ Fatores que afetam a reação de presa

O ácido tartárico influencia na reação de presa dos CIVs. Esse ácido melhora as características de manipulação, pois aumenta o tempo de trabalho em razão da redução da viscosidade, e

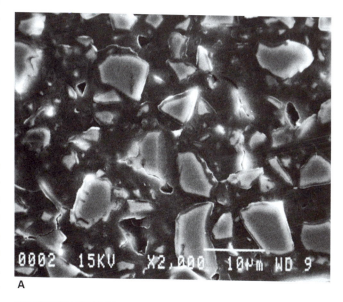
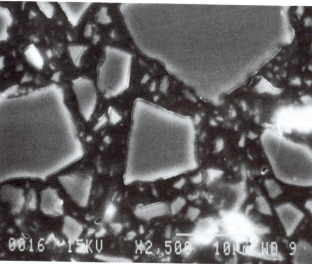

Figura 7.7 Fotomicrografias eletrônicas de varredura de dois cimentos de ionômero de vidro convencionais. **A.** Fuji I®, indicado para cimentação. **B.** Fuji IX®, indicado para restauração. (Adaptada de Davidson C, Mjör I., 1999; com permissão da Quintessence Publishing Conpany.)[13]

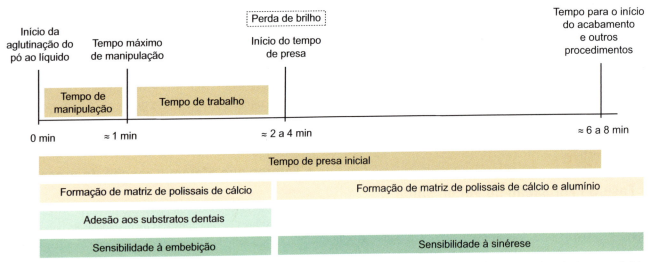

Figura 7.8 Cronologia dos eventos da manipulação do pó ao líquido nos cimentos de ionômero de vidro convencionais de presa rápida. Os tempos descritos são aproximados, pois há variações entre as marcas comerciais.

reduz o tempo de presa. A Figura 7.9 mostra que, inicialmente, a viscosidade do cimento que contém o ácido tartárico é menor, contudo, logo após, o material começa a apresentar rápido aumento da viscosidade em função da reação de presa.[6,10]

Materiais com ácido tartárico, em comparação com materiais sem ácido tartárico, podem ser considerados de presa rápida, pois com a inclusão do ácido, os materiais alcançam cerca de 80% das suas propriedades mecânicas após os primeiros 20 minutos.

A composição e o tamanho das partículas do pó também podem influenciar na velocidade da reação de presa. Quanto maior o tamanho da partícula, mais longo o tempo de presa, pois mais tempo será necessário para o deslocamento de íons das partículas de vidro.

Outros fatores sob o domínio do operador, e que também influenciam na velocidade da reação de presa, são a proporção pó:líquido e a temperatura da mistura. Quanto maior a quantidade de pó e menor a de líquido, mais rápida será a geleificação do material, e, portanto, menor seu tempo de trabalho. O aumento da temperatura também acelera a reação de presa por aumentar a energia cinética das moléculas.

CLASSIFICAÇÃO

■ Natureza do material

Os primeiros materiais desenvolvidos e descritos até aqui são conhecidos como CIVs convencionais (ver Figura 7.1). Contudo, os CIVs convencionais apresentam algumas desvantagens:

- Curto tempo de trabalho
- Sensibilidade a variações de umidade (sinérese e embebição)
- Longo tempo de presa (6 a 8 minutos)
- Baixa resistência mecânica
- Impossibilidade de utilização como material estético.

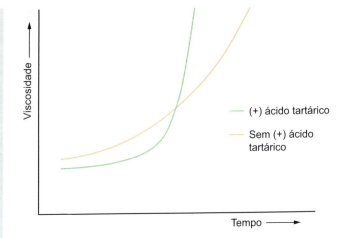

Figura 7.9 Efeito da concentração de ácido tartárico na curva viscosidade em comparação com o tempo durante a reação de presa de um ionômero de vidro convencional. (Adaptada de Wilson e McLean, 1988.)[6]

Assim, diversas modificações foram feitas no material (ver Figura 7.1) para melhorar algumas dessas desvantagens. Com o objetivo de aumentar a resistência mecânica, foram adicionadas partículas de limalhas de amálgama e partículas de prata ao pó dos CIVs. Como essas inclusões eram fracamente unidas às cadeias formadas, esses metais passaram a ser fundidos com as partículas de vidro e denominados *CIVs reforçados por metais*, também conhecidos como CERMETs (ver Tabela 7.2).[14]

Entre os tipos de metais empregados para esse reforço estão a prata (Riva Silver®, SDI, e Ketac Silver®, 3M Oral Care) e o zinco (ChemFil Rock®, Denstsply). Existe também um CIV reforçado não por metais, mas por partículas de zircônia. Esse material, comercialmente chamado Zirconomer® (Shofu), é indicado para áreas de grande estresse mastigatório e explorado pelo *marketing* como o amálgama branco. Os CIVs reforçados

CAPÍTULO 7 | Cimentos de Ionômero de Vidro

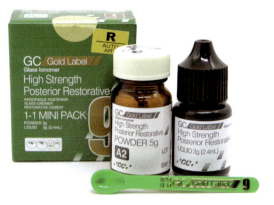

Figura 7.10 Exemplo de cimento de ionômero de vidro de alta viscosidade.

por metais tiveram suas propriedades aprimoradas, porém essas melhorias não foram significativas, em comparação com os CIVs convencionais.[7,15]

A inclusão metálica ocasionou diminuição da liberação de flúor em razão da redução das partículas de vidro. Em algumas marcas comerciais, houve inclusão de um teor de até 40% de prata (Ketac Silver®, 3M Oral Care). O material passou a ter aspecto metálico opaco reduzindo suas propriedades estéticas. Ainda há algumas marcas comerciais no mercado com esse reforço por metais (ver Tabela 7.2).

Outro tipo de material lançado é o CIV *compactável ou de alta viscosidade* (ver Tabela 7.2; Figura 7.10),[2] desenvolvido com a intenção de melhorar as propriedades mecânicas por meio da adição de ácido poliacrílico ao pó e de uma distribuição mais heterogênea de partículas de vidro que permite maior incorporação de carga.[16] Esses materiais se aderem menos aos instrumentos de inserção e são especialmente utilizados na ART. Fuji IX® (GC), Vitro Molar® (Nova DFL) e Ketac Molar® (3M Oral Care) são marcas comerciais representativas deste tipo de cimento.

O avanço mais significativo no desenvolvimento dos CIVs foi a adição de material resinoso. Nesses materiais, a reação ácido-base foi mantida, mas incluiu-se um segundo processo de presa ativado pela luz. Em sua forma mais simples, esse CIV é um cimento de ionômero de vidro convencional, com adição de pequena quantidade de monômeros resinosos (HEMA e bis-GMA) e fotoiniciadores, tornando-o um cimento fotoativado.

Eles são conhecidos como *cimento de ionômero de vidro modificados por resina* (CIVMR; ver Tabela 7.2; Figuras 7.11 e 7.12). Mais recentemente, algumas marcas comerciais lançaram o CIVMR com a inclusão de nanopartículas no material (Ketac Nano®, 3M Oral Care).[2] Algumas marcas comerciais podem ser vistas na Tabela 7.2.

A modificação por resina melhorou algumas características indesejáveis dos CIVs convencionais, como:

- Tempo de trabalho: houve um aumento, pois a presa é parcialmente controlada pelo operador
- Sensibilidade à umidade: houve redução, pois o material passou a tomar presa após a polimerização, garantindo resistência imediata à embebição e sinérese
- Propriedades mecânicas: houve um aumento das propriedades mecânicas do material em relação aos CIVs convencionais
- Estética: os CIVMRs apresentam características estéticas melhores em razão da adição de monômeros resinosos

▪ Indicação do material

Essa classificação foi originalmente proposta por Wilson e McLean,[6] e é composta por três grandes grupos:

- Tipo I: materiais indicados para a cimentação de quaisquer artefatos ortodônticos ou protéticos
- Tipo II: indicados para restauração. Há uma subdivisão de acordo com sua indicação:
  - II-A: para baixos esforços mastigatórios
  - II-B: para esforços mastigatórios mais intensos
- Tipo III: para o selamento de cicatrículas e fissuras, como base e "forramento".

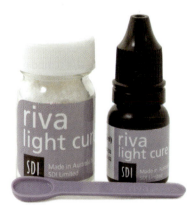

Figura 7.11 Exemplo de cimento de ionômero de vidro modificado por resina (Riva LC®, SDI) comercializado na forma pó-líquido.

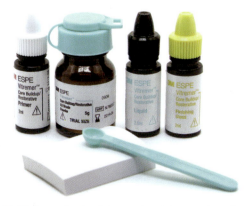

Figura 7.12 Exemplo de cimento de ionômero de vidro modificado por resina. O Vitremer® (3M Oral Care) é comercializado com um *primer* para aplicação nos substratos dentais e com um agente de cobertura para proteção contra sinérese e embebição.

Poucos fabricantes de produtos odontológicos se referem a seus diferentes tipos de ionômero de vidro por tipos I, II ou III. Essa nomenclatura tampouco é utilizada no dia a dia dos clínicos. Uma forma mais genérica, empregada por alguns fabricantes de CIVs para classificá-los por indicação, é através das letras "R", "F" e "C":

- R: sinaliza que o CIV é indicado para "restauração"
- F: indica um CIV para "forramento"
- C: indica um material para "cimentação" (Figura 7.13).

No material para restauração há maior quantidade de partículas de vidro e estas têm maior granulometria em comparação com os CIVs F e C, uma vez que materiais restauradores necessitam de maior resistência. O CIV para cimentação, por outro lado, tem partículas de vidro de menor tamanho em comparação com o cimento de ionômero de vidro para restauração.

Quanto menos matriz de polissais for formada e maior for a quantidade de partículas de pó não consumidas pelos poliácidos, maiores serão as propriedades mecânicas desses materiais. Alguns CIVs convencionais restauradores aumentam também a proporção pó:líquido para que menos ácido polialquenoico entre em contato com partículas de vidro. As diferenças entre os tamanhos das colheres dosadoras entre os diferentes tipos de ionômero evidenciam essa estratégia (ver Figura 7.13). O clínico mais experiente poderá utilizar essa estratégia para modificar a finalidade de uso do cimento de ionômero de vidro.

As partículas de pó dos materiais C e F têm granulometria menor e menor percentual de partículas (Tabela 7.3), além de utilizarem mais líquido, ou um líquido com mais quantidade de ácido para reagir com o pó. A finalidade é formar um cimento com uma película fina para molhar a superfície de fundo da cavidade (F), além de escoar facilmente quando for empregado em uma cimentação.

TABELA 7.3
Composição do cimento de ionômero de vidro da SS White (Vidrion®) indicado para cimentação, forramento e restauração.

	Vidrion C	Vidrion F	Vidrion R
Partículas de pó*	< 25 mm	< 25 mm	< 30 mm
Volume de ácido no líquido (%)	30	23	23
Proporção pó:líquido**	1,5:1	1:1	2:1

C: cimentação; F: forramento; R: restauração.
*O pó desses materiais apresenta diferentes percentuais de ácido poliacrílico liofilizado.
**A proporção recomendada pelo fabricante é de 1:1 para todos os materiais. Se a colher dosadora for a mesma, a proporção pó:líquido será a indicada na tabela.

Os CIVs indicados para cimentação, por terem mais quantidade de líquido que reage com o pó, têm maior deslocamento de íons flúor e, portanto, doam consideravelmente mais flúor que os outros tipos de ionômeros.[5] Se o que se deseja do material é a máxima liberação de flúor, deve-se utilizar um cimento de ionômero de vidro para cimentação.

A possibilidade de modificar a proporção pó:líquido para alterar a indicação do material não deve ser realizada para os CIVMRs, pois como esses novos materiais melhoraram muito suas propriedades mecânicas, a alteração dessa proporção pode afetar outras características desejáveis desses materiais, como a estética.

■ Velocidade de presa

Uma das desvantagens dos CIVs convencionais de *presa regular* é sua demorada reação de presa. Em média, os CIVs convencionais levam de 6 a 8 minutos para que ocorra a presa inicial do material e possam ser manipulados. No intuito de acelerar a velocidade de presa, foram desenvolvidos materiais de *presa rápida*.

A Tabela 7.4 apresenta uma comparação de CIVs convencionais de presa regular e de presa rápida de duas marcas comerciais. Observe que o tempo necessário para procedimentos de acabamento em CIVs de presa rápida pode ser metade do tempo dos CIVs de presa regular. Isso é de particular importância em procedimentos de odontopediatria, em que se necessita de uma presa mais rápida.

TABELA 7.4
Tempo de trabalho e de presa inicial, e tempo para procedimentos de acabamento para CIVs convencionais de presa regular ou rápida.

	Tipo	Tempo de trabalho	Presa inicial	Tempo para procedimentos de acabamento
Fuji IX GP® (GC)	Regular	2 min	2 min 20 s	6 min
	Rápida	1 min 15 s	2 min	3 min
Riva Self Cure® (SDI)	Regular	1 min 40 s	4 min 10 s	6 min
	Rápida	1 min 5 s	2 min 30 s	4 min 30 s

Informações disponibilizadas nas bulas dos fabricantes.

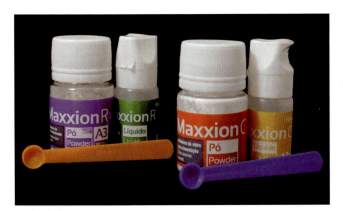

Figura 7.13 Exemplo de dois cimentos de ionômero de vidro convencional com indicações distintas, um para restauração (representado pela letra R) e outro para cimentação (representado pela letra C).

CIMENTOS DE IONÔMERO DE VIDRO MODIFICADOS POR RESINA

Os CIVMRs são, na sua versão mais básica, um cimento de ionômero de vidro convencional com pequena quantidade de componentes resinosos e um sistema de fotoativação.

Entretanto, existem materiais mais complexos desenvolvidos por alguns fabricantes por meio da modificação do ácido poliacrílico, com a inserção de grupamentos metacrilatos, capazes de sofrer polimerização por adição. Isso proporcionou um caráter bifuncional aos ácidos poliacrílicos: uma parte da molécula se polimeriza com os monômeros resinosos, enquanto a outra parte se une quimicamente às partículas de carga e ao substrato dental. Portanto, a reação de presa do material, que era quimicamente ativada (reação ácido-base), passou a ter a possibilidade de se polimerizar com a ativação por luz.

De forma resumida, os componentes do CIVMRs encontram-se na Tabela 7.5. Estes materiais ainda são comercializados com um agente condicionador dos substratos dentais e com um agente de proteção de superfície (ver Figura 7.12).

A reação de presa dos CIVMRs é semelhante à dos CIVs convencionais no que se refere à sua reação ácido-base (ver Figuras 7.4 a 7.6). De forma resumida, ao se aglutinar o pó ao líquido, há ionização do ácido poliacrílico e reação com as partículas de vidro. Ocorre então deslocamento de íons da partícula de vidro para a matriz aquosa que circunda as partículas de vidro. Inicialmente, a matriz de polissais é formada pela ligação dos grupamentos carboxílicos com íons de cálcio. Em um segundo momento, esses grupamentos se unem ao alumínio, que, por ser trivalente, cria uma rede tridimensional mais rígida, aumentando significativamente a resistência do CIVMR. Ao longo de 48 horas, esse processo continua com formação adicional de uma matriz de gel de sílica ao redor das partículas de vidro.

Porém, nos CIVMRs o clínico pode, ainda no início do processo, realizar a fotoativação para a polimerização dos grupamentos metacrilatos. O fotoiniciador, ativado pela luz, reage com um coiniciador e produz radicais livres que iniciam a polimerização dos monômeros resinosos e dos grupamentos metacrilatos das cadeias poliacrílicas em uma polimerização por adição. Esse processo enrijece o material mais rapidamente nas fases iniciais. A Figura 7.14 apresenta um esquema desse processo. A reação ácido-base continua ocorrendo por um longo período, de até 1 ano.[18]

As características do CIVMR, após a presa final, dependem do momento em que ocorre a fotoativação. A fotoativação rápida (entre 1 a 5 minutos) comparativamente à tardia (10 minutos), garante que o material tenha maior resistência à flexão em 24 horas, a despeito da resistência à flexão em 12 meses ser igual entre as três condições (Figura 7.15).[19] No entanto, a fotoativação após 15 minutos mostra redução significativa da resistência à flexão em 24 horas e após 12 meses.[19] Assim, deve-se realizar a fotoativação do material dentro de 10 minutos após a inserção para garantir adequadas propriedades mecânicas.

O segundo tipo de reação de presa (polimerização) permite o controle parcial do tempo de trabalho, pois o material pode ser fotoativado no tempo do clínico. Além disso, há a diminuição da sensibilidade à umidade, pois o material torna-se mais resistente ao contato com a água após a reação iniciada pela fotoativação, que endurece o material imediatamente.[20] No entanto, o material não deixa de ser sensível à sinérese, uma vez que a reação ácido-base continua ocorrendo mesmo após a fotoativação. Assim os mesmos cuidados relativos à proteção do material após a inserção devem ser seguidos. Mais detalhes serão descritos na seção "Manipulação do material".

Para que o CIVMR atinja suas propriedades desejadas é importante que seja efetuada a fotoativação.[19,21] Apenas a reação ácido-base do material não é suficiente para proporcionar uma adequada resistência imediata ao material.[21,22]

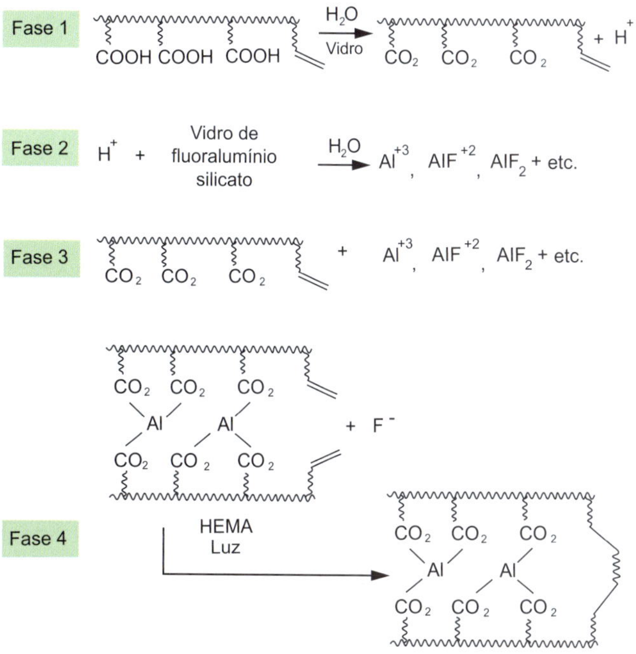

TABELA 7.5
Componentes de um cimento de ionômero de vidro modificado por resina.

Pó	Líquido
Partículas de vidro	Ácido poliacrílico ou ácido poliacrílico modificado por metacrilatos
Pigmentos	Monômeros resinosos como o HEMA
	Fotoiniciadores
	Água

HEMA: hidroxietilmetacrilato.

Figura 7.14 Reação de presa de cimentos de ionômero de vidro de dupla ativação (reação ácido-base e reação de polimerização). HEMA: hidroxietilmetacrilato.

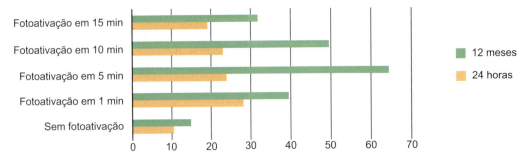

Figura 7.15 Impacto do momento da fotoativação do CIVMR na resistência à flexão (MPa), após 24 horas e após 12 meses. (Adaptada de Lagarde et al., 2018.)[19]

Como nem sempre a luz alcança regiões distantes da ponteira do fotopolimerizador, por exemplo, na cimentação de pinos intrarradiculares nas cavidades muito profundas e na cimentação de coroas metálicas e metalocerâmicas, alguns fabricantes desenvolveram materiais que têm, além da reação ácido-base e da polimerização ativada por luz, uma terceira forma de ativação da reação de presa, por meio da formação de radicais livres por ativação química.

Materiais que apresentam essas três formas de ativação são chamados de *cimentos com tripla ativação*. Isso permite a polimerização dos monômeros em locais em que a luz não chega e, portanto, não ocorre ativação dos fotoiniciadores (Figura 7.16). Materiais como o Vitremer® (3M Oral Care) e Fuji LC II® (GC) são exemplos dessa sistemática (ver Figura 7.12). Recentemente, foi lançado um CIVMR com adição de nanopartículas que se apresenta em pasta-pasta (Figura 7.17). Apesar da apresentação não tradicional, o material mostrou uma reação de presa condizente com o CIVMR.[23]

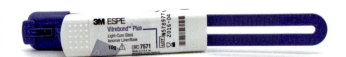

Figura 7.17 Cimento de ionômero de vidro modificado por resina, comercializado na forma pasta-pasta.

RESINAS MODIFICADAS POR POLIÁCIDOS (COMPÔMEROS)

Do ponto de vista da prática, esses materiais se assemelham mais às resinas compostas que aos CIVs. São popularmente conhecidos como compômeros ("compo" = *compó*sitos e "meros" = ionô*meros*) e apresentam partículas de vidro semelhantes às do cimento de ionômero de vidro (cálcio, alumínio e fluorsilicato) embebidas em uma matriz de monômeros resinosos.

A diferença em relação às partículas de vidro do cimento de ionômero de vidro é que, nos compômeros, as partículas são parcialmente silanizadas. Essa silanização parcial garante o aumento das propriedades mecânicas, mas também permite algum tipo de reação ácido-base na presença de água. É necessário haver sorção de água para ocorrer a reação ácido-base.[24] Vale mencionar que, em razão da silanização parcial, mesmo que ocorra aumento das propriedades mecânicas, os compômeros sempre são inferiores mecanicamente em comparação com as resinas compostas.

A matriz orgânica é composta por monômeros resinosos convencionais como UDMA e bis-GMA e monômeros modificados com caráter bifuncional. Esses monômeros modificados têm grupamentos carboxílicos (para a reação ácido-base) em uma das extremidades da molécula e grupamentos metacrilatos (para polimerização de adição) na outra extremidade. A reação ácido-base é absolutamente insignificante quando comparada com a que ocorre nos CIVs convencionais ou modificados por resina.[25] O endurecimento do material ocorre praticamente em função da polimerização de adição via formação de radicais livres, de forma semelhante ao que ocorre com as resinas compostas.

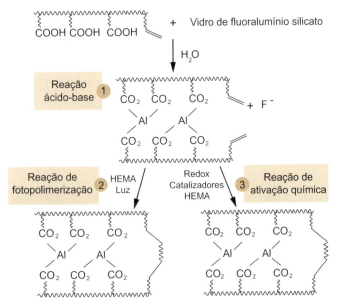

Figura 7.16 Reação de presa de cimentos de ionômero de vidro de tripla ativação (reação ácido-base, reação de fotopolimerização e reação de polimerização por ativação química). HEMA: hidroxietilmetacrilato.

Esses materiais também são comercializados similarmente às resinas compostas, e podem estar em bisnagas ou em cápsulas unidose. Diferentemente dos CIVs, que têm adesão química ao substrato, esses materiais necessitam da união micromecânica dos sistemas adesivos. Existem no mercado algumas marcas comerciais de compômeros (Tabela 7.2).

MATERIAIS HÍBRIDOS PÓ-LÍQUIDO

Recentemente, foi lançada no mercado cada uma nova categoria de materiais híbridos. São comercializados na forma pó-líquido para mistura manual ou em cápsulas para manipulação mecânica. São compostos por partículas bioativas de vidro e contêm também monômeros resinosos e ácidos poliacrílicos. São semelhantes aos CIVMRs, porém, de acordo com os fabricantes, têm propriedades mecânicas mais elevadas, que os habilitam para uso em dentes posteriores como substitutos do amálgama. Compartilham com os CIVs ionômeros a presença de partículas de vidro com bioatividade, ou seja, a liberação de íons, entre eles, o flúor. Com as resinas compostas, compartilham a presença de monômeros dimetacrilatos e elevadas propriedades mecânicas.

São todos indicados para dentes posteriores, não requerem uso de condicionadores ou adesivos nos substratos dentais (ou são opcionais) e são descritos de diferentes formas pelos fabricantes, ou seja, sua nomenclatura ainda não é consenso, como pode ser observado na Tabela 7.6. Ainda há poucos estudos sobre estes produtos na literatura, entretanto, um produto dessa categoria é apresentado na Figura 7.18.

APRESENTAÇÃO COMERCIAL

Os CIVs convencionais podem ser comercializados em pó e em líquido para manipulação manual (ver Figuras 7.2, 7.10 e 7.13) e em pó e líquido para manipulação mecânica (Figura 7.19). Os CIVMRs também podem ser comercializados nessas duas formas (Figuras 7.11, 7.12 e 7.17) e também no sistema pasta-pasta para mistura manual ou automistura (ver Figura 7.17). Os compômeros são comercializados de forma semelhante às resinas compostas, ou seja, em bisnaga ou em unidoses. Há também compômeros com baixa viscosidade, à semelhança das resinas compostas. Nesse caso, o material é comercializado em seringas.

INDICAÇÕES CLÍNICAS

Os CIVs são materiais muito versáteis, e, portanto, têm diversas indicações na Dentística, na Odontopediatria, na área de prótese e na clínica geral, como pode ser visto na Tabela 7.1, em que há indicações de cada um dos diferentes tipos de CIVs. Apesar de as indicações estarem generalizadas, é fundamental selecionar o material com a granulometria e viscosidade ideais para a finalidade descrita. Por exemplo, um CIV convencional pode ser usado para cimentação desde que seja do tipo I, ou

TABELA 7.6
Materiais restauradores híbridos considerados substitutos do amálgama dental.

Produto (fabricante)	Composição	Nomenclatura do material dado pelo fabricante
Activa Bioactive® (Pulpdent)	Diuretano dimetacrilato, metacrilatos, ácido poliacrílico modificado, sílica amorfa e fluoreto de sódio	Material restaurador bioativo
Cention N® (Ivoclar Vivadent)	Uretano dimetacrilato, triciclodocano dimetanol dimetacrilato, polietilenoglicol dimetacrilato e trifluoreto de itérbio	Alcasite
Equia Forte® (GC)	Partículas de vidro ultrafinas e altamente reativas em uma matriz de ionômero de vidro	Restaurador híbrido de vidro *bulk fill*
Surefil One® (Dentsply)	Não informada pelo fabricante	Material restaurador autoadesivo

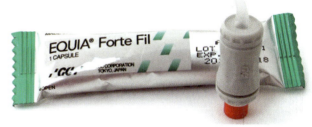

Figura 7.18 Material restaurador híbrido EQUIA Forte® (GC).

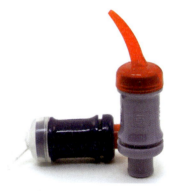

Figura 7.19 Cimento de ionômero de vidro convencional e modificado por resina, comercializado na forma de cápsula para manipulação mecânica.

"C" (de cimentação). Um CIV restaurador não cumprirá bem a função de agente de cimentação pelo baixo escoamento sob pressão.

Um tipo de uso muito comum dos CIVs convencionais e dos CIVMRs é a restauração de cavidades de classes V e II, na técnica de sanduíche. Nessa técnica, o CIV (convencional ou modificado por resina) é colocado em contato com a estrutura dental, para garantir boa adesão e selamento do substrato, e a seguir, o material é coberto com uma camada final de resina composta. Em restaurações de classe V, tanto o CIV convencional como o CIVMR podem ser empregados como materiais restauradores definitivos sem a necessidade de serem associados a resinas compostas.

Em cavidades de classe II, a técnica do sanduíche pode ser sanduíche aberto ou sanduíche fechado (Figura 7.20). Na técnica do sanduíche fechado, o CIV convencional ou CIVMR ficam completamente protegidos, sem contato com o meio externo, por uma camada de resina composta. Já na técnica do sanduíche aberto, o CIV fica exposto na região cervical da cavidade. Nesse tipo de sanduíche aberto, somente o CIVMR deve ser empregado por ter menor sorção e solubilidade e maiores propriedades mecânicas que o CIV convencional.

Os CIVs de alta viscosidade costumam ser empregados na ART. Nessa técnica, todo o procedimento restaurador é realizado com instrumentos manuais. Há remoção seletiva da lesão de cárie e inserção de um CIV de alta viscosidade, que é menos aderente aos instrumentos de inserção, e ainda tem melhores propriedades mecânicas que os CIVs convencionais. Os CIVMRs não são indicados nessa técnica porque requerem fotopolimerizadores, que por sua vez necessitam de energia elétrica, inacessível em regiões nas quais é preconizada a ART (p. ex., em comunidades periféricas ou área rurais).

Os CIVs de alta viscosidade e os reforçados por metais podem ser empregados na restauração definitiva em cavidades de classes I e II de dentes decíduos, e em cavidades de classes I e II conservadoras, em dentes permanentes (Tabela 7.7).

Esses cimentos ainda podem ser utilizados em outras indicações, como:

- Cimentação de bandas e bráquetes ortodônticos
- Cimento de obturação endodôntica
- Selamento apical de raízes em cirurgias paraendodônticas.

CONTRAINDICAÇÕES

Os CIVs não devem ser indicados quando se requer grande resistência aos esforços e ao desgaste como em cavidades de classe I e II extensas em dentes permanentes, e cavidades de classe IV em dentes permanentes. Restaurações em que se deseja excelência em estética também excluem os CIVs convencionais e modificados por resina como opção restauradora.

PROPRIEDADES

A seguir, serão descritas várias propriedades que caracterizam as principais indicações e funções dos CIVs.

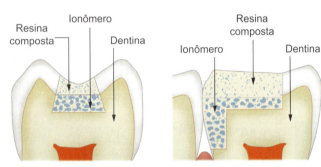

Figura 7.20 Técnica do sanduíche fechado (podem-se empregar CIV convencional e CIVMR) e aberto (apenas CIVMR) em dentes posteriores. CIV: cimento de ionômero de vidro convencional; CIVMR: cimento de ionômero de vidro modificado por resina.

TABELA 7.7
Indicações dos diversos tipos de cimento de ionômero de vidro em diferentes procedimentos odontológicos.

Procedimentos clínicos	Cimentos de ionômero de vidro					Compômero
	Convencional	Reforçado por metais	Alta viscosidade	Modificado por resina	
Selamento de fissuras	✓			✓	
Base e forramento	✓			✓	✓
Técnica do sanduíche aberto				✓	✓
Técnica do sanduíche fechado	✓			✓	✓
Classe I conservadora		✓	✓	✓	✓
Classe II estritamente proximal		✓	✓	✓	✓
Classe III				✓	✓
Classe V	✓			✓	✓
Classes I e II (Odontopediatria)	✓	✓	✓	✓	✓
ART	✓		✓		
Restauração temporária de longa duração	✓		✓	✓	
Núcleo de preenchimento	✓	✓		✓	✓
Cimentação	✓			✓	

ART: técnica de restauração atraumática.

Adesão

Os CIVs têm adesão química com a estrutura dentária (Figura 7.21). O mecanismo de adesão do ionômero de vidro à estrutura dentária não foi totalmente elucidado, mas ele envolve a formação de uma camada de troca de íons que é fortemente aderida aos tecidos duros e ao CIV (Figuras 7.22 e 7.23).[26]

Assim como o ácido poliacrílico ionizado reage com a superfície das partículas de vidro, ele também reage à superfície da estrutura dentária, removendo íons cálcio e fosfato. Os íons cálcio ligam-se ao grupamento carboxílico (–COO$^-$), estabelecendo a adesão do material (ver Figura 7.21). Estima-se que aproximadamente 80% da união química do material com a estrutura dentária ocorre nos primeiros 20 minutos.[3,6]

Como a adesão do material está diretamente relacionada com a quantidade de cálcio presente nos substratos dentais, é correto assumir que a resistência de união ao esmalte é maior que à dentina, que, mensurada por testes convencionais varia de 1,1 a 4,5 MPa, e ao esmalte, que varia de 2,6 a 9,6.[27] Do mesmo modo, a adesão à dentina afetada por cárie, que é menos mineralizada, é inferior à dentina sadia, em especial para os CIVs convencionais manipulados manualmente.[28]

Já que os compômeros são semelhantes às resinas compostas, para se unirem à estrutura dentária necessitam da aplicação de um sistema adesivo.[29,30] Este procedimento está detalhadamente descrito no Capítulo 6, *Sistemas Adesivos*.

Barreiras para a adesão

Para haver adesão dos CIVs à estrutura dentária, é preciso que o material tenha um molhamento adequado e entre em estreito contato com a superfície dentária. Do ponto de vista clínico, o material tem boa molhabilidade enquanto o cimento de ionômero de vidro possuir brilho úmido.

Um dos empecilhos do contato entre o cimento de ionômero de vidro e os substratos dentais é a presença da *smear layer*, formada por detritos do corte, e restos orgânicos e de bactéria, aderida à superfície dos substratos. Assim, a remoção dessa camada com um agente condicionador melhora substancialmente a resistência de união dos CIVs convencionais e modificados por resina aos substratos dentais,[31] além de reduzirem a degradação desta interface após o envelhecimento *in vitro*.[32]

No caso dos CIVs convencionais, o agente condicionador mais empregado é o ácido poliacrílico a 10 a 26% por tempos de aplicação de 10 a 30 segundos. Na sequência, o ácido deve

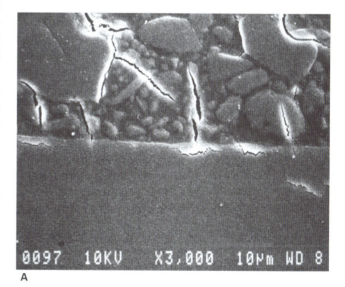

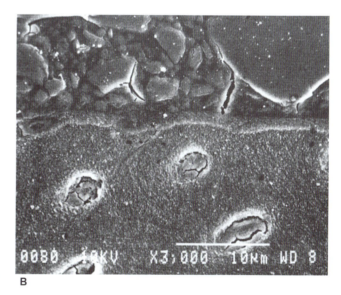

Figura 7.21 Mecanismo de adesão do cimento de ionômero de vidro à estrutura dentária. As partículas sólidas (*alaranjadas*) representam a parte da partícula de vidro que não reagiu. Essa partícula está circundada por um gel de sílica (*verde-claro*). Os grupamentos carboxílicos (–COO$^-$) reagem com o Ca^{+2} e o Al^{+3} da partícula para formar a matriz de polissais. Esses mesmos grupamentos também se unem ao Ca^{+2} da estrutura dentária para estabelecer uma união química ao dente.

Figura 7.22 Microscopia eletrônica de varredura da interface entre o cimento de ionômero de vidro convencional e o esmalte (**A**) e a dentina (**B**). (Reimpressa de Davidson e Mjör, 1999, com permissão da Quintessence Publishing Company.)[13]

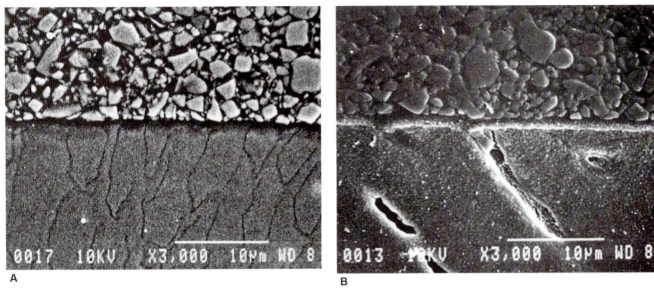

Figura 7.23 A. Microscopia eletrônica de varredura da interface entre o cimento de ionômero de vidro modificado por resina e o esmalte, e em **B.**, entre o CIVMR e a dentina. (Reimpressa de Davidson e Mjör, 1999, com permissão da Quintessence Publishing Company.)[13]

ser lavado abundantemente pelo mesmo tempo da aplicação, e a dentina deve ser mantida úmida. A secagem excessiva da dentina, um substrato inerentemente úmido, não é indicada. Além disso, caso a dentina não seja mantida úmida, parte da água que compõe o cimento, necessária para a ionização do ácido poliacrílico, será deslocada por diferença osmótica para a dentina, produzindo um material com propriedades mecânicas inferiores (Figura 7.24).

No esmalte, o ácido poliacrílico, além de remover a *smear layer*, diminui as irregularidades deixadas pelos instrumentos rotatórios, e na dentina, o ácido poliacrílico remove a *smear layer*, sem desmineralizar a dentina intertubular ou abrir a embocadura dos túbulos dentinários. O *smear plug* (*smear layer* que penetra nos túbulos dentinários) não é totalmente removido com a aplicação desse ácido (Figura 7.25).

No caso dos CIVMRs, o mesmo ácido poliacrílico usado nos CIVs convencionais, seguido de lavagem, pode ser uma opção de condicionamento. Entretanto, há fabricantes que fornecem um agente específico para esta finalidade, sem lavagem, chamado *primer* (Figura 7.12). Essas soluções são compostas de ácido poliacrílico e monômeros resinosos que geralmente são fotoativados antes da inserção do cimento de ionômero de vidro modificado por resina. Apesar da melhoria dos valores de resistência de união,[21,29,30,33] são necessários estudos clínicos a longo prazo para comprovar a efetividade da aplicação do ácido poliacrílico ou *primer* na retenção dos CIVs.[34,35] Vale salientar que a interação química com os substratos dentais existentes nos CIVs convencionais[36,37] é mantida nos CIVMRs, mas a presença de monômeros resinosos ocasiona uma desmineralização superficial e formação de *tags resinosos*, que apesar de não serem considerados como uma camada híbrida,[38] são responsáveis pela melhoria da adesão do CIVMR aos tecidos duros dos dentes.

A aplicação de ácidos inorgânicos moderados, como o ácido fosfórico, é contraindicada antes da inserção dos CIVs, pois este ácido remove o cálcio da estrutura dentária superficial e compromete a adesão química aos substratos.[39] Além disso esse procedimento não mostrou melhoria nos resultados de resistência de união, nem do selamento marginal.[39,40] Outra tentativa de aumentar a resistência dos CIVMRs foi por meio da hibridização, ou seja, com aplicação prévia de sistemas adesivos aos substratos antes da inserção dos CIVMRs. Esse procedimento também não melhorou os valores de resistência de união aos substratos dentais nem o selamento marginal, além de impedir a união química do CIVMR aos tecidos do dente.[39,40] A Figura 7.23 mostra um exemplo de interface de união do CIVMR e a dentina e do CIVMR e o esmalte.

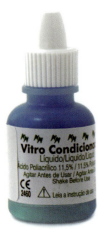

Figura 7.24 Frasco de ácido poliacrílico utilizado para o condicionamento dos substratos dentais antes da inserção dos cimentos de ionômero de vidro.

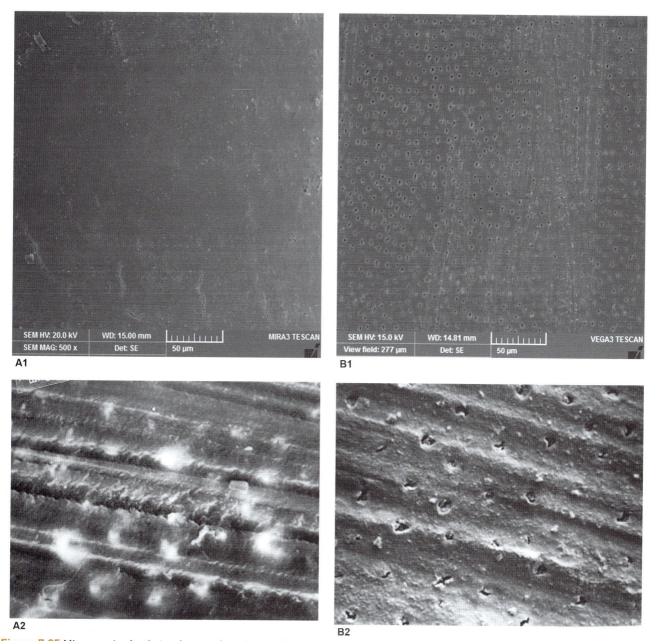

Figura 7.25 Microscopia eletrônica de varredura da superfície da dentina antes (**A**) e depois (**B**) do condicionamento com ácido poliacrílico a 26% (Riva Conditioner®, SDI) por 30 segundos. (Imagens A1 e B1 gentilmente cedidas pela discente de pós-graduação Renata Terumi Jitumori e pela Profa. Dra. Giovana Mongruel Gomes, UEPG; imagens A2 e B2 [reimpressão de Davidson C, Mjör I, 1999, com permissão da Quintessence Publishing Company].)[13]

Adesão | Selamento ou resistência de união?

As propriedades de adesão devem ser vistas como uma associação entre o selamento marginal e a resistência de união. Os valores de resistência de união do cimento de ionômero de vidro convencional são baixos em comparação com os obtidos com os sistemas adesivos e resinas compostas. No entanto, durante o teste, em vez de falhas interfaciais ocorrem falhas coesivas do cimento de ionômero de vidro (Figura 7.26).[32,41] Isso indica que o material é fraco mecanicamente, mas não permite aferir que a resistência do material aos substratos dentais seja baixa.

Esses valores de resistência de união não permitem afirmar que a capacidade de selamento do cimento de ionômero de vidro seja inferior à de outros materiais com alta resistência de união aos substratos dentais. Por exemplo, uma prótese total retida por quatro implantes tem alta resistência de união (retenção) à estrutura do rebordo, entretanto, isso não implica selamento hermético, pois a prótese necessita ser periodicamente removida para a higienização.

Por outro lado, a adição de monômeros resinosos aos CIVMRs aumentou a resistência coesiva desses cimentos e propiciou a mensuração da resistência de união aos substratos dentais.

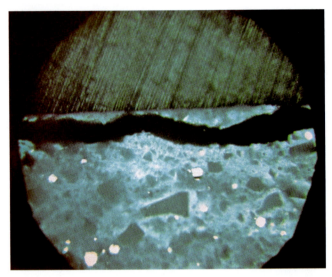

Figura 7.26 Falha coesiva de um cimento de ionômero de vidro ocasionada por tensões de cisalhamento. Observe que a união com a estrutura dentária foi preservada. (Reimpressa de Davidson e Mjör, 1999, com permissão da Quintessence Publishing Co, Inc.)[13.]

Essa união é numericamente superior à aferida com os CIVs convencionais tanto em esmalte como em dentina.[29,30,33,42]

A despeito de sua baixa resistência coesiva e dos baixos valores de resistência de união mensurados, o CIV convencional tem um excelente vedamento marginal.[43] Uma recente revisão sistemática de estudos clínicos também demonstrou desempenho superior em termos de retenção desses materiais em comparação com o uso de resinas compostas e sistemas adesivos em lesões cervicais não cariosas.[44]

▪ Liberação de flúor

O papel do flúor na prevenção da cárie e nos processos de desmineralização e remineralização tem sido fruto de muitos estudos, e diferentes formas de apresentação de flúor têm sido empregadas para esta finalidade. Entre os materiais restauradores, os CIVs são os de eleição quando se deseja a liberação de flúor.

O flúor liberado pelo CIV é incorporado aos tecidos mineralizados do dente, tornando-os mais resistentes aos ciclos de desmineralização e remineralização;[45] ele atua também remineralizando lesões incipientes de cárie em esmalte e dentina ao redor do material ou nas proximidades de dentes adjacentes.[46,47] Além disso, estudos têm demonstrado hipermineralização da dentina adjacente ao CIV.[48] Como o flúor também é antibacteriano, há diminuição ou modificação da flora bacteriana próximo ao local restaurado com um CIV.[49-51]

Como pode ser visto na reação de presa do material, o flúor é um dos elementos deslocados da partícula de vidro. Ele fica fracamente ligado à estrutura do material e é facilmente liberado para o meio. Um alto percentual de flúor, em sua maior parte na forma de fluoreto de sódio,[11,52] é liberado imediatamente após a inserção do CIV convencional e do CIVMR (Figura 7.27). Quantidades significativas de sódio e alumínio também são liberadas para o meio sem prejudicar as propriedades mecânicas do material. Isso pode ser verificado porque CIVs convencionais testados imediatamente têm resistência mecânica similar aos CIVs convencionais avaliados após 6 a 12 meses.[53,54]

A liberação de flúor do CIV convencional é elevada nas primeiras 48 horas e reduz lentamente com o passar do tempo. Como pode ser observado na Figura 7.27, tanto os CIVs convencionais, quanto os CIVMRs apresentam esse mesmo padrão de liberação, embora a liberação imediata dos CIVMRs, dependendo da marca comercial possa ser inferior nos primeiros dias.[55] Essa redução da liberação, com o passar do tempo e para ambos cimentos, é esperada por causa da menor disponibilidade de flúor na matriz de polissais e da redução da mobilidade de íons nessa cadeia em razão da presa final do material.[51,56]

Outros materiais contendo flúor, como o compômero e a resina composta com partículas de fluoreto de itérbio, também liberam flúor para o meio, porém essa liberação é bem menor que a promovida pelos CIVs convencionais e CIVMRs (ver Figura 7.27). O CIV reforçado por metais tem uma liberação de flúor também menor, já que parte das partículas de vidro foram substituídas por partículas metálicas,[57] reduzindo a disponibilidade de íons flúor na matriz de polissais.

> O uso de adesivos ou vernizes para a proteção final do cimento de ionômero de vidro contra a sinérese também reduz a liberação de flúor.[58] Esse procedimento de proteção pode ser suprimido em pacientes com alto risco de cárie, em que o material é geralmente usado como restaurador provisório e se deseja um máximo de liberação de flúor desde a imediata inserção da restauração.

Outra vantagem dos CIVs é que eles podem ser "recarregados", desde que outras fontes de flúor entrem em contato com a superfície do material. Após a "recarga" com flúor fosfato acidulado a 1,23%, por 4 minutos,[59] pode-se observar uma liberação de flúor dos CIVs (Figura 7.28), porém ainda bem inferior ao nível da liberação de flúor imediatamente após a inserção. Os CIVs convencionais e os CIVMRs têm maior potencial de serem "recarregados" quando comparados com os compômeros.[59] A "recarga" garante a presença constante de flúor no meio bucal, importante para a remineralização de lesões incipientes.

> As soluções utilizadas para a "recarga" também influenciam na quantidade de flúor doado posteriormente para o meio. A aplicação de gel de flúor acidulado a 1,23% promove uma "recarga" 6 vezes maior que outro gel de flúor não acidulado, e até 10 vezes maior que soluções para bochecho à base de fluoreto de sódio a 0,05% ou 0,2%.[5] Contudo, a aplicação do gel de flúor acidulado causa o condicionamento da matriz do ionômero de vidro erodindo-o, o que aumenta a suscetibilidade à pigmentação e a rugosidade superficial. Deve-se, portanto, equilibrar as vantagens e as desvantagens do procedimento antes de executá-lo na prática clínica.

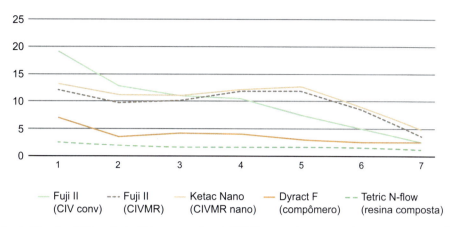

Figura 7.27 Liberação de flúor (μg/dℓ/mm²) de CIVs convencional, CIVMRs compômero e resina composta com flúor em razão do tempo. CIV conv: cimento de ionômero de vidro convencional; CIVMR: cimento de ionômero de vidro modificado por resina. (Adaptada de Neelakantan et al., 2011.)[55]

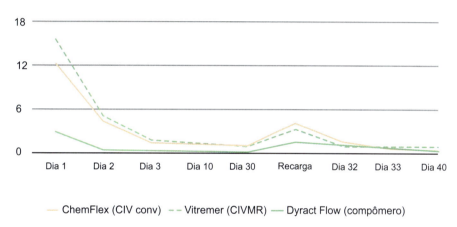

Figura 7.28 Liberação de flúor (ppm) de um CIV convencional, um CIVMR e um compômero ao longo do tempo e após recarga com gel de flúor fosfato acidulado a 1,23% por 4 minutos. CIV conv: cimento de ionômero de vidro convencional; CIVMR: cimento de ionômero de vidro modificado por resina. (Adaptada de Attar e Turgut, 2003.)[59]

A recorrência de lesões de cárie ao redor de restaurações de CIVs é praticamente inexistente se comparada com outros materiais restauradores, como compômeros e resinas compostas.[60,61] Estudos realizados com microscopia de luz polarizada permitiram avaliar a espessura de zonas de inibição de desmineralização ao redor de diferentes materiais que contêm flúor. A espessura dessa zona inibitória ao redor das restaurações foi bem maior para os CIVs convencionais, seguido da produzida pelos CIVMRs. Entretanto, os dois materiais proporcionaram uma zona de inibição significativamente maior quando comparados com sistemas adesivos que liberam flúor.[62]

▪ Biocompatibilidade

Muitos autores descrevem a biocompatibilidade com ênfase nas questões relacionadas com a acidez do material em contato com o complexo dentino pulpar. Os CIVs são materiais biocompatíveis desde que aplicados sobre uma camada de dentina de, no mínimo, 0,5 mm.[63,64]

Essa boa compatibilidade se deve a alguns fatores:
- O ácido poliacrílico utilizado como condicionador é extremamente fraco
- Quando ocorre a dissociação dos íons hidrogênio (do condicionamento ou durante a aplicação do ionômero de vidro), eles continuam ligados por atrações eletrostáticas à cadeia que está sendo formada, o que impede sua penetração na dentina
- Quanto mais a reação prossegue, mais o pH aumenta por causa do consumo de prótons de hidrogênio
- A difusão dos íons hidrogênio é dificultada pelo grande peso molecular do próprio ácido e da cadeia que está sendo formada
- Uma camada fina de dentina é suficiente para a adesão entre a cadeia de ácido poliacrílico e a estrutura dentária. A partir do início da união, precipitam-se sais insolúveis que impedem a passagem de íons hidrogênio.

Os CIVMRs e os compômeros, por conterem monômeros resinosos na sua composição, são menos biocompatíveis que os

CIVs convencionais. Assim como os CIVs convencionais, esses materiais não são indicados para contato direto com a polpa como em um capeamento direto.[65,66] Esses materiais em contato direto com o tecido pulpar geram inflamação crônica e persistente ao longo do tempo.[6,67,68] A citotoxicidade desses materiais modificados depende da quantidade de monômero resinoso na composição do material e não de seu pH.[69] Após a fotoativação, o pH desses materiais se eleva (pH entre 5 e 9,8), portanto não deve ser considerado como um fator de agressão.[70]

Propriedades térmicas

A Tabela 7.8 apresenta o coeficiente de expansão térmica linear e outras propriedades térmicas de alguns materiais odontológicos. Diferenças entre os coeficientes de expansão térmica e linear entre os tecidos dentais e o material restaurador resulta em falha na interface, criando uma área de concentração de tensões que propicia a fratura do material restaurador ou da estrutura dentária durante a aplicação de cargas mastigatórias. Isso pode ser agravado pela incidência de cargas mecânicas sobre essa interface.

Os valores de coeficiente de expansão térmica linear dos CIVs restauradores são semelhantes ao esmalte, enquanto os CIVs indicados para base são semelhantes à dentina. Isso pode ser visto como uma vantagem desse material odontológico (ver Tabela 7.8).[10,71]

Não é apenas o coeficiente de expansão térmica que deve ser levado em consideração quando se pensa em isolamento térmico. No Capítulo 1, *Princípios Básicos para a Caracterização dos Materiais*, discute-se o papel de outras propriedades térmicas como difusividade e condutividade térmica. A resina composta híbrida, apesar de ter um coeficiente de expansão térmica diferente do esmalte dentário, tem coeficiente de difusividade e de condutividade térmica muito semelhante ao esmalte, o que a torna menos suscetível às alterações térmicas (ver Tabela 7.8). Em contraposição, os metais, como o amálgama, têm difusividade térmica, condutibilidade térmica e coeficiente de expansão térmica linear muito altas. Por isso que em cavidades moderadas a profundas é necessário o uso de um material de base que atue como isolante térmico, protegendo o complexo dentinopulpar contra variações extremas de temperatura quando se usa materiais restauradores metálicos.

Para finalizar, é importante salientar que, apesar de o ser humano ingerir líquidos e sólidos a temperaturas extremas para os tecidos bucais, mudanças bruscas de temperatura ocorrem somente durante poucos segundos,[72] por causa da rápida ingestão dos líquidos. Isto indica que as variações de temperatura não chegam a ter impacto significativo no selamento de restaurações realizadas com materiais não metálicos.

Propriedades estéticas

O CIV convencional não é considerado um material estético. Embora no passado tenha sido bastante empregado para restaurações em dentes anteriores, na época não existiam as resinas compostas atuais, que são os materiais restauradores diretos de eleição para restaurações estéticas em dentes anteriores.

Algumas características intrínsecas dos CIVs convencionais são responsáveis por suas baixas propriedades estéticas, como:

- Rugosidade superficial em razão do maior tamanho médio das partículas
- Pouca variedade de cores fornecida pelo fabricante
- Porosidade interna
- Ausência de translucidez
- Excessiva opacidade.[6]

Os CIVMRs apresentam melhores propriedades estéticas por causa da inclusão de monômeros resinosos na sua composição, e também por serem comercializados em maior número de cores. Porém, vários estudos clínicos têm demonstrado descoloração acentuada de corpo dos CIVMRs em curto e longo prazos.[73-76]

Tanto o CIV convencional quanto o CIVMR têm superfícies rugosas mesmo após o polimento, comparativamente a materiais mais estéticos como as resinas compostas. Essa rugosidade facilita a agregação de biofilme bacteriano e a retenção de corantes. Observe na Tabela 7.9 que os CIVs convencionais e os CIVMRs testados em um estudo *in vitro* apresentam tamanho

TABELA 7.8

Coeficientes de expansão térmica linear, condutividade e difusividade térmica de vários materiais e de substratos dentais.

Substrato	Coeficiente de expansão térmica linear (mm/mm °C. 10⁻⁶)	Condutividade térmica (cal/s/cm⁻²)	Difusividade térmica (mm²/s)
Esmalte	11,4	0,0022	0,469
Dentina	8,3	0,0015	0,183
Amálgama	22 a 28	0,055	9,6
CIV convencional (restaurador)	10 a 13	–	0,198
CIV reforçado por metal	15	–	–
CIV convencional (base)	8	–	–
CIVMR	31,5	–	–
Resina composta híbrida	35 a 50	0,0026	0,675
Resina composta microparticulada	50 a 60	–	–

CIV: cimento de ionômero de vidro; CIVMR: cimento de ionômero de vidro modificado por resina.
Adaptada de Navarro e Pascotto, 1998; Wilson e McLean, 1988; Burgess *et al*., 1994; Sakaguchi *et al*., 2019.[5,6,58,66]

CAPÍTULO 7 | Cimentos de Ionômero de Vidro

TABELA 7.9
Tamanho médio e tamanho mais frequente das partículas de vidro, e rugosidade antes e após a abrasão *in vitro* de diferentes materiais restauradores diretos.

Classificação do material	Marca comercial	Tamanho médio das partículas (mm)	Tamanho mais frequente (mm)	Rugosidade após o polimento (mm)	Rugosidade após 3 h de abrasão (mm)
CIV convencional	HIFI Master Palette® (Shofu)	10,5	7,4	0,5	1,8
	Ketac Fil® (ESPE)	12,5	3,9	0,3	1,1
CIVMR	Fuji II LC capsule® (GC)	7,0	8,9	0,3	2,1
	Photac Fil® (3M)	5,6	3,8	0,4	3,1
	Vitremer® (3M Oral Care)	6,25	6,7	0,3	1,46
Compômero	Dyract® (Dentsply)	2,4	1,9	0,1	0,3
Resina composta microparticulada	Silux-Plus® (3M)	0,04	39,5	0,02	0,1
Resina composta micro-híbrida	Z100® (3M Oral Care)	1,0	0,8	0,02	0,3

Adaptada de Gladys *et al.*, 1997.[77]

médio de partículas (μm) muito maior que a da resina composta micro-híbrida avaliada.[77] Isso indica dificuldade imediata de polimento, que pode ser observada pela alta rugosidade após o polimento do material (0,3 a 0,5 μm) comparativamente às resinas compostas (aproximadamente 0,02 μm). Essa rugosidade tende a piorar com o tempo. Observe ainda que, na Tabela 7.9, de todos os materiais avaliados, os CIVs são os que se tornam mais rugosos após a abrasão *in vitro*.

A incorporação de bolhas nos CIVs, decorrente da aglutinação de pó ao líquido, também predispõe à agregação de alimentos e à retenção de corantes. A matriz do material pode sofrer erosão pelos metabólitos bacterianos produzidos por placa aderida próximo à restauração ou pela ingestão de bebidas ácidas. Felizmente, essa rugosidade superficial não induz a maior agregação de biofilme bacteriano por causa da liberação lenta e constante de flúor, e ela pode ser minimizada pela proteção de superfície,[76,78,79] como será visto mais adiante.

Avaliações clínicas de longa duração mostram que os CIVs convencionais e os CIVMRs sofrem erosão e se tornam mais rugosos, apesar dos excelentes percentuais de retenção em cavidades de classe V não retentivas.[75,80-82] Isto foi recentemente confirmado por uma revisão sistemática que apontou que restaurações realizadas com CIVs/CIVMRs em lesões cervicais não cariosas têm maior rugosidade e manchamento de corpo que restaurações de resinas compostas após 2 a 3 anos de função clínica.[44]

Os compômeros são mais semelhantes às resinas compostas que aos CIVs e, por conseguinte, estão disponíveis em diversas cores, permitindo melhor combinação de cor com a estrutura dentária. Avaliações clínicas de média duração mostram que esses materiais mantêm suas características estéticas ao longo do tempo[75,82] a despeito de sua maior sorção de água quando comparadas às resinas compostas.[83,84]

▪ Propriedades mecânicas

Os CIVs são fracos mecanicamente quando comparados com as resinas compostas, e isso se deve à fraca ligação entre as partículas de vidro e a matriz de polissais.[6] O CIV convencional têm uma baixa resistência à flexão (Figura 7.29) e à tração diametral (Figura 7.30) comparativamente à resina composta.[85] Essas propriedades mecânicas foram melhoradas nos CIVMRs (Figuras 7.29 a 7.31), em razão da formação de uma matriz polimérica, que é mais resistente que a matriz de polissais.

Tanto o CIV convencional como o CIVMR aumentam suas propriedades mecânicas ao longo do tempo, e isso é atribuído à contínua reação de presa do material (Figura 7.32).[53,54] Apesar do recente lançamento de CIVMR com adição de nanopartículas, esse material não é significativamente melhor que os CIVMRs sem a presença de nanopartículas.[21-23]

As resinas compostas apresentam as melhores propriedades mecânicas por causa do alto teor de carga e da silanização das partículas, processo inexistente nos CIVs e apenas parcialmente realizado nos compômeros. Essa silanização permite uma forte união entre as partículas de carga e a matriz polimérica aumentando as propriedades mecânicas do material, conforme discutido no Capítulo 5, *Resinas Compostas*.

> Os compômeros se assemelham mais às resinas compostas e, portanto, têm maiores propriedades mecânicas que os CIVs convencionais e os CIVMRs. Entretanto em função da menor concentração de partículas de carga e de sua silanização parcial, esses materiais ainda são mecanicamente inferiores às resinas compostas.[85,86]

▪ Alterações dimensionais e sorção de água

Quando o material inicia a reação de presa, esta é acompanhada por valores de contração similares aos das resinas compostas.[87] Isso gera tensões que podem causar a fratura de corpo do material e, menos corriqueiramente, fendas na interface entre o dente e a restauração.[88,89] Se, além disso, o material for colocado em um ambiente sem umidade e proteção, a contração será ainda mais acentuada devido à perda de água (sinérese).[12] Essa contração é tão intensa que é visível a formação de fenda entre o dente e a restauração.[6]

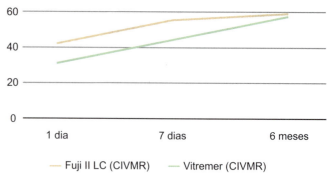

Figura 7.32 Resistência à flexão (MPa) de dois CIVMRs ao longo de 6 meses. CIVMR: cimento de ionômero de vidro modificado por resina. (Adaptada de Miyazaki et al., 1996.)[54]

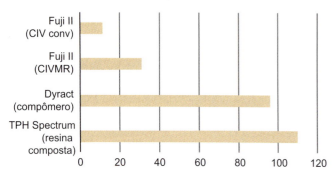

Figura 7.29 Resistência à flexão (MPa) de um CIV convencional, um CIVMR, um compômero e uma resina composta. (Adaptada de Meyer et al., 1998.)[85]

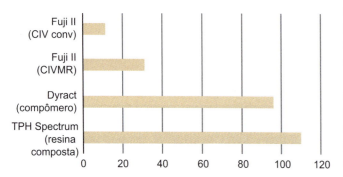

Figura 7.30 Resistência à tração diametral (MPa) de um CIV convencional, um CIVMR, um compômero e uma resina composta. CIV conv: cimento de ionômero de vidro convencional; CIVMR: cimento de ionômero de vidro modificado por resina. (Adaptada de Meyer et al., 1998.)[85]

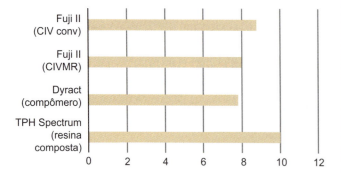

Figura 7.31 Módulo de elasticidade (GPa) de um CIV convencional, um CIVMR, um compômero e uma resina composta. CIV conv: cimento de ionômero de vidro convencional; CIVMR: cimento de ionômero de vidro modificado por resina. (Adaptada de Meyer et al., 1998.)[85]

Por outro lado, a contração de presa desses materiais e a consequente geração de tensões pode ser compensada pela sorção de água do material (Figura 7.33).[89] O contato com a água é responsável pelo mecanismo de autorreparação, conforme descrito na Figura 7.33. Segundo esta teoria, a expansão do material pela sorção leva à redução das fendas formadas entre o dente e a restauração.[89] Quanto maior o tempo de desidratação, maior o tempo necessário para a sorção de água e consequente expansão do material.[9,18] No entanto, se houver rompimento da união com a estrutura dentária, a sorção de água não restituirá esta união.[37,88]

Os CIVs convencionais e os CIVMRs têm alta sorção de água comparativamente aos compômeros e resinas compostas, tanto no tempo imediato quanto após alguns meses de sua inserção (Figura 7.34). Os CIVMRs ainda absorvem mais água que os CIVs convencionais em virtude de sua matriz polimérica ser produzida em grande parte por monômeros resinosos com características hidrofílicas.[83,84] Essa sorção de água leva a uma expansão do material, que pode compensar a contração e diminuir as fendas entre o dente e a restauração ao longo do tempo.[18,24,89]

> Os compômeros têm maior sorção de água que as resinas compostas, pois há adsorção de água ao redor das partículas parcialmente silanizadas (ver Figura 7.34). Isso produz expansão higroscópica, diminuindo a fenda do dente com a restauração.[24,83,84] No entanto, como a sorção de água é um processo bastante lento, a diminuição das fendas formadas na interface restaurada demora muito tempo, podendo não evitar a descoloração marginal e, possivelmente, a instalação de uma lesão de cárie dentária adjacente à margem da restauração.[75,82]
> Além disso, a sorção de água flexibiliza as ligações intermoleculares entre as complexas cadeias formadas entre o ácido poliacrílico e o polímero formado por monômeros hidrofílicos e outros dimetacrilatos, podendo acelerar a degradação do material ao longo do tempo, de forma semelhante ao que ocorre com as resinas compostas e os sistemas adesivos.[90,91]

Em relação à contração de polimerização, a inclusão de monômeros resinosos aumentou a contração dos CIVMRs em relação aos ionômeros convencionais.[92,93] Essa contração

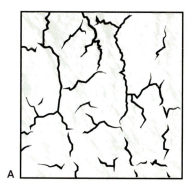 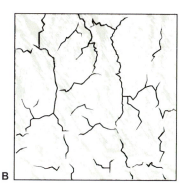 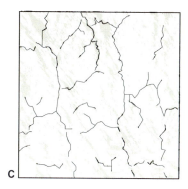

Figura 7.33 A a C. Mecanismo de autorreparação do cimento de ionômero de vidro. As trincas e poros observados são gradativamente reduzidos com a contínua reação de presa do material. (Adaptada de Sidhu *et al.*, 2004; Davidson, 1994.)[37,88]

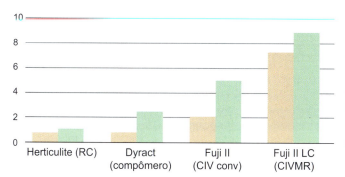

Figura 7.34 Sorção de água (% em peso) de uma resina composta (RC), um compômero, um CIV convencional e um CIVMR após 3 dias e 3 meses de armazenamento em água. CIV conv: cimento de ionômero de vidro convencional; CIVMR: cimento de ionômero de vidro modificado por resina. (Adaptada de Small *et al.*, 1998.)[83]

pode ser ainda exacerbada, com o desenvolvimento de fendas marginais, quando o material é deixado em condições de ressecamento por tempo prolongado.[37] Para evitar esses problemas, indica-se a proteção superficial dos CIVs convencionais e dos CIVMRs.

> Os compômeros apresentam contração de polimerização semelhante às resinas compostas, e superiores aos CIVs convencionais e CIVMRs.[92,93] Entretanto, essa contração não é acompanhada por excessiva tensão de polimerização, pois o material tem módulo de elasticidade inferior ao das resinas compostas (ver Figura 7.31). Isso é atribuído ao baixo percentual de carga e à silanização parcial das partículas que, por reduzirem a união entre a partícula e a matriz resinosa, diminuem as propriedades mecânicas como um todo, inclusive o módulo de elasticidade.[94]

MANIPULAÇÃO E INSERÇÃO NA CAVIDADE DENTÁRIA

Dependendo da forma de apresentação do material, a aglutinação do pó ao líquido será diferente. Quando comercializado na forma pó-líquido para mistura manual, deve-se tomar o cuidado de manter o frasco fechado para evitar contaminação pela umidade. O líquido não deve ser mantido refrigerado, pois poderá ocorrer geleificação precoce do ácido poliacrílico com a baixa temperatura.

É fundamental entender de todos os cuidados prévios ao proporcionamento, assim como todos os detalhes da manipulação propriamente dita, já que esse material, por ser muito sensível às variações de manipulação, pode ter seu comportamento clínico afetado.[17,81]

▪ Cuidados prévios ao proporcionamento pó:líquido

É fundamental seguir as etapas descritas para garantir um bom proporcionamento pó:líquido. A Figura 7.35 apresenta um resumo esquemático das etapas.

1. Antes de iniciar a manipulação manual, o frasco do pó deve ser agitado para permitir a homogeneização entre os diferentes tamanhos de partículas de vidro (Figura 7.35A e B).
2. Seguir sempre a recomendação do fabricante em relação à proporção pó:líquido, a não ser que seja desejável alterar a viscosidade do produto para outra indicação.
3. Utilizar a concha dosadora fornecida pelo fabricante, pois há muitas diferenças entre as conchas de um mesmo fabricante ou entre fabricantes.
4. Dosar primeiro o pó antes do líquido, para evitar evaporação do líquido. O pó também absorve umidade e, portanto, a dosagem na placa de vidro deve ser realizada imediatamente antes da manipulação.
5. Para a aglutinação, pode-se utilizar uma placa de vidro ou um bloco de papel impermeável fornecido pelo fabricante. A placa de vidro pode ser resfriada, sem que ocorra condensação de água, a fim de aumentar o tempo de trabalho do CIV.
6. Pode-se usar espátula plástica ou metálica, desde que sejam de boa qualidade. A fricção da espátula metálica sobre a placa de vidro em contato com o ácido poliacrílico promove a liberação de íons metálicos da espátula, que são incorporados à estrutura do material. Estes íons metálicos não prejudicam as propriedades do material, à semelhança

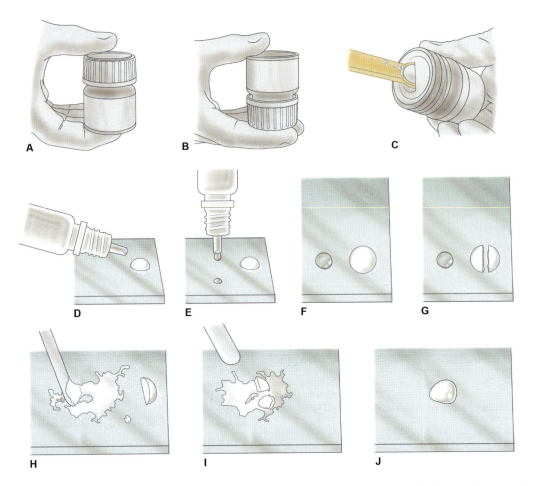

Figura 7.35 Sequência de manipulação do cimento de ionômero de vidro pó:líquido. **A** e **B.** Antes de dosar o pó, o pote deve ser agitado para a homogeneização das partículas. **C.** Introduzir a concha dosadora no frasco de vidro e retirá-la a seguir, removendo o excesso de pó friccionando a concha contra o próprio frasco. **D, E** e **F.** O frasco de líquido deve ser lentamente girado de cabeça para baixo para gotejamento do líquido, evitando o acúmulo de bolhas de ar. **G.** O pó deve ser dividido em duas porções iguais. **H** e **I.** A homogeneização inicia com a aglutinação da primeira porção de pó ao líquido, seguida da incorporação da segunda porção. **J.** Ao fim, o material deverá ter uma consistência homogênea e brilhante que pode variar de acordo com a indicação do material.

do que ocorre com os cimentos reforçados por prata. No entanto, deixam a superfície do material com um aspecto metálico.

- **Preparo da cavidade dental**

Antes de inserir o material na cavidade, os substratos dentais devem ser preparados. Além dos procedimentos de preparo cavitário, inerentes aos materiais restauradores que serão empregados, há necessidade de tratamento da superfície da cavidade.

A maioria dos CIVs convencionais ou dos CIVMRs recomenda a aplicação de um ácido poliacrílico de 10 a 26% por 10 a 30 segundos, seguido de lavagem e secagem sem desidratação da dentina. O ácido poliacrílico pode ser comercializado na forma líquida ou gel. Em vez de condicionamento e lavagem, outros fabricantes de CIVMRs, fornecem uma solução de *primer*, que contém ácido poliacrílico e monômeros resinosos, que serve para autocondicionar o substrato sem a necessidade de lavagem.

Deve-se mencionar que existem CIVMRs cujos fabricantes não recomendam nenhum condicionamento da superfície antes da inserção do material, como o Ketac Universal® (3M Oral Care).

- **Manipulação propriamente dita**

A seguir, a sequência de etapas para a manipulação do CIV e do CIVMR.

1. Introduzir a concha dosadora no frasco de vidro e retirá-la a seguir, removendo o excesso de pó acima da concha dosadora com uma espátula reta ou friccionando no próprio frasco (Figura 7.35C).
2. O pó deve ser colocado próximo à extremidade da placa, deixando espaço para dispensar a gota próximo ao pó (Figura 7.35D). Isso reduz a dispersão do líquido durante a manipulação o que facilita a aglutinação do pó ao líquido.
3. Para que a gota possa ser corretamente dispensada, o frasco deve estar perpendicular à superfície da placa de vidro

(Figura 7.35D, E e F). É importante que o frasco seja primeiro colocado paralelo à superfície da placa e logo a seguir movimentado até ficar perpendicular. Isto diminui a inclusão de bolhas de ar no líquido, sendo particularmente importante no caso de materiais que possuem líquidos viscosos.

4. Fazer a divisão do pó em duas porções de volumes semelhantes para facilitar a aglutinação (Figura 7.35F e G).
5. O tempo de manipulação recomendado pelo fabricante varia em torno de 1 minuto e deve ser sempre respeitado. Como a reação de presa inicia imediatamente quando o pó entra em contato com o líquido, a manipulação pode ser terminada tão logo seja incorporado todo o pó ao líquido. Em geral, tempos de manipulação mais duradouros são recomendados para materiais indicados para cimentação, pois é desejável que haja redução adicional do tamanho das partículas, diminuindo a espessura do filme de cimento. Já para os materiais indicados para restauração, deseja-se somente a solubilização superficial das partículas de pó para a formação mínima de uma matriz de polissais e gel de sílica.
6. A primeira porção do pó deve ser aglutinada ao líquido, por cerca de 10 a 15 segundos (Figura 7.35H).
7. A segunda porção deve ser levada na sua totalidade, imediatamente após a aglutinação da primeira, até atingir a consistência desejada ou alcançar o tempo máximo de manipulação (Figura 7.35I). A massa obtida deve ser homogênea e com aspecto brilhante (Figura 7.35J).
8. O CIV não deve ser espatulado, e sim aglutinado. Caso o material seja espatulado, ocorrerá fratura da matriz de polissais sendo formada, com consequente redução de suas propriedades mecânicas. Para adequada aglutinação, deve-se utilizar uma pequena área da espátula e movimentar o pó sobre o líquido em movimentos de vai e vem. Observa-se que ocorrerá molhamento do pó até que ele seja totalmente aglutinado.

A consistência final dos CIVs varia de acordo com o tipo:

- Tipo I (cimentação): deve permitir a formação de um fio de 3 a 4 cm, que não quebra quando a espátula for afastada da placa de manipulação
- Tipo II: a formação de um fio com 1 cm é a mais indicada, mas existem alguns materiais, principalmente os CIVMRs, que ficam com um aspecto mais viscoso (consistência da massa da resina composta). Nesses casos, a consistência lembra mais uma massa de modelar, com brilho úmido na superfície
- Tipo III: indicados para base, devem formar um fio com 1 a 2 cm.

Nos CIVs convencionais e nos CIVMRs comercializados em cápsulas, não há manipulação manual. Nesses casos, deve-se ativar a cápsula, geralmente ao empurrar um pequeno êmbolo em direção à ponteira. Ao efetuar esse procedimento, ocorre rompimento de uma película no interior da cápsula que mantinha separado o pó do líquido. A manipulação mecânica deve ser realizada em um aparelho de alta frequência, o mesmo utilizado para cápsulas de amálgama (para mais detalhes, ver Capítulo 8, *Amálgama*). Geralmente a mistura mecânica é feita por 10 segundos, mas há diferenças em função da marca comercial do produto, e os tempos indicados devem ser respeitados.

Esse tipo de apresentação comercial tem muitas vantagens: maximiza as propriedades do material, pois ele é proporcionado corretamente e evita incorporação de ar na trituração; permite maior liberação de flúor, pois a mistura mecânica permite que haja maior consumo das partículas de pó pelo ácido poliacrílico, liberando maior quantidade de íons, inclusive flúor; e tem menor tempo de manipulação quando comparado com os CIVs convencionais ou CIVMRs comercializados no sistema pó:líquido para manipulação manual.[5] As desvantagens associadas a esses sistemas são custo mais alto e necessidade de um triturador mecânico.

■ Inserção na cavidade

Se for corretamente manipulado dentro do tempo recomendado, o material ainda tem um tempo de trabalho de aproximadamente 2 a 3 minutos. A inserção do material na cavidade dentária deve ser feita enquanto ele possuir brilho úmido, para haver a união química com os substratos dentários.

A inserção deve ser feita, de preferência, com o auxílio de pontas acopladas à seringa Centrix® ou similar, pois tal procedimento reduz a incorporação de bolhas e de porosidades na estrutura do material, maximizando suas propriedades mecânicas (Figura 7.36). Além disso, essa seringa facilita a inserção e possibilita melhor adaptação do material à cavidade. Na ausência da Centrix®, o material deve ser inserido com uma espátula de inserção. No caso dos sistemas capsulados, estes devem ser colocados em seringas específicas que podem levar o material diretamente para dentro do preparo cavitário.

■ Proteção

Os CIVs convencionais e os CIVMRs têm alta sensibilidade ao ganho (embebição) e perda (sinérese) de água. Assim, é fundamental que o material seja protegido durante a presa inicial (ver Figura 7.36). A melhor forma de evitar a embebição durante a realização de uma restauração é isolar o campo operatório. Após a perda do brilho úmido, cerca de 2 a 4 minutos após o início da manipulação, o material deve ser protegido contra a sinérese.

No caso de restaurações provisórias ou definitivas com CIV convencional ou CIVMR, ou seja, em restaurações em que estes materiais ficarão expostos na cavidade, deve-se aplicar, na superfície do material, vernizes cavitários, sistemas adesivos, esmalte cosmético para unhas ou um agente de cobertura fornecido pelo fabricante (Figura 7.12).[5,95] Como a reação de presa final do material demora de 24 a 48 horas, o agente de proteção deve ser efetivo nesse período, a fim de evitar que o material fique frágil e quebradiço e tenha alta contração gerando falhas marginais.[12]

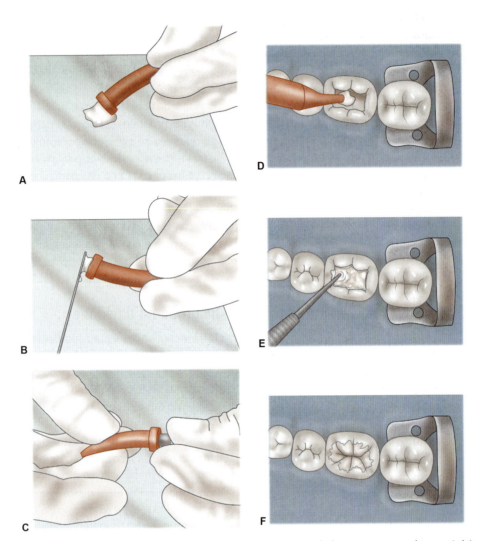

Figura 7.36 A a F. Sequência de inserção do cimento de ionômero de vidro na cavidade como restaurador provisório. **A e B.** A cavidade deve ser condicionada com ácido poliacrílico de 10 a 30 segundos, seguido de lavagem e manutenção da dentina levemente úmida. **C.** Após a manipulação do CIV, o material deve ser inserido na ponteira da seringa Centrix®. O êmbolo da ponteira deve ser posicionado e levado à seringa propriamente dita. **D a F.** O material é então levado à cavidade. Aguardam-se 6 a 8 minutos para a presa inicial, removem-se os excessos (esculpindo) (**F**) e é feita a proteção superficial do CIV com uma camada de sistema adesivo, fotoativando-o.

Quando o CIV convencional ou o CIVMR for usado como base ou "forramento", o material também deve ser protegido, porém essa proteção deverá ser executada com um material que seja compatível com o material restaurador definitivo que será empregado da cavidade. Neste caso, por exemplo, o esmalte de unha não poderá ser empregado como agente de proteção.

Sistemas adesivos e vernizes podem ser utilizados quando o material restaurador definitivo for o amálgama, e apenas o sistema adesivo, se o material restaurador definitivo for a resina composta. Quando se optar por sistemas adesivos, haverá necessidade de realizar condicionamento ácido antes da aplicação do sistema adesivo. Como o ácido fosfórico causa desmineralização excessiva, que por sua vez diminui a resistência de união dos CIVs convencionais com a dentina, esse procedimento de condicionamento ácido só poderá ser feito depois da presa inicial do CIV convencional, entre 6 e 8 minutos.

Estudos demonstram que o condicionamento ácido da superfície do CIV convencional melhora a sua união com a resina composta; porém, o procedimento de condicionamento ácido só deve ser realizado após 6 a 8 minutos do início da aglutinação do cimento para garantir que o material alcance maior resistência coesiva e de união com a dentina.[96,97] Se esse procedimento for realizado, deve-se verificar que o CIV inserido tenha espessuras igual ou maior que 2 mm[37,98] para suportar o condicionamento e as tensões de contração da resina composta.

Durante o tempo de 6 a 8 minutos deve-se evitar a desidratação do campo operatório, por exemplo, mantendo o sugador ao redor da restauração. A manutenção do equilíbrio hídrico do CIV pode ser alcançada deixando uma bola de algodão umedecida próximo da restauração (mas não em contato) para garantir alta umidade relativa do ar nas proximidades da restauração após a perda do brilho (após 2 a 4 minutos).

Uma alternativa para evitar o condicionamento com ácido fosfórico dos CIVs usados como base de restaurações de resina composta é por meio de sua inserção como material restaurador provisório. Uma semana depois, o material pode ser desgastado em profundidade desejada, e ser exposto aos procedimentos de condicionamento ácido para a realização da restauração definitiva. Como estará mais maturado, com maiores propriedades mecânicas, o material suportará mais a ação do ácido em sua superfície e as tensões de contração de polimerização da resina composta. Essa estratégia é indicada para pacientes com alto risco de cárie, em que inicialmente se realiza a adequação do meio bucal antes do início dos procedimentos restauradores.

Felizmente, todas essas preocupações com a umidade e o tempo de condicionamento são desnecessárias nos CIVMRs, que podem ser condicionados com ácido fosfórico, sem prejuízo de suas propriedades após sua fotoativação. Apesar do condicionamento ácido produzir erosão superficial da matriz do CIVMR, isso não causará danos à estrutura do material, como o observado nos CIVs convencionais.[99] Como a adesão inicial dos CIVMRs aos substratos dentais é maior que a de seus antecessores, a contração de polimerização da resina composta aderida firmemente aos CIVMRs não causa o descolamento desses materiais das paredes cavitárias, preservando o selamento da interface restaurada.

Os CIVMRs, no entanto, também devem ser protegidos após a aplicação. Os mesmos agentes descritos para os CIVs convencionais podem ser empregados, porém a maioria dos fabricantes fornecem um frasco de *glaze* próprio para a proteção de superfície (Figura 7.12). Há fabricantes que não recomendam a aplicação de cobertura de superfície como o Ketac Universal® (3M Oral Care).

Com relação aos compômeros, sua manipulação e inserção na cavidade dental são exatamente iguais às realizadas com as resinas compostas, conforme apresentado no Capítulo 5, *Resinas Compostas*.

▪ Acabamento e polimento

O acabamento e o polimento das restaurações dos CIVs sempre devem ser evitados durante os períodos iniciais de presa. Isso minimiza a contaminação por umidade e a pigmentação precoce. Além disso, já foi demonstrado que as falhas precoces de união ocorrem quando o acabamento é feito imediatamente,[100] e isso se deve à falta de maturação da reação de presa e de união com a cavidade.

A manobra que auxilia na melhoria da lisura superficial do material, diminuindo a necessidade de acabamento e polimento, é a seguinte: após a inserção, mantê-lo "pressionado" por uma matriz de poliéster ou similar. A parte externa do material que geleifica em contato com a tira de poliéster se tornará extremamente lisa, à semelhança do que ocorre com as resinas compostas.

De preferência, somente os excessos grosseiros devem ser removidos com o auxílio de lâminas de bisturi. Após a remoção, é fundamental fazer novamente a proteção de superfície, que foi removida, das áreas das quais se removeu o excesso de material pelo procedimento de acabamento. Após o tempo de maturação inicial (24 a 48 horas), o acabamento e o polimento devem ser feitos de maneira similar às resinas compostas.

CONSIDERAÇÕES FINAIS

Apesar de ainda estarem disponíveis no mercado, os compômeros estão sendo cada vez menos utilizados. Esses materiais não têm as melhores propriedades estéticas quando comparados com as resinas compostas, nem melhor doação de flúor e união à estrutura dentária, como os CIVs.

Por outro lado, os CIVs, tanto convencionais como CIVMRs, são amplamente empregados na Odontologia. Um maior uso dos CIVs de alta viscosidade tem ocorrido nos últimos anos com o melhor entendimento e popularização de técnicas de mínima intervenção, como a ART.

REFERÊNCIAS BIBLIOGRÁFICAS

1. Wilson AD, Kent BE. The glass ionomer cement. A new translucent cement for dentistry. J App Chem Biotech. 1971:21-313.
2. Sidhu SK, Nicholson JW. A review of glass-ionomer cements for clinical dentistry. J Funct Biomater. 2016; 7.*
3. Khoroushi M, Keshani F. A review of glass-ionomers: From conventional glass-ionomer to bioactive glass-ionomer. Dent Res J (Isfahan). 2013; 10:411-20.*
4. Prosser HJ, Richards CP, Wilson AD. NMR spectroscopy of dental materials. II. The role of tartaric acid in glass-ionomer cements. J Biomed Mater Res. 1982; 16:431-45.
5. Navarro M, Pascotto R. Cimentos de ionômero de vidro. São Paulo: Artes Médicas; 1998.*
6. Wilson AD, McLean JW. Glass-ionomer cement. Chicago: Quintessence; 1988.
7. Naasan MA, Watson TF. Conventional glass ionomers as posterior restorations. A status report for the American Journal of Dentistry. Am J Dent. 1998; 11:36-45.
8. Mount G. An atlas of glass-ionomer cements. A clinician's guide. 3th ed. Londres: Martin Duniz; 2002.*
9. Wilson AD, Paddon JM. Dimensional changes occurring in a glass-ionomer cement. Am J Dent. 1993; 6:280-82.
10. Anusavice K, Shenn C, Rawls R. Phillip's science of dental materials. 12th ed. St. Louis: Saunders; 2012.
11. Sidhu SK, Schmalz G. The biocompatibility of glass-ionomer cement materials. A status report for the American Journal of Dentistry. Am J Dent. 2001; 14:387-96.
12. Bouschlicher MR, Vargas MA, Denehy GE. Effect of desiccation on microleakage of five Class 5 restorative materials. Oper Dent. 1996; 21:90-95.
13. Davidson C, Mjör I. Advances in glass-ionomer cements. Illinois: Quintessence, 1999.*

*Sugestão de leitura para aprofundamento no tema.

14. Sidhu S. Glass-ionomer cement restorative materials: A sticky subject? Australian Dental Journal. 2011; 56:23-30.
15. Kerby RE, Knobloch L. Strength characteristics of glass-ionomer cements. Oper Dent. 1992; 17:170-74.
16. Frankenberger R, Sindel J, Kramer N. Viscous glass-ionomer cements: A new alternative to amalgam in the primary dentition? Quintessence Int. 1997; 28:667-76.
17. Mount GJ. Buonocore memorial lecture. Glass-ionomer cements: past, present and future. Oper Dent. 1994; 19:82-90.
18. Sidhu SK, Sherriff M, Watson TF. The effects of maturity and dehydration shrinkage on resin-modified glass-ionomer restorations. J Dent Res. 1997; 76:1495-01.
19. Lagarde M, Francois P, Goff SL, Attal JP, Dursun E. Structural and long-term mechanical properties from a resin-modified glass ionomer cement after various delays of light-activation. Dent Mater J. 2018; 37:874-79.
20. de Gee AJ, Leloup G, Werner A, Vreven J, Davidson CL. Structural integrity of resin-modified glass ionomers as affected by the delay or omission of light activation. J Dent Res. 1998;77:1658-63.
21. Li Y, Lin H, Zheng G, Zhang X, Xu Y. A comparison study on the flexural strength and compressive strength of four resin-modified luting glass ionomer cements. Biomed Mater Eng. 2015; 26 Suppl 1:S9-17.
22. Dursun E, Nguyen JF, Tang ML, Attal JP, Sadoun M. HEMA release and degree of conversion from a resin-modified glass ionomer cement after various delays of light activation. Dent Mater. 2016; 32:640-45.
23. Falsafi A, Mitra SB, Oxman JD, Ton TT, Bui HT. Mechanisms of setting reactions and interfacial behavior of a nano-filled resin-modified glass ionomer. Dent Mater 2014; 30:632-43.
24. Huang C, Kei LH, Wei SH, Cheung GS, Tay FR, Pashley DH. The influence of hygroscopic expansion of resin-based restorative materials on artificial gap reduction. J Adhes Dent. 2002;4:61-71.
25. Eliades G, Kakaboura A, Palaghias G. Acid-base reaction and fluoride release profiles in visible light-cured polyacid-modified composite restoratives (compomers). Dent Mater. 1998; 14:57-63.
26. Tyas MJ. Milestones in adhesion: Glass-ionomer cements. J Adhes Dent. 2003; 5:259-66.
27. Powis DR, Folleras T, Merson SA, Wilson AD. Improved adhesion of a glass ionomer cement to dentin and enamel. J Dent Res. 1982;61:1416-22.
28. Czarnecka B, Deregowska-Nosowicz P, Limanowska-Shaw H, Nicholson JW. Shear bond strengths of glass-ionomer cements to sound and to prepared carious dentine. J Mater Sci Mater Med. 2007; 18:845-9.
29. Attin T, Buchalla W, Hellwig E. Influence of enamel conditioning on bond strength of resin-modified glass ionomer restorative materials and polyacid-modified composites. J Prosthet Dent. 1996; 76:29-33.
30. Buchalla W, Attin T, Hellwig E. Influence of dentin conditioning on bond strength of light-cured ionomer restorative materials and polyacid-modified composite resins. J Clin Dent. 1996;7:81-4.
31. Rai N, Naik R, Gupta R, Shetty S, Singh A. Evaluating the Effect of different conditioning agents on the shear bond strength of resin-modified glass ionomers. Contemp Clin Dent. 2017; 8:604-12.
32. Hoshika S, De Munck J, Sano H, Sidhu SK, Van Meerbeek B. Effect of conditioning and aging on the bond strength and interfacial morphology of glass-ionomer cement bonded to dentin. J Adhes Dent. 2015; 17:141-46.
33. Fritz UB, Finger WJ, Uno S. Resin-modified glass ionomer cements: bonding to enamel and dentin. Dent Mater. 1996; 12: 161-66.
34. Tyas MJ. The effect of dentine conditioning with polyacrylic acid on the clinical performance of glass ionomer cement-3-year results. Aust Dent J. 1994; 39:220-21.
35. van Dijken JW. Four-year evaluation of the effect of 10% polyacrylic acid or water rinsing pretreatment on retention of glass polyalkenoate cement. Eur J Oral Sci. 1996; 104:64-66.
36. Watson T. Bonding glass-ionomer cements to tooth structure. In: Davidson CL, Mjor IA (Eds.). Advances in glass-ionomer cements. Illinois: Quintessence; 1999.
37. Sidhu SK, Pilecki P, Sherriff M, Watson TF. Crack closure on rehydration of glass-ionomer materials. Eur J Oral Sci. 2004; 112: 465-69.
38. Lin A, McIntyre NS, Davidson RD. Studies on the adhesion of glass-ionomer cements to dentin. J Dent Res. 1992; 71:1836-41.
39. Erickson RL, Glasspoole EA. Bonding to tooth structure: A comparison of glass-ionomer and composite-resin systems. J Esthet Dent. 1994; 6:227-44.
40. Silveira D, Ulian J, Loguercio A, Camacho G, Barbosa A, Busato A. Avaliação da infiltração marginal em cavidades de classe V, restauradas com Vitremer associado ou não com a camada híbrida. Rev Bras Odont. 1999; 56:268-72.
41. Papacchini F, Goracci C, Sadek FT, Monticelli F, Garcia-Godoy F, Ferrari M. Microtensile bond strength to ground enamel by glass-ionomers, resin-modified glass-ionomers, and resin composites used as pit and fissure sealants. J Dent. 2005; 33: 459-67.
42. Li J, Liu Y, Liu Y, Soremark R, Sundstrom F. Flexure strength of resin-modified glass ionomer cements and their bond strength to dental composites. Acta Odontol Scand. 1996; 54:55-58.
43. Hilton TJ. Can modern restorative procedures and materials reliably seal cavities? In vitro investigations. Part 2. Am J Dent. 2002; 15:279-89.
44. Boing TF, de Geus JL, Wambier LM, Loguercio AD, Reis A, Gomes OMM. Are glass-ionomer cement restorations in cervical lesions more long-lasting than resin-based composite resins? A systematic review and meta-analysis. J Adhes Dent. 2018; 20:435-52.
45. Tam LE, Chan GP, Yim D. In vitro caries inhibition effects by conventional and resin-modified glass-ionomer restorations. Oper Dent. 1997; 22:4-14.
46. Serra MC, Cury JA. The in vitro effect of glass-ionomer cement restoration on enamel subjected to a demineralization and remineralization model. Quintessence Int. 1992; 23:143-47.
47. Segura A, Donly KJ, Stratmann RG. Enamel remineralization on teeth lass ionomer restorations. Am J Dent. 1997; 10:247-50.
48. ten Cate JM, van Duinen RN. Hypermineralization of dentinal lesions adjacent to glass-ionomer cement restorations. J Dent Res. 1995; 74:1266-71.

49. Svanberg M, Mjor IA, Orstavik D. Mutans streptococci in plaque from margins of amalgam, composite, and glass-ionomer restorations. J Dent Res. 1990; 69:861-64.
50. Seppa L, Forss H, Ogaard B. The effect of fluoride application on fluoride release and the antibacterial action of glass ionomers. J Dent Res. 1993; 72:1310-14.
51. Forsten L. Fluoride release of glass ionomers. J Esthet Dent. 1994; 6:216-22.
52. Eliades G. Chemical and biological properties of glass-ionomer cements. In: Davidson CL, Mjor IA (Eds.). Advances in glass-ionomer cements. Illinois: Quintessence; 1999.
53. Mitra SB, Kedrowski BL. Long-term mechanical properties of glass ionomers. Dent Mater. 1994; 10:78-82.
54. Miyazaki M, Moore BK, Onose H. Effect of surface coatings on flexural properties of glass ionomers. Eur J Oral Sci. 1996; 104: 600-04.
55. Neelakantan P, John S, Anand S, Sureshbabu N, Subbarao C. Fluoride release from a new glass-ionomer cement. Oper Dent. 2011;36:80-85.
56. Forsten L. Fluoride release and uptake by glass-ionomers and related materials and its clinical effect. Biomaterials. 1998; 19: 503-08.
57. Araujo FB, Garcia-Godoy F, Cury JA, Conceição EN. Fluoride release from fluoride-containing materials. Oper Dent. 1996; 21: 185-90.
58. Burgess J, Norling B, Summitt J. Resin ionomer restorative materials: the new generation. J Esthet Dent. 1994; 6:207-15.
59. Attar N, Turgut MD. Fluoride release and uptake capacities of fluoride-releasing restorative materials. Oper Dent. 2003; 28: 395-02.
60. Torii Y, Itota T, Okamoto M, Nakabo S, Nagamine M, Inoue K. Inhibition of artificial secondary caries in root by fluoride-releasing restorative materials. Oper Dent. 2001; 26:36-43.
61. McComb D, Erickson RL, Maxymiw WG, Wood RE. A clinical comparison of glass ionomer, resin-modified glass ionomer and resin composite restorations in the treatment of cervical caries in xerostomic head and neck radiation patients. Oper Dent. 2002; 27:430-37.
62. Pereira PN, Inokoshi S, Tagami J. In vitro secondary caries inhibition around fluoride releasing materials. J Dent. 1998; 26: 505-10.
63. Costa CA, Giro EM, do Nascimento AB, Teixeira HM, Hebling J. Short-term evaluation of the pulpo-dentin complex response to a resin-modified glass-ionomer cement and a bonding agent applied in deep cavities. Dent Mater. 2003; 19:739-46.
64. Costa CA, Ribeiro AP, Giro EM, Randall RC, Hebling J. Pulp response after application of two resin modified glass ionomer cements (RMGICs) in deep cavities of prepared human teeth. Dent Mater. 2011; 27:158-70.
65. Nascimento AB, Fontana UF, Teixeira HM, Costa CA. Biocompatibility of a resin-modified glass-ionomer cement applied as pulp capping in human teeth. Am J Dent. 2000; 13:28-34.
66. Modena KC, Casas-Apayco LC, Atta MT, Costa CA, Hebling J, Sipert CR et al. Cytotoxicity and biocompatibility of direct and indirect pulp capping materials. J Appl Oral Sci. 2009; 17:544-54.
67. Oliva A, Della Ragione F, Salerno A, Riccio V, Tartaro G, Cozzolino A et al. Biocompatibility studies on glass ionomer cements by primary cultures of human osteoblasts. Biomaterials. 1996; 17: 1351-56.
68. Geurtsen W, Spahl W, Leyhausen G. Residual monomer/additive release and variability in cytotoxicity of light-curing glass-ionomer cements and compomers. J Dent Res. 1998; 77: 2012-19.
69. Kan KC, Messer LB, Messer HH. Variability in cytotoxicity and fluoride release of resin-modified glass-ionomer cements. J Dent Res. 1997; 76:1502-07.
70. Goldberg M, Stanislawski L, Bonte E, Daniau X, Lasfargues J. Biocompatibility of glass-ionomer cements. In: Davidson CL, Mjor IA (Eds.). Advances in glass-ionomer cements. Illinois: Quintessence; 1999.
71. Sakaguchi R, Ferracane J, Powers J. Craig's restorative dental materials. 14th ed. St. Luis: Mosby; 2019.
72. Gale MS, Darvell BW. Thermal cycling procedures for laboratory testing of dental restorations. J Dent. 1999; 27:89-99.
73. Gladys S, Van Meerbeek B, Lambrechts P, Vanherle G. Evaluation of esthetic parameters of resin-modified glass-ionomer materials and a polyacid-modified resin composite in Class V cervical lesions. Quintessence Int. 1999; 30:607-14.
74. Folwaczny M, Mehl A, Kunzelmann KH, Hickel R. Clinical performance of a resin-modified glass-ionomer and a compomer in restoring non-carious cervical lesions. 5-year results. Am J Dent. 2001; 14:153-56.
75. Loguercio AD, Reis A, Barbosa AN, Roulet JF. Five-year double-blind randomized clinical evaluation of a resin-modified glass ionomer and a polyacid-modified resin in noncarious cervical lesions. J Adhes Dent. 2003; 5:323-32.
76. Loguercio AD, Barbosa AN, Busato ALS, Barros A. Avaliação clínica de um ionômero de vidro modificado por resina e de uma resina poliácido modificada em lesões cervicais: Acompanhamento de 3 anos. J Bras Odonto Clin. 1999; 3:7-29.
77. Gladys S, Van Meerbeek B, Braem M, Lambrechts P, Vanherle G. Comparative physico-mechanical characterization of new hybrid restorative materials with conventional glass-ionomer and resin composite restorative materials. J Dent Res. 1997; 76: 883-94.
78. Abdalla AI, Alhadainy HA, Garcia-Godoy F. Clinical evaluation of glass ionomers and compomers in Class V carious lesions. Am J Dent. 1997;10:18-20.
79. Abdalla AI, Alhadainy HA. Clinical evaluation of hybrid ionomer restoratives in Class V abrasion lesions: two-year results. Quintessence Int. 1997; 28:255-58.
80. Matis BA, Cochran M, Carlson T. Longevity of glass-ionomer restorative materials: Results of a 10-year evaluation. Quintessence Int. 1996; 27:373-82.
81. Mount GJ. Longevity in glass-ionomer restorations: review of a successful technique. Quintessence Int. 1997; 28:643-50.
82. Gladys S, Van Meerbeek B, Lambrechts P, Vanherle G. Marginal adaptation and retention of a glass-ionomer, resin-modified glass-ionomers and a polyacid-modified resin composite in cervical Class-V lesions. Dent Mater. 1998; 14:294-06.
83. Small IC, Watson TF, Chadwick AV, Sidhu SK. Water sorption in resin-modified glass-ionomer cements: An in vitro comparison with other materials. Biomaterials. 1998; 19:545-50.
84. Toledano M, Osorio R, Osorio E, Fuentes V, Prati C, Garcia-Godoy F. Sorption and solubility of resin-based restorative dental materials. J Dent. 2003; 31:43-50.

85. Meyer JM, Cattani-Lorente MA, Dupuis V. Compomers: between glass-ionomer cements and composites. Biomaterials. 1998; 19:529-39.
86. Attin T, Vataschki M, Hellwig E. Properties of resin-modified glass-ionomer restorative materials and two polyacid-modified resin composite materials. Quintessence Int. 1996; 27: 203-9.
87. Feilzer AJ, De Gee AJ, Davidson CL. Curing contraction of composites and glass-ionomer cements. J Prosthet Dent. 1988; 59:297-300.
88. Davidson CL. Glass-ionomer bases under posterior composites. J Esthet Dent. 1994; 6:223-4.
89. Feilzer AJ, Kakaboura AI, de Gee AJ, Davidson CL. The influence of water sorption on the development of setting shrinkage stress in traditional and resin-modified glass ionomer cements. Dent Mater. 1995; 11:186-90.
90. Ferracane J. Materials in Dentistry: principles and applications. Philadelphia: JB Lippincott; 1995.
91. Burrow MF, Satoh M, Tagami J. Dentin bond durability after three years using a dentin bonding agent with and without priming. Dent Mater. 1996; 12:302-7.
92. Attin T, Buchalla W, Kielbassa AM, Helwig E. Curing shrinkage and volumetric changes of resin-modified glass ionomer restorative materials. Dent Mater. 1995; 11:359-62.
93. De Gee A. Physical properties of glass-ionomer cements: setting shrinkage and wear. In: Davidson CL, Mjor IA (Eds.). Advances in glass-ionomer cements. Illinois: Quintessence; 1999.
94. Condon JR, Ferracane JL. Reduction of composite contraction stress through non-bonded microfiller particles. Dent Mater. 1998; 14:256-60.
95. Serra MC, Navarro MF, Freitas SF, Carvalho RM, Cury JA, Retief DH. Glass ionomer cement surface protection. Am J Dent. 1994; 7:203-06.
96. Causton B, Sefton J, Williams A. Bonding Class II composite to etched glass ionomer cement. Br Dent J. 1987; 163:321-24.
97. Welbury RR, McCabe JF, Murray JJ, Rusby S. Factors affecting the bond strength of composite resin to etched glass-ionomer cement. J Dent. 1988; 16:188-93.
98. McLean JW. Dentinal bonding agents versus glass-ionomer cements. Quintessence Int. 1996; 27:659-67.
99. Tate WH, Powers JM. Surface roughness of composites and hybrid ionomers. Oper Dent. 1996; 21:53-58.
100. Irie M, Suzuki K. Marginal seal of resin-modified glass ionomers and compomers: Effect of delaying polishing procedure after one-day storage. Oper Dent. 2000; 25:488-96.

CAPÍTULO 8

Amálgama

Alessandra Reis, Alessandro Dourado Loguercio, José Mondelli,
Edilausson Moreno Carvalho e José Roberto de Oliveira Bauer

INTRODUÇÃO

Nos últimos anos, as resinas compostas evoluíram significativamente em relação à sua composição. Além de ser um material estético, novos monômeros, partículas de diferentes tipos e tamanhos, e diferentes técnicas de inserção deram a esse material o protagonismo na clínica em termos de restaurações adesivas diretas. Apesar disso, o amálgama dental ainda tem uma longevidade clínica, atestada por 2 séculos de existência.[1-4] Sua popularidade é atribuída a diversos fatores, entre eles: durabilidade, baixo custo, simplicidade da técnica e menor tempo necessário para a confecção de uma restauração. As principais desvantagens do amálgama são: aspecto metálico, que prejudica a estética e necessidade de preparo cavitário retentivo, que exige em muitos casos, a remoção de tecido dental sadio; fragilidade, pois está sujeito à corrosão e à corrente galvânica; deformação a baixas temperaturas (fluência ou *creep*); favorecimento de aparecimento de defeitos marginais; e impossibilidade de atuação como reforço para o remanescente dental. Por fim, nos últimos anos, houve sérias preocupações quanto ao processo de descarte do amálgama devido à presença de mercúrio (Hg), um elemento altamente prejudicial à saúde e ao meio ambiente.

Este capítulo tem como objetivo apresentar o amálgama dentário, discutindo suas propriedades físicas e mecânicas, e as características de manipulação, e ainda suscitar uma discussão sobre os danos ambientais do mercúrio. Por se tratar do único material restaurador direto metálico apresentado neste livro, algumas características de fundição e de ligas necessárias para o entendimento do texto serão apresentadas nos boxes "Atenção!" ao longo do texto.

COMPOSIÇÃO DO AMÁLGAMA

O amálgama dentário é formado pela mistura de mercúrio (Hg) líquido com partículas sólidas de uma liga contendo prata (Ag), estanho (Sn), índio (In), cobre (Cu) e zinco (Zn) (Figura 8.1). Uma composição típica de uma liga para amálgama está representada na Tabela 8.1. Como pode ser observado, a prata é o constituinte principal e se associa ao estanho na forma de um composto intermetálico (Ag_3Sn), comumente descrito como fase gama (γ). A prata contribui para o aumento da resistência mecânica da restauração, além de diminuir o escoamento do amálgama sob ação de cargas mastigatórias. Esse metal tem, no entanto, a desvantagem de aumentar a expansão de presa (Tabela 8.2).

O estanho corresponde a aproximadamente 25% da composição das ligas atuais, e tem a finalidade de viabilizar a amalgamação (mistura da liga metálica com o mercúrio à temperatura ambiente), e auxiliar na redução da expansão causada pela prata. Caso sejam empregadas quantidades superiores a 27% de estanho, ocorre contração excessiva e redução da resistência e dureza da liga, bem como aumento do escoamento.[6] Isso é atribuído à formação de mais quantidade de uma fase rica em estanho (gama 2), que tem menos propriedades mecânicas e maior corrosão.

O cobre substitui parcialmente a prata e contribui para o aumento da dureza e resistência mecânica do amálgama, diminuindo o escoamento e a corrosão (ver Tabela 8.2). Esses efeitos são mais pronunciados quando o teor de cobre é superior a 6%, ligas com percentual de cobre inferior a 6% são classificadas em *baixo teor de cobre*, e aquelas com percentual entre 13 e 30%, em *alto teor de cobre*.

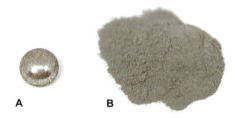

Figura 8.1 A. Gota de mercúrio. **B.** Liga de amálgama.

TABELA 8.1
Constituintes básicos de uma liga de amálgama.

Elemento químico	Percentual (%)
Prata (Ag)	40 a 70
Estanho (Sn)	17 a 30
Cobre (Cu)	2 a 40
Zinco (Zn)	0 a 2
Índio (In)	0 a 10
Paládio (Pd)	0 a 7
Mercúrio (Hg)	0 a 3

Adaptada de Sakaguchi *et al.*, 2019.[5]

TABELA 8.2
Efeitos dos componentes das ligas de amálgama em algumas propriedades do amálgama.[16]

	Prata	Estanho	Cobre	Zinco	Índio	Paládio	Mercúrio
Propriedades mecânicas	↑	↓	↑	↑	↑	↑	–
Expansão	↑	↓	↑	↑	↑	–	–
Fluência (creep)	↓	↑	↓	↓	↓	–	–
Tempo de presa	↓	↓	↓	↑	↑	–	↓
Resistência à corrosão	↑	↓	↑	–	↑	↑	–
Expansão tardia	–	–	–	↑	–	–	↓
Plasticidade	–	↑	↓	↑	↓	–	–
Fragilidade	–	↓	↑	↓	–	–	–

↑: aumento; ↓: diminuição.

O zinco é adicionado à liga de amálgama para evitar a oxidação excessiva dos outros elementos durante o processo de fabricação, funcionando como metal de "sacrifício". Isso ocorre devido à alta afinidade do zinco pelo oxigênio e impurezas, reduzindo a oxidação das partículas e contribuindo para a diminuição da quantidade necessária de mercúrio no amálgama.

> Em condição oxidada, as partículas de limalha necessitam de maior quantidade de mercúrio para romper a camada de óxido superficial das partículas e reagir com a partícula. Ligas com teor de zinco superior a 0,01%, são classificadas em *ligas com zinco* e àquelas com percentual inferior, em *ligas sem zinco*. Diversos estudos clínicos têm atestado que as ligas com zinco têm desempenho clínico superior com menor incidência de fratura das margens.[7-9]

Uma das desvantagens das ligas com zinco é a possibilidade de sofrer um fenômeno denominado *expansão tardia*, quando o material entra em contato com a água ou a saliva durante o procedimento de inserção ou condensação do material, ou seja, ainda antes da presa final.

> Algumas ligas de amálgama contêm mercúrio. Essas ligas são pré-amalgamadas e, portanto, têm tempos de presa e de trabalho mais curtos em comparação com as ligas sem mercúrio. O mercúrio é incorporado por meio da "lavagem" das partículas metálicas com cloreto de mercúrio. Para remover os excessos do cloreto da superfície das partículas, elas são lavadas com soluções ácidas, que, ao removerem o cloreto, também removem o zinco da superfície. Considerando que o zinco é responsável pela expansão tardia, sua remoção resulta em baixa expansão tardia nas ligas de amálgama pré-amalgamadas.
>
> O metal índio é adicionado às ligas de amálgama para aumentar a resistência à compressão e reduzir a fluência. Sua inclusão também reduz a quantidade necessária de mercúrio durante a amalgamação. Admite-se que a presença de índio aumenta a resistência do amálgama a fraturas. Por outro lado, sua presença reduz o brilho após o polimento e tende a aumentar a rugosidade superficial pela formação de óxidos de índio na superfície da liga.[10,11]

ATENÇÃO!

O mercúrio e o gálio são os únicos metais no estado líquido à temperatura ambiente e, por conseguinte, permitem a formação de uma massa plástica metálica na mesma temperatura. Isso é fundamental para que o amálgama possa, após ser introduzido na cavidade preparada, ser conformado nas estruturas anatômicas perdidas do dente. O mercúrio é extremamente volátil e libera vapor metálico inodoro e incolor em temperaturas acima de 12°C. A matriz que circunda as partículas da liga não dissolvida pelo mercúrio tem propriedades mecânicas inferiores, motivo pelo qual se tenta reduzir ao máximo a quantidade de mercúrio a ser misturada com a liga.

Dada a semelhança entre o gálio e o mercúrio, foi proposto o emprego do gálio como substituto do mercúrio em ligas metálicas. No entanto, sua grande expansão tardia,[12,13] maior propensão à corrosão[14] e desempenho clínico inferior[14,15] levaram à exclusão desse material como alternativa.

MORFOLOGIA DAS PARTÍCULAS

Limalha

Para fabricar um pó de liga de amálgama é necessário fundir os componentes da liga formando um lingote. O resfriamento rápido do lingote promove a segregação dos componentes e um crescimento granular irregular. Isso significa que os grãos da liga não serão homogêneos. Para estabelecer o equilíbrio das fases e uma homogeneidade da composição e nos tamanhos dos grãos, é necessário realizar um tratamento térmico. O lingote fundido é colocado em um forno em temperatura abaixo da temperatura de fusão dos componentes por tempo suficiente para permitir a difusão de átomos e uma distribuição mais homogênea de fase Ag_3Sn (fase γ). Por meio do corte do lingote obtém-se as partículas da liga, também chamadas de limalha. A limalha tem formato irregular, e após a produção, suas partículas são peneiradas e moídas, apresentando tamanhos diferentes (Figura 8.2).

CAPÍTULO 8 | Amálgama   211

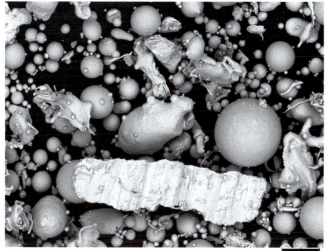

A

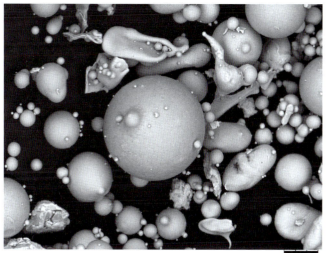

B

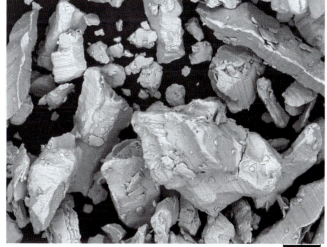

C

Figura 8.2 Microscopia eletrônica de varredura apresentando o formato das partículas de pó. **A.** Liga de fase dispersa em que há mistura de partículas esféricas e partículas de limalha. **B.** Liga de partículas esféricas. **C.** Liga de limalha com tamanhos irregulares.

ATENÇÃO!

Na segregação e no tratamento térmico homogeneizador, é importante destacar algumas características. Os metais, como se sabe, têm pontos de fusão distintos. A prata, por exemplo, tem um ponto de fusão mais alto que o estanho. Isso significa que, durante o resfriamento do lingote fundido, a prata começa a se precipitar em grãos sólidos antes do estanho. Dessa forma, haverá no lingote fundido tanto grãos com alto percentual de prata quanto outros grãos com alto percentual de estanho. As velocidades de resfriamento envolvidas nos procedimentos normais de fundição não permitem tempo que a difusão dos átomos alcance o estado de equilíbrio em tempo hábil.

Assim, para que a liga tenha uma composição mais uniforme, realiza-se um tratamento térmico homogeneizador. Nesse processo, a liga é mantida a altas temperaturas (400 a 425°C), abaixo do ponto de fusão de seus componentes, por geralmente 24 horas. O tempo pode variar em função do tamanho do lingote e dos componentes envolvidos.[17]

A média dos tamanhos das partículas existentes no pó de ligas modernas varia de 15 a 35 μm.[6] A limalha é classificada, segundo o tamanho médio de suas partículas, nos seguintes cortes:

- Regular: média de 45 μm
- Fino: média de 35 μm
- Microfino: média de 26 μm.

As limalhas finas ou microfinas são preferidas por apresentarem melhores características de manipulação e por produzirem restaurações com superfícies mais lisas. Por outro lado, quanto menor o tamanho das partículas de pó, maior a quantidade de mercúrio necessária para o processo de amalgamação. As partículas de amálgama recém-cortadas tomam presa mais rápido que as mais antigas e, dessa forma, é necessário um tratamento térmico envelhecedor da liga de amálgama para reduzir as tensões geradas pelo corte das partículas.

As tensões induzidas deixam as partículas com alta energia de superfície resultando em um maior consumo de mercúrio por parte desse material. O processo de envelhecimento está relacionado à libertação de tensões induzidas nas partículas durante o corte dos lingotes. As partículas da liga são tratadas termicamente quando submetidas a temperaturas controladas de 60 a 100°C por 1 a 6 horas.[5,6]

▪ Partículas esféricas

Nesse caso, o pó é obtido por processo de atomização. O metal liquefeito é borrifado em um ambiente inerte. Isso leva à solidificação das partículas em formato esférico, com tamanhos variados (ver Figura 8.2). Assim como ocorre para as limalhas, as partículas esféricas são peneiradas para a obtenção de um tamanho específico, e as partículas muito grandes ou muito pequenas são recicladas.

Influência do tamanho e do formato das partículas nas ligas de amálgama

A geometria das partículas influencia a área total da superfície. A extensão da área de superfície determina a quantidade de líquido necessária para "molhar" as partículas. A área total de superfície aumenta à medida que o tamanho da partícula diminui.

> Isso pode ser facilmente compreendido observando-se um cubo: a figura geométrica tem seis faces, cada uma com uma área de superfície de 1 unidade de medida. Caso o cubo seja dividido em dois, duas novas superfícies serão formadas, aumentando a área total de superfície (Figura 8.3). Isto significa que partículas menores ou ligas de corte fino tendem a exigir maior quantidade de mercúrio para produzir a massa plástica.
>
> Para um mesmo volume, corpos esféricos têm menor área de superfície relativa. Se assumirmos que um cubo tem um volume de 1 unidade e uma área de superfície de 6 unidades, a área de superfície para uma esfera com mesmo volume seria de 4,84 unidades. Dessa forma, as partículas esféricas necessitam de menos mercúrio líquido para "molhar" todas as superfícies em comparação com uma partícula de formato cúbico.

Pode-se concluir que ligas de amálgama com partículas esféricas necessitam de menos mercúrio que as ligas com partículas na forma de limalha. Nesse último caso, necessita-se em média de 50 a 52% em peso de mercúrio, enquanto as ligas com partículas esféricas necessitam apenas de 42 a 45%.[6] Como será visto adiante, a quantidade final de mercúrio influencia diretamente nas propriedades mecânicas da liga e, consequentemente, no seu desempenho clínico.

PROCESSO DE AMALGAMAÇÃO E MICROESTRUTURAS RESULTANTES

As reações de presa das ligas de amálgama com mercúrio são geralmente descritas pelas fases metalúrgicas envolvidas, as quais são designadas por letras gregas. Para auxiliar a leitura deste capítulo, as letras gregas e a informação estequiométrica das fases estão descritas na Tabela 8.3.

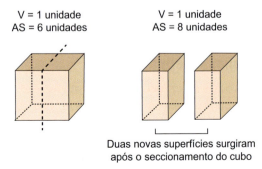

Figura 8.3 Maior área de superfície em relação ao volume de partículas menores. V: volume; AS: área de superfície.

TABELA 8.3
Símbolos e estequiometria das fases envolvidas na presa dos amálgamas dentários.

Fases das ligas de amálgamas dentais	Fórmula estequiométrica	Como se lê
γ	Ag_3Sn	Gama
$γ_1$	Ag_2Hg_3	Gama 1
$γ_2$	Sn_7Hg	Gama 2
ε	Cu_3Sn	Épsilon
η	Cu_6Sn_5	Eta

Ligas com baixo teor de cobre

Após a mistura da liga e do mercúrio, o mercúrio ataca as partículas dissolvendo-as superficialmente e formando duas novas fases: Ag_2Hg_3 (fase gama 1, $γ_1$) e Sn_7Hg (fase gama 2, $γ_2$). Como a prata tem menos solubilidade no mercúrio que o estanho, a fase $γ_1$ se precipita antes da fase $γ_2$ (Figura 8.4).

Enquanto os cristais das fases $γ_1$ e $γ_2$ estão sendo formados, o amálgama é relativamente plástico e de fácil condensação e escultura. Com o tempo, os cristais das fases $γ_1$ e $γ_2$ se precipitam e o amálgama torna-se cada vez mais rígido, perdendo sua capacidade de deformação plástica, o que impede sua condensação e dificulta a escultura.

A quantidade de mercúrio líquido empregado para a amalgamação não é suficiente para reagir totalmente com as partículas da liga. A massa final de amálgama cristalizada contém, portanto, cerca de 27% do composto original Ag_3Sn (fase γ).[18]

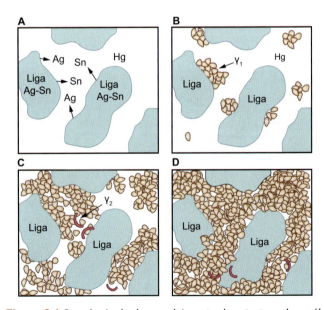

Figura 8.4 Sequência de desenvolvimento da estrutura de amálgama quando o pó usinado das partículas da liga com baixo teor de cobre é misturado com o mercúrio. **A.** Dissolução da prata e do estanho dentro do mercúrio. **B.** Precipitação dos cristais $γ_1$ dentro do mercúrio. **C.** Consumo do mercúrio remanescente pelo crescimento de grãos $γ_1$ e $γ_2$. **D.** Presa final do amálgama. (Adaptada de Anusavice et al., 2012.)[6]

Uma reação simplificada da liga de amálgama com baixo teor de cobre pode ser resumida da seguinte forma:

$$Ag_3Sn + Hg \rightarrow Ag_2Hg_3 + Sn_7Hg + Ag_3Sn$$
$$\text{fase } \gamma \qquad \text{fase } \gamma_1 \quad \text{fase } \gamma_2 \quad \text{fase } \gamma$$

As propriedades físicas do amálgama reagido dependem da porcentagem relativa das fases microestruturais. As partículas de Ag_3Sn não consumidas têm um efeito significativo, pois quanto maior seu percentual, mais resistente é o amálgama final. O componente mais fraco é o da fase γ_2, cuja dureza é aproximadamente 10-15% da dureza da γ_1, enquanto a dureza da fase γ é maior que a da γ_1.[19] Enquanto a resistência da fase γ à compressão é de aproximadamente 4.900 kg/cm², a resistência das fases γ_1 e γ_2 é 1.700 e 703 kg/cm², respectivamente (Figura 8.5).[20] Amálgamas ricos em fase γ_2 têm baixa resistência à compressão e dureza, grande escoamento e maior tendência a sofrer corrosão no ambiente bucal (Tabela 8.4).

Ligas com alto teor de cobre

Ligas de fase dispersa

Em 1963, foi desenvolvida a primeira liga enriquecida por cobre, que apresentava dois terços de uma liga convencional (Ag_3Sn) com partículas na forma de limalha e um terço de uma liga eutética de Ag_3Cu_2, com 72% de prata e 28% de cobre.[21] Esse tipo de liga apresenta maior resistência à compressão e melhor desempenho clínico que as ligas com baixo teor de cobre.[22,23] O amálgama obtido passou a ser denominado amálgama de fase dispersa, por ter um pó de liga com duas composições diferentes (Figura 8.6). Posteriormente, descobriu-se que o melhor comportamento dessa nova liga se devia à redução ou eliminação da fase γ_2 do amálgama cristalizado, pois além de ser a fase menos resistente mecanicamente, é a que apresenta mais escoamento e suscetibilidade à corrosão.

TABELA 8.4
Propriedades do amálgama pela proporção de suas fases.[16]

Propriedades	Fases
Propriedades mecânicas	$\gamma > \gamma_1 > \gamma_2$
Escoamento	$\gamma_2 > \gamma_1 > \gamma$
Corrosão	$\gamma_2 > \gamma_1 > \gamma$

O mecanismo da reação entre o mercúrio e a liga de amálgama com alto teor de cobre é complexo. Nos casos de ligas de fase dispersa, a hipótese que melhor explica a reação é que o mercúrio ataca as partículas da limalha (Ag_3Sn) e aquelas do Ag_3Cu_2 eutético para formar a fase γ_1.[18] O processo de reação pode ser representado da seguinte maneira:

$$Ag_3Cu_2 + Ag_3Cu_2 + Hg \rightarrow Ag_2Hg + Sn_7Hg + Ag_3Sn + Ag_3Cu_2 + \text{poros}$$
$$\text{fase } \gamma \quad \text{eutético} \qquad \text{fase } \gamma_1 \quad \text{fase } \gamma_2 \quad \text{fase } \gamma \quad \text{eutético}$$

ATENÇÃO!

Do mesmo modo que os componentes de muitas soluções líquidas, os metais que formam uma liga podem não ser completamente solúveis uns nos outros em todas as proporções. Quanto maior a semelhança dos átomos envolvidos (tamanho e valência dos átomos, afinidade química e tipo de grade cristalina formada após a solidificação), maior a extensão da solubilidade de duas ou mais substâncias metálicas em estado sólido. Ligas eutéticas são aquelas cuja miscibilidade no estado líquido é total, porém são insolúveis no estado sólido. Isso significa que, durante a solidificação, os componentes se separam ou se cristalizam, individualmente, constituindo fases distintas quando observadas microscopicamente. Os grãos cristalinos formados são heterogêneos. Em consequência desse tipo de solidificação, ocorre um aumento significativo de resistência com essas ligas se comparada com a dos metais que a compõem,[17] já que as grades cristalinas de formatos diferentes funcionam como travas de deslizamento à deformação.

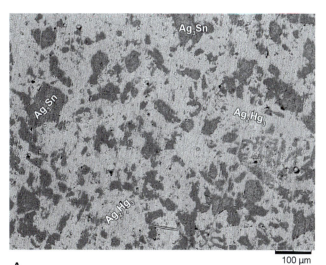
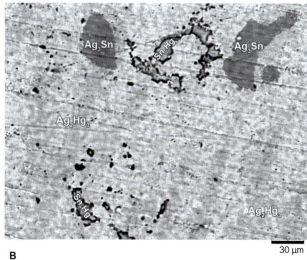

Figura 8.5 A. Microscopia eletrônica de varredura de um amálgama de prata com alto teor de cobre, com partículas na forma de limalha. É possível observar a fase γ_1 (Ag_2Hg_3) e a limalha não reagida fase γ (Ag_3Sn). **B.** Microscopia eletrônica de varredura de um amálgama de prata com baixo teor de cobre, com partículas na forma de limalha. É possível observar a formação da fase γ_1 (Ag_2Hg_3), γ_2 (Sn_7Hg) e partículas não reagidas γ (Ag_3Sn).

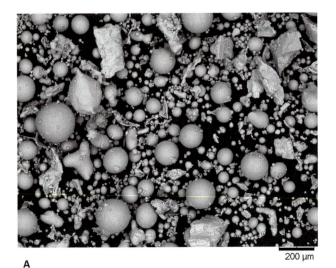

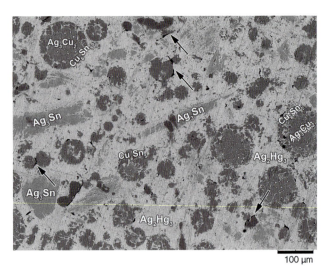

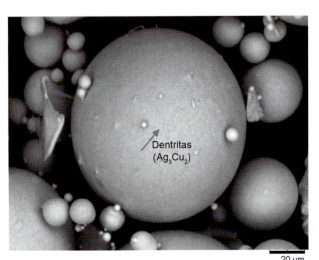

Figura 8.6 Microscopia eletrônica de varredura do pó da liga rico em cobre, com fase dispersa mostrando partículas usinadas de Ag-Sn e esféricas de Ag-Cu (**A**). É possível observar a presença do eutético Ag-Cu na forma de dentrita na superfície das esferas (**B**).

Como pode ser observado, essa primeira fase da reação é semelhante àquela descrita para as ligas com baixo teor de cobre, exceto pela presença do eutético Ag-Cu. Se houver quantidades suficientes de eutético, ocorre uma segunda reação, mostrada a seguir:

$$Sn_7Hg + Ag_3Cu_2 \rightarrow Ag_2Hg_3 + Cu_6Sn_5$$

fase γ_2 eutético   fase γ_1 fase η

Em resumo, a liga eutética Ag_3Cu_2 reage com o Sn_7Hg (fase γ_2) e, como resultado, essa fase é substancialmente reduzida ou sua formação é evitada. Essa reação ocorre ao redor das partículas do eutético Ag_3Cu_2. Assim, as partículas de eutético não consumidas são envoltas por uma camada de cristais η de fase γ_1. Assim como ocorre com as ligas com baixo teor de cobre, a fase γ_1 é a que une todo o conjunto de partículas não reagidas da liga, funcionando como a matriz.[18] A Figura 8.7 ilustra a microestrutura de um amálgama de fase dispersa, com todas as fases formadas.

Figura 8.7 Micrografia eletrônica de varredura de amálgama rico em cobre, com fase dispersa (partículas usinadas Ag-Sn e esféricas Ag-Cu). As diversas fases estão indicadas na imagem. É possível observar: presença das esferas (Ag-Cu) não reagidas; limalhas não reagidas (Ag_3Sn); fase γ_1 (Ag_2Hg_3); fase η (Cu_6Sn_5); e presença de poros (*setas pretas*).

Ligas de composição única

Diferentemente das partículas das ligas de fase dispersa, cada partícula dessa liga de composição única apresenta a mesma composição química. Os componentes principais são prata, cobre e estanho. O conteúdo de cobre varia de 13 a 30% em peso, e nessa partícula são encontradas as seguintes fases: γ (Ag_3Sn) e ε (Cu_3Sn).

Nas ligas de composição única, a diferença da solubilidade do mercúrio no estanho, na prata e no cobre tem um papel fundamental no entendimento da reação de presa. Pelo fato de a solubilidade do mercúrio em estanho ser 170 vezes maior que no cobre e 17 vezes maior que na prata, muito mais mercúrio se dissolve e reage com o estanho do que com o cobre e a prata. Assim, o estanho na periferia das partículas é rapidamente esgotado pela formação da fase γ_2, e a porcentagem de cobre na periferia da partícula passa a aumentar gradativamente, pois esse metal tem baixa reatividade com o mercúrio.[5] Como resultado, as partículas de liga de composição única, no estágio final de sua presa, são circundadas pelas fases γ_1 e γ_2. A fase γ_2 reage com a fase ε (Cu_3Sn) presente na liga de composição única, formando a fase η (Cu_6Sn_5) e a fase γ_1 (Ag_2Hg_3).

A diferença na eliminação da fase γ_2 em uma liga de fase dispersa e de composição única é que, na fase dispersa, a fase γ_1 se forma em torno das partículas de Ag-Sn e é eliminada ao redor das partículas de Ag-Cu.[18] Nas ligas de composição única, as partículas no início da reação funcionam como as partículas de Ag-Sn das ligas dispersas. Posteriormente, as mesmas partículas funcionam como as partículas de Ag-Cu para eliminar a fase γ_2.[5] A reação geral simplificada para as ligas com alto teor de cobre de composição única é:

$$Ag_3Sn + Cu_3Sn + Hg \rightarrow Ag_2Hg_3 + Cu_6Sn_5 + poros$$

fase γ fase ε fase γ_1 fase η

CLASSIFICAÇÃO DAS LIGAS PARA AMÁLGAMA

Pode-se observar que as ligas de amálgama podem ser classificadas de acordo com o teor de cobre e de zinco, e pelo formato das partículas. A Tabela 8.5 apresenta tipos de ligas de amálgama que já foram muito utilizadas no passado, mas que praticamente não estão mais disponíveis comercialmente. No Brasil, é possível encontrar ligas de amálgama de ao menos dois fabricantes, a SDI® e a linha dental da METALMS®.

Algumas diferenças podem ser observadas entre as ligas listadas na Tabela 8.5. A primeira se refere ao percentual em peso de mercúrio empregado para formar o amálgama de prata. Pode-se observar que, em geral, as ligas com baixo teor de cobre necessitam de mais mercúrio que as ligas com alto teor de cobre. Entre as ligas com alto teor de cobre, as de composição única necessitam de quantidades ainda menores. Isso se deve à relação área de superfície por volume, discutida anteriormente (ver Figura 8.3).

> Pode-se notar, ainda, que a maioria das ligas com alto teor de cobre de composição única tem partículas em formato esférico e ainda não apresenta zinco em sua composição. O zinco não é adicionado, porque durante o processo de fabricação destas ligas elas não entram em contato com o oxigênio. Como relatado anteriormente, para produzir partículas esféricas, a liga fundida é atomizada em um ambiente sob vácuo ou com gás inerte (hélio ou argônio).

PROPRIEDADES

Alteração dimensional

Para ocorrer qualquer reação, o mercúrio é absorvido pelas partículas da liga e ocorre uma contração inicial (cuja duração é de algumas horas) em virtude da redução de volume resultante das partículas da liga. O passo seguinte é a formação das fases γ_1 e γ_2. Quando essas fases se cristalizam, começam a crescer em formação dendrítica. À medida que as dendritas crescem, exercem certa pressão para fora, que passa a se opor à contração vigente. O efeito final observado pode ser uma pequena expansão final, representada pela curva A da Figura 8.8, ou uma pequena contração representada pela curva B da mesma figura.

Diversas variáveis de fabricação e manipulação podem afetar o grau de contração ou expansão do amálgama. Qualquer manipulação do amálgama que aumente a quantidade de difusão do mercúrio dentro das partículas da liga e reduza a produção das fases γ_1 e γ_2 pode levar a uma pequena expansão do amálgama. Por outro lado, qualquer manipulação que favoreça a formação de γ_1 e γ_2 resulta em expansão.

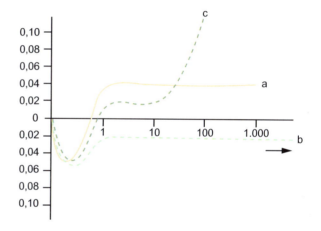

Figura 8.8 Alteração dimensional em função do tempo para o amálgama. Em *a* e *b*, exemplos de comportamento normal de diferentes ligas. Em *c*, exemplo de um material contendo zinco contaminado por umidade durante a condensação. (Adaptada de McCabe, Walls, 1998.)[27]

TABELA 8.5
Exemplos comerciais de ligas de amálgama classificadas de acordo com o teor de cobre, a presença de zinco, o tipo de partículas e o percentual em peso de mercúrio necessário para a mistura.

Marca comercial (fabricante)	Teor de cobre	Presença de zinco	Partículas	Peso de mercúrio para a mistura (%)
F-400® (SDI)	Baixo	Sim	Limalhas	–
Pratic NG2® (Vigodent)	Alto e de fase dispersa	Não	Limalha + esféricas	–
Valiant PhD® (Ivoclar Vivadent)		–	Limalha + esféricas	–
Permite C® (SDI)		Não	Limalha + esféricas	47,9
Dispersalloy® (Dentsply)		Sim	Limalha + esféricas	50
GS-80® (SDI)		Não	Limalha + esféricas	–
Spheralloy® (SDI)	Alto e de fase de composição única	Não	Esférica	39
Lojic Plus® (SDI)		Não	Esférica	–
Tytin FC® (Kerr)		Não	Esférica	43
Velvalloy Plus® (SSWhite)		Não	Esférica	42,5
Megalloy® (Dentsply Sirona)		–	Esférica	–

Dados fornecidos pelos fabricantes.

Assim, é mais fácil compreender o papel das diferentes variáveis na alteração dimensional do amálgama. Por exemplo, quanto maior a proporção liga/Hg, menores as chances de ocorrer a formação das fases γ_1 e γ_2 e, consequentemente, maior a contração da liga. Proporções de mercúrio reduzidas podem ser alcançadas com o uso de partículas esféricas (menor área relativa por volume) ou limalhas de corte regular ou grosso. Ao contrário, as ligas com partículas pequenas, por possuírem maior área de superfície em relação ao seu volume, exigem mais quantidade de mercúrio para produzir uma massa plástica capaz de ser conformada na cavidade.

O aumento da pressão de condensação também reduz a quantidade de mercúrio dentro da massa, reduz a formação das fases γ_1 e γ_2 da matriz e aumenta a contração do material. Essa variável de manipulação é bastante significativa para as ligas com partículas na forma de limalha e de fase dispersa, e as de partículas esféricas são menos sensíveis a essa variável de manipulação,[24] conforme será discutido mais adiante.

Uma expansão muito superior ao valor máximo permitido (+ 0,1%) pode resultar da contaminação de um amálgama com zinco pela umidade durante a condensação. O zinco, presente na liga do amálgama, reage rápido com a água proveniente do contaminante e produz hidrogênio:

$$Zn + H_2O \rightarrow ZnO + H_2$$

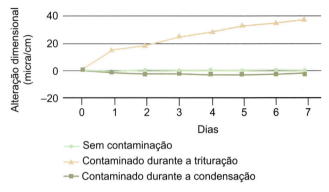

Figura 8.9 Curvas de alteração dimensional de uma liga com alto teor de cobre contendo zinco em função do tempo e da contaminação. (Adaptada de Ballester et al., 2001).[12]

A liberação do hidrogênio causa uma considerável expansão de presa tardia, ilustrada pela curva C da Figura 8.8. Essa expansão inicia após 3 a 4 dias do início da reação de presa e pode continuar por meses, conduzindo a uma protrusão da restauração para fora da cavidade com riscos de fratura e sensibilidade pós-operatória. Há evidências de que essa expansão tardia não seja tão relevante para as ligas com alto teor de cobre, como são para aquelas com baixo teor de zinco. Embora as ligas com alto teor de cobre com zinco, contaminadas por água, mostrem expansão em torno de 23 a 40 μm/cm (maior que os 20 μm/cm aceitas pela especificação da American Dental Association),[5,6] esses valores podem ser até dez vezes inferior à expansão observada para ligas com baixo teor de cobre contendo zinco.[25,26] Entretanto, isso não significa que o controle da umidade deva ser negligenciado durante a trituração e condensação, em especial de ligas de amálgama sem zinco.

Relatos atuais indicam que a contaminação durante a trituração é mais crítica que a contaminação durante a condensação. A Figura 8.9 mostra claramente o quanto a contaminação durante a trituração tem efeito mais pronunciado na alteração dimensional do amálgama. Como atualmente a liga não é mais triturada manualmente, o risco de contaminação nessa fase de preparo do amálgama é bastante reduzido.

restauração de amálgama é finalizada, o amálgama é relativamente fraco e o paciente deve receber instruções para evitar tensões excessivas nesse período inicial.

A resistência inicial da liga de amálgama com baixo teor de cobre é inferior à das ligas com alto teor de cobre, embora essa diferença não seja tão grande quando se observam os valores mensurados após 7 dias. A alta resistência à compressão inicial deve ser considerada uma vantagem das ligas de amálgama, pois reduzem a possibilidade de fratura pelas tensões desenvolvidas durante os contatos oclusais, logo após a inserção do material na cavidade.

A maior resistência à compressão das ligas com alto teor de cobre se deve à redução ou eliminação da fase γ_2. Entre as ligas com alto teor de cobre, aquelas de composição única tendem a ter resistência à compressão ainda mais alta. Em relação ao formato das partículas, a comparação entre as ligas com alto teor de cobre revela que aquelas com partículas esféricas tendem a apresentar maior resistência. Isso está relacionado com o menor teor de mercúrio necessário para essas ligas e à menor porosidade encontrada nesse tipo de amálgama.

Infelizmente, o amálgama é um material muito mais frágil quando submetido a uma tensão de tração e flexão do que em compressão, o que o caracteriza, ao final, como um material frágil. A comparação dos dados das Tabelas 8.6 e 8.7 mostra que a resistência das ligas de amálgama à tração é aproximadamente 1/10 dos valores de resistência à compressão. Dessa forma, em espessuras finas (menores que 2 mm), o amálgama é bastante suscetível à fratura e essa característica influencia em muitos aspectos do preparo cavitário para este material. O módulo de elasticidade dos amálgamas não difere muito entre si (50 a 60 GPa) e é bastante semelhante ao módulo de elasticidade do esmalte (50 GPa).[31.]

■ Propriedades mecânicas

Como pode ser observado na Tabela 8.5, a resistência à compressão do amálgama após 1 hora é bastante inferior ao mensurado após 24 horas e 7 dias. No momento em que uma

■ Fluência e propriedades mecânicas

A fluência (creep) é uma propriedade viscoelástica de materiais que sofrem deformação plástica sob a aplicação de forças estáticas ou dinâmicas. O amálgama se deforma

TABELA 8.6
Resistência à compressão (MPa) de três ligas de amálgama diferentes avaliadas em diferentes tempos.

Teor de cobre/tipo de partícula	Marca comercial (fabricante)	Resistência à compressão (MPa)		
		1 h	24 h	7 dias
Baixo/Limalha	New True Dentalloy® (SS White)	92	364	420
Alto/Fase dispersa	Permite C® (SDI)	248	492	559
Alto/Esférica	Tytin® (SS White)	237	532	587

Adaptada de Brown, Miller (1993).[24]

TABELA 8.7
Resistência à tração (MPa) de diferentes ligas de amálgama mensurada em diferentes tempos.

Teor de cobre/tipo de partícula	Marca comercial (fabricante)	Resistência à tração (MPa)	
		15 min	7 dias
Baixo/limalha	Caulk Fine Cut® (Caulk)	3,2	51
Baixo/limalha	New True Dentalloy® (SS White)	–	54,7
Baixo/esférica	Spherical® (Shofu)	4,6	58
Alto/fase dispersa	Dispersalloy® (Dentsply Sirona)	3,0	43 a 47,9
Alto/esférica	Sybraloy® (Kerr)	8,5	49
Alto/esférica	Tytin® (Kerr)	8,1	56

Adaptada de Mahler et al. (1970);[28] Malhotra, Asgar (1978);[29] e Bapna, Mueller (1993).[30]

TABELA 8.8
Valores de fluência estática (%) para vários tipos de amálgama.

Teor de cobre/tipo de partícula	Marca comercial (fabricante)	Fluência (%)
Baixo/limalha	Caulk Fine Cut® (Caulk)	1,57
	Aristaloy® (Cookson)	3,77
	New True Dentalloy® (SS White)	1,53 a 2,36
Alto/fase dispersa	Dispersalloy® (Dentsply Sirona)	0,37 a 0,67
	Valiant PhD® (Ivoclar Vivadent)	0,21
Alto/esférica	Tytin® (Kerr)	0,08
	Sybraloy® (Kerr)	0,05 a 0,1
	Indiloy® (Shofu)	0,15

Adaptada de Mahler et al. (1970);[28] Iglesias et al. (1984);[32] Mahler, Adey (1991);[33] e Chung (1992).[34]

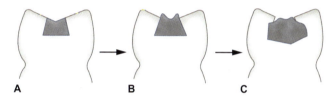

Figura 8.10 Esquema de como a fluência do amálgama pode causar falha no vedamento marginal. **A.** Restauração finalizada. **B.** Amálgama com fluência. **C.** Fratura das margens e consequente falha de vedamento marginal. (Adaptada de McCabe, Walls, 1998).[27]

permanentemente quando submetido a tensões, sejam elas de natureza estática ou dinâmica, que, por sua vez, dependem do tempo de aplicação da carga.

> Essa propriedade é mensurada através da aplicação de uma força compressiva axial (36 MPa) em um cilindro de amálgama com 6 mm de comprimento e 4 mm de diâmetro. O espécime deve ser armazenado a 37°C durante 7 dias antes do teste. A alteração no comprimento do corpo de prova entre 1 e 4 horas após a aplicação da carga é utilizada para calcular o percentual de fluência (*creep*).

Os valores de fluência para vários tipos de amálgama estão listados na Tabela 8.8. Os maiores valores são observados nas ligas com baixo teor de cobre (1,5 a 3,7%). As ligas com alto teor de cobre de composição única têm os menores valores, entre 0,05 e 0,15%.

A fluência está explicada na Figura 8.10, em que, sob aplicação das tensões mastigatórias em baixa temperatura, o amálgama sofre deformação plástica e escoa além das margens cavitárias (Figura 8.11). Esse amálgama, não suportado por estrutura dentária, pode se fraturar e levar à formação de uma fenda marginal. A fase γ_2, por ser mais plástica e ter baixas propriedades mecânicas, tem papel preponderante na fluência do amálgama. Isso também explica por que os amálgamas com baixo teor de cobre exibem uma fluência maior.

Como pode ser observado na Figura 8.12, tanto as ligas de alto quanto as de baixo teor de cobre apresentam maior fluência, na ausência de zinco. Resultados semelhantes são observados ao se comparar a resistência à compressão de ligas com e sem zinco (Figura 8.13), ou seja, a presença de zinco aumenta as propriedades mecânicas do amálgama. Clinicamente, essas propriedades se refletem em um menor número de fraturas marginais após 3 anos de avaliação clínica.[8] Conforme mencionado anteriormente, deve-se, porém, evitar a contaminação dessas ligas durante a trituração ou condensação devido à possibilidade de ocorrer expansão tardia.

FATORES QUE AFETAM A RESISTÊNCIA DO AMÁLGAMA

Formato e tamanho das partículas. Quanto menor o conteúdo de mercúrio na massa final, maior a resistência do amálgama. Assim, partículas esféricas tendem a produzir amálgamas mais resistentes que àqueles na forma de limalha. Com relação ao tamanho, o ideal é que haja excelente compactação de partículas que pode ser atingida mesclando-as com diferentes tamanhos. Ligas de amálgama com partículas pequenas necessitam de mais mercúrio para molhar a superfície. Além

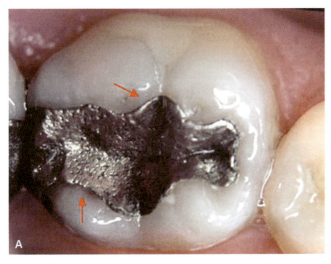
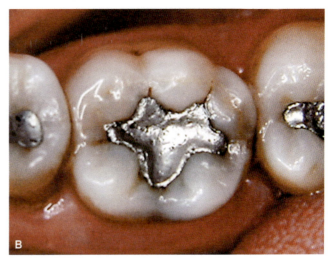

Figura 8.11 Restaurações de amálgama (**A** e **B**) com baixo teor de cobre evidenciando a fluência do amálgama. Em **A**, pode-se notar também alto grau de corrosão na superfície da restauração.

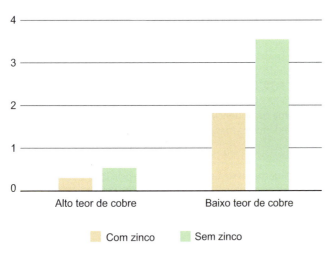

Figura 8.12 Fluência (%) para ligas com alto e baixo teor de cobre contendo ou não zinco em sua composição. (Adaptada de Watkins et al., 1995.)[35]

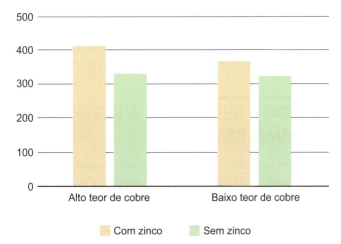

Figura 8.13 Resistência à compressão (MPa) de ligas com alto e baixo teor de cobre contendo ou não zinco. (Adaptada de Watkins et al., 1995.)[35]

disso, grande percentual dessas partículas é dissolvido, transformando a fase γ mais resistente nas fases menos resistentes da matriz (γ_1, γ_2).

Microestrutura do amálgama. Quanto maior a proporção das fases γ e γ_1 no amálgama final, maior a resistência do amálgama. A presença da fase γ_1 resultante da reação da fase γ_2 com o eutético Ag-Cu também aumenta a resistência, pois reduz o deslizamento dos grãos quando o amálgama é submetido a tensões oclusais. Quanto maior a quantidade de fase γ_2, menores as propriedades mecânicas do amálgama.

Porosidades no amálgama. Em quaisquer tipos de amálgama, a presença de porosidade reduz a resistência final do material. Isso pode ser evitado realizando-se trituração e pressão de condensação adequada, principalmente para as ligas com partículas de limalha.

Proporção mercúrio/liga. Quanto menor a proporção Hg/liga, maior a resistência. Uma quantidade maior de mercúrio dissolve mais as partículas da fase γ (Ag_3Sn), aumenta a quantidade de fase γ_2 e aumenta a quantidade de mercúrio residual dentro da massa do amálgama.

Tempo de trituração. O amálgama resultante da supertrituração se cristaliza tão rápido que, durante a condensação, ocorre fratura das novas fases formadas, afetando a coesão interna da massa. A supertrituração altera as propriedades do amálgama e reduz o tempo de trabalho.[6] Por outro lado, caso o amálgama seja subtriturado, as partículas que não forem "molhadas" pelo mercúrio afetarão a coesão interna da massa e diminuirão a resistência do material.

▪ Corrosão

Em geral, a corrosão é definida como a degradação progressiva de um metal por reação química ou eletroquímica com o meio no qual se encontra. A corrosão deve, entretanto, ser distinguida da perda de brilho que o amálgama sofre ao longo do tempo. A perda de brilho é decorrente da formação de uma camada superficial de sulfeto de prata, e não afeta a integridade e as propriedades mecânicas da restauração de amálgama. Por outro lado, a corrosão pode levar a aumento da porosidade, redução das propriedades mecânicas e liberação de produtos metálicos dentro do ambiente bucal.

> O amálgama, por ter uma estrutura heterogênea com várias fases, é um material muito suscetível ao processo de corrosão. Devido aos diferentes potenciais de eletrodo de suas fases, há formação de uma célula eletrolítica: diferentes fases formam o catodo e o anodo, e a saliva fornece o eletrólito. O anodo é a fase em que há formação dos íons positivos e, consequentemente, há perda de massa, ou seja, é o local preferencial de ocorrência da corrosão. A região que capta os elétrons é denominada cátodo. A fase γ_2 do amálgama com baixo teor de cobre é a fase eletroquímica mais ativa e forma rapidamente o anodo em uma célula eletrolítica. A fase γ_2 se decompõe para produzir produtos de corrosão à base de estanho e mercúrio, que podem ser capazes de se combinar com a liga não reagida (fase γ) ou formar cloretos ou óxidos.

Nem todo o mercúrio formado durante a corrosão reage, e pequenas quantidades desse elemento são inevitavelmente ingeridas, o que se torna uma fonte de preocupação em relação aos efeitos tóxicos cumulativos do mercúrio no corpo humano. O mecanismo proposto de liberação de mercúrio durante a corrosão sugere que esse problema é menos significativo para amálgamas com alto teor de cobre, ou seja, sem fase γ_2. Para esses produtos, a fase mais reativa e que provavelmente forma o anodo em uma célula eletrolítica é a fase Cu_6Sn_5. A corrosão produzida é, entretanto, menor que aquela dos amálgamas com baixo teor de cobre.[27] O polimento das superfícies do amálgama reduz significativamente a corrosão desse material no ambiente bucal, pois ao deixar a superfície mais lisa, há redução do acúmulo de restos alimentares e bacterianos no fundo de uma fissura, que, por sua vez, geraria diferença na concentração de eletrólitos.

A corrosão do amálgama leva ao escurecimento/manchamento dos dentes, que não pode ser revertido por nenhum procedimento de clareamento. Isso se deve à penetração da prata nos túbulos dentinários que favorece o escurecimento dos dentes. Outros íons, como estanho e zinco, também foram encontrados na dentina logo abaixo de restaurações de amálgama.[36,37] Esse escurecimento pode também ser um fator confundidor no diagnóstico de uma possível lesão de cárie adjacente à margem da restauração por parte do profissional, e a mancha escura pode ser confundida com uma nova lesão. Essa descoloração indesejada pode ser prevenida com o uso de um agente de selamento (verniz ou adesivo) entre os substratos dentários e o amálgama. Outro aspecto indesejado da corrosão é a aparência oxidada da restauração (Figura 8.14), que pode induzir à substituição desnecessária de grande quantidade de restaurações.[38,39] Um amálgama com baixa resistência à corrosão também tem pior desempenho clínico, pois esta propriedade está diretamente relacionada à fratura marginal.[40]

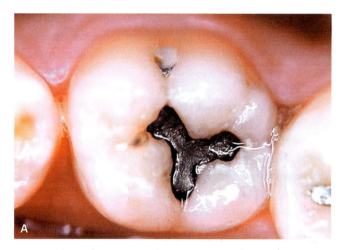

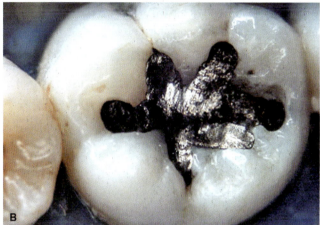

Figura 8.14 Restaurações de amálgama com aspecto de oxidação (**A**) e corrosão (**B**).

Sob outro enfoque clínico, a corrosão do amálgama pode, porém, ser benéfica. O amálgama é um material que não se adere às paredes cavitárias e, por mais que esteja bem condensado, há formação de uma fenda com uma largura aproximada de 10 a 15 μm.[41] Acredita-se que os produtos de corrosão sejam capazes de selar gradualmente essa interface entre o dente e a restauração, o que previne a microinfiltração. Os amálgamas com baixo teor de cobre contêm grande quantidade da fase γ_2, que se transforma em produtos de corrosão como óxidos ou cloretos de estanho. Também já foi demonstrado que amálgamas contendo zinco têm uma menor infiltração marginal do que amálgamas sem zinco.[42] Esses produtos se depositam na fenda existente entre o dente e a restauração, selando as margens cavitárias.[43] Os amálgamas com alto teor de cobre não contêm a fase γ_2, ou a contêm em baixas proporções. A fase γ (Cu_6Sn_5), a segunda mais corrosiva, substitui a fase γ_2 e sofre corrosão de forma semelhante, porém a uma velocidade bastante reduzida. Na fenda marginal, acumulam-se óxidos ou cloretos de cobre, que também selam a interface.

Além disso, os produtos da corrosão podem ter um efeito antimicrobiano, já que a presença de zinco inibe enzimas responsáveis pela degradação do colágeno devido a um processo de formação de uma lesão de cárie.[44] Restaurações de amálgama com zinco promoveram a remineralização e, consequentemente, o aumento das propriedades mecânicas da dentina afetada por cárie adjacente a restauração de amálgama.[45-47]

Os amálgamas com alto teor de cobre necessitam de mais tempo para exibir esta característica de autosselamento quando comparados aos com alto teor de cobre,[48] indicando que as ligas com alto teor de cobre são mais resistentes à corrosão. Para controlar a microinfiltração, foi, por muito tempo, indicada a aplicação de um verniz cavitário no intervalo que transcorre até a formação dos produtos de corrosão antes da condensação do amálgama.[43] Atualmente, questiona-se o uso desse material, já que sua alta solubilidade pode levar à dissolução antes que os produtos de corrosão sejam formados.[49] Além disso, essa dissolução amplia a largura da fenda, a tal ponto que os produtos de corrosão passam a não ser capazes de promover o autosselamento da interface dente-restauração.[50] Esse material tem sido substituído pelo uso de sistemas adesivos, como materiais para selamento sob restaurações de amálgama.[51-53]

PROPRIEDADES TÉRMICAS

Como pode se esperar de um material restaurador metálico, o amálgama tem alto valor de condutividade e difusividade térmica em comparação com as estruturas dentárias e, por conseguinte, transmite rapidamente o calor dos alimentos e líquidos para a polpa (Tabela 8.9). Caso uma restauração extensa seja confeccionada sem a inserção de nenhum tipo de proteção em uma restauração mais profunda e próxima a polpa, isso causará desconforto para o paciente.

> Além disso, o amálgama tem um coeficiente de expansão térmico linear bem maior que o das estruturas dentárias, sendo aproximadamente três vezes maior que o da dentina (ver Tabela 8.9). Nem sempre um alto coeficiente de expansão térmico linear significa um problema clínico. Para que o material possa alterar suas dimensões, é necessário que parte do estímulo térmico seja utilizado primeiro para que sua temperatura interna seja alterada (difusividade térmica). Em outras palavras, significa dizer que, quanto maior o valor de difusividade térmica, maior a potencialização das diferenças entre o coeficiente de expansão térmico linear do material e das estruturas dentárias.
>
> Essa falta de combinação do comportamento de expansão térmica pode causar uma fenda ao redor das restaurações, uma vez que não há nenhuma adesão entre o amálgama e as estruturas dentárias, propiciando a ocorrência de falhas nas margens da restauração. No caso do amálgama, tanto o coeficiente de expansão térmico linear quanto o valor de difusividade térmica são altos (ver Tabela 8.9), facilitando a expansão ou contração e a transmissão de estímulos térmicos para as estruturas dentárias.

TABELA 8.9
Propriedades térmicas do amálgama em comparação com a dentina.

	Difusividade térmica ($\times 10^{-3}$ cm^2 s^{-1})	Coeficiente de expansão térmica linear ($\times 10^{-6}$°C^{-1})
Amálgama	78	25
Dentina	2	8

Adaptada de McCabe, Walls (1998).[27]

PROBLEMAS RELACIONADOS COM O MERCÚRIO

O mercúrio é um metal líquido em temperatura ambiente e extremamente volátil: um vapor inodoro pode ser liberado em temperaturas acima de 12°C. O mercúrio é empregado na confecção de baterias, interruptores, lâmpadas, agrotóxicos, barômetros, cosméticos, tintas, catalisadores e em muitos outros produtos usados do cotidiano.[54]

Nos serviços de saúde, o mercúrio é utilizado em termômetros clínicos e de estufas, em esfigmomanômetros e no amálgama odontológico. O mercúrio causa prejuízo ao meio ambiente e aos seres vivos, e o processo de contaminação ocorre por descuido na utilização deste metal e seu descarte inadvertido nos lixos, terra, água e ar. Em razão de sua alta volatilidade, pode haver contaminação das nuvens, que promovem, a longa distância, chuvas tóxicas cujas águas contaminadas depositam-se no solo, nos rios, nos lagos e nos oceanos.[54]

Ao ingerir alimentos contaminados com mercúrio, os animais ficam intoxicados, e sua carne, ao se tornar alimento para os humanos, favorece o desenvolvimento de doenças crônicas. Quando a água de um rio estiver contaminada por mercúrio, os peixes que ali habitam também estarão contaminados e contaminarão os humanos que os ingerirem. Nos seres vivos, a contaminação por mercúrio pode ocorrer pela ingestão, pelas vias respiratórias e por contato cutâneo.[54]

Com relação ao amálgama, inúmeras discussões sobre os possíveis riscos causados pelo uso têm vindo à tona nos últimos anos. Essas preocupações são oriundas do efeito tóxico do elemento e sua liberação durante os procedimentos de restauração com esse material (Tabela 8.10). Os estudos apontam que a presença de restaurações de amálgama não gera intoxicação dos pacientes ao mercúrio, como a intoxicação já observada em pessoas que manipulam diretamente o mercúrio.

A forma mais significativa de absorção de mercúrio ocorre por meio dos vapores de mercúrio que entram facilmente na corrente sanguínea através dos pulmões e se depositam preferencialmente no cérebro e nos rins, onde pode causar alterações neurológicas e falha da função renal. Foi demonstrado que o vapor de mercúrio pode ser liberado das restaurações de amálgama devido ao efeito abrasivo da escova dental, do bolo alimentar ou pelo próprio processo fisiológico da mastigação.[55,56] No entanto, somente 10% da quantidade ingerida de mercúrio é absorvida pelo trato gastrintestinal na forma de íons de mercúrio.[57,58] Os níveis de mercúrio sanguíneo alcançados por pessoas com restaurações de amálgama tendem a ser sete vezes inferiores ao valor alcançado quando se ingerem alimentos marinhos, 1 vez/semana, por exemplo.[59]

> Um estudo mensurou os níveis de vapores intrabucais, durante 24 horas, em pacientes com pelo menos nove restaurações de amálgama. A dose média diária de vapor de mercúrio inalada era 1,7 μg de mercúrio, que, novamente representa valores 50 a 100 vezes inferior ao valor-limite estabelecido pela Organização Mundial da Saúde para pessoas que trabalham na indústria do mercúrio.[60]

Embora haja um consenso de que o amálgama causa pequenos prejuízos aos pacientes, preocupações sobre os possíveis efeitos da exposição prolongada de dentistas e assistentes ao vapor de mercúrio persistem. O vapor de mercúrio pode ser liberado na atmosfera durante vários estágios da confecção de uma restauração de amálgama. Nota-se na Tabela 8.10 que os procedimentos de acabamento e de polimento, quando realizados sem refrigeração, aumentam drasticamente os níveis de mercúrio no ambiente. Esse procedimento deve, portanto, ser realizado sob refrigeração e com o auxílio de ejetores de ar/água de alta potência.

Outras possíveis fontes de contaminação podem ser o armazenamento incorreto de mercúrio ou restos de amálgama e o proporcionamento do mercúrio antes da trituração. Pesquisas realizadas entre os anos 1970 e 1980 mostraram que pelo menos 10% dos consultórios odontológicos tinham níveis de mercúrio no ar que excedia o limite máximo de 50 μg de Hg/m^3.[61,62] Entretanto, já foi demonstrado que o emprego dos amálgamas encapsulados, o uso reduzido desse material e o descarte correto de seus resíduos reduziu o número de clínicas odontológicas com vapores de mercúrio acima do nível máximo permitido.[58,63]

Além disso, a redução de vapores de mercúrio pode ser alcançada por meio de uma boa ventilação do ambiente de trabalho. Devem ser tomados cuidados redobrados durante a esterilização de instrumentos contaminados com amálgama, já que isso pode aumentar significativamente os níveis de vapores de mercúrio no ambiente. O mercúrio é facilmente absorvido pela pele, portanto, sua manipulação deve ser realizada com luvas. O uso de brocas novas e refrigeração durante a remoção de restaurações de amálgama, associadas a sugadores de alta potência reduzem significativamente a liberação de vapores de mercúrio.[64]

O excesso e os restos/fragmentos de amálgama devem ser armazenados em água ou solução química para a fixação de radiografias, em um recipiente fechado e não quebrável, a fim de prevenir outra possível fonte de contaminação. Esse recipiente deve ser hermeticamente fechado e temporariamente armazenado em local a baixa temperatura e sem luz solar direta. A seguir, os resíduos devem ser encaminhados para laboratórios especializados no gerenciamento de resíduos odontológicos que têm como objetivo a recuperação do mercúrio contido nos resíduos de amálgama dentário. Para facilitar a recuperação, deve-se evitar incluir resíduos de algodão, gazes e quaisquer outros tipos de contaminantes. Os vidros que contêm mercúrio (fornecidos pelos fabricantes), bem como a tampa, devem ser enviados para laboratórios de reciclagem, a fim de serem tratados e eliminar possíveis contaminações ambientais.

Os resíduos de amálgamas gerados durante a confecção ou remoção de restaurações são considerados possíveis causadores de contaminação ambiental quando descartados inadequadamente no lixo ou nos sistemas de esgoto.[65] A falta de cuidados necessários para a manipulação segura do amálgama está sujeita ao enquadramento na legislação ambiental e, em especial, na Lei de Crimes Ambientais.[66] Tais resíduos são classificados como tóxicos pela Norma Brasileira NBR10004, dos resíduos sólidos, em razão da presença do mercúrio em quantidades elevadas (50% em peso).[67] Embora a crescente substituição das restaurações de amálgama por resina composta tenha promovido redução na utilização do mercúrio em Odontologia, a possibilidade de exposição ambiental a fatores de risco aumentou significativamente. A água captada pelos sugadores e pelas bombas a vácuo contendo resíduos das restaurações de amálgama removidas é despejada na rede de esgoto onde o mercúrio sedimenta-se transformando-se em metil-mercúrio, contaminando a água e a vida marinha (e também os seres humanos).

■ Convenção de Minamata

Mesmo com todos os cuidados, a contaminação provocada pelo mercúrio persiste. Dessa forma, em 2013, foi realizada uma conferência diplomática para a assinatura da Convenção de Minamata sobre os riscos do uso de mercúrio.[68] A cidade de Minamata ficou conhecida como um dos maiores desastres ambientais do planeta. Na primeira metade do século passado, no Japão, habitantes da cidade de Minamata apresentaram sintomas como fortes convulsões, surtos de psicose, perda de consciência e febre. As vítimas haviam consumido peixes pescados na baía de Minamata, onde uma empresa descartava os resíduos de mercúrio. Cerca de 5 mil pessoas foram atingidas. Além das vítimas que ficaram com sequelas graves, estima-se que o número de mortos tenha chegado a 900 pessoas.

TABELA 8.10
Quantidade de mercúrio liberada por procedimentos odontológicos.

Procedimento odontológico	Mercúrio liberado (μg)
Trituração	1 a 2
Inserção de restauração de amálgama	6 a 8
Polimento a seco	44
Polimento em condições úmidas	2 a 4
Remoção de restaurações de amálgama com sucção	15 a 20

Adaptada de Engle *et al.* (1992.)[59]

Assim esse tratado internacional foi o resultado de várias rodadas de negociações, que envolveram 140 países no âmbito do Programa da Organização das Nações Unidas para o Meio Ambiente para o controle, a redução e a eliminação dos produtos contendo mercúrio do qual o Brasil é signatário, como outros 128 países. A proposta brasileira para a redução do uso do mercúrio só foi depositada na ONU em agosto de 2017, e tem os seguintes compromissos com relação ao amálgama:

- Estabelecer objetivos nacionais visando à prevenção de cáries e promoção de saúde, minimizando a necessidade de restaurações dentárias
- Estabelecer objetivos nacionais visando minimizar seu uso
- Promover o uso de alternativas sem mercúrio com bom custo-benefício e clinicamente eficazes para restaurações dentárias
- Promover pesquisa e desenvolvimento de materiais de qualidade e livre de mercúrio para restaurações dentárias
- Incentivar organizações representativas de profissionais e escolas de Odontologia a educar e qualificar alunos e profissionais odontólogos no uso de restaurações dentárias sem mercúrio e na promoção de melhores práticas de gestão
- Desencorajar políticas e programas de seguros que favoreçam o uso de amálgamas dentários em vez de alternativas sem mercúrio para restaurações dentárias
- Incentivar políticas e programas de seguro que favoreçam o uso de alternativas de qualidade para amálgamas dentários em restaurações dentárias
- Restringir o uso de amálgamas dentários à sua forma encapsulada
- Promover o uso de melhores práticas ambientais em consultórios odontológicos a fim de reduzir as liberações de mercúrio e compostos de mercúrio na água e no solo.

Em 2017, a Agência Nacional de Vigilância Sanitária (Anvisa) publicou a Resolução nº 173,[69] que proíbe a fabricação, a importação, a comercialização e o uso, em serviços de saúde, dos elementos mercúrio e pó para liga de amálgama na forma não encapsulada. Porém, os produtos com liga de amálgama na forma encapsulada ainda não foram proibidos e podem ser utilizados (Figura 8.15).

Infelizmente, o mercúrio proveniente do amálgama continua sendo fonte de contaminação, mesmo com todos os cuidados. Altos níveis de mercúrio são encontrados em pacientes, na água utilizada para a refrigeração e nas barreiras e isolamento absoluto no momento da remoção de restaurações.[70]

MANIPULAÇÃO CLÍNICA DO AMÁLGAMA

Envolve uma série de etapas: a primeira é o processo de seleção da liga e proporcionamento, seguida da amalgamação em um processo conhecido como trituração. Na sequência, o material deve ser inserido na cavidade através da condensação,

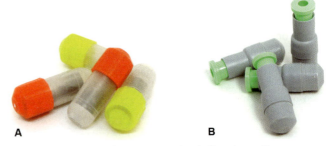

Figura 8.15 Forma de apresentação da liga de amálgama e mercúrio em sistemas pré-dosados e encapsulados. **A.** Cápsulas da marca METALMS. **B.** Cápsulas da marca SDI.

brunimento pré-escultura, escultura e brunimento pós-escultura. Ao término desses passos, o material deve ser deixado para cristalizar por 24 a 48 horas e então deve-se executar os passos de acabamento e polimento. Cada um desses passos será detalhado a seguir.

■ Seleção da liga e proporcionamento

A seleção de uma liga de amálgama envolve uma série de fatores, que podem ser inerentes à composição da liga (teor de cobre e presença de zinco), ao formato (limalha, esférica ou fase dispersa) e ao tamanho das partículas (finas, grossas ou irregulares). Como relatado previamente, as ligas com alto teor de cobre têm melhores propriedades mecânicas e sofrem menos fluência na cavidade bucal. Ligas com zinco têm melhor desempenho clínico com reduzido número de fraturas nas margens dessas restaurações.[8]

As ligas com partículas de limalha são mais rugosas e irregulares, têm uma maior relação área/volume para reagir com o mercúrio, o que requer maior quantidade de mercúrio para formar uma plasticidade adequada durante a trituração. As ligas com partículas esféricas, por outro lado, necessitam de menos mercúrio para alcançar plasticidade adequada durante a trituração. O uso de partículas mais finas produz uma superfície mais lisa durante a escultura e o acabamento.

Historicamente, o amálgama era embalado em frascos separados de liga e de mercúrio, que deviam ser proporcionados no momento de uso e triturados manualmente em granel e pistilo ou em amalgamadores convencionais. Com os anos, surgiram as ligas de amálgama e mercúrio pré-dosadas e encapsuladas (Figura 8.15), que passaram a ser trituradas em amalgamadores mecânicos (Figura 8.16). Essas últimas reduzem o contato dos dentistas e da equipe de trabalho com os vapores de mercúrio decorrentes do processo de proporcionamento, possibilitam melhor padronização da dosagem e garantem melhores propriedades mecânicas.

Os fabricantes fornecem cápsulas contendo 400, 600 ou 800 mg da liga e a quantidade apropriada de mercúrio, codificadas por cor e número de porções, a fim de facilitar sua identificação. Em geral, essas quantidades são adequadas para a maioria das restaurações. Sugere-se que, para aplicações que

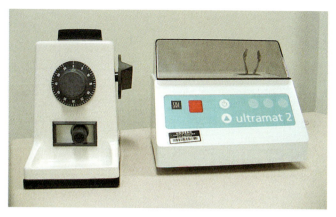

Figura 8.16 Amalgamadores mecânicos para trituração do amálgama. O modelo à esquerda necessitava da colocação do pó da liga e do mercúrio a granel (Dentomat®, Degussa). O modelo à direita é para cápsulas pré-dosadas e encapsuladas (Ultramat 2, SDI).

exigem maiores quantidades de material, sejam empregadas mais de uma cápsula em tempos sucessivos, para que a consistência do material permaneça plástica durante o preparo da restauração.

Outro fator que deve ser levado em consideração durante a seleção da liga para amálgama é o tempo de cristalização (rápido, regular ou lento) de um amálgama, que deve ser selecionado com base na habilidade individual e na rapidez de cada profissional em inserir a restauração e esculpi-la dentro do tempo de trabalho. Os fabricantes utilizam diferentes abordagens para aumentar a velocidade de cristalização de uma liga de amálgama. Ligas pré-amalgamadas com pouco conteúdo de mercúrio e com partículas de tamanho reduzido aceleram a reação de cristalização e permitem alcançar a restauração final de forma mais rápida.

Trituração

Existem dois tipos de trituração: manual e mecânica. A manual não é mais empregada na clínica atual, e é proibida pela Anvisa desde 2017.[69] Esse processo é atualmente realizado por amalgamadores mecânicos (ver Figura 8.16), mais prático e rápido, permitindo o alcance de resultados mais uniformes, além de ser menos sensíveis a variações pessoais decorrentes do operador. Além disso, diminui a contaminação do operador pelo contato com o mercúrio.

A trituração depende da frequência do movimento do amalgamador (em rotações por minuto), tempo de mistura e distância percorrida pela cápsula. Os fabricantes das ligas de amálgama normalmente fornecem o tempo e a velocidade de trituração ideal para as diferentes marcas de amalgamadores disponíveis no mercado. O tempo fornecido considera, por exemplo, que o aparelho esteja trabalhando na voltagem correta. Pequenas alterações na voltagem do aparelho, decorrentes da distribuição de energia elétrica e que não podem ser controlados pelo dentista, podem reduzir a frequência do aparelho e resultar em amálgamas com trituração inadequada para o uso.

Logo, é importante que o dentista saiba distinguir os amálgamas subtriturado, sobretriturado e adequadamente triturado, e antes de realizar uma restauração em um paciente, o dentista deve testar o tempo de trituração indicado pelo fabricante da liga. Se ao término da amalgamação as ligas se apresentarem secas e esfareladas, isso indica subtrituração, e que a liga deveria ter sido triturada por mais tempo. Por outro lado, se a liga apresentar uma aparência "molhada", excessivamente brilhante e com temperatura alta, que facilmente se adere à superfície interna da cápsula, a liga está sobretriturada e o tempo de trituração deveria ter sido menor. A liga triturada adequadamente é uma massa coesa com uma temperatura média e brilho superficial acetinado (Figura 8.17).

Quando o amálgama é triturado por tempos menores que o normal, o mercúrio não umedece totalmente a superfície externa das partículas do amálgama. Como resultado, a massa permanece plástica por mais tempo, produzindo um amálgama com tempo de trabalho mais longo, porém com porosidade excessiva, menores valores de resistência à compressão e à tração e maior suscetibilidade à corrosão.[6] A supertrituração resulta em contração ligeiramente maior para todos os tipos de liga e reduz o tempo de trabalho, pois há aumento da velocidade da reação devido ao aquecimento da massa.[5,6]

Assim, apesar de ser possível alterar o tempo de trabalho por meio da modificação do tempo de trituração, tal procedimento não deve ser realizado, pois outras propriedades podem ser afetadas. Dessa forma, a seleção da liga também deve considerar a velocidade de cristalização desejada em função da habilidade do operador, em vez de modificar o tempo de trituração do material.

Condensação

O principal objetivo da condensação é compactar o amálgama dentro da cavidade preparada, o que ocasiona o afloramento de mercúrio, de forma a alcançar uma massa com a maior densidade possível. A condensação também deverá otimizar a adaptação do amálgama nas paredes cavitárias. Se esses objetivos forem alcançados, a resistência do amálgama será aumentada e a fluência final, reduzida.

Existem dois tipos de condensação: manual e mecânica. Vários tipos de dispositivos estão disponíveis para a condensação mecânica do amálgama, porém essa é uma manobra

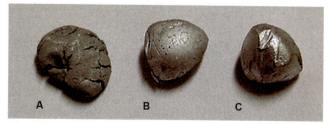

Figura 8.17 Amálgamas triturados. **A.** Amálgama subtriturado. **B.** Amálgama triturado adequadamente. **C.** Amálgama sobretriturado.

pouco difundida entre os profissionais, pois não produz resultados melhores em termos de propriedades, além de exigir dispositivos caros para a sua execução.[6,64,71] Dessa forma, a maioria dos profissionais utiliza a condensação manual do amálgama.

As ligas de amálgama têm diferentes capacidades de compactação. Por exemplo, as partículas esféricas têm uma compactação mais eficaz que as partículas irregulares. Com o objetivo de melhorar a densidade de compactação das ligas com partículas na forma de limalha ou de fase dispersa, elas precisam ser deslocadas umas em relação às outras. Para tanto, deve-se superar, por meio da pressão de condensação, a "fricção interna" que existe entre as diferentes partículas. Essa fricção é menor para as partículas esféricas que para as partículas de limalha.

As ligas com partículas esféricas não necessitam de pressões de condensação mais altas para o alcance de propriedades mecânicas adequadas, fator essencial para as ligas com partículas na forma de limalha ou de fase dispersa. As altas pressões de condensação são necessárias para aflorar mercúrio das ligas de partículas irregulares (limalha ou fase dispersa). Deve-se lembrar que essas ligas necessitam de um percentual de mercúrio maior durante a amalgamação para alcançar uma massa plástica, com adequadas características de manipulação.

A Figura 8.18 exibe o efeito da força de condensação na resistência à compressão de ligas com alto teor de cobre, de fase dispersa (partículas limalha + esféricas), e nas ligas de composição única (esféricas). Enquanto a resistência das ligas esféricas à compressão não é afetada pelas diferentes pressões de condensação, essa propriedade é significativamente alterada para as ligas de fase dispersa. As maiores pressões de condensação aumentam a densidade da massa de um amálgama de fase dispersa, com a aproximação das partículas e redução da porosidade interna; além de promoverem maior eliminação de mercúrio do interior da massa, culminando no notável aumento da resistência das ligas de fase dispersa e com partículas na forma de limalha.[24]

Clinicamente, a condensação é feita com condensadores manuais comercializados em diferentes formatos e áreas de superfície (Figura 8.19). A pressão de condensação exercida pelo profissional depende tanto da força aplicada sobre o condensador como do tamanho de sua ponta ativa.

Nesse momento, é importante lembrar-se da diferença entre força (F) e pressão (P). A pressão é a relação entre a força aplicada pela área de atuação da carga (A), ou seja,

$$P = F/A$$

Imagine dois condensadores, um cuja ponta ativa tem 1 mm de diâmetro e, consequentemente, 3,14 mm² de área, e outro condensador, de 4 mm de diâmetro e 12,56 mm² de área. Se uma mesma força (p. ex., 4,5 kg) for aplicada sobre a superfície desses dois condensadores, a pressão que o condensador menor exercerá na superfície do amálgama será de 143 kg/cm² (1,43 kg/mm²), enquanto a do condensador maior será de 36 kg/cm², ou seja, quatro vezes inferior.

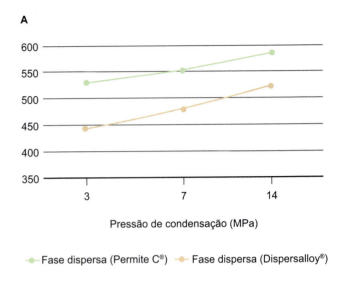
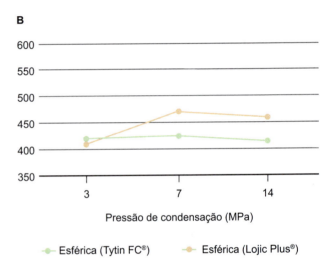

Figura 8.18 Efeito da pressão de condensação na resistência à compressão (MPa) de ligas de amálgama de fases dispersa e esférica mensurada 7 dias após manipulação. As ligas de fases dispersas (**A**) exibem aumento da resistência à compressão em função do aumento da força de condensação, o que não ocorre com as ligas de partículas esféricas (**B**). (Adaptada de Brown, Miller, 1993.)[24]

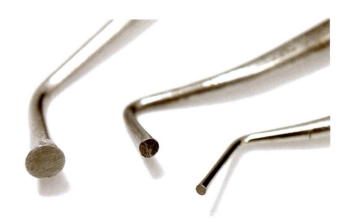

Figura 8.19 Condensadores manuais utilizados para a condensação do amálgama em cavidades preparadas.

Por isso que a condensação das ligas com partículas na forma de limalha ou de fase dispersa deve ser iniciada com condensadores de menor diâmetro da ponta ativa. Condensadores maiores devem ser utilizados à medida que a cavidade vai sendo preenchida. No caso das ligas com partículas esféricas, esses condensadores pequenos dificultam a confecção da restauração, pois sob altas pressões as partículas esféricas tendem a "rolar" uma sobre as outras e a massa não se adapta às paredes cavitárias. Assim, para as ligas esféricas deve-se utilizar condensadores com pontas ativas com maior diâmetro, cuja largura deve ser a máxima permitida pela cavidade.

Independentemente do tipo de liga, o processo de condensação deve ser iniciado pelas regiões com acesso mais restrito (Figura 8.20), e a massa deve ser pressionada inicialmente contra os ângulos diedros, triedros e nas caixas proximais da cavidade (Figura 8.21). Como mencionado, após a condensação há precipitação e acomodação das partículas em uma matriz de mercúrio. Consequentemente, surgirá na superfície de cada porção uma camada sobrenadante, de alto brilho e fluidez, contendo o excesso de mercúrio. Antes da adição de cada novo incremento, deve-se remover o excesso de mercúrio (Figura 8.22), porém a superfície deve estar suficientemente brilhosa. Isso indica que há quantidade suficiente de mercúrio na superfície para difundir na porção seguinte, de forma que cada novo incremento fique quimicamente aderido à porção anterior à medida que é acrescentado.

Caso esse cuidado não seja tomado, a restauração resultante pode sofrer delaminação devido à falta de adesão entre suas porções. Isso pode resultar em fratura precoce ainda na fase de escultura ou durante os primeiros momentos em que a restauração estiver em atividade na cavidade bucal.

Ao realizar o preenchimento total da cavidade, no tamanho ideal da restauração, ou seja, sem excessos, haverá, compulsoriamente, a presença da camada sobrenadante rica em mercúrio na superfície e nas margens da restauração. As restaurações de amálgama que contêm mais mercúrio na massa após a presa demonstram características menos favoráveis. É importante lembrar que a maior presença de mercúrio no amálgama endurecido produz maior quantidade de fases γ_1 e γ_2, deixando menos partículas de liga não reagidas, ou seja, a fase γ. Como já discutido, as fases γ_1 e γ_2 têm resistência mais baixa e certamente afetarão a longevidade dessa restauração.

A fim de contornar esse problema e remover de forma conveniente o excesso de mercúrio, um incremento adicional deve ser condensado, após o preenchimento total da cavidade. A condensação dessa última porção deve ser vigorosa, como nos incrementos anteriores, deixando uma espessura mínima de 1 a 1,5 mm acima do ângulo cavo-superficial da cavidade (ver Figura 8.22). De forma mais simplificada, pode-se dizer que a cavidade deve ser preenchida até a altura das cúspides.

▪ Brunimento pré-escultura

Brunimento é o ato de esfregar a massa de amálgama, em estado ainda plástico, com o auxílio de instrumentos metálicos que apresentam ampla superfície de contato (Figura 8.23).

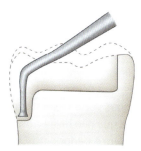

Figura 8.20 Início da condensação pelas áreas de menor acesso, como na caixa proximal de uma cavidade de classe II.

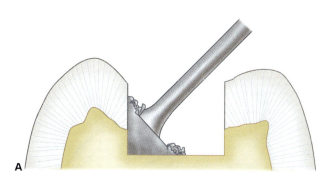

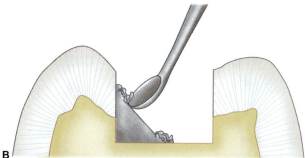

Figura 8.21 A. Condensação de um amálgama nos ângulos cavitários e o afloramento de mercúrio na camada mais superficial. **B.** Representação da remoção do mercúrio em excesso com uma colher de dentina, antes da condensação do novo incremento.

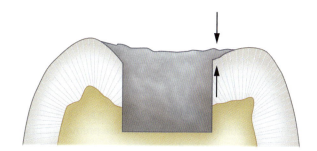

Figura 8.22 Cavidade preenchida por amálgama em excesso. A camada de amálgama condensada sobre o esmalte deve ser removida durante a escultura.

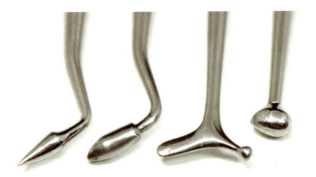

Figura 8.23 Instrumentos metálicos empregados para o brunimento do amálgama.

Há dois estágios de brunimento: pré-escultura e pós-escultura. A primeira tem como objetivo aumentar a densidade da massa, reduzindo porosidades, melhorar a adaptação do amálgama nas paredes cavitárias, promover eliminação do excesso de mercúrio,[72,73] reduzindo a microinfiltração[74] e também a rugosidade superficial.

A brunidura é realizada pelo deslizamento do brunidor, sob pressão, em movimentos que partem do centro da restauração para as margens cavitárias. Esse procedimento provoca afloramento de mercúrio residual para a superfície da restauração, que será removido durante a escultura. Por isso, a restauração deve ser condensada em excesso.

▪ Escultura

Esculpir uma restauração significa devolver seu formato funcional ao dente. Dada a pouca capacidade do amálgama em resistir a cargas intensas, é interessante esculpir o amálgama da forma mais simples e rápida possível antes da tomada de presa final. A simplicidade se refere a sulcos pouco profundos e inclinações pouco pronunciadas das vertentes das cúspides. A rapidez está relacionada ao pouco tempo de que o profissional dispõe para conferir ao material a adequada anatomia. Esse tempo depende diretamente do tempo de presa da liga escolhida. Pessoas menos habilidosas devem adquirir materiais de presa lenta ou regular a fim de evitar que a escultura tenha de ser efetuada em estágio de cristalização adiantado.

Uma maneira simples de controlar o momento certo da cristalização é passar um instrumento afiado (esculpidor) sobre a superfície da restauração de amálgama e, se for produzido um som de atrito similar ao de atritar superfícies metálicas, significa que o amálgama já apresenta resistência ao corte e, por conseguinte, pode ser esculpido. Esse som é conhecido como "grito do amálgama".

Não é conveniente esculpir o amálgama antes de alcançar resistência à escultura, pois uma escultura prematura poderá deslocar grandes porções de amálgama de regiões estratégicas do dente, inutilizando o trabalho. Também ocorrerá maior afastamento do material em relação às margens cavitárias, resultando na formação de fendas na interface.

É importante ressaltar que, caso isso ocorra, haverá a necessidade de um reparo na restauração de amálgama. Esse reparo não pode ser executado pela simples adição de mais material plástico sobre um material que já iniciou a presa inicial, já que não haveria adesão entre essas camadas. Esse reparo exige a realização de um preparo retentivo na região onde houve o desgaste excessivo, realizando macrorretenções no amálgama antes da inserção de uma nova massa de amálgama em estado plástico.

A escultura deve ser realizada com instrumentos de corte (Figura 8.24), afiados constantemente, para que o amálgama seja recortado, e não brunido. A escultura da face oclusal deve ser rasa, tanto quanto possível. A forma de resistência será beneficiada duplamente pela escultura rasa: o amálgama permanecerá mais espesso e uniforme com espessura superior a 2 mm, diminuindo o risco de fraturas; as margens serão mais espessas, com ângulos mais próximos de 90° e, portanto, menos sujeitas à degradação marginal (Figura 8.25). Além disso, sulcos profundos dificultam o acabamento e o polimento e facilitam o acúmulo de placa bacteriana, podendo acelerar a oxidação e corrosão superficial do amálgama.

Outro aspecto relevante durante a escultura é a reprodução das cristas marginais, que devem ter a mesma altura da crista marginal vizinha, e suas vertentes (interna e externa) devem ser reproduzidas para que não haja acúmulo de alimentos nas proximais e não agridam o periodonto. O contorno e o formato das faces proximais não são obtidos por meio de escultura, pois os instrumentos não têm acesso à região interproximal. Portanto, o uso de matrizes e cunhas bem adaptadas é imprescindível para conformar essa face.

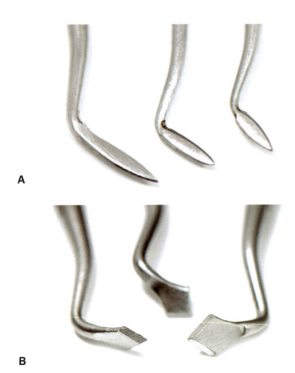

Figura 8.24 Esculpidores para amálgama. **A.** Esculpidores de Hollenback. **B.** Esculpidores de Frahn.

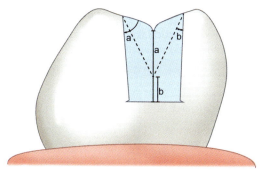

Figura 8.25 A escultura profunda diminui a espessura do material nas margens cavitárias e na região do sulco central, comprometendo a resistência dessa restauração a cargas compressivas. (Redesenhada de figura gentilmente cedida pelo Prof. Dr. Narciso Garone Neto, Faculdade de Odontologia da USP.)

▪ Brunimento pós-escultura

São inúmeras as vantagens com esse procedimento, como: obtenção de uma superfície mais lisa;[75] maior facilidade de polimento;[76] e redução do mercúrio superficial e das porosidades nas margens,[77,78] aumentando a dureza dessas margens.[79]

Esse procedimento deve ser praticado cuidadosamente com brunidores que melhor se adaptem à anatomia da face oclusal, em movimentos suaves que se originam no centro e se direcionam para as margens das restaurações. Alguns autores ainda preconizam o brunimento pós-escultura após 7 dias da condensação do amálgama como substituto dos procedimentos de acabamento e de polimento.[80,81] Uma sequência de restauração com amálgama esquemática pode ser vista na Figura 8.26.

▪ Acabamento e polimento

O passo final da confecção de uma restauração de amálgama consiste no acabamento e no polimento, ou seja, o resultado de uma sequência de atuações de instrumentos e pós abrasivos na superfície da restauração, causando riscos cada vez menores até que estes não sejam perceptíveis a olho nu. Pode-se afirmar que polir uma superfície é riscá-la continuamente até que, em determinado momento, ela pareça macroscopicamente lisa. Com a restauração mais lisa, aumenta-se o conforto do paciente, já que se diminui a possibilidade de acúmulo de placa e a tendência de a superfície sofrer corrosão.

A superfície esculpida apresenta alto grau de rugosidade. Esta é reduzida em quatro vezes pelo uso de brocas multilaminadas com 8 a 12 lâminas, ou em seis vezes, após o polimento final com pastas abrasivas. Já foi demonstrado que a superfície polida é muito mais lisa que a esculpida (de 10 a 20 vezes) e que a alcançada contra a tira de matriz de aço (de duas a cinco vezes).[82]

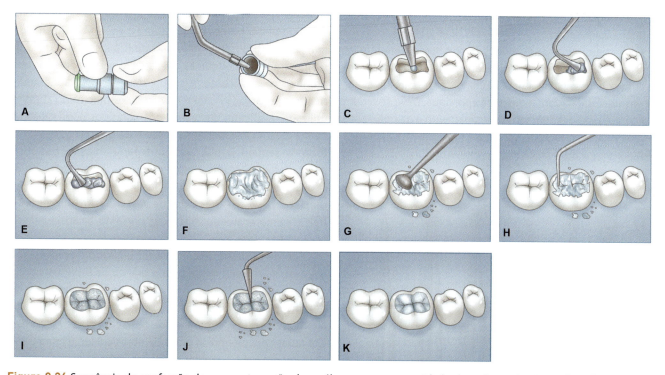

Figura 8.26 Sequência de confecção de uma restauração de amálgama em uma cavidade classe I no primeiro molar inferior. **A.** Cápsula após trituração em amalgamador mecânico. **B.** A cápsula é aberta e uma porção do amálgama e retirada com porta amálgama. **C.** O porta-amálgama carregado, levado na cavidade e o material inserido sob pressão. **D e E.** O amálgama deve ser condensado contra os ângulos internos da cavidade com bastante pressão usando condensadores de amálgama de pequeno diâmetro e gradativamente substituído por condensadores de maior diâmetro. **F e G.** A cavidade deve ser preenchida em excesso seguido de brunimento pré-escultura do amálgama na direção centro-bordas, com bastante pressão. **H e I.** Após a cristalização inicial, quando for possível ouvir o "grito do amálgama", inicia-se a escultura com esculpidores afiados. **J e K.** Após a finalização da escultura, realiza-se o brunimento pós-escultura de forma suave para finalizar a restauração.

O polimento do amálgama é efetuado com instrumentos e pós abrasivos com granulação decrescente, que atritam a superfície metálica. O atrito se transforma em calor, que pode ser transmitido facilmente por uma restauração de amálgama até a polpa e causar sensibilidade dental e/ou danos a polpa. Além disso, acima de 60°C haverá afluxo de mercúrio com aumento da possibilidade de desintegração, corrosão e fratura da restauração com amálgama.[20] Todas as alternativas que reduzam a geração de calor são, portanto, imprescindíveis nessa técnica operatória, entre elas:

- Os instrumentos e pós abrasivos devem ser utilizados na ordem decrescente de abrasividade
- Contraindica-se o uso de turbinas de alta rotação
- A carga de aplicação deve ser baixa a fim de evitar aquecimento e afloramento de mercúrio
- A pressão deve ser intermitente, pois permite um esfriamento mais eficaz
- Deve-se utilizar um lubrificante (água, vaselina, álcool etc.) para auxiliar na dissipação do calor. Em geral, o uso associado de pastas para polimento tem essa função.

■ Técnica

O procedimento de acabamento deve ser realizado com brocas multilaminadas de aço ou de carbeto de tungstênio (carbide) de 12 lâminas em baixa rotação (Figura 8.27). Esse material permite pequenos ajustes da anatomia e remoção de excessos oriundos da escultura.

Caso sejam necessários muitos ajustes, possivelmente em uma restauração que não foi adequadamente esculpida, deve-se empregar, excepcionalmente, uma broca de carbide girando em alta rotação com refrigeração por água. Deve-se ter em mente que os procedimentos de acabamento e de polimento devem, preferencialmente, ser executados somente após 24 a 48 horas do início da cristalização (Tabela 8.11).

TABELA 8.11
Tamanho médio das partículas dos pós abrasivos empregados durante o polimento do amálgama.

Pós abrasivos	Tamanho das partículas (μm)
Pedra-pomes	5 a 80
Carbonato de cálcio (branco de Espanha)	6
Óxido de zinco	< 0,1

Essas brocas devem ser utilizadas em movimentos rápidos e precisos de vaivém sobre a superfície de amálgama, impedindo que a broca permaneça por muito tempo em contato direto com a restauração de amálgama, dissipando o calor gerado.

O procedimento de polimento pode ser executado com uma sequência de pós abrasivos (técnica convencional) ou com o uso de borrachas abrasivas (técnica alternativa). Na técnica convencional, emprega-se a pedra-pomes, uma lava vulcânica finamente pulverizada; o carbonato de cálcio (conhecido como branco de Espanha), um pó branco, mais fino que a pedra-pomes e óxidos metálicos (ferro, estanho, cromo, zinco etc.), ainda mais finos do que os anteriores e que ajudam a dar o polimento final às restaurações de amálgama. A granulação desses pós está descrita na Tabela 8.11 e é possível observar algumas partículas na Figura 8.28.

Após a finalização do acabamento, deve-se aplicar uma pasta de pedra-pomes e água sobre a superfície do amálgama com o auxílio de uma escova de Robinson, por meio do qual o amálgama adquirirá um aspecto acetinado após este primeiro procedimento. A seguir, deve-se lavar abundantemente a restauração para remoção de resquícios do abrasivo utilizado. A mistura dos vários pós abrasivos pode dificultar ou até mesmo inviabilizar o processo de polimento como um todo. Na sequência, utiliza-se outra pasta abrasiva, composta de branco de Espanha e água ou álcool. A vantagem do álcool é desidratar a restauração e facilitar a obtenção do brilho metálico. Deve-se evitar o uso de vaselina como lubrificante, pois esse material reduz o atrito e, portanto, a capacidade de polimento.

O pó de óxido de zinco deve ser utilizado da mesma forma descrita anteriormente para o branco de Espanha, porém pode-se utilizar álcool como lubrificante, que conforme já descrito, facilita o surgimento do brilho metálico. Uma técnica alternativa a esta é a utilização de borrachas abrasivas comercializadas com diferentes graus de abrasividade (Figura 8.29), visualmente caracterizadas pela sua coloração diferente. O formato pode ser cônico ou em taça, e devem ser utilizadas girando em baixa rotação (Figura 8.30).

Essas borrachas, assim como os pós abrasivos, devem estar lubrificadas e a água é um bom veículo para elas. A grande desvantagem desse sistema é que há mais geração de calor e, portanto, deve-se, impreterivelmente, empregar movimentos intermitentes e pressão suave.

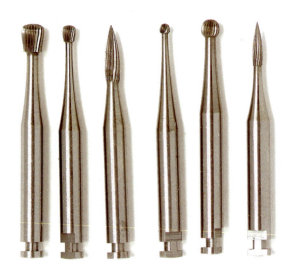

Figura 8.27 Brocas multilaminadas de aço para o início do acabamento e do polimento.

CAPÍTULO 8 | Amálgama   229

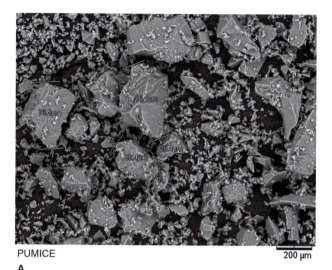

PUMICE
A

Branco de espanha
B

Óxido de zinco
C

Figura 8.28 Microscopia eletrônica de varredura de partículas abrasivas utilizadas no acabamento e no polimento de amálgama. **A.** Partículas de pedra-pomes, em que é possível observar tamanhos variados, que podem ir de 5 μm a 80 μm. **B.** Partículas de carbonato de cálcio (branco de Espanha) com tamanho aproximado de 6 μm. **C.** Partículas de óxido de zinco, de tamanho uniforme, menor que 0,1 μm, com tamanho nanométrico.

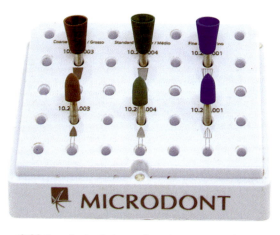

Figura 8.29 Sequência de borrachas abrasivas, em forma de taça ou chama para polimento de amálgama. Devem ser empregadas sob refrigeração com água ou pasta abrasiva em sequência decrescente de abrasividade: marrom, verde e azul.

O acabamento e polimento do amálgama minimizam a suscetibilidade à corrosão do amálgama,[83,84] assim como melhora a biocompatibilidade do material com os tecidos bucais.[85] Além disso, a aparência do material restaurador é consistentemente melhorada, o que reduz a tendência de alguns clínicos em substituir restaurações "aparentemente" defeituosas.[38,39]

Restaurações antigas que se apresentam com falta de vedamento marginal, advindas de fluência, sem evidências de lesões de cárie adjacentes a margem da restauração, também podem ser submetidas novamente ao procedimento de acabamento e polimento. Restaurações sem escultura podem ser novamente esculpidas com brocas multilaminadas, seguidas dos procedimentos de acabamento e polimento, conforme indicado anteriormente.

REPAROS DE RESTAURAÇÕES DE AMÁLGAMA

As falhas das restaurações de amálgama incluem: fratura do corpo ou margem da restauração; lesão de cárie adjacente a restauração; restaurações sem contato ou contorno proximal; restaurações com excesso na parede gengival; e fratura de uma restauração recém-condensada na cavidade, que pode ocorrer durante a remoção da matriz, escultura ou quando o paciente fecha a boca inadvertidamente antes do alívio das áreas de contato prematuro. Pode ainda haver fratura de paredes do elemento dental em função de preparos cavitários extensos.

Diante dessas situações em que grande parte da restauração de amálgama está intacta, o reparo é uma opção clínica com várias vantagens em potencial quando comparadas com a troca de toda a restauração. Entre elas destacam-se:

- Minimizar o tamanho do preparo cavitário, reduzindo o traumatismo ao dente e preservando estrutura dentária sadia[86]

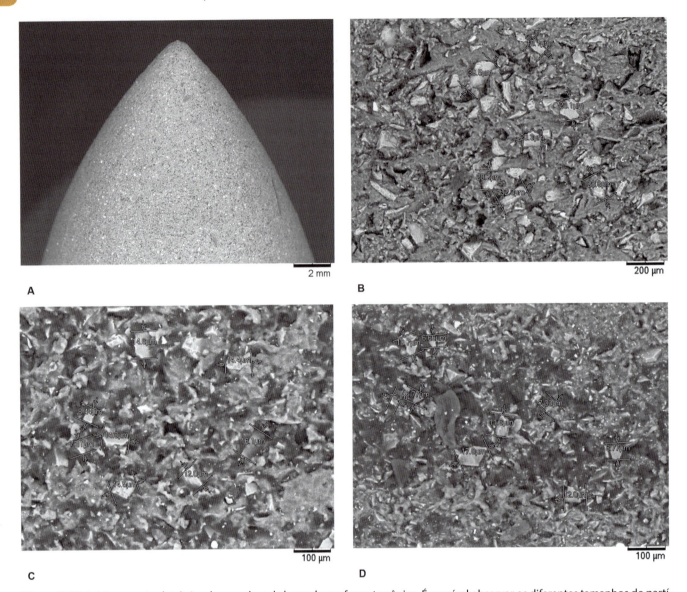

Figura 8.30 A. Microscopia eletrônica de varredura da borracha no formato cônico. É possível observar os diferentes tamanhos de partículas abrasivas na ordem decrescente. **B.** Borracha marrom, mais abrasiva. **C.** Borracha verde de abrasividade intermediária. **D.** Borracha azul, menos abrasiva.

- Reduzir o tempo clínico de execução do procedimento, o que certamente reduz o custo da restauração
- Reduzir o volume de mercúrio e prata liberados para o meio ambiente, uma vez que menos resíduos são produzidos em comparação com a remoção total da restauração.[87]

No entanto, esse procedimento deve ser realizado nos casos em que a área envolvida é pequena e não esteja sujeita a grandes tensões mastigatórias. Isso se deve ao fato de alguns autores já terem demonstrado que a resistência do amálgama reparado é a metade da resistência do amálgama sem reparo.[89] Entretanto, vários estudos de longo tempo de duração atestam o excelente desempenho clínico de restaurações de amálgama reparadas.[90-95]

Diversas formas de tratamento de superfície já foram propostas como forma de maximizar a retenção da nova porção de amálgama ao amálgama antigo. A Figura 8.31 mostra que a melhor forma de tratamento do amálgama a ser reparado é através da asperização com broca carbide. O microjateamento com óxido de alumínio, a realização de retenções adicionais ou aplicação de um adesivo entre o amálgama antigo e o recém-condensado não têm nenhuma vantagem potencial em aumentar a resistência da união entres os dois amálgamas.[87,96]

É bem provável que as porosidades criadas pelo microjateamento com óxido de alumínio não sejam capazes de aumentar a resistência de união pela dificuldade das partículas de liga em penetrar nas microrretenções criadas pelo jateamento. A aplicação de uma camada de adesivo também não maximiza a retenção, pois age como um contaminante e reduz a interação do amálgama antigo com a porção recém-condensada.[87,96] Da mesma forma, não deve ser aplicada uma camada de verniz entre o amálgama a ser reparado e o amálgama "novo".[97]

CAPÍTULO 8 | Amálgama

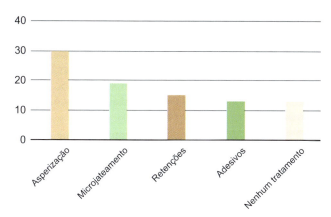

Figura 8.31 Resistência de união (MPa) entre o amálgama antigo e o novo, após diferentes tipos de tratamento de superfície. (Adaptada de Jessup et al., 1998.)[88]

TABELA 8.12
Materiais restauradores híbridos considerados substitutos do amálgama dental.

Produto (fabricante)	Composição
Activa Bioactive® (Pulpdent)	Diuretano dimetacrilatos, metacrilatos, ácido poliacrílico modificado, sílica amorfa e fluoreto de sódio
Cention N® (Ivoclar Vivadent)	Uretano dimetacrilato, triciclodocano dimetanol dimetacrilato, polietilenoglicol dimetacrilato e trifluoreto de itérbio
Equia Forte® (GC)	Partícula de vidro ultrafina e altamente reativas envoltas em uma matriz de ionômero de vidro
Surefil One® (Dentsply)	Não informada pelo fabricante

Mesmo diante dessas informações, é prudente que o preparo cavitário para o reparo de um amálgama apresente todos os requisitos de profundidade, resistência e retenção de um preparo cavitário totalmente em substrato dentário.[98] Mais detalhes sobre o preparo cavitário do amálgama podem ser encontrados na literatura a respeito da dentística restauradora.

▪ Substitutos do amálgama para restauração direta

Entre todos os materiais restauradores diretos, a resina composta é, sem dúvida, o material mais empregado para substituir o amálgama em restaurações diretas em dentes posteriores. Entretanto, a inserção de restaurações de resina composta em dentes posteriores exige maior cuidado técnico e maior tempo clínico na sua execução. Faz-se necessário o uso de sistemas adesivos, o que requer um controle bem rígido da umidade e contaminação durante o procedimento.[99]

Com o intuito de manter o protocolo de restauração simples como o amálgama, novos materiais restauradores foram desenvolvidos como seus substitutos.[100] No Capítulo 7, *Cimentos de Ionômero de Vidro*, esses materiais foram apresentados e denominados materiais híbridos pó-líquido. Apesar de não apresentarem uma nomenclatura definida nos materiais dentários, eles são caracterizados por possuírem partículas bioativas, monômeros resinosos e ácidos poliacrílicos. São essencialmente semelhantes aos cimentos de ionômero de vidro modificado por resina (CIVMR), apesar de os fabricantes relatarem que esses materiais têm propriedades mecânicas superiores aos CIVMRs, o que os habilitam para uso em dentes posteriores como substitutos do amálgama.

Compartilham com os CIVs a presença de partículas de vidro com bioatividade,[101] ou seja, liberação de íons, entre eles o flúor. Com as resinas compostas, compartilham a presença de monômeros dimetacrilatos e as propriedades mecânicas elevadas. São todos indicados para dentes posteriores e não requerem uso de condicionadores ou adesivos nos substratos dentais (ou seu uso é opcional). Algumas marcas comerciais podem ser visualizadas na Tabela 8.12.

CONSIDERAÇÕES FINAIS

Na literatura publicada ao longo dos anos, o amalgama é sempre lembrado por seu baixo custo e seu excelente desempenho clínico quando comparado à resina composta.[1-4] Seu baixo custo era observado em um período em que esse material era comercializado por diversas empresas. Atualmente, poucas empresas disponibilizam esse material para venda, o que certamente eleva os custos relativos desse material. Soma-se a isso algumas mudanças na comercialização do material, como o uso de cápsula que necessita de amalgamadores específicos para sua trituração. Também deve ser levado em consideração os custos de adaptação de um consultório para evitar a contaminação do profissional e do paciente causado pelo vapor de mercúrio durante a confecção, reparo e remoção das restaurações de amálgama.

Por outro lado, houve o surgimento de inúmeros fabricantes nacionais de materiais resinosos que proporcionaram a redução dos custos, já que no passado esses materiais eram obtidos unicamente por meio de importação. Além disso, várias modificações nas resinas compostas, em relação ao tamanho das partículas, tipo de monômeros, fotoiniciadores, moduladores da reação de polimerização, e dos aparelhos de fotoativação, levaram esse material a um patamar de comportamento clínico cada vez mais semelhante ao amálgama.

Entretanto, vários estudos não encontraram evidência clínica do comportamento superior do amálgama quando comparado às resinas compostas.[2,3,102,103] Assim, uma série de fatores, como o comportamento clínico semelhante à resina composta, aumento do custo, estética inferior, necessidade de remoção de tecido sadio e questões ambientais têm determinado a grande redução do uso de amálgama nos consultórios particulares e em clínicas públicas. Isso também é observado no mundo acadêmico, em que se observa uma redução drástica na quantidade de estudos sobre o amálgama comparativamente com outros materiais dentários,[104] assim como no currículo de escolas de Odontologia do mundo todo (Figura 8.32).[105-108]

Assim, seria de esperar que os alunos de graduação que estão se formando tenham cada vez menos contato com esse material restaurador. Com base nesses aspectos e nas recomendações da Convenção de Minamata, parece que o ensino de amálgama será descontinuado em um futuro próximo.[109] Para os autores deste capítulo, o ensino do amálgama ainda deve fazer parte da formação dos profissionais, entretanto, deve ser básico, fundamentado nas diferenças entre este material e outros para a mesma finalidade, e focado principalmente nos procedimentos que ainda serão necessários na geração de pacientes que receberam esse material, como procedimentos de remoção, novo polimento, selamento e reparo.[90-95]

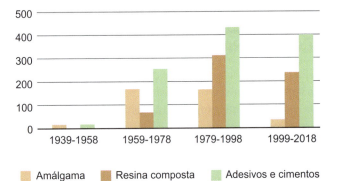

Figura 8.32 Número de estudos publicados no periódico *Journal of Dental Research* entre os anos 1939 e 2018 sobre diferentes materiais odontológicos. (Adaptada de Bayne *et al.*, 2019.)[104]

REFERÊNCIAS BIBLIOGRÁFICAS

1. Manhart J, Chen H, Hamm G, Hickel R. Buonocore Memorial Lecture. Review of the clinical survival of direct and indirect restorations in posterior teeth of the permanent dentition Oper Dent. 2004;29:481-508.
2. Opdam NJ, Bronkhorst EM, Loomans BA, Huysmans MC. 12-year survival of composite vs. amalgam restorations. J Dent Res. 2010;89:1063-7.
3. Rasines Alcaraz MG, Veitz-Keenan A, Sahrmann P, Schmidlin PR, Davis D, Iheozor-Ejiofor Z. Direct composite resin fillings versus amalgam fillings for permanent or adult posterior teeth. Cochrane Database Syst Rev. 2014;3:Cd005620.*
4. Moraschini V, Fai CK, Alto RM, Dos Santos GO. Amalgam and resin composite longevity of posterior restorations: A systematic review and meta-analysis. J Dent 2015;43:1043-50.*
5. Sakaguchi R, Ferracane J, Powers J. Craig's restorative dental materials. 14a ed. St. Luis: Mosby, 2019.
6. Anusavice K, Shenn C, Rawls R. Phillip's science of dental materials. 12a ed. St. Louis: Saunders, 2012.

*Sugestão de leitura para aprofundamento no tema.

7. Letzel H, van 't Hof MA, Vrijhoef MM, Marshall GW, Jr., Marshall SJ. A controlled clinical study of amalgam restorations: survival, failures, and causes of failure. Dent Mater. 1989;5:115-21.
8. Osborne JW, Berry TG. Zinc-containing high copper amalgams: a 3-year clinical evaluation. Am J Dent. 1992;5:43-5.
9. Osborne J, Norman R. 13-year clinical assessment of 10 amalgam alloys. Dent. Mater. 1990;6:189-94.
10. Youdelis WV. Effect of indium on dispersion-type amalgam. Dent J. 1979;45:64-6.
11. Johnson GH, Bales DJ, Powell LV. Clinical evaluation of high-copper dental amalgams with and without admixed indium. Am J Dent. 1992;5:39-41.
12. Ballester RY, Markarian RA, Loguercio AD. [Dimensional changes of silver and gallium-based alloy]. Pesqui Odontol Bras. 2001;15:341-47.
13. Samuel S, Beilner D, Rubinstein C, Süffert L. Alteração dimensional de uma liga de gálio versus amálgama de prata. R Fac Odontol PUC. 1994;35:6-8.
14. DeSchepper EJ, Oshida Y, Moore BK, Cook NB, Eggertson H. In vitro corrosion behavior and microstructure examination of a gallium-based restorative. Oper Dent. 1997;22:209-16.
15. Navarro MF, Franco EB, Bastos PA, Teixeira LC, Carvalho RM. Clinical evaluation of gallium alloy as a posterior restorative material. Quintessence Int. 1996;27:315-20.
16. Reis A, Loguercio AD. Materiais dentários diretos: dos fundamentos à aplicação clínica. Santos, 2007.
17. Viera D. Metais e ligas metálicas: noções básicas para dentistas. 2a. São Paulo: Edgar Blucher, 1967.
18. Roggenkamp CL. A history of copper in amalgam and an overview of setting reaction phases. Quintessence Int. 1986;17: 129-33.
19. Wing G. Phase identification in dental amalgam. Aust Dent J. 1966;11:105-13.
20. Fichman DM, Santos Wd. Restaurações a amálgama. São Paulo: Savier, 1992.
21. Innes D, Youdelis WV. Dispersion strengthened amalgams. J Can Dent Assoc. 1963; 29: 587.
22. Letzel H, van 't Hof MA, Marshall GW, Marshall SJ. The influence of the amalgam alloy on the survival of amalgam restorations: a secondary analysis of multiple controlled clinical trials. J Dent Res. 1997;76:1787-98.
23. Donassollo TA, Leivas LL, Osinaga PWR, Demarco FF. Microdureza do amálgama: influência da liga e do tratamento superficial. RPG, Rev Pós-Grad. 2003;10:204-10.
24. Brown IH, Miller DR. Alloy particle shape and sensitivity of high-copper amalgams to -manipulative variables. Am J Dent. 1993;6:248-54.
25. Eames WB, Tharp LG, Hibbard ED. The effects of saliva contamination on dental amalgam. J Am Dent Assoc. 1973;86:652-6.
26. Nelson LW, Mahler DB. Factors influencing the sealing behavior of retrograde amalgam fillings. Oral Surg Oral Med Oral Pathol. 1989;69:356-60.
27. McCabe JF, Walls A. Applied Dental Materials. 8a ed. São Paulo: Ed. Santos, 1998.
28. Mahler DB, Terkla LG, Van Eysden J, Reisbick MH. Marginal fracture vs mechanical properties of amalgam. J Dent Res. 1970; 49:Suppl:1452-7.

29. Malhotra ML, Asgar K. Physical properties of dental silver-tin amalgams with high and low copper contents. J Am Dent Assoc. 1978;96:444-50.
30. Bapna MS, Mueller HJ. Fracture toughness, diametrical strength, and fractography of amalgam and of amalgam to amalgam bonds. Dent Mater. 1993;9:51-6.
31. Bryant RW, Mahler DB. Modulus of elasticity in bending of composites and amalgams. J Prosthet Dent. 1986;56:243-8.
32. Iglesias AM, Sorensen SE, Carter JM, Wilko RA. Some properties of high-copper amalgam alloys comparing hand and mechanical trituration. J Prosthet Dent. 1984;52:194-8.
33. Mahler DB, Adey JD. Factors influencing the creep of dental amalgam. J Dent Res. 1991;70:1394-400.
34. Chung K. Effects of palladium addition on properties of dental amalgams. Dent. Mater. 1992;8:190-92.
35. Watkins JH, Nakajima H, Hanaoka K, Zhao L, Iwamoto T, Okabe T. Effect of zinc on strength and fatigue resistance of amalgam. Dent Mater. 1995;11:24-33.
36. Kurosaki N, Fusayama T. Penetration of elements from amalgam into dentin. J Dent Res. 1973;52:309-17.
37. Scholtanus JD, Ozcan M, Huysmans MC. Penetration of amalgam constituents into dentine. J Dent. 2009;37:366-73.
38. Oleinisky JC, Baratieri LN, Ritter AV, Felipe LA, de Freitas SF. Influence of finishing and polishing procedures on the decision to replace old amalgam restorations: an in vitro study. Quintessence Int. 1996;27:833-40.
39. Cardoso M, Baratieri LN, Ritter AV. The effect of finishing and polishing on the decision to replace existing amalgam restorations. Quintessence Int. 1999;30:413-8.
40. Busato A, Barbosa A, Baldissera R, Bueno M. Dentística: restaurações em dentes posteriores. São Paulo: Artes Médicas 1996.
41. Pashley DH. Clinical considerations of microleakage. J Endod. 1990;16:70-7.
42. Mahler DB, Pham BV, Adey JD. Corrosion sealing of amalgam restorations in vitro. Oper Dent. 2009;34:312-20.
43. Ben-Amar A, Cardash H, Judes H. The sealing of the tooth/amalgam interface by corrosion products. J Oral Rehabil. 1995; 22:101-4.
44. Tjäderhane L, Buzalaf MA, Carrilho M, Chaussain C. Matrix metalloproteinases and other matrix proteinases in relation to cariology: the era of 'dentin degradomics'. Caries Res. 2015;49: 193-208.
45. Toledano M, Aguilera FS, Osorio E, Lopez-Lopez MT, Cabello I, Toledano-Osorio M, Osorio R. On modeling and nanoanalysis of caries-affected dentin surfaces restored with Zn-containing amalgam and in vitro oral function. Biointerphases 2015;10: 041004.
46. Toledano M, Aguilera FS, Lopez-Lopez MT, Osorio E, Toledano-Osorio M, Osorio R. Zinc-containing restorations create amorphous biogenic apatite at the carious dentin interface: A x-ray diffraction (XRD) crystal lattice analysis. Microsc Microanal. 2016;22:1034-46.
47. Toledano M, Osorio E, Aguilera FS, Toledano-Osorio M, Lopez-Lopez MT, Osorio R. Stored potential energy increases and elastic properties alterations are produced after restoring dentin with Zn-containing amalgams. J Mech Behav Biomed Mater. 2019;91:109-21.
48. Liberman R, Ben-Amar A, Nordenberg D, Jodaikin A. Long-term sealing properties of amalgam restorations: an in vitro study. Dent Mater. 1989;5:168-70.
49. Powell GL, Daines DT. Solubility of cavity varnish: a study in vitro. Oper Dent. 1987;12:48-52.
50. Fitchie JG, Reeves GW, Scarbrough AR, Hembree JH. Microleakage of a new cavity varnish with a high-copper spherical amalgam alloy. Oper Dent. 1990;15:136-40.
51. Berry FA, Parker SD, Rice D, Munoz CA. Microleakage of amalgam restorations using dentin bonding system primers. Am J Dent. 1996;9:174-8.
52. de Morais PM, Rodrigues Junior AL, Pimenta LA. Quantitative microleakage evaluation around amalgam restorations with different treatments on cavity walls. Oper Dent. 1999;24:217-22.
53. Brian HC, Lam OL, Jagannathan N, Botelho MG. A Systematic Review of Amalgam Bonded Restorations: In vitro and Clinical Findings. J Contemp Dent Pract. 2018;19:1013-24.
54. Pécora J. Guia prático sobre resíduos de amálgama odontológico. Projeto FAPESP 2003;1:01065-1.
55. Vimy MJ, Lorscheider FL. Serial measurements of intra-oral air mercury: estimation of daily dose from dental amalgam. J Dent Res. 1985;64:1072-5.
56. Psarras V, Derand T, Nilner K. Effect of selenium on mercury vapour released from dental amalgams: an in vitro study. Swed Dent J. 1994;18:15-23.
57. Olsson S, Bergman M. Daily dose calculations from measurements of intra-oral mercury vapor. J Dent Res. 1992;71:414-23.
58. Eley BM. The future of dental amalgam: a review of the literature. Part 2: Mercury exposure in dental practice. Br Dent J. 1997;182:293-7.
59. Langan DC, Fan PL, Hoos AA. The use of mercury in dentistry: a critical review of the recent literature. J Am Dent Assoc. 1987; 115:867-80.
60. Berglund A. An in vitro and in vivo study of the release of mercury vapor from different types of amalgam alloys. J Dent Res. 1993;72:939-46.
61. Eley BM. The future of dental amalgam: a review of the literature. Part 1: Dental amalgam structure and corrosion. Br Dent J. 1997;182:247-9.
62. Eley B. The future of dental amalgam: a review of the literature. Part 3: Mercury exposure from amalgam restorations in dental patients. Brit Dent J. 1997;182:333-8.
63. Jones DW, Sutow EJ, Milne EL. Survey of mercury vapour in dental offices in Atlantic Canada. J Can Dent Assoc. 1983;49: 378-95.
64. Saquy P, Pécora J. Orientação profissional em Odontologia. São Paulo: Editora Santos, 1996.
65. Alves-Rezende MCR, Rossi AC, Alves-Claro APR. Amálgama dentário: controle dos fatores de risco à exposição mercurial. Rev Odontol Araçatuba (Online) 2008;29:9-13.

66. Câmara dos Deputados. Lei nº 9.605. Disponível em: https://www2.camara.leg.br/legin/fed/lei/1998/lei-9605-12-fevereiro-1998-365397-publicacaooriginal-1-pl.html. Acessado em 27/set/2019.
67. Associação Brasileira de Normas Técnicas. Resíduos sólidos. NBR 10004, 2004. Disponível em: https://analiticaqmcresiduos.paginas.ufsc.br/files/2014/07/Nbr-10004-2004-Classificacao-De-Residuos-Solidos.pdf. Acessado em 29/set/2019.
68. Convenção de Minamata. Disponível em http://www.mercury-convention.org/. Acessado em 30/set/2019.
69. Agência Nacional de Vigilância Sanitária. Resolução RDC nº 173/2017. Disponível em: http://portal.anvisa.gov.br/documents/10181/2718376/RDC_+173_2017_COMP.pdf/2376f58e-cd0c-45d3-a8e9-527763b7192c. Acessado em 29/set/2019.
70. Oliveira MT, Constantino HV, Molina GO, Milioli E, Ghizoni JS, Pereira JR. Evaluation of mercury contamination in patients and water during amalgam removal. J Contemp Dent Pract. 2014;15:165-68.
71. Torney DL, Noorian Z. Effect of condensation techniques on marginal adaptation of high-copper amalgam. J Prosthet Dent. 1979;41:178-82.
72. Chan KC, Edie JW, Svare CW. Scanning electron microscope study of marginal adaptation of amalgam in restoration finishing techniques. J Prosthet Dent. 1977;38:165-68.
73. Lovadino JR, Ruhnke LA, Consani S. Influence of burnishing on amalgam adaptation to cavity walls. J Prosthet Dent. 1987;58:284-6.
74. Ben-Amar A, Serebro L, Gorfil C, Soroka E, Liberman R. The effect of burnishing on the marginal leakage of high copper amalgam restorations: an in vitro study. Dent Mater. 1987;3:117-20.
75. Fusayama T, Hosoda H, Hayashi K, Okuda R, Matono R. Surface roughness of amalgam fillings made by various technics. J Dent Res. 1967;46:1019-21.
76. Charbeneau G. A suggested technique for polishing amalgam restorations. J Michigan St Dent Assoc. 1965;47:320-25.
77. Jorgensen KD. Structure studies of amalgam. V. The marginal structure of occlusal amalgam fillings. Acta Odontol Scand. 1967;25:233-45.
78. Mandetta S. Brunidura da superfície do corpo de amálgama após a escultura: contribuição para o estudo de sua influência sobre o conteúdo de mercúrio. Doutorado. Faculdade de Odontologia. São Paulo: Universidade de São Paulo, 1972.
79. Teixeira LC. Amálgama dental: influência da brunidura na emissão do mercúrio residual e na dureza das margens. São Paulo: Faculdade de Odontologia de Ribeirão Preto, Universidade de São Paulo,1973.
80. Barbosa AN. Efeito da brunidura sobre o conteúdo de mercúrio, topografia e dureza superficial de um amálgama com fase dispersa. Faculdade de Odontologia de Bauru da Universidade de São Paulo, 1981.
81. Busato ALS. Avaliação clínica de restaurações de amálgama submetidas a diferentes tratamentos superficiais. Universidade de São Paulo. Faculdade de Odontologia de Bauru, Bauru, 1982.
82. Fichman DM. Roughness evaluation of amalgam on proximal and occlusal (carved or polished) surfaces. Rev Fac Odontol Sao Paulo 1974;12:163-7.
83. Boyer DB, Chan KC, Svare CW, Bramson JB. The effect of finishing on the anodic polarization of high-copper amalgams. J Oral Rehabil. 1978;5:223-8.
84. Sutow E, Jones D, Milne E, Breneol M, Lawton M. Influence of surface finishing procedures on the corrosion-resistance of dental amalgam. J Dent Res. 1980;(Spec Issue):971.
85. Sutow E, Foong W, Rizkalla A, Jones D, Russell K, Howell R. Influence of surface finish on the cytotoxicity of dental amalgam. J Dent Res. 1990;(Spec Issue):870.
86. Hunter AR, Treasure ET, Hunter AJ. Increases in cavity volume associated with the removal of class 2 amalgam and composite restorations. Oper Dent. 1995;20:2-6.
87. Diefenderfer KE, Reinhardt JW, Brown SB. Surface treatment effects on amalgam repair strength. Am J Dent. 1997;10:9-14.
88. Jessup JP, Vandewalle KS, Hermesch CB, Buikema DJ. Effects of surface treatments on amalgam repair. Oper Dent. 1998;23:15-20.
89. Hibler JA, Foor JL, Miranda FJ, Duncanson MG, Jr. Bond strength comparisons of repaired dental amalgams. Quintessence Int. 1988;19:411-5.
90. Fernandez EM, Martin JA, Angel PA, Mjor IA, Gordan VV, Moncada GA. Survival rate of sealed, refurbished and repaired defective restorations: 4-year follow-up. Braz Dent J. 2011;22:134-9.
91. Opdam NJ, Bronkhorst EM, Loomans BA, Huysmans MC. Longevity of repaired restorations: a practice based study. J Dent. 2012;40:829-35.
92. Hickel R, Brushaver K, Ilie N. Repair of restorations--criteria for decision making and clinical recommendations. Dent Mater. 2013;29:28-50.
93. Moncada G, Vildosola P, Fernandez E, Estay J, de Oliveira Junior OB, de Andrade MF, Martin J, Mjor IA, Gordan VV. Longitudinal results of a 10-year clinical trial of repair of amalgam restorations. Oper Dent. 2015;40:34-43.
94. Fernandez E, Martin J, Vildosola P, Oliveira Junior OB, Gordan V, Mjor I, Bersezio C, Estay J, de Andrade MF, Moncada G. Can repair increase the longevity of composite resins? Results of a 10-year clinical trial. J Dent. 2015;43:279-86.
95. Estay J, Martin J, Viera V, Valdivieso J, Bersezio C, Vildosola P, Mjor IA, Andrade MF, Moraes RR, Moncada G, et al. 12 years of repair of amalgam and composite resins: a clinical study. Oper Dent. 2018;43:12-21.
96. Fruits TJ, Duncanson MG, Jr., Coury TL. Interfacial bond strengths of amalgam bonded to amalgam and resin composite bonded to amalgam. Quintessence Int. 1998;29:327-34.
97. Hadavi F, Hey JH, Czech D, Ambrose ER. Tensile bond strength of repaired amalgam. J Prosthet Dent. 1992;67:313-7.
98. JV A, A I, MN N, J M. Reparos em restaurações de amálgama: avaliação in vivo por dois anos. RGO. 1993;41:339-46.
99. Ferracane JL. Buonocore Lecture. Placing dental composites--a stressful experience. Oper Dent. 2008;33:247-57.
100. Van Ende A, De Munck J, Lise DP, Van Meerbeek B. Bulk Fill composites: A review of the current literature. J Adhes Dent. 2017;19:95-109.
101. Vallittu PK, Boccaccini AR, Hupa L, Watts DC. Bioactive dental materials-Do they exist and what does bioactivity mean? Dent Mater. 2018;34:693-94.

102. Hurst D. Amalgam or composite fillings-which material lasts longer? Evid Based Dent. 2014;15:50-1.
103. Laccabue M, Ahlf R, Simecek J. Frequency of restoration replacement in posterior teeth for US Navy and Marine Corps personnel. Oper Dent. 2014;39:43-49.
104. Bayne SC, Ferracane JL, Marshall GW, Marshall SJ, van Noort R. The Evolution of Dental Materials over the Past Century: Silver and Gold to Tooth Color and Beyond. J Dent Res. 2019; 98(3):257-65.*
105. Liew Z, Nguyen E, Stella R, Thong I, Yip N, Zhang F, Burrow MF, Tyas MJ. Survey on the teaching and use in dental schools of resin-based materials for restoring posterior teeth. Int Dent J. 2011;61:12-18.
106. Loch C, Liaw Y, Metussin AP, Lynch CD, Wilson N, Blum IR, Brunton PA. The teaching of posterior composites: A survey of dental schools in Oceania. J Dent. 2019;84:36-43.
107. Kateeb ET, Warren JJ. The transition from amalgam to other restorative materials in the US predoctoral pediatric dentistry clinics. Clin Exp Dent Res. 2019;5:413-9.
108. Zabrovsky A, Neeman Levy T, Bar-On H, Beyth N, Ben-Gal G. Next generation of dentists moving to amalgam-free dentistry: Survey of posterior restorations teaching in North America. Eur J Dent Educ. 2019;23:355-63.*
109. Warwick R, O'Connor A, Lamey B. Mercury vapour exposure during dental student training in amalgam removal. J Occup Med Toxicol. 2013;8:27.

*Sugestão de leitura para aprofundamento no tema.

CAPÍTULO 9

Princípios Básicos para a Fotoativação e Unidades Fotoativadoras

Cesar Arrais, Alessandra Reis e Alessandro Dourado Loguercio

INTRODUÇÃO

As primeiras resinas compostas eram comercializadas na forma de pasta-pasta e utilizavam um sistema de ativação química, porém, a falta de controle de tempo de trabalho associada a outras desvantagens deste material proporcionou, em 1973, o desenvolvimento das resinas compostas ativadas por luz ultravioleta.[1] A partir de então, as resinas compostas, comercializadas em pasta única, passaram a ter sua polimerização controlada pelo operador. Além disso, esse material tinha vantagens adicionais, como propriedades físicas superiores, maior estabilidade de cor[2] e menos porosidade.[3] A primeira resina composta a utilizar a tecnologia da luz UV para polimerização foi a NUVA-Fil® (Caulk). Apesar das melhorias proporcionadas pelo material, a radiação prejudicial da luz UV,[4] a curta vida útil de suas lâmpadas[5] e a limitada profundidade de polimerização de apenas 1 mm,[6,7] levaram à substituição desses aparelhos na década de 1980 por unidades fotoativadoras de luz visível.[8,9] Tal fonte de luz proporcionava maior efetividade de polimerização e garantia mais segurança à saúde do profissional, dos auxiliares e dos pacientes.[5,10] Desde então, um grande número de diferentes tipos e modelos de unidades fotoativadoras à base de luz visível se tornaram disponíveis no mercado odontológico.

A demanda cada vez maior em uma grande diversidade de procedimentos clínicos levou os fabricantes ao aperfeiçoamento tecnológico dos fotoativadores à base de diodos emissores de luz (LED), amplamente utilizados e que praticamente dominam o mercado odontológico nos dias atuais.

Diante de inúmeros aparelhos disponíveis no mercado, é necessário compreender suas características, vantagens e limitações. Neste capítulo também serão descritos conceitos básicos referentes ao processo de fotoativação, da física da luz e da química da polimerização.

FUNDAMENTOS FÍSICOS DA FOTOATIVAÇÃO

Apesar da evolução dos sistemas de fotoativação, os princípios de fotoativação das resinas compostas não se alteraram e são fundamentais para o entendimento das técnicas utilizadas pela Odontologia.

A luz visível e todas as demais formas de irradiações físicas compõem o espectro eletromagnético (Figura 9.1). Essas ondas eletromagnéticas apresentam propriedades características que determinam suas particularidades, como o comprimento de onda e a frequência. Comprimento de onda é a distância entre dois pontos consecutivos de uma onda, sejam eles cristas ou vales, o que equivale a uma oscilação completa (Figura 9.2). O comprimento de uma onda eletromagnética determina sua natureza. Quanto maior o comprimento de onda, menor a energia e a reatividade (ver Figura 9.2). Embora o comprimento de onda possa ser expresso em diferentes unidades de medidas, o nanômetro (10^{-9} metro) é a unidade mais utilizada para essa finalidade.

Uma onda eletromagnética tem sua frequência representada pelo número de oscilações completas por unidade de tempo. Como unidade de medida, utiliza-se convencionalmente o hertz (Hz), o que equivale a uma oscilação por segundo. A frequência (f) está relacionada ao comprimento de onda (λ) por meio da fórmula:[11]

$$c = \lambda \times f$$

Em que c é a velocidade da luz, igual para todas as ondas eletromagnéticas. Assim, pode-se afirmar que o comprimento de uma onda eletromagnética é inversamente proporcional à sua frequência. Quanto maior a frequência de uma onda eletromagnética, maior seu potencial energético e sua reatividade, motivo pelo qual os raios X têm penetrabilidade nos tecidos vivos.[11,12]

▪ Características da luz

Para uma melhor compreensão dos diferentes aspectos relacionados à luz emitida por fotoativadores, é necessário ter conhecimento prévio da terminologia utilizada. Assim, alguns dos termos mais utilizados para descrever as características da luz estão descritos na Tabela 9.1.

A emissão radiante ou irradiância (W/cm²) refere-se à potência do fotoativador dividida pela área de emissão da luz (área de seção transversa da ponteira), embora ela seja normalmente expressa em miliwatts (mW/cm²). Essa é a medida de referência utilizada por fabricantes, pesquisadores e clínicos como uma forma genérica de qualificar o fotoativador e já foi bastante conhecida como intensidade de luz. A irradiância

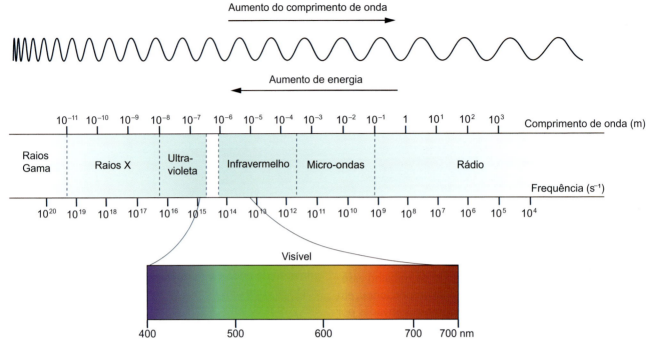

Figura 9.1 Espectro eletromagnético e sua composição. Observa-se que a luz visível se constitui apenas em uma faixa estreita do espectro, e mesmo assim é a única perceptível ao olho humano entre todas as radiações eletromagnéticas existentes. A letra grega λ (lambda) simboliza o comprimento de onda, que para a luz visível está entre 400 e 700 nm. Como exemplo, e para uma noção de perspectiva, o diâmetro de um fio de cabelo é aproximadamente 25 μm, o que equivale a 25.000 nm, muito maior que as ondas da luz que enxergamos.

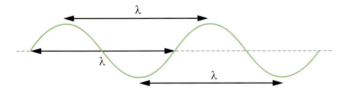

Figura 9.2 Oscilações de uma radiação eletromagnética. A distância medida entre dois picos ou vales correspondem ao comprimento da onda (λ), medido de três maneiras.

reflete a quantidade de fótons emitidos por uma fonte de luz; quanto maior a irradiância maior a quantidade de fótons emitidos.[13]

Ao se multiplicar os valores de emissão radiante pelo tempo de exposição expresso em segundos (s), tem-se a quantidade de energia total depositada no incremento de resina composta, conhecida como exposição radiante, é expressa em joules por centímetro quadrado (J/cm²).[14] Esse processo se assemelha àquele que ocorre com os filmes fotográficos, cujo tempo de exposição para a sensibilização da película radiográfica varia com a luminosidade do ambiente e também com a própria sensibilidade do filme utilizado (ASA/ISO).[15]

As resinas compostas ao serem fotoativadas por 40 segundos com um aparelho com irradiância de 600 mW/cm², receberão uma energia radiante de 24 J/cm². Essa mesma energia radiante pode ser alcançada empregando um aparelho com irradiância de 1.200 mW/cm² e 20 segundos de tempo de exposição, de acordo com a lei da reciprocidade, descrita mais adiante neste capítulo.

■ Espectro da luz visível

A luz carrega toda a informação do mundo aos olhos e à mente das pessoas. A visão humana é um fenômeno possível graças à sensibilidade de nossos olhos por ondas de comprimento de aproximadamente 400 a 700 nm, as quais correspondem à luz

TABELA 9.1
Glossário de termos relacionados à física da luz.

Termo	Unidade de medida utilizada em odontologia
Densidade de energia radiante	Joule por centímetro cúbico (J/cm³)
Energia radiante	Joule (J)
Exposição radiante	Joule por centímetro quadrado (J/cm²)
Emissão radiante	Miliwatt por centímetro quadrado (mW/cm²)
Irradiância espectral	Miliwatt por centímetro por nanômetro (mW/cm/nm)
Irradiância (irradiância incidente)	Miliwatt por centímetro quadrado (mW/cm²)
Potência radiante espectral	Miliwatt por nanômetro (mW/nm)
Potência radiante (fluxo radiante)*	Watt (W)

*Refere-se à potência total do fotoativador.

visível;[12,16] única radiação eletromagnética por nós visualizada. A imagem formada no cérebro advém, de modo geral, da sensibilização das células fotorreceptoras da retina (cones e bastonetes) que, através de impulsos nervosos, transmitem a informação ao córtex cerebral.[17]

Cada cor é determinada por um comprimento de onda específico entre 400 e 700 nm. Imagine-se que, se os olhos humanos fossem sensíveis somente às ondas com comprimento de 500 a 700 nm (Figura 9.3), não seríamos capazes de perceber as cores azul e violeta, pois os fotorreceptores para essas cores não seriam sensibilizados.[17]

A luz visível é, na verdade, a soma de várias cores. A cor dos objetos se deve à propriedade de absorverem as demais cores do espectro da luz e refletirem a onda com comprimento relativo à sua cor.[12] As resinas compostas necessitam de ativação por uma fonte de luz com comprimento de onda específico e irradiância suficiente para que a polimerização seja efetiva e as propriedades do material sejam alcançadas.

A emissão radiante reflete a quantidade de fótons emitidos por uma fonte de luz. Aparelhos com alta potência de luz azul, por exemplo, emitem mais fótons em comparação com aparelhos de baixa potência (Figura 9.4). Porém, a energia dos fótons é igual nos dois casos já que se trata da mesma luz azul. A potência dos aparelhos fotoativadores pode ser mensurada com radiômetros (Figura 9.5), e como será visto mais adiante neste capítulo, deverá ser empregado para controle da irradiância de luz de forma regular.

POLIMERIZAÇÃO DOS MATERIAIS RESINOSOS

Como pode ser visto nos Capítulos 5, 6 e 7, respectivamente, *Resinas Compostas; Sistemas Adesivos;* e *Cimentos de Ionômero de Vidro*, e também mais adiante no Capítulo 12, *Cimentos Resinosos*, e esses materiais têm em sua composição uma matriz orgânica polimérica. O processo de polimerização compreende a conversão de monômeros em polímeros, tendo como ponto de partida a formação de radicais livres.[18] Tais compostos, quando ativados, apresentam reatividade para formar um par com um dos elétrons da ligação insaturada de carbono do monômero tornando-o igualmente reativo, o que dá continuidade à reação química de polimerização.[19,20]

O número de radicais livres e a proporção em que são formados constituem o fator mais importante na reação de polimerização.[15] O grau de conversão exprime, em percentual, a quantidade de ligações duplas alifáticas insaturadas de carbono convertidas em ligações saturadas (covalentes simples).[18,21,22] Entretanto, deve-se ter cautela na interpretação do grau de conversão: um grau de conversão de 70% não indica que há 30% de monômeros residuais (monômeros não convertidos), mas sim que 30% das ligações insaturadas não foram convertidas em ligações simples.[18,22] Nem todas as ligações insaturadas presentes nas moléculas do compósito estavam em grupamentos metacrilatos ou dimetacrilatos, que são os suscetíveis a sofrer polimerização.

Quanto maior o grau de conversão da resina composta, melhores são as propriedades mecânicas,[23-25] a biocompatibilidade[26-28] e a estabilidade de cor ao longo do tempo.[29,30]

▪ Sistemas de ativação

Além da matriz resinosa e outros componentes, as resinas compostas têm em sua composição agentes iniciadores que, após ativação, são capazes de formar radicais livres[19] e desencadear o processo de polimerização. Existem atualmente três formas de se promover a ativação dos iniciadores: química, térmica e por luz.[18] A forma química de ativação dos iniciadores e a ativação por luz são os modos mais utilizados em resinas compostas, sistemas adesivos e cimentos resinosos, enquanto a ativação térmica de iniciadores é comumente utilizada na polimerização de resinas acrílicas durante a confecção de próteses totais e removíveis. Assim, este capítulo será focado exclusivamente na ativação química e por luz.

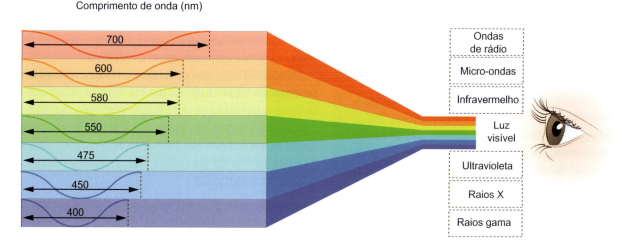

Figura 9.3 Cores existentes dentro do espectro de luz visível.

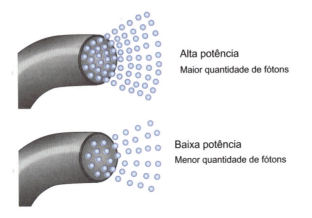

Figura 9.4 Diferença na quantidade de fótons emitidos em aparelhos de alta e baixa potência.

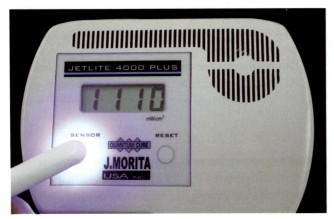

Figura 9.5 Mensuração da potência de um aparelho fotoativador com radiômetro anexo ao próprio aparelho.

- ### Ativação química

As resinas compostas de ativação química são dispostas em duas pastas, base e catalisadora, que devem ser misturadas para que o iniciador entre em contato com o ativador.[18] Em uma das pastas está contido o peróxido de benzoíla, que é o iniciador, e na outra uma amina terciária aromática. Ao entrar em contato com o peróxido de benzoíla, a amina quebra essa molécula em dois radicais livres que iniciam a reação de polimerização.[18,20]

Esse método de ativação necessita da mistura das duas pastas e tem alguns inconvenientes, como:

- Incorporação de oxigênio, que provoca a porosidade do material e inibe a polimerização internamente, enfraquecendo a estrutura final[18]
- Imprecisão durante o proporcionamento da pasta base e catalisadora. Se ocorrer maior concentração da base que contém amina terciária, ocorrerá descoloração, causando instabilidade precoce da cor.[31] Se ocorrer maior concentração de catalisador, a massa se polimerizará precocemente, dificultando a inserção do material na cavidade
- Não há controle sobre o tempo de presa do material[32]

- A combinação de cor é mais complexa, já que dependerá da mistura de duas pastas.

Atualmente, as resinas compostas de ativação química são pouco utilizadas. No entanto, a conjugação da ativação química e da fotoativação é bastante comum, principalmente nos cimentos resinosos e resinas compostas para núcleo de preenchimento, denominados materiais de dupla ativação. A atuação conjunta dessas duas formas de ativação garante a polimerização em casos em que o acesso à luz é restrito,[32-34] como na cimentação de um pino intrarradicular ou de uma peça indireta de cerâmica policristalina ou de metal. Isto garante aumento do grau de conversão e melhora das propriedades físicas do cimento resinoso.[35] Mais detalhes sobre estes materiais podem ser encontrados no Capítulo 12, *Cimentos Resinosos*.

- ### Fotoativação

A resina composta fotoativada é apresentada na forma de uma pasta que contém o iniciador, no caso um fotoiniciador. Uma vez que o ativador será a luz azul, a fotoativação é um método prático e eficaz quando comparado com as resinas quimicamente ativadas, porém requer o emprego de unidades fotoativadoras.

AGENTES FOTOINICIADORES E FOTOPOLIMERIZAÇÃO

O fotoiniciador é uma molécula capaz de absorver a luz e gerar direta ou indiretamente compostos reativos na forma de radicais livres para iniciar a polimerização.[36] O radical que inicia o processo de fotopolimerização é um composto instável à luz.

Os fotoiniciadores podem ser classificados de acordo com o espectro de absorção da luz necessário para sua ativação e pelo mecanismo de ativação ou fotólise. De acordo com o tipo de luz empregado, os fotoiniciadores podem ser de luz ultravioleta média (IVB, 280 a 315 nm), ultravioleta longa (UVA, 315 a 380 nm), luz visível (VL, 400 a 780 nm) e infravermelho curto (780 a 1.500 nm). Na Odontologia, principalmente para os sistemas fotoativados, são empregados sistemas de luz ultravioleta longa ou de luz visível, sendo a maioria baseada em luz visível com o sistema canforoquinona/amina.

De acordo com o tipo de fotólise, os fotoiniciadores podem ser classificados em sistemas diretos, em que os radicais livres se formam por fissão de uma ligação intermolecular ou de forma indireta por meio da transferência de um átomo de hidrogênio de outro composto, chamado de coiniciador.

- ### Canforoquinona

A canforoquinona (CQ) é o fotoiniciador mais utilizado atualmente[15,37] e forma radicais livres de forma indireta, ou seja, requer um coiniciador para que o processo de polimerização seja desencadeado.[36] O coiniciador é na verdade um agente redutor que não absorve luz, mas interage com o fotoiniciador ativado por meio da transferência de um próton, para produzir radicais livres.[19] Esse coadjuvante da fotoiniciação é a amina terciária que pode ser alifática ou aromática, como as empregadas nos cimentos resinosos e resinas compostas quimicamente. A concentração da amina terciária em uma resina composta fotoativada é bastante inferior à empregada na resina composta quimicamente ativada. Isso diminui bastante as possibilidades de manchamento ou descoloração da resina composta.[31] A amina alifática causa, em geral, menos instabilidade de cor que a aromática.

No caso das resinas compostas que utilizam a CQ como agente fotoiniciador, a reação química é iniciada a partir do instante em que a luz azul atinge o material.[38] A faixa de radiação em que ocorre a maior parte de absorção pela CQ está entre 450 e 490 nm,[38] com pico máximo em comprimento de onda de 468 nm.[38-40] A CQ, após fotoativação, muda sua conformação espacial para um estado excitatório, tornando-se apta para reagir com a amina terciária. Nesse momento, a CQ extrai um átomo de hidrogênio da amina terciária e a amina passa a formar um radical livre (Figura 9.6), desencadeando o processo de polimerização.[5,19,41]

Contudo, a CQ apresenta algumas desvantagens: apresenta cor bastante amarelada e dificulta o desenvolvimento de tonalidades de cores mais claras nas resinas compostas (Figura 9.7).[42] Outro problema é seu pico de absorção dentro do espectro de luz visível, o que resulta em rápida polimerização sob iluminação ambiente, reduzindo o tempo de trabalho clínico. Quando adicionada em produtos com características ácidas, como sistemas adesivos autocondicionantes simplificados, o sistema CQ-amina tem o inconveniente de poder promover uma reação ácido-base entre os monômeros ácidos, e o coiniciador de amina e essa reação pode afetar a formação de radicais livres (incompatibilidade química). Mais detalhes podem ser encontrados nos Capítulos 6 e 12, *Sistemas Adesivos* e *Cimentos Resinosos*, respectivamente. Dessa maneira, outros agentes fotoiniciadores têm sido pesquisados[43-46] e serão descritos a seguir (Figura 9.8).

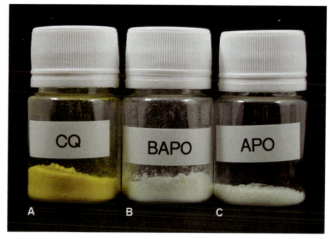

Figura 9.7 Fotoiniciadores PPD (A), canforoquinona (B), lucirina TPO (C). Fotografias gentilmente cedidas pelo Prof. Dr. Ivo C. Correa, Faculdade de Odontologia da Universidade Federal do Rio de Janeiro (UFRJ).

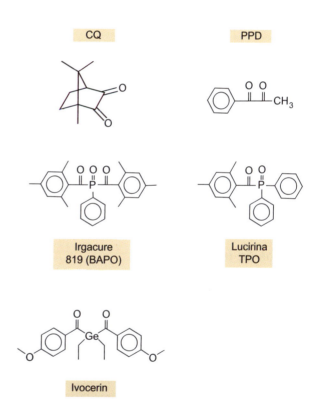

Figura 9.8 Estruturas moleculares de alguns fotoiniciadores utilizados em compósitos odontológicos.

Fenilpropadiona

O fenilpropadiona (PPD) tem pico de absorção máxima em 410 nm (ver Figura 9.7)[13,36] e gera radicais livres de forma direta através da clivagem da ligação insaturada de carbono (Figura 9.9). Não depende dessa forma, de um coiniciador de amina como a CQ.[47] A principal desvantagem do PPD é que nem toda unidade fotoativadora emite um espectro de luz capaz de fotoativá-lo,[47,48] uma vez que seu espectro de absorção engloba também parte da radiação ultravioleta (Figura 9.10).

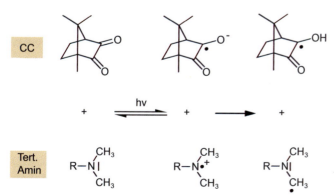

Figura 9.6 Formação de radical livre indireta através da transferência de hidrogênio da amina para a canforoquinona no seu estado excitatório.

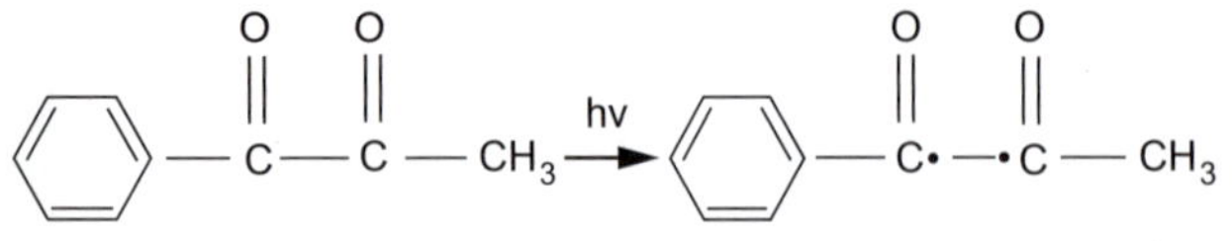

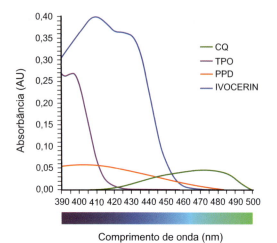

Figura 9.9 Exemplo de formação de radicais livre pelo método direto. Não há necessidade de um coiniciador para o processo com o PPD.

Figura 9.10 Diferenças no perfil de absorção espectral e valores de absorção absoluta de diferentes fotoiniciadores usados em produtos odontológicos em concentrações molares semelhantes. (Adaptada de Rueggeberg et al., 2017.)[13]

Assim como a CQ, o PPD é α-diquetona. Tem dois grupamentos carbonilas adjacentes, são essencialmente amarelados e usam parte da luz visível para formação de radicais livres. Geralmente está associado com o sistema CQ-amina.

▪ Óxidos de fosfina

Outro fotoiniciador que pode ser empregado em materiais resinosos é a lucirina TPO, um óxido de acilfosfina (ver Figura 9.7), cujo espectro de absorção engloba a radiação ultravioleta (ver Figura 9.10), com pico máximo em 385 nm. Esse fotoiniciador tem um maior potencial para ser usado em resinas compostas de tonalidades mais claras, como os designados para dentes clareados, pois diferentemente das diquetonas, tem uma cor branca. Deve-se sempre ter isso em mente quando o clínico for fotopolimerizar resinas compostas de cores extra claras. É bem provável que outros fotoiniciadores, além do sistema CQ-amina estejam presentes, o que requer o uso de equipamentos fotoativadores capazes de ativar esses fotoiniciadores alternativos, como será descrito mais adiante.

O Irgacure® 819, um óxido de fenilfosfina, é um fotoiniciador com pico de absorção máxima em 397 nm. Tanto a lucirina TPO como o Irgacure® 819 produzem radicais livres de forma direta, ou seja, pelo rompimento de ligação intermoleculares. Geralmente são usados em associação ao sistema CQ-amina, permitindo a redução da quantidade de CQ adicionada nas resinas compostas e nos cimentos resinosos, para garantir adequada polimerização.

▪ Dibenzoil-germânio

Recentemente, uma alternativa ao fotoiniciador foi introduzida na composição de algumas resinas compostas de um fabricante de produto odontológico (Ivoclar Vivadent). Conhecido como Ivocerin® (derivado do dibenzoil-germânio), este fotoiniciador foi desenvolvido e patenteado para proporcionar um espectro de absorção pela luz com comprimento de onda maior (em torno de 410 nm), porém com um espectro mais amplo que o de absorção de outros fotoiniciadores alternativos. O espectro de absorção desse fotoiniciador pode ser visto na Figura 9.10, juntamente com o espectro de outros fotoiniciadores. Tem cor amarela intensa, semelhante à CQ; entretanto devido à sua maior reatividade, pode ser adicionado em menores concentrações aos materiais odontológicos.[49]

Como já mencionado, todos os fotoiniciadores além de terem espectro de absorção em diferentes comprimentos de onda, diferem significativamente quanto à capacidade de absorção de luz, em geral referido como fotossensibilidade relativa (ver Figura 9.10).[13] Como pode ser observado na Figura 9.10, entre os fotoiniciadores citados neste capítulo, a CQ é a menos reativa e a lucirina TPO é aproximadamente cinco vezes mais sensível que a CQ.[50] Atualmente, estes fotoiniciadores alternativos têm sido utilizados em associação ao sistema CQ-amina em diferentes marcas comerciais de resinas compostas.

UNIDADES FOTOATIVADORAS

A unidade fotoativadora pode ser definida como um instrumento que emite uma energia eletromagnética com comprimento de onda na faixa de 400 a 500 nm,[39] ou seja, uma luz azul visível capaz de ativar os agentes fotoiniciadores e desencadear o processo de polimerização.[20]

Por muitos anos, as unidades fotoativadoras por luz halógena foram as ferramentas mais utilizadas pelos dentistas para fotoativar as resinas compostas.[51,52] Isso se devia principalmente à sua comprovada efetividade, ao custo relativamente baixo e por terem sido uma das primeiras unidades fotoativadoras de luz visível disponíveis. No entanto, esses aparelhos necessitavam de cuidados e manutenção regular, pois seus componentes sofriam degradação com o tempo.[53] Os aparelhos mais antigos apresentavam valores de emissão radiante com cerca de 100 a 200 mW/cm², enquanto os mais modernos apresentavam valores próximos a 1.100 mW/cm², dependendo do fabricante.

Atualmente, as unidades fotoativadoras por luz halógena foram praticamente substituídas pelas unidades de luz LED devido à sua praticidade, eficiência e durabilidade. A Tabela 9.2 apresenta algumas características de unidades fotoativadoras disponíveis no mercado. Os detalhes que diferenciam as unidades serão descritos na sequência.

TABELA 9.2
Algumas unidades fotoativadoras disponíveis no mercado odontológico, de acordo com os fabricantes.

Produto (fabricante)	Tipo	Geração	Comprimento de onda (nm)	Irradiância máxima (mW/cm^2)	Modo(s) de operação
Elipar Deep Cure S® (3M Oral Care)	LED	2ª	430 a 480	1.470	Modo contínuo e modo de *Tack cure* (1 s de exposição)
Spectrum 800® (Dentsply Sirona)	halógena	–	400 a 500	800	Modo contínuo
Smartlite Focus® (Dentsply Sirona)	LED	2ª	460 a 490	1.000	Modo contínuo
Demi Plus® (Kerr)	LED	2ª	450 a 470	1.100	Modo contínuo
Coltolux LED® (Coltene)	LED	2ª	450 a 470	1.000	Modo contínuo
S.P.E.C. 3® (Coltene)	LED	2ª	430 a 490	3.500	Modo padrão (1.600 mW/cm^2); modo 3 K (3.000 a 3.500 mW/cm^2); e modo Ortho para arco completo com intervalos de 3 s
Bluephase Power Cure® (Ivoclar Vivadent)	*Polywave* LED	3ª	385 a 515	3.000	Modo alto, 1.200 mW/cm^2; modo turbo: 2.000 mW/cm^2; modo de 3 s: 3.000 mW/cm^2; e modo de pré-cura: 950 mW/cm^2 com 2 s de exposição
Valo® (Ultradent)	*Polywave* LED	3ª	395 a 480	3.200	Modo padrão: 1.000 mW/cm^2; modo de alta potência: 1.400 mW/cm^2; e modo extra potência: 3.200 mW/cm^2
Translux 2 wave® (Kulzer)	LED duplo	3ª	385 a 510	> 1.400	Modo contínuo
D-light Pro® (GC)	LED duplo	3ª	400 a 480	1.400	Modo alta potência: 1.400 mW/cm^2; modo de baixa potência: 700 mW/cm^2; e modo detecção, somente o LED ultravioleta é ativado para diagnóstico
Radii Cal® (SDI)	LED	2ª	440 a 480	1.200	Modo rampa
Radii Plus® (SDI)	LED	2ª	440 a 480	1.500	Modo contínuo e modo rampa
Emitter G® (Schuster)	LED	2ª	450 a 480	1.250	Modo contínuo, modo rampa e modo pulsado

▪ Unidades fotoativadoras de luz halógena

Como mencionado anteriormente, essas unidades praticamente não são mais fabricadas. Por conseguinte, será feita uma breve descrição de suas características para a contextualização histórica dos fotoativadores.[13] Para mais detalhes, consulte a primeira edição deste livro.[54]

Todos os aparelhos de luz halógena (Figura 9.11) têm componentes essenciais, como lâmpada, filtros, refletor, ventilador e condutor de luz.[55] As lâmpadas halógenas de quartzo-tungstênio eram as escolhidas para produzir a luz. Essas lâmpadas são constituídas de um cristal de quartzo (capaz de resistir a altas temperaturas), que envolve o filamento de tungstênio e um gás inerte halógeno.[15] Essas lâmpadas geram luz através da incandescência do filamento de tungstênio. A luz produzida é de cor branca e deve ser filtrada para que somente a luz azul, com comprimento de onda entre 400 e 500 nm, seja emitida pela ponteira do aparelho (Figura 9.12).[15, 52]

As lâmpadas halógenas de quartzo-tungstênio apresentam vida útil efetiva muito baixa, de aproximadamente 40 a 100 horas,[56] portanto, não têm potência constante durante toda sua vida útil. A irradiância se reduz gradualmente devido à degradação dos componentes e também pelo número de vezes em que se acende e apaga a lâmpada durante determinado período. Por isso, era necessário realizar a reposição regular da lâmpada de 3 a 6 meses dependendo do uso, procedimento facilmente realizado pelo próprio operador.[55]

Como a maioria da energia primariamente produzida pelas lâmpadas halógenas consiste em radiação infravermelha (calor), era necessário um filtro para barrar essa radiação. Além

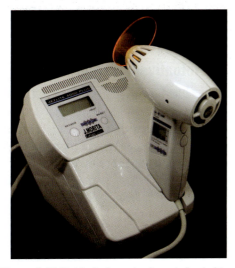

Figura 9.11 Unidade fotoativadora de luz halógena.

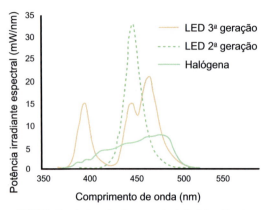

Figura 9.12 Potência irradiante espectral de fotoativadores de luz halógena, LED de segunda e de terceira gerações.

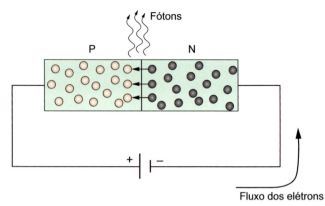

Figura 9.13 Mecanismo de funcionamento dos diodos emissores de luz (LED). Com o fluxo de elétrons, há movimentação de elétrons da área N para a área P com consequente liberação de energia na forma de luz.

do filtro térmico, as lâmpadas também tinham um filtro óptico para que apenas a luz azul passasse.[15] Segundo Rueggeberg (1999),[15] apenas 0,5% da energia produzida pela lâmpada halógena era aproveitada para a fotoativação. Isso explica por que os fabricantes utilizam lâmpadas de cerca de 100 W para determinados aparelhos.[20] Esse excesso de energia produzida, aquece a lâmpada, exigindo a adição de ventilação dentro do aparelho para diminuir a temperatura.

Após a devida filtragem das radiações com comprimentos de onda indesejáveis, a luz azul era exteriorizada do aparelho fotoativador,[52] por meio de um condutor basicamente composto por fibras ópticas,[55] que possuem comprimento variável e diâmetros entre 2 e 13 mm.

Nesses aparelhos de luz halógena, alguns fabricantes disponibilizavam uma série de ponteiras intercambiáveis, com diferentes formas, angulações e diâmetros que facilitavam o acesso ao material restaurador nas diferentes cavidades.[13,20] Outra possibilidade é a de ponteira = turbo,[57] que potencializa a irradiância por meio da diminuição do diâmetro de saída da luz em relação ao diâmetro de entrada no fotocondutor.[52] Isso provoca adensamento de fibras ópticas na extremidade de saída da ponta. Alguns aparelhos de luz LED atuais também disponibilizam ponteiras intercambiáveis e ponteira turbo para uso em seus aparelhos. Entre eles, estão o Elipar Deep Cure S® (3M Oral Care), o Demi Plus® (Kerr) e o Grand Valo® (Ultradent).

Unidades fotoativadoras por LED

As primeiras unidades fotoativadoras à base de LED foram introduzidas no mercado odontológico no final dos anos 2000. Apesar de ter sido, na época, uma novidade na Odontologia, a tecnologia LED não é recente e está bastante presente no cotidiano das pessoas. Esses dispositivos emitem luz por eletroluminescência e são utilizados como indicadores luminosos e *displays* numéricos em aparelhos eletrônicos, painéis de veículos, semáforos, entre outros.

O sistema LED se baseia em um semicondutor com elétrons extras (tipo-N) e outro com buracos extras (tipo-P) conjugados (Figura 9.13). Neste sistema, a corrente elétrica promove a movimentação de elétrons da área com elétrons extras para a área com buracos. Com isso, os elétrons liberam energia na forma de fótons que são as unidades básicas de luz.[15]

A composição do material utilizado como semicondutor é o fator que determina o comprimento de onda e a cor da luz emitida. No caso dos LEDs azuis para fotoativação, os semicondutores consistem em nitreto de gálio e índio (InGaN) e são capazes de emitir luz com um espectro de 450 a 490 nm, que se concentra exatamente dentro da faixa de pico de absorção da CQ.[36,58] Assim, estes aparelhos dispensam a necessidade de filtros,[37] que eram essenciais nos aparelhos de luz halógena, e de ventilação acessória.

Os dispositivos de LED têm menor exigência de energia elétrica quando comparados com outras fontes. Isso permite que os LEDs trabalhem com baixa voltagem e possam ser utilizados com bateria recarregável e sem fio.[59] Têm uma vida útil de cerca de 10 mil horas (em comparação com apenas 40 a 100 horas das lâmpadas halógenas) e, portanto, uma maior longevidade. Além disso, necessitam de pouca ou nenhuma manutenção.[37,59]

A soma dessas características, com a praticidade oferecida pelo *design* e a possibilidade de utilização de baterias carregáveis, transformou os dispositivos nos principais aparelhos fotoativadores utilizados pelos clínicos atualmente. Os aparelhos fotoativadores por LED tem evoluído consideravelmente ao longo das últimas décadas, não somente em seu *design*, mas também nas características e disposição dos diodos emissores de luz. Por isso, os aparelhos foram divididos em gerações para apresentar todas as transformações pelas quais eles passaram.[13]

Primeira geração

Os primeiros aparelhos de LED lançados no mercado tinham baixa emissão radiante, o que inviabilizava o alcance de propriedades mecânicas das resinas compostas semelhantes às obtidas com os aparelhos de luz halógena.[60-62]

Esses aparelhos necessitavam agrupar um grande número de LED com potência ao redor de 30 a 60 mW em cada *chip* de LED para concentrar a radiação e alcançar uma emissão radiante capaz de fotoativar os materiais resinosos. O número de LED agrupados variava entre 6 e 62. Devido à baixa potência e às características dos LEDs utilizados, esses aparelhos geravam pouco calor durante a emissão da luz e não tinham ventilador, o que os tornava bastante leves e silenciosos.[60]

> A maioria também não apresentava fios e seu *design* era na forma de um bastão de fácil manipulação, contendo a ponteira em uma das extremidades para conduzir a luz emitida pelos LEDs. Ao fim do uso, essas unidades eram posicionadas em uma base ligada à rede elétrica que proporcionava a recarga das baterias. A bateria recarregável utilizada nesses aparelhos era baseada em células de NiCad, que apresentavam baixo desempenho e o indesejado efeito "memória" (a capacidade de recarga cada vez menor ao longo do tempo).[63]

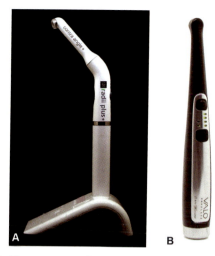

Figura 9.15 A. Aparelho de fotopolimerização de LED de segunda geração (Radii Plus®, SDI). **B.** Aparelho LED multionda de terceira geração (VALO®, Ultradent).

Os fabricantes afirmavam que não era necessário que os aparelhos tivessem a mesma potência dos aparelhos fotoativadores de luz halógena. De fato, as unidades fotoativadoras de LED têm maior aproveitamento energético que os aparelhos tradicionais de luz halógena, ou seja, toda a luz emitida poderia ser absorvida pela CQ (Figura 9.14). Os resultados observados mostravam-se controversos, pois alguns estudos laboratoriais reportavam resultados promissores para essa primeira geração de unidades fotoativadoras,[37,64,65] enquanto outros reportavam que as unidade fotoativadoras por LED disponíveis no mercado não apresentavam o mesmo desempenho que as de luz halógena.[66,67] Essas diferenças motivaram o desenvolvimento de outras gerações de aparelhos fotoativadores de LED.

Segunda geração

No início da década de 2000, com a evolução da tecnologia LED, outros aparelhos foram lançados (Figura 9.15) substituindo os múltiplos diodos emissores de luz convencionais de baixa potência (entre 30 e 60 mW) utilizados em uma unidade fotoativadora por um diodo único, com maior área de superfície e mais potentes, capazes de emitir luz com potência de no mínimo 1 W.[52,63,68,69]

Essas unidades dispensavam o uso de vários diodos e eram fabricadas com poucos LEDs, associados por muitas junções, para prover luz com emissão radiante acima de 2.000 mW/cm².[63,69-71] Atualmente, esse tipo de aparelho é amplamente comercializado e utilizado pelos cirurgiões-dentistas. Ressalta-se, no entanto, que somente deve ser utilizado com resinas compostas compatíveis, ou seja, cujos fotoiniciadores sejam sensíveis ao espectro de luz azul produzido pelos aparelhos (ver Figura 9.12).[66,70,71]

Com essa evolução, foi possível encontrar unidades fotoativadoras que emitem valores de irradiância de no mínimo 1.000 mW/cm² utilizando um único *chip*, uma intensidade 2,5 vezes maior que a emitida pelas unidades fotoativadoras de 19 *chips* LED da geração anterior.[13] Ao contrário dos aparelhos de LED de primeira geração, os de segunda geração podem gerar grande quantidade de calor devido à alta potência dos *chips* de LED, o que pode danificá-los.[63] Por isso, muitos equipamentos apresentam sistemas de ventilação semelhantes àqueles dos aparelhos de fotoativação de luz halógena e podem ser comercializados na forma de pistola, como o Bluephase 16i® (Ivoclar Vivadent). No entanto, devido à utilização de baterias próprias, essas pistolas são desprovidas de fios, facilitando sua manipulação durante o procedimento restaurador. Assim como os aparelhos de LEDs de primeira geração, esses aparelhos também têm uma base ligada à rede elétrica que permite recarregar as baterias no momento em que a pistola é conectada.

Terceira geração

Com o sucesso das técnicas de clareamento caseiro e de consultório (ver Capítulo 11, *Agentes para Clareamento Dental*), os fabricantes de resinas compostas se depararam com o desafio de desenvolver resinas compostas com cores ainda mais claras

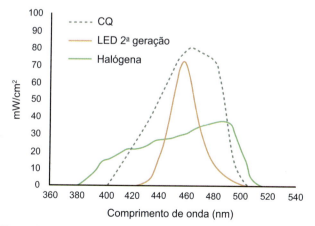

Figura 9.14 Faixa de absorção da canforoquinona em comparação com a luz emitida por fotoativadores de luz halógena e de LED. O aproveitamento enérgico da energia emitida pelo LED é de 100%.

que as disponíveis no mercado odontológico até então. Resinas compostas com cores para dentes clareados, em geral denominadas *bleach*, podem ser encontradas em diferentes marcas comerciais atualmente. No entanto, para se chegar a este desenvolvimento, a presença da CQ na composição dos produtos tornou-se um empecilho devido à intensa coloração amarelada desse componente. Outros fotoiniciadores de coloração mais clara, branca ou com maior reatividade passaram a ser empregados, como o fenilpropadiona (PPD), encontrado nas resinas compostas da Bisco (Pyramid® esmalte), e a Lucirina TPO, empregada na resina Definite® (Degussa). Também com o advento das resinas compostas *bulk-fill* que necessitam de maior translucidez para serem fotoativadas, o uso de fotoativadores mais ativos foi aplicada. Um exemplo é o fotoiniciador Ivocerin® presente na resina composta Tetric N-Ceram Bulk-Fill® (Ivoclar Vivadent). No caso dos adesivos, a Lucerina TPO pode ser encontrada no Tetric N-Bond Universal (Ivoclar Vivadent), e uma mistura desses fotoiniciadores tem sido usada nos adesivos Ambar APS® e Ambar Universal APS® (FGM). Também conhecidos como fotoiniciadores alternativos, esses fotoiniciadores têm substituído parcial ou completamente o sistema CQ-amina.

Em função da utilização destes novos fotoiniciadores alternativos, os fabricantes de materiais odontológicos e de aparelhos de fotoativação se depararam com um novo desafio: enquanto a CQ apresenta espectro de absorção na região de 468 nm, correspondente à luz azul, esses fotoiniciadores apresentam espectro de absorção na faixa de luz ultravioleta, com comprimento de onda inferior a 410 nm.[63] Como consequência, os aparelhos de fotoativação LED de primeira e segunda gerações não são tão eficazes em polimerizar resinas compostas que apresentam estes fotoiniciadores alternativos.[63,66,71-73] Isso se deve à faixa estreita de comprimento de onda da luz azul emitida pelos aparelhos de segunda geração (450 nm e 470 nm), que não engloba o comprimento de luz do espectro de absorção dos novos fotoiniciadores, comprometendo a formação de radicais livres (Figura 9.16). Observe na Figura 9.17 que pode haver certas incompatibilidades entre fotoativadores disponíveis no mercado e fotoiniciadores alternativos usados em resinas compostas e adesivos.

Observe na Tabela 9.3 que a resina composta Z-100® (3M Oral Care) foi ativada efetivamente, tanto por uma unidade de luz halógena como por uma unidade de LED, enquanto a resina composta Definite® (Degussa) não foi. Isso porque a resina Z100® tem somente a CQ como fotoiniciador, enquanto a resina Definite® tem fotoiniciadores com faixa de absorção (TPO) não produzida pela unidade de LED de primeira geração.[66,74,75] Seria muito interessante e recomendável que as resinas compostas tivessem impressas em suas embalagens a densidade de energia requerida para sua polimerização, e também o tipo de fotoiniciador e a faixa de comprimento de onda necessária para ativá-lo.[15,37,53]

Com o intuito de resolver esse impasse, os fabricantes desenvolveram unidades de fotoativação LED que apresentavam *chips* de LED que emitem luz com comprimento de onda ao redor de 410 nm juntamente com *chips* que emitem luz azul, com comprimento ao redor de 468 nm (Figura 9.18; ver Tabela 9.2). Com isso, esses aparelhos de fotoativação passaram a ser considerados aparelhos de emissão de luz de amplo espectro. Esse

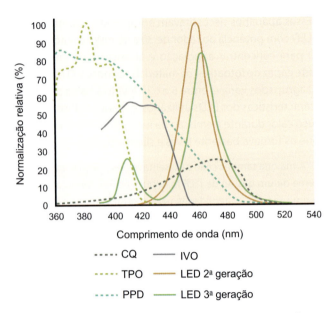

Figura 9.16 Espectro de absorção de luz de diferentes fotoiniciadores superpostos à faixa de emissão de luz de aparelhos de LED de segunda e de terceira gerações. Observe que a luz emitida pelos LEDs de segunda geração não está dentro da faixa de absorção dos fotoiniciadores alternativos, porém são cobertos pelo pico energético de comprimento de onda mais baixo emitido pelos LEDs de terceira geração.

termo, entretanto, não é o mais adequado, e os aparelhos devem ser chamados de aparelhos de fotoativação LED *polywave* (vários comprimentos de onda) ou *multipeak* (vários picos) e são atualmente classificados como aparelhos de fotoativação por LED de terceira geração. Alguns aparelhos apresentam somente dois *chips* (duplo LED), um com emissão de luz dentro do espectro da luz visível e outro no espectro de luz ultravioleta.[13]

O primeiro aparelho fotoativador dessa geração apresentava um *chip* LED de luz azul com 5 W de potência no centro, rodeado por quatro *chips* de LED de baixa potência que emitiam a luz ultravioleta (comprimento de onda ao redor de 400 nm).[63] Outros aparelhos de fotoativação, como o Bluephase G2® (Ivoclar Vivadent), apresentam quatro *chips* LED em um quadrado, sendo três emissores de luz azul e um emissor de luz ultravioleta. Mais recentemente, a empresa Ultradent lançou o Valo®, que apresenta três diferentes tipos de *chips* LED, cada um responsável por emitir a luz com diferente comprimento de onda: dois *chips* de LED emitem luz com comprimento de onda ao redor de 465 nm; outro, ao redor de 445 nm; e um quarto, que emite luz com 405 nm.

Curiosamente, como pode ser observado na Figura 9.18, a irradiância emitida pelos *chips* de luz ultravioleta é consideravelmente menor que a da luz azul. Isso, porém, não interfere na capacidade da luz emitida por tais equipamentos em proporcionar polimerização adequada de resinas compostas que tenham, além da CQ, outros fotoiniciadores alternativos[63] quando empregados por tempos de exposição recomendados pelos fabricantes. Isso se deve ao fato de que esses fotoiniciadores alternativos são, em sua maioria, mais reativos do que a CQ, necessitando de menor quantidade de fótons para serem excitados.[76]

CAPÍTULO 9 | Princípios Básicos para a Fotoativação e Unidades Fotoativadoras

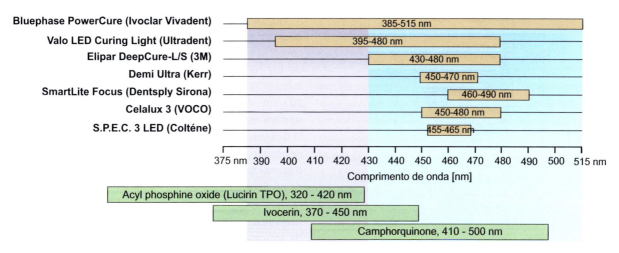

Figura 9.17 Espectro de emissão de luz de alguns fotoativadores presentes no mercado e a indicação da faixa de absorção de fotoiniciadores usados em compósitos odontológicos.

TABELA 9.3

Valores de dureza Knoop de duas resinas compostas fotoativadas com uma unidade de luz halógena (610 mW/cm²) e um aparelho LED de primeira geração composto por 63 unidades de LED (630 mW/cm²).

Profundidade	Z-100®* Luz halógena	Z-100®* LED	Definite®** Luz halógena	Definite®** LED
Superfície (0 mm)	64	57	42	25
Fundo (2 mm)	62	61	31	25

*Fabricante 3M Oral Care, fotoiniciador CQ-amina.
**Fabricante Degussa, fotoiniciadores CQ-amina e lucirina TPO.
Adaptada de Uhl et al. (2004b).[66]

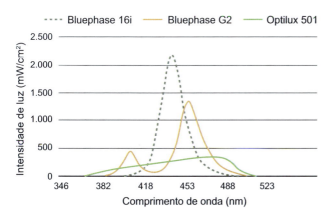

Figura 9.18 Espectro da radiação emitida por aparelhos de fotoativação de segunda (Bluephase 16i®, Ivoclar Vivadent) e de terceira (Bluephase G2®, Ivoclar Vivadent) gerações em comparação com aquele emitido por uma unidade de fotoativação de luz halógena (Optilux 501®, Demetron, Kerr).

■ Cuidados na fotoativação da resina composta

Para garantir que o fotoativador seja capaz de promover uma polimerização efetiva de cada porção de resina composta, alguns cuidados devem ser tomados antes, durante e após a fotoativação. Estes serão descritos a seguir.

Características da luz emitida pelo fotoativador e os fotoiniciadores presentes na resina composta utilizada

Diante do exposto até aqui, fica evidente a importância de se conhecer os fotoiniciadores presentes na composição da resina composta utilizada e as características da luz emitida pelo fotoativador, assim como os valores de irradiância e os comprimentos de onda presentes nessa luz.

Em outras palavras, nenhum cuidado ou técnica utilizada durante a fotoativação de resinas compostas terá importância na garantia da adequada polimerização da resina composta, se o comprimento de onda da luz emitida pelo fotoativador não for capaz de excitar os fotoiniciadores presentes na resina composta, independentemente do tempo de exposição utilizado.[73]

Aplicação da luz sobre a restauração

O modo como a luz é aplicada sobre a restauração é fundamental para garantir a adequada polimerização nas regiões mais profundas da cavidade a ser restaurada com resina composta. Nesse sentido, além dos valores de irradiância do fotoativador, o projeto do aparelho e as características da ponteira do fotoativador, como diâmetro e angulação, são aspectos fundamentais a serem considerados.

Atualmente, podem ser encontrados fotoativadores com ponteiras de diferentes diâmetros. Para ponteiras com diâmetros entre 11 e 13 mm, que cobrem toda a extensão da restauração, o método mais indicado é a aplicação fixa da luz. Porém, atualmente, encontram-se disponíveis fotoativadores com ponteiras de diâmetros em torno de 8 mm ou menos. Como consequência, há o risco de a luz emitida pelo fotoativador não atingir toda a superfície da restauração (Figura 9.19). Para compensar esse problema, podem ser necessárias múltiplas aplicações em diferentes posições da superfície da restauração.[77] Deve-se evitar a aplicação da luz em movimentos sobre a superfície da resina composta, pois isto diminui a irradiância.[78]

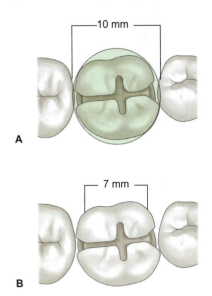

Figura 9.19 Sobreposição da luz emitida por um fotoativador com ponteira com diâmetro aproximado de 10 mm (**A**) e com diâmetro de cerca de 7 mm (**B**) com relação a molares contendo preparo cavitário classe II MOD. (Adaptada de Rueggeberg et al., 2017.)[13]

Além desses aspectos, sabe-se que é fundamental que a superfície da extremidade da ponteira esteja o mais paralela possível à superfície da resina composta para evitar a formação de sombra na região distal da área exposta, o que ocasionaria redução na irradiância[77,79] e pode afetar a polimerização naquela região. A dificuldade de acesso da ponteira do fotoativador no interior da cavidade bucal para ser devidamente posicionado é outro fator que pode prejudicar a polimerização das resinas compostas. Enquanto isso é fácil de ser prevenido em restaurações realizadas em dentes anteriores, a possibilidade de o problema ser evitado durante a fotoativação de resinas compostas em dentes posteriores é muito pequena.

Isso dependerá principalmente da capacidade de abertura bucal do paciente e da angulação da ponteira do fotoativador.[80] Desse modo, alguns fotoativadores que não utilizam ponteiras e cuja saída de luz é posicionada em um ângulo de 90 graus em relação ao longo eixo do fotoativador, como a Valo® (Ultradent) permitem que a angulação da saída de luz seja paralela à superfície da resina composta, independentemente da posição do dente e do tipo de cavidade a ser restaurada (Figura 9.20). Por outro lado, fotoativadores com ponteiras mais calibrosas ou apresentando pouca angulação dificultam o correto posicionamento da extremidade da ponteira na superfície.[80]

Irradiância e tempo de exposição

Há um consenso entre pesquisadores que uma exposição radiante aproximada de 16 a 24 J/cm^2 é necessária para garantir ótima polimerização de porções de resina composta de até 2 mm de espessura.[24,57,81] Apesar de esses parâmetros terem sido produzidos utilizando aparelhos de luz halógena há mais de 25 anos, eles continuam válidos para as resinas compostas atuais.

No passado, para alcançar uma exposição radiante de 20 J/cm^2 era necessário fotoativar cada incremento de resina composta por 40 segundos, já que a maioria dos aparelhos de luz halógena fornecia uma irradiância de aproximadamente 500 mW/cm^2 (0,5 W/cm^2), ou seja, 40 s × 0,5 W/cm^2 = 20 J/cm^2. Atualmente, como os aparelhos fotoativadores apresentam maior emissão radiante, ao redor de 1.000 mW/cm^2 (1,0 W/cm^2), uma exposição de 20 segundos é suficiente para depositar 20 J/cm^2 (1,0 W/cm^2 × 20 s). Esse fenômeno, em que o aumento ou redução do tempo de exposição com o intuito de compensar a menor ou maior emissão radiante para resultar nos mesmos valores de exposição radiante (J/cm^2) sem prejudicar as propriedades mecânicas, é conhecido como lei da reciprocidade de exposição.[63,82] Como pode ser visto na Tabela 9.2, a maioria dos aparelhos fotoativadores apresenta alta irradiância, motivo pelo qual os fabricantes têm recomendado um tempo de exposição de 20 segundos para cada camada de 2 mm de resina composta.

Essa lei se aplica para a maioria das resinas compostas disponíveis comercialmente, embora possa haver exceções, conforme mostrado na Figura 9.21,[83] em especial nos extremos da irradiância. Um grau de conversão inferior pode ser observado em algumas resinas compostas quando altos valores de emissão radiante são aplicados por curto tempo de exposição, mesmo que a quantidade de energia recomendada seja depositada na resina composta.[82] O mesmo fenômeno deveria ser esperado quando uma irradiância muito baixa é aplicada, mesmo que associada a longos tempos de exposição.

Em geral, nas instruções para utilização das resinas compostas, os fabricantes instruem os clínicos quanto ao tempo em que uma camada de resina composta com determinada espessura deve ser exposta à luz do fotoativador. O problema relacionado a essas regras é que, normalmente, as recomendações dos fabricantes são baseadas em condições laboratoriais ideais, em que a espessura do incremento de resina composta é conhecida com precisão e a ponteira do fotoativador é colocada diretamente sobre a superfície, sem haver nenhuma distância entre a extremidade da ponteira do fotoativador e a superfície do incremento.[13]

No entanto, esse cenário ideal não reflete a rotina clínica do cirurgião-dentista, em que em grande parte dos casos há a necessidade de fotopolimerizar incrementos de resinas compostas localizados na base de preparos cavitários proximais de cavidades classe II. Observa-se na Figura 9.22 que, nesses casos, mesmo que a ponta do aparelho esteja justaposta à superfície oclusal, haverá uma grande distância (7 mm) até a superfície proximal da restauração a ser executada.

Com o aumento do distanciamento da ponteira há redução expressiva da irradiância de luz comparativamente àqueles observados quando próximo à ponteira.[19,84] Isso compromete a efetividade da polimerização da porção de resina composta que está posicionada distante da ponteira do aparelho.[85] Uma forma de contornar essa dificuldade técnica é reduzir a espessura do incremento e aumentar o tempo de exposição.

CAPÍTULO 9 | Princípios Básicos para a Fotoativação e Unidades Fotoativadoras   249

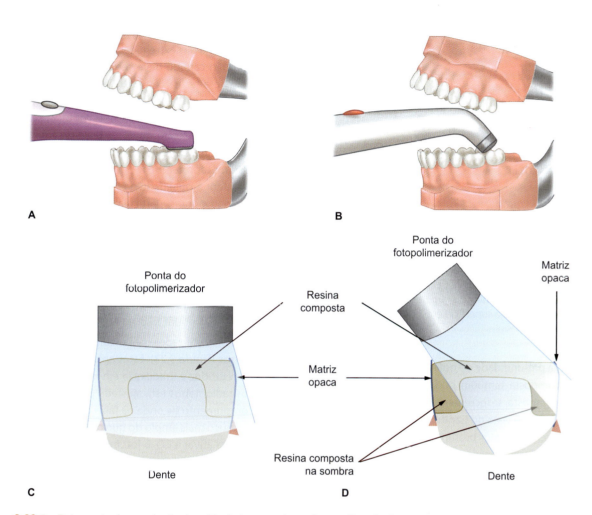

Figura 9.20 A a D. Impacto da angulação da saída de luz em relação à superfície do dente a ser restaurado. Observe que o fotopolimerizador representado em A permite a emissão de luz em todas as paredes da cavidade (C). Já um posicionamento angulado (B) leva à formação de região de sombra de luz como pode ser visualizado na imagem D.

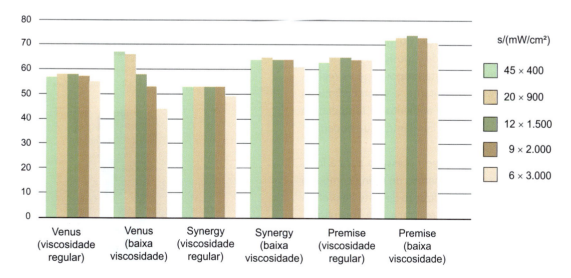

Figura 9.21 Grau de conversão máximo (%) de resinas compostas em diferentes condições de tempo de exposição (s) e irradiância (mW/cm²) com uma densidade de energia constante de 18 J/cm². Observe que para a maioria das resinas apresentadas a lei da reciprocidade se aplica, muito embora possa haver exceção como a resina de baixa viscosidade Venus®. (Adaptada de Antonson et al., 2008.)[83]

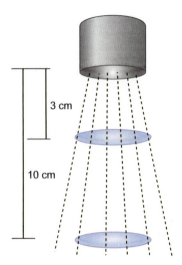

Figura 9.22 Representação do distanciamento da ponteira reduzindo a irradiância. Pode-se observar, pela divergência de luz, que a quantidade de fótons que atinge a superfície distante 10 mm é bem inferior à que alcança a superfície em 3 mm.

Além disso, a profundidade de polimerização do incremento de resina composta também pode ser influenciada pelo tipo da resina composta, se incremental ou de incremento único (*bulk-fill*). Conforme visto no Capítulo 5, *Resinas Compostas*, as *bulk-fill* apresentam maior profundidade de polimerização que as resinas compostas usadas na técnica incremental.

Outros fatores, como a habilidade do operador e a potência do fotoativador do clínico ser diferente daquela recomendada pelo fabricante,[14,63] afetam a qualidade da polimerização. Dessa forma, aplicar o tempo de exposição recomendado pelo fabricante não implica alcance das propriedades necessárias para uso clínico, pois depende da emissão radiante de cada aparelho fotoativador.[47,86] Assim, seria mais apropriado se os fabricantes fornecessem não somente o tempo de exposição (como em geral é feito), mas também a exposição radiante (J/cm²) necessária para a polimerização do material. É comum que os clínicos optem por tempos de exposições mais longos para garantir que a resina composta proporcione as melhores propriedades mecânicas. No entanto, esse procedimento pode gerar mais calor e causar um aumento de temperatura no dente, na polpa e nos tecidos circundantes, que podem levar a complicações pós-operatórias.[87-89]

Um meio de determinar o tempo necessário para a fotopolimerização adequada de incrementos de resina composta nessas condições é por meio da realização de teste de profundidade de polimerização, de fácil realização no consultório. Baseia-se no fato de a dureza, interpretada como resistência ao corte, ser um indicador indireto do grau de conversão do material. Para efetuar esse teste, pode-se empregar um canudinho de refrigerante de diâmetro de aproximadamente 6 mm, com comprimento de 8 a 10 mm. O ideal é que o canudo seja escuro e não permita a passagem de luz lateralmente. Isso pode ser conseguido embrulhando-o em papel alumínio ou pintando o seu lado externo com tinta metálica. A resina composta deve ser condensada dentro do molde e fotoativada em apenas uma das extremidades por 20 segundos.

Ao término, o canudo deve ser recortado com um instrumento afiado, e a resina composta mais amolecida deve ser raspada na extremidade mais distante da fonte de luz. O remanescente do comprimento da resina composta que estiver, aparentemente *endurecido* deve ser dividido por três.[90] Isso fornece uma estimativa da efetiva profundidade de polimerização. Esse método também pode ser empregado mensalmente para aferir a qualidade da irradiância produzida pelas unidades fotoativadoras, particularmente na falta de um radiômetro. Observa-se que, mantendo constantes as variáveis que podem afetar as medidas, qualquer redução da profundidade de polimerização significa que a irradiância emitida pelo aparelho pode ser menor que a mensurada anteriormente.

AFERIÇÃO DA EMISSÃO RADIANTE DA LUZ EMITIDA PELO EQUIPAMENTO

Os equipamentos utilizados para medir a emissão radiante são os radiômetros (Figura 9.23). Estes aparelhos dispõem de um sensor que reproduz a irradiância em mW/cm².[91] O sensor da maioria dos radiômetros está ajustado para captar somente a luz com comprimento de onda na faixa de 350 a 550 nm, cujo espectro é pouco mais amplo do que o comprimento de onda necessário para ativar a CQ, o fotoiniciador mais comum utilizado nos materiais resinosos.[20,38] Embora esses equipamentos sejam capazes de determinar os valores de emissão radiante

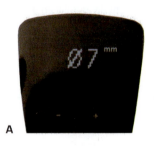

A

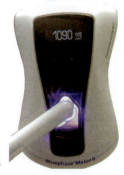

B

Figura 9.23 Radiômetro empregado para aferir a irradiância de luz dos aparelhos fotoativadores de LED. Esse aparelho permite definir o diâmetro da ponta ativa do fotoativador para cálculo adequado da irradiância. **A.** Visor com diâmetro da ponta ativa do aparelho. **B.** Mensuração da irradiância do aparelho Radii Plus® (SDI).

da luz emitida por um fotoativador, eles não são capazes de determinar a emissão radiante de faixas de comprimento de onda específicos separadamente, como a faixa de comprimento de onda correspondente à cor azul ou à luz UV.

Assim, ao utilizar um radiômetro para avaliar os valores de emissão radiante de seu fotoativador de luz halógena, o clínico não é capaz de saber se o aparelho fotopolimerizador depositará luz suficiente com comprimento de onda ao redor de 460 nm para polimerizar um incremento de resina composta. Do mesmo modo, o clínico também não saberá ao certo o quanto de luz UV ou de luz no comprimento de onda ao redor de 460 nm o aparelho LED de terceira geração depositará no incremento de resina composta. Há diferentes radiômetros manuais disponíveis no mercado odontológico, no entanto, os valores de emissão radiante registrados pela maioria desses equipamentos não correspondem aos valores obtidos quando utilizados equipamentos de laboratório próprios para esse tipo de análise.[92] Uma vez que o cálculo da emissão radiante está diretamente relacionado à área de emissão da luz, alguns radiômetros permitem que o diâmetro da ponta do fotoativador seja considerado no cálculo antes da aferição, tornando a avaliação mais precisa (ver Figura 9.23).

Apesar da imprecisão da maioria dos radiômetros, estes dispositivos são, porém, de extrema importância, pois permitem ao clínico averiguar se a potência do fotoativador está reduzindo ao longo do tempo devido à degradação dos componentes, já que o olho humano é incapaz de perceber diretamente qualquer redução na irradiância. Para a realização da aferição da luz emitida pelo fotoativador, alguns cuidados são necessários:

- Ao adquirir uma unidade fotoativadora, certifique-se de que a emissão radiante é aquela informada pelos fabricantes. Isto permite que seja detectado qualquer problema de fabricação e também ajuda a ter um valor de referência para aferições futuras
- Para a realização do teste, certifique-se de que a bateria do fotoativador está completamente carregada
- Mantenha o radiômetro em uma superfície plana e perpendicular a ele no momento de posicionar a ponteira óptica. A ponteira deve tocar ou estar o mais próximo possível do sensor do radiômetro. Acione o fotoativador e mantenha-o por 20 segundos para verificar a constância da irradiância
- Proceda à aferição periodicamente para controlar a irradiância do aparelho
- Peça para o vendedor do aparelho indicar um radiômetro para aferir a emissão radiante no momento da compra e para controle periódico
- O fotoativador deve emitir uma emissão radiante com valor mínimo de 500 mW/cm².

ESTADO DA PONTEIRA DO FOTOATIVADOR

Para garantir que a luz do fotopolimerizador seja devidamente depositada no incremento de resina composta, é importante que a ponteira do fotopolimerizador permita ótima condução da luz. Deste modo, é fundamental que a extremidade da ponteira não apresente resíduos de resina composta em sua superfície ou que esteja danificada (lascas ou trincas) em decorrência de quedas ou choques com outras superfícies sólidas.

Caso haja resíduos de material resinoso na extremidade da ponteira, é necessária sua remoção com uma gaze com álcool associada ou não a um instrumento afiado. A qualidade da ponteira deve ser sempre checada antes e após a sua utilização. Uma forma de evitar essa contaminação da ponteira com resíduos de materiais resinosos é usar uma barreira plástica e transparente como proteção do fotoativador. No entanto, para evitar que a presença dessas barreiras interfira nas características da luz emitida, é necessário garantir que a costura da barreira não esteja no caminho da emissão da luz.

POSICIONAMENTO DO FOTOATIVADOR DURANTE A FOTOATIVAÇÃO

No momento da fotoativação, é crucial que a ponteira do fotoativador esteja fixa, estável e o mais próximo possível do incremento de resina composta. Além disso, a superfície do aparelho deve estar sempre paralela à superfície do dente que será exposta à luz (Figura 9.24). Para que isso possa ser feito de forma eficaz, o operador deve utilizar as duas mãos para o procedimento de fotoativação. Uma das mãos deve segurar o equipamento, enquanto a outra segura a ponteira, ao mesmo tempo em que é apoiada em alguma superfície rígida da boca do paciente para manter a ponteira estável e em posição (ver Figura 9.24).

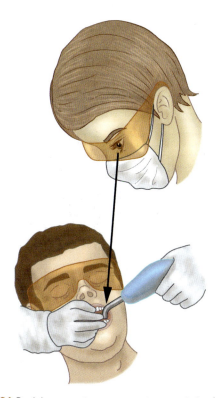

Figura 9.24 Posicionamento para correta exposição da restauração à luz.

Preocupados com este aspecto, alguns fabricantes desenvolveram fotoativadores com uma tecnologia capaz de avisar o clínico caso a ponteira seja deslocada de seu alvo e haja redução na irradiância. É crucial que o operador observe o procedimento de fotoativação durante todo o tempo de exposição, pois estudos mostram que menores valores de exposição radiante (J/cm²) são depositados na resina composta quando o operador não está observando sua atividade.[93,94] Para isso, é fundamental a utilização de protetores de visão contra a luz azul, como óculos de proteção próprios na cor laranja ou mesmo barreiras de cor laranja acopladas a ponteira ativa dos fotoativadores e fornecidas pelos fabricantes.

CARREGAMENTO DA BATERIA

Na atualidade, há no mercado odontológico uma grande variação nas especificações de aparelhos fotoativadores, como: diferenças de tamanho, peso, curvatura da ponta ativa, número de ciclos de fotoativação por carregamento da bateria, diâmetro da saída de luz, entre outros. Infelizmente poucas especificações, em geral o custo e a irradiância, são levadas em consideração pelos clínicos durante a aquisição desses aparelhos. Assim, não é de se espantar que haja aparelhos no mercado cujo valor chega a ser 10 vezes superior aos modelos de menor custo presentes no mercado.

Infelizmente, muitos dos aparelhos de baixo custo disponíveis no mercado não fornecem uma irradiância constante durante um carregamento completo da bateria. Observa-se, na Figura 9.25, o comportamento de diferentes aparelhos fotoativadores em função do número de ciclos de fotoativação após carregamento completo da bateria. Pode-se notar que há diferentes padrões de aparelhos (ver Figura 9.25). Enquanto alguns aparelhos têm irradiância estável durante todo o tempo de uso de uma carga da bateria, outros mostram redução gradativa da irradiância do aparelho à medida que a capacidade da bateria se reduz. Também pode-se observar que há uma queda brusca da irradiância brusca próximo ao término da vida útil de um dos aparelhos. Coincidentemente, os aparelhos de maior custo foram os que apresentaram maior estabilidade, em contrapartida, os aparelhos de baixo custo foram os que mostraram maior instabilidade da irradiância emitida.

Idealmente, os clínicos deveriam adquirir aparelhos de boa qualidade que não estivessem sujeitos a essas variações de irradiância em função do grau de carregamento da bateria. No entanto, caso isso não seja possível, os clínicos devem manter a bateria sempre próximo do carregamento máximo, fazendo carregamentos regulares, na dependência do uso, e monitoramento da irradiância em função do número de ciclos de recarregamento.

Distância entre a extremidade da ponteira óptica e a resina composta

A distância da ponteira óptica até o material a ser polimerizado deve ser a mais próxima possível, pois a emissão radiante da luz tende a diminuir com o afastamento da ponteira (ver Figura 9.22).[38,57,86] Sabe-se que, conforme a ponteira é afastada, há divergência do feixe de luz e isso reduz a quantidade de fótons que podem atingir a superfície da resina composta (ver Figura 9.22).

Dependendo do desenho e das características ópticas da ponteira, o feixe de luz é emitido com diferentes graus de divergência. Em outras palavras, alguns fotoativadores são capazes de emitir o feixe de luz de forma mais colimada que outros. A Figura 9.26 mostra a redução na irradiância da luz em diferentes distâncias do alvo foco para aparelhos com maior e menor grau de colimação da luz.

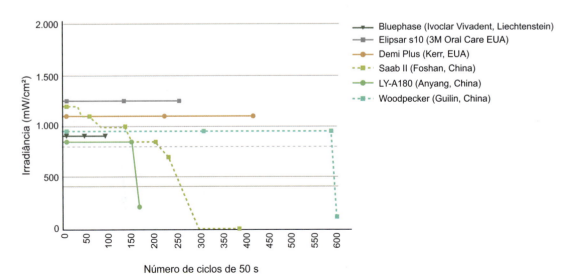

Figura 9.25 Intensidade de luz de diferentes aparelhos fotoativadores de LED durante o uso. Os aparelhos foram completamente carregados e usados até o término da bateria. Um total de quatro ciclos de carregamento foram realizados e as mensurações repetidas. (Adaptada de Tontaksin, Leevailoj. 2017.)[95]

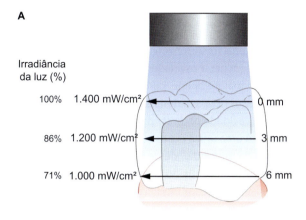 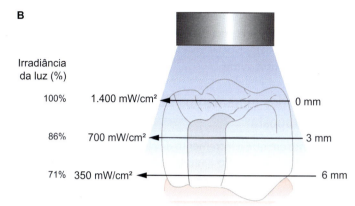

Figura 9.26 Atenuação da luz conforme a distância da ponteira aumenta com relação ao alvo utilizando fotoativadores com diferentes graus de dispersão do feixe de luz. Embora eles emitam luz com irradiância similar no topo, o feixe de luz com menor grau de divergência (A) apresenta menor redução nos valores de irradiância do que o feixe de luz mais divergente (B). (Adaptada de Price et al., 2017.)[77]

Em uma distância de 3 mm da ponta da ponteira do fotoativador há redução de 14% na irradiância usando um fotoativador que emite um feixe de luz com menor divergência. Quando o aparelho empregado produz luz com maior grau de divergência, uma redução de 50% é observada na mesma distância.[57,77] Em distâncias maiores, a diferença na redução da intensidade é ainda mais pronunciada. A Figura 9.27 mostra o quão diferente é o efeito de colimação entre diferentes unidades fotoativadoras disponíveis no mercado odontológico.

A ponteira do fotoativador deve ser posicionada o mais próximo possível da superfície da resina composta. Algumas vezes, não há como evitar o efeito do distanciamento, por exemplo, quando se realiza a ativação de incrementos de resina composta em cavidades profundas, principalmente em uma classe II,[19,84] pois o diâmetro da ponteira é maior que a abertura oclusal das cavidades (Figura 9.28). Nesses casos, recomenda-se aumentar o tempo de exposição para garantir que a resina composta, localizada mais gengivalmente, seja bem polimerizada.

HOMOGENEIDADE DO FEIXE DE LUZ

Por muito tempo, acreditava-se que toda a área da superfície da ponta dos fotoativadores LED emitia a luz com emissão radiante uniforme. No entanto, algumas tecnologias de análise do feixe de luz emitido pelos fotoativadores têm mostrado que alguns aparelhos emitem um feixe de luz com distribuição não homogênea, caracterizado pela presença de pequenas áreas com baixos valores de emissão radiante (*cold spots*) e outras áreas com valores de emissão radiantes muito altos (*hot spots*).[13,14,96]

Diversos fotoativadores de baixo custo comercialmente disponíveis em lojas especializadas e *sites* de venda de produtos odontológicos apresentam feixe de luz com distribuição não homogênea. Essa falta de homogeneidade pode resultar em regiões do incremento de resina composta com menor conversão de monômeros em polímeros, comprometendo suas propriedades mecânicas.[94,97] Por esse motivo, atualmente, o desenvolvimento e disponibilização de aparelhos

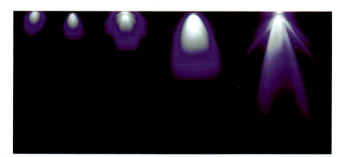

Figura 9.27 Colimação de luz de diferentes aparelhos fotoativadores. As duas imagens à esquerda representam LED de primeira geração. Na terceira imagem, pode-se visualizar a colimação da luz de um aparelho LED de segunda geração (Radii Plus®, SDI). As duas imagens à direita representam LED *polywave*, sendo a quarta imagem do Bluephase® (Ivoclar Vivadent) e a quinta, do VALO® (Ultradent).

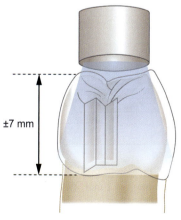

Figura 9.28 Situação clínica em que não é possível colocar a ponteira do fotopolimerizar próximo da região a ser fotoativada, como a margem gengival de uma cavidade de classe II.

fotoativadores que emitem feixe de luz homogêneo tornou-se um foco de grande atenção por parte de fabricantes tradicionais, como Ultradent, Ivoclar Vivadent, 3M Oral Care e Sirona Dentsply, SDI, entre outras.

Espessura dos incrementos de resina composta

No momento em que o incremento de resina composta é irradiado pela luz, parte da luz emitida é absorvida pelo material e parte é dispersada. Como consequência, um problema comum associado à fotoativação é que os valores de emissão radiante disponíveis para ativar os fotoiniciadores que alcançam a base do incremento de resina composta são consideravelmente inferiores à irradiância que atinge o topo desse mesmo incremento.[98]

A Figura 9.29 mostra que, conforme há aumento na espessura dos incrementos de resina composta, há redução no grau de conversão de resinas compostas utilizadas para a técnica incremental. Idealmente, os incrementos de resina composta para a técnica incremental devem ter no máximo 2 mm de espessura[24,99,100] para assegurar ótima polimerização, desde que a irradiância e o tempo de exposição totalizem uma densidade de energia em torno de 16 a 20 J/cm^2.[47,100] A profundidade de polimerização de 2 mm é facilmente alcançada empregando-se aparelhos fotoativadores de LEDs com irradiância entre 800 e 1.000 mW/cm^2 (Figura 9.30), desde que empregando tempos de exposição de 20 segundos.[83]

A profundidade de polimerização das resinas compostas pode ser descrita como a espessura máxima que cada incremento de resina composta pode ser usado para atingir uma boa polimerização e, consequentemente, boas propriedades mecânicas. A redução do grau de conversão em incrementos mais espessos é mais evidente e alcança graus inaceitáveis quando se emprega uma irradiância de luz baixa.[99]

Atualmente, encontra-se disponível no mercado odontológico uma nova categoria de resinas compostas, as *bulk-fill*. Esse tipo de material foi desenvolvido com o intuito de permitir ao clínico preencher a cavidade a ser restaurada utilizando incrementos de maior volume, com espessuras de 4 a 5 mm de espessura. Esses novos materiais otimizam o tempo de trabalho,[101] pois a cavidade pode ser preenchida de uma só vez e fotoativada com uma única exposição (Figura 9.31).

O aumento da profundidade de polimerização das resinas *bulk-fill* foi possível a partir do desenvolvimento de fotoiniciadores mais reativos, com modificações no índice de refração da luz, tornando-as mais translúcidas, com modificação no tamanho das partículas de carga e outros métodos de modo a permitir melhor penetração da luz emitida pelo fotoativador.[103] Mais informações sobre estes materiais podem ser encontradas no Capítulo 5, *Resinas Compostas*.

Entretanto, há outros fatores inerentes às resinas compostas que também podem afetar a profundidade de polimerização, como cor e opacidade, quantidade e tamanho das partículas, e temperatura da resina composta. Mais detalhes serão descritos a seguir.

COR E OPACIDADE

Quanto mais escura a cor da resina composta, maior a adição de óxidos metálicos (pigmentos). A Figura 9.32 mostra o impacto da cor do pigmento e sua concentração na redução da transmitância da luz na resina composta e no grau de conversão da resina composta. Uma vez que a luz é absorvida por esses pigmentos (ver Figura 9.32), isto reduz a velocidade e a profundidade de polimerização em comparação com resinas compostas de cores mais claras.[104-106] Para aparelhos fotoativadores de luz halógena mais antigos, foi demonstrado que em uma profundidade de 1 mm, uma resina composta de cor escura atinge apenas 2/3 da polimerização obtida com resinas compostas mais claras.[107] Para os aparelhos de LED atuais, a cor da resina composta também demonstra grande influência.[83,108,109] Por esse motivo, tempos de exposições mais longos são recomendados para resinas compostas mais escuras.

O aumento da opacidade da resina também reduz a transmitância da luz no corpo da resina composta, reduzindo a profundidade de polimerização. Da mesma forma que para resinas escuras, as resinas opacas devem ser fotoativadas com maior tempo de exposição.[108,109]

QUANTIDADE E TAMANHO DAS PARTÍCULAS

Um dos maiores problemas em relação à atenuação de luz ao penetrar no incremento de resina composta está relacionado ao espalhamento da luz, que é a mudança de direção do feixe de luz para diferentes direções[111,112] em função dos diferentes índices de refração da luz entre a matriz orgânica e inorgânica. Isso ocorre nas resinas compostas pela presença de partículas de carga.[113]

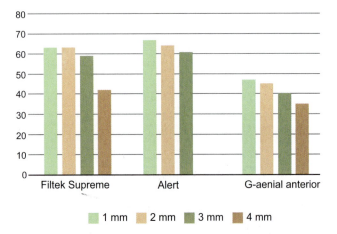

Figura 9.29 Efeito da espessura dos incrementos no grau de conversão (%) de resinas compostas fotoativadas com um aparelho LED Elipar FreeLight 2® (3M Oral Care) com intensidade de 1.000 mW/cm^2. (Adaptada de Garoushi *et al.*, 2016.)[100]

CAPÍTULO 9 | Princípios Básicos para a Fotoativação e Unidades Fotoativadoras

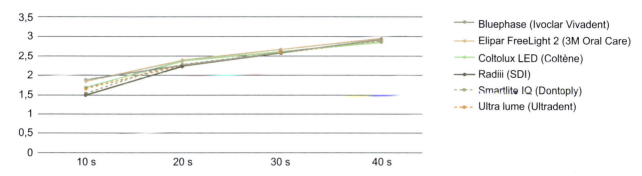

Figura 9.30 Profundidade de polimerização (mm) de uma resina micro-híbrida da técnica incremental fotoativada com diferentes aparelhos de LED (intensidade de luz ao redor de 1.000 mW/cm²) e tempos de exposição. (Adaptada de Antonson et al., 2008.)[83]

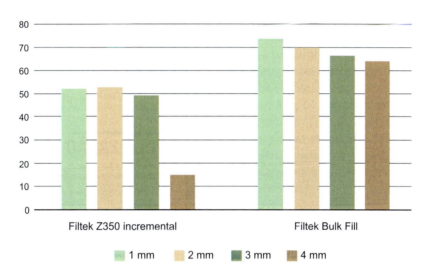

Figura 9.31 Grau de conversão (%) de uma resina composta da técnica incremental e outra para a técnica de *bulk-fill* em diferentes profundidades. As resinas foram fotoativadas com aparelho fotoativador LED (Radi®i, SDI) com intensidade de luz de 800 mW/cm² por 25 segundos. (Adaptada de Gonçalves et al., 2018.)[102]

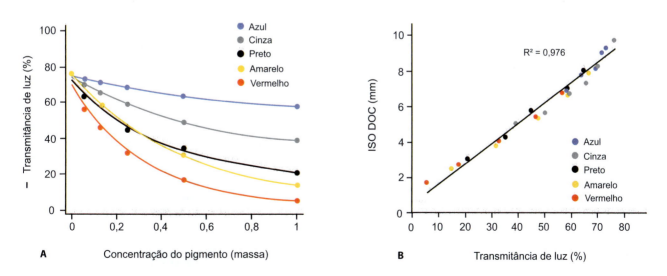

Figura 9.32 A. Efeito do aumento da concentração de diferentes pigmentos usados em resinas compostas na transmissão da luz (470 nm). **B.** Correlação positiva entre a transmitância da luz e a profundidade de polimerização usando diferentes pigmentos em concentrações distintas. (Adaptada de Palin et al., 2018.)[110]

Uma vez que o conteúdo inorgânico nas resinas compostas varia aproximadamente entre 50 e 75% em volume, o aumento no espalhamento da luz e, consequentemente, sua atenuação é considerável. Partículas de carga com diâmetro mais próximo da metade (≈ 0,2 a 0,3 μm, ou 200 a 300 nm) do comprimento de onda da luz incidente (≈ 470 nm) promoverão maior espalhamento da luz.[110] Partículas esféricas também promovem maior espalhamento que partículas irregulares.[113]

Esse espalhamento de luz é difícil de ser observado devido à grande variação na distribuição das partículas de carga com diferentes tamanhos no interior da massa de resina composta. A Figura 9.33 representa de forma esquemática como o maior número de partículas de carga por área resulta em maior espalhamento de luz, o que justifica a maior atenuação da profundidade de polimerização com as resinas compostas de micropartículas.

Esse princípio foi utilizado por alguns fabricantes de resinas *bulk-fill* a fim de reduzir o espalhamento da luz e permitir maior passagem de luz no interior das resinas compostas para aumentar a profundidade de polimerização. Ao adicionar partículas de carga maiores (maior do que 10 μm), como é o caso de algumas resinas compostas *bulk-fill* do mercado, a área total de interface entre as partículas de carga e a matriz orgânica é reduzida. Uma vez que o espalhamento está diretamente relacionado à área total de interface entre as partículas de carga e a matriz orgânica, uma menor área total gera menor espalhamento da luz.[110]

TEMPERATURA DA RESINA COMPOSTA

Para ter uma vida útil maior, as resinas compostas devem ser mantidas sob refrigeração no período em que o dentista não está trabalhando. Entretanto, elas devem ser retiradas pelo menos 1 hora antes do seu uso, pois a baixa temperatura diminui a eficácia da polimerização.[114,115] Resinas compostas em temperatura ambiente polimerizam de forma mais rápida que as resinas compostas resfriadas.[116,117]

Do mesmo modo, resinas preaquecidas a uma temperatura em torno de 60°C têm uma melhor polimerização. Com o aquecimento da resina composta, é necessário menor tempo de exposição que o requerido para a polimerização adequada da resina composta em temperatura ambiente.[114,116,118] Diante desses achados, é possível encontrar no mercado odontológico dispositivos específicos desenvolvidos exclusivamente para promover o preaquecimento da resina composta antes da utilização.

O sistema Calset® foi o primeiro a ser comercializado (Figura 9.34). Uma de suas desvantagens é que o intervalo de tempo em que se retirava a bisnaga do dispositivo e a inserção da resina na cavidade com uma espátula produzia o resfriamento da resina, de tal forma que se perdiam os benefícios do aquecimento no grau de conversão,[116,118] em especial quando inserido em uma cavidade simulando a temperatura bucal.[118,119] Recentemente, a VOCO lançou no mercado uma pistola (VisCalor®, VOCO) em que a resina composta, em unidose, é colocada na pistola, aquecida e imediatamente dispensada na cavidade, mantendo a temperatura elevada por mais tempo.[116] Apesar de o VisCalor® ter sido lançado há pouco tempo, bons resultados foram obtidos quando avaliados em laboratório.[120]

POLIMERIZAÇÃO INADEQUADA

Em geral, uma polimerização ineficiente significa um grau de conversão inferior ao mínimo necessário para que a resina composta apresente adequadas propriedades físico-mecânicas, biológicas e estéticas.[24,38,121] Isso será refletido de forma mais evidente pelo maior desgaste a que o material estará sujeito na cavidade bucal,[122] e à maior solubilidade e sorção de água.[123]

Uma resina composta com baixo grau de conversão possui maior risco de agressão pulpar e de sensibilidade pós-operatória em função da maior quantidade de monômeros residuais que podem ser liberados na cavidade bucal.[26,27]

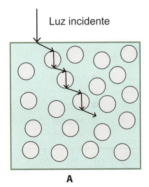
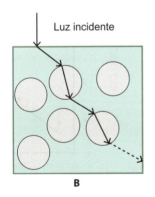

Figura 9.33 Maior espalhamento da luz em resinas microparticuladas (**A**) em comparação com outros tipos de resinas compostas (**B**). Apesar de o conteúdo em peso e volume de partículas de carga serem menores na resina microparticulada, a quantidade de partículas é maior, o que induz a um maior espalhamento e menor profundidade de polimerização.

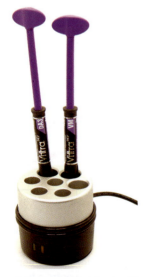

Figura 9.34 Sistema Calset® (AdDent Inc.), utilizado para aquecer a seringa de resina composta (na foto) e instrumental previamente à sua utilização.

A estética também é afetada com uma polimerização ineficiente, pela menor estabilidade de cor. Uma polimerização inadequada aumenta a disponibilidade de agentes iniciadores não reagidos que facilmente alteram a cor da resina composta. Há também uma maior quantidade de oligômeros e monômeros residuais, aumentando a propensão destes materiais de sofrer sorção de água e manchamento de corpo.[124]

FENÔMENOS FÍSICOS RELACIONADOS À POLIMERIZAÇÃO DOS MATERIAIS RESINOSOS

A reação de polimerização das resinas compostas é invariavelmente acompanhada por dois fenômenos físicos: produção de calor (reação exotérmica) e contração de polimerização.

▪ Geração de calor

O efeito deletério decorrente do aumento da temperatura intrapulpar é um problema atribuído à fotopolimerização, e se deve a uma reação exotérmica que ocorre com o movimento dos monômeros e a conversão das ligações insaturadas de carbono em ligações saturadas durante a polimerização. No caso das resinas compostas fotoativadas, há o calor gerado pela luz emitida pelo fotoativador durante a fotoativação.[125] Quanto maiores forem a emissão radiante e o tempo de exposição da luz, maior é o aquecimento.[87,126-129]

Alguns autores relatam que uma temperatura intrapulpar maior que 5,5°C pode acarretar dano irreversível ao tecido pulpar.[130] Embora ainda haja controvérsia quanto aos limites fisiológicos do aumento de temperatura que o tecido pulpar pode suportar, a partir dos achados de Zach e Cohen[131] estabeleceu-se um senso comum do limite aceitável para o tecido pulpar.

No entanto, estudos mostram que pode haver um aumento da temperatura intrapulpar entre 1,5 e 23°C, conforme as condições testadas e métodos de avaliação utilizados[132] durante a fotoativação das resinas compostas, principalmente resinas compostas *bulk-fill*.[133,134] Essa grande variação nos resultados tem gerado dúvidas e receios por parte dos clínicos quanto aos riscos de dano pulpar durante os procedimentos restauradores envolvendo períodos longos ou seguidos de exposição à luz de fotoativadores de alta potência.

Recentemente, uma série de estudos *in vivo* permitiu a avaliação da temperatura pulpar durante a exposição de dentes à luz de um fotoativador por LED de alta potência de terceira geração.[87,126] Observou-se, em pré-molares humanos com indicação para exodontia, que quanto maior os valores de exposição radiante (J/cm^2) em cavidades de classe V, maiores eram os valores de temperatura pulpar.

Apenas exposições por longos períodos, como 60 segundos, com emissão radiante de aproximadamente 1.250 mW/cm^2, causaram, porém, um aumento na temperatura pulpar próximo àquele considerado prejudicial ao tecido pulpar. Tempos de exposições comumente recomendados pelos fabricantes entre 10 e 20 segundos são seguros quanto ao aquecimento promovido no tecido pulpar.

O calor gerado pela luz emitida pelos fotoativadores também pode causar danos aos tecidos moles circundantes se não tomadas as devidas precauções. Estudo recente mostrou que a exposição do tecido gengival à luz de um fotoativador de alta potência de terceira geração gerou um aumento de aproximadamente 10°C na temperatura gengival conforme o tempo de exposição.[89] Nesse estudo, observou-se que a exposição à luz do fotoativador com irradiância de 1.250 mW/cm^2 pode gerar queimaduras gengivais com tempos de exposições de 40 a 60 segundos. Também foi observado que a borracha do isolamento absoluto sobre o tecido gengival aumenta o risco da formação de lesões gengivais, pois a borracha impede a dissipação do calor.[89]

Algumas alternativas para o controle do aumento de temperatura pulpar ou gengival podem ser facilmente adotadas durante os procedimentos de exposição dos dentes e tecidos circundantes à luz emitida pelos fotoativadores. A aplicação de jato de ar no dente, simultaneamente à aplicação da luz, evita o aumento da temperatura pulpar e causa uma queda na temperatura pulpar.[88] Outra alternativa é a colocação da ponta do sugador de alta potência próximo ao dente, que, devido a circulação de ar, ajuda a diminuir a temperatura pulpar durante a exposição à luz do fotoativador. Para a proteção do tecido gengival, uma alternativa é a colocação de gaze entre a gengiva e o dique de borracha, reduzindo a passagem do calor para o tecido gengival.

▪ Contração de polimerização

Em decorrência da conversão de monômeros em polímero, ocorre a contração de polimerização,[135,136] que é inerente aos materiais resinosos. Ela decorre da aproximação dos monômeros durante a formação das cadeias poliméricas e, subsequente, formação de ligações cruzadas entre as cadeias.[137] Quanto maior o grau de conversão, melhores as propriedades mecânicas, porém maior a contração da resina composta.[138,139]

A contração de polimerização volumétrica, em percentual, varia muito de uma resina composta para outra, pois depende da composição dos monômeros resinosos, dos diluentes adicionados para melhorar sua manipulação, do tipo e da quantidade de partículas de carga e do grau de conversão.[140-142] Os valores variam entre 2 e 4%.[143] Apesar de os valores serem relativamente pequenos, a tensão gerada por essa contração de polimerização pode estar diretamente relacionada à principal causa de insucesso de restaurações de resina composta, pois podem gerar fendas na interface dente-restauração,[144,145] o que facilitaria o surgimento de lesões de cárie adjacente à margem das restaurações ou possibilitaria a deflexão das cúspides no momento da polimerização.

Embora ainda não haja evidências clínicas de que as falhas ou ocorrência de lesões de cárie adjacente a observada nas margens das restaurações com resina composta estejam relacionadas com a tensão de contração de polimerização,[145] muitos estudos têm sido conduzidos para entender esse fenômeno e as variáveis envolvidas, a fim de viabilizar técnicas que minimizem seus efeitos sobre o complexo dente-restauração.[135,146-148]

É importante salientar três aspectos fundamentais relacionados à contração de polimerização:

- O componente da resina composta que sofre contração é a matriz orgânica, ou seja, a parte de monômeros resinosos. Isso significa que, quanto maior o percentual de matriz orgânica de um material, maior sua contração de polimerização. É o caso dos sistemas adesivos e das resinas de baixa viscosidade, que possuem alta porcentagem de matriz orgânica, quando comparados a resinas de viscosidade regular[149]
- A quantidade de partículas de carga determina o módulo de elasticidade (rigidez) do material.[150] Assim, as resinas compostas do tipo híbridas, nano-híbridas ou nanoparticuladas, por exemplo, têm alta rigidez, pois contêm alto teor de partículas inorgânicas em relação às resinas microparticuladas. Mais detalhes podem ser encontrados no Capítulo 5, *Resinas Compostas*.

A contração de polimerização não é, por si só, o agente causal do insucesso de restaurações de resina composta, mas sim as tensões desenvolvidas pela contração. Tais tensões estão diretamente relacionadas à rigidez do material,[140] fenômeno explicado por meio de um paralelo à lei de Hooke:[135]

$$\text{Tensão} = \frac{\text{contração de polimerização}}{} \times \frac{\text{rigidez (módulo de elasticidade)}}{}$$

Assim, quanto maior o módulo de elasticidade dos materiais resinosos, maior a tensão desenvolvida quando se contraem.[86,140] As resinas de viscosidade regular se contraem menos por conter menor percentual de matriz orgânica, mas, por serem bastante rígidas, geram maiores tensões. Já as resinas de baixa viscosidade, apesar de se contraírem mais, conseguem dissipar melhor a tensão de contração, por apresentarem baixo módulo de elasticidade, o que resulta em tensões com pequena magnitude.[135]

A tensão de contração de polimerização está mais relacionada com a quantidade de carga e rigidez do material que ao próprio percentual volumétrico de contração de polimerização. No entanto, cabe salientar que a geração de tensão durante e após a polimerização não é uma propriedade intrínseca do material, mas um complexo processo multifatorial influenciado pela contração do material e módulo de elasticidade, velocidade de polimerização, vitrificação (processo de enrijecimento do material durante a polimerização) e restrições impostas ao material como consequência das características da cavidade e resiliência das superfícies aderidas.[112,151]

Por isso, antes de descrever os itens que devem ser considerados para a redução das tensões geradas pela contração de polimerização e as técnicas de polimerização especiais para essa finalidade, três fatores devem ser considerados: o ponto de gel da resina composta, a configuração cavitária (fator C) e a direção de contração.[146,152]

Ponto de gel

Durante a reação de polimerização, as propriedades reológicas da resina composta se modificam, passando de uma consistência viscosa para um sólido rígido em pouco tempo.[153,154] O progresso da reação pode ser didaticamente dividido em duas fases: fase inicial da polimerização ou fase pré-gel; e fase final da polimerização ou fase pós-gel. Estas duas fases são separadas pelo ponto de polimerização ou ponto de gel (Figuras 9.35 e 9.36).

O ponto de gel representa a fase em que a resina composta, por ter atingido certa rigidez, torna-se incapaz de escoar internamente.[155] Esse ponto tem repercussão bastante participativa nos efeitos da contração, pois, quanto mais prolongado o estágio pré-gel, maior a capacidade de o material se acomodar dimensionalmente sem gerar tensões durante a contração. Em outras palavras, no estágio que antecede o ponto de gel, a resina composta consegue deformar-se plasticamente diante da contração através de um rearranjo molecular das cadeias poliméricas.[135,156] Nesse período, os efeitos da contração são

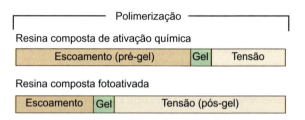

Figura 9.35 Três fases de polimerização de uma resina quimicamente ativada e de outra fotoativada. O tempo que as resinas fotoativadas levam para desenvolver tensões de contração é mais rápido que o das resinas quimicamente ativadas.

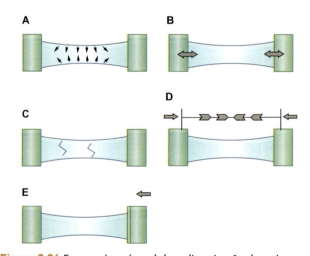

Figura 9.36 Fases pré e pós-gel de polimerização da resina composta e suas possíveis consequências no complexo dente-restauração. As barras laterais verdes representam as paredes nas quais a resina composta foi aderida. Em **A**, representando a fase pré-gel, há dissipação das tensões pela deformação da resina nas paredes não aderidas. Conforme a resina endurece, pode haver desenvolvimento de tensões nas paredes cavitárias (**B**), formação de falhas internas na resina composta (**C**), deflexão de cúspide (**D**) e rompimento da interface adesiva (**E**).

clinicamente irrelevantes.[15] Já no estágio pós-gel, a baixa mobilidade molecular impede que as tensões criadas pela contração sejam acomodadas internamente pela resina composta e são, então, dissipadas para a estrutura dental na interface dente-restauração ou ocasionando deflexões cuspídeas e/ou trincas internas no material (Figura 9.37).[136,155,157]

> As resinas compostas de ativação química, por apresentarem reação de polimerização mais lenta (± 5 minutos), demoram mais para alcançar o ponto de gel, apresentando uma fase pré-gel maior e possibilitando maior escoamento da resina composta para o alívio das tensões.[152-154] Isso resulta em uma adaptação marginal mais favorável e menos falhas na interface.[158,159] É importante lembrar que resinas compostas de ativação química praticamente não existem no mercado; no entanto, esse método de ativação é empregado em materiais para cimentação. Mais detalhes foram descritos no Capítulo 12, *Cimentos Resinosos*.

As resinas compostas fotoativadas, ao contrário, polimerizam-se rapidamente e têm menor probabilidade de sofrer escoamento, pois o ponto de gel é alcançado prematuramente.[159] Assim, apesar de a contração de polimerização volumétrica das resinas compostas de ativação química ser semelhante às das resinas compostas fotoativadas,[18] a tensão de contração desenvolvida na estrutura dental é maior nas resinas fotoativadas devido à velocidade em que a reação de polimerização ocorre.[152-154]

▪ Fator C e competição entre a tensão e a união com a cavidade

Quando uma porção de resina composta não está aderida a nenhuma superfície, a contração é isotrópica e os vetores de contração se direcionam para o centro da massa. A forma e as três dimensões no espaço alteram-se por igual, independentemente da forma de ativação. Entretanto, se a resina composta estiver aderida à estrutura dental, a alteração dimensional será menor nas regiões aderidas, que restringem ou se opõem à contração de polimerização. Isso levará ao aparecimento de alterações de forma e acúmulo de tensões, com diferentes consequências. Assim, a configuração da cavidade é também determinante na magnitude das tensões geradas na interface restauradora.[152]

Todo e qualquer preparo cavitário tem uma estreita relação com o desenvolvimento de tensões de contração, sejam elas de pequena ou grande magnitude.[152] A forma geométrica dos preparos, ou fator de configuração cavitária (fator C), ilustra a relação entre a área de superfície aderida e a área de superfície livre em uma restauração de resina composta.[152]

Por exemplo, uma porção de resina composta adaptada a um preparo cavitário de classe I retangular com 2 mm de profundidade e 4 mm de distância vestibulolingual e mesiodistal, teria cinco superfícies aderidas (quatro paredes circundantes da cavidade, cada uma com área de 8 mm^2, 2×4, mais a parede de fundo da cavidade com área de 16 mm^2, 4×4), e apenas a superfície oclusal livre com 16 mm^2, 4×4. Assim, a área aderida de 48 mm^2 dividida pela área livre de 16 mm^2 resulta em um fator C igual a 3 (Figura 9.38).[152]

Quanto maior o fator C, maior a restrição à contração de polimerização durante a polimerização e, portanto, maiores as tensões de contração resultantes.[146,152] A Figura 9.39 demonstra claramente que, quanto maior o fator C, maiores as tensões resultantes e as consequências advindas desse processo, como diminuição da resistência de união e aumento das fendas marginais.[160]

A relação existente entre tensão de contração e o fator C se justifica pela capacidade de relaxamento da resina composta durante a polimerização, que é maior quanto maior for o

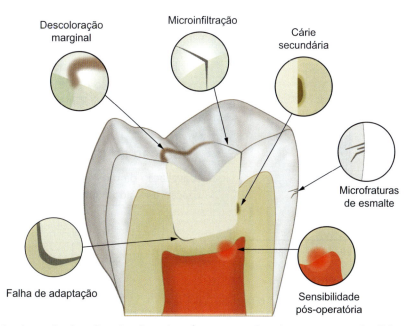

Figura 9.37 Consequências da tensão de polimerização na interface restauradora de uma restauração. (Adaptada de prospecto 3M Oral Care.)

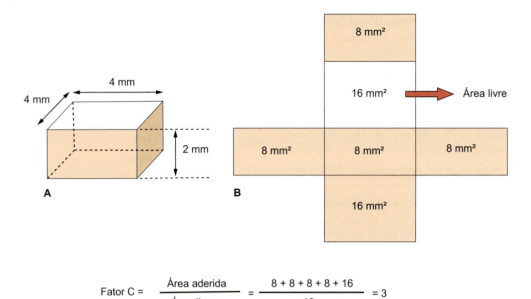

$$\text{Fator C} = \frac{\text{Área aderida}}{\text{Área livre}} = \frac{8+8+8+8+16}{16} = 3$$

Figura 9.38 Cálculo do fator C. O cubo (**A**) representa uma cavidade de classe I com 2 mm de profundidade, 4 mm de largura e 4 mm de comprimento. **B.** Representa todas as faces do cubo abertas. Em branco, a face livre, na qual a resina não está aderida (oclusal) e, em laranja, estão as faces aderidas (proximais, livres e pulpar). O fator C de uma cavidade com essa configuração possui um alto fator C, igual a 3.

número de superfícies livres.[152] Uma restauração classe IV, por exemplo, apresenta um prognóstico muito melhor que uma restauração de classe I profunda, pois a primeira possivelmente apresenta um fator C muito baixo (apenas uma parede aderida), e a segunda, um fator C bastante desfavorável, pois apresenta cinco paredes aderidas, o que limita bastante o alívio das tensões desenvolvidas (Figura 9.40).[161] Deve-se ter claro, que duas cavidades de classe I, com cinco paredes aderidas e uma livre, não têm necessariamente o mesmo fator C. Se uma delas for profunda e a outra rasa, mantendo-se as demais dimensões constantes, a profunda terá um fator C muito maior do que a rasa.

O que ocorre é uma competição entre a união e as tensões geradas pela contração de polimerização. Dessa competição, podem ocorrer dois fenômenos (ver Figura 9.37):

- A união pode ser mais resistente que as tensões de polimerização. Nessa situação, há acúmulo de tensões na massa da resina composta, que pode resultar em microfraturas e diminuição das propriedades mecânicas. Ainda pode ocorrer transferência dessas tensões para a estrutura dentária, causando microfraturas nas bordas de esmalte (visível clinicamente através das "linhas brancas") e produzir deformação cuspídea[163] com possibilidade de geração de sensibilidade pós-operatória
- As tensões podem ser maiores do que a união com a cavidade, causando o rompimento da união.[164] Isso pode gerar sensibilidade pós-operatória, descoloração marginal e ainda aumentar o risco de desenvolvimento de lesões de cárie adjacente à restauração, na dependência do risco de cárie do paciente e do tamanho da fenda formada.[165]

Direção de contração

A avaliação da direção dos vetores da contração de polimerização tem sido constantemente reavaliadas, com o intuito

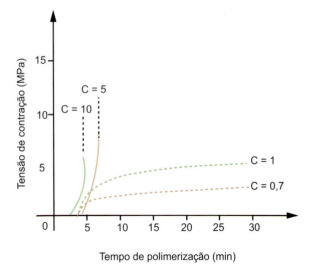

Figura 9.39 Relação entre as tensões de contração e o fator de configuração cavitária de uma resina composta quimicamente ativada. A tensão é maior com o aumento do fator C. (Adaptada de Feilzer et al., 1987.)[152]

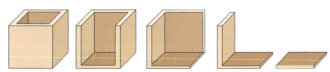

Figura 9.40 Diferentes formatos de cavidade. Quanto menos paredes cavitárias aderidas, menor o fator C e maior a preservação da interface dente-restauração. (Adaptada de Davidson, 1986.)[162]

de observar até que ponto essa direção pode ser influenciada pelo operador, e se isso poderia trazer algum benefício em termos de integridade marginal.[138,166-168] Os conceitos iniciais relatavam que a contração de polimerização ocorria em direção ao feixe de luz quando a resina composta era fotoativada[166,169] e em direção ao centro do material para as resinas compostas quimicamente ativadas.[20,166] No entanto, estudos mais recentes observaram que os vetores de contração, para ambos os tipos de resinas compostas não diferem[137,138,167] e são predominantemente determinados pela configuração cavitária,[152,170,171] pois a contração ocorre em direção às paredes aderidas da cavidade.[168]

Nesse sentido, o entendimento atual indica que a direção de contração está também relacionada à qualidade da adesão obtida. Desse modo, quando a adesão em esmalte for superior àquela na dentina (ver Capítulo 6, *Sistemas Adesivos*), em uma cavidade apresentando margens uniformes em esmalte, a resina composta tenderá a desprender das paredes de fundo e contrair em direção às margens de esmalte durante sua polimerização.[168,172] Assim, a contração de polimerização ocorrerá em direção às paredes cavitárias quando altos valores de adesão forem conseguidos.[173] Por esses motivos, alterar a localização da ponteira de luz como forma de minimizar o problema da contração é irrelevante.

Redução dos efeitos da contração de polimerização

Existem técnicas que visam a amenizar as consequências das tensões de contração, especialmente úteis para preparos cavitários com alto fator C e quando se deseja trabalhar com resinas compostas com alto módulo de elasticidade.

Técnica adesiva criteriosa. É necessário realizar o procedimento adesivo de tal forma que a adesão obtida seja forte o suficiente para resistir às tensões desenvolvidas pela contração.[146,174] O uso de sistemas adesivos que apresentam bons resultados clínicos, aliado a uma técnica criteriosa, são fatores fundamentais para a obtenção de boa união entre o substrato dental e o adesivo.[146] Mais detalhes são descritos no Capítulo 6, *Sistemas Adesivos*.

Base de material com baixo módulo de elasticidade. A aplicação de um material com baixo módulo de elasticidade como resinas de baixa viscosidade subjacente à resina composta rígida é uma boa alternativa para minimizar a geração de tensões, como mostrado na Figura 9.41. O objetivo desse material é absorver as tensões de contração induzidas e distribuí-las de forma mais homogênea ao longo da interface de união.[174] Entretanto, cabe salientar que embora esses materiais apresentem menor módulo de elasticidade do que resinas compostas de viscosidade regular, o módulo de elasticidade pode não ser baixo o suficiente para minimizar a tensão gerada.[175] Além disso, as evidências que suportam esse tipo de técnica são baseadas em estudos laboratoriais e não estudos clínicos.

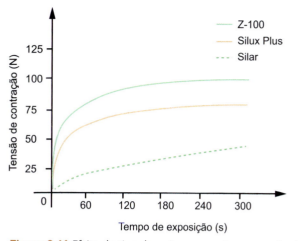

Figura 9.41 Efeito do tipo de resina composta na geração de tensões de polimerização. A Z-100® e a Silux® são resinas compostas fotoativadas micro-híbrida e microparticulada, respectivamente. A Silar® é uma resina composta microparticulada de ativação química. O menor módulo de elasticidade da Silux Plus® é responsável pela menor tensão de polimerização em comparação com a Z-100®. A Silar® produz ainda menos tensões devido à lenta polimerização, que permite mais tempo para dissipação das tensões geradas. (Adaptada de Kemp-Sholte, Davidson, 1990.)[174]

Base de cimentos de ionômero de vidro. Esses materiais também têm um baixo módulo de elasticidade, e seu emprego reduz a profundidade cavitária reduzindo o fator C. Além disso, estão associados com menor deflexão cuspídea.[176]

Técnica de inserção incremental. Em cavidades com alto fator C, a técnica de inserção incremental,[177,178] na qual a restauração é progressivamente confeccionada através da inserção de incrementos de resina com, no máximo, 2 mm de espessura, aumenta a área livre, aliviando, em parte, a tensão de contração. Essa técnica permite também uma polimerização mais efetiva da resina devido à menor quantidade de material.[24] Vale ressaltar que essa técnica continua sendo extremamente válida para o uso de resinas compostas que não podem ser polimerizadas com um incremento maior que 2 mm de espessura. As novas resinas compostas *bulk-fill*, que polimerizam até 4 mm sem grande prejuízo à interface adesiva, têm sido cada vez mais frequentes no mercado. Mais detalhes no Capítulo 5, *Resinas Compostas*.

Confecção de restaurações indiretas. Em casos de cavidades amplas, em que grande quantidade de material deve ser utilizada, a indicação de restaurações indiretas com resinas compostas decorre não somente das melhores propriedades mecânicas, anatômicas e estéticas, mas também porque a contração de polimerização do maior volume de material ocorre fora da boca.[179]

Protelação do ponto de gel. Técnica bastante defendida por ser um método relativamente simples e que mostra bons resultados. Baseia-se na redução inicial da polimerização das resinas fotoativadas, de modo que ela ocorra mais lentamente, dando oportunidade ao material de aliviar as tensões de contração por deformação interna,[156] semelhantemente ao que ocorre com as resinas quimicamente ativadas. Cabe ressaltar que o objetivo não é reduzir o grau de conversão do polímero final, somente a velocidade em que a polimerização ocorre. O grau de contração volumétrico final é o mesmo, independentemente da técnica utilizada para a protelação do ponto de gel. Para se retardar o ponto de gel, pode-se empregar as técnicas de fotoativação lenta[152,180,181] e de fotoativação transdental.[182]

TÉCNICAS DE FOTOATIVAÇÃO LENTA OU GRADUAL

As técnicas de fotoativação lenta e fotoativação transdental reduzem a velocidade de polimerização por meio da exposição da resina a uma menor irradiância inicial (Figura 9.42), que ao fim é complementada com uma irradiância mais alta.[138] Embora essas técnicas não eliminem completamente as tensões geradas, diversos estudos têm mostrado que elas são capazes de reduzir significativamente a tensões durante a polimerização da resina composta no interior da cavidade.[183-186]

Por outro lado, estudos que avaliaram a microinfiltração das margens de restaurações com resina composta mostraram pouca diferença quando essas técnicas foram aplicadas.[63,187] Além disso, o grau de efetividade dessa técnica parece ser material dependente.[187] Muitos estudos que mostraram melhor integridade marginal com fotoativação lenta, alcançaram esses resultados às custas de um menor grau de conversão da resina composta, algo indesejável. Portanto, os resultados dos estudos laboratoriais devem ser interpretados com cautela. Por último, vale ressaltar que não existe evidências clínicas que comprovem a efetividade dessas técnicas.[188-190]

A fotoativação lenta pode ser executada de duas formas: uma, realizada em dois passos, que é a técnica do pulso tardio, e a outra, efetuada de forma contínua, denominada técnica de início lento. Alguns aparelhos fotoativadores têm modos de operação com fotoativação lenta, como pode ser visualizado na Tabela 9.2.

▪ Técnica do pulso tardio

Essa técnica não requer um aparelho específico e é realizada somente no último incremento de resina composta da restauração, ou seja, no incremento envolvido com o selamento das margens da restauração, cuja região é a principal responsável pela integridade marginal (ver Figura 9.42).

Inicialmente, efetua-se a fotoativação por um curto período de 3 segundos, com baixa irradiância (200 mW/cm²). Após o intervalo de alguns minutos, nos quais pode ser realizado procedimentos de acabamento, complementa-se a fotoativação com maior tempo de exposição e maior irradiância. Esse intervalo é designado para diminuir a velocidade da polimerização (retardar o ponto de gel), permitindo que ocorra o escoamento da resina.[138,177,191] Para atingir tal energia, a baixa potência da exposição de luz inicial é compensada, ao final, por uma intensidade luminosa mais alta e pelo aumento no tempo de exposição. Deve-se considerar que,[98] durante o intervalo entre os pulsos, a polimerização da resina composta prossegue, embora de forma lenta. A Figura 9.42 ilustra a técnica do pulso tardio e outras técnicas de polimerização lenta.

De acordo com Lim *et al.* (2002),[177] a técnica do pulso tardio reduz de 20 a 30% as tensões de contração. Nesse mesmo estudo, os autores revelaram que o intervalo entre a fotoativação inicial e a final deve ser de no mínimo 2 minutos, pois a maior parte da contração volumétrica ocorre nesse período.[177] A fotoativação final é, então, realizada com uma irradiância mínima de 500 mW/cm² durante 60 segundos, sendo 20 segundos em cada fase da restauração.[86]

▪ Técnica de início lento

Nessa técnica, a exposição de luz é feita de forma contínua, sem interrupção.[20] A técnica de início lento pode ser efetuada através de duas formas: pelo método de polimerização em rampa (*ramped-curing*) ou pelo método de polimerização em degrau (*stepped-curing*). Em ambos, a radiação tem baixa intensidade no início e é aumentada até atingir uma intensidade mais alta em que permanece por um período maior.[98,147]

Polimerização em rampa

Nesse método, a irradiância eleva-se gradualmente e de forma contínua com o decorrer do tempo, permitindo que a resina composta se polimerize mais lentamente, reduzindo as

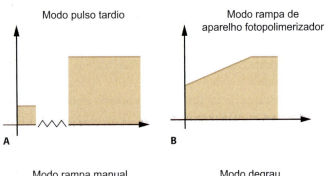

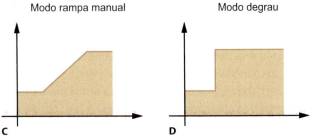

Figura 9.42 A. Técnica de pulso tardio. Diferentemente das demais técnicas, o pulso tardio só é empregado na última camada e em duas etapas. A primeira com uma baixa irradiância e baixo tempo de exposição, e após alguns minutos complementa-se a polimerização usando maior irradiância e tempo de exposição. Gráficos representativos da polimerização em rampa feita por aparelhos fotoativadores que oferecem esse método de fotoativação (**B**) e realizada manualmente (**C**). **D.** Técnica de polimerização em degrau.

tensões. Essa técnica pode ser realizada por aparelhos que dispõem dessa opção de polimerização ou através de aproximação manual (ver Figura 9.42). No método manual, a ponteira é mantida por 20 segundos a uma distância aproximada de 2 a 3 cm (± 100 mW/cm^2). Observa-se que a distância do aparelho à cavidade vai depender da irradiância inicial, quanto maior a intensidade maior deve ser o afastamento. Em seguida, a ponteira óptica é aproximada gradativamente durante 10 segundos até 1 mm da superfície, e mantida por mais 40 segundos.[192]

Tanto a técnica de aproximação manual como o método em rampa propostos por alguns fabricantes necessitam de mais estudos.[184] Vários aparelhos dispõem desse tipo de polimerização, tanto à base de luz halógena, como o Elipar Trilight® (3M Oral Care) e o Optilux 501® (Kerr Demetron), quanto à base de LED, como Bluephase 20i® (Ivoclar Vivadent).

Polimerização em degrau

Nesse método, a energia luminosa aumenta automaticamente de baixa para alta intensidade (ver Figura 9.42). Da mesma forma que a polimerização em rampa, este método pode ser efetuado por aparelhos que disponham de tal modo ou por meio da técnica manual. Na técnica de aproximação manual proposta por Yoshikawa et al. (2001),[3] a ponteira é mantida afastada por aproximadamente 1 cm (200 mW/cm^2) durante 10 segundos. Após um intervalo de 5 segundos, a polimerização é completada com 400 a 600 mW/cm^2, por 50 segundos. O selamento marginal com essa técnica foi significativamente maior que o obtido com a técnica convencional.[3] Um dos aparelhos que ofereciam essa forma de polimerização era o de luz halógena Elipar Highlight® (3M Oral Care).

▪ Técnica transdental

Técnica convencional, porém com a ponteira óptica posicionada em contato com a estrutura dental, de modo que a luz necessita atravessá-la para atingir a resina composta. O método fundamenta-se no conceito de protelação do ponto de gel da resina composta, pois, ao atravessar a estrutura dental, a irradiância é atenuada, o que diminui a velocidade de polimerização. O objetivo da técnica é igual ao da fotopolimerização lenta, ou seja, minimizar as tensões de contração que ocorrem na interface dente-restauração.

Não existe um protocolo característico para essa técnica, levando em consideração as inúmeras variáveis que a estrutura dental impõe, tais como cor, translucidez e espessura. O mais importante é que a estrutura dental é empregada como anteparo para atenuar a irradiância inicial empregada.[84,193] É fato que em algumas situações clínicas, particularmente em cimentações de restaurações cerâmicas e de resina composta indireta, poderá ocorrer grande diminuição da intensidade, devendo ser compensada pelo aumento do tempo de exposição.

▪ Outras técnicas de polimerização

Alguns aparelhos fotoativadores têm um modo de ativação denominado *tack-cure*, ou *pré-cura*, que é uma polimerização curta, de alguns segundos (1 a 5 segundos), com o propósito de produzir um material com consistência semigel, e que permite fácil remoção de excessos. É bastante empregado com cimentos resinosos durante o procedimento de cimentação de restaurações indiretas e já foi demonstrado que o emprego dessa técnica não afeta a polimerização final dos cimentos resinosos.[194,195]

Outra técnica de polimerização que vem se popularizando é o modo "ortho", ou seja, para ortodontia. Em alguns aparelhos é possível selecionar esse modo para colagem de bráquetes ortodônticos. Emprega-se uma alta irradiância, ao redor de 2.000 mW/cm^2 por poucos segundos, geralmente 2 pulsos de 3 segundos.

Apesar de baixas propriedades mecânicas dos materiais resinosos testados terem sido observadas quando este método é usado,[196,197] isto parece não ter afetado a retenção de bráquetes metálicos aderidos com um cimento resinoso fotopolimerizado após 1 ano de avaliação clínica.[198]

OUTRAS UNIDADES FOTOATIVADORAS

Quando as unidades de luz halógena eram as mais empregadas, outros aparelhos diferentes, à base de *laser* de argônio e arco de plasma de xenônio, estavam presentes no mercado odontológico. Atualmente, em virtude das grandes vantagens alcançadas com os aparelhos de fotoativação por LED, em comparação com essas outras unidades, esses aparelhos não são mais encontrados facilmente, razão pela qual este livro não apresenta detalhes dessas unidades fotoativadoras. Para maior detalhamento sobre essas fontes de luz, recomenda-se a consulta à primeira edição deste livro.[54]

REFERÊNCIAS BIBLIOGRÁFICAS

1. Buonocore MG, Davila J. Restoration of fractured anterior teeth with ultraviolet-light-polymerized bonding materials: a new technique. J Am Dent Assoc. 1973;86:1349-54.
2. Wilson NH, Smith GA. The surface finish of a visible light-cured composite. J Dent. 1981;9:16-27.
3. Yoshikawa T, Burrow MF, Tagami J. A light curing method for improving marginal sealing and cavity wall adaptation of resin composite restorations. Dent Mater. 2001;17:359-66.
4. Birdsell DC, Bannon PJ, Webb RB. Harmful effects of near-ultraviolet radiation used for polymerization of a sealant and a composite resin. The Journal of the American Dental Association. 1977;94:311-14.
5. Craig RG. Chemistry, composition, and properties of composite resins. Dent Clin North Am. 1981;25:219-39.
6. Cook WD. Factors affecting the depth of cure of UV-polymerized composites. J Dent Res. 1980;59:800-8.

7. Ruyter IE, Oysaed H. Conversion in different depths of ultraviolet and visible light activated composite materials. Acta Odontol Scand. 1982;40:179-92.
8. Bassiouny M, Grant A. A visible light-cured composite restorative. Clinical open assessment. British dental journal. 1978; 145:327.
9. Smith A. The handling of a visible light-cured composite. Dent Update. 1980;7:524-256.
10. Tirtha R, Fan PL, Dennison JB, Powers JM. In vitro depth of cure of photo-activated composites. J Dent Res. 1982;61:1184-7.
11. Ewen D, Nelson R, N. S. Physics for career education. 5th. EUA, 1996.
12. Efron A. El mundo de la luz. Buenos Aires, 1971.
13. Rueggeberg FA, Giannini M, Arrais CAG, Price RBT. Light curing in dentistry and clinical implications: a literature review. Braz Oral Res. 2017;31:e61.*
14. Price R, Ferracane J, Shortall A. Light-curing units: a review of what we need to know. Journal of Dental Research. 2015;94: 1179-86.*
15. Rueggeberg F. Contemporary issues in photocuring. Compendium of continuing education in dentistry (Jamesburg, NJ: 1995) Supplement. 1999:34-41.
16. Mueller CG, M. R. Luz e visão. José Olympio, Rio de Janeiro, 1968.
17. Guyton A, JE H. Tratado de Fisiologia Médica. Rio de Janeiro: Guanabara Koogan SA, 1997.
18. Anusavice K, Shenn C, Rawls R. Phillip's Science of Dental Materials. 12a ed. St. Louis: Saunders, 2012.
19. Yearn JA. Factors affecting cure of visible light activated composites. Int Dent J. 1985;35:218-25.
20. Albers HF. Tooth-colored restoratives: principles and techniques. 11th. EUA, 2002.
21. Lee S-Y, Greener E. Effect of excitation energy on dentine bond strength and composite properties. Journal of Dentistry. 1994; 22:175-81.
22. Park SH. Comparison of degree of conversion for light-cured and additionally heat-cured composites. J Prosthet Dent. 1996; 76:613-8.
23. Ferracane JL. Correlation between hardness and degree of conversion during the setting reaction of unfilled dental restorative resins. Dent Mater. 1985;1:11-4.
24. Rueggeberg F, Caughman WF, Curtis J. Effect of light intensity and exposure duration on cure of resin composite. Operative dentistry. 1994;19:26-26.
25. Rueggeberg F, Craig R. Correlation of parameters used to estimate monomer conversion in a light-cured composite. Journal of dental research. 1988;67:932-37.
26. Bagis YH, Rueggeberg FA. The effect of post-cure heating on residual, unreacted monomer in a commercial resin composite. Dent Mater. 2000;16:244-7.
27. Caughman WF, Caughman GB, Shiflett RA, Rueggeberg F, Schuster GS. Correlation of cytotoxicity, filler loading and curing time of dental composites. Biomaterials. 1991;12:737-40.
28. Hanks C, Strawn S, Watahai J, Craig R. Cytotoxic effects of resin components on cultured mammalian fibroblasts. Journal of dental research. 1991;70:1450-55.
29. Marais JT, Dannheimer MF, Oosthuizen MP, Booyse A. The effect of post-curing on Vickers Hardness of four light-cure resin composite materials. Sadj. 1999;54:123-5.
30. Ruyter IE, Nilner K, Moller B. Color stability of dental composite resin materials for crown and bridge veneers. Dent Mater. 1987;3:246-51.
31. Tanoue N, Matsumura H, Atsuta M. The influence of ultraviolet radiation intensity on curing depth of photo-activated composite veneering materials. J Oral Rehabil. 1998;25:770-5.
32. el-Badrawy WA, el-Mowafy OM. Chemical versus dual curing of resin inlay cements. J Prosthet Dent. 1995;73:515-24.
33. Caughman WF, Chan DC, Rueggeberg FA. Curing potential of dual-polymerizable resin cements in simulated clinical situations. J Prosthet Dent. 2001;86:101-6.
34. Myers ML, Caughman WF, Rueggeberg FA. Effect of restoration composition, shade, and thickness on the cure of a photoactivated resin cement. J Prosthodont. 1994;3:149-57.
35. De Goes MF, Rubbi E, Baffa O, Panzeri H. Optical transmittance of reflecting wedges. Am J Dent. 1992;5:78-80.
36. Stansbury JW. Curing dental resins and composites by photopolymerization. J Esthet Dent. 2000;12:300-8.
37. Stahl F, Ashworth SH, Jandt KD, Mills RW. Light-emitting diode (LED) polymerisation of dental composites: flexural properties and polymerisation potential. Biomaterials. 2000;21:1379-85.
38. Nomoto R, Uchida K, Hirasawa T. Effect of light intensity on polymerization of light-cured composite resins. Dent Mater J. 1994;13:198-205.
39. Cook WD. Spectral distributions of dental photopolymerization sources. J Dent Res. 1982;61:1436-8.
40. Visible light-cured composites and activating units. Council on Dental Materials, Instruments, and Equipment. J Am Dent Assoc. 1985;110:100-2.
41. Park YJ, Chae KH, Rawls HR. Development of a new photoinitiation system for dental light-cure composite resins. Dent Mater. 1999;15:120-7.
42. Taira M, Urabe H, Hirose T, Wakasa K, Yamaki M. Analysis of photo-initiators in visible-light-cured dental composite resins. Journal of dental research. 1988;67:24-28.
43. Peutzfeldt A, Asmussen E. Influence of ketones on selected mechanical properties of resin composites. J Dent Res. 1992; 71:1847-50.
44. Peutzfeldt A. Quantity of remaining double bonds of diacetyl-containing resins. J Dent Res. 1994a;73:511-5.
45. Peutzfeldt A. Quantity of remaining double bonds of propanal-containing resins. J Dent Res. 1994b;73:1657-62.
46. Peutzfeldt A, Asmussen E. In vitro wear, hardness, and conversion of diacetyl-containing and propanal-containing resin materials. Dent Mater. 1996;12:103-8.
47. Rueggeberg FA, Caughman WF, Chan DC. Novel approach to measure composite conversion kinetics during exposure with stepped or continuous light-curing. Journal of Esthetic and Restorative Dentistry. 1999;11:197-205.
48. Rees J, Jacobsen P. The polymerization shrinkage of composite resins. Dental Materials. 1989;5:41-44.
49. Moszner N, Fischer UK, Ganster B, Liska R, Rheinberger V. Benzoyl germanium derivatives as novel visible light photoinitiators for dental materials. Dent Mater. 2008;24:901-7.
50. Santini A, Gallegos IT, Felix CM. Photoinitiators in dentistry: a review. Prim Dent J. 2013;2:30-3.
51. Dunn WJ, Bush AC. A comparison of polymerization by light-emitting diode and halogen-based light-curing units. J Am Dent Assoc. 2002;133:335-41.

*Sugestão de leitura para aprofundamento no tema.

52. Burgess JO, Walker RS, Porche CJ, Rappold AJ. Light curing-an update. Compend Educ Dent. 2002;23:889-92, 94, 96 passim; quiz 908.
53. Blankenau R, Erickson RL, Rueggeberg F. New light curing options for composite resin restorations. Compend Contin Educ Dent. 1999;20:122-5, 29, 31 passim.
54. Reis A, Loguercio AD. Materiais dentários diretos: dos fundamentos à aplicação clínica. Santos, 2007.
55. Chain MC. Unidades fotoativadoras de luz visível. Baratieri, LN Estética-Restaurações adesivas diretas em dentes anteriores fraturados. São Paulo: Ed Santos, 1997:118-31.
56. Rueggeberg FA, Twiggs SW, Caughman WF, S. K. Lifetime intensity profiles of 11 light-curing units. J Dent Res. 1996;75:380, abstract 2897.
57. Price RB, Derand T, Sedarous M, Andreou P, Loney RW. Effect of distance on the power density from two light guides. J Esthet Dent. 2000;12:320-7.
58. Duke ES. Light-emitting diodes in composite resin photopolymerization. Compend Contin Educ Dent. 2001;22:722-5.
59. Mills RW, Jandt KD, Ashworth SH. Dental composite depth of cure with halogen and blue light emitting diode technology. Br Dent J. 1999;186:388-91.
60. Kurachi C, Tuboy AM, Magalhães DV, Bagnato VS. Hardness evaluation of a dental composite polymerized with experimental LED-based devices. Dental materials. 2001;17:309-15.
61. Asmussen E, Peutzfeldt A. Light-emitting diode curing: influence on selected properties of resin composites. Quintessence Int. 2003a;34:71-5.
62. Asmussen E, Peutzfeldt A. Two-step curing: influence on conversion and softening of a dental polymer. Dent Mater. 2003b; 19:466-70.
63. Rueggeberg FA. State-of-the-art: dental photocuring--a review. Dent Mater. 2011;27:39-52.
64. Jandt KD, Mills RW, Blackwell GB, Ashworth SH. Depth of cure and compressive strength of dental composites cured with blue light emitting diodes (LEDs). Dent Mater. 2000;16:41-7.
65. Price RB, Ferracane JL, Shortall AC. Light-Curing Units: A Review of What We Need to Know. J Dent Res. 2015;94:1179-86.
66. Uhl A, Sigusch BW, Jandt KD. Second generation LEDs for the polymerization of oral biomaterials. Dent Mater. 2004;20:80-7.
67. Mills RW, Uhl A, Blackwell GB, Jandt KD. High power light emitting diode (LED) arrays versus halogen light polymerization of oral biomaterials: Barcol hardness, compressive strength and radiometric properties. Biomaterials. 2002;23:2955-63.
68. Caughman WF, Rueggeberg FA. Shedding new light on composite polymerization. Oper Dent. 2002;27:636-8.
69. Jandt KD, Mills RW. A brief history of LED photopolymerization. Dent Mater. 2013;29:605-17.
70. Price RB, Felix CA, Andreou P. Evaluation of a second-generation LED curing light. Journal-Canadian Dental Association. 2003;69:666-66.
71. Uhl A, Michaelis C, Mills RW, Jandt KD. The influence of storage and indenter load on the Knoop hardness of dental composites polymerized with LED and halogen technologies. Dent Mater. 2004a;20:21-8.
72. Palin WM, Senyilmaz DP, Marquis PM, Shortall AC. Cure width potential for MOD resin composite molar restorations. Dent Mater. 2008;24:1083-94.
73. Cardoso KA, Zarpellon DC, Madruga CF, Rodrigues JA, Arrais CA. Effects of radiant exposure values using second and third generation light curing units on the degree of conversion of a lucirin-based resin composite. J Appl Oral Sci. 2017;25:140-46.
74. Santini A, Miletic V, Swift MD, Bradley M. Degree of conversion and microhardness of TPO-containing resin-based composites cured by polywave and monowave LED units. J Dent. 2012;40: 577-84.
75. de Souza MB, Briso AL, de Oliveira-Reis B, Dos Santos PH, Fagundes TC. Influence of Light-curing Units on Surface Microhardness and Color Change of Composite Resins after Challenge. J Contemp Dent Pract. 2019;20:204-10.
76. Leprince JG, Palin WM, Hadis MA, Devaux J, Leloup G. Progress in dimethacrylate-based dental composite technology and curing efficiency. Dent Mater. 2013;29:139-56.
77. Price RBT. Light Curing in Dentistry. Dent Clin North Am. 2017; 61:751-78.
78. Neo JC, Denehy GE, Boyer DB. Effects of polymerization techniques on uniformity of cure of large-diameter, photo-initiated composite resin restorations. J Am Dent Assoc. 1986;113:905-9.
79. Konerding KL, Heyder M, Kranz S, Guellmar A, Voelpel A, Watts DC, Jandt KD, Sigusch BW. Study of energy transfer by different light curing units into a class III restoration as a function of tilt angle and distance, using a MARC Patient Simulator (PS). Dental Materials. 2016;32:676-86.
80. Andre CB, Nima G, Sebold M, Giannini M, Price RB. Stability of the Light Output, Oral Cavity Tip Accessibility in Posterior Region and Emission Spectrum of Light-Curing Units. Oper Dent. 2018;43:398-407.
81. International Organization for Standardization. ISO/TS 10650: 1999. Dental equipment-powered polymerization activators. In: Geneva SIOfS (ed), 1999.
82. Hadis M, Leprince J, Shortall A, Devaux J, Leloup G, Palin W. High irradiance curing and anomalies of exposure reciprocity law in resin-based materials. Journal of Dentistry. 2011;39: 549-57.
83. Antonson SA, Antonson DE, Hardigan PC. Should my new curing light be an LED? Oper Dent. 2008;33:400-7.
84. Losche GM. Marginal adaptation of Class II composite fillings: guided polymerization vs reduced light intensity. J Adhes Dent. 1999;1:31-9.
85. Zhu S, Platt J. Curing efficiency of three different curing modes at different distances for four composites. Oper Dent. 2011;36: 362-71.
86. Suh B. Controlling and understanding the polymerization shrinkage induced stress-es in light-cured composites. Compend Cont Educ Dent. 1999;20:34-41.
87. Runnacles P, Arrais C, Pochapski M, Dos Santos F, Coelho U, Gomes J, De Goes M, Gomes O, Rueggeberg F. In vivo temperature rise in anesthetized human pulp during exposure to a polywave LED light curing unit. Dent Mater. 2015;31:505-13.
88. Zarpellon D, Runnacles P, Maucoski C, Coelho U, Rueggeberg F, Arrais C. Controlling In Vivo, Human Pulp Temperature Rise Caused by LED Curing Light Exposure. Oper Dent. 2019;44: 235-41.
89. Maucoski C, Zarpellon DC, Dos Santos FA, Lipinski LC, Campagnoli EB, Rueggeberg FA, Arrais CAG. Analysis of temperature increase in swine gingiva after exposure to a Polywave((R)) LED light curing unit. Dent Mater. 2017;33:1266-73.
90. Halvorson R, Erickson R, Davidson C. An energy conversion relationship predictive of conversion profiles and depth of cure for resin-based composite. Oper Dent. 2003;28:307-14.

91. Chain MC, Baratieri LN. Restaurações estéticas com resina composta em dentes posteriores. Restaurações estéticas com resina composta em dentes posteriores, 1998.
92. Shimokawa CA, Harlow JE, Turbino ML, Price RB. Ability of four dental radiometers to measure the light output from nine curing lights. J Dent. 2016;54:48-55.
93. Price RB, Strassler HE, Price HL, Seth S, Lee CJ. The effectiveness of using a patient simulator to teach light-curing skills. J Am Dent Assoc. 2014;145:32-43.
94. Price RB, Labrie D, Rueggeberg FA, Sullivan B, Kostylev I, Fahey J. Correlation between the beam profile from a curing light and the microhardness of four resins. Dental Materials. 2014;30:1345-57.
95. Tongtaksin A, Leevailoj C. Battery Charge Affects the Stability of Light Intensity from Light-emitting Diode Light-curing Units. Oper Dent. 2017;42:497-504.
96. Price RB, Rueggeberg FA, Labrie D, Felix CM. Irradiance uniformity and distribution from dental light curing units. J Esthet Restor Dent. 2010;22:86-101.
97. Haenel T, Hausnerová B, Steinhaus J, Price RB, Sullivan B, Moeginger B. Effect of the irradiance distribution from light curing units on the local micro-hardness of the surface of dental resins. Dental Materials. 2015;31:93-104.
98. Rueggeberg F. Contemporary issues in photocuring. Compendium of continuing education in dentistry (Jamesburg, NJ: 1995) Supplement. 1999:S4-15; quiz S73.
99. Rueggeberg F, Caughman WF, Curtis JJ, Davis H. Factors affecting cure at depths within light-activated resin composites. American journal of dentistry. 1993;6:91-95.
100. Garoushi S, Vallittu P, Shinya A, Lassila L. Influence of increment thickness on light transmission, degree of conversion and micro hardness of bulk fill composites. Odontology. 2016;104:291-7.
101. Tardem C, Albuquerque EG, Lopes LS, Marins SS, Calazans FS, Poubel LA, Barcelos R, Barceleiro MO. Clinical time and post-operative sensitivity after use of bulk-fill (syringe and capsule) vs. incremental filling composites: a randomized clinical trial. Braz Oral Res. 2019;33:e089.
102. Goncalves F, Campos LMP, Rodrigues-Junior EC, Costa FV, Marques PA, Francci CE, Braga RR, Boaro LCC. A comparative study of bulk-fill composites: degree of conversion, post-gel shrinkage and cytotoxicity. Braz Oral Res. 2018;32:e17.
103. Harlow J, Rueggeberg F, Labrie D, Sullivan B, Price R. Transmission of violet and blue light through conventional (layered) and bulk cured resin-based composites. Journal of dentistry. 2016;53:44-50.
104. Shortall AC, Wilson HJ, Harrington E. Depth of cure of radiation-activated composite restoratives--influence of shade and opacity. J Oral Rehabil. 1995;22:337-42.
105. Caughman WF, Rueggeberg FA, Curtis JW, Jr. Clinical guidelines for photocuring restorative resins. J Am Dent Assoc. 1995;126:1280-2, 84, 86.
106. de Araujo CS, Schein MT, Zanchi CH, Rodrigues SA, Jr., Demarco FF. Composite resin microhardness: the influence of light curing method, composite shade, and depth of cure. J Contemp Dent Pract. 2008;9:43-50.
107. Swartz ML, Phillips RW, Rhodes B. Visible light-activated resins--depth of cure. J Am Dent Assoc. 1983;106:634-7.
108. Hyun HK, Christoferson CK, Pfeifer CS, Felix C, Ferracane JL. Effect of shade, opacity and layer thickness on light transmission through a nano-hybrid dental composite during curing. J Esthet Restor Dent. 2017;29:362-67.
109. Kim D, Park SH. Color and Translucency of Resin-based Composites: Comparison of A-shade Specimens Within Various Product Lines. Oper Dent. 2018;43:642-55.
110. Palin WM, Leprince JG, Hadis MA. Shining a light on high volume photocurable materials. Dent Mater. 2018;34:695-710.
111. Emami N, Sjodahl M, Soderholm KJ. How filler properties, filler fraction, sample thickness and light source affect light attenuation in particulate filled resin composites. Dent Mater. 2005;21:721-30.
112. Leprince JG, Hadis M, Shortall AC, Ferracane JL, Devaux J, Leloup G, Palin WM. Photoinitiator type and applicability of exposure reciprocity law in filled and unfilled photoactive resins. Dent Mater. 2011;27:157-64.
113. Arikawa H, Kanie T, Fujii K, Takahashi H, Ban S. Effect of filler properties in composite resins on light transmittance characteristics and color. Dent Mater J. 2007;26:38-44.
114. Daronch M, Rueggeberg FA, De Goes MF. Monomer conversion of pre-heated composite. J Dent Res. 2005;84:663-7.
115. Jafarzadeh-Kashi TS, Mirzaii M, Erfan M, Fazel A, Eskandarion S, Rakhshan V. Polymerization behavior and thermal characteristics of two new composites at five temperatures: refrigeration to preheating. J Adv Prosthodont. 2011;3:216-20.
116. Daronch M, Rueggeberg FA, Moss L, de Goes MF. Clinically relevant issues related to preheating composites. J Esthet Restor Dent. 2006;18:340-50; discussion 51.
117. Osternack FH, Caldas DB, Rached RN, Vieira S, Platt JA, Almeida JB. Impact of refrigeration on the surface hardness of hybrid and microfilled composite resins. Braz Dent J. 2009;20:42-7.
118. Lohbauer U, Zinelis S, Rahiotis C, Petschelt A, Eliades G. The effect of resin composite pre-heating on monomer conversion and polymerization shrinkage. Dent Mater. 2009;25:514-9.
119. Froes-Salgado NR, Silva LM, Kawano Y, Francci C, Reis A, Loguercio AD. Composite pre-heating: effects on marginal adaptation, degree of conversion and mechanical properties. Dent Mater. 2010;26:908-14.
120. Yang J, Silikas N, Watts DC. Pre-heating effects on extrusion force, stickiness and packability of resin-based composite. Dent Mater, 2019.
121. Eliades GC, Vougiouklakis GJ, Caputo AA. Degree of double bond conversion in light-cured composites. Dent Mater. 1987;3:19-25.
122. Eick JD, Welch FH. Polymerization shrinkage of posterior composite resins and its possible influence on postoperative sensitivity. Quintessence Int. 1986;17:103-11.
123. Schmalz G, Preiss A, Arenholt-Bindslev D. Bisphenol-A content of resin monomers and related degradation products. Clin Oral Investig. 1999;3:114-9.
124. Ferracane JL. Hygroscopic and hydrolytic effects in dental polymer networks. Dent Mater. 2006;22:211-22.
125. Lloyd CH, Joshi A, McGlynn E. Temperature rises produced by light sources and composites during curing. Dent Mater. 1986;2:170-4.
126. Zarpellon DC, Runnacles P, Maucoski C, Gross DJ, Coelho U, Rueggeberg FA, Arrais CAG. Influence of Class V preparation on in vivo temperature rise in anesthetized human pulp

*Sugestão de leitura para aprofundamento no tema.

during exposure to a Polywave((R)) LED light curing unit. Dent Mater. 2018;34:901-09.
127. Hannig M, Bott B. In-vitro pulp chamber temperature rise during composite resin polymerization with various light-curing sources. Dental Materials. 1999;15:275-81.
128. Hansen E, Asmussen E. Correlation between depth of cure and temperature rise of a light-activated resin. European Journal of Oral Sciences. 1993;101:176-81.
129. Armellin E, Bovesecchi G, Coppa P, Pasquantonio G, Cerroni L. LED Curing Lights and Temperature Changes in Different Tooth Sites. Biomed Res Int. 2016;2016:1894672.
130. Zach L, Cohen G. Pulp response to externally applied heat. Oral Surg Oral Med Oral Pathol. 1965;19:515-30.
131. Baldissara P, Catapano S, Scotti R. Clinical and histological evaluation of thermal injury thresholds in human teeth: a preliminary study. J Oral Rehabil. 1997;24:791-801.
132. Yap AU, Soh MS. Thermal emission by different light-curing units. Oper Dent. 2003;28:260-6.
133. Braga S, Oliveira L, Ribeiro M, Vilela A, da Silva GR, Price RB, Soares CJ. Effect of Simulated Pulpal Microcirculation on Temperature When Light Curing Bulk Fill Composites. Oper Dent. 2019;44:289-301.
134. Kim R, Yi A, Eo S-H, Lee I-B, Seo D-G. Temperature changes in bulk-fill resin composite during photopolymerization. American journal of dentistry. 2015;28:241-44.
135. Davidson CL, Feilzer AJ. Polymerization shrinkage and polymerization shrinkage stress in polymer-based restoratives. J Dent. 1997;25:435-40.
136. Sakaguchi RL. A review of the curing mechanics of composites and their significance in dental applications. Compend Contin Educ Dent Suppl. 1999:S16-23; quiz S73.*
137. Kinomoto Y, Torii M, Takeshige F, Ebisu S. Polymerization contraction stress of resin composite restorations in a model Class I cavity configuration using photoelastic analysis. J Esthet Dent. 2000;12:309-19.
138. Uno S, Asmussen E. Marginal adaptation of a restorative resin polymerized at reduced rate. Scand J Dent Res. 1991;99:440-4.
139. Unterbrink GL, Muessner R. Influence of light intensity on two restorative systems. J Dent. 1995;23:183-9.
140. Aarnts M, Akinmade A, Feilzer A. Effect of filler load on contraction stress and volumetric shrinkage. J Dent Res. 1999;78:482.
141. Condon JR, Ferracane JL. Reduction of composite contraction stress through non-bonded microfiller particles. Dent Mater. 1998;14:256-60.
142. Condon JR, Ferracane JL. Assessing the effect of composite formulation on polymerization stress. J Am Dent Assoc. 2000;131:497-503.
143. Feilzer AJ, De Gee AJ, Davidson CL. Curing contraction of composites and glass-ionomer cements. J Prosthet Dent. 1988;59:297-300.
144. Fronza BM, Rueggeberg FA, Braga RR, Mogilevych B, Soares LE, Martin AA, Ambrosano G, Giannini M. Monomer conversion, microhardness, internal marginal adaptation, and shrinkage stress of bulk-fill resin composites. Dent Mater. 2015;31:1542-51.
145. Ferracane JL, Hilton TJ. Polymerization stress--is it clinically meaningful? Dent Mater. 2016;32:1-10.*

146. Carvalho RM, Pereira JC, Yoshiyama M, Pashley DH. A review of polymerization contraction: the influence of stress development versus stress relief. Oper Dent. 1996;21:17-24.
147. Santos MJMC, Silva e Souza Júnior MHd, Mondelli J. Novos conceitos relacionados à fotopolimerização das resinas compostas. JBD-Jornal Brasileiro de Dentística & Estética. 2002;1:14-21.
148. Soares CJ, Faria ESAL, Rodrigues MP, Vilela ABF, Pfeifer CS, Tantbirojn D, Versluis A. Polymerization shrinkage stress of composite resins and resin cements - What do we need to know? Braz Oral Res. 2017;31:e62.
149. Labella R, Lambrechts P, Van Meerbeek B, Vanherle G. Polymerization shrinkage and elasticity of flowable composites and filled adhesives. Dent Mater. 1999;15:128-37.
150. Braem M, Lambrechts P, Van Doren V, Vanherle G. The impact of composite structure on its elastic response. J Dent Res. 1986;65:648-53.
151. Braga RR, Ballester RY, Ferracane JL. Factors involved in the development of polymerization shrinkage stress in resin-composites: a systematic review. Dent Mater. 2005;21:962-70.
152. Feilzer AJ, De Gee AJ, Davidson CL. Setting stress in composite resin in relation to configuration of the restoration. J Dent Res. 1987;66:1636-9.
153. Kato H. Relationship between the velocity of polymerization and adaptation to dentin cavity wall of light-cured composite. Dental materials journal. 1987;6:32-37,120.
154. Kinomoto Y, Torii M, Takeshige F, Ebisu S. Comparison of polymerization contraction stresses between self- and light-curing composites. J Dent. 1999;27:383-9.
155. Versluis A, Douglas WH, Cross M, Sakaguchi RL. Does an incremental filling technique reduce polymerization shrinkage stresses? J Dent Res. 1996;75:871-8.
156. Feilzer AJ, De Gee AJ, Davidson CL. Quantitative determination of stress reduction by flow in composite restorations. Dent Mater. 1990;6:167-71.
157. Wendt SL, Jr. The effect of heat used as secondary cure upon the physical properties of three composite resins. II. Wear, hardness, and color stability. Quintessence Int. 1987;18:351-6.
158. Itoh K, Yanagawa T, Wakumoto S. Effect of composition and curing type of composite on adaptation to dentin cavity wall. Dental materials journal. 1986;5:260-66,98.
159. Krejci I, Lutz F. Marginal adaptation of Class V restorations using different restorative techniques. J Dent. 1991;19:24-32.
160. Loguercio AD, Reis A, Ballester RY. Polymerization shrinkage: effects of constraint and filling technique in composite restorations. Dent Mater. 2004;20:236-43.
161. Dauvillier BS, Aarnts MP, Feilzer AJ. Developments in shrinkage control of adhesive restoratives. J Esthet Dent. 2000;12:291-9.
162. Davidson CL. Resisting the curing contraction with adhesive composites. J Prosthet Dent. 1986;55:446-7.
163. Singhal S, Gurtu A, Singhal A, Bansal R, Mohan S. Effect of Different Composite Restorations on the Cuspal Deflection of Premolars Restored with Different Insertion Techniques- An In vitro Study. J Clin Diagn Res. 2017;11:67-70.
164. Loguercio A. Efeitos da contração de polimerização em restaurações de resina composta. Tese. Doutorado em Materiais Dentários. Faculdade de Odontologia da USP. São Paulo: USP, 2002.

*Sugestão de leitura para aprofundamento no tema.

165. Maske TT, Hollanders ACC, Kuper NK, Bronkhorst EM, Cenci MS, Huysmans M. A threshold gap size for in situ secondary caries lesion development. J Dent. 2019;80:36-40.
166. Lutz F, Krejci I, Luescher B, Oldenburg TR. Improved proximal margin adaptation of Class II composite resin restorations by use of light-reflecting wedges. Quintessence Int. 1986;17:659-64.
167. Versluis A, Tantbirojn D, Douglas WH. Do dental composites always shrink toward the light? J Dent Res. 1998;77:1435-45.
168. Loguercio AD, Reis A, Schroeder M, Balducci I, Versluis A, Ballester RY. Polymerization shrinkage: effects of boundary conditions and filling technique of resin composite restorations. J Dent. 2004;32:459-70.
169. Hansen E. Visible light-cured composite resins: polymerization contraction, contraction pattern and hygroscopic expansion. European Journal of Oral Sciences. 1982;90:329-35.
170. Davidson CL, de Gee AJ. Relaxation of polymerization contraction stresses by flow in dental composites. J Dent Res. 1984;63:146-8.
171. Davidson CL, de Gee AJ, Feilzer A. The competition between the composite-dentin bond strength and the polymerization contraction stress. J Dent Res. 1984a;63:1396-9.
172. Chiang YC, Rosch P, Dabanoglu A, Lin CP, Hickel R, Kunzelmann KH. Polymerization composite shrinkage evaluation with 3D deformation analysis from microCT images. Dent Mater. 2010;26:223-31.
173. Kaisarly D, El Gezawi M, Xu X, Roesch P, Kunzelmann K-H. Shrinkage vectors of a flowable composite in artificial cavity models with different boundary conditions: Ceramic and Teflon. Journal of the mechanical behavior of biomedical materials. 2018;77:414-21.
174. Kemp-Scholte CM, Davidson CL. Marginal integrity related to bond strength and strain capacity of composite resin restorative systems. The Journal of prosthetic dentistry. 1990;64:658-64.
175. Braga RR, Hilton TJ, Ferracane JL. Contraction stress of flowable composite materials and their efficacy as stress-relieving layers. J Am Dent Assoc. 2003;134:721-8.
176. Taha NA, Palamara JE, Messer HH. Assessment of laminate technique using glass ionomer and resin composite for restoration of root-filled teeth. J Dent. 2012;40:617-23.
177. Lim BS, Ferracane JL, Sakaguchi RL, Condon JR. Reduction of polymerization contraction stress for dental composites by two-step light-activation. Dent Mater. 2002;18:436-44.
178. Wincler MM, Katona TR, NH. P. Finite element stress analisys of three filling techniques for class V light-cured composite restorations. J Dent Res. 1996;75:1477-83.
179. Ruyter IE. Types of resin-based inlay materials and their properties. Int Dent J. 1992;42:139-44.
180. Kanca J, 3rd. The effect of thickness and shade on the polymerization of light-activated posterior composite resins. Quintessence Int. 1986;17:809-11.
181. Suh BI, Feng L, Wang Y, Cripe C, Cincione F, de Rjik W. The effect of the pulse-delay cure technique on residual strain in composites. Compend Contin Educ Dent. 1999;20:4-12; quiz 13-4.
182. Baratieri LN, Monteiro Jr S, Andrade MAC, Vieira LCC, Ritter AV, AC C. Odontologia restauradora – Fundamentos e possibilidades. São Paulo, 2001.
183. Munchow EA, Meereis CTW, de Oliveira da Rosa WL, da Silva AF, Piva E. Polymerization shrinkage stress of resin-based dental materials: A systematic review and meta-analyses of technique protocol and photo-activation strategies. J Mech Behav Biomed Mater. 2018;82:77-86.*
184. Bouschlicher MR, Rueggeberg FA. Effect of ramped light intensity on polymerization force and conversion in a photoactivated composite. J Esthet Dent. 2000a;12:328-39.
185. Ilie N, Jelen E, Clementino-Luedemann T, Hickel R. Low-shrinkage composite for dental application. Dental Materials Journal. 2007;26:149-55.
186. Ilie N, Jelen E, Hickel R. Is the soft-start polymerisation concept still relevant for modern curing units? Clinical oral investigations. 2011;15:21-29.
187. Ernst CP, Brand N, Frommator U, Rippin G, Willershausen B. Reduction of polymerization shrinkage stress and marginal microleakage using soft-start polymerization. J Esthet Restor Dent. 2003;15:93-103; discussion 04.
188. Brackett WW, Covey DA, St Germain HA, Jr. One-year clinical performance of a self-etching adhesive in class V resin composites cured by two methods. Oper Dent. 2002;27:218-22.
189. Chan DC, Browning WD, Frazier KB, Brackett MG. Clinical evaluation of the soft-start (pulse-delay) polymerization technique in Class I and II composite restorations. Oper Dent. 2008;33:265-71.
190. van Dijken JW, Pallesen U. A 7-year randomized prospective study of a one-step self-etching adhesive in non-carious cervical lesions. The effect of curing modes and restorative material. J Dent. 2012;40:1060-7.
191. Sakaguchi RL, Berge HX. Reduced light energy density decreases post-gel contraction while maintaining degree of conversion in composites. J Dent. 1998;26:695-700.
192. Sahafi A, Peutzfeldt A, Asmussen E. Soft-start polymerization and marginal gap formation in vitro. Am J Dent. 2001;14:145-7.
193. Franco EB, Vieira SR, Navarro MFdL, Ishikiriama A. Avaliação da profundidade de polimerização e dureza de resinas compostas fotopolimerizáveis, com e sem a interferência do esmalte dentário. Dez Anos de Odontologia; Reflexos. 1990.
194. Chen L, Suh BI, Gleave C, Choi WJ, Hyun J, Nam J. Effects of light-, self-, and tack-curing on degree of conversion and physical strength of dual-cure resin cements. Am J Dent. 2016;29:67-70.
195. Stegall D, Tantbirojn D, Perdigao J, Versluis A. Does Tack Curing Luting Cements Affect the Final Cure? J Adhes Dent. 2017;19:239-43.
196. Faria ESAL, Covell DA, Jr., Ferracane JL, Pfeifer CS. Effectiveness of high irradiance for short-time exposures on polymerization of composite under metal brackets. Angle Orthod. 2017;87:834-40.
197. Sena LMF, Barbosa HAM, Caldas S, Ozcan M, Souza R. Effect of different bonding protocols on degree of monomer conversion and bond strength between orthodontic brackets and enamel. Braz Oral Res. 2018;32:e58.
198. Oz AA, Oz AZ, Arici S. In-vitro bond strengths and clinical failure rates of metal brackets bonded with different light-emitting diode units and curing times. Am J Orthod Dentofacial Orthop. 2016;149:212-6.

*Sugestão de leitura para aprofundamento no tema.

CAPÍTULO 10

Retentores Intrarradiculares de Fibras

Alessandra Reis e Alessandro Dourado Loguercio

INTRODUÇÃO

Alguns dentes são gravemente mutilados devido a lesões de cárie, trauma ou restaurações extensas tanto em dentes anteriores como posteriores. No caso de perda de coroa clínica, não é possível reter a restauração final sem algum suporte adicional. Nessas situações, o uso de pinos e núcleos, após o tratamento endodôntico, auxilia na retenção e apoio da futura restauração. Essa prática, tanto em restaurações diretas ou indiretas, é um grande desafio para a odontologia restauradora devido à menor resistência mecânica desses dentes quando comparados aos dentes vitais. O pino deve servir de suporte para a futura restauração sem causar tensões no remanescente coronário e radicular. É importante, portanto, a seleção de pinos com propriedades mecânicas similares às estruturas dentais.

A mais antiga das técnicas, conhecida há quase 100 anos, envolve a confecção de pino e núcleo metálico fundido. Nessa técnica, faz-se a cópia do conduto radicular e o padrão é fundido com uma liga metálica. Tem-se, então, uma porção radicular com conformação cônica, que copia o preparo da raiz e uma porção coronária que restabelece parte da estrutura dentária perdida, tornando o dente apto a ser restaurado. São facilmente cimentados com cimentos odontológicos não resinosos (Capítulo 12, *Cimentos Resinosos*) e têm excelente radiopacidade pela composição metálica.

Os pinos metálicos podem ser confeccionados com ligas nobres ou básicas. Entre as básicas, há pinos de aço inoxidável, titânio ou ligas alternativas. Eles podem ser fundidos, na mesma conformação interna do conduto radicular preparado, ou podem ser pré-fabricados. Entretanto, os pinos metálicos estão em desuso em função de sua estética desfavorável e pela alta rigidez desses pinos (200 GPa), que é muito superior à da dentina (18 GPa).[1] Pinos rígidos transferem as forças mastigatórias ao longo do seu longo eixo, criando um efeito de cunha na região radicular mais apical, como pode ser observado na Figura 10.1. Os pinos cerâmicos surgiram como uma alternativa estética aos pinos metálicos, porém compartilham com estes a desvantagem da alta rigidez e o maior risco de fraturas radiculares catastróficas.[2-4]

Embora os pinos metálicos tenham sido pioneiros na obtenção de retenção intrarradicular, eles estão sendo gradualmente substituídos por pinos não metálicos pré-fabricados, especialmente de fibra de vidro. Além de questões estéticas, os pinos de fibra têm propriedades mecânicas semelhantes à dentina, incluindo relatos de uma menor incidência de fraturas catastróficas de raízes cimentadas em comparação com dentes em que pinos metálicos foram empregados.[5-9] A despeito desses relatos, ainda há necessidade de mais estudos clínicos de longo tempo de acompanhamento e com rigor metodológico para confirmação desses relatos.[10,11,12]

Esse capítulo tem como objetivo descrever a composição dos diferentes tipos de pinos de fibra, descrevendo suas principais propriedades e características.

PINOS DE FIBRA

Os pinos de fibra surgiram a partir da necessidade de empregar materiais que não sofressem corrosão dentro da cavidade bucal. A primeira alternativa a ser desenvolvida foram os pinos de fibra de carbono que, apesar de terem propriedades mecânicas mais próximas à dentina, ainda tinham características estéticas desfavoráveis por serem escuros. Na sequência, foram desenvolvidos pinos de fibras de quartzo e, mais recentemente, de fibras de vidro, iniciando-se uma nova linha de pesquisa direcionada para o desenvolvimento de pinos intrarradiculares pré-fabricados e não metálicos.

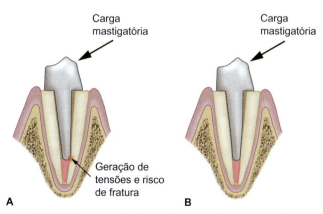

Figura 10.1 Concentração de tensões em raízes cimentadas com pinos metálicos (**A**) comparativamente com raízes cimentadas com pinos de fibra de vidro (**B**). A alta rigidez dos pinos metálicos cria regiões com concentração de tensões e maior possibilidade de fratura.

Os pinos de fibra têm várias características desejáveis, entre elas, o módulo de elasticidade próximo ao da dentina. Esses pinos, em contraste com os pinos e núcleos metálicos fundidos, flexionam-se em solicitação mecânica de forma semelhante ao dente, reduzindo o risco de fratura radicular. Estas características protegem a estrutura radicular de um possível dano irreversível, como fraturas no terço médio e apical de raízes, mais frequentemente relatadas com uso de retentores intrarradiculares metálicos fundidos e pré-fabricados.[5,6,7,8,9] Entretanto, a relativa facilidade para flexionar os pinos de fibra também pode ser uma limitação para seu uso. Essa característica é indesejável em dentes que serão pilares de próteses fixas extensas, restringindo o uso desse material nessas situações.

Outras vantagens dos pinos de fibra de quartzo e vidro são sua boa translucidez, o que lhes permitem melhores qualidades estéticas e adequada resistência à fadiga e flexão. Além disso, como são cimentados com cimentos resinosos adesivos, os pinos de fibra aumentam significativamente a resistência à fratura do elemento dental.[13,14] Em caso de necessidade de uma nova intervenção endodôntica, o pino de fibra é mais facilmente removido em comparação com os pinos metálicos, por meio de uma broca de menor diâmetro no interior do eixo longitudinal. A orientação e a disposição das fibras guiam o instrumento rotatório a ser utilizado e o pino é desgastado sem atingir a dentina adjacente.

▪ Composição

Os pinos de fibra são compósitos odontológicos produzidos com fibras envoltas por uma matriz resinosa (Figura 10.2). As características de compósitos reforçados por fibras são bem diferentes de compósitos reforçado por partículas de carga, como as resinas compostas. Isso porque a eficácia de reforço das fibras depende do seu comprimento e orientação, da qualidade da impregnação por resina e da quantidade de fibras por área de seção transversal.[15]

▪ Característica das fibras

Através do fator de Krenchel, pode-se predizer a influência da orientação das fibras na resistência de compósitos reforçados por fibra. Um material com fator de Krenchel 1 fornece a maior eficácia de reforço (100%) em cargas com a mesma direção da fibra.[16,17] Essa condição pode ser obtida com fibras unidirecionais. Fibras descontínuas com orientação aleatória não fornecem a mesma eficácia de reforço com o mesmo tipo de carga (Figura 10.3). Em retentores intrarradiculares para uso odontológico, as fibras são contínuas e unidirecionais dispostas ao longo eixo do pino. Essa escolha é baseada no fato de que fibras contínuas e longas têm maior resistência máxima à tração que fibras descontínuas (Figura 10.4).

A composição e diâmetro das fibras podem variar, podendo ser compostas de carbono, de vidro ou de quartzo, com diâmetros entre 8 e 16 μm.[17,18,19,20,21] As fibras são compostas de dióxido de silício (53 a 55%), óxido de alumínio (14 a 16%),

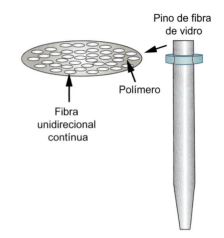

Figura 10.2 Pino de fibra de vidro exibindo as fibras e a matriz resinosa.

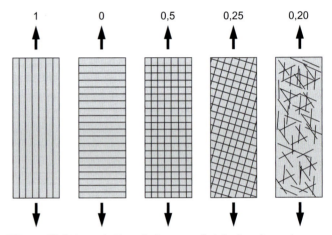

Figura 10.3 Fator de Krenchel para a eficácia de reforço de compósitos reforçados por fibras de acordo com a sua orientação. Quanto menor o fator, menor a eficácia do reforço. (Adaptada de Vallittu et al., 2005.)[15]

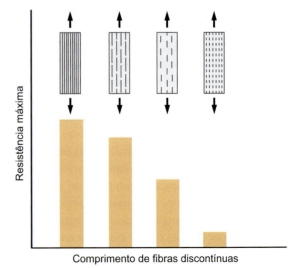

Figura 10.4 Efeito do comprimento das fibras na resistência máxima de compósitos reforçados por fibras. (Adaptada de Valittu et al., 2017.)[17]

óxido de cálcio (20 a 24%) e óxido de magnésio (6 a 9%). As fibras do tipo S têm maior proporção relativa de dióxido de silício (62 a 65%) e óxido de alumínio (20 a 25%), além de não ter óxido de cálcio.[15,17] São fibras com propriedades mecânicas bem mais elevadas, porém seu alto custo restringe o uso na fabricação das fibras dos pinos intrarradiculares.

> Há diferentes tipos de fibras de vidro, e as empregadas nos pinos intrarradiculares podem ser do tipo E (de *electrical applications*), para aplicações elétricas, ou do tipo S (de *stiff, strong*). As fibras do tipo E são as mais empregadas por terem adequada resistência à tração e compressão, bom isolamento elétrico e baixo custo.

A densidade das fibras, ou seja, o número de fibras por mm² de secção transversal depende da marca comercial do produto, do volume fracional das fibras e de seu diâmetro, variando entre 3.000 e 7.800 (Tabela 10.1). Conforme pode-se observar na Figura 10.5, há um aumento da resistência dos compósitos reforçados por fibras na razão direta de seu volume fracional, atingindo valores máximos com um volume de fibras ao redor de 70%.[15,17] Há também uma correlação indireta entre o diâmetro médio das fibras dos pinos e sua resistência flexural (Figura 10.6), pois quanto menor o diâmetro das fibras dos pinos, maior a resistência flexural do pino de fibra de vidro.[19]

▪ Característica da matriz resinosa

A matriz resinosa que une as fibras de vidro entre si pode ser epóxica ou de resina à base de dimetacrilatos. Em ambos os casos, essa matriz resinosa apresenta alto grau de conversão e ligações cruzadas. Agentes radiopacificantes também podem ser adicionados nessa matriz para aumentar a radiopacidade desses materiais. Enquanto as fibras são responsáveis pela resistência à flexão, a matriz resinosa fornece resistência à compressão e,[16] dependendo de sua composição, pode facilitar a interação com os monômeros resinosos presentes nos cimentos resinosos usados para a cimentação nos condutos radiculares.

TABELA 10.1
Características das fibras de vidro empregadas em algumas marcas comerciais de pinos intrarradiculares.

Marca comercial (fabricante)	Diâmetro médio das fibras (mm²)	Densidade das fibras (número/ mm²)	Razão fibra/matriz resinosa (%)
RelyX Fiber Post® (3 M Oral Care)	14,8	3.260	53
Parapost Taper Lux® (Coltène)	16,6	3.045	62
GC Fiber Post® (GC)	11,9	5.172	58
Luxa Post® (DMG)	8,1	7.858	44
FRC Postec Plus® (Ivoclar Vivadent)	12,2	5.082	61
D.T. Light Post® (RTD)	12	5.332	61

Adaptada de Zicari et al. 2013.[21]

A adesão entre as fibras de quartzo (sílica cristalina) ou fibras de vidro com matriz resinosa é alcançada pela silanização da fibra antes da impregnação pela matriz. Essa adesão é importante para que haja transmissão das cargas mecânicas das fibras para a matriz de resina. Em caso de uma adesão frágil entre a fibra e a resina, há redução das propriedades mecânicas dos pinos de fibra de vidro.[17] Algumas características de pinos de fibra disponíveis no mercado odontológico podem ser visualizadas na Tabela 10.2. Nota-se que a maioria dos pinos de fibra disponíveis comercialmente são de fibras de vidro.

▪ Formato e característica de superfície

Os pinos de fibra também podem ser classificados em função de seus diferentes formatos. Podem ser exclusivamente *cilíndricos*, *paralelos*, *cônicos* ou *cônicos de dupla conicidade* (Figura 10.7). Embora possa haver variações nessas classificações, a maioria dos pinos disponíveis no mercado se enquadra em uma dessas categorias.

Com relação às características de superfície, os pinos intrarradiculares podem ser *lisos* ou apresentarem superfícies *com retenções (ranhuras)*. Embora se acredite que uma maior

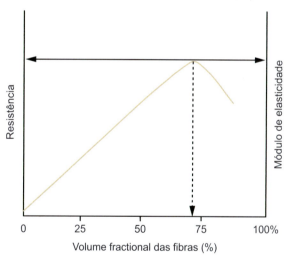

Figura 10.5 Influência do volume de fibras nos compósitos reforçados por fibra na resistência máxima e no módulo de elasticidade das fibras. (Adaptada de Vallittu, Matinlinna et al., 2017.)[17]

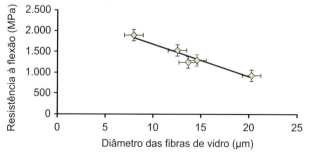

Figura 10.6 Correlação entre resistência à flexão e o diâmetro médio das fibras de vidro presentes nos pinos de fibra. (Adaptada de Cheleux, Sharrok et al., 2009.)[19]

TABELA 10.2
Composição das fibras, da matriz e formato de diferentes marcas comerciais de pinos de fibras.

Marca e fabricante	Fibra	Matriz resinosa	Formato
DT Light Post® (Bisco)	Quartzo	Epóxica	Dupla conicidade
GC Fiber Post® (GC)	Vidro	Dimetacrilatos	Dupla conicidade
FRC Postec Plus® (Ivoclar Vivadent)	Vidro	UDMA, TEGDMA, fluoreto de itérbio e dióxido de sílica	Cônico
Radix Fiber Post® (Dentsply Maillefer)	Vidro com zircônio	Epóxica	Cilíndrico-cônico
Reforpost Fibra de carbono® (Angelus)	Carbono	Epóxica	Cilíndrico com ranhuras
Reforpost Fibra de vidro® (Angelus)	Vidro	Epóxica	Cilíndrico com ranhuras
RelyX Fiber Post® (3M Oral Care)	Vidro	Não especificada	Dupla conicidade
Whitepost DC® (FGM)	Vidro	Epóxica	Dupla conicidade

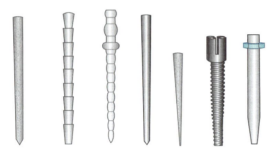

Figura 10.7 Diferentes formatos de pinos de fibra de vidro.

semelhante. Como o pino cônico tem a extremidade apical mais fina que o cilíndrico, demanda menos desgaste da estrutura dental para adaptação no conduto radicular. Geralmente não tem ranhuras superficiais, porém necessitam de brocas ou alargadores específicos para padronizar o tamanho e o

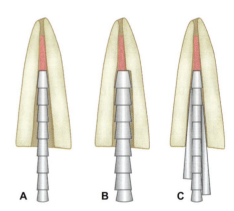

Figura 10.8 Adaptação de um pino de fibra de vidro cilíndrico ou paralelo em um canal radicular cônico. **A.** Usar um pino de menor calibre para minimizar o desgaste na região apical resulta em falta de adaptação na região cervical. **B.** Para uma boa adaptação, há necessidade de desgaste excessivo na região apical. **C.** O uso de pinos acessórios é uma alternativa para melhorar a adaptação na cervical sem a necessidade de desgastar excessivamente a região apical do conduto radicular.

retentividade pode ser alcançada pelos pinos com ranhuras, alguns autores não confirmam essa crença.[22,23] Além disso, há relatos de que a presença de retenções nos pinos de fibra pode atuar como áreas de concentrações de tensões e reduzir a resistência à flexão dos pinos.[21] Em geral, pinos cônicos ou cônicos de dupla conicidade são lisos. Os pinos cilíndricos ou paralelos são modelos simples, porém menos conservadores, já que uma boa adaptação na região cervical exige desgaste excessivo na região apical. Por outro lado, ser conservador e não desgastar a região apical resulta em pinos com má adaptação na cervical. Muitas vezes, requerem o uso de pinos acessórios na região cervical para reduzir a espessura do cimento resinoso nessa região e evitar desgaste excessivo na região apical, como será descrito adiante (Figuras 10.8 e 10.9).

Em função dessas características, os pinos cilíndricos são geralmente recomendados para canais mais largos ou desgastados em que a abertura na porção apical é semelhante à coronária, situações relativamente raras na prática clínica. Também podem ser indicados em dentes com canais mais paralelos, como os incisivos inferiores e pré-molares. A fácil disponibilidade de brocas, que podem ser Gates ou Largo, para a abertura do canal, talvez seja um dos fatores que alimentaram sua rápida implantação e permanência no mercado odontológico até os dias atuais. Geralmente são pinos que apresentam ranhuras em sua superfície para melhorar sua retenção no canal radicular.

Os pinos cônicos são um modelo conservador porque geralmente a abertura do conduto radicular é maior no terço coronário que no terço apical e o pino tem conformação

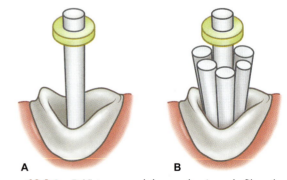

Figura 10.9 A e B. Vista coronal do uso de pinos de fibra de vidro acessórios para reduzir a espessura de cimento na região mais cervical de dentes com canais radiculares amplos.

formato do conduto radicular e garantir adaptação justa do pino às paredes do conduto. Este contato justo é necessário para haver maior retenção desses pinos.

Os pinos de fibra de vidro de dupla conicidade são ainda mais conservadores que os cônicos em canais alargados. É o modelo que menos demanda desgaste da estrutura dental. Da mesma forma que o pino cônico, apresenta ponta fina e diâmetro mais largo na região mais coronária, com a diferença de que o alargamento do pino da ponta para a região cervical é feito por um segundo cone na região intermediária. Geralmente, não tem ranhuras na superfície e também necessita de broca ou alargador específico para a abertura do canal, da mesma forma que os cônicos. Tanto os pinos cônicos como os de dupla conicidade têm uma região cilíndrica, localizada na região mais cervical. O comprimento dessa região cilíndrica é definido pelo grau de conicidade dos diferentes tipos de pinos de fibra de vidro (Figura 10.10).

Estudos mostram que os pinos cilíndricos ou paralelos são mais retentivos que os cônicos,[25-27] muito embora os pinos cônicos ou de dupla conicidade tenham melhor adaptação ao formato do conduto radicular e requerem menos desgaste de estrutura que os pinos cilíndricos.

▪ Comprimento e diâmetro dos pinos de fibra

Em função da variação dos condutos radiculares, os fabricantes disponibilizam pinos de fibra com diferentes tamanhos e diâmetros. O comprimento da maioria dos pinos de fibra principal se situa entre 17 e 20 mm, sendo 20 mm o comprimento mais comum.

Os fabricantes categorizam os seus diferentes diâmetros dos pinos de fibra de vidro em tamanhos representados por números (#0,5, #1, #2, #3) ou cores. Alguns sistemas têm um tamanho 4, porém são poucas as marcas comerciais. Infelizmente, não há uma padronização entre os tamanhos, e os tamanhos apical e coronal dos pinos variam para cada fabricante, mesmo classificados com o mesmo número. A Tabela 10.3, reúne características de pinos de fibra de vidro cônicos disponíveis no mercado. Observa-se, por exemplo, que um pino denominado #1 pode ter diâmetros apicais que variam de 0,7 a 0,9 mm e diâmetros coronais variando de 1,4 a 2,0 mm.

Considerando que o diâmetro apical e coronário do conduto radicular é variável, sua padronização é necessária em função do tamanho do pino de fibra de vidro empregado. Essa padronização é alcançada com o uso de brocas fornecidas pelo

TABELA 10.3
Comprimento, diâmetro apical e coronal de diferentes marcas comerciais de pinos de fibra de vidro.

Tamanho	Produto (fabricante)	Diâmetro apical (mm)	Diâmetro coronal (mm)	Comprimento (mm)
0,5 ou 0	Exacto® (Angelus)	0,5	1,4	17
	WhitePost DC® (FGM)	0,65	1,4	20
	WhitePost DCE® (FGM)	0,65	1,8	18
	FRP Postec Plus® (Ivoclar Vivadent)	0,6	1,3	20
	D.T. Light Post® (Bisco)	0,8	1,25	20
	Rely X Fiber Post® (3 M Oral Care)	0,7	1,3	–
1	Exacto® (Angelus)	0,7	1,4	17
	WhitePost DC® (FGM)	0,85	1,6	20
	WhitePost DCE® (FGM)	0,85	2,0	18
	FRP Postec Plus® (Ivoclar Vivadent)	0,8	1,5	20
	D.T. Light Post® (Bisco)	0,9	1,5	20
	Rely X Fiber Post® (3 M Oral Care)	0,8	1,6	20
2	Exacto® (Angelus)	0,9	1,6	17
	WhitePost DC® (FGM)	1,05	1,8	20
	WhitePost DCE® (FGM)	1,05	2,2	18
	D.T. Light Post® (Bisco)	1,0	1,8	20
	Rely X Fiber Post® (3 M Oral Care)	0,9	1,9	20
3	Exacto® (Angelus)	1,1	2,0	17
	WhitePost DC® (FGM)	1,25	2	20
	FRP Postec Plus® (Ivoclar Vivadent)	1,0	2,0	20
	D.T. Light Post® (Bisco)	1,2	2,2	20

Informações extraídas de fabricantes.

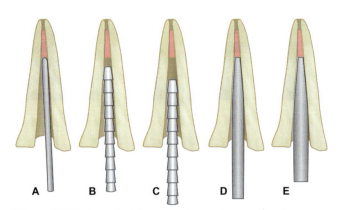

Figura 10.10 Dente incisivo central superior seccionado comparando a adaptação de pinos de fibra com diferentes formatos. É possível identificar que pinos cilíndricos, mesmo que com diferentes diâmetros (A, B e C) não atendem à necessidade de boa adaptação ao conduto radicular. Pinos com dupla conicidade (D e E) são os que apresentam melhor adaptação ao conduto radicular. (Adaptada de Muniz et al., 2010.)[24]

fabricante junto do *kit* de pinos de fibra de vidro. São também conhecidos como alargadores (Figura 10.11) e têm conicidade e diâmetros compatíveis com cada um dos tamanhos de pinos disponibilizados.

Durante a seleção do pino, deve-se escolher aquele com maior diâmetro possível compatível com o diâmetro do conduto radicular. O conduto, por sua vez, deve ser conformado de acordo com o pino selecionado para garantir que fique justaposto às paredes cavitárias. Pinos cônicos ou cônicos de dupla conicidade, em especial, sem ranhuras na superfície devem estar, sempre que possível, bem justapostos às paredes do conduto radicular para garantir uma retenção adequada,[28] com será visto mais adiante.

MECANISMO DE FUNCIONAMENTO DOS RETENTORES INTRARRADICULARES

A resistência de determinado pino baseia-se essencialmente na resistência que tem na região cervical, ou seja, na região de maior esforço. Para os pinos de fibra de vidro, essa resistência à fratura é proporcional ao diâmetro do pino na região, isto é, quanto maior o diâmetro, maior a resistência.[29,21]

Para compreender bem esse princípio de funcionamento do pino, principalmente para dentes anteriores que recebem cargas mecânicas oblíquas, é necessário relembrar dos princípios físicos que regem as forças envolvidas em uma alavanca. Esse princípio é exatamente o mesmo utilizado no cotidiano quando vamos abrir uma garrafa com um abridor. Fazemos uma força pequena no extremo mais longo (parte debaixo da garrafa) que resultará em uma força muito maior no extremo mais curto (tampa da garrafa).

A parte cimentada do pino de fibra de vidro, que fica dentro do canal radicular, sempre estará em uma condição de completa imobilização caso esteja bem aderida às paredes radiculares. Isso torna a região do pino que se situa entre a porção radicular e a coronária a região mais frágil. Para os pinos de fibra, caso haja uma fratura, essa é a região de maior risco. Para os pinos metálicos isto já não se aplica, porque devido à sua alta rigidez, quem sofre a fratura é o remanescente radicular, provocando a perda do dente quando a fratura ocorre no terço médio e apical.[5-9] Na situação 1 da Figura 10.12, uma alavanca é apoiada no centro e a força, aplicada em um dos extremos, é transmitida na mesma intensidade no sentido oposto. Esse esquema representa uma situação clínica indesejável, já que o comprimento da parte cimentada do pino é semelhante à região não imobilizada, ou seja, a região exposta às cargas mastigatórias. Na situação 2, o modelo se aproxima da situação de um pino cimentado em um canal radicular. Uma grande força tem de ser aplicada no extremo mais curto do pino para que uma pequena força surja no extremo mais longo, ou seja, dentro do conduto radicular.

No caso dos pinos, a parte longa, cimentada na raiz, é responsável pela dissipação das forças aplicadas obliquamente à coroa. Por esse motivo, é importante que o pino seja implantado na maior profundidade possível.[30,31] Com a cimentação mais profunda, o nível de tensões que atingem a região mais apical da raiz é de menor intensidade e, portanto, o risco de fraturas é menor. Em termos comparativos, pode-se dizer que sob cargas oblíquas e perpendiculares, o aumento das tensões na região apical pode ser até 100 vezes maior que o gerado sob cargas longitudinais. Por isso, os princípios descritos são muito mais relevantes quando pinos de fibra de vidro são cimentados em dentes anteriores de acordo com a direção oblíqua das cargas mastigatórias (Figura 10.13).

Nos dentes posteriores, a solicitação mecânica costuma ser paralela ao eixo do órgão dental e não representam risco de fratura do pino. Nestes casos o pino não faz mais que servir de retenção para o material restaurador definitivo ou para o material de preenchimento, no caso de restaurações indiretas. Em dentes posteriores, o uso de pinos menos calibrosos e com menor comprimento dentro do canal não põe em risco o tratamento restaurador. Às vezes, mais de um pino de fibra de vidro em diferentes condutos podem ser indicados para melhorar a estabilidade a torção da restauração definitiva.[24]

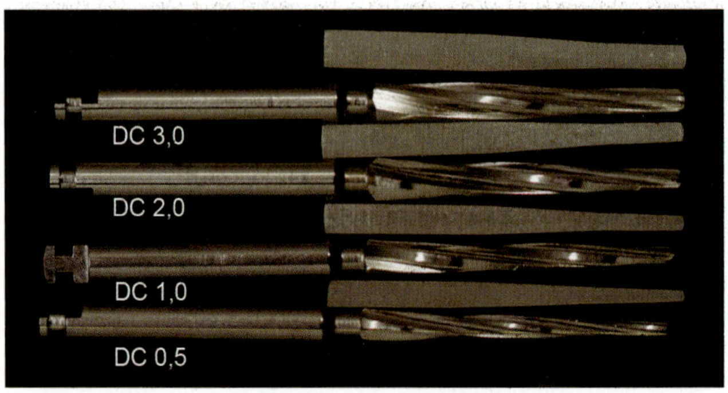

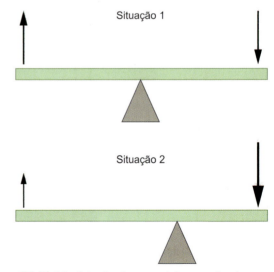

Figura 10.11 Pinos de fibra de vidro de dupla conicidade (Whitepost DC®, FGM) e suas respectivas brocas para preparo do conduto.

Figura 10.12 Princípio da alavanca. A força aplicada em pontos de extremidade da alavanca é proporcional à relação do comprimento do braço de alavanca medido entre o fulcro e o ponto da aplicação da força aplicada em cada extremidade da alavanca.

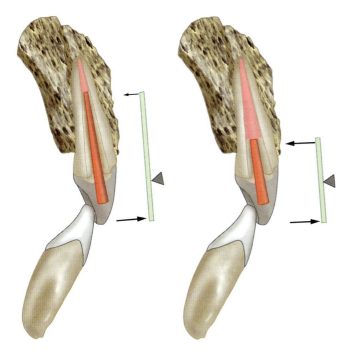

Figura 10.13 Princípio de alavanca quando os pinos de fibra de vidro de diferentes comprimentos são cimentados no interior do conduto radicular.

PROPRIEDADES DOS PINOS DE FIBRA DE VIDRO

As propriedades mecânicas dos pinos de fibra de vidro dependem em grande parte da direção da força aplicada na estrutura do material. Pinos metálicos têm uma estrutura homogênea (isotrópica) enquanto os compostos por fibras são heterogêneos (anisotrópicos).[33] Isso implica dizer que há variação nas propriedades mecânicas e no módulo de elasticidade em função do ângulo de incidência de força nos pinos de fibra de vidro.

Propriedades mecânicas superiores são sempre obtidas com o ângulo de carga orientado na mesma disposição das fibras de vidro, e as propriedades vão reduzindo gradativamente conforme o ângulo de carga fica perpendicular à disposição das fibras.[34,35] Por isso os pinos de fibra intrarradiculares são bem mais solicitados mecanicamente em dentes anteriores que em dentes posteriores.

Idealmente, um retentor intrarradicular deve apresentar propriedades físicas, como o módulo de elasticidade, resistência à compressão, resistência à flexão e propriedades estéticas que se assemelhem à dentina. Isso permite um mimetismo das estruturas com o substrato dental. Na sequência, serão descritas algumas das propriedades mais importantes dos pinos de fibra de vidro.

▪ Módulo de elasticidade

Pinos com módulo de elasticidade semelhante à dentina são bastante favoráveis, pois permitem uma distribuição de tensões relativamente mais uniforme na raiz, evitando concentração de tensões, que podem causar fratura da raiz dental.[35,36] Os pinos de fibra de vidro têm módulo de elasticidade ao redor de 20 GPa,[1,37] bastante semelhante à dentina (18 GPa) e bem inferior ao dos pinos metálicos e cerâmicos cujo módulo excede 100 GPa.[38]

A Figura 10.14 apresenta a similaridade dos módulos de elasticidade de pinos de fibra de vidro e de carbono com a dentina, enquanto esses valores são bem maiores para os pinos de titânio e de aço inoxidável. Entre os pinos de fibra, aqueles compostos por fibras de carbono tendem a ser ligeiramente mais rígidos.[33,39]

▪ Resistência mecânica

A resistência mecânica dos pinos de fibra de vidro pode ser mensurada com diferentes testes laboratoriais, e a resistência à flexão é uma das possibilidades. No teste de resistência à flexão de três pontos, o pino é apoiado sobre um dispositivo nos dois extremos e oferece a parte central livre para ser submetida ao teste. A parte central é pressionada por um atuador que está conectado a uma célula de carga. O pino é pressionado até sua fratura e a célula de carga registra a força aplicada *versus* a flexão ocorrida. Essas informações também podem ser utilizadas para o cálculo do módulo de elasticidade descrito anteriormente.

A resistência à flexão de três pontos (MPa) das diferentes marcas de pinos de fibra de vidro varia entre 700 e 1000 MPa, dependendo da marca comercial e das características dos pinos de fibra de vidro.[21,29] A força máxima para produzir fratura de pinos de fibra de vidro permite avaliar a influência do diâmetro dos pinos na resistência máxima. Como é previsto, pinos mais calibrosos necessitam de uma carga maior para sofrer fratura (Figura 10.15).

Outro aspecto que também afeta a resistência dos pinos é seu formato. Pinos cilíndricos e paralelos necessitam de uma força para fratura muito menor que a necessária para pinos cônicos, embora sua resistência à flexão, que é proporcional a área, seja alta (Tabela 10.4).

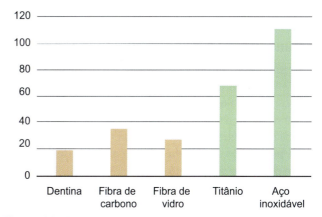

Figura 10.14 Módulo de elasticidade (GPa) de diferentes tipos de retentores intrarradiculares. (Adaptada de Plotino *et al.*, 2007.)[38]

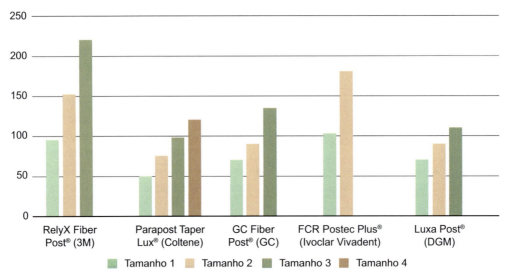

Figura 10.15 Força máxima para produzir fratura (N) de diferentes tipos de pinos de fibra de vidro em função do diâmetro do pino. (Adaptada de Ziccari et al., 2013.)[21]

TABELA 10.4
Resistência à flexão e carga máxima para a fratura de dois tipos de pinos de fibra de vidro.

Tipo de pino	Diâmetro apical (mm)	Diâmetro cervical (mm)	Carga para fratura (N)	Resistência à flexão (MPa)
Duplo cônico 1	0,85	1,6	90	892
Duplo cônico 2	1,05	1,8	125	892
Paralelo	1,3	1,3	32	1343

Elaborada com base em dados de pinos de fibra de vidro Whitepost®, FGM.

O teste de resistência à fratura de três pontos é frequentemente utilizado para medir as propriedades de resistência dos pinos de fibra de vidro, entretanto, não é o modelo ideal para avaliar o comportamento desses materiais. Em uma situação clínica, ele não é tensionado ao centro, e sim em um dos seus extremos, conforme descrito anteriormente.

Uma forma de simular essa situação é por meio do teste de resistência à flexão de dois pontos, em que parte do pino fica imobilizada em um dispositivo (simulando a parte radicular cimentada do pino) e no outro extremo livre, aplica-se uma carga.

▪ Translucidez e transmissão de luz

Teoricamente, a translucidez de pinos de fibra de vidro tem dois benefícios: um deles é a melhor estética, já que por não ser escuro, há maior chance de produzir restaurações que mimetizem melhor a cor da estrutura dental. Outro benefício é a possibilidade da transmissão de luz da região cervical para a apical, permitindo um melhor grau de conversão de monômeros em polímeros do cimento resinoso.

Além da translucidez, a disposição longitudinal das fibras de vidro são os fatores que permitem a passagem de luz, pois as fibras de vidro funcionam como cabos de fibra ótica.[40,41] No mercado, existem pinos com diversos graus de translucidez, desde pinos totalmente opacos e que não conduzem nenhuma luz, até pinos com excelente translucidez. Enquanto pinos translúcidos permitem a passagem de certa quantidade de luz, pinos escuros como o de fibra de carbono não permitem nenhuma, a exemplo da marca comercial C-Post® (Bisco) apresentado na Figura 10.16.

Entretanto, a quantidade de luz que atravessa todo o comprimento do pino e alcança a região mais apical do conduto radicular é insuficiente para promover a fotoativação dos cimentos resinosos.[40,41] Ou seja, a quantidade de luz que atinge o terço apical é aproximadamente 6 mW/cm², 100 vezes menor que a irradiância de luz necessária para fotoativar materiais resinosos (de 400 a 600 mW/cm²) em tempos clínicos adequados (20 a 40 segundos). Esse fenômeno, descrito no Capítulo 9, *Fotoativação e Unidades Fotoativadoras*, deve-se à atenuação da intensidade pela divergência da luz e pelo distanciamento da região apical.

▪ Radiopacidade

Há uma grande variabilidade na radiopacidade dos pinos de fibra disponíveis no mercado odontológico. Pinos de fibra de quartzo, compostos unicamente de dióxido de sílica tendem a ter uma menor radiopacidade. Da mesma forma, pinos de fibra de carbono têm radiopacidade muito inferior à mínima para detecção em exames radiográficos. Uma alternativa empregada por alguns fabricantes para minimizar a falta de radiopacidade é a adição de um filamento metálico bem no centro do pino, facilmente visualizado em exame radiográfico (Figura 10.17).

A radiopacidade adequada é obtida por meio da inclusão de agentes radiopacificantes na matriz resinosa, ou seja, da inclusão de óxidos metálicos com maior número atômico. Essa inclusão, por outro lado, reduz a translucidez necessária do pino, para ser estético. Outra opção para fornecer radiopacidade aos pinos de fibra é com a modificação da composição das fibras de vidro, incluindo elementos de maior peso molecular.

CAPÍTULO 10 | Retentores Intrarradiculares de Fibras

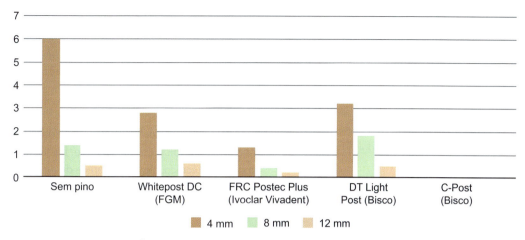

Figura 10.16 Transmissão de luz (mW/cm²) em diferentes profundidades de pinos de fibra de vidro. (Adaptada de Morgan *et al.*, 2008.)[40]

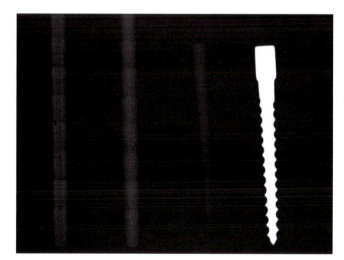

Figura 10.17 Diferentes tipos de pinos de fibra. (Imagem gentilmente cedida pela Dra. Alexandra Mara de Paula, discente de pós-graduação da Universidade Estadual de Ponta Grossa [UEPG].)

A Tabela 10.5 apresenta os dados de radiopacidade de algumas marcas comerciais de pinos de fibra. Pode-se observar que a maioria dos pinos de fibra de vidro tem radiopacidade semelhante à do esmalte dental.[42] Por outro lado, como já mencionado, os pinos de fibra de carbono não têm radiopacidade adequada,[43-45] mas a presença do filete metálico no centro os tornam clinicamente aceitáveis.[45]

PINOS COM CARACTERÍSTICAS ESPECIAIS

Pinos acessórios

Os pinos acessórios foram produzidos e são comercializados com o intuito de melhorar a adaptação de pinos de fibra na região cervical do dente sem a necessidade de desgaste excessivo na região apical do conduto radicular para sua adaptação. Comparativamente com pinos acessórios ou excesso de cimento resinoso na região apical, o uso de pinos acessórios

melhora a resistência à fratura do elemento dental e aumenta a resistência de união do cimento resinoso às paredes do conduto radicular quando se emprega cimentos resinosos convencionais (Tabela 10.6).[28] Outras alternativas para melhorar a adesão em canais alargados serão discutidos mais adiante neste capítulo.

TABELA 10.5
Radiopacidade de diferentes tipos de pinos de fibra disponíveis no mercado odontológico.

	Nome comercial (marca)	Radiopacidade (mmAl)
Substrato dental	1 mm de dentina	0,96
	1 mm de esmalte	2,6
Pino de fibra de vidro	Parapost XP® (Coltène)	7
	Parapost Fiber White® (Coltène)	2,4
	FRC Postec Plus® (Ivoclar Vivadent)	3,5
	Unicore Post® (Ultradent)	3,1
	RelyX Fiber Post® (3M)	2,6
	Mirafit White® (Hager & Werken)	2,4
Pino de fibra de carbono	Corepost® (DenMat) – filete metálico	6,4
	Corepost (DenMat) – fibra	0,6
	Mirafit Carbon® (Hager & Werken)	0
Pino de fibra de quartzo	Light Post® (RTD)	2,5
	Aesthetic Plus®	0

Adaptada de Furtos *et al.* 2016.[42]

TABELA 10.6
Resistência à fratura de dentes com canais alargados, cimentados com pinos de fibra de vidro associado ou não a pinos acessórios e cimento resinoso convencional.

	Resistência à fratura (MPa)	Resistência de união ao *push-out* (MPa)
Pino # 0,5	815	3,7
Pino # 0,5 + pinos acessórios	1076	8,0

Adaptada de Gomes *et al.*, 2014.[28]

▪ Sistema de pino autoajustável

Sistema composto por um pino de tamanho universal, com formato cônico de diâmetro no topo de 1,0 e na apical de 0,6 mm e uma luva de fibra de vidro (Figura 10.18). O alargador do *kit* tem a função de padronizar o diâmetro apical do conduto radicular para receber o pino de fibra de vidro universal. Esse pino é cônico, mas sua conicidade é aumentada quando uma luva de fibra de vidro autoajustável se encaixa ao redor do pino. A luva tem de 2,4 mm de diâmetro no topo até 1,4 mm de diâmetro na apical. O comprimento pelo qual a luva penetra no conduto radicular depende do diâmetro desse canal. Em canais estreitos, a luva fica posicionada mais para cervical, enquanto em condutos amplos se posiciona mais para apical, como mostra a Figura 10.19.

O sistema Splendor SAP® (Angelus) é relativamente novo no mercado odontológico. Apesar de ser bastante atrativo do ponto de vista técnico, ele ainda carece de estudos laboratoriais e clínicos em comparação com os sistemas atuais disponíveis.

▪ Sistema de pino para CAD-CAM

São discos ou blocos em fibra de vidro, semelhantes aos empregadas para confecção de restaurações indiretas por meio do sistema CAD-CAM (*computer aided design – computer aided manufacturing*, ou seja, projeto assistido por computador – fabricação assistida por computador), que permite a confecção de núcleos e pinos anatômicos indiretos.

Embora seja um sistema relativamente novo, estudos laboratoriais apontam que pinos fabricados pelo sistema CAD-CAM aumentam a resistência à fratura de raízes e têm melhor retenção dentro dos condutos radiculares[46-48] comparativamente aos pinos de fibra de vidro pré-fabricados, e são considerados excelentes alternativas em condutos radiculares largos e amplos.[49] No Brasil, são comercializados pela empresa Angelus (Figura 10.20).

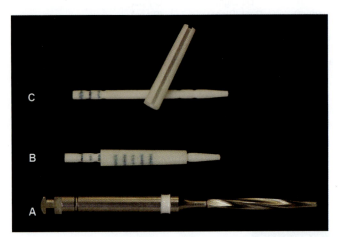

Figura 10.18 Sistema de pino autoajustável Splendor SAP® (Angelus). **A.** Alargador de tamanho universal. **B.** Pino encaixado na luva. **C.** Pino universal com a luva. A luva apresenta uma fenda para permitir redução de seu diâmetro em função da abertura do conduto radicular.

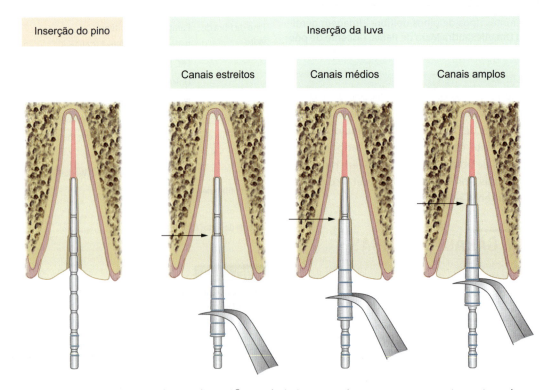

Figura 10.19 Sistema de pino autoajusável (Spendor SAP®, Angelus). O sistema é composto por um pino universal e uma luva que se encaixa no pino e nas paredes do conduto radicular.

CAPÍTULO 10 | Retentores Intrarradiculares de Fibras

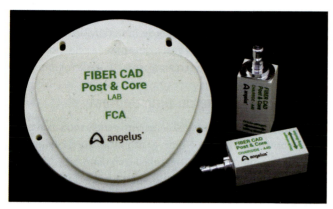

Figura 10.20 Discos e blocos em fibra de vidro para CAD-CAM (Angelus).

▪ Sistema de pinos coloridos para identificação

Os pinos D.T. Light Illusion® (Bisco) são pinos de fibra de quartzo, com dupla conicidade, cujos diferentes diâmetros são identificados por pinos de diferentes cores. Apesar de serem coloridos na bancada, a cor intrínseca do pino desaparece ao serem inseridos no conduto radicular, e este passa a mimetizar a estrutura dental. Caso haja a necessidade de remoção do pino de fibra para um retratamento endodôntico, o pino reassume sua coloração inicial ao ser molhado com água fria, facilitando a identificação durante procedimento de remoção.

CIMENTAÇÃO DE PINOS DE FIBRA DE VIDRO AOS CONDUTOS RADICULARES

A cimentação de pinos de fibra de vidro envolve três etapas fundamentais. A primeira é o preparo do conduto radicular para receber um pino de fibra de vidro; a segunda envolve o preparo da superfície do pino antes da cimentação; e a última envolve a cimentação propriamente dita. Para melhor compreensão dessa seção, deste capítulo, recomenda-se a leitura dos Capítulos 6, *Sistemas Adesivos*, e 12, *Cimentos Resinosos*.

▪ Etapa 1 | Preparo do conduto radicular

Antes de iniciar o preparo do conduto radicular, deve-se avaliar as condições do remanescente dental e realizar a seleção do tipo, comprimento, formato e diâmetro a ser empregado. A avaliação do remanescente coronário, tanto para dentes anteriores e posteriores, deve ser muito mais cuidadosa, pois em função da direção das cargas mastigatórias, pode-se ter maior chance de fratura. Isso é especialmente importante em dentes anteriores que apresenta uma chance três vezes maior de falha que em dentes posteriores restaurados com pinos de fibra de vidro.[50,51]

Remanescente coronário do dente

Dentes que apresentam muito pouco ou nenhum remanescente coronário não são indicados para a inserção de pinos pré-fabricados em função da pouca estrutura desses pinos na região cervical, a que mais sofre a ação de forças oblíquas.

Idealmente, os dentes que vão receber um pino de fibra de vidro devem ter algum remanescente coronário para possibilitar a construção de uma área de assentamento, comumente chamada de férula, um colar coronário de 360° que circunda as paredes axiais da dentina e que se estende coronalmente (Figura 10.21). A presença da férula permite o abraçamento da estrutura coronária remanescente pela futura restauração, aumentando a resistência à fratura de dentes cimentados com pinos de fibra de vidro[21,52-54] e permitindo uma distribuição mais homogênea das tensões mastigatórias pela raiz do elemento dental.[31,55]

O princípio biomecânico da férula pode ser observado no cotidiano. Por exemplo, barris que armazenam bebidas para envelhecimento têm um reforço ao redor de sua circunferência para evitar rompimento quando utilizado na sua capacidade máxima (Figura 10.22). É comum em malas de viagem pesadas, empregar uma cinta de reforço circunferencial ou mesmo cintas elásticas após cirurgias abdominais.

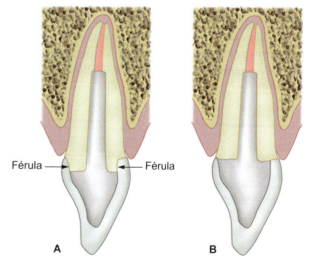

Figura 10.21 Dente anterior com pino de fibra de vidro. **A.** Presença da férula. **B.** Ausência de férula coronária.

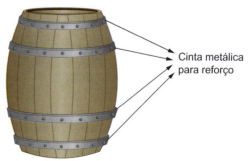

Figura 10.22 Barril de carvalho para armazenamento de bebida. As abraçadeiras metálicas têm a função de reforçar a estrutura do barril quando este estiver cheio de líquido.

Uma recente metanálise de estudos laboratoriais mostrou que a presença da férula, independentemente de sua altura (1, 2 ou 3 mm) aumenta a resistência à fratura de pinos de fibra de vidro e pinos metálicos tanto em dentes posteriores como em anteriores,[53] comparativamente à ausência de férula. Foi relatada maior longevidade de restaurações e de dentes restaurados com férula em alguns estudos clínicos.[56,57]

Como já apresentado, sabe-se que o conjunto restaurado (pino, núcleo e coroa protética) exerce uma ação de alavanca sobre a raiz dental. Quanto menor a quantidade de remanescente coronário, maior é o braço de alavanca na coroa dental, aumentando as tensões geradas na região apical. A férula atua reduzindo esse braço de alavanca, como observado na Figura 10.23.

Tipo de pino de fibra

Conforme já discutido, os pinos de fibra de vidro têm propriedades que se assemelham à dentina, então concentram menos tensões na estrutura dentária[31,35,55] e reduzem o risco de fraturas catastróficas, ou seja, fraturas que acontecem no terço médio e apical da raiz,[5-9] em especial quando comparados a pinos metálicos ou cerâmicos.

No entanto, em função de menor rigidez, os pinos de fibra de vidro produzem tensões de maior magnitude que os pinos metálicos na região cervical do dente.[36,35] Essa característica é indesejável em dentes pilares de prótese fixa extensas, já que a maior flexibilidade dos pinos pode facilitar a flexão da prótese em direção ao extremo gengival livre. Nesses casos, os pinos metálicos e cerâmicos podem ser a melhor alternativa.

Entre os diferentes tipos de fibras, que podem ser de carbono, vidro ou quartzo, os pinos de fibra de vidro ou quartzo têm uma estética mais favorável e devem ser a primeira opção, principalmente quando a região a ser restaurada for anterior.

Formato e diâmetro do pino de fibra

A maioria dos condutos radiculares têm canais radiculares cônicos, por isso o formato é mais anatômico que o cilíndrico e deve ser a primeira opção. Com relação ao diâmetro, este deve ser compatível com o diâmetro do conduto radicular. Apesar de pinos de maior calibre terem maior resistência à fratura que pinos de menor calibre, como visto anteriormente, é sempre melhor reduzir ao mínimo o desgaste da estrutura dental para receber o pino de fibra de vidro. Isso porque a resistência do conjunto raiz-pino-dente é maior quanto menor for o desgaste de estrutura dental e melhor a adaptação do pino de fibra às paredes do conduto radicular.[58]

A escolha do diâmetro do pino pode ser feita com o gabarito radiográfico fornecido por alguns fabricantes. Esse gabarito é colocado sobre a película radiográfica do conduto radicular e permite a seleção do pino mais adequado para cada caso específico (ver Figura 10.11).

Comprimento do pino de fibra de vidro

Antes de preparar o conduto radicular, deve-se manter um selamento apical de 3 a 5 mm de obturação endodôntica. O comprimento ideal do pino deve seguir alguns princípios

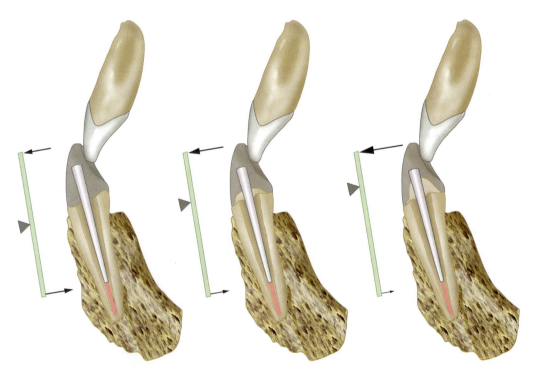

Figura 10.23 Dentes com diferentes alturas de remanescente coronário. Há um aumento do braço de alavanca na porção coronária em consequência da falta de remanescente coronário. Isso resulta em maior solicitação mecânica na região apical de dentes anteriores quando em função. (Adaptada de Muniz *et al.*, 2010.)[24]

biomecânicos desenvolvidos para os pinos metálicos:[24] deve ter 2/3 do comprimento total da raiz; ou deve ter implantação radicular igual ou maior que ao comprimento da coroa clínica do dente; ou ter implantação de metade do suporte ósseo do dente em questão (Figura 10.24).[24] Estudos recentes de análise de elemento finito mostraram que as tensões dentro das raízes cimentadas com pinos de fibra de vidro não são afetadas pelo comprimento do pino dentro do conduto radicular,[31] diferentemente dos pinos metálicos.

Entretanto, o aumento do comprimento do pino dentro do conduto aumenta a área de contato e, portanto, a retenção dentro do conduto radicular.[30,59] Sempre que possível, deve-se aumentar o comprimento do pino dentro do conduto radicular, respeitando o mínimo de selamento apical radicular, de 3 a 5 mm. Esses princípios biomecânicos devem ser seguidos até que mais estudos com pinos de fibra de vidro sejam realizados.

Preparo do conduto radicular

Após seleção do pino, o conduto radicular deve ser desobstruído com instrumentos aquecidos e brocas Gates-Glidden até o comprimento desejado. Na sequência, deve-se usar o alargador específico para o pino de fibra de vidro selecionado e realizar o preparo do conduto radicular no comprimento preestabelecido. Pode-se usar limitadores de silicone no alargador para guiar o comprimento do preparo. Esse procedimento deve ser feito com bastante irrigação com água para remover os detritos de dentina que se acumulam nas paredes do conduto e na região mais apical e que podem impedir o assentamento do pino de fibra de vidro. O conduto deve ser extensivamente lavado com água, e estará pronto para os procedimentos de adesão.

Embora as brocas para alargamento sejam os instrumentos rotatórios fornecidos pelos fabricantes de pinos de fibra de vidro, a *smear layer* produzida por esse instrumento é mais espessa e mais difícil de ser condicionada que a produzida com pontas diamantadas. Com isso, a resistência de pinos de fibra de vidro cimentados em canais radiculares preparados com brocas carbide é inferior à obtida em condutos radiculares preparados com pontas diamantadas de calibres semelhantes (Figura 10.25).[60]

Procedimento de adesão no conduto radicular

A adesão à dentina radicular é extremamente complexa. Além de acesso restrito, ela tem uma camada de *smear layer* mais complexa em função do tratamento químico e mecânico do tratamento endodôntico e dos produtos usados para essa finalidade.[61-64] Caso sejam empregados cimentos resinosos convencionais, deve-se realizar a aplicação de um sistema adesivo no conduto radicular e é necessário escolher o tipo de sistema adesivo a ser utilizado.

Em função das dificuldades técnicas envolvidas na abordagem de união de condicionamento e lavagem, como o condicionamento das paredes de dentina com ácido fosfórico, lavagem e remoção completa do ácido dentro do conduto radicular e manutenção da dentina úmida,[65-67] o uso de adesivos autocondicionantes é mais favorável do ponto de vista técnico e de resultados de resistência de união. De forma semelhante, o uso de adesivos universais no modo autocondicionante apresenta maior resistência de união que o mesmo adesivo no modo de condicionamento e lavagem.[60,63,65]

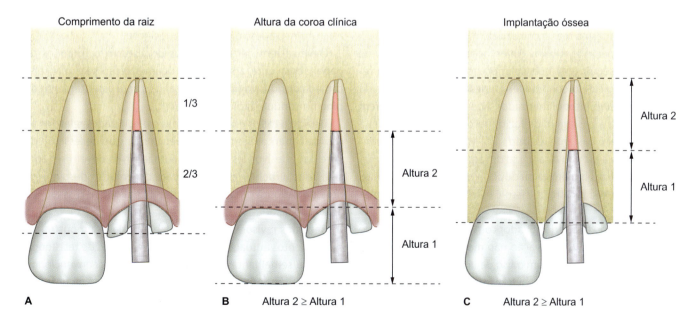

Figura 10.24 Princípios biomecânicos para preparo do conduto radicular antes da cimentação do pino em relação ao comprimento da raiz, altura da coroa clínica e implantação óssea. **A.** O comprimento do pino deve ter 2/3 do comprimento radicular. **B.** O comprimento do pino deve exceder o comprimento da coroa clínica. **C.** O comprimento do pino deve ter no mínimo metade do suporte ósseo dental. (Adaptada de Muniz *et al.*, 2010.)[24]

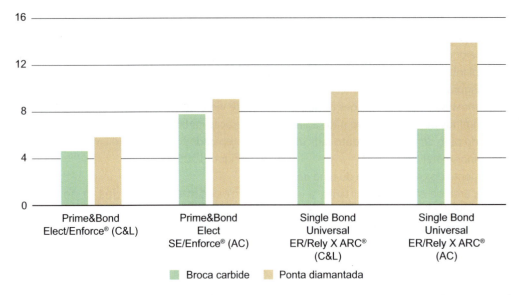

Figura 10.25 Resistência de união ao teste de *push-out* (MPa) de pinos de fibra de vidro cimentados com dois sistemas de cimentação, usando adesivos universais no modo de condicionamento e lavagem (C&L) e no modo autocondicionante (AC) após preparo do conduto com broca carbide ou com ponta diamantada. (Adaptada de Bakaus et al., 2019.)[60]

Em função da incompatibilidade entre adesivos simplificados e os cimentos resinosos de ativação química e dupla, adesivos de condicionamento e lavagem de três passos e adesivos autocondicionantes de dois passos são os ideais. Na ausência desses adesivos, os simplificados podem ser empregados desde que longos tempos de exposição de luz sejam aplicados para melhorar a polimerização da película de adesivo (e torná-la menos permeável) e o cimento resinoso de dupla ativação seja fotativado dentro de 5 minutos após inserção, a fim de evitar as incompatibilidades químicas e físicas. Outra opção são os adesivos universais, que têm menos chances de gerar incompatibilidades, associados com os cimentos resinosos de dupla ativação de mesma marca comercial.[68-70]

Outro aspecto técnico da cimentação de pinos de fibra de vidro é conseguir uma boa polimerização do adesivo na região mais apical do conduto, em função do difícil acesso da luz do aparelho fotopolimerizador. Apesar de os pinos serem translúcidos, a passagem de luz do fotopolimerizador para a região apical é bastante reduzida.[40,41] Muito embora em condições onde a luz não alcança se deva teoricamente usar materiais de ativação química ou dupla, a observação dos dados da literatura não mostra que isso é essencial para os sistemas adesivos.

A mistura do frasco do ativador com o adesivo simplificado para torná-lo de dupla ativação não melhora sua polimerização quando comparado com o uso de um adesivo puramente fotoativado,[64,71-73] tanto para a região cervical como apical do conduto radicular. Pode-se especular que os componentes de ativação química do cimento resinoso de dupla ativação auxiliam na polimerização do sistema adesivo em regiões em que a luz não alcança, entretanto, essa hipótese carece de confirmação científica.

Esses achados, e o fato de existirem poucas marcas comerciais de adesivos de dupla ativação no mercado, leva muitos clínicos a utilizarem adesivos fotoativados dentro do canal radicular, associando-os com cimentos resinosos de dupla ativação. O limitado acesso de luz deve ser compensado com maior densidade de energia radiante, alcançada com o uso de aparelhos fotopolimerizadores com maior irradiância e maiores tempos de exposição.[64,74-75] Quando uma elevada irradiância (1200 mW/cm^2) foi associada a um longo tempo de exposição (120 segundos), houve aumento da resistência de união, em especial na região apical.[64] Associado a isso, a melhor polimerização da camada de adesivo[64,74-75] reduz a incompatibilidade física entre o adesivo e o cimento resinoso.

Deve-se remover os excessos do adesivo com cones de papel absorvente, antes de sua polimerização para manter a camada de adesivo fina e viabilizar o correto assentamento do pino no conduto radicular.

Devido a todos estes problemas e dificuldades relativos ao uso de cimentos resinosos convencionais que necessitam de sistemas adesivos, os cimentos autoadesivos devem ser considerados a melhor alternativa para cimentação de pinos de fibra de vidro no canal radicular,[63,76] já que não necessitam de aplicação de adesivo.

Recentes revisões de estudos laboratoriais demonstraram que cimentos autoadesivos apresentam valores de resistência de união semelhantes aos cimentos resinosos convencionais associados a adesivos,[60,63,65,76] com a vantagem de ter uma técnica de aplicação muito mais simples. Essa simplicidade reduz a necessidade de grande conhecimento e treinamento para aplicação do material, deixando-o menos sensível à variável do operador. Gomes et al. (2013) demonstraram que, no emprego de cimentos autoadesivos, tanto dentistas especializados como estudantes foram capazes de alcançar valores de resistência de união semelhantes,[77] fato não observado para os cimentos resinosos convencionais.

Vale mencionar que, deve-se realizar apenas lavagem com água destilada antes da cimentação com os cimentos autoadesivos,[78-83] exceto se o fabricante especificar o uso de outra solução.

▪ Etapa 2 | Preparo da superfície do pino de fibra de vidro

Se não houvesse nenhuma manipulação do pino de fibra de vidro, nenhum tratamento superficial seria necessário para uma boa adesão entre o pino de fibra de vidro e o cimento resinoso, já que, em geral, a superfície do pino de fibra de vidro já vem silanizada da fábrica. Entretanto, há necessidade de testar a adaptação dos pinos de fibra de vidro dentro do canal radicular, e esse procedimento geralmente contamina a superfície do pino de vidro com resíduos, exigindo seu tratamento superficial antes da cimentação propriamente dita.

O primeiro passo, após preparo do conduto radicular, e antes da cimentação, deve ser a limpeza do pino de fibra de vidro. Uma recente revisão sistemática de estudos laboratoriais mostrou que a limpeza do pino de fibra de vidro é responsável por um aumento de 43% em sua retenção dentro do canal.[63] Substâncias inertes à superfície dos pinos, como álcool etílico 70% ou ácido fosfórico a 35%, podem ser utilizadas por promoverem essa limpeza superficial.

Entretanto, alguns autores[84] já demonstraram que esses pré-tratamentos não melhoram a resistência de união dos pinos ao conduto radicular, o que motivou o estudo de diferentes tratamentos mecânicos e químicos nas superfícies dos pinos de fibra de vidro, entre eles o condicionamento com ácido fluorídrico, jateamento com óxidos e aplicação de peróxido de hidrogênio. Contudo, não existe consenso sobre a melhor substância a ser aplicada.[85] Em geral, jateamento com óxidos de alumínio/silicatização (ver Capítulo 12, *Cimentos Resinosos*) ou condicionamento com ácido fluorídrico agridem a superfície dos pinos de fibra de vidro e a aplicação de peróxido de hidrogênio para ser efetiva necessita de um longo período de aplicação.[85,86]

Apesar de existir grande variedade de protocolos descritos para tratamento dos pinos de fibra de vidro, deve-se ter em mente que este não é o elo fraco da união. Em geral, a falha de união ocorre entre a interface do cimento resinoso e a dentina, não entre o cimento resinoso e o pino de fibra de vidro quando pinos de fibra de vidro são utilizados.[8,55] Assim, na ausência de evidências consensuais, sugere-se manter o procedimento o mais simples possível, realizando a limpeza do pino de fibra de vidro com álcool etílico.

Após a limpeza, um passo muito recomendado é a aplicação de uma camada de silano na superfície do pino por 1 minuto, seguido de aplicação de jato de ar para evaporação do solvente. Os resultados desse procedimento são controversos,[87-90] e parecem eficazes em aumentar a resistência se os procedimentos de condicionamento químicos e ou mecânicos,[88] descritos no Capítulo 12, *Cimentos Resinosos,* forem realizados. Na ausência desse condicionamento, a aplicação de silano não afeta a adesão dos pinos aos cimentos resinosos. É importante lembrar que o silano é capaz de estabelecer adesão química com grupamentos metacrilatos e não com grupamentos epóxicos. Assim, se o tipo de resina empregada para fabricação do pino de fibra de vidro for epóxica, a aplicação do silano não é útil e, por conseguinte, não é recomendada. Importante salientar que a maioria dos pinos de fibra de vidro são confeccionados com resina epóxica.[91]

Há autores que realizam a aplicação de uma camada de sistema adesivo ao redor do pino antes da cimentação.[86-92] Embora esse protocolo não prejudique a união do pino de fibra de vidro ao cimento resinoso, seu efeito em aumentar a resistência de união dessa interface ainda não foi comprovado, e esse passo pode ser suprimido.

Diante dos resultados presentes na literatura, sugere-se que o pino de fibra de vidro seja limpo com uma solução de etanol a 70% e que a aplicação de silano seja realizada somente quando houver algum condicionamento da superfície do pino, por exemplo, aplicação de peróxido de hidrogênio. A aplicação de adesivo não é recomendada.

▪ Etapa 3 | Cimentação propriamente dita

Conforme já mencionado, apesar de a translucidez de pinos de fibra de vidro ser considerada uma vantagem em relação a pinos opacos, a quantidade de luz que atravessa todo o comprimento do pino e alcança a região mais apical do conduto radicular é insuficiente para promover a fotoativação dos cimentos resinosos.[40,41] Ou seja, a quantidade de luz que atinge o terço apical é 6 mW/cm^2, cem vezes menor que a irradiância de luz necessária para fotoativar materiais resinosos (de 400 a 600 mW/cm^2) em tempos clínicos (20 a 40 segundos). Assim, ao realizar a cimentação de pinos intrarradiculares, deve-se empregar cimentos resinosos convencionais de dupla ativação ou quimicamente ativados, ou ainda os cimentos autoadesivos. Se os cimentos convencionais de dupla ativação forem os escolhidos, o profissional poderá também verificar se o caso clínico necessita ou não da construção de um núcleo, podendo utilizar um cimento resinoso convencional de dupla ativação indicado para núcleo. Para mais detalhes, ver Capítulo 12, *Cimentos Resinosos*.

Os cimentos de dupla ativação necessitam da mistura de duas pastas antes da aplicação. A mistura pode ser manual, em bloco de papel impermeável ou placa de vidro com espátula flexível, ou ainda ser realizado com ponteira de automistura quando o material é comercializado em bisnaga de corpo duplo. Em ambos os casos, o proporcionamento deve seguir a instrução do fabricante, e o tempo de mistura não deve ultrapassar o recomendado. Lembre-se de que a espatulação manual, apesar de mais barata, tem a desvantagem de incorporação de bolhas de ar, o que reduz as propriedades mecânicas do cimento resinoso[93,94] e pode propiciar maior descoloração e pigmentação com o tempo.

Já no sistema de corpo duplo, é possível utilizar ponteiras de automistura que permitem, quando associadas a uma ponteira adequada, a inserção diretamente dentro do canal radicular, em especial quando associadas a ponteiras específicas de endodontia.[93] Esse sistema reduz o tempo clínico e a possibilidades de erros, evitando o desperdício de material,[93] além de estar associado à melhoria da adesão às paredes do canal radicular.[63]

Apesar do uso de uma broca tipo Lentulo para a inserção do cimento resinoso dentro do canal poder ser utilizada, o seu uso parece aumentar a temperatura e, com isto, acelerar a presa do cimento resinoso, diminuindo o tempo de trabalho e, consequentemente, a resistência de união.[93] Assim, esse tipo de broca deve ser usada somente por clínicos mais experientes com o processo, e deve ser evitada por alunos iniciantes.

O cimento deve, então, ser levado e o pino inserido em posição. Remove-se os excessos da forma como já explicada anteriormente para os cimentos fotoativados. No caso dos cimentos de dupla ativação, deve-se aguardar pelo menos 3 a 5 minutos para o desenvolvimento da reação de polimerização química antes da fotoativação.[73,95-99]

ALTERNATIVAS RESTAURADORAS PARA TRATAMENTO DE CANAIS RADICULARES ALARGADOS

O processo de seleção de pinos de fibra de vidro em canais amplamente alargados é bastante desafiador na prática clínica. Mesmo tendo em mãos pinos com características de dupla conicidade, eles não são capazes de estabelecer um contato estreito com as paredes do conduto radicular nas regiões mais cervicais, enfraquecendo a resistência do conjunto raiz-pino-restauração.[59]

Embora esse assunto seja bastante técnico e fora do escopo deste livro, vale mencionar que alternativas técnicas para melhorar a adaptação de pinos de fibra de vidro pré-fabricados são empregados por alguns clínicos e resultados laboratoriais mostram resultados promissores.[28,100-103]

Uma das formas de melhorar a adaptação de pinos de fibra de vidro em canais alargados já foi discutida e se baseia na utilização de *pinos acessórios*. A segunda forma ocorre por meio da anatomização do pino pré-fabricado com resina composta direta. Nessa técnica, o conduto radicular é isolado com um lubrificante hidrossolúvel e uma resina composta é aderida ao pino, conformada no canal lubrificado e polimerizada, produzindo um *pino anatômico direto* (Figura 10.26). Há também sistemas de fibras de vidro para confecção de pinos anatômicos indiretos em que a impregnação das fibras por resina é feita em laboratório. Estes pinos são chamados de *pinos anatômicos indiretos*.[28,100-103]

Outra alternativa é por meio do *reforço da estrutura radicular* (Figura 10.27). Nessa técnica, em vez de se adicionar resina composta ao pino, adiciona-se resina composta nas paredes de dentina do conduto radicular antes da cimentação do pino de fibra de vidro pré-fabricado. Ao realizar o reforço da estrutura radicular, deve-se optar pelo uso de resinas *bulk-fill*,[104] por sua maior profundidade de polimerização.

De acordo com a técnica escolhida, deverão ser realizados alguns procedimentos prévios ao processo de cimentação. Por exemplo, se a técnica de pino anatômico direto for escolhida, os procedimentos de anatomização do pino pré-fabricado com resina composta direta devem ser feitos antes da aplicação do sistema adesivo dentro do canal radicular. Há um consenso na literatura de que em canais alargados, o uso de uma das técnicas anteriormente mencionadas resulta em maior resistência à fratura do conjunto e maior resistência de união do que deixar o cimento resinoso com uma camada espessa ao redor de um pino mal adaptado,[28,100-103] conforme pode ser visualizado na Figura 10.28.

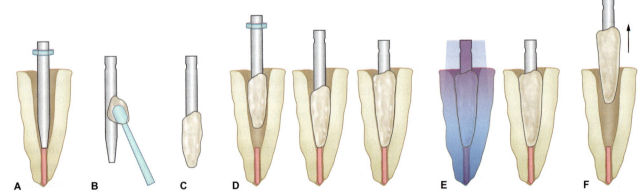

Figura 10.26 Sequência clínica para confecção de um pino anatômico direto. Após diagnóstico da necessidade de uma melhor adaptação do pino (**A**) e com o conduto radicular preparado de forma expulsiva, o pino de fibra de vidro é limpo com álcool e silanizado (**B**). Inicia-se a aplicação de resina composta na superfície do pino de fibra de vidro (**C**). No conduto radicular, preparado e isolado com um lubrificante hidrossolúvel, insere-se o pino com resina composta e realiza-se sua remoção até haver uma cópia do interior do conduto (**D**). Com o pino no interior do conduto, realiza-se a fotoativação do conjunto por um tempo de exposição prolongado (**E**). Remove-se o pino do conduto e faz-se uma fotoativação adicional. De agora em diante, todo o procedimento de cimentação é semelhante ao executado com um pino de fibra em canal justaposto, porém a superfície do pino anatomizado pode ser condicionada com ácido fosfórico seguido de aplicação de adesivo para adesão com o cimento resinoso. (Redesenhada de esquema gentilmente cedido pelo Dr. Júlio Chidoski, discente de pós-graduação da Universidade Estadual de Ponta Grossa [UEPG].)

CAPÍTULO 10 | Retentores Intrarradiculares de Fibras

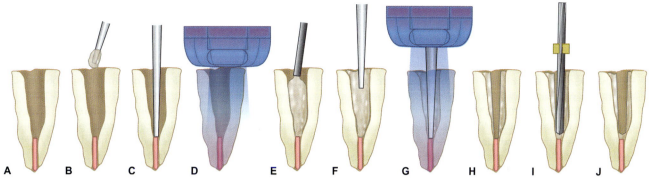

Figura 10.27 Sequência clínica de reforço radicular em canais alargados antes da cimentação do pino de fibra de vidro ao conduto radicular. Após preparo do conduto radicular (**A**), realiza-se a aplicação de um sistema adesivo autocondicionante (pode-se também empregar um adesivo de condicionamento e lavagem) (**B** e **C**) em toda a extensão do conduto, seguido de sua fotoativação (**D**). Na sequência, faz-se a inserção de uma resina composta *bulk-fill* no interior do conduto radicular (**E**), e com o auxílio do pino de vidro lubrificado com gel hidrossolúvel cria-se o espaço necessário para sua cimentação, através de sua inserção e remoção repetidas vezes (**F**). Na sequência, realiza-se a fotoativação da resina com o pino em posição (**G**), e o pino que estava lubrificado é removido do interior do conduto radicular (**H**). O conduto reforçado por resina é levemente preparado com a broca do fabricante (**I**), e, assim, o conduto radicular reforçado está pronto (**J**) para os procedimentos de cimentação do pino de fibra de vidro. (Redesenhada de esquema gentilmente cedido pelo Dr. Júlio Chidoski, discente de pós-graduação da Universidade Estadual de Ponta Grossa [UEPG].)

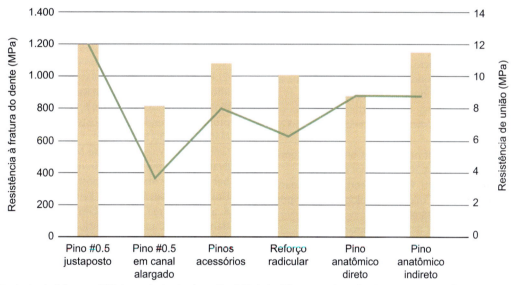

Figura 10.28 Resistência à fratura (MPa) e resistência de união (MPa) de diferentes tipos de técnicas restauradoras para canais excessivamente alargados. (Adaptada de Gomes *et al.*, 2014.)[28]

REFERÊNCIAS BIBLIOGRÁFICAS

1. Lamichhane A, Xu C, Zhang F-Q. Dental fiber-post resin base material: a review. The journal of advanced prosthodontics. 2014;6:60-65.*
2. Akkayan B, Gulmez T. Resistance to fracture of endodontically treated teeth restored with different post systems. J Prosthet Dent. 2002;87:431-437.
3. Hu YH, Pang LC, Hsu CC, Lau YH. Fracture resistance of endodontically treated anterior teeth restored with four post-and-core systems. Quintessence Int. 2003;34:349-353.
4. Toman M, Toksavul S, Sarikanat M, Nergiz I, Schmage P. Fracture resistance of endodontically treated teeth: effect of tooth coloured post material and surface conditioning. Eur J Prosthodont Restor Dent. 2010;18:23-30.
5. Bolla M, Muller-Bolla M, Borg C, Lupi-Pegurier L, Laplanche O, Leforestier E. WITHDRAWN: Root canal posts for the restoration of root filled teeth. The Cochrane database of systematic reviews. 2016;11:CD004623-CD004623.
6. Fokkinga WA, Kreulen CM, Vallittu PK, Creugers NH. A structured analysis of *in vitro* failure loads and failure modes of fiber, metal, and ceramic post-and-core systems. Int J Prosthodont. 2004;17:476-482.
7. Goodacre CJ. Carbon fiber posts may have fewer failures than metal posts. J Evid Based Dent Pract. 2010;10:32-34.
8. Marchionatti AME, Wandscher VF, Rippe MP, Kaizer OB, Valandro LF. Clinical performance and failure modes of pulpless teeth restored with posts: a systematic review. Braz Oral Res. 2017;31:e64.
9. Zhu Z, Dong XY, He S, Pan X, Tang L. Effect of post placement on the restoration of endodontically treated teeth: a systematic review. Int J Prosthodont. 2015;28:475-483.

*Sugestão de leitura para aprofundamento no tema.

10. Figueiredo FE, Martins-Filho PR, Faria ESAL. Do metal post-retained restorations result in more root fractures than fiber post-retained restorations? A systematic review and meta-analysis. J Endod. 2015;41:309-316.
11. Garcia EJ, Reis A, Arana-Correa BE, Sepulveda-Navarro WF, Higashi C, Gomes JC et al. Reducing the incompatibility between two-step adhesives and resin composite luting cements. J Adhes Dent. 2010;12:373-379.
13. D'Arcangelo C, De Angelis F, Vadini M, D'Amario M, Caputi S. Fracture resistance and deflection of pulpless anterior teeth restored with composite or porcelain veneers. J Endod. 2010;36:153-156.
14. Mangold JT, Kern M. Influence of glass-fiber posts on the fracture resistance and failure pattern of endodontically treated premolars with varying substance loss: an in vitro study. J Prosthet Dent. 2011;105:387-393.
15. Vallittu P. Fibre-reinforced composites in root canal anchoring: mechanical requirements. structure and properties of the fibre-reinforced composite. Int Dent S Afr. 2005;8.
16. Tanner J, Le Bell-Rönnlöf A-M. Fiber-reinforced dental materials in the restoration of root-canal treated teeth. In: Restoration of root canal-treated teeth: an adhesive dentistry perspective. Cham: Springer International Publishing, 2016:67-86.
17. Vallittu P, Ozcan M. A clinical guide to fibre reinforced composites (FRCs) in dentistry. Reino Unido: Woodhead Publishing, 2017.
18. Baba NZ, Golden G, Goodacre CJ. Nonmetallic prefabricated dowels: a review of compositions, properties, laboratory, and clinical test results. J Prosthodont. 2009;18:527-536.*
19. Cheleux N, Sharrock PJ. Mechanical properties of glass fiber-reinforced endodontic posts. Acta Biomaterialia. 2009;5:3224-3230.
20. Goracci C, Ferrari M. Current perspectives on post systems: a literature review. Aust Dent J. 2011;56 Suppl 1:77-83.*
21. Zicari F, Coutinho E, Scotti R, Van Meerbeek B, Naert I. Mechanical properties and micromorphology of fiber posts. Dental Materials. 2013;29:e45-e52.
22. Poskus LT, Sgura R, Parago FE, Silva EM, Guimaraes JG. Influence of post pattern and resin cement curing mode on the retention of glass fibre posts. Int Endod J. 2010;43:306-311.
23. Soares CJ, Pereira JC, Valdivia AD, Novais VR, Meneses MS. Influence of resin cement and post configuration on bond strength to root dentine. Int Endod J. 2012;45:136-145.
24. Muniz L. Reabilitação estética em dentes tratados endodonticamente: pinos de fibra e possibilidades clínicas conservadoras. São Paulo: Santos, 2010.
25. Cohen BI, Musikant BL, Deutsch AS. Comparison of retentive properties of four post systems. J Prosthet Dent. 1992;68:264-268.
26. Qualtrough AJ, Chandler NP, Purton DG. A comparison of the retention of tooth-colored posts. Quintessence Int. 2003;34:199-201.
27. Teixeira EC, Teixeira FB, Piasick JR, Thompson JY. An in vitro assessment of prefabricated fiber post systems. J Am Dent Assoc. 2006;137:1006-1012.
28. Gomes GM, Gomes OM, Gomes JC, Loguercio AD, Calixto AL, Reis A. Evaluation of different restorative techniques for filling flared root canals: fracture resistance and bond strength after mechanical fatigue. J Adhes Dent. 2014;16:267-276.

29. Lassila L, Keulemans F, Säilynoja E, Vallittu PK, Garoushi S. Mechanical properties and fracture behavior of flowable fiber reinforced composite restorations. Dental Materials. 2018;34:598-606.
30. Macedo VC, Faria e Silva AL, Martins LR. Effect of cement type, relining procedure, and length of cementation on pull-out bond strength of fiber posts. J Endod. 2010;36:1543-1546.
31. Santos-Filho PC, Verissimo C, Soares PV, Saltarelo RC, Soares CJ, Marcondes Martins LR. Influence of ferrule, post system, and length on biomechanical behavior of endodontically treated anterior teeth. J Endod. 2014;40:119-123.
32. Meira JB, Esposito CO, Quitero MF, Poiate IA, Pfeifer CS, Tanaka CB et al. Elastic modulus of posts and the risk of root fracture. Dent Traumatol. 2009;25:394-398.
33. Mannocci F, Sherriff M, Watson TF. Three-point bending test of fiber posts. J Endod. 2001;27:758-761.
34. Ona M, Wakabayashi N, Yamazaki T, Takaichi A, Igarashi Y. The influence of elastic modulus mismatch between tooth and post and core restorations on root fracture. Int Endod J. 2013;46:47-52.
35. Santos AF, Meira JB, Tanaka CB, Xavier TA, Ballester RY, Lima RG et al. Can fiber posts increase root stresses and reduce fracture? J Dent Res. 2010;89:587-591.
36. Pegoretti A, Fambri L, Zappini G, Bianchetti M. Finite element analysis of a glass fibre reinforced composite endodontic post. Biomaterials. 2002;23:2667-2682.
37. Novais VR, Quagliatto PS, Bona AD, Correr-Sobrinho L, Soares CJ. Flexural modulus, flexural strength, and stiffness of fiber-reinforced posts. Indian J Dent Res. 2009;20:277-281.
38. Plotino G, Grande NM, Bedini R, Pameijer CH, Somma F. Flexural properties of endodontic posts and human root dentin. Dent Mater. 2007;23:1129-1135.
39. Galhano GA, Valandro LF, de Melo RM, Scotti R, Bottino MA. Evaluation of the flexural strength of carbon fiber-, quartz fiber-, and glass fiber-based posts. J Endod. 2005;31:209-211.
40. Dos Santos Alves Morgan LF, Peixoto RT, de Castro Albuquerque R, Santos Correa MF, de Abreu Poletto LT, Pinotti MB. Light transmission through a translucent fiber post. J Endod. 2008;34:299-302.
41. Goracci C, Corciolani G, Vichi A, Ferrari M. Light-transmitting ability of marketed fiber posts. J Dent Res. 2008;87:1122-1126.
42. Furtos G, Baldea B, Silaghi-Dumitrescu L. Development of new radiopaque glass fiber posts. Mater Sci Eng C Mater Biol Appl. 2016;59:855-862.
43. Goracci C, Juloski J, Schiavetti R, Mainieri P, Giovannetti A, Vichi A et al. The influence of cement filler load on the radiopacity of various fibre posts ex vivo. Int Endod J. 2015;48:60-67.
44. Kaval ME, Akin H, Guneri P. Radiopacity of Esthetic Post Materials: Evaluation with Digital Analysis Technique. J Prosthodont. 2017;26:455-459.
45. Rodrigues E, Salzedas LM, Delbem AC, Pedrini D. Evaluation of the radiopacity of esthetic root canal posts. J Esthet Restor Dent. 2014;26:131-138.
46. Eid RY, Koken S, Baba NZ, Ounsi H, Ferrari M, Salameh Z. Effect of fabrication technique and thermal cycling on the bond strength of CAD/CAM milled custom fit anatomical post and cores: an in vitro study. Journal of Prosthodontics. 2019;0.
47. Oguz Ahmet BS, Egilmez F, Ergun G, Cekic Nagas I. Surface treatment effects on bond strength of CAD/CAM fabricated posts to root canal dentin. Am J Dent. 2019;32:113-117.
48. Tsintsadze N, Juloski J, Carrabba M, Tricarico M, Goracci C, Vichi A et al. Performance of CAD/CAM fabricated fiber posts in

---
*Sugestão de leitura para aprofundamento no tema.

oval-shaped root canals: an *in vitro* study. Am J Dent. 2017;30: 248-254.
49. Falcao Spina DR, Goulart da Costa R, Farias IC, da Cunha LG, Ritter AV, Gonzaga CC et al. CAD/CAM post-and-core using different esthetic materials: Fracture resistance and bond strengths. Am J Dent. 2017;30:299-304.
50. Naumann M, Blankenstein F, Dietrich T. Survival of glass fibre reinforced composite post restorations after 2 years-an observational clinical study. J Dent. 2005;33:305-312.
51. Naumann M, Blankenstein F, Kiessling S, Dietrich T. Risk factors for failure of glass fiber-reinforced composite post restorations: a prospective observational clinical study. Eur J Oral Sci. 2005;113:519-524.
52. Akkayan B. An *in vitro* study evaluating the effect of ferrule length on fracture resistance of endodontically treated teeth restored with fiber-reinforced and zirconia dowel systems. J Prosthet Dent. 2004;92:155-162.
53. Skupien J, Luz M, Pereira-Cenci T. Ferrule effect: a meta-analysis. JDR Clinical & Translational Research. 2016;1.
54. Tan PL, Aquilino SA, Gratton DG, Stanford CM, Tan SC, Johnson WT et al. In vitro fracture resistance of endodontically treated central incisors with varying ferrule heights and configurations. J Prosthet Dent. 2005;93:331-336.
55. Verissimo C, Simamoto Junior PC, Soares CJ, Noritomi PY, Santos-Filho PC. Effect of the crown, post, and remaining coronal dentin on the biomechanical behavior of endodontically treated maxillary central incisors. J Prosthet Dent. 2014;111: 234-246.
55. Wang X, Shu X, Zhang Y, Yang B, Jian Y, Zhao K. Evaluation of fiber posts vs metal posts for restoring severely damaged endodontically treated teeth: a systematic review and meta-analysis. Quintessence Int. 2019;50:8-20.*
56. Cagidiaco MC, Garcia-Godoy F, Vichi A, Grandini S, Goracci C, Ferrari M. Placement of fiber prefabricated or custom made posts affects the 3-year survival of endodontically treated premolars. Am J Dent. 2008;21:179-184.
57. Mancebo JC, Jimenez-Castellanos E, Canadas D. Effect of tooth type and ferrule on the survival of pulpless teeth restored with fiber posts: a 3-year clinical study. Am J Dent. 2010;23:351-356.
58. Gomes GM, Rezende EC, Gomes OM, Gomes JC, Loguercio AD, Reis A. Influence of the resin cement thickness on bond strength and gap formation of fiber posts bonded to root dentin. J Adhes Dent. 2014;16:71-78.
59. Webber MB, Michida SM, Marson FC, de Oliveira GC, Silva Cde O. Analysis of bond strength by pull out test on fiber glass posts cemented in different lengths. J Int Oral Health. 2015; 7:7-12.
60. Bakaus TE, Gruber YL, Reis A, Gomes JC, Gomes GM. Bonding properties of universal adhesives to root canals prepared with different rotary instruments. J Prosthet Dent. 2019;121: 298-305.
61. Breschi L, Mazzoni A, Dorigo EDS, Ferrari M. Adhesion to intraradicular dentin: a review. J Adhes Sci Technol. 2009;23:1053-1083.
62. Reis A, Loguercio AD, Bitter K, Jorge P. In: Restoration of root canal-treated teeth. Suíça: Springer. 2016:137-151.
63. Skupien JA, Sarkis-Onofre R, Cenci MS, Moraes RR, Pereira-Cenci T. A systematic review of factors associated with the retention of glass fiber posts. Braz Oral Res. 2015;29:1-8.

*Sugestão de leitura para aprofundamento no tema.

64. Szesz A, Cuadros-Sanchez J, Hass V, da Cruz GK, Arrais CA, Reis A et al. Influence of delivered radiant exposure values on bonding of fiber posts to root canals. J Adhes Dent. 2015;17:181-188.
65. Gruber YL, Bakaus TE, Gomes OMM, Reis A, Gomes GM. Effect of dentin moisture and application mode of universal adhesives on the adhesion of glass fiber posts to root canal. J Adhes Dent. 2017;19:385-393.
66. Rezende EC, Gomes GM, Szesz AL, da Silveira Bueno CE, Reis A, Loguercio AD. Effects of dentin moisture on cementation of fiber posts to root canals. J Adhes Dent. 2016;18:29-34.
67. Salas MM, Bocangel JS, Henn S, Pereira-Cenci T, Cenci MS, Piva E et al. Can viscosity of acid etchant influence the adhesion of fibre posts to root canal dentine? Int Endod J. 2011;44: 1034-1040.
68. Bolhuis PB, de Gee AJ, Kleverlaan CJ, El Zohairy AA, Feilzer AJ. Contraction stress and bond strength to dentin for compatible and incompatible combinations of bonding systems and chemical and light-cured core build-up resin composites. Dent Mater. 2006;22:223-233.
69. Chen L, Suh BI. Effect of hydrophilicity on the compatibility between a dual-curing resin cement and one-bottle simplified adhesives. J Adhes Dent. 2013;15:325-331.
70. Gutierrez MF, Sutil E, Malaquias P, de Paris Matos T, de Souza LM, Reis A et al. Effect of self-curing activators and curing protocols on adhesive properties of universal adhesives bonded to dual-cured composites. Dent Mater. 2017;33:775-787.
71. Cavalcanti SC, de Oliveira MT, Arrais CA, Giannini M. The effect of the presence and presentation mode of coinitiators on the microtensile bond strength of dual-cured adhesive systems used in indirect restorations. Oper Dent. 2008;33:682-689.
72. Faria-e-Silva AL, Casselli DS, Lima GS, Ogliari FA, Piva E, Martins LR. Kinetics of conversion of two dual-cured adhesive systems. J Endod. 2008;34:1115-1118.
73. Faria-e-Silva AL, Fabião MM, Arias VG, Martins LRM. Activation mode effects on the shear bond strength of dual-cured resin cements. Oper Dent. 2010;35:515-521.
74. Aksornmuang J, Nakajima M, Foxton RM, Tagami J. Effect of prolonged photo-irradiation time of three self-etch systems on the bonding to root canal dentine. J Dent. 2006;34:389-397.
75. Thitthaweerat S, Nakajima M, Foxton RM, Tagami J. Effect of waiting interval on chemical activation mode of dual-cure one-step self-etching adhesives on bonding to root canal dentin. J Dent. 2012;40:1109-1118.
76. Sarkis-Onofre R, Skupien JA, Cenci MS, Moraes RR, Pereira-Cenci T. The role of resin cement on bond strength of glass-fiber posts luted into root canals: a systematic review and meta-analysis of *in vitro* studies. Oper Dent. 2014;39:E31-44.
77. Gomes GM, Gomes OM, Reis A, Gomes JC, Loguercio AD, Calixto AL. Effect of operator experience on the outcome of fiber post cementation with different resin cements. Oper Dent. 2013;38:555-564.
78. Baena E, Flores A, Ceballos L. Influence of root dentin treatment on the push-out bond strength of fiber posts. Odontology. 2017;105:170-177.
79. Di Hipolito V, Rodrigues FP, Piveta FB, Azevedo L da C, Bruschi Alonso RC, Silikas N et al. Effectiveness of self-adhesive luting cements in bonding to chlorhexidine-treated dentin. Dent Mater. 2012;28:495-501.
80. Faria-e-Silva AL, Menezes M de S, Silva FP, Reis GR, Moraes RR. Intrarradicular dentin treatments and retention of fiber posts with self-adhesive resin cements. Braz Oral Res. 2013;27:14-19.

81. Hiraishi N, Yiu CK, King NM, Tay FR. Effect of 2% chlorhexidine on dentin microtensile bond strengths and nanoleakage of luting cements. J Dent. 2009;37:440-448.
82. Kambara K, Nakajima M, Hosaka K, Takahashi M, Thanatvarakorn O, Ichinose S et al. Effect of smear layer treatment on dentin bond of self-adhesive cements. Dent Mater J. 2012;31:980-987.
83. Lima JF, Lima AF, Humel MM, Paulillo LA, Marchi GM, Ferraz CC. Influence of irrigation protocols on the bond strength of fiber posts cemented with a self-adhesive luting agent 24 hours after endodontic treatment. Gen Dent. 2015;63:22-26.
84. Valdivia AD, Novais VR, Menezes Mde S, Roscoe MG, Estrela C, Soares CJ. Effect of surface treatment of fiberglass posts on bond strength to root dentin. Braz Dent J. 2014;25:314-320.
85. Bitter K. In: Restoration of root canal-treated teeth. Suíça: Springer. 2016:181-203.
86. Monticelli F, Osorio R, Sadek FT, Radovic I, Toledano M, Ferrari M. Surface treatments for improving bond strength to prefabricated fiber posts: a literature review. Oper Dent. 2008;33: 346-355.*
87. Bitter K, Noetzel J, Neumann K, Kielbassa AM. Effect of silanization on bond strengths of fiber posts to various resin cements. Quintessence Int. 2007;38:121-128.
88. Moraes AP, Sarkis-Onofre R, Moraes RR, Cenci MS, Soares CJ, Pereira-Cenci T. Can silanization increase the retention of glass-fiber posts? A systematic review and meta-analysis of in vitro studies. Oper Dent. 2015;40:567-580.
89. Perdigao J, Gomes G, Lee IK. The effect of silane on the bond strengths of fiber posts. Dent Mater. 2006;22:752-758.
90. Tian Y, Mu Y, Setzer FC, Lu H, Qu T, Yu Q. Failure of fiber posts after cementation with different adhesives with or without silanization investigated by pullout tests and scanning electron microscopy. J Endod. 2012;38:1279-1282.
91. Perdigão J. In: Restoration of root canal-treated teeth. Suíça: Springer. 2016:101-136.
92. Dietschi D, Ardu S, Rossier-Gerber A, Krejci I. Adaptation of adhesive post and cores to dentin after in vitro occlusal loading: evaluation of post material influence. J Adhes Dent. 2006;8: 409-419.
93. Silva NRD, Rodrigues MP, Bicalho AA, Soares PBF, Price RB, Soares CJ. Effect of resin cement mixing and insertion method into the root canal on cement porosity and fiberglass post bond strength. J Adhes Dent. 2019;21:37-46.
94. Sulaiman TA, Abdulmajeed AA, Altitinchi A, Ahmed SN, Donovan TE. Mechanical properties of resin-based cements with different dispensing and mixing methods. J Prosthet Dent. 2018;119:1007-1013.
95. D'Alpino PHP, Silva MS, Vismara MVG, Di Hipolito V, Gonzalez AHM, de Oliveira Graeff CF. The effect of polymerization mode on monomer conversion, free radical entrapment, and interaction with hydroxyapatite of commercial self-adhesive cements. J Mech Behav Biomed Mater. 2015;46:83-92.
96. Faria-e-Silva AL, Peixoto AC, Borges MG, Menezes MS, Moraes RR. Immediate and delayed photoactivation of self-adhesive resin cements and retention of glass-fiber posts. Braz Oral Res. 2014;28:1-6.
97. Faria-e-Silva AL, Piva E, Lima GS, Boaro LC, Braga RR, Martins LR. Effect of immediate and delayed light activation on the mechanical properties and degree of conversion in dual-cured resin cements. J Oral Sci. 2012;54:261-266.
98. Khoroushi M, Sheikhi M, Khalilian-Gourtani A, Soleimani B. Effect of root canal rinsing protocol on dentin bond strength of two resin cements using three different method of test. J Clin Exp Dent. 2016;8:e246.
99. Soares CJ, Faria ESAL, Rodrigues MP, Vilela ABF, Pfeifer CS, Tantbirojn D et al. Polymerization shrinkage stress of composite resins and resin cements – What do we need to know? Braz Oral Res. 2017;31:e62.
100. Anchieta RB, Rocha EP, Almeida EO, Freitas AC, Jr., Martin M, Jr., Martini AP et al. Influence of customized composite resin fibreglass posts on the mechanics of restored treated teeth. Int Endod J. 2012;45:146-155.
101. Bonfante G, Kaizer OB, Pegoraro LF, do Valle AL. Fracture strength of teeth with flared root canals restored with glass fibre posts. Int Dent J. 2007;57:153-160.
102. Latempa AM, Almeida SA, Nunes NF, da Silva EM, Guimaraes JG, Poskus LT. Techniques for restoring enlarged canals: an evaluation of fracture resistance and bond strength. Int Endod J. 2015;48:28-36.
103. Webber MBF, Bernardon P, França FMG, Amaral FLB, Basting RT, Turssi CP. Oval versus circular-shaped root canals: bond strength reached with varying post techniques. Brazilian Dental Journal. 2018;29:335-341.
104. Bakaus TE, Gruber YL, Reis A, Gomes OMM, Gomes GM. Bond strength values of fiberglass post to flared root canals reinforced with different materials. Brazilian Oral Research. 2018;32.

*Sugestão de leitura para aprofundamento no tema.

CAPÍTULO 11
Agentes para Clareamento Dental

Alessandra Reis, Carlos Francci e Alessandro Dourado Loguercio

INTRODUÇÃO

Desde períodos tão remotos quanto a Antiguidade, dentes brancos sempre foram associados a distinção e nobreza. Os romanos usavam uma pasta de leite de cabra e urina para clarear os dentes. Os egípcios usavam pedra-pomes e vinagre de vinho. Os médicos do século XII recomendavam que os pacientes usassem sálvia e sal ou esfregassem os dentes com flores para clareá-los.

O primeiro tratamento clareador documentado, em 1848, baseava-se no uso de um cloreto aplicado sobre um dente não vital.[1] Inúmeras substâncias com potencial oxidante foram propostas para tal uso: cloreto de alumínio, ácido oxálico, pirozona, peróxido de hidrogênio, peróxido de sódio, entre outros. Um agente redutor, o ácido sulfúrico, também chegou a ser utilizado.

Os agentes clareadores eram classificados de acordo com sua efetividade sobre as diferentes manchas. Por exemplo, o ácido oxálico era um eficaz removedor de manchas metálicas. O cloro era indicado para remoção de manchas por prata e cobre causada por restaurações de amálgama. A amônia era empregada para remoção de manchas de iodo causadas pelo tratamento de canal. Cianeto de potássio, apesar de muito tóxico, também foi empregado para remoção de manchamento produzido por restaurações metálicas.[2] Nessa época, o enfoque do clareamento era para dentes não vitais. Aos poucos, a maioria dessas substâncias caiu em desuso devido aos seus efeitos adversos às estruturas dentárias.

O peróxido de hidrogênio, agente mais empregado atualmente no clareamento dental, foi primeiramente relatado em 1884, e a introdução de técnicas de clareamento mais simples e seguras iniciou-se com um ortodontista chamado Bill Klusmier, no fim dos anos 1960. O profissional recomendou a aplicação de *gly-oxide*, um antisséptico contendo peróxido de carbamida 10% no posicionador ortodôntico durante à noite para facilitar a reparação gengival. Ele observou, além da melhoria da saúde gengival, que os dentes ficaram mais claros.[2]

Outras pesquisas com o peróxido de carbamida 10% resultaram na publicação da técnica de clareamento dental caseira por Haywood e Heymann, em 1989,[3] considerado o grande marco inicial do clareamento de dentes vitais. A partir desse estudo, inúmeras pesquisas sobre agentes clareadores e técnicas clareadoras foram realizadas, permitindo o conhecimento atual do clareamento de dentes vitais e não vitais.

Este capítulo visa a descrever os agentes para clareamento dental mais empregados atualmente, listando suas vantagens, desvantagens, modo de ação e técnicas caseiras e em consultório.

ETIOLOGIA DAS ALTERAÇÕES DE COR DENTAL

Apesar de o principal objetivo deste capítulo ser a descrição dos materiais usados para clareamento dental, uma breve explicação sobre as alterações de cor se faz necessária, para que o clínico em formação perceba que nem todos os tipos de alterações cromáticas nos dentes são tratados com técnicas de clareamento dental (Tabela 11.1).

Na literatura, vários autores propõem algumas divisões didáticas sobre o assunto para torná-lo mais compreensível ao leitor. Uma das classificações mais empregadas é a divisão em alterações intrínsecas e extrínsecas, descritas na sequência.

TABELA 11.1
Opções de tratamento das diversas alterações cromáticas extrínsecas.

Alterações cromáticas extrínsecas	Sugestão de tratamento
Escurecimento causado por substâncias cromógenas advindas da dieta alimentar, com características mais localizadas em determinadas regiões	Profilaxia com pedra-pomes e água, pasta profilática ou aplicação de jato de bicarbonato
Escurecimento ocasionado por consumo de tabaco com característica localizada	Profilaxia com pedra-pomes e água, pasta profilática ou aplicação de jato de bicarbonato
Presença de cálculo supragengival	Raspagem coronária para remover o cálculo e alisamento da superfície
Presença de placa bacteriana	Profilaxia com pedra-pomes e água, pasta profilática ou aplicação de jato de bicarbonato

Alterações cromáticas extrínsecas

Podem ocorrer pela ação de substâncias cromógenas, tanto da dieta como de outros elementos externos, que se depositam sobre a superfície do dente ou entre o dente e a película adquirida,[4] apesar de algumas terem sido mensuradas na dentina, como a nicotina presente no tabaco, por exemplo.[5]

O consumo frequente de líquidos como café, chá e bebidas artificiais ricas em corantes, é considerado um fator potencialmente escurecedor da estrutura dental.[6] Também se enquadram nessa categoria o tabaco e seus derivados, cremes dentais e enxaguatórios bucais com clorexidina na sua composição.[7] A exposição a certos sais metálicos ou a ingestão de medicamentos também podem acarretar alterações cromáticas extrínsecas.[8,9]

Essas substâncias cromógenas presentes na dieta alimentar, causam alteração cromática do dente por meio de sua deposição na superfície. Por apresentarem característica aniônica, elas podem se ligar aos cátions adsorvidos na superfície dental.[10]

O prognóstico de um tratamento para remover as alterações cromáticas extrínsecas da estrutura dental costuma ser favorável. O tratamento é realizado por meio de remoção mecânica, ou seja, profilaxia dental com agentes abrasivos, como a pedra-pomes. A Tabela 11.1 apresenta algumas situações clínicas de alterações cromáticas extrínsecas da estrutura dental e as respectivas sugestões para seu tratamento.

Alterações cromáticas intrínsecas

Didaticamente, essas alterações cromáticas podem se classificar em pré-eruptivas e pós-eruptivas. Nas primeiras, há formação ou aumento na concentração de determinada substância no organismo, em função de um problema sistêmico ou do tratamento de alguma enfermidade, que se deposita na estrutura dental em formação. A seguir, são detalhados alguns exemplos.

No caso da porfiria congênita, ocorre um erro no metabolismo da porfirina, precursor da hemoglobina, e seu excesso no organismo leva ao acúmulo em ossos, células sanguíneas, urina e estrutura dental. Isso provoca coloração vermelha-acastanhada no dente, facilmente diagnosticada sob incidência de luz ultravioleta, apresentando-se com cor vermelho-fluorescente.[11]

Na hepatite neonatal, existe deficiência no metabolismo da bilirrubina, e o depósito dessa substância na estrutura dental em formação ocasiona uma coloração amarela-esverdeada.[12] Nos casos de amelogênese imperfeita, dentinogênese imperfeita e hipoplasia de esmalte, ocorre uma alteração na formação das estruturas de esmalte e/ou dentina. Na amelogênese imperfeita, os dentes podem apresentar desde a coloração amarela até marrom, enquanto na dentinogênese imperfeita, apresentam-se com coloração de azulada a marrom, dependendo da gravidade.[13]

As manchas causadas por hipoplasia de esmalte normalmente são esbranquiçadas devido à formação de um esmalte com deficiências na matriz ou no processo de mineralização,[14] porém em grau grave podem apresentar-se amarelados.

A ingestão de tetraciclina e seus derivados, ou flúor, no período de formação dentária pode produzir alterações na estrutura durante a formação dental. A molécula de tetraciclina, por exemplo, liga-se às moléculas de cálcio, formando outra molécula, a de ortofosfato de tetraciclina, que altera a cor da estrutura dental,[15] tornando-a mais acinzentada, característica de dentes com manchamento por tetraciclina. A ingestão excessiva e frequente de flúor durante a formação dental pode produzir fluorose, caracterizada por manchas esbranquiçadas em graus leves até amarronzadas em graus graves.[16]

As alterações cromáticas ocasionadas por hemorragia pulpar, envelhecimento dental, reabsorção dentinária interna e radicular são consideradas pós-eruptivas, pois acometem dentes já irrompidos. O extravasamento de sangue na câmara pulpar pode ocorrer por lesões como traumatismos. A hemólise das células sanguíneas libera sulfeto de ferro, que se agrega à estrutura dental, proporcionando uma coloração enegrecida.[17]

Ao longo da vida, os dentes sofrem deposição contínua de dentina secundária, levando a uma redução da câmara pulpar. Além disso, a dentina se modifica com redução do diâmetro dos túbulos dentinários e aumento da mineralização do substrato. Sua cor se torna mais saturada, o que se torna evidente com o desgaste progressivo do esmalte, que passa a transparecer a cor cromatizada da dentina.

Estudos clínicos de seção transversal demonstram o que o conhecimento empírico já havia observado: os dentes tendem a se tornar amarelo-escuros e avermelhados com a idade. Somente a idade representa 45% da variação da cor dental no parâmetro de luminosidade.[18,19] Como pessoas com mais idade costumam apresentar dentes mais escuros, o clareamento dental passou a ser uma opção cosmética para rejuvenescimento e é um dos motivos pelos quais muitos pacientes procuram por essa técnica.

O tratamento das alterações cromáticas intrínsecas é variado e depende muito do quão acometida se encontra a estrutura dental. Como pode ser visualizado na Tabela 11.2, grande parte das alterações cromáticas não são solucionadas somente com o clareamento dental e reconhecer as situações clínicas que podem ser melhoradas com o tratamento clareador é imprescindível para o sucesso no tratamento.

TÉCNICAS DE CLAREAMENTO DENTAL

A fim de padronizar os termos usados no capítulo, é necessário fazer uma breve classificação das técnicas para clareamento dental. Mais detalhes sobre o passo a passo de cada técnica serão vistos mais adiante.

TABELA 11.2
Classificação das alterações cromáticas intrínsecas.

Alterações cromáticas intrínsecas	Exemplos	Sugestão de tratamento
Pré-eruptivas	Porfiria congênita	Restaurador e/ou protético
	Hepatite neonatal	Restaurador e/ou protético
	Amelogênese imperfeita	Restaurador e/ou protético
	Dentinogênese imperfeita	Restaurador e/ou protético
	Hipoplasia de esmalte	Restaurador e/ou protético
	Manchas por tetraciclina ou derivados	Clareamento dental em casos leves e facetas e coroas em casos mais graves
	Manchas originadas por fluorose	Microabrasão dental em casos leves e restauração em casos mais graves
Pós-eruptivas	Hemorragia pulpar	Tratamento endodôntico e clareamento interno
	Reabsorção dentinária interna ou radicular	Tratamento endodôntico com uso de agentes alcalinos para paralisar reabsorção
	Envelhecimento fisiológico	Tratamento clareador

Uma das classificações mais frequentes utilizada nas técnicas de clareamento se refere à condição do elemento dental que receberá o clareamento. As técnicas podem ser realizadas em dentes vitalizados, quando realizadas em dentes com vitalidade pulpar, ou em dentes desvitalizados, quando o clareamento é realizado em um elemento dental com tratamento endodôntico. Nos dentes vitalizados, o clareamento é realizado em vários dentes simultaneamente tanto no arco superior quanto no inferior.

Podem ser classificadas em:

Técnica caseira (*at-home*). O clareamento é feito em casa pelo próprio paciente, sob supervisão de um dentista, geralmente com moldeiras para clareamento individualizadas, com agentes clareadores em baixas concentrações.

Técnica de consultório (*in-office*). O clareamento é feito em consultório odontológico pelo próprio dentista, com agentes clareadores em altas concentrações, após proteção dos tecidos moles com barreiras gengivais.

Técnica associada (*jump-start* ou *power bleaching*). Associação da técnica de consultório com a caseira. Geralmente, a técnica de consultório é realizada em uma primeira sessão, seguido da técnica caseira até atingir o resultado desejado.

Técnica sem supervisão (*over-the-counter*). Nessa técnica, o próprio paciente adquire seu produto em farmácia e ele mesmo, sem supervisão profissional, realiza o clareamento dental. Agências regulatórias no Brasil[20] e na União Europeia,[21] já restringiram o uso de diversos agentes clareadores sem supervisão para proteger a população dos efeitos adversos. Porém em alguns países, como nos EUA, a venda de produtos clareadores é livre e é a técnica corriqueiramente empregada pela população por seu custo reduzido.

Em dentes desvitalizados, o clareamento é geralmente feito em um único elemento dental, o que apresenta coloração diferente dos demais dentes do arco dental. As técnicas para esse propósito são:

Técnica *walking bleach*. O agente clareador é colocado no interior da câmara pulpar do dente escurecido, mantido por alguns dias, e o produto é trocado regularmente em consultório odontológico até alcançar a cor desejada.

Técnica *inside/outside*. Assemelha-se à técnica de clareamento caseiro de dentes vitalizados. O produto clareador é inserido no interior da câmara pulpar e na superfície vestibular do dente acometido e mantido em posição com o uso de uma moldeira para clareamento. Esse procedimento é repetido diariamente e supervisionado pelo dentista até alcançar a cor desejada.

Técnica de consultório (*power bleaching*). Assemelha-se à técnica de clareamento de consultório de dentes vitalizados. O agente clareador é aplicado tanto na superfície vestibular como dentro da câmara pulpar. Geralmente é associada a uma das duas técnicas anteriores.

A despeito das tentativas de traduzir o nome das técnicas, as traduções não são corriqueiramente empregadas, por isso, neste capítulo, serão utilizados os termos em inglês. Mais detalhes sobre cada uma das técnicas serão apresentados adiante.

QUÍMICA DO CLAREAMENTO DENTAL

Todos os produtos para clareamento dental são compostos por substâncias ativas, responsáveis pelo clareamento dental. Além dessas substâncias, há outros componentes no gel clareador, cada um exercendo diferentes funções. Inicialmente, serão descritos os ingredientes ativos presentes nos produtos clareadores e, na sequência, outros ingredientes e suas funções.

Atualmente, existem no mercado três ingredientes ativos empregados em produtos comerciais para clareamento de dentes vitalizados e desvitalizados: peróxido de hidrogênio, peróxido de carbamida e perborato de sódio.[22]

▪ Peróxido de hidrogênio

O peróxido de hidrogênio, conhecido popularmente como água oxigenada, é um líquido claro, de fórmula química H_2O_2, com alto poder desinfetante e oxidante (Figura 11.1). Para uso odontológico, pode ser comercializado em baixas ou altas concentrações. Quando em baixas concentrações, de 4 a 10%, o produto é indicado para o clareamento caseiro por períodos de 30 minutos até 4 horas diárias.[23] Já em concentrações mais elevadas (de 20 a 40%), o produto deve ser utilizado em âmbito profissional, por períodos menores, geralmente de 30 a 50 minutos.

Mecanismo de ação

Em dentes desvitalizados, há deposição de pigmentos no interior do tecido dentinário. Esses pigmentos são advindos de remanescentes de necrose pulpar, sangue ou tecido dental e são compostos de longas moléculas orgânicas repletas de ligações insaturadas e anéis aromáticos.

O peróxido de hidrogênio, ao entrar em contato com o dente, cliva e produz radicais livres como hidroxila, peridroxil e ânions superóxidos (Figura 11.2). O íon peridoxil é o radical livre mais potente e sua formação depende de um pH alcalino, já que a constante de acidez (pKa) do peróxido de hidrogênio é 11,6.[24,25]

Um radical livre oxidante é uma espécie molecular com um elétron sem par em sua órbita externa e tem uma forte tendência a interagir com outros elétrons com o objetivo de formar um par de elétrons. Assim, esses radicais livres oxidam as moléculas insaturadas (pigmentos), tornando-as saturadas (Figura 11.3). Essas moléculas saturadas dispersam mais a luz pela modificação do índice de refração da dentina, que passa a ficar mais branca e opaca.

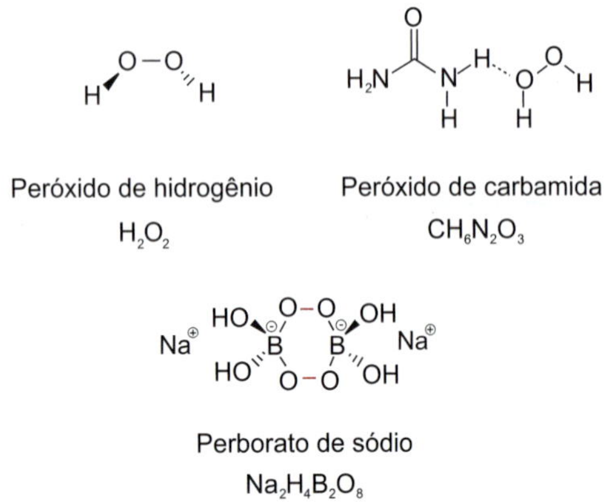

Figura 11.1 Estruturas químicas dos três tipos de agentes clareadores mais empregados na odontologia.

Figura 11.2 Dissociação do peróxido de hidrogênio para produção de radicais livres oxidativos.

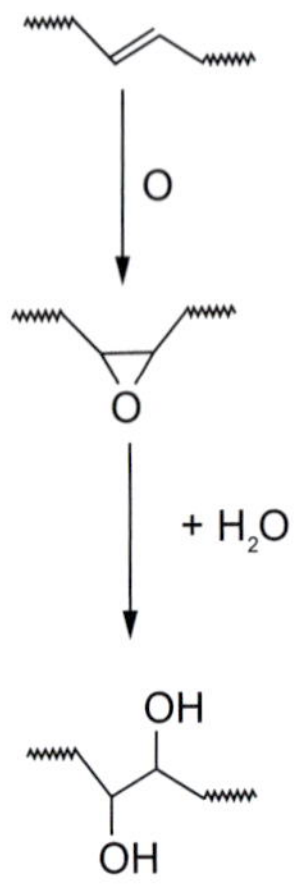

Figura 11.3 Mecanismo de oxidação do peróxido de hidrogênio.

Em dentes desvitalizados, o mecanismo de clareamento provavelmente se baseia na oxidação dos pigmentos presentes na dentina pela decomposição dos remanescentes teciduais e seus subprodutos. Nos dentes vitalizados, por muito tempo acreditou-se que a cor dos elementos dentais fosse afetada pela presença de cromóforos orgânicos,[9,26,27] que são moléculas carregadas de matiz, por sua complexa estrutura química com presença de anéis aromáticos e ligações carbônicas insaturadas como os pigmentos já descritos.[28]

Entretanto, não foi identificado até o momento, por meio de técnicas de análise química,[28] a presença de substâncias com características de cromóforos na estrutura dental vital.[28-30] Em dentes vitalizados, propôs-se recentemente que o peróxido de hidrogênio clareia os elementos dentais pela simples oxidação do conteúdo orgânico da dentina, que em grande parte se deve ao colágeno. O colágeno é incolor em sua estrutura original, mas oxidado, ele se torna mais branco e mais opaco, resultando em dentes com aparência bem mais clara.[28,31] Esse mecanismo de oxidação do colágeno também ocorre nos dentes desvitalizados.

Forma de apresentação

O peróxido de hidrogênio, em sua forma original, é um líquido incolor um pouco mais viscoso que a água. No entanto, quando comercializado para fins odontológicos é disponibilizado de diferentes formas. Por exemplo, em baixas concentrações, para técnicas de clareamento caseiro, o produto é vendido em seringas (Figura 11.4). Outra forma de comercialização de produtos em baixa concentração é por meio da impregnação em tiras e moldeiras pré-formadas para clareamento dental caseiro (Figura 11.5).

Quando comercializado em altas concentrações, os produtos são fornecidos em dois frascos, podendo ser em pó/líquido ou apenas líquido. No segundo caso, o gel pode estar em um frasco conta-gotas (Figura 11.6) ou em uma seringa (Figura 11.7). Geralmente, a fase que contém o peróxido de hidrogênio está separada da outra fase com os demais componentes em função da necessidade de manter o pH ácido para aumentar a vida útil do produto. Em pH ácido, a forma não dissociada do peróxido de hidrogênio prevalece. No momento da mistura do peróxido de hidrogênio e dos outros componentes, o pH da solução aumenta e inicia a dissociação do peróxido de hidrogênio em radicais ionizantes.

A mistura pode ser realizada com uma espátula, após proporcionamento das partes em um recipiente de mistura ou ser misturada por ponteiras de automistura. Outra possibilidade é a mistura através da movimentação alternada de êmbolos de seringas que contém as diferentes fases do produto após a conexão das seringas por um intermediário de automistura. Essas variações dependem da marca comercial do produto. Tanto em baixa como em altas concentrações, o peróxido de

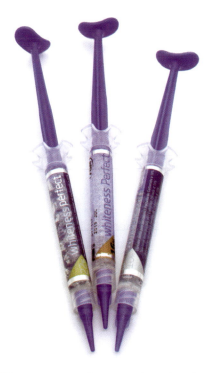

Figura 11.4 Seringas contendo agente clareador à base de peróxido de carbamida para técnica de clareamento caseira.

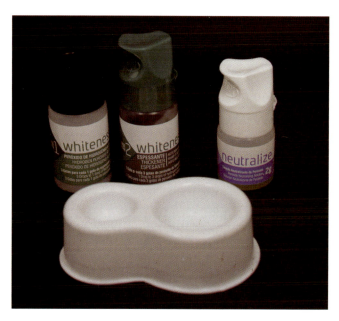

Figura 11.6 Produto clareador à base de peróxido de hidrogênio 35%, em que as duas fases do produto são comercializadas em frascos para fazer a proporção em gotas. Após a proporção das fases, o gel produzido é aplicado sobre a superfície dental. Juntamente com as fases do produto, os fabricantes disponibilizam um frasco de produto neutralizante para ser usado em caso de queimaduras.

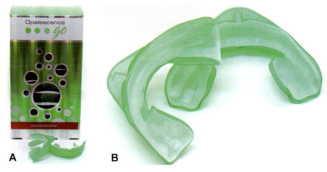

Figura 11.5 Moldeiras pré-carregadas com peróxido de hidrogênio para clareamento dental caseiro (Opalescence Go®, Ultradent). Em **A**, o produto Opalescence Go®, e em **B**, uma vista aproximada das moldeiras pré-carregadas.

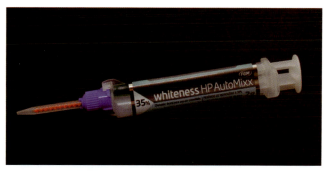

Figura 11.7 Produto clareador à base de peróxido de hidrogênio 35%, em que as duas fases já proporcionadas estão comercializadas em duas seringas para automistura com ponteira específica.

hidrogênio está associado com espessantes, água, corantes, essências, entre outros produtos que serão discutidos na sequência.

▪ Peróxido de carbamida

É um sólido branco e cristalino que se dissolve em água e produz peróxido de hidrogênio e ureia. Em produtos odontológicos, é encontrado em concentrações de 10 a 45%. Em concentrações de 10 a 22% é geralmente indicado para o clareamento caseiro e empregado por períodos que variam de 1 a 8 horas diárias.

Quando em concentrações acima de 30%, sua utilização pode ser feita em consultório sob supervisão do profissional ou de forma caseira com tempo de aplicação reduzido. O gel de peróxido de carbamida também pode ser utilizado como gel clareador no clareamento de dentes desvitalizados na técnica de *walking bleaching*.

Mecanismo de ação

O peróxido de carbamida é comercializado em gel e, em contato com umidade, rapidamente se dissocia em peróxido de hidrogênio e ureia nas concentrações de 3,6% e 6,4%, respectivamente (Figura 11.8). Enquanto o peróxido de hidrogênio atua ativamente sobre os pigmentos, a ureia ainda se dissocia em amônia e gás carbônico. A amônia eleva o pH da solução ou do gel, favorecendo a dissociação do peróxido de hidrogênio em radicais oxidativos.

Assim, produtos de peróxido de carbamida a 10% liberam aproximadamente 3,6% de peróxido de hidrogênio ativo. Produtos com 16% liberam, aproximadamente, 5,8% de peróxido de hidrogênio ativo e produtos de peróxido de carbamida a 22% liberam aproximadamente 8% de peróxido de hidrogênio ativo.

Forma de apresentação

Os produtos à base de peróxido de carbamida são comercializados em seringas, contendo: agente ativo, espessantes, essências, agentes ativos remineralizantes e dessensibilizantes, além de estabilizadores.

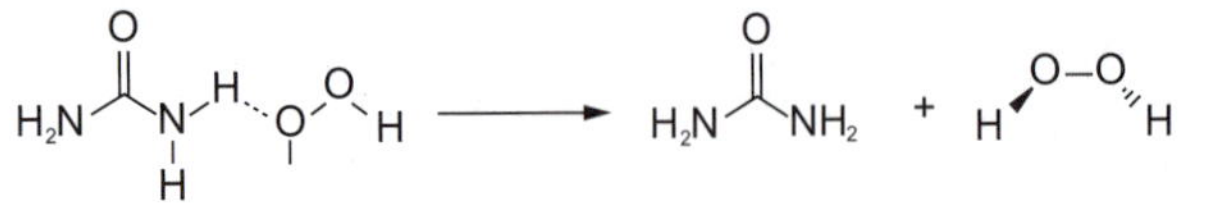

Figura 11.8 Degradação do peróxido de carbamida para produzir ureia e peróxido de hidrogênio. Durante a dissociação do peróxido de carbamida, há uma liberação aproximada de 36% de peróxido de hidrogênio.

▪ Perborato de sódio

É um sal de sódio do ácido perbórico. O ânion perborato é um agente oxidante, como o peróxido de hidrogênio. É encontrado na condição tetra-hidratada ($NaBO_3 \cdot 4\ H_2O$), mas também pode ser encontrada nas condições mono-hidratada ($NaBO_3 \cdot H_2O$) e tri-hidratada ($NaBO_3 \cdot 3\ H_2O$).

Em condições normais de temperatura e pressão, o perborato de sódio apresenta-se como um sólido branco, sem odor que se solubiliza facilmente em água.[25] Tem melhor solubilidade na forma mono-hidratada. Em contato com a água, sofre hidrólise e produz peróxido de hidrogênio e borato. O perborato de sódio é utilizado como fonte ativa de oxigênio em muitos detergentes, produtos de limpeza e em produtos para clareamento de dentes desvitalizados na técnica de *walking bleach*.

Mecanismo de ação

O perborato de sódio é estável quando seco, no entanto, na presença de ácido, ar quente ou água, quebra-se formando metaborato de sódio, peróxido de hidrogênio e oxigênio (Figura 11.9). O peróxido de hidrogênio se decompõe, em processo semelhante ao já descrito, e difunde-se pela estrutura dentária onde realiza a oxidação do conteúdo orgânico. Ele pode ser diluído em água ou outros agentes oxidantes, como o peróxido de hidrogênio.

Estudos relatam que, independentemente da mistura (peróxido de hidrogênio ou água destilada), a pasta de perborato de sódio apresenta o mesmo potencial clareador.[32,33] No entanto, como a rápida passagem do peróxido de hidrogênio no espaço extrarradicular está relacionada à reabsorção cervical externa, o uso do perborato de sódio associado a água destilada é mais seguro.[34,35]

Forma de apresentação

O perborato de sódio é comercializado na forma de pó e líquido (Figura 11.10). O pó é composto de perborato de sódio, e o líquido pode ser uma solução de água deionizada ou de peróxido de hidrogênio com concentrações de 10 a 20%. O pó é dissolvido no líquido até formar uma pasta, que é então colocada dentro da câmara pulpar. A pasta é mantida por períodos variáveis, que vão de 1 a 7 dias, e trocada regularmente até alcançar a cor desejada.

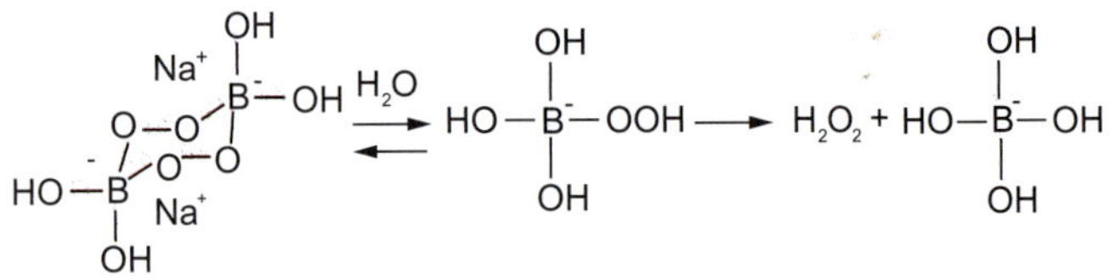

Figura 11.9 Dissociação do perborato de sódio para produzir peróxido de hidrogênio e borato.

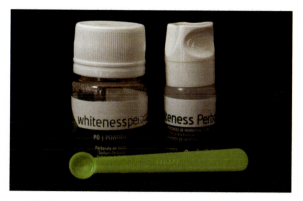

Figura 11.10 Apresentação do perborato de sódio para uso odontológico.

> **ATENÇÃO!**
> Independentemente da substância ativa, o agente oxidante final é sempre o peróxido de hidrogênio. Ele pode ser empregado como agente ativo ou resultar da decomposição do peróxido de carbamida ou do perborato de sódio.

A Tabela 11.3 resume os tipos de agentes clareadores e as técnicas em que são empregados.

Outros componentes dos produtos para clareamento

Além dos agentes ativos, os produtos para clareamento dental contêm várias outras substâncias. Água deionizada, carbopol, propilenoglicol, glicerina, ácido etilenodiamino tetra-acético dissódico (EDTA), metilparabeno, hidróxido de sódio, fluoretos,

TABELA 11.3
Tipos de agentes clareadores, concentrações disponíveis e técnicas clareadoras em que são comumente empregados.

Agente clareador	Concentrações		Técnicas clareadoras
Peróxido de hidrogênio	Baixas	4 a 15%	Clareamento caseiro de dentes vitalizados
	Altas	20 a 40%	Clareamento de consultório para dentes vitalizados e dentes desvitalizados
Peróxido de carbamida	Baixas	10 a 22%	Clareamento caseiro de dentes vitalizados; técnica *inside/outside* de dentes desvitalizados
	Altas	30 a 45%	Clareamento caseiro por tempos reduzidos, clareamento de consultório e técnica *walking bleach* para clareamento de dentes desvitalizados
Perborato de sódio	–		Técnica *walking bleach* para clareamento de dentes desvitalizados

pantenol, nitrato de potássio, fluoretos e agentes remineralizantes são comumente adicionados para diferentes funções, que serão listadas a seguir.

Água deionizada

Essencial para os processos de oxidação do peróxido de hidrogênio. Deve-se empregar água deionizada ou destilada, livres de íons, para prolongar a vida útil do produto clareador. Íons metálicos presentes na água filtrada ou na água mineral podem produzir a dissociação do peróxido de hidrogênio.

Espessantes

São, em geral, polímeros hidrossolúveis de alto peso molecular, usados para produzir um produto com consistência de gel, evitando que ele escorra durante aplicação. O espessante deve ser inerte e não deve ser suscetível à oxidação pelo peróxido de hidrogênio. O agente mais utilizado é o carboxipolimetileno, um polímero sintético do ácido poliacrílico, mais conhecido como carbômero ou carbopol. Diferentes viscosidades de carbopol estão disponíveis para uso, entretanto o carbopol 934 P e o 940 são os mais empregados. Além de funcionar como espessante, também é considerado um estabilizante da fórmula.

Além do carbopol, a carboximetilcelulose, a celulose microcristalina e o propilenoglicol podem ser empregados para aumentar a viscosidade do produto clareador. O propilenoglicol, porém, deve estar associado a outro agente espessante devido à sua menor viscosidade. Existem também géis clareadores que contêm partículas de carga inorgânica, adicionadas pelos fabricantes, para ajuste de viscosidade.

Nos agentes clareadores, o espessante pode já estar misturado ao agente ativo, como nos produtos para clareamento caseiro em que o gel é comercializado em seringas prontas para uso, ou pode ser misturado ao agente ativo no momento de aplicação. Essa mistura prévia ao uso é comum em agentes clareadores para consultório.

Umectantes

São substâncias hidrofílicas, poli-hidroxiladas, que têm como objetivo prevenir a perda de água prematura dos géis clareadores e melhorar o contato do gel com as superfícies dentais. A glicerina, ou glicerol, e o polietilenoglicol são substâncias usadas para esse propósito. O pantenol, análogo da vitamina B_5, também é um umectante usado em algumas marcas comerciais.

Neutralizantes

O pH da solução de peróxido de hidrogênio é ácida e necessita ser aumentada para não produzir desmineralização do esmalte dental. Por outro lado, o gel não pode ser alcalino, pois nessa condição há dissociação do peróxido de hidrogênio e redução do tempo de validade do produto. Idealmente, o pH deve ser mantido entre 4 e 6.[36,37] Os agentes neutralizantes são empregados para aumentar o pH da solução. Entre eles, o hidróxido de sódio e potássio e a trietanolamina são agentes com esse propósito.

Conservantes e estabilizadores

O metilparabeno é um agente antifúngico empregado em produtos cosméticos, alimentos e em produtos clareadores como conservante. Os estabilizadores atuam como eliminadores de íons metálicos, que podem desestabilizar o peróxido de hidrogênio ou são agentes antioxidantes que se oxidam em detrimento de outros componentes da formulação.

O estanato de sódio, o difosfato dissódico e o hidroxitolueno butilado são empregados como estabilizadores e conservantes por serem agentes antioxidantes. O EDTA dissódico é um "sequestrador de íons" e potencializa o efeito dos conservantes, pois sequestra metais, entre eles o ferro, vital para o desenvolvimento bacteriano. Esses produtos têm a função de aumentar o tempo de vida do produto ao manter o peróxido de hidrogênio na sua forma indissociada.

Corantes, aromatizantes e adoçantes

O uso de corantes evita aplicação acidental do produto clareador nos tecidos moles da cavidade bucal, já que favorece sua visualização. Podem também ser empregados para fornecer ao usuário um mecanismo de controle da duração da aplicação. Nesse último caso, há uma mudança de cor do corante. São componentes bastante utilizados em clareadores de consultório.

Há géis que contêm corantes para absorver energia luminosa e atuar como um acelerador da decomposição do peróxido de hidrogênio. Os corantes vermelho e amarelo podem absorver energia eletromagnética na faixa de 360 a 500 nm, a faixa de funcionamento dos fotopolimerizadores. O corante vermelho também pode absorver energia infravermelha e aumentar a temperatura na superfície dos dentes.[38] Essa absorção aumenta a liberação de radicais livres de hidroxila e peridroxila. Muito embora essa absorção de energia não produza aumento da eficácia clareadora,[39-42] alguns fabricantes ainda empregam esses corantes e recomendam o uso de luz durante o clareamento.

Os aromatizantes e adoçantes são empregados para dar um sabor mais agradável ao produto, e são especialmente empregados nos agentes clareadores caseiros. Géis com sabor de menta, tuti-frutti, laranja, açaí, entre outros, estão disponíveis no mercado odontológico. Entre os adoçantes, emprega-se com mais frequência a sacarina sódica.

Agentes dessensibilizantes

São incorporados com o objetivo de reduzir a sensibilidade decorrente do clareamento dental. O nitrato de potássio em diferentes concentrações, sendo a de 5% a mais empregada, é o agente mais utilizado pelos fabricantes. Os íons potássio em contato com as fibras nervosas induzem sua repolarização, prevenindo a passagem do estímulo doloroso para outras fibras nervosas.[43] Muitos fabricantes adicionam essa substância no gel clareador, mas também tem sido indicada como componente principal de agentes dessensibilizantes a serem aplicados previamente ao uso do produto clareador.

Agentes remineralizadores

São incorporados para promover a remineralização da superfície de esmalte, causada pelo pH ligeiramente ácido dos géis de clareamento. O agente mais usado é o fluoreto de sódio, mas podem ser encontradas marcas comerciais que adicionaram gliconato de sódio ou fosfopeptídeo de caseína-fosfato de cálcio amorfo (ACP-CCP).

Ativadores ou catalisadores

Sem ativação, o peróxido de hidrogênio se decompõe lentamente ao entrar em contato com o oxigênio. Esse processo, mais lento, é geralmente empregado em produtos de clareamento caseiro de dentes vitalizados ou na técnica de *walking bleaching*, em que um gel, pronto para uso, é colocado em contato com as superfícies dentais.

Esse processo, porém, pode ser acelerado para aumentar a produção de radicais livres em uma mesma unidade de tempo. Há diferentes formas de ativar a decomposição do peróxido de hidrogênio, como:

pH elevado. A adição de agentes alcalinizantes elevam o pH do gel e o aproximam do pKa do peróxido de hidrogênio (11,6). O peróxido de hidrogênio em solução com pH de 11,6 está 50% em sua forma dissociada e 50% em sua forma não dissociada.

Uso de fontes de luz. A luz solar (branca), ou mais especificamente a luz ultravioleta, é capaz de acelerar a decomposição do peróxido de hidrogênio. A despeito dessa maior dissociação, não há evidências que demonstrem que géis aplicados com diferentes tipos de luz apresentem maior efetividade quando associados ao peróxido de hidrogênio 35%.[39-42]

Íons metálicos. Mistura do peróxido com íons metálicos pertencentes ao grupo de transição na tabela periódica, como ferro, cobalto, níquel, cobre, zinco, manganês e cromo, são conhecidos por catalisar a decomposição do peróxido de hidrogênio em solução.[44,45] O óxido de titânio associado com luz ultravioleta se torna excitado e também catalisa a decomposição do peróxido de hidrogênio.[46,47]

Enzima. A catalase, uma enzima metano-metálico contendo ferro, pode ativar especificamente uma quantidade muito grande de peróxido de hidrogênio, levando à liberação de uma quantidade muito grande de radicais livres de hidroxila.

Infelizmente, muitos fabricantes informam que seu produto contém agentes catalisadores, sem especificar o tipo empregado nas diferentes formulações. Um resumo dos diferentes componentes de um gel clareador pode ser visualizado na Tabela 11.4.

CAPÍTULO 11 | Agentes para Clareamento Dental

TABELA 11.4
Substâncias comumente empregadas em produtos clareadores e sua função.

Substâncias	Função
Peróxido de hidrogênio	Agentes ativos, que ao se dissociarem produzem radicais livres oxidativos
Peróxido de carbamida	
Perborato de sódio	
Carbopol	Espessantes
Carboximetilcelulose	
Celulose microcristalina	
Propilenoglicol	Espessante e Umectante
Glicerina ou glicerol	Umectantes
Polietilenoglicol	
Pantenol	
Hidróxido de sódio e potássio	Neutralizantes
Trietanolamina	
Metilparabeno	Antifúngico; conservante
Estanato de sódio	Estabilizadores e conservantes
Difosfato de dissódio	
Hidroxitolueno butilado	
EDTA dissódico	
Sacarina sódica	Adoçante
Nitrato de potássio	Dessensibilizante
Fluoreto de sódio	Remineralizantes
Gliconato de sódio	
Fosfopeptídeo de caseína-fosfato de cálcio amorfo	
Íons metálicos, agentes alcalinos e enzimas	Ativadores

EDTA: ácido etilenodiamino tetra-acético dissódico.

EFEITOS ADVERSOS DO CLAREAMENTO DENTAL

Praticamente todos os procedimentos cosméticos, sejam odontológicos ou médicos, possuem alguns efeitos indesejáveis. No caso da Odontologia, esses efeitos adversos podem ocorrer nos tecidos moles da cavidade bucal, nos tecidos duros dos dentes, no tecido pulpar e nos materiais restauradores presentes quando é realizado o clareamento caseiro. Deve-se ter conhecimentos desses efeitos indesejáveis na tentativa de minimizar sua ocorrência e consequências. Os efeitos adversos mais comuns serão listados e discutidos a seguir.

▪ Tecidos moles

O contato direto de agentes clareadores com o tecido gengival ou a mucosa bucal pode causar queimaduras que resultam no desenvolvimento de lesões e erosões gengivais.[48] Esses efeitos adversos são proporcionais à concentração do agente ativo e do tempo de contato.

Em técnicas de clareamento caseiro, dois fatores podem ocasionar irritação gengival: trauma mecânico devido a uma falta de adaptação da moldeira e efeito agressivo do gel em contato com a mucosa, em especial quando são usados géis em altas concentrações.

Após confecção da moldeira individual, o dentista deve fazer o recorte da moldeira em nível gengival, excluindo as papilas e sem a presença de reservatórios (espaçamento criado entre o dente e a moldeira para aumentar a quantidade de gel). Na sequência, o dentista deve verificar sua adaptação aos dentes do paciente, removendo áreas que eventualmente possam fazer alguma compressão dos tecidos moles. Durante a primeira sessão do clareamento caseiro, a moldeira deve ser testada pelo paciente e eventuais desadaptações devem ser corrigidas.[49-51]

Apesar de os agentes clareadores para uso em consultório serem bem mais cáusticos e agressivos para os tecidos moles,[25] o afastamento da mucosa e da língua com retratores de lábio e tecido gengival, além da aplicação de uma barreira gengival fotoativada são suficientes para prevenir a queimadura tecidual que advém do contato do peróxido com o tecido. No caso de contato acidental, a região se torna temporariamente esbranquiçada e com sensibilidade da queimadura. A aplicação de um agente neutralizador à base de bicarbonato de sódio e/ou catalase, presente no *kit* de alguns agentes clareadores, reverte o quadro doloroso rapidamente,[52] e o aspecto esbranquiçado desaparece em menos de 1 hora após aplicação.

▪ Tecidos duros

O efeito dos agentes clareadores no esmalte dental tem sido exaustivamente estudado. As principais alterações observadas nesse tecido são: alterações da morfologia superficial (Figura 11.11), aumento da porosidade do esmalte, exposição dos prismas do esmalte, redução do conteúdo orgânico e redução da dureza.[25,48,53] Todas essas alterações dependem do tipo de gel clareador, do pH e do tempo de aplicação.

Entre estas variáveis, o pH parece ser a mais significativa, já que a maior porosidade superficial é possivelmente resultado da desmineralização causada pelo pH do produto e a oxidação das proteínas do esmalte.[54] Essas alterações superficiais também são observadas em clareamento de consultório, principalmente aqueles com pH mais ácidos.[55] Embora a maioria dos géis clareadores tenha pH ao redor de 6,5, há no mercado clareadores para consultório com pH entre 3,6 e 5,0;[36] ou seja, pH abaixo do valor crítico de dissolução do esmalte (5,5).

Essa dissolução de esmalte deve explicar a redução da dureza do esmalte quando comparada antes e após o tratamento clareador.[56,57] Produtos mais ácidos tendem a produzir maior desmineralização superficial que agentes com pH próximo ao neutro ou alcalinos.[55] No entanto, a dureza superficial tende a retornar aos valores iniciais após algum tempo imerso em saliva artificial (ou após tratamento com fluoretos).[58,59,60-62] Alguns produtos clareadores associam agentes

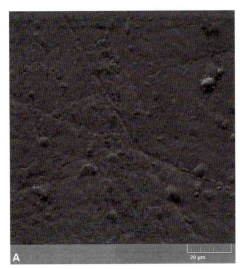 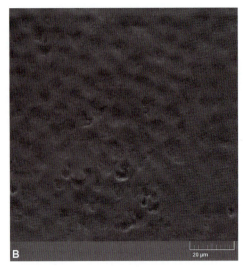

Figura 11.11 Morfologia superficial do esmalte antes (**A**) e após uma sessão clínica de aplicação do peróxido de hidrogênio (**B**) Whiteness HP Maxx 35% por três aplicações de 15 minutos. Pode-se notar um leve condicionamento da superfície com exposição dos prismas de esmalte. Imagem gentilmente cedida pelo Dr. Michael Favoreto, discente de pós-graduação da Universidade Estadual de Ponta Grossa (UEPG).

remineralizantes às suas formulações,[61,63,64] conforme já descrito, com o intuito de recuperar a perda de conteúdo inorgânico causada pela ação ácida e oxidante das substâncias clareadoras.

A despeito dessas alterações superficiais em esmalte serem observadas nesses estudos, sua implicação clínica parece ser insignificante.[65,66] Isso ainda é corroborado pelos achados de estudos *in situ*. Estudos delineados em modelo *in situ* em que o esmalte submetido ao clareamento fica exposto à ação salivar não apresentam redução de dureza superficial tampouco alterações superficiais no esmalte.[67]

▪ Materiais restauradores

Inúmeros trabalhos *in vitro* avaliaram a influência dos agentes clareadores nas propriedades físicas, na morfologia superficial e na alteração de cor dos materiais restauradores.[22,68,69] Algumas das propriedades afetadas serão discutidas na sequência.

Microdureza e rugosidade superficial

Há estudos que apontam uma redução significativa da dureza das resinas compostas e cerâmicas após a exposição a agentes clareadores, apesar de este achado não ser consenso na literatura.[22,68,69] Para os cimentos de ionômero de vidro, observa-se um aumento da dureza superficial, possivelmente em função da dissolução da matriz de polissais e exposição das partículas de vidro mais duras.[22] Estudos recentes mostram que o dano produzido pelos agentes clareadores depende do tempo de exposição e da composição do cimento de ionômero de vidro.[70,71]

O efeito dos agentes clareadores na rugosidade dos materiais restauradores também é controverso na literatura. No entanto, alguns estudos apontam um ligeiro aumento da rugosidade de resinas compostas e de cerâmicas,[72,73] sendo esses efeitos dependentes do tipo do agente clareador e do tempo de contato.[74]

A despeito da possível redução da microdureza superficial e aumento da rugosidade dos materiais restauradores, não se sabe o significado clínico desses achados. Em um cenário clínico, há a presença de saliva, biofilme, escovação dental, cargas mastigatórias etc. variáveis e raramente simuladas em estudos *in vitro*. Novamente, quando os materiais restauradores são submetidos a um desafio *in situ*, em que os espécimes ficam em um ambiente bucal, não são observadas alterações significativas.[75]

Alteração de cor

O peróxido de hidrogênio, mesmo em baixas concentrações, produz uma alteração de cor das resinas compostas que é clinicamente detectável[48,76,77] e cuja magnitude depende da composição monomérica, relação carga/matriz e grau de conversão da resina.[78] As alterações de cor são atribuídas à oxidação de pigmentos superficiais e compostos de amina presentes nas resinas compostas. Além disso, os agentes clareadores são eficazes também na remoção de manchas superficiais extrínsecas que se depositam na superfície de restaurações de resina composta e de cimentos de ionômero de vidro.[79,80]

Entretanto, a alteração de cor que ocorre nos dentes é muito mais intensa, o que cria uma diferença significativa entre o padrão de clareamento de um dente sem nenhuma restauração e um dente com algum tipo de restauração. Assim, na maioria dos casos, a substituição de restaurações em área estética é necessária após o término do tratamento clareador. Cabe ao profissional alertar o paciente que, após a realização do tratamento clareador, possivelmente haverá a necessidade de substituição das restaurações existentes por causa da falta de combinação de cor entre o dente e a restauração após o clareamento dental.

Resistência de união

A maioria dos trabalhos que avaliaram o efeito do peróxido de hidrogênio em concentrações de 25 a 35% mostrou diminuição da resistência de união entre resinas compostas e esmalte quando a restauração é executada logo após o tratamento clareador,[81,82] independentemente do tempo de aplicação do peróxido de hidrogênio.[81,82] Da mesma forma que para o esmalte, a resistência de união da resina composta e dos cimentos de ionômero de vidro à dentina são reduzidos se realizados imediatamente após o clareamento.[22,83-85] Atribui-se a essa redução a presença de oxigênio residual no esmalte e dentina após o tratamento clareador. O oxigênio prejudica a polimerização dos compósitos por reagir com os radicais livres formados.[48,86,87]

Uma forma de evitar esse efeito indesejável é aguardar um período, após o término do tratamento clareador, para que haja a liberação do oxigênio residual da estrutura dental. Estudos laboratoriais reportam que a resistência de união retorna aos valores normais após 7 a 14 dias.[22,85] Assim seria prudente, independentemente da substância empregada e da concentração do produto, que o profissional aguarde, pelo menos, 2 semanas após o término do tratamento clareador para realizar restaurações de resina composta.[22,85]

Uma alternativa é a aplicação de agentes antioxidantes na estrutura dental antes do tratamento restaurador. Para esse propósito, pode-se aplicar ascorbato de sódio, em concentrações de 10 a 35%, por períodos entre 2 e 60 minutos antes de realizar o procedimento adesivo.[37,88,89] Observe os dados da Figura 11.12: a adesão feita imediatamente após o clareamento dental é inferior à observada em dentes não clareados. Esse efeito, porém, foi revertido 1 semana após o término do clareamento ou com a aplicação de ascorbato de sódio 35% por 2 a 5 minutos.[88,89]

SENSIBILIDADE DENTAL

A teoria mais aceita atualmente para a sensibilidade dental é que o agente clareador, ao entrar em contato com o tecido pulpar produz uma inflamação do tecido, o que deflagra a dor.[90] Já foi demonstrado que o peróxido de hidrogênio alcança o tecido pulpar rapidamente,[91] em torno de 15 minutos após aplicação. Esta passagem rápida pode ser confirmada porque o tecido dentinário próximo à polpa apresenta alterações de cor na mesma velocidade que o tecido dentinário próximo à junção amelodentinária.[92]

Assim, a sensibilidade dental pode ser resultado de uma pulpite decorrente da agressão sofrida pela polpa devido ao contato com o peróxido de hidrogênio. Estudos *in vitro* já demonstraram que o peróxido de hidrogênio[93] e o peróxido de carbamida,[94] mesmo em baixas concentrações, são capazes de reduzir a viabilidade dos odontoblastos, gerando dano pulpar. A pulpite ocasionada pelo contato direto do peróxido com a polpa parece ser reversível, conforme demonstrado por estudos histológicos da polpa dental de dentes submetidos ao clareamento caseiro.[95-97] Felizmente, esta irritação pulpar é praticamente inexistente 2 semanas após o término do tratamento caseiro com peróxido de carbamida 10%.[97]

Por outro lado, evidências mais recentes têm demonstrado que o uso de concentrações mais elevadas de peróxido de hidrogênio, como a empregada para o clareamento de consultório, pode induzir alterações celulares significativas em estudos *in vitro*[98-100] reduzindo a viabilidade pulpar em aproximadamente 30%. Esses achados foram corroborados por estudos clínicos que demonstraram que a aplicação de um gel de peróxido de hidrogênio 35% por 45 minutos foi capaz de gerar necrose pulpar e calcificação distrófica na polpa de incisivos inferiores.[101,102] Como esses efeitos danosos não foram observados na polpa de pré-molares, sugere-se que a aplicação de agentes altamente concentrados pode ser bem mais danosa quando aplicados em dentes com menor espessura de esmalte e dentina.[101,102]

> Embora estudos *in vitro* não tenham detectado diferenças na viabilidade de células pulpares quando o peróxido de hidrogênio 35% foi associado a fontes de luz,[103,104] uma maior liberação de substâncias vasodilatadoras e de mediadores na área inflamada foi observada,[105] indiretamente relacionada com o estímulo de receptores neurais da dor, por induzir o processo inflamatório na área afetada.

Além do agente oxidante, outros fatores podem estar relacionados com a etiologia da sensibilidade dental. Diversos estudos relataram que 20 a 35% dos pacientes submetidos ao clareamento também tiveram sensibilidade quando um produto sem agente ativo foi utilizado (grupo placebo).[49,106] O peróxido não é, portanto, o único agente etiológico causador da sensibilidade. A composição do gel e a própria presença da moldeira de clareamento podem ser fatores promotores de sensibilidade dental.[49-51]

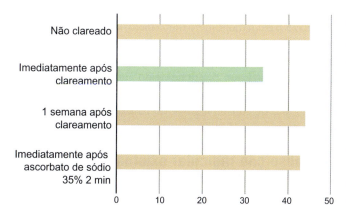

Figura 11.12 Resistência de união (MPa) de uma resina composta à dentina de dentes submetidos ao clareamento. (Adaptada de Ismael *et al.*, 2017.)[88]

As formulações de placebo são simplesmente o gel clareador sem o ingrediente ativo, nesse caso, o peróxido de hidrogênio. Assim, o tipo de espessante empregado nos géis clareadores pode exercer um papel coadjuvante na sensibilidade dental. Os agentes mais comumente empregados nos géis clareadores, como já mencionado, são a glicerina, o propilenoglicol e o carbopol. Enquanto o carbopol não mostrou sensibilidade dental,[107] a glicerina é um agente que pode causar dor, via movimentação de fluido dentinário,[108] por sua natureza hidrofílica.

A moldeira de clareamento também pode causar sensibilidade transiente e de baixa intensidade,[49-51] mesmo bem adaptada, por promover uma ligeira movimentação dental.[49] Aproximadamente, 20% dos pacientes que utilizaram somente a moldeira, sem nenhum tipo de gel clareador, relataram sensibilidade dental.[49]

Fatores predisponentes da sensibilidade dental

Um resumo dos fatores predisponentes da sensibilidade dental pode ser visto na Tabela 11.5. A presença de hipersensibilidade prévia e técnicas de clareamento com duas aplicações por dia foram relacionadas à maior intensidade de sensibilidade dental durante o clareamento.[109,110] Também foi demonstrado que pacientes mais jovens, pacientes com dentes mais claros[111] e aqueles com lesões cervicais têm maior propensão de apresentarem sensibilidade dental.[106]

O tipo e a condição dental também influenciam a taxa de sensibilidade. Dentes de menor tamanho, como os incisivos laterais,[112] dentes com restaurações[113] ou dentes com trincas[114] são mais sensíveis. É bem provável que nessas duas situações a quantidade de peróxido de hidrogênio que chega no tecido pulpar é maior pela menor quantidade de estrutura dental que pode ser oxidada. Na Figura 11.13, pode-se notar que a quantidade de peróxido de hidrogênio que atinge a câmara pulpar é maior em dentes restaurados e quando se emprega produtos mais concentrados.

Esse é o motivo pelo qual a técnica de clareamento caseiro gera menos sensibilidade dental que a técnica de clareamento de consultório[115-117] e porque produtos mais concentrados na técnica caseira geram mais sensibilidade que produtos menos

TABELA 11.5
Fatores predisponentes da sensibilidade dental relacionados ao paciente e ao produto/técnica.

Relacionados ao paciente	Relacionados ao produto/técnica
Hipersensibilidade prévia	Técnica de clareamento de consultório
Pacientes mais jovens	Uso do produto 2 vezes/dia
Paciente com dentes mais claros	Uso de produtos mais concentrados
Presença de lesões cervicais	Maior tempo de aplicação/uso do produto
Dentes menores	
Dentes com restaurações	
Dentes com trincas de esmalte	

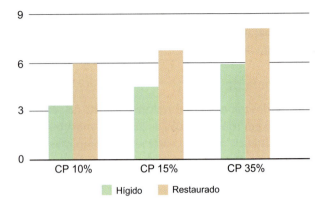

Figura 11.13 Penetração de peróxido na câmara pulpar (mg) após aplicação de géis de peróxido de carbamida (CP) com diferentes concentrações na superfície vestibular de dentes hígidos e com restaurações de resina composta. Observe que a quantidade de penetração do gel na polpa depende da concentração do gel e da presença de restaurações.[133]

concentrados.[118-120] Outro fator que afeta a sensibilidade dental é o aumento do tempo de contato do gel com a superfície dental; quanto maior o tempo de contato do produto com o gel clareador, maior a sensibilidade.[121,122]

Diminuição da sensibilidade dental

Foram conduzidos diversos estudos clínicos para avaliar alternativas preventivas de reduzir o risco e a intensidade da dor. Diversos medicamentos anti-inflamatórios não esteroidais (ibuprofeno, etorocoxibe, entre outros),[123,124] anti-inflamatórios esteroidais (dexametasona),[125,126] analgésicos opioides (codeína)[127] ou antioxidantes (ácido ascórbico)[128] usados antes e durante o clareamento não foram eficientes para reduzir a dor produzida pelo clareamento dental.

Uma técnica que se mostrou eficaz em um estudo foi a aplicação prévia de um dessensibilizante à base de nitrato de potássio (Figura 11.14) na superfície dental por 10 minutos antes do tratamento clareador.[129] Nesse estudo, observou-se uma redução do risco de dor de 50%.[130] Outro produto, aplicado previamente ao clareamento de consultório, que se mostrou efetivo na redução do risco e intensidade de dor foi o Gluma Desensitizer® (Kulzer).[131] Esse produto é composto, essencialmente, de glutaraldeído 5% e um monômero metacrilato hidrofílico.

Um gel experimental à base de nitrato de potássio e gluraldeído mostrou bons resultados em outro ensaio clínico.[132] É provável que o glutaraldeído, nesses dois produtos, seja o agente responsável pela redução da sensibilidade dental pelo fato de consumir parte do peróxido de hidrogênio e deixando menos radicais livres para chegar na polpa dental.

Reabsorção radicular externa

A reabsorção radicular cervical é uma resposta inflamatória que produz uma atividade osteoclástica em áreas radiculares expostas, em geral na região cervical, após traumatismo, e que pode também estar relacionada com o clareamento de dentes desvitalizados (Figura 11.15).[134,135]

CAPÍTULO 11 | Agentes para Clareamento Dental

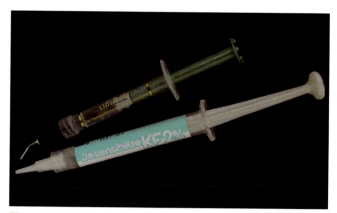

Figura 11.14 Marcas comerciais de dessensibilizante à base de nitrato de potássio disponíveis no mercado (Desensibilize KF® 2%, FGM).

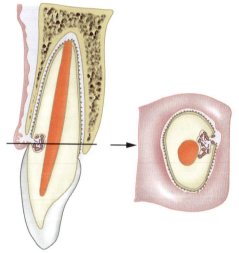

Figura 11.15 Reabsorção radicular externa na região cervical de um incisivo superior.

O mecanismo que causa esse tipo de efeito ainda não está totalmente elucidado, mas se sugere que os agentes clareadores, ao alcançarem o tecido periodontal via túbulos dentinários, a partir do interior da câmara pulpar, desencadeiam uma resposta inflamatória na região.[136] A dentina radicular passa a ser oxidada pelo peróxido de hidrogênio que, a partir de então, torna-se um tecido imunologicamente alterado e não mais reconhecido como próprio ao organismo, sendo reabsorvido (como ocorre com um corpo estranho).[137]

A reabsorção radicular externa está associada a técnicas clareadoras com peróxido de hidrogênio em altas concentrações na técnica termocatalítica. Nessa técnica, uma espátula metálica aquecida ao rubro é colocada em contato com o peróxido de hidrogênio dentro da câmara pulpar. Devido à falta de controle de temperatura, a técnica termocatalítica não deve ser indicada.

Outro fator associado a esse efeito adverso é a realização do clareamento na mesma sessão de término do tratamento endodôntico.[134] Nesse caso, a demora na tomada de presa dos cimentos endodônticos pode ser responsável pela chegada de peróxido de hidrogênio na região radicular, causando o mesmo efeito de reabsorção já descrito na região cervical. Nesse sentido, sempre deve-se aguardar o tempo de presa do cimento endodôntico para indicar o clareamento. Em uma segunda sessão, é fundamental realizar a vedação desses túbulos, antes do clareamento de dentes desvitalizados, por meio do tamponamento cervical, através da obturação da embocadura do canal radicular com resina composta ou cimento de ionômero de vidro. Caso seja diagnosticada uma reabsorção radicular externa, a desobturação radicular e uso de medicação intracanal à base de hidróxido de cálcio pode reduzir a atividade odontoclástica e estimular a reparação tecidual.[138]

GENOTOXICIDADE E CARCINOGENICIDADE DE PRODUTOS CLAREADORES

O peróxido de hidrogênio é capaz de danificar proteínas, lipídios e ácidos nucleicos devido à sua habilidade de produzir radicais livres. Apesar disso, esse agente, em especial em baixas concentrações, não está associado ao desenvolvimento de lesões carcinogênicas na cavidade oral.[139] Esse fato é esperado, uma vez que o peróxido de hidrogênio é um metabólito endógeno e normal ao organismo humano. Sua produção diária pelo fígado está em torno de 6,48 gramas.[139] Ele está presente no soro, no cérebro, nos olhos e faz parte de inúmeros alimentos processados que consumimos.

Para prevenir dano em potencial às células, o corpo humano tem mecanismos antioxidantes defensores muito eficazes. O peróxido de hidrogênio é rapidamente metabolizado por uma série de enzimas e vitaminas, como a catalase, a peroxidase e a vitamina E, encontradas nos fluidos corpóreos, tecidos e órgãos. Na cavidade bucal há a peroxidase salivar, que é considerada o sistema mais importante de prevenção dos efeitos adversos dos peróxidos dentro da cavidade bucal.

> As células humanas também são capazes de reparar danos ao DNA, que ocorre durante a ação de oxidantes endógenos. A quantidade de peróxido utilizado nos agentes clareadores dentais parece ser irrisória perto da capacidade antioxidante do organismo. Por exemplo, a exposição concomitante dos dois arcos dentais a um gel de peróxido de carbamida a 10% representa 3,52 mg de peróxido de hidrogênio, que corresponde a 0,054% da produção diária dessa substância somente no fígado.[139] No mesmo sentido, cerca de 30 mg de peróxido de hidrogênio pode ser rapidamente metabolizado em aproximadamente 1 minuto quando há presença de saliva.[139]

Não existem dados que evidenciem efeitos adversos carcinogênicos associados ao uso de clareadores à base de peróxido de hidrogênio.[140-143,144] O produto deve ser utilizado conforme a orientação do profissional e mantido fora do alcance de crianças e animais.

Vale ressaltar as conclusões descritas pela *International Agency for Research on Cancer* (IARC),[145] em 1999, que concluiu que existem poucas evidências, tanto em animais como em seres humanos, para comprovar a carcinogenicidade do peróxido de hidrogênio, e o classificam como grupo 3: "Não classificável como carcinogênico em humanos". A maioria dos trabalhos foi conduzida laboratorialmente em culturas de células ou, quando *in vivo*, em animais, aplicando o produto no tecido subcutâneo, ou ainda por meio da ingestão de altas doses do peróxido de hidrogênio, condições bem mais extremas e distantes daquela em que o produto é usado para clareamento.

O peróxido de hidrogênio é instável e praticamente sofre dissociação em 30 a 60 minutos após aplicação.[146] Por outro lado, o peróxido de carbamida libera aproximadamente 50% de seu peróxido nas primeiras 4 horas e o remanescente nas 4 a 6 horas restantes (Figura 11.16).[147] Esta cinética de degradação parece ser independente da concentração do gel empregado,[148] ou seja, o percentual de peróxido ativo após determinado período na moldeira parece ser igual para diferentes concentrações (Figura 11.17).[133] No entanto, o que varia é a disponibilidade de íons oxidativos no mesmo intervalo de tempo.

DETALHES DAS TÉCNICAS DE CLAREAMENTO

No início do capítulo foram apresentadas as diferentes técnicas para clareamento dental sem, no entanto, abordar como cada técnica é realizada. Agora vamos descrevê-las em detalhes.

> **ATENÇÃO!**
>
> Antes de realizar um procedimento de clareamento dental, verifique se a origem do escurecimento pode ser tratada com as técnicas de clareamento. Sempre registre a cor inicial do dente ou dentes (desvitalizados ou vitalizados) a serem clareados com escala de cor e fotografia, para poder estabelecer um parâmetro de comparação ao término do clareamento dental.

> **ATENÇÃO!**
>
> | | | |
> |---|---|---|
> | 10% de peróxido de carbamida | ≈ | 3,6% de peróxido de hidrogênio |
> | 16% de peróxido de carbamida | ≈ | 5,7% de peróxido de hidrogênio |
> | 22% de peróxido de carbamida | ≈ | 7,9 % de peróxido de hidrogênio |
> | 35% de peróxido de carbamida | ≈ | 12,6% de peróxido de hidrogênio |
> | 45% de peróxido de carbamida | ≈ | 16,2% de peróxido de hidrogênio |
>
> ≈: equivale a.

Essa diferença na cinética de decomposição é que determina as diferentes recomendações de tempo de uso para géis de peróxido de carbamida e peróxido de hidrogênio. Compare-se os produtos à base de peróxido de carbamida e de peróxido de hidrogênio da Tabela 11.6. Pode-se notar variação no tempo indicado, sendo geralmente menor para o peróxido de hidrogênio.

▪ Técnica de clareamento caseiro

Desenvolvida inicialmente por Haywood e Heymann, em 1989.[3] Em sua primeira versão, um agente clareador de baixa concentração era aplicado em uma moldeira individual pelo próprio paciente[3] e mantida em contato com os dentes no período noturno. Essa técnica foi descrita como *nightguard vital bleaching* ("clareamento vital de vigia", em tradução livre)[3] já que o paciente mantinha a moldeira individualizada com agente clareador em posição enquanto dormia. Atualmente é chamada de clareamento caseiro ou *at-home*.

Essas moldeiras são confeccionadas com um material termoplastificável, o copolímero de etileno e acetato de vinila (EVA), com espessura aproximada de 1 mm. As placas fazem parte do *kit* de clareamento vendido pelos fabricantes ou são vendidas à parte. Há também fabricantes que fornecem moldeiras pré-fabricadas e já carregadas com o produto clareador, como o Opalescence Go® (Ultradent) e o Venus White Ultra® (Kulzer).

Produtos para clareamento caseiro

Tanto o peróxido de hidrogênio em baixas concentrações (4 a 15%), como o peróxido de carbamida (10 a 22%) podem ser empregados na técnica caseira, sendo ambos efetivos.

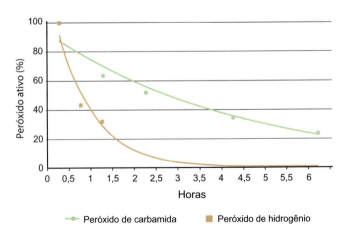

Figura 11.16 Cinética da degradação de géis clareadores à base de peróxido de carbamida 10%[147] e peróxido de hidrogênio 3%.[146] Pode-se observar que há uma degradação de mais de 50% após 30 min para o gel de peróxido de hidrogênio, enquanto esse mesmo percentual de degradação ocorre, após, aproximadamente, 2 horas para o gel à base de peróxido de carbamida.

CAPÍTULO 11 | Agentes para Clareamento Dental

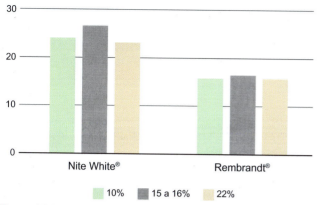

Figura 11.17 Percentual de peróxido de carbamida ativo (%) na moldeira para clareamento após 2 horas para dois géis clareadores à base de peróxido de carbamida: NiteWhite® (Discus) e Rembrandt Xtra-Comfort® (Dent Mat®). Apesar de haver uma ligeira diferença entre as marcas comerciais, observa-se que o percentual de peróxido ativo após 2 horas é independente da concentração do gel. (Adaptada de Matis et al., 2002.)[148]

Assim, o tempo inicialmente proposto de 8 horas à noite foi gradualmente substituído por tempos reduzidos de uso da moldeira, tornando o tratamento mais confortável para o paciente. Um estudo clínico conduzido no ano 2000, que comparou a eficácia do clareamento caseiro usado por 1 hora diária e uso noturno por 8 horas ao longo de 16 a 18 dias não mostrou diferenças significativas no grau de clareamento entre os dois períodos,[121] com a vantagem adicional de ter um menor risco e intensidade de sensibilidade dental. Atualmente, com mais conhecimento a respeito da cinética de degradação dos géis clareadores, reduziu-se o tempo recomendado de uso, de 30 minutos a 4 horas diárias, a depender do tipo do agente ativo e de sua concentração.

Diferenças na concentração do agente ativo

Em geral, associa-se a ideia de que géis mais concentrados produzem maior grau de clareamento em menos tempo. De fato, ao empregar géis de peróxido de carbamida ou peróxido de hidrogênio mais concentrados, há um grau de clareamento ligeiramente maior na primeira semana, comparativamente ao produto menos concentrado. Porém essa diferença rapidamente se equaliza a partir da segunda semana de uso, de tal forma que o grau de clareamento final, obtido em 2 ou 3 semanas, é igual em produtos mais concentrados e menos concentrados.[118,120]

Observe a Tabela 11.7, que compara os resultados de um estudo clínico que comparou géis de peróxido de hidrogênio de diferentes concentrações (4 e 10%).[120]

Após 1 semana de uso, o peróxido de hidrogênio 10% apresentou grau de clareamento ligeiramente superior. Porém, após o término do clareamento em 2 semanas e 1 mês, os dois produtos apresentam resultados semelhantes.

Uma revisão sistemática da literatura, que compila todos os estudos clínicos sobre um determinado tema, também confirmou que o peróxido de carbamida 10% tem resultado de efetividade de clareamento semelhante a géis mais concentrados (15 a 22%) ao término de clareamento.[149]

Recomenda-se o tratamento clareador caseiro por aproximadamente 2 semanas, com aplicações diárias e consecutivas por esse período. Esse tempo é suficiente para produzir uma alteração de cor clinicamente significativa. No entanto, usos

TABELA 11.6
Produtos clareadores para clareamento caseiro, com descrição da substância ativa, concentração e recomendações de uso.

Nome comercial (fabricante)	Substância ativa	Concentração (%)	Tempo recomendado para uso diário pelo fabricante
Whiteness Perfect® (FGM)	Peróxido de carbamida	10	3 a 4 h
		16	3 a 4 h
		22	1 h
White Class® (FGM)	Peróxido de hidrogênio	4	2 h
		6	1 h 30 min
		7,5	1 h
		10	30 min
Opalescence PF® (Ultradent)	Peróxido de carbamida	10	Noturno
		15	4 a 6 h
		20	2 a 4 h
		35	30 a 60 min
		45	15 a 30 min
Opalescence Go® (Ultradent)	Peróxido de hidrogênio	10	30 a 60 min
		15	15 a 20 min
Pola Day® (SDI)	Peróxido de hidrogênio	3	1 × 60 min (ou 2 × 30 min)
		7,5	1 × 45 min (ou 2 × 30 min)
		9,5	1 × 30 min (ou 2 × 15 min)
Pola Night® (SDI)	Peróxido de carbamida	10	1 a 2 h ou noturno
		16	1 h 30 min ou noturno
		22	45 min

TABELA 11.7
Médias e desvios padrões da alteração de cor em unidades de escala Vitapan® Classical, organizada por valor, e do risco de sensibilidade dental de dois géis de peróxido de hidrogênio para clareamento caseiro após 14 dias de tratamento.

	PH 10%	PH 4%	Valor de p
Inicial × 1 semana	3,7 ± 1,2	3,0 ± 1,3	0,01
Inicial × 2 semanas	4,2 ± 0,9	4,0 ± 1,3	0,24
Inicial × 1 mês	4,1 ± 0,9	4,1 ± 1,3	0,38
Risco de sensibilidade dental	64%	38%	< 0,05

PH: peróxido de hidrogênio. Adaptada de Chemim et al., 2018.[120]

prolongados de 3 e 4 semanas também podem ser empregados. Tempos longos de tratamento, de 2 a 6 meses, já foram relatados para dentes com manchamento leve de tetraciclina,[150,151] sem efeitos adversos significativos.

Atualmente, os fabricantes também têm recomendado a utilização de peróxido de carbamida em concentrações mais elevadas (35 e 45%) para a técnica de clareamento caseira. No entanto, ainda existem poucas opções de clareamento e há poucos estudos clínicos sobre o tema.

Clareamento caseiro sem supervisão (*over-the-counter*)

O clareamento caseiro convencional mantém um importante vínculo técnico com o profissional, que controla o progresso do tratamento e possíveis efeitos adversos, como descrito anteriormente. Isso, de certa forma, onera o tratamento para o paciente, um dos principais motivos pelos quais surgiu o *clareamento caseiro sem supervisão*. Esse tratamento permite que o paciente adquira o produto em farmácias ou drogarias sem prescrição e realize o clareamento sem a necessidade da supervisão do cirurgião-dentista. Essa modalidade de clareamento não é permitida no Brasil e na União Europeia, contudo, bastante comum em alguns países como os EUA. Um dos produtos muito populares para esse tipo de tratamento não supervisionado são as tiras clareadoras WhiteStrips®,[152] que já estiveram disponíveis no Brasil. Elas são impregnadas por peróxido de hidrogênio a 10%, que são posicionadas sobre a superfície vestibular dos dentes e mantidas de 30 minutos a 1 hora. As tiras clareadoras são tão efetivas para o clareamento caseiro, quanto o tratamento executado em moldeiras individualizada ou moldeiras pré-fabricadas.[153,154]

Vernizes clareadores

Outro produto que pode ser empregado na técnica caseira com ou sem supervisão do cirurgião-dentista são os vernizes clareadores comercializados em um frasco com um pincel aplicador, e têm a forma de aplicação semelhante aos esmaltes de unha. Um fabricante tem um verniz clareador de peróxido de hidrogênio 6% chamado Vivastyle Paint on Plus® (Ivoclar Vivadent). Praticamente não há estudos de efetividade desses vernizes, portanto, há a necessidade de estudos clínicos randomizados sobre o tema. Da mesma forma, esses produtos devem ser entendidos como produtos auxiliares dentro de uma terapia clareadora como um todo.

Passo a passo da técnica caseira
ETAPA 1 | DIAGNÓSTICO

Deve-se identificar a causa do escurecimento dental a fim de determinar se o clareamento caseiro é adequado para o caso. Dentes com escurecimentos fisiológico, manchamento, grau leve de tetracicilina e dentes muito cromáticos (Figura 11.18) são casos que respondem muito bem ao tratamento clareador caseiro.

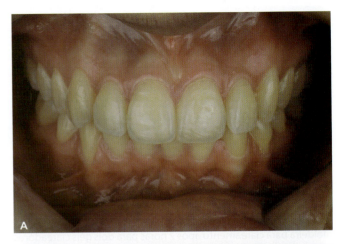
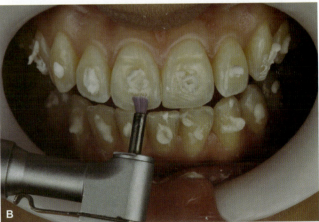

Figura 11.18 Aspecto clínico dos dentes superiores e inferiores de uma paciente que deseja realizar o clareamento dental (**A**). **B.** Realização da profilaxia dental para remoção de biofilme dental, caso esteja presente. Caso clínico gentilmente cedido pelos Profs. Drs. Leandro Martins e Luciana Mendonça da Silva Martins da Universidade Federal do Amazonas (UFAM).

ETAPA 2 | REGISTRO DA COR INICIAL

Com o auxílio de uma escala de cor ordenada por valor ou aparelho digital apropriado, deve ser registrada a cor inicial dos dentes antes de iniciar o protocolo clareador. Em todos os casos, deve-se realizar a profilaxia dental previamente (ver Figura 11.18). Fotografias padronizadas também colaboram neste registro inicial e permitem ao paciente e ao clínico averiguar a evolução do tratamento (Figura 11.19). Essa análise de cor deve ser feita com os dentes hidratados. Dentes desidratados ficam mais esbranquiçados e confundem os resultados iniciais.

Esse procedimento de registro apresenta mais uma vantagem. A cor inicial dos dentes pode predizer o grau de clareamento que será obtido. Uma análise de regressão linear apontou que quanto mais escuros são os dentes inicialmente, mais efetivo será o clareamento. Após ajuste de outras variáveis, observou-se que para cada aumento de uma unidade de cor na escala Vitapan® Classical (a mais usada para este tipo de avaliação) organizada por valor, há um maior grau de clareamento dental de 0,66 unidades ao término do tratamento (ver Tabela 11.7).[111]

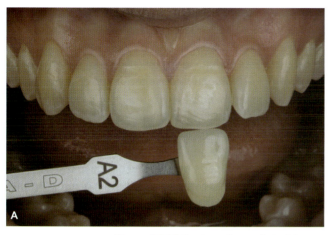 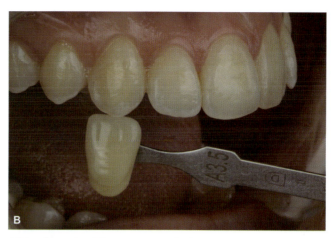

Figura 11.19 Registro da cor do incisivo central (**A**) e do canino (**B**) com uma escala de cor.

ETAPA 3 | MOLDAGEM DOS ARCOS DENTAIS E CONFECÇÃO DA MOLDEIRA

Após moldagem do arco e confecção de um modelo de gesso, pode-se levar uma placa de EVA a um plastificador a vácuo e confeccionar uma moldeira individualizada para o clareamento caseiro. A placa deve ser recortada no nível da margem gengival ou 1 mm além do bordo. Esse recorte pode acompanhar a margem gengival ou ser recortada de forma reta acima do bordo gengival (Figura 11.20). No segundo tipo de recorte, há melhor estabilidade da moldeira, apesar de aumentar o risco de irritação gengival.

Alguns fabricantes recomendam a confecção de moldeira de clareamento com reservatórios. Nesse caso, uma resina fotoativada é aplicada na superfície vestibular dos dentes a serem clareados do modelo de gesso antes da termoplastificação da moldeira. Isso cria um espaço maior entre o dente e a moldeira, aumentando a quantidade de gel que pode ser colocada em contato com os dentes. No entanto, diversos estudos clínicos já demonstraram que essa técnica não melhora a eficácia do clareamento dental, torna o procedimento mais caro e ainda aumenta o risco de irritação gengival,[155,156] razão pela qual ela não é indicada.[157] Outras opções, como moldeiras pré-fabricadas e já carregadas com o produto clareador (Opalescence Go®, Ultradent) podem ser empregadas como alternativa às moldeiras individualizadas de EVA.

ETAPA 4 | PRESCRIÇÃO DO GEL CLAREADOR

Deve-se selecionar o tipo de agente ativo e sua concentração para prescrição para o paciente. Os géis de peróxido de hidrogênio devem ficar menos tempo em contato com as superfícies dentais que os géis de peróxido de carbamida e podem ser uma opção para pacientes que não dispõem de muito tempo para ficar com a moldeira de clareamento.

A concentração do produto também deve ser escolhida pelo clínico. A não ser que o paciente necessite de uma alteração de cor mais expressiva na primeira semana, deve-se dar preferência a produtos com menores concentrações, já que produzem menos sensibilidade dental, como será descrito mais adiante, sobre os efeitos adversos.

O paciente deve ser instruído a aplicar uma gota de gel, equivalente a um grão de arroz no interior da moldeira, na região vestibular relativa à cervical dos dentes. Isso facilitará o espalhamento do produto sobre a superfície dos dentes. Nesse momento deve-se fazer a prescrição do tempo de uso do gel com base em fatores já discutidos anteriormente neste capítulo (Figura 11.21).

ETAPA 5 | AVALIAÇÃO SEMANAL

Os pacientes devem retornar semanalmente ao consultório odontológico para acompanhar a evolução do tratamento e possíveis efeitos adversos (irritação gengival e sensibilidade dental). Nessa sessão, deve-se registrar a cor. Geralmente é necessário um mínimo de 2 semanas para clareamento; porém, tempos maiores podem ser necessários caso não se alcance um grau de clareamento dental satisfatório.

A Figura 11.22 apresenta o registro de cor final. Já a Figura 11.23 mostra, lado a lado, o resultado antes e depois do tratamento clareador.

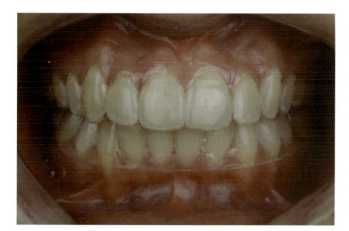

Figura 11.20 Moldeiras para clareamento recortadas de forma reta e posicionada nos arcos dentais do paciente.

▪ Técnica de clareamento de consultório

Ao longo dos últimos anos, as técnicas realizadas em consultório têm ganhado cada vez mais espaço, já que se pode obter resultados mais rápidos e não tem o inconveniente do uso de uma moldeira carregada com gel. Essa técnica é realizada em consultório odontológico empregando peróxido de hidrogênio em altas concentrações (20 a 40%). Outra opção é o uso de peróxido de carbamida em altas concentrações (35 a 45%).

Dado o potencial caustico do peróxido de hidrogênio, os tecidos moles da cavidade bucal devem ser protegidos com retratores labiais e com a aplicação de uma barreira gengival fotoativada. Essa barreira tem o objetivo de impedir o contato do peróxido de hidrogênio com o tecido gengival. Ela é composta de pigmentos, monômeros resinosos e fotoiniciadores, e se polimeriza com ativação por luz.

Após a proteção dos tecidos moles, realiza-se a mistura dos componentes do gel clareador. Conforme já mencionado, os produtos à base de peróxido de hidrogênio idealmente devem ser armazenados em pH ácido, a fim de proporcionar maior longevidade. Entretanto, o pH mais favorável para sua eficiência é o alcalino. Por esse motivo, os fabricantes têm apresentado suas formulações em dois frascos ou seringas separadas, sendo que um dos frascos contém peróxido de hidrogênio (concentração aproximada de 50%) em meio ácido, e o segundo contém um espessante em meio alcalino. Ao serem misturados, conferem um produto alcalino com concentração próxima de 35 a 38% e com viscosidade ideal para aplicação.

O produto deve ser aplicado nas superfícies dentais dos dentes em espessura suficiente para cobrir a face vestibular. Alguns fabricantes, recomendam a troca do gel da superfície dental de 15 em 15 minutos; porém, para alguns produtos recomendam-se tempos de oito e 20 minutos. Essa troca

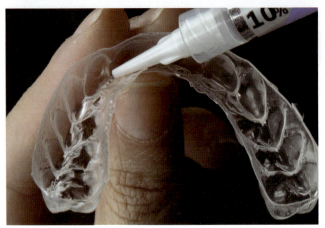

Figura 11.21 Aplicação do gel clareador na moldeira de clareamento. Deve-se aplicar uma gota do produto na região da superfície vestibular dos dentes a serem clareados.

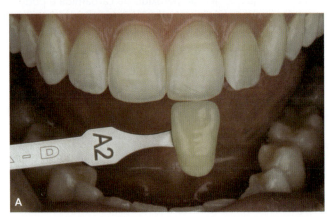 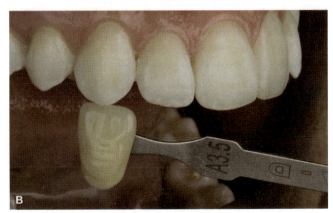

Figura 11.22 Registro da cor no incisivo central (A) e no canino (B) após o término do clareamento dental caseiro.

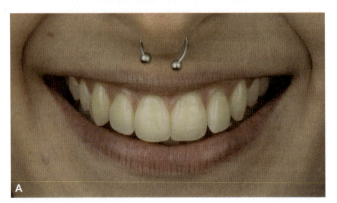 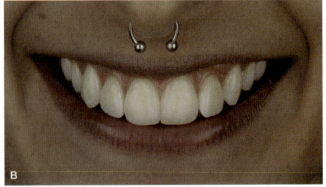

Figura 11.23 Comparação do sorriso antes (A) e após (B) clareamento caseiro. Caso clínico gentilmente cedido pelos Profs. Drs. Leandro Martins e Luciana Mendonça da Silva Martins, da Universidade Federal do Amazonas (UFAM).

é realizada de três a quatro vezes dependendo do produto comercial. Há produtos que por serem mais alcalinos, podem ser aplicados uma única vez por períodos que variam de 40 a 50 minutos, dependendo das instruções dos fabricantes de cada produto clareador.

Efetividade do clareamento de consultório

Um dos mitos que envolvem o clareamento de consultório é que esta técnica não resulta em um clareamento tão eficaz quanto o caseiro. Esse mito provavelmente advém do fato de que imediatamente após o término de uma sessão de clareamento, os dentes aparentam muito mais brancos do que definitivamente ficarão 1 semana após o término da sessão. Isso pode ser representado pelos resultados do estudo de Matis et al. (2009).[158] A Figura 11.24 apresenta a alteração de cor em luminosidade na escala CIEL*a*b* após uma única sessão clínica. No eixo "x", o tempo 0 representa a cor tomada imediatamente após a sessão de consultório e os demais tempos representam a cor mensurada diariamente. Pode-se observar uma redução da luminosidade com o passar dos dias que, muitas vezes, é erroneamente descrita como regressão de clareamento.

Isso ocorre porque durante o clareamento dental há também desmineralização dos dentes pelo pH ácido de alguns produtos clareadores e há também desidratação dos elementos dentais pelo uso de afastadores labiais, levando a um branqueamento artificial dos dentes. Assim, a análise da cor imediatamente após uma sessão de clareamento de consultório pode fazer os clínicos concluírem que o clareamento de consultório não é efetivo em função da regressão da cor que será observado 1 semana após (Figura 11.24). Entretanto, é necessário aguardar pelo menos alguns dias, para observar o efeito clareador real, aquele produzido pela oxidação do componente orgânico da dentina.

Com o intuito de evitar frustações, o paciente deve ser alertado de que o resultado final não será aquele visualizado logo após a sessão clínica. Além disso, deve-se ter claro que pelo menos duas sessões clínicas de consultório são necessárias para alcançar uma alteração de cor clinicamente importante. O intervalo entre essas sessões deve ser de 2 a 7 dias.[159]

ATENÇÃO!

O "efeito clareador" imediatamente após a sessão de clareamento de consultório é resultado de:

Desidratação dental + desmineralização do esmalte + efeito clareador "real"

Assim, o resultado real somente poderá ser visualizado após alguns dias, quando o dente terá sido remineralizado e hidratado pela saliva.

Clareamento caseiro versus clareamento de consultório

A Tabela 11.8 apresenta os resultados de uma coletânea de 11 estudos clínicos sobre clareamento dental.[117] Esses estudos empregaram peróxido de carbamida (10 ou 16%; 3 a 4 horas/dia; 14 a 21 dias) na técnica caseira e peróxido de hidrogênio 35% (duas sessões clínicas/três × clínicas/três × 15 minutos por sessão). A alteração de cor em unidades de escala Vitapan® Classical organizada por valor obtida com clareamento caseiro e de consultório é semelhante. A estabilidade de cor de ambas técnicas de clareamento foi confirmada em uma avaliação de 2 anos.[116]

Assim, há evidências que atestam que o clareamento de consultório é tão efetivo quanto o caseiro e, portanto, a técnica escolhida deve ter como base características e necessidades do paciente. Como o clareamento de consultório utiliza agentes mais concentrados, é esperado que essa terapia provoque mais sensibilidade quando comparada à técnica caseira (ver Tabela 11.8).

Uso da luz no clareamento de consultório

Com o intuito de acelerar a decomposição do peróxido de hidrogênio, alguns fabricantes passaram a recomendar o uso do gel de peróxido de hidrogênio ativado por diferentes fontes de luz. Aparelhos fotopolimerizadores de luz halógena,

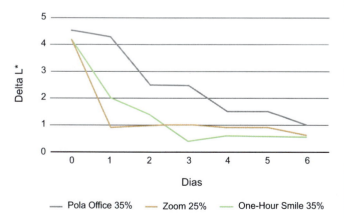

Figura 11.24 Alteração da luminosidade dental em função do tempo (dias) após uma sessão de clareamento de consultório com peróxido de hidrogênio com alta concentração. (Adaptada de Matis et al., 2009.)[158]

TABELA 11.8

Alteração de cor e intensidade de sensibilidade dental (média ± desvio padrão da escala de dor de 0 a 4 pontos) de dentes clareados pela técnica de clareamento de consultório e de clareamento caseiro obtido de 11 estudos clínicos de clareamento dental.[117]

	Clareamento caseiro	Clareamento de consultório
Alteração de cor DSGU (média ± DP)	5,0 ± 2,0	5,3 ± 2,8
Intensidade de dor Escala 0 a 4 (média ± DP)	0,5 ± 0,9	2,8 ± 1,9

DP: desvio padrão da média.

de LEDs (*light emitting diodes*), de *laser*, de LEDs/*lasers* em diferentes comprimentos de onda, de arco de plasma, de xenônio, entre outros, são empregados no clareamento fotoativado.

O uso de fontes de luz sobre o gel clareador pode acelerar a decomposição do peróxido de hidrogênio de duas formas. A primeira é por meio da ação termocatalítica.[160] Para isso, corantes ou outros componentes são adicionados no gel de clareamento para que absorvam uma pequena fração da energia eletromagnética e a transforme em energia térmica. O caroteno, por exemplo, devido à sua coloração vermelho-alaranjado, tem potencial de absorver a luz azul[160] e absorver mais calor.[38] O uso de pequenas partículas de sílica em tamanho nanométrico ou submicrométrico potencializa a absorção de luz vermelha e infravermelha. Este é provavelmente o principal mecanismo da maioria dos procedimentos de clareamento fotoativado.[160]

A segunda forma em que a energia luminosa pode acelerar a decomposição do peróxido de hidrogênio é por meio da excitação direta por fotólise. Nesse processo, uma luz de frequência específica é absorvida e decompõe o peróxido de hidrogênio em radicais livres. A energia necessária para esse processo deve advir de uma alta frequência, que corresponde a um comprimento de onda igual ou inferior a 248 nm, na faixa do ultravioleta C (UVC).

A efetividade do clareamento dental ativado por luz já foi tema de controvérsia. Na atualidade, há praticamente um consenso de que associar ou não quaisquer fontes de energia luminosa ao clareamento de consultório não acelera o clareamento dental. Uma coletânea de todos os estudos clínicos de baixo risco de viés e que compararam clareamento de consultório com e sem luz,[40,42] em um mesmo modelo estatístico (metanálise), aponta para essa conclusão. No gráfico da Figura 11.25, é possível observar que há um diamante na região mais inferior da figura. Esse diamante representa a diferença de média padronizada global de todos os estudos publicados sobre o assunto. O fato de o diamante cruzar a linha vertical, que é a linha de nulidade ou igualdade, indica que não há diferença de eficácia entre as técnicas de clareamento com e sem luz (ver Figura 11.25).

É provável que as altas concentrações de peróxido de hidrogênio empregadas na técnica de consultório forneçam as quantidades de radicais livres necessárias para o clareamento dental. Assim, o aumento de radicais livres pela ativação com luz não acelera o clareamento dental, pois talvez o limitante da velocidade de oxidação dos componentes orgânicos não seja a falta de reagente ativo, e sim o tempo do processo oxidativo. No entanto, essas afirmações são hipóteses acadêmicas e carecem de confirmação.

Passo a passo da técnica de consultório

ETAPA 1 | DIAGNÓSTICO

Da mesma forma que para o clareamento caseiro, deve-se fazer o diagnóstico da alteração de cor para determinar se o clareamento é a melhor alternativa para a resolução do caso clínico.

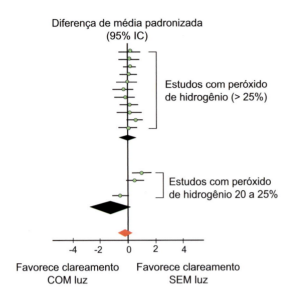

Figura 11.25 Gráfico de metanálise dos resultados de estudos clínicos que compararam clareamento com luz em comparação com clareamento sem luz. O diamante na base da figura (em vermelho) aponta a diferença de média padronizada dos dois grupos. Como esse diamante cruza a linha de nulidade (linha vertical do gráfico), pode-se afirmar que não há diferença estatisticamente significativa entre os grupos. 95% IC: intervalo de confiança 95%. (Adaptada de Maran *et al.*, 2018.)[40]

ETAPA 2 | REGISTRO DA COR INICIAL

Além disso, também deve-se realizar o registro da cor inicial com os dentes hidratados antes de iniciar o clareamento de consultório. Algumas vezes pode-se fazer uma profilaxia dental antes do registro da cor, caso seja observada presença de biofilme dental (Figura 11.26).

Os pacientes, muitas vezes, se acostumam rapidamente com a nova cor dental e não se recordam da situação inicial. O registro da cor pode ser feito através de escala de cores, espectrofotômetro e fotografias.

ETAPA 3 | PROTEÇÃO DOS TECIDOS MOLES

O peróxido de hidrogênio em altas concentrações, como as empregadas na técnica de consultório, produz queimaduras nos tecidos moles da cavidade bucal. Assim, é necessário o uso de retratores de lábio e língua e a aplicação de uma barreira gengival fotoativada em contato com o tecido gengival (Figura 11.27). Nessa etapa, deve-se sempre visualizar os dentes em um ângulo inciso-cervical para se certificar que não há falha de selamento, que permitirá o contato do gel com o tecido gengival.

A região de cada dente em que a barreira gengival for inserida deve ser fotoativada pelo tempo recomendado pelo fabricante (ver Figura 11.27). A técnica de isolamento absoluto com lençol de borracha também pode ser empregada, em especial para géis clareadores com pH muito baixo; porém, antes de sua instalação, deve-se aplicar uma película de vaselina nos tecidos gengivais como proteção adicional caso haja extravasamento do gel.

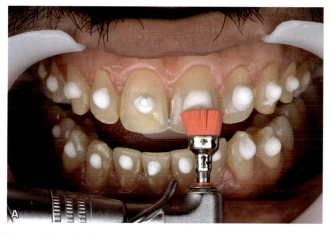
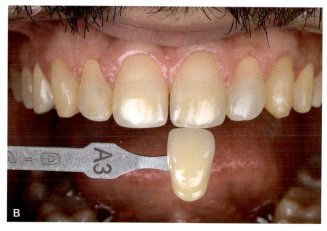

Figura 11.26 Realização de profilaxia dental (**A**) e registro da cor (**B**) – fase inicial. Caso clínico gentilmente cedido pelos Profs. Drs. Leandro Martins e Luciana Mendonça da Silva Martins da Universidade Federal do Amazonas (UFAM).

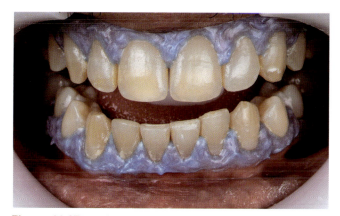

Figura 11.27 Tecidos moles dos lábios e bochechas afastados com um retrator labial e de língua, e tecido gengival protegido com uma barreira gengival fotoativada.

ETAPA 4 | APLICAÇÃO DO GEL CLAREADOR

Antes dessa etapa, deve-se selecionar o gel clareador a ser empregado. Geralmente, emprega-se um peróxido de hidrogênio com alta concentração, e os peróxidos de carbamida em altas concentrações são uma segunda opção. Deve-se dar preferência a géis mais alcalinos, já que não desmineralizam a superfície do esmalte e estão associados com menores índices de sensibilidade dental.[161,162] Produtos com dessensibilizantes também devem ser prioritários durante a escolha,[163] já que a sensibilidade dental é o efeito adverso mais prevalente do clareamento dental, como já discutido anteriormente.

As fases do gel devem ser misturadas de acordo com a especificidade da marca comercial e o gel deve ser aplicado seguindo as instruções dos fabricantes (Figura 11.28). Há géis que devem ser trocados de duas a quatro vezes durante uma sessão clínica e outros cuja recomendação é a aplicação por 40 a 50 minutos seguidos sem troca.[122,161,162,164] É comum observar a presença de bolhas no gel após o período em que este fica na superfície dental (Figura 11.29): são gases de oxigênio formados durante a dissociação do peróxido de hidrogênio. Durante a troca, o gel pode ser aspirado com cânula de sucção

antes da nova aplicação (ver Figura 11.29). Deve-se lembrar que uma única aplicação clínica não é suficiente para alcançar a satisfação do paciente quanto ao grau de clareamento. Esse procedimento deve ser repetido no mínimo duas vezes, com intervalo de 2 a 7 dias.[159] Ao término de cada sessão clínica, a barreira gengival deve ser removida com uma sonda exploradora (Figura 11.30).

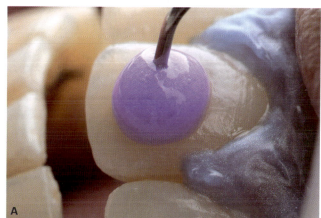
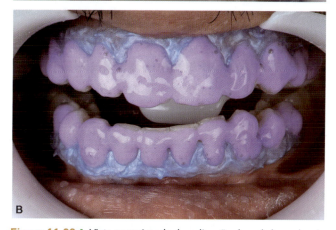

Figura 11.28 A. Vista aproximada da aplicação do gel clareador de consultório em um dos dentes. **B.** Vista dos dois arcos dentais após aplicação do produto clareador em todas as superfícies.

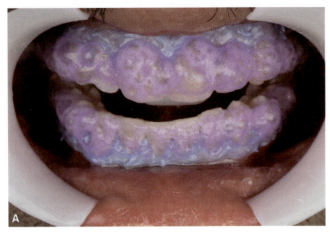
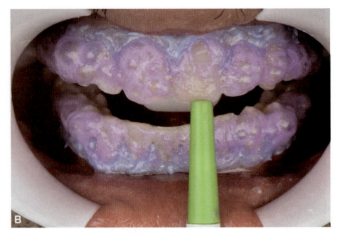

Figura 11.29 Após 40 minutos de permanência na superfície dental, pode-se visualizar a presença de muitas bolhas no gel: gases de oxigênio produzidos pela decomposição do peróxido de hidrogênio (**A**). Após o período de permanência do gel, ele pode ser aspirado com cânulas odontológicas (**B**).

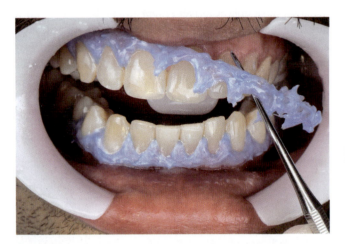

Figura 11.30 Remoção da barreira gengival fotoativada.

ETAPA 5 | AVALIAÇÃO DA EFICÁCIA CLAREADORA

Após o término da primeira sessão, deve-se aguardar alguns dias até que o paciente retorne ao consultório para avaliação da cor final do tratamento (Figuras 11.31 e 11.32). Nesse momento, o clínico pode averiguar se o grau de clareamento obtido satisfez as expectativas do paciente. Caso não tenha atingido, uma nova sessão pode ser agendada.

▪ Técnica de clareamento associada

Nessa técnica, os dois protocolos descritos anteriormente para a técnica caseira e de consultório são realizados, a fim de explorar as melhores vantagens de cada um. Geralmente, a técnica associada inicia com uma sessão clínica de clareamento de consultório empregando altas concentrações de peróxido de hidrogênio e, na sequência, o paciente sai do consultório com a moldeira individualizada usando um gel de baixa concentração para continuar o clareamento em casa, seguindo as instruções da técnica caseira. É uma técnica bem motivacional, já que o paciente visualiza um resultado clareador logo após o clareamento em consultório e dá prosseguimento ao clareamento em casa, que em geral proporcionará menor sensibilidade. Sua eficácia é semelhante às técnicas individuais,[115,117,165] e tem maior grau de sensibilidade que a técnica caseira por conta da sessão de consultório, em que se empregam altas concentrações do produto.

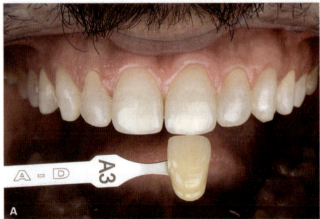
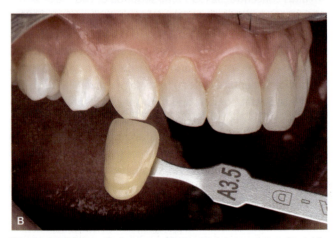

Figura 11.31 A. e **B.** Registro da cor final 1 semana após o término de clareamento dental (de três sessões clínicas) com escala Vitapan® Classical.

CAPÍTULO 11 | Agentes para Clareamento Dental   311

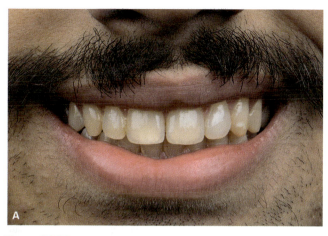 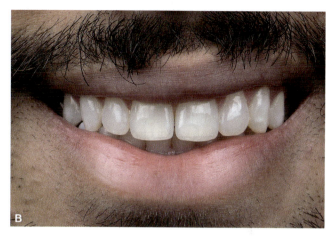

Figura 11.32 Aspecto do sorriso do paciente antes (**A**) e depois (**B**) do clareamento dental de consultório. Caso clínico gentilmente cedido pelos Profs. Drs. Leandro Martins e Luciana Mendonça da Silva Martins da Universidade Federal do Amazonas (UFAM).

■ Técnica de clareamento *walking bleach*

Essa técnica é empregada para o clareamento de dentes desvitalizados. Nela, um agente clareador é inserido no interior da câmara pulpar e mantido por dias antes de realizar sua troca. Em 1961, Spasser já recomendava a aplicação de perborato de sódio e água destilada no interior da câmara pulpar como possível forma de clarear dentes não vitais.[166] Em 1963, Nutting e Poe modificaram esta técnica substituindo a água por peróxido de hidrogênio a 30%. Deste então, essa nova técnica foi denominada *walking bleach*.[167] O protocolo clareador deve seguir as etapas descritas a seguir.

Etapa 1 | Diagnóstico

Da mesma forma como para as técnicas descritas anteriormente é um passo imprescindível para a correta indicação do tratamento clareador. Deve ser associada ao exame fotográfico (Figura 11.33) e radiográfico (Figura 11.34), para averiguar a qualidade do tratamento endodôntico e o selamento apical. Deve-se realizar uma anamnese criteriosa a fim de detectar a causa para o tratamento endodôntico e como isso poderá impactar o prognóstico do tratamento clareador, em especial no caso de traumas. Nesse caso, deve-se conferir há quanto tempo o paciente fez o tratamento endodôntico.

Etapa 2 | Registro da cor

Deve ser realizado, como já descrito para as técnicas anteriores, no entanto, para essa técnica, o registro não é tão importante. Uma vez que geralmente é um ou dois elementos dentais escuros, os dentes adjacentes servem como parâmetro de controle. Como nem sempre o dente pode chegar no grau de clareamento desejado, deve-se realizar ao menos uma fotografia inicial (ver Figura 11.33) para fazer acompanhamento da alteração e cor.

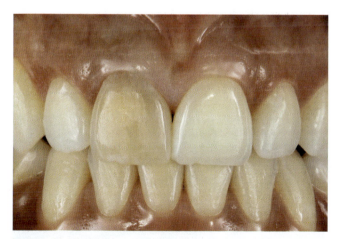

Figura 11.33 Registro do caso inicial apresentando o incisivo central direito bem escurecido. Caso clínico gentilmente cedido pelos Profs. Drs. Antônio Sakamoto Júnior, Cristian Higashi e Luiz Fernando Schlemper. Reimpressa de Gomes GM *et al.*, 2018,[168] com autorização da Quintessence Publishing Brasil.

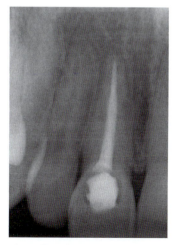

Figura 11.34 Radiografia periapical identificando ausência de patologias apicais e tratamento endodôntico bem realizado. Reimpressa de Gomes GM *et al.*, 2018,[168] com autorização da Quintessence Publishing Brasil.

Etapa 3 | Remoção da restauração provisória e desobstrução da entrada dos canais radiculares

Em geral, deve-se realizar o acesso do dente por palatina, na região correspondente à abertura endodôntica e realizar a remoção de todos os restos necróticos de tecido pulpar, bem como todo o material restaurador ou obturador (Figura 11.35). Essa abertura coronária deve ser ampla, englobando teto e cornos pulpares. A desobturação deve ser realizada com o auxílio de brocas de desobturação e instrumentos aquecidos, 2 a 3 mm do material obturador do conduto radicular e ser removido na direção apical, além do limite amelocementário (Figura 11.36).

Etapa 4 | Tamponamento cervical

É um procedimento imprescindível para a realização da técnica *walking bleach* (Figuras 11.37 e 11.38). Consiste em proteger os túbulos dentinários radiculares, na região cervical, impedindo a difusão dos agentes clareadores para a região periodontal, diminuindo o risco de reabsorção radicular externa em especial na região cervical. O agente clareador será colocado na região do acesso endodôntico palatino ou lingual referente a câmara pulpar.

Este tamponamento cervical será colocado exatamente na região de 2 a 3 mm, além do limite amelocementário do conduto radicular, previamente desobturada. Como durante o procedimento de abertura coronária e desobturação é formada uma *smear layer* (camada de esfregaço) sobre a superfície de dentina, essa camada deve ser removida para abrir os túbulos dentinários, aumentado a permeabilidade do tecido, para o agente clareador. Essa limpeza é realizada pela aplicação de ácido fosfórico a 37% durante 15 segundos.

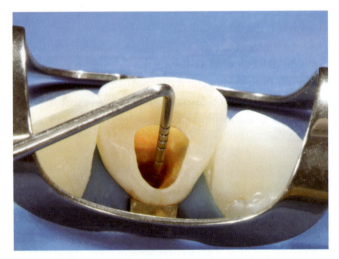

Figura 11.35 Isolamento absoluto do dente e desobstrução do conduto. Aferição do comprimento desobstruído antes de iniciar a confecção do tampão cervical. Reimpressa de Gomes GM *et al.*, 2018,[168] com autorização da Quintessence Publishing Brasil.

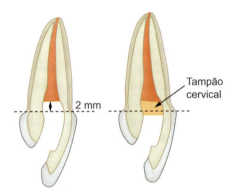

Figura 11.37 Tampão cervical realizado no interior do conduto radicular, em sua porção mais cervical, para selar a região e impedir a penetração do peróxido em direção apical ou lateral. Reimpressa de Gomes GM *et al.*, 2018,[168] com autorização da Quintessence Publishing Brasil.

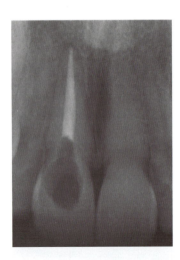

Figura 11.36 Imagem radiográfica do conduto radicular após desobstrução de 2 a 3 mm de *guta percha* da região cervical do dente. Reimpressa de Gomes GM *et al.*, 2018,[168] com autorização da Quintessence Publishing Brasil.

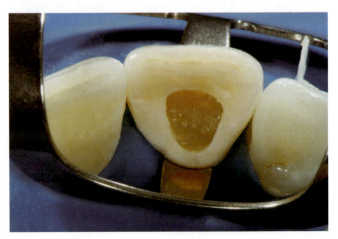

Figura 11.38 Vista palatina do tampão cervical confeccionado com uma resina composta de baixa viscosidade. Reimpressa de Gomes GM *et al.*, 2018,[168] com autorização da Quintessence Publishing Brasil.

O material obturador endodôntico não é capaz de prevenir a difusão de agentes oxidantes tanto em direção ao forame radicular apical ou em direção à região periodontal. Assim, é necessário tamponar a região desobturada com material restaurador de bom selamento marginal. Não existe consenso sobre qual o melhor material restaurador utilizado no tamponamento cervical,[33,169-173] entretanto, deve-se colocá-lo em uma espessura de 2 mm para ampliar o selamento da região.

Entre as opções restauradoras, os cimentos de ionômero de vidro modificado por resina têm boa adesão à região radicular, não comprometem a adesão dos materiais adesivos à restauração final e podem ser empregados para essa finalidade.[174,175] Materiais resinosos com características adesivas, como resinas de baixa viscosidade[173,176] e resinas compostas de viscosidade regular,[175] após aplicação de um sistema adesivo, também mostraram resultados semelhantes àqueles alcançados com cimento de ionômero de vidro modificado por resina em relação ao selamento da região cervical. É preferível o uso de materiais fotoativados para que o agente clareador possa ser inserido imediatamente. Caso sejam empregados cimentos de ionômero de vidro convencionais, é necessário aguardar a presa final do material que ocorre no mínimo 48 horas após inserção.

É importante salientar que, durante algum tempo, foi sugerida a utilização de um tamponamento duplo na região cervical.[134] Primeiramente, utilizava-se um "plug" de hidróxido de cálcio posicionado mais apicalmente dentro do canal radicular, seguido do selamento mecânico propiciado pela segunda camada com um dos materiais citados anteriormente. O intuito da inserção era proporcionar uma alcalinização do meio como forma de prevenir a reabsorção cervical externa. Alguns autores[177] já mostraram, porém, que a presença do hidróxido de cálcio praticamente não interfere na alcalinização do meio, assim, esse passo pode ser suprimido em função de sua difícil execução técnica. Mais recentemente, resultados promissores do cimento de agregado trióxido mineral (MTA) branco têm sido relatados em função de seu bom selamento e propriedades alcalinas.[173,178-180]

Etapa 5 | Aplicação do material

Deve-se inicialmente selecionar o material clareador. Pode-se usar perborato de sódio (Figura 11.39) ou peróxido de carbamida 30 a 40%. Apesar de menos comum, alguns fabricantes também comercializam peróxido de hidrogênio a 35% para uso na técnica de *walking bleach* (Opalescence Endo®, Ultradent).

O perborato de sódio deve ser misturado com a solução do fabricante (geralmente peróxido de hidrogênio a 20%) ou com água destilada para formar uma pasta e então ser inserida no interior da câmara pulpar (Figura 11.40). Alternativamente, pode-se aplicar na câmara pulpar um gel à base de peróxido de carbamida ou peróxido de hidrogênio, previamente manipulado. Esses agentes clareadores devem

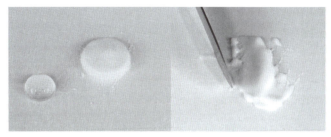

Figura 11.39 Manipulação do perborato de sódio (pó) com peróxido de hidrogênio 20% para inserção dentro da câmara pulpar. Reimpressa de Gomes GM *et al.*, 2018,[168] com autorização da Quintessence Publishing Brasil.

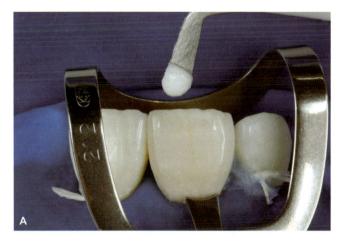

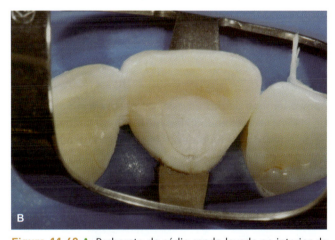

Figura 11.40 A. Perborato de sódio sendo levado ao interior da câmara pulpar com uma espátula. **B.** Pasta de perborato de sódio já no interior da câmara pulpar. Reimpressa de Gomes GM *et al.*, 2018,[168] com autorização da Quintessence Publishing Brasil.

permanecer no interior da câmara pulpar por um período entre 3 e 7 dias; e após algumas trocas, o efeito clareador pode ser observado.

Entre as sessões para substituição do agente clareador, a abertura de acesso endodôntico deve ser selada com um material restaurador provisório, que pode ser um cimento de ionômero de vidro ou resina composta após aplicação de um sistema adesivo (Figura 11.41). Nesse momento, é de extrema

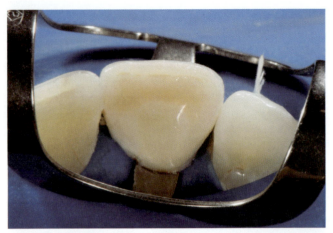

Figura 11.41 Selamento da cavidade com resina composta de baixa viscosidade. Reimpressa de Gomes GM *et al.*, 2018,[168] com autorização da Quintessence Publishing Brasil.

importância fazer o ajuste oclusal da restauração provisória, deixando-a sem contatos oclusais durante todas as fases do clareamento, pois o dente que está sendo clareada encontra-se mais fragilizado e suscetível à fratura.

Etapa 6 | Avaliação periódica

O ideal é que o progresso do clareamento seja avaliado periodicamente (no mínimo semanalmente) e, enquanto a cor desejada não for alcançada, o interior da câmara pulpar deve ser lavado abundantemente antes da inserção de um novo agente clareador.

Etapa 7 | Restauração da abertura endodôntica

Após o término do procedimento clareador (Figura 11.42), a cavidade de acesso endodôntico deve ser restaurada com materiais estéticos. Contudo, deve-se aguardar, no mínimo, 7 dias

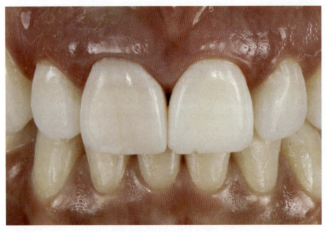

Figura 11.42 Resultado final do clareamento após 50 dias com oito trocas do material clareador. Caso clínico gentilmente cedido pelos Profs. Drs. Antônio Sakamoto Júnior, Cristian Higashi e Luiz Fernando Schlemper. Reimpressa de Gomes GM *et al.*, 2018,[168] com autorização da Quintessence Publishing Brasil.

para empregar materiais adesivos fotoativados. Nessa etapa, deve ser avaliada, de acordo com a quantidade de tecido dental perdido, a necessidade de inserção de um pino intrarradicular.

■ Técnica de clareamento *inside/outside*

A técnica *inside/outside* foi descrita primeiramente em 1977,[181] e consiste no uso do agente clareador na porção externa e interna da coroa, simultaneamente. Nesse procedimento, é utilizada uma moldeira para clareamento modificada. Nela, géis contendo peróxido em baixas concentrações, que podem ser de peróxido de hidrogênio ou de peróxido de carbamida, são inseridos dentro e fora da câmara pulpar,[182,183] e o procedimento é realizado como na técnica de clareamento vital caseira, pelo próprio paciente.

Na técnica *inside/outside*, o paciente aplica diariamente o agente clareador caseiro dentro e fora da câmara pulpar, logo, tem a vantagem de produzir resultados mais rápidos em função do maior número de trocas do material clareador realizado pelo paciente[181,184-188] Por sua vez, há a vantagem adicional de reduzir a necessidade de sessões clínicas, o que reduz também os custos. A queda da restauração provisória, problema passível de ocorrer na técnica *walking bleach*, também é evitada com o protocolo *inside/outside*, indicando que esta última é considerada uma técnica mais simples.[181,185]

Contudo, com a permanência da câmara pulpar aberta, a vedação cervical pode ser comprometida,[25] além da dificuldade de higiene da região, poderá ocorrer uma maior suscetibilidade à fratura coronária do elemento dentário durante o tratamento. Por isso, deve-se restringir a técnica a curtos períodos.[187] Nos casos em que o paciente não é colaborador, o procedimento poderá ser realizado no consultório com o uso de géis mais concentrados.

Os passos clínicos de diagnóstico, registro da cor, remoção da restauração provisória e desobturação da entrada dos canais radiculares e tamponamento cervical são exatamente os já descritos para a técnica de *walking bleach*.

Etapa 6 | Confecção de uma moldeira individual

Assim como relatado para o clareamento caseiro de dentes vitalizados, deve-se moldar o arco do paciente com o dente escurecido, preferencialmente ainda com a restauração provisória, e confeccionar um modelo de gesso e com o uso de uma placa de EVA para a moldeira individualizada. Entretanto, para evitar que o gel clareador entre em contato com os dentes adjacentes ao escurecido e minimizar seu clareamento, recorta-se duas janelas nas superfícies vestibulares dos dentes (Figuras 11.43 a 11.45).

Etapa 7 | Prescrição do uso do gel clareador

O gel empregado nessa técnica é o mesmo que pode ser usado na técnica de clareamento caseiro de dentes vitalizados. O paciente deve ser instruído a aplicar uma gota de gel equivalente a um grão de arroz no interior da moldeira, na região relativa à cervical do dente escurecido e dentro da câmara pulpar. A moldeira é inserida em posição e mantida pelo tempo recomendado para aplicação.

O paciente deve ser instruído também a evitar esforços mastigatórios na região, pela maior fragilidade do elemento dental. Também deve manter a cavidade palatina sempre protegida com uma bola de algodão enquanto não estiver sendo realizado o clareamento dental. Essa bola de algodão deve ser trocada após cada refeição (ver Figura 11.45).

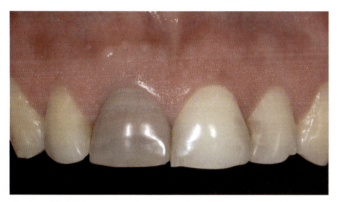

Figura 11.43 Caso inicial mostrando escurecimento do incisivo central superior.

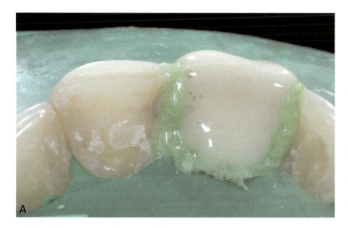

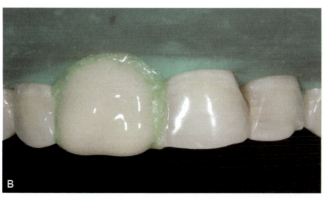

Figura 11.44 Após desobstrução do conduto e confecção do tamponamento cervical, foi realizada uma sessão clínica de clareamento de consultório aplicado na face vestibular (**A**) e no interior da câmara pulpar do dente escurecido (**B**).

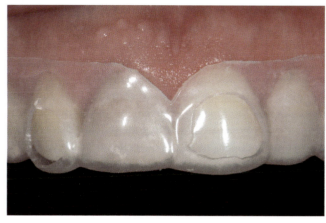

Figura 11.45 Moldeira de acetato modificada para clareamento caseiro. São feitas aberturas nos dentes adjacentes para evitar o clareamento caseiro dos dentes vizinhos. Com essa moldeira, o gel de peróxido de carbamida ou peróxido de hidrogênio em baixa concentração é colocado no interior na face vestibular e no interior da câmara pulpar diariamente.

Etapa 8 | Avaliação periódica

O paciente deve retornar ao consultório regularmente para avaliação do resultado do clareamento. Tão logo o dente escurecido alcance a cor dos dentes adjacentes (Figura 11.46), pode ser realizado o clareamento de todos os dentes do arco do paciente, caso ele desejar.

Etapa 9 | Restauração definitiva

Materiais restauradores estéticos podem ser usados após 7 dias do término do tratamento clareador da forma previamente descrita para a técnica *walking bleach*.

▪ Técnica *power bleaching*

Essa técnica é exatamente a mesma do clareamento de consultório, com a exceção de que o gel clareador é aplicado somente no dente escurecido, tanto na superfície vestibular como no interior da câmara pulpar.

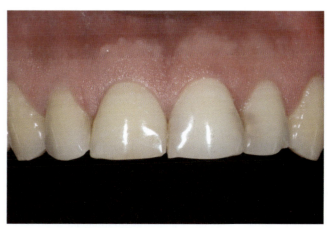

Figura 11.46 Resultado final após associação da técnica de consultório e a *inside/outside*.

Esta técnica, no entanto, somente deve ser realizada após confecção do tamponamento cervical. Assim como em um clareamento de consultório de dentes vitais, é imprescindível realizar o isolamento absoluto ou com barreiras gengivais fotoativadas no tecido gengival do dente a ser clareado e a cobertura dos dentes adjacentes (ver Figura 11.44). Todos os outros passos são iguais ao clareamento de consultório. Ao término do protocolo, o paciente pode seguir o clareamento com a técnica de *walking bleach* ou *inside/outside*.

MICROABRASÃO DENTAL

A técnica de microabrasão dentária foi originalmente desenvolvida para a remoção de manchas provocadas por fluorose dental (Figura 11.47). Teve, porém, sua indicação estendida para remoção de manchas superficiais do esmalte, como manchas brancas hipocalcificadas, manchas brancas de lesões de cárie inativas, manchas advindas de traumatismo dental (Figura 11.48) e outros defeitos estruturais do esmalte que podem se pigmentar.

A microabrasão é indicada somente para a remoção de manchas superficiais. O diagnóstico da profundidade da mancha é bem complexo, porém, de maneira geral, pode-se dizer que quanto mais opaca e densa a lesão menor é a probabilidade de ser removida por técnicas de microabrasão. O uso de transiluminação pode fornecer algum indício da profundidade da mancha, pois se ela for superficial, não se apresentará escura quando transiluminada. O diagnóstico deve ser sempre realizado com o dente úmido, pois o dente seco tem um índice de refração da luz maior, e a mancha se apresentará mais opaca e maior.

A microabrasão é um tratamento cosmético que consiste em realizar a remoção superficial do esmalte através de erosão e abrasão com produtos ácidos e abrasivos. Há no mercado materiais odontológicos especialmente formulados para realizar essa técnica, como pode ser observado na Tabela 11.9. Esses produtos são compostos por um ácido clorídrico e partículas abrasivas. Um exemplo de marca comercial pode ser visualizado na Figura 11.49.

A concentração do ácido e a granulometria das partículas abrasivas é variável e influenciam o grau de desgaste abrasivo produzido no esmalte dental.[189,190] Outra associação comumente empregada para a microabrasão dental é uma mistura de ácido fosfórico 37% com pedra-pomes.[190-192] Sua aplicação é simples e pode ser acompanhada visualizando o caso clínico: após isolamento do campo operatório, aplica-se uma camada do produto sobre a mancha, que deve ser abrasionada de forma manual ou mecânica (ver Figura 11.49). No método manual, empregam-se espátulas plásticas ou de madeira, enquanto no método mecânico empregam-se taças de borracha específicas (que apresentam um tufo de cerdas no centro – sistema Opalustre) ou taças de borracha comum. Devem-se fazer aplicações de 10 a 20 segundos; seguidas de remoção do gel e visualização do tamanho da mancha. Esse procedimento é repetido de 10 a 15 vezes, dependendo da abrasividade do sistema empregado.

As Figuras 11.50 a 11.52 apresentam exemplos de aplicação da transiluminação.

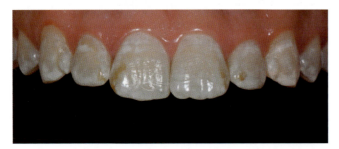

Figura 11.47 Caso clínico de fluorose dental. Imagem gentilmente cedida pelo Prof. Dr. Renato Sundfeld da Universidade Estadual Paulista Júlio de Mesquita Filho (Unesp), *Campus* de Araçatuba.

TABELA 11.9
Produtos comerciais disponíveis no mercado odontológico para a técnica de microabrasão dental.

Produto	Ácido clorídrico (%)	Carboneto de silício (mm)
Opalustre® (Ultradent)	10	20 a 160 mm
Whiteness RM® (FGM)	6	63 a 103 mm
Potenza Abrasione® (PHS Brasil)	6,6	Valores não informados pelo fabricante

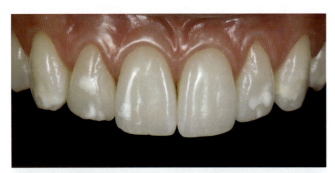

Figura 11.48 Manchas brancas provavelmente advindas de traumatismo dental na infância. Caso clínico gentilmente cedido pelos Profs. Drs. Camilo Pulido da Faculdade de Odontologia da Universidade Nacional da Colômbia, na Colômbia, e Andrés Dávila Sanchez da Universidade de San Francisco de Quito, no Equador.

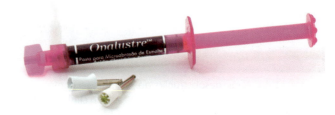

Figura 11.49 Sistema de microabrasão Opalustre® (Ultradent).

CAPÍTULO 11 | Agentes para Clareamento Dental 317

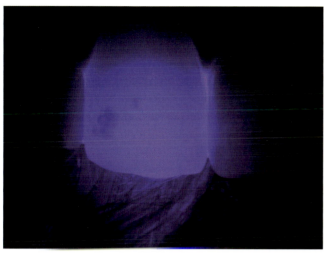

Figura 11.50 Transiluminação para verificação da profundidade da mancha. Se a mancha não reduz de tamanho sob transiluminação é indicativo de mancha profunda em esmalte.

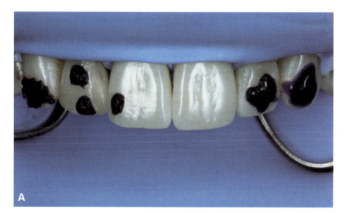

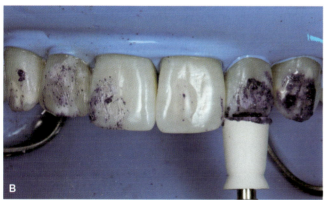

Figura 11.51 A. Dentes após isolamento absoluto e aplicação do produto microabrasivo Opalustre® (Ultradent) nas manchas brancas. B. Produto microabrasivo sendo esfregado nas superfícies com o auxílio de uma taça de borracha.

A quantidade do desgaste observado depende de algumas variáveis. No gráfico da Figura 11.53, pode-se observar o impacto do sistema de microabrasão e o tempo da aplicação no desgaste da superfície do esmalte.[192,193] Há um aumento do desgaste do esmalte em função do tempo de aplicação, e isso também pode ser visualizado em imagens de esmalte com luz

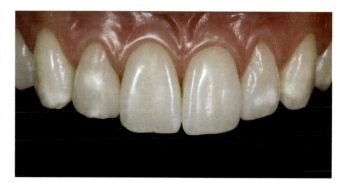

Figura 11.52 Aspecto final dos dentes após várias aplicações de 1 minuto nas manchas brancas. Caso clínico gentilmente cedido pelo Profs. Drs. Camilo Pulido da Faculdade de Odontologia da Universidade Nacional da Colômbia, na Colômbia, e Andrés Dávila Sanchez da Universidade de San Francisco de Quito, no Equador.

polarizada (Figura 11.54). Outros fatores, como o método de aplicação do gel, manual ou mecânico, o número de aplicações e a velocidade do contra-ângulo no método mecânico, afetam o grau de desgaste.[190,192,194]

De acordo com Sundfeld, o ideal é desgastar no máximo 10% da espessura do esmalte.[190,195] Assim, é importante que o profissional tenha em mente a diferença de espessura nas regiões cervical, média e incisal dos dentes anterossuperiores e anteroinferiores. Na região cervical, a espessura do esmalte é bem reduzida tanto nos dentes superiores como nos inferiores, como pode ser observado na Tabela 11.10 e, por conseguinte, nessas áreas, deve-se reduzir o número de aplicações.

Os estudos laboratoriais apontam que há uma redução da rugosidade superficial (Ra)[189] após a microabrasão, que se deve muito provavelmente à eliminação da microtextura superficial do esmalte,[192,193] e que os pacientes relatam uma superfície mais áspera.[194,197] Isso deve ser devido ao aumento de picos e vales na superfície do esmalte, embora a amplitude

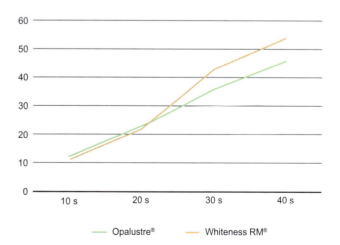

Figura 11.53 Média de desgaste (μm) do esmalte dental para dois produtos microabrasivos, realizado com espátula plástica com carga de 200 g, em função do tempo de aplicação. (Adaptada de Ramalho et al., 2014.)[193]

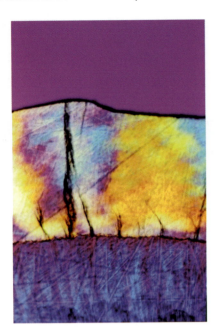

Figura 11.54 Desgaste do esmalte dental após dez aplicações de 1 minuto com o microabrasivo Opalustre® (Ultradent). Imagem gentilmente cedida pelo Prof. Dr. Renato Sundfeld da Universidade Estadual Paulista Júlio de Mesquita Filho (Unesp), Campus de Araçatuba.

TABELA 11.10
Médias de espessura (mm) do esmalte de diferentes tipos dentais.

Arco	Dente	Terço cervical	Terço médio	Terço incisal
Superior	Incisivo central	490	930	1.110
	Incisivo lateral	570	990	1.150
	Canino	440	1.120	1.380
Inferior	Incisivo central e lateral	340	820	1.020
	Canino	300	820	1.240

Adaptada de Mondelli et al. 2001.[206]

seja menor que no esmalte hígido. Por isso, há necessidade de se realizar o polimento da superfície do esmalte após microbrasão.[198] Os mesmos produtos usados para o polimento de resinas compostas podem ser utilizados nesse protocolo. A aplicação de flúor após tratamento microabrasivo também é recomendada para aumentar a microdureza superficial do esmalte, que é reduzida pela aplicação do ácido do produto microabrasivo.

Se após a microabrasão o clínico observar que a mancha continua muito evidente, e que será necessário complementar o tratamento cosmético com restaurações, esta pode ser feita imediatamente após o término da microabrasão, com resina composta.[199,200] Na microabrasão não se empregam agentes oxidantes, e não existem prejuízo para a adesão dos sistemas adesivos ao esmalte.

A técnica de microabrasão dental é um procedimento conservador, efetivo e de longa duração para resolução de problemas cosméticos que envolvem a textura superficial do esmalte e a existência de manchas brancas.[201-203] Vale ressaltar que, em geral, após a microabrasão, ocorre uma maior percepção de "amarelamento" do esmalte, já que, devido à remoção de uma parte do esmalte, a cor da dentina ficará mais evidente. Assim, após a microabrasão pode-se indicar um procedimento de clareamento.[196,200,204,205]

REFERÊNCIAS BIBLIOGRÁFICAS

1. Haywood VB. History, safety, and effectiveness of current bleaching techniques and applications of the nightguard vital bleaching technique. Quintessence Int. 1992;23:471-88.
2. Kwon SR, Wertz PW. Review of the Mechanism of Tooth Whitening. J Esthet Restor Dent. 2015;27:240-57.
3. Haywood VB, Heymann HO. Nightguard vital bleaching. Quintessence Int. 1989;20:173-6.
4. Sulieman M. An overview of tooth discoloration: extrinsic, intrinsic and internalized stains. Dent Update. 2005;32:463-4, 66-8,71.
5. de Geus JL, Beltrame FL, Wang M, Avula B, Khan IA, Loguercio AD, Kossatz S, Reis A. Determination of nicotine content in teeth submitted to prophylaxis and in-office bleaching by gas chromatography-mass spectrometry (GC-MS). Clin Oral Investig. 2018;22:3043-51.
6. Goldstein R, Garber D. Complete Dental Bleaching. Chicago: Quintessence Publishing Co., 1995.
7. Yates R, Jenkins S, Newcombe R, Wade W, Moran J, Addy M. A 6-month home usage trial of a 1% chlorhexidine toothpaste (1). Effects on plaque, gingivitis, calculus and toothstaining. J Clin Periodontol. 1993;20:130-8.
8. Tredwin CJ, Scully C, Bagan-Sebastian JV. Drug-induced disorders of teeth. J Dent Res. 2005;84:596-602.
9. Watts A, Addy M. Tooth discolouration and staining: a review of the literature. Br Dent J. 2001;190:309-16.
10. Addy M, Moran J. Mechanisms of stain formation on teeth, in particular associated with metal íons and antiseptics. Advances in Dental Research. 1995;9:450-56.
11. Fayle SA, Pollard MA. Congenital erythropoietic porphyria--oral manifestations and dental treatment in childhood: a case report. Quintessence Int. 1994;25:551-4.
12. Watanabe K, Shibata T, Kurosawa T, Morisaki I, Kinehara M, Igarashi S, Arisue M. Bilirubin pigmentation of human teeth caused by hyperbilirubinemia. J Oral Pathol Med. 1999;28:128-30.
13. Witkop CJ, Jr. Amelogenesis imperfecta, dentinogenesis imperfecta and dentin dysplasia revisited: problems in classification. J Oral Pathol. 1988;17:547-53.
14. Fearne JM, Bryan EM, Elliman AM, Brook AH, Williams DM. Enamel defects in the primary dentition of children born weighing less than 2000 g. Br Dent J. 1990;168:433-7.
15. van der Bijl P, Pitigoi-Aron G. Tetracyclines and calcified tissues. Ann Dent. 1995;54:69-72.
16. Ritter AV. Dental fluorosis. J Esthet Restor Dent 2005;17:326-7.
17. Wong M, Schmidt JC. Vital bleach of hemorrhagic discoloration. J Endod. 1991;17:242-3.

18. Gomez Polo C, Gomez Polo M, Montero J, Martinez Vazquez De Parga JA, Celemin Vinuela A. Correlation of natural tooth colour with aging in the Spanish population. Int Dent J. 2015;65: 227-34.
19. Gomez-Polo C, Montero J, Gomez-Polo M, de Parga JA, Celemin-Vinuela A. Natural Tooth Color Estimation Based on Age and Gender. J Prosthodont. 2017;26:107-14.
20. ANVISA. Agência Nacional de Vigilância Sanitária. Resolução RDC no. 6, de 6 de fevereiro de 2015. http://www.anvisa.gov.br/areas/coges/legislacao/2015/RDC_06_2015.pdf.: Acessado em 20 de janeiro de 2016.
21. European Commission Scientific Committee on Consumer Safety (2010) Opinion on sodium perborate and perboric acid. http://ec.europa.eu/health/scientific_committees/consumer_safety/docs/sccs_o_031.pdf,: accessed January 15, 2016.
22. Attin T, Hannig C, Wiegand A, Attin R. Effect of bleaching on restorative materials and restorations--a systematic review. Dent Mater. 2004;20:852-61.
23. Haywood VB. Current status of nightguard vital bleaching. Compend Contin Educ Dent. Suppl 2000:S10-7;quiz S48.
24. Sun G. The role of lasers in cosmetic dentistry. Dent Clin North Am. 2000;44:831-50.
25. Dahl J, Pallesen U. Tooth bleaching--a critical review of the biological aspects. Crit Rev Oral Biol Med. 2003;14:292-304.
26. Sulieman M. An overview of bleaching techniques: I. History, chemistry, safety and legal aspects. Dent Update. 2004;31: 608-10, 12-4, 16.
27. Joiner A. The bleaching of teeth: a review of the literature. J Dent. 2006;34:412-9.
28. Eimar H, Siciliano R, Abdallah MN, Nader SA, Amin WM, Martinez PP, Celemin A, Cerruti M, Tamimi F. Hydrogen peroxide whitens teeth by oxidizing the organic structure. J Dent. 2012;40 Suppl 2:e25-33.
29. Fattibene P, Carosi A, De Coste V, Sacchetti A, Nucara A, Postorino P, Dore P. A comparative EPR, infrared and Raman study of natural and deproteinated tooth enamel and dentin. Phys Med Biol. 2005;50:1095-108.
30. Eimar H, Marelli B, Nazhat SN, Abi Nader S, Amin WM, Torres J, de Albuquerque RF, Jr., Tamimi F. The role of enamel crystallography on tooth shade. J Dent. 2011;39 Suppl 3:e3-10.
31. Kawamoto K, Tsujimoto Y. Effects of the hydroxyl radical and hydrogen peroxide on tooth bleaching. J Endod. 2004;30: 45-50.
32. Holmstrup G, Palm AM, Lambjerg-Hansen H. Bleaching of discoloured root-filled teeth. Endod Dent Traumatol. 1988;4: 97-201.
33. Rotstein I, Zyskind D, Lewinstein I, Bamberger N. Effect of different protective base materials on hydrogen peroxide leakage during intracoronal bleaching in vitro. J Endod. 1992;18: 114-7.
34. Lewinstein I, Hirschfeld Z, Stabholz A, Rotstein I. Effect of hydrogen peroxide and sodium perborate on the microhardness of human enamel and dentin. J Endod. 1994;20:61-3.
35. Macey-Dare LV, Williams B. Bleaching of a discoloured non-vital tooth: use of a sodium perborate/water paste as the bleaching agent. Int J Paediatr Dent. 1997;7:35-8.
36. Price RB, Sedarous M, Hiltz GS. The pH of tooth-whitening products. J Can Dent Assoc. 2000;66:421-6.
37. Freire A, Souza EM, de Menezes Caldas DB, Rosa EA, Bordin CF, de Carvalho RM, Vieira S. Reaction kinetics of sodium ascorbate and dental bleaching gel. J Dent. 2009;37:932-6.
38. Torres CRG, Torres ACdM, Lima VF, Ribeiro CF, dos Santos JRC, Gama LMF. Variação térmica da câmara pulpar e do gel clareador bloqueador de infravermelho ativado com lâmpada halógena. Revista Odonto Ciencia 2008;23.
39. He LB, Shao MY, Tan K, Xu X, Li JY. The effects of light on bleaching and tooth sensitivity during in-office vital bleaching: a systematic review and meta-analysis. J Dent. 2012;40:644-53.
40. Maran BM, Burey A, de Paris Matos T, Loguercio AD, Reis A. In-office dental bleaching with light vs. without light: A systematic review and meta-analysis. J Dent. 2018;70:1-13.
41. SoutoMaior JR, de Moraes S, Lemos C, Vasconcelos BDE, Montes M, Pellizzer EP. Effectiveness of Light Sources on In-Office Dental Bleaching: A Systematic Review and Meta-Analyses. Oper Dent. 2019;44:E105-e17.
42. Maran BM, Ziegelmann PK, Burey A, de Paris Matos T, Loguercio AD, Reis A. Different light-activation systems associated with dental bleaching: a systematic review and a network meta-analysis. Clin Oral Investig. 2019;23:1499-512.
43. Ajcharanukul O, Kraivaphan P, Wanachantararak S, Vongsavan N, Matthews B. Effects of potassium ions on dentine sensitivity in man. Arch Oral Biol. 2007;52:632-9.
44. Torres CR, Wiegand A, Sener B, Attin T. Influence of chemical activation of a 35% hydrogen peroxide bleaching gel on its penetration and efficacy-in vitro study. J Dent. 2010;38:838-46.
45. Torres C, Guimaraes CA, Ribeiro ZE, Borges AB. Influence of Different Types and Concentrations of Chemical Catalysts on Dental Bleaching Efficiency. J Contemp Dent Pract. 2015;16: 893-902.
46. Bortolatto JF, Pretel H, Floros MC, Luizzi AC, Dantas AA, Fernandez E, Moncada G, de Oliveira OB, Jr. Low Concentration H(2)O(2)/TiO_N in Office Bleaching: A Randomized Clinical Trial. J Dent Res. 2014;93:66 s-71 s.
47. Bortolatto JF, Trevisan TC, Bernardi PS, Fernandez E, Dovigo LN, Loguercio AD, Batista de Oliveira Junior O, Pretel H. A novel approach for in-office tooth bleaching with 6% H2O2/TiO_N and LED/*laser* system-a controlled, triple-blinded, randomized clinical trial. Lasers Med Sci. 2016;31:437-44.
48. Briso A, Rahal V, Gallinai M, Soares D. Complications from the use of peroxides. In: Perdigão J. (Ed) Tooth whitening-an evidence-based perspective. Springer 2016:45-80.
49. Leonard RH, Jr., Garland GE, Eagle JC, Caplan DJ. Safety issues when using a 16% carbamide peroxide whitening solution. J Esthet Restor Dent. 2002;14:358-67.
50. Matis BA, Cochran MA, Eckert G, Carlson TJ. The efficacy and safety of a 10% carbamide peroxide bleaching gel. Quintessence Int. 1998;29:555-63.
51. Browning WD, Chan DC, Myers ML, Brackett WW, Brackett MG, Pashley DH. Comparison of traditional and low sensitivity whiteners. Oper Dent. 2008;33:379-85.
52. Guasso B, Salomone P, Nascimento PC, Pozzobon RT. Release time of residual oxygen after dental bleaching with 35% hydrogen peroxide: effect of a catalase-based neutralizing agent. Gen Dent. 2016;64:56-9.
53. Pinto CF, Oliveira R, Cavalli V, Giannini M. Peroxide bleaching agent effects on enamel surface microhardness, roughness and morphology. Braz Oral Res. 2004;18:306-11.

54. Kwon YH, Huo MS, Kim KH, Kim SK, Kim YJ. Effects of hydrogen peroxide on the light reflectance and morphology of bovine enamel. J Oral Rehabil. 2002;29:473-7.
55. Acuña ED, Parreiras SO, Favoreto MW, Cruz GP, Gomes A, Borges CPF, Loguercio AD, Reis A. In-office bleaching with a commercial 40% hydrogen peroxide gel modified to have different pHs: Color change, surface morphology, and penetration of hydrogen peroxide into the pulp chamber. J Esthet Restor Dent. 2019.
56. Attin T, Kielbassa AM, Schwanenberg M, Hellwig E. Effect of fluoride treatment on remineralization of bleached enamel. J Oral Rehabil. 1997;24:282-6.
57. Cimilli H, Pameijer CH. Effect of carbamide peroxide bleaching agents on the physical properties and chemical composition of enamel. Am J Dent. 2001;14:63-6.
58. Sasaki RT, Arcanjo AJ, Florio FM, Basting RT. Micromorphology and microhardness of enamel after treatment with home-use bleaching agents containing 10% carbamide peroxide and 7.5% hydrogen peroxide. J Appl Oral Sci. 2009;17:611-6.
59. Borges AB, Guimaraes CA, Bresciani E, Ramos CJ, Borges AL, Rocha Gomes Torres C. Effect of incorporation of remineralizing agents into bleaching gels on the microhardness of bovine enamel in situ. J Contemp Dent Pract. 2014;15:195-201.
60. Bizhang M, Seemann R, Duve G, Romhild G, Altenburger JM, Jahn KR, Zimmer S. Demineralization effects of 2 bleaching procedures on enamel surfaces with and without post-treatment fluoride application. Oper Dent. 2006;31:705-9.
61. Attin T, Betke H, Schippan F, Wiegand A. Potential of fluoridated carbamide peroxide gels to support post-bleaching enamel re-hardening. J Dent. 2007;35:755-9.
62. Kemaloglu H, Tezel H, Ergucu Z. Does post-bleaching fluoridation affect the further demineralization of bleached enamel? An in vitro study. BMC Oral Health. 2014;14:113.
63. Pinto A, Bridi EC, Amaral F, Franca F, Turssi CP, Perez CA, Martinez EF, Florio FM, Basting RT. Enamel Mineral Content Changes After Bleaching With High and Low Hydrogen Peroxide Concentrations: Colorimetric Spectrophotometry and Total Reflection X-ray Fluorescence Analyses. Oper Dent. 2017;42:308-18.
64. Furlan IS, Bridi EC, Amaral F, França F, Turssi CP, Basting RT. Effect of high-or low-concentration bleaching agents containing calcium and/or fluoride on enamel microhardness. Gen Dent. 2017;65:66-70.
65. Cadenaro M, Breschi L, Nucci C, Antoniolli F, Visintini E, Prati C, Matis BA, Di Lenarda R. Effect of two in-office whitening agents on the enamel surface in vivo: a morphological and non-contact profilometric study. Oper Dent. 2008;33:127-34.
66. do Amaral FL, Sasaki RT, da Silva TC, Franca FM, Florio FM, Basting RT. The effects of home-use and in-office bleaching treatments on calcium and phosphorus concentrations in tooth enamel: an in vivo study. J Am Dent Assoc. 2012;143:580-6.
67. Attin T, Schmidlin PR, Wegehaupt F, Wiegand A. Influence of study design on the impact of bleaching agents on dental enamel microhardness: a review. Dent Mater. 2009;25:143-57.*
68. El-Murr J, Ruel D, St-Georges AJ. Effects of external bleaching on restorative materials: a review. J Can Dent Assoc. 2011;77:b59.
69. Yu H, Zhang C-Y, Cheng S-L, Cheng H. Effects of bleaching agents on dental restorative materials: A review of the literature and recommendation to dental practitioners and researchers. Journal of Dental Sciences. 2015;10:345-51.
70. de Camargo FLL, Lancellotti AC, de Lima AF, Geraldo Martins VR, Goncalves LS. Effects of a bleaching agent on properties of commercial glass-ionomer cements. Restor Dent Endod. 2018;43:e32.
71. Yu H, Zhang CY, Wang YN, Cheng H. Hydrogen peroxide bleaching induces changes in the physical properties of dental restorative materials: Effects of study protocols. J Esthet Restor Dent. 2018;30:E52-e60.
72. Vanderlei AD, Passos SP, Salazar-Marocho SM, Pereira SM, Vasquez VZ, Bottino MA. Effect of bleaching agent on dental ceramics roughness. Acta Odontol Latinoam. 2010;23:257-64.
73. Zavanelli AC, Mazaro VQ, Silva CR, Zavanelli RA, Mancuso DN. Surface roughness analysis of four restorative materials exposed to 10% and 15% carbamide peroxide. Int J Prosthodont. 2011;24:155-7.
74. Wang L, Francisconi LF, Atta MT, Dos Santos JR, Del Padre NC, Gonini A, Jr., Fernandes KB. Effect of bleaching gels on surface roughness of nanofilled composite resins. Eur J Dent. 2011;5:173-9.
75. de A Silva M, Davies RM, Stewart B, DeVizio W, Tonholo J, da Silva Junior JG, Pretty IA. Effect of whitening gels on the surface roughness of restorative materials in situ. Dent Mater. 2006;22:919-24.
76. Lago M, Mozzaquatro LR, Rodrigues C, Kaizer MR, Mallmann A, Jacques LB. Influence of Bleaching Agents on Color and Translucency of Aged Resin Composites. J Esthet Restor Dent. 2017;29:368-77.
77. Della Bona A, Pecho OE, Ghinea R, Cardona JC, Paravina RD, Perez MM. Influence of Bleaching and Aging Procedures on Color and Whiteness of Dental Composites. Oper Dent. 2019;44:648-58.
78. Monaghan P, Trowbridge T, Lautenschlager E. Composite resin color change after vital tooth bleaching. J Prosthet Dent. 1992;67:778-81.
79. Fay RM, Servos T, Powers JM. Color of restorative materials after staining and bleaching. Oper Dent. 1999;24:292-6.
80. Li Q, Yu H, Wang Y. Colour and surface analysis of carbamide peroxide bleaching effects on the dental restorative materials in situ. J Dent. 2009;37:348-56.
81. Garcia EJ, Mena-Serrano A, de Andrade AM, Reis A, Grande RH, Loguercio AD. Immediate bonding to bleached enamel treated with 10% sodium ascorbate gel: a case report with one-year follow-up. Eur J Esthet Dent. 2012;7:154-62.
82. Feiz A, Mosleh H, Nazeri R. Evaluating the effect of antioxidant agents on shear bond strength of tooth-colored restorative materials after bleaching: A systematic review. J Mech Behav Biomed Mater. 2017;71:156-64.
83. Titley KC, Torneck CD, Smith DC, Applebaum NB. Adhesion of a glass ionomer cement to bleached and unbleached bovine dentin. Endod Dent Traumatol. 1989;5:132-8.

---

*Sugestão de leitura para aprofundamento no tema.

84. Uysal T, Er O, Sagsen B, Ustdal A, Akdogan G. Can intracoronally bleached teeth be bonded safely? Am J Orthod Dentofacial Orthop. 2009;136:689-94.
85. Garcia EJ, Mena-Serrano AP, Andrade AMd, Reis A, Loguercio AD, Grande RHM. Alternativas para realização de restaurações estéticas imediatas ao clareamento dental: relato de caso. Clinica-Internacional Jornal of Brazilian Dentistry. 2010;6:192-201.
86. Lai SC, Tay FR, Cheung GS, Mak YF, Carvalho RM, Wei SH, Toledano M, Osorio R, Pashley DH. Reversal of compromised bonding in bleached enamel. J Dent Res. 2002;81:477-81.
87. Bittencourt BF, Dominguez JA, Loguercio AD, Gomes JC, Gomes OM. Influence of two different methods of delivering fluoride on bond strength and degree of conversion of an adhesive after bleaching. J Adhes Dent. 2013;15:553-9.
88. Ismail EH, Kilinc E, Hardigan PC, Rothrock JK, Thompson JY, Garcia-Godoy C. Effect of Two-minute Application of 35% Sodium Ascorbate on Composite Bond Strength following Bleaching. J Contemp Dent Pract. 2017;18:874-80.
89. Coppla FM, Freire A, Bittencourt B, Armas-Vega A, Benitez VE, Calixto AL, Loguercio AD. Influence of simplified, higher-concentrated sodium ascorbate application protocols on bond strength of bleached enamel. J Clin Exp Dent. 2019;11:e21-e26.
90. Markowitz K. Pretty painful: why does tooth bleaching hurt? Med Hypotheses. 2010;74:835-40.*
91. Cooper JS, Bokmeyer TJ, Bowles WH. Penetration of the pulp chamber by carbamide peroxide bleaching agents. J Endod. 1992;18:315-7.
92. McCaslin AJ, Haywood VB, Potter BJ, Dickinson GL, Russell CM. Assessing dentin color changes from nightguard vital bleaching. J Am Dent Assoc. 1999;130:1485-90.
93. Hanks CT, Fat JC, Wataha JC, Corcoran JF. Cytotoxicity and dentin permeability of carbamide peroxide and hydrogen peroxide vital bleaching materials, in vitro. J Dent Res. 1993;72:931-8.
94. de Lima AF, Lessa FC, Gasparoto Mancini MN, Hebling J, de Souza Costa CA, Marchi GM. Cytotoxic effects of different concentrations of a carbamide peroxide bleaching gel on odontoblast-like cells MDPC-23. J Biomed Mater Res B Appl Biomater. 2009;90:907-12.
95. Cohen SC. Human pulpal response to bleaching procedures on vital teeth. J Endod. 1979;5:134-8.
96. Robertson WD, Melfi RC. Pulpal response to vital bleaching procedures. J Endod. 1980;6:645-9.
97. Fugaro JO, Nordahl I, Fugaro OJ, Matis BA, Mjor IA. Pulp reaction to vital bleaching. Oper Dent. 2004;29:363-8.
98. Ribeiro APD, Sacono NT, Lessa FC, Nogueira I, Coldebella CR, Hebling J, de Souza Costa CA. Cytotoxic effect of a 35% hydrogen peroxide bleaching gel on odontoblast-like MDPC-23 cells. Oral Surg Oral Med Oral Pathol Oral Radiol Endod. 2009;108:458-64.
99. Soares DG, Basso FG, Hebling J, de Souza Costa CA. Concentrations of and application protocols for hydrogen peroxide bleaching gels: effects on pulp cell viability and whitening efficacy. J Dent. 2014;42:185-98.
100. Soares D, Basso F, Pontes E, Garcia Lda F, Hebling J, Costa C. Effective tooth-bleaching protocols capable of reducing H(2)O(2) diffusion through enamel and dentine. J Dent. 2014;42:351-8.
101. Costa CA, Riehl H, Kina JF, Sacono NT, Hebling J. Human pulp responses to in-office tooth bleaching. Oral Surg Oral Med Oral Pathol Oral Radiol Endod. 2010;109:e59-64.
102. Roderjan DA, Stanislawczuk R, Hebling J, Costa CA, Reis A, Loguercio AD. Response of human pulps to different in-office bleaching techniques: preliminary findings. Braz Dent J. 2015;26:242-8.
103. Trindade FZ, Ribeiro AP, Sacono NT, Oliveira CF, Lessa FC, Hebling J, Costa CA. Trans-enamel and trans-dentinal cytotoxic effects of a 35% H2O2 bleaching gel on cultured odontoblast cell lines after consecutive applications. Int Endod J. 2009;42:516-24.
104. Coldebella CR, Ribeiro AP, Sacono NT, Trindade FZ, Hebling J, Costa CA. Indirect cytotoxicity of a 35% hydrogen peroxide bleaching gel on cultured odontoblast-like cells. Braz Dent J. 2009;20:267-74.
105. Caviedes-Bucheli J, Ariza-Garcia G, Restrepo-Mendez S, Rios-Osorio N, Lombana N, Munoz HR. The effect of tooth bleaching on substance P expression in human dental pulp. J Endod. 2008;34:1462-5.
106. Jorgensen MG, Carroll WB. Incidence of tooth sensitivity after home whitening treatment. J Am Dent Assoc. 2002;133:1076-82;quiz 94-5.
107. Hewlett ER. Etiology and management of whitening-induced tooth hypersensitivity. J Calif Dent Assoc. 2007;35:499-506.
108. Betke H, Kahler E, Reitz A, Hartmann G, Lennon A, Attin T. Influence of bleaching agents and desensitizing varnishes on the water content of dentin. Oper Dent. 2006;31:536-42.
109. Leonard RH, Jr., Haywood VB, Phillips C. Risk factors for developing tooth sensitivity and gingival irritation associated with nightguard vital bleaching. Quintessence Int. 1997;28:527-34.
110. Haywood V, Leonard R, Nelson C, Brunson W. Effectiveness, side effects and long-term status of nightguard vital bleaching. J Am Dent Assoc. 1994;125:1219-26.
111. Rezende M, Loguercio AD, Kossatz S, Reis A. Predictive factors on the efficacy and risk/intensity of tooth sensitivity of dental bleaching: A multi regression and logistic analysis. J Dent. 2016;45:1-6.
112. Bonafe E, Loguercio AD, Reis A, Kossatz S. Effectiveness of a desensitizing agent before in-office tooth bleaching in restored teeth. Clin Oral Investig. 2014;18:839-45.
113. Bonafe E, Bacovis CL, Iensen S, Loguercio AD, Reis A, Kossatz S. Tooth sensitivity and efficacy of in-office bleaching in restored teeth. J Dent. 2013;41:363-9.
114. Ozcan M, Abdin S, Sipahi C. Bleaching induced tooth sensitivity: do the existing enamel craze lines increase sensitivity? A clinical study. Odontology. 2014;102:197-202.
115. Bernardon JK, Sartori N, Ballarin A, Perdigao J, Lopes GC, Baratieri LN. Clinical performance of vital bleaching techniques. Oper Dent. 2010;35:3-10.
116. Tay LY, Kose C, Herrera DR, Reis A, Loguercio AD. Long-term efficacy of in-office and at-home bleaching: a 2-year double-blind randomized clinical trial. Am J Dent. 2012;25:199-204.

---

*Sugestão de leitura para aprofundamento no tema.

117. Rezende M, Ferri L, Kossatz S, Loguercio AD, Reis A. Combined Bleaching Technique Using Low and High Hydrogen Peroxide In-Office Bleaching Gel. Oper Dent. 2016;41:388-96.
118. Meireles SS, Heckmann SS, Leida FL, dos Santos Ida S, Della Bona A, Demarco FF. Efficacy and safety of 10% and 16% carbamide peroxide tooth-whitening gels: a randomized clinical trial. Oper Dent. 2008;33:606-12.
119. Basting RT, Amaral FL, Franca FM, Florio FM. Clinical comparative study of the effectiveness of and tooth sensitivity to 10% and 20% carbamide peroxide home-use and 35% and 38% hydrogen peroxide in-office bleaching materials containing desensitizing agents. Oper Dent. 2012;37:464-73.
120. Chemin K, Rezende M, Loguercio AD, Reis A, Kossatz S. Effectiveness of and Dental Sensitivity to At-home Bleaching With 4% and 10% Hydrogen Peroxide: A Randomized, Triple-blind Clinical Trial. Oper Dent. 2018;43:232-40.
121. Cardoso PC, Reis A, Loguercio A, Vieira LC, Baratieri LN. Clinical effectiveness and tooth sensitivity associated with different bleaching times for a 10 percent carbamide peroxide gel. J Am Dent Assoc. 2010;141:1213-20.
122. Kose C, Calixto AL, Bauer JR, Reis A, Loguercio AD. Comparison of the Effects of In-office Bleaching Times on Whitening and Tooth Sensitivity: A Single Blind, Randomized Clinical Trial. Oper Dent. 2016;41:138-45.
123. de Paula E, Kossatz S, Fernandes D, Loguercio A, Reis A. The effect of perioperative ibuprofeno use on tooth sensitivity caused by in-office bleaching. Oper Dent. 2013;38:601-8.
124. de Paula EA, Loguercio AD, Fernandes D, Kossatz S, Reis A. Perioperative use of an anti-inflammatory drug on tooth sensitivity caused by in-office bleaching: a randomized, triple-blind clinical trial. Clin Oral Investig. 2013;17:2091-7.
125. Rezende M, Bonafé E, Vochikovski L, Farago PV, Loguercio AD, Reis A, Kossatz S. Pre-and postoperative dexamethasone does not reduce bleaching-induced tooth sensitivity: A randomized, triple-masked clinical trial. The Journal of the American Dental Association. 2016;147:41-49.
126. da Costa Poubel LA, de Gouvea CVD, Calazans FS, Dip EC, Alves WV, Marins SS, Barcelos R, Barceleiro MO. Pre-operative use of dexamethasone does not reduce incidence or intensity of bleaching-induced tooth sensitivity. A triple-blind, parallel-design, randomized clinical trial. Clin Oral Investig. 2019;23:435-44.
127. Coppla FM, Rezende M, de Paula E, Farago PV, Loguercio AD, Kossatz S, Reis A. Combination of Acetaminophen/Codeine Analgesics Does Not Avoid Bleaching-Induced Tooth Sensitivity: A Randomized, Triple-Blind Two-Center Clinical Trial. Oper Dent. 2018;43:E53-e63.
128. de Paula EA, Kossatz S, Fernandes D, Loguercio AD, Reis A. Administration of ascorbic acid to prevent bleaching-induced tooth sensitivity: a randomized triple-blind clinical trial. Oper Dent. 2014;39:128-35.
129. Wang Y, Gao J, Jiang T, Liang S, Zhou Y, Matis BA. Evaluation of the efficacy of potassium nitrate and sodium fluoride as desensitizing agents during tooth bleaching treatment-A systematic review and meta-analysis. J Dent. 2015;43:913-23.
130. Tay LY, Kose C, Loguercio AD, Reis A. Assessing the effect of a desensitizing agent used before in-office tooth bleaching. J Am Dent Assoc. 2009;140:1245-51.
131. Mehta D, Venkata S, Naganath M, LingaReddy U, Ishihata H, Finger WJ. Clinical trial of tooth desensitization prior to in-office bleaching. Eur J Oral Sci. 2013;121:477-81.
132. Parreiras SO, Szesz AL, Coppla FM, Martini EC, Farago PV, Loguercio AD, Reis A. Effect of an experimental desensitizing agent on reduction of bleaching-induced tooth sensitivity: A triple-blind randomized clinical trial. J Am Dent Assoc. 2018;149:281-90.
133. Gokay O, Tuncbilek M, Ertan R. Penetration of the pulp chamber by carbamide peroxide bleaching agents on teeth restored with a composite resin. J Oral Rehabil. 2000;27:428-31.
134. Baratieri LN, Ritter AV, Monteiro S, Jr., Caldeira de Andrada MA, Cardoso Vieira LC. Nonvital tooth bleaching: guidelines for the clinician. Quintessence Int. 1995;26:597-608.
135. Friedman S, Rotstein I, Libfeld H, Stabholz A, Heling I. Incidence of external root resorption and esthetic results in 58 bleached pulpless teeth. Endod Dent Traumatol. 1988;4:23-6.
136. Cvek M, Lindvall AM. External root resorption following bleaching of pulpless teeth with oxygen peroxide. Endod Dent Traumatol. 1985;1:56-60.
137. Lado EA. Bleaching of endodontically treated teeth: an update on cervical resorption. Gen Dent. 1988;36:500-1.
138. Perdigão J, Ballarin A, Gomes G, Ginjeira A, Oliveira F, Lopes GC. Intracoronal whitening of endodontically treated teeth. Tooth Whitening: Springer. 2016:169-97.
139. Li Y. Peroxide-containing tooth whiteners: an update on safety. Compend Contin Educ Dent. Suppl. 2000:S4-9;quiz S48.
140. Dahl JE, Pallesen U. Tooth bleaching-a critical review of the biological aspects. Crit Rev Oral Biol Med. 2003;14:292-304.
141. Naik S, Tredwin CJ, Scully C. Hydrogen peroxide tooth-whitening (bleaching): review of safety in relation to possible carcinogenesis. Oral Oncol. 2006;42:668-74.
142. Munro IC, Williams GM, Heymann HO, Kroes R. Tooth whitening products and the risk of oral cancer. Food Chem Toxicol. 2006;44:301-15.
143. Mahony C, Felter SP, McMillan DA. An exposure-based risk assessment approach to confirm the safety of hydrogen peroxide for use in home tooth bleaching. Regul Toxicol Pharmacol. 2006;44:75-82.
144. de Geus JL, Bortoluzzi MC, Reis A, Loguercio AD. Do dental bleaching agents induce genetic damage on oral mucosa cells? Clin Oral Investig. 2019;23:2511-13.
145. IARC. International Agency on Research on Cancer. Monographs on the evaluation of carcinogenic risks to human. Re-evaluation of some organic chemicals, hydrazine and hydrogen peroxide. Lyon: IARC 1999;71.
146. Al-Qunaian TA, Matis BA, Cochran MA. In vivo kinetics of bleaching gel with three-percent hydrogen peroxide within the first hour. Oper Dent. 2003;28:236-41.
147. Matis BA, Gaiao U, Blackman D, Schultz FA, Eckert GJ. In vivo degradation of bleaching gel used in whitening teeth. J Am Dent Assoc. 1999;130:227-35.
148. Matis BA, Yousef M, Cochran MA, Eckert GJ. Degradation of bleaching gels in vivo as a function of tray design and carbamide peroxide concentration. Oper Dent. 2002;27:12-8.
149. de Geus JL, Wambier LM, Boing TF, Loguercio AD, Reis A. At-home Bleaching With 10% vs More Concentrated Carbamide

Peroxide Gels: A Systematic Review and Meta-analysis. Oper Dent. 2018;43:E210-e22.*

150. Leonard RH, Jr., Van Haywood B, Caplan DJ, Tart ND. Nightguard vital bleaching of tetracycline-stained teeth: 90 months post treatment. J Esthet Restor Dent. 2003;15: 142-52;discussion 53.

151. Matis BA, Wang Y, Eckert GJ, Cochran MA, Jiang T. Extended bleaching of tetracycline-stained teeth: a 5-year study. Oper Dent. 2006;31:643-51.

152. Gerlach RW, Zhou X. Vital bleaching with whitening strips: summary of clinical research on effectiveness and tolerability. J Contemp Dent Pract. 2001;2:1-16.

153. Carlos NR, Bridi EC, Amaral F, Franca F, Turssi CP, Basting RT. Efficacy of Home-use Bleaching Agents Delivered in Customized or Prefilled Disposable Trays: A Randomized Clinical Trial. Oper Dent. 2017;42:30-40.

154. Cordeiro D, Toda C, Hanan S, Arnhold LP, Reis A, Loguercio AD, Bandeira MCL. Clinical Evaluation of Different Delivery Methods of At-Home Bleaching Gels Composed of 10% Hydrogen Peroxide. Oper Dent. 2019;44:13-23.

155. Matis BA, Hamdan YS, Cochran MA, Eckert GJ. A clinical evaluation of a bleaching agent used with and without reservoirs. Oper Dent. 2002;27:5-11.

156. Kirsten GA, Freire A, de Lima AA, Ignacio SA, Souza EM. Effect of reservoirs on gingival inflammation after home dental bleaching. Quintessence Int. 2009;40:195-202.

157. Martini EC, Parreiras SO, Acuna ED, Loguercio AD, Reis A. Does the Use of Reservoirs Have Any Impact on the Efficacy of At-Home Bleaching? A Systematic Review. Braz Dent J. 2019;30: 285-94.

158. Matis BA, Cochran MA, Eckert G. Review of the effectiveness of various tooth whitening systems. Oper Dent. 2009;34:230-5.

159. de Paula EA, Nava JA, Rosso C, Benazzi CM, Fernandes KT, Kossatz S, Loguercio AD, Reis A. In-office bleaching with a two- and seven-day intervals between clinical sessions: A randomized clinical trial on tooth sensitivity. J Dent. 2015;43: 424-9.

160. Buchalla W, Attin T. External bleaching therapy with activation by heat, light or laser-a systematic review. Dent Mater. 2007;23:586-96.

161. Kossatz S, Martins G, Loguercio AD, Reis A. Tooth sensitivity and bleaching effectiveness associated with use of a calcium-containing in-office bleaching gel. J Am Dent Assoc. 2012;143:e81-7.

162. Reis A, Kossatz S, Martins GC, Loguercio AD. Efficacy of and effect on tooth sensitivity of in-office bleaching gel concentrations: a randomized clinical trial. Oper Dent. 2013;38:386-93.

163. Haywood VB. Treating sensitivity during tooth whitening. Compend Contin Educ Dent. 2005;26:11-20.

164. Martins I, Onofre S, Franco N, Martins LM, Montenegro A, A. AL, Reis A, Loguercio AD, da Silva LM. Effectiveness of In-office Hydrogen Peroxide With Two Different Protocols: A Two-center Randomized Clinical Trial. Oper Dent. 2018;43: 353-61.

165. Rodrigues JL, Rocha PS, Pardim SLS, Machado ACV, Faria ESAL, Seraidarian PI. Association Between In-Office And At-Home Tooth Bleaching: A Single Blind Randomized Clinical Trial. Braz Dent J. 2018;29:133-39.

166. Spasser HF. A simple bleaching technique using sodium perborate. NY State Dent J 1961;27:332-34.

167. Nutting E. A new combination for bleaching teeth. J South Calif Dent Assoc. 1963;31:289-91.

168. Gomes GM, Geus JL, Gruber YL, Hilgert L, Martins L, Loguercio AD, Reis A. Clareamento de dentes desvitalizados. In: Berger CR. Endodontia. Chigaco: Quintessence Publishing Co., 2018. p. 449-472.

169. Zarenejad N, Asgary S, Ramazani N, Haghshenas MR, Rafiei A, Ramazani M. Coronal microleakage of three different dental biomaterials as intraorifice barrier during nonvital bleaching. Dent Res J. (Isfahan). 2015;12:581-8.

170. de Oliveira LD, Carvalho CA, Hilgert E, Bondioli IR, de Araujo MA, Valera MC. Sealing evaluation of the cervical base in intracoronal bleaching. Dent Traumatol. 2003;19:309-13.

171. Ferk Luketic S, Malcic A, Jukic S, Anic I, Segovic S, Kalenic S. Coronal microleakage of two root-end filling materials using a polymicrobial marker. J Endod. 2008;34:201-3.

172. Vosoughhosseini S, Lotfi M, Shahmoradi K, Saghiri MA, Zand V, Mehdipour M, Ranjkesh B, Mokhtari H, Salemmilani A, Doosti S. Microleakage comparison of glass-ionomer and white mineral trioxide aggregate used as a coronal barrier in nonvital bleaching. Med Oral Patol Oral Cir Bucal. 2011;16: e1017-21.

173. Bailon-Sanchez ME, Gonzalez-Castillo S, Gonzalez-Rodriguez MP, Poyatos-Martinez R, Ferrer-Luque CM. Intraorifice sealing ability of different materials in endodontically treated teeth. Med Oral Patol Oral Cir Bucal. 2011;16:e105-9.

174. MacIsaac AM, Hoen CM. Intracoronal bleaching: concerns and considerations. J Can Dent Assoc. 1994;60:57-64.

175. Lee KS, Kim JS, Lee DY, Kim RJ, Shin JH. In vitro microleakage of six different dental materials as intraorifice barriers in endodontically treated teeth. Dent Mater J. 2015;34:425-31.

176. Parekh B, Irani RS, Sathe S, Hegde V. Intraorifice sealing ability of different materials in endodontically treated teeth: An in vitro study. J Conserv Dent. 2014;17:234-7.

177. Lambrianidis T, Kapalas A, Mazinis M. Effect of calcium hydroxide as a supplementary barrier in the radicular penetration of hydrogen peroxide during intracoronal bleaching in vitro. Int Endod J. 2002;35:985-90.

178. Tselnik M, Baumgartner JC, Marshall JG. Bacterial leakage with mineral trioxide aggregate or a resin-modified glass ionomer used as a coronal barrier. Journal of Endodontics. 2004;30:782-84.

179. Brito-Junior M, Faria-e-Silva AL, Fonseca B, Camilo CC. Sealing ability of MTA used as cervical barrier in intracoronal bleaching. Acta Odontol Latinoam. 2009;22:118-22.

180. Divya KT, Satish G, Srinivasa TS, Reddy V, Umashankar K, Rao BM. Comparative evaluation of sealing ability of four different restorative materials used as coronal sealants: an in vitro study. J Int Oral Health. 2014;6:12-7.

181. Settembrini L, Gultz J, Kaim J, Scherer W. A technique for bleaching nonvital teeth: inside/outside bleaching. J Am Dent Assoc. 1997;128:1283-4.

182. Leith R, Moore A, O'Connell AC. An effective bleaching technique for non-vital, discoloured teeth in children and adolescents. J Ir Dent Assoc. 2009;55:184-9.

---

*Sugestão de leitura para aprofundamento no tema.

183. Badole GP, Warhadpande MM, Bahadure RN, Badole SG. Aesthetic Rehabilitation of Discoloured Nonvital Anterior tooth with Carbamide Peroxide Bleaching: Case Series. J Clin Diagn Res. 2013;7:3073-6.
184. Liebenberg WH. Intracoronal bleaching of nonvital discolored mandibular incisors. Pract Proced Aesthet Dent. 2007;19: 47-53.
185. Liebenberg WH. Intracoronal lightening of discolored pulpless teeth: a modified walking bleach technique. Quintessence Int. 1997;28:771-7.
186. Carrillo A, Arredondo Trevino MV, Haywood VB. Simultaneous bleaching of vital teeth and an open-chamber nonvital tooth with 10% carbamide peroxide. Quintessence Int. 1998;29: 643-8.
187. Poyser NJ, Kelleher MG, Briggs PF. Managing discoloured non-vital teeth: the inside/outside bleaching technique. Dent Update. 2004;31:204-10, 13-4.
188. Deliperi S. Clinical evaluation of nonvital tooth whitening and composite resin restorations: five-year results. Eur J Esthet Dent. 2008;3:148-59.
189. Franco LM, Machado LS, Salomão FM, Dos Santos PH, Briso ALF, Sundfeld RH. Surface effects after a combination of dental bleaching and enamel microabrasion: An *in vitro* and in situ study. Dent Mater J. 2016;35:13-20.
190. Pini N-I-P, Lima D-A-N-L, Ambrosano G-M-B, da Silva W-J, Aguiar F-H-B, Lovadino J-R. Effects of acids used in the microabrasion technique: Microhardness and confocal microscopy analysis. J Clin Exp Dent. 2015;7:e506-e12.
191. Pini NIP, Lima DANL, Sundfeld RH, Ambrosano GMB, Aguiar FHB, Lovadino JR. Tooth enamel properties and morphology after microabrasion: an in situ study. J Investing Clin Dent. 2017;8:10.1111.
192. Rodrigues MC, Mondelli RFL, Oliveira GU, Franco EB, Baseggio W, Wang L. Minimal alterations on the enamel surface by microabrasion: *in vitro* roughness and wear assessments. J Appl Oral Sci: revista FOB 2013;21:112-17.
193. Ramalho KM, Aranha ACC, de Paula Eduardo C, Rocha RG, Bello-Silva MS, Lampert F, Esteves-Oliveira M. Quantitative analysis of dental enamel removal during a microabrasion technique. Clin Lab Res Dent. 2014;20:181-89.
194. Meireles SS, Andre DdA, Leida FL, Bocangel JS, Demarco FF. Surface roughness and enamel loss with two microabrasion techniques. J Contemp Dent Pract. 2009;10:58-65.
195. Sundfeld RH, Komatsu J, Russo M, Holland J, C., Castro MAM, Quintella LPAS, Mauro SJ. Remoção de manchas no esmalte dental. Estudo clínico e microscópico. Rev Bras Odont. 1993; 47, n. 3:29-34.
196. Higashi C, Dall'Agnol AL, Hirata R, Loguercio AD, Reis A. Association of enamel microabrasion and bleaching: a case report. Gen Dent. 2008;56:244-49.
197. Loguercio AD, Correia LD, Zago C, Tagliari D, Neumann E, Gomes OMM, Barbieri DB, Reis A. Clinical effectiveness of two microabrasion materials for the removal of enamel fluorosis stains. Oper Dent. 2007;32:531-38.
198. Fragoso LSM, Lima DANL, de Alexandre RS, Bertoldo CES, Aguiar FHB, Lovadino JR. Evaluation of physical properties of enamel after microabrasion, polishing, and storage in artificial saliva. Biomed mat (Bristol, England). 2011;6:035001-01.
199. Mondelli RFL, Soares AF, Tostes BO, Bombonatti JFS. Direct Composite Restorations to Mask Intrinsic Staining: An Eighteen-Year Follow-Up. Dent today. 2016;35:97-99.
200. Bezerra-Júnior DM, Silva LM, Martins LdM, Cohen-Carneiro F, Pontes DG. Esthetic rehabilitation with tooth bleaching, enamel microabrasion, and direct adhesive restorations. Gen dent. 2016;64:60-64.
201. Sundfeld RH, Croll TP, Briso ALF, de Alexandre RS, Sundfeld Neto D. Considerations about enamel microabrasion after 18 years. Am J Dent. 2007;20:67-72.
202. Sundfeld D, Pavani CC, Schott TC, Machado LS, Pini NIP, Bertoz APdM, Sundfeld RH. Dental bleaching on teeth submitted to enamel microabrasion 30 years ago-a case report of patients' compliance during bleaching treatment. Clin oral investig. 2019;23:321-26.
203. Sundfeld RH, Sundfeld-Neto D, Machado LS, Franco LM, Fagundes TC, Briso ALF. Microabrasion in tooth enamel discoloration defects: three cases with long term follow-ups. J appl oral scie: revista FOB. 2014;22:347-54.
204. Perete-de-Freitas CE, Silva PD, Faria-E-Silva AL. Impact of Microabrasion on the Effectiveness of Tooth Bleaching. Braz dent J. 2017;28:612-17.
205. Sundfeld RH, Rahal V, de Alexandre RS, Briso ALF, Sundfeld Neto D. Smile restoration through use of enamel microabrasion associated with tooth bleaching. Compen Contin Educ Dent. Jamesburg, NJ. 2011;32:e53-e57.
206. Mondelli RFL, Silva e Souza Jr MH, RM. C. Odontologia Estética – Fundamentos e aplicações clínicas Microabrasão do Esmalte Dental. 1ª Ed. São Paulo, 2001.

CAPÍTULO 12

Cimentos Resinosos

Alessandra Reis, Alessandro Dourado Loguercio, Giovana Mongruel Gomes, Renata Terumi Jitumori, Osnara Maria Mongruel Gomes e João Carlos Gomes

INTRODUÇÃO

Os cimentos resinosos fazem parte de um grupo maior de materiais dentários, conhecidos como cimentos odontológicos convencionais, utilizados para cimentação definitiva. Esses materiais podem ser classificados quanto ao seu componente principal, quanto ao tipo de matriz formada durante a presa e quanto ao tipo de reação de presa (Tabela 12.1).

A classificação quanto aos principais componentes é a mais corriqueiramente empregada, já que define os tipos de materiais disponíveis para a finalidade de cimentação. A maioria pode ser denominada cimentos não resinosos, pois não usam a química de polimerização.

Como pode ser observado na Tabela 12.2, há uma série de requisitos biológicos, químicos, reológicos, mecânicos, térmicos, ópticos e estéticos para os materiais de cimentação. Nem todo material cumpre essa série de requisitos, e o requisito não atendido pode ser considerado uma limitação do material.

CIMENTOS NÃO RESINOSOS

Nessa categoria de cimentos estão o cimento de fosfato de zinco, o de policarboxilato de zinco e os de ionômero de vidro convencional. Os dois últimos têm a vantagem de estabelecer adesão química a estrutura dental por meio da quelação superficial com o cálcio. Todos esses cimentos endurecem por uma reação ácido-base após a mistura de um pó com um líquido. Os cimentos de ionômero de vidro modificados por resina constituem uma categoria de materiais híbridos, que compartilham a reação ácido-base, característica dos cimentos não resinosos, com a reação de polimerização, características dos cimentos resinosos que contém monômeros.[2,3]

■ Cimentos de fosfato de zinco

Cimento odontológico mais antigo, foi desenvolvido em 1878. Embora seu uso tenha declinado consideravelmente nos últimos anos, seu amplo sucesso clínico é registrado por mais de 130 anos e contribuiu para sua comercialização até os dias de hoje. Tem uma ampla variedade de aplicações, como a cimentação de restaurações metálicas, metalocerâmicas, núcleos e pinos metálicos, e alguns tipos de cerâmicas policristalinas. Entretanto, por não serem adesivos, a retenção desses

TABELA 12.1
Classificações dos materiais dentários usados para cimentação de peças protéticas às estruturas dentais.

Quanto aos principais componentes	Quanto à matriz formada	Quanto à época de uso	Quanto à reação de presa
Fosfato de zinco	Fosfatados	Convencionais	Ácido-base
Policarboxilato de zinco	Fenolados		
Ionômero de vidro convencional	Policarboxilatos		
Ionômero de vidro modificado por resina	Policarboxilato + resinoso	Contemporâneos	Ácido-base + polimerização
Resinosos	Resinoso		Polimerização

Adaptada de Lad et al., 2014.[1]

TABELA 12.2
Requisitos dos materiais para cimentação.

Tipos	Características
Biológicos	Não tóxicos, irritantes, alergênicos ou carcinogênicos Propriedades antimicrobianas
Químicos	Inertes Baixa solubilidade (< 0,2%) e pH neutro Adesão química
Reológicos	Espessura de filme fina Longo tempo de trabalho e curto tempo de presa Fácil manipulação
Mecânicos	Altas propriedades mecânicas Baixa alteração dimensional após reação de presa Lisura superficial
Térmicos	Isolante térmico Coeficiente de expansão térmico linear semelhante ao da dentina
Ópticos/estéticos	Não altera a cor do dente ou da restauração Não muda de cor após endurecimento Tem radiopacidade maior que a da dentina
Outros	Baixo custo Longo tempo de validade

materiais depende exclusivamente da retenção friccional ao preparo cavitário. São comercializados na forma de pó/líquido (Figura 12.1): o pó contém óxidos de zinco e magnésio, carbonato de bismuto e dióxido de silício, além de pigmentos, e o líquido é uma solução concentrada de ácido fosfórico, hidróxido de alumínio, óxido de zinco e água destilada. Durante a reação de presa, há formação de fosfato-alumínio de zinco com um pH inicial de 2, alcançando 5,5 após 24 horas. A reação de presa desse material é exotérmica, portanto, deve-se incorporar o pó ao líquido lentamente, e a manipulação deve usar uma grande área da placa de vidro para dissipar o calor produzido, aumentando o tempo de trabalho.

Uma sugestão da divisão do pó por alguns fabricantes é a apresentada na Figura 12.1, com duas porções de 1/16, uma porção de 1/8 e três porções de 1/4. Em geral, incorporam-se primeiro as menores do pó ao líquido, seguido das porções maiores (Figura 12.2). Há variações na sugestão de proporcionamento do pó, porém, como em qualquer técnica, deve-se incorporar as menores porções ao líquido inicialmente. A manipulação deve ser feita com uma espátula flexível, usando a maior área da placa para dissipação do calor. O resfriamento da placa também é uma alternativa para aumentar o tempo de trabalho; no entanto, deve-se ter cautela para não esfriar muito a ponto de haver condensação de água na placa de vidro, o que modificaria a composição final do cimento.

Em função de sua alta acidez, os cimentos de fosfato de zinco não devem ser empregados em regiões próximas à polpa, já que podem produzir irritação pulpar e sensibilidade pós-operatória. Esses materiais não têm atividade antimicrobiana e são bastante solúveis se expostos ao ambiente bucal.

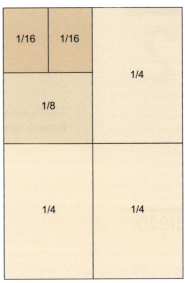

Figura 12.2 Divisão do pó do cimento de fosfato de zinco para manipulação. As menores porções devem ser incorporadas ao pó primeiro, seguido das porções maiores.

Cimentos de policarboxilato de zinco

Os cimentos de policarboxilato de zinco também são comercializados na forma de pó/líquido e os componentes do pó são semelhantes aos do cimento de fosfato de zinco (ver Figura 12.1). Entretanto, o líquido contém um ácido poliacrílico, em vez do ácido fosfórico. Foi desenvolvido em 1968, sendo o primeiro material odontológico a exibir adesão química à estrutura dentária.

Assim como o fosfato de zinco, o pó deve ser misturado ao líquido em incrementos para neutralização do ácido. Entretanto, como a reação de presa gera menos calor, pode-se dividir o pó em porções menores (duas ou três porções de volumes semelhantes) que devem ser incorporados ao líquido sequencialmente. O pH da mistura inicial do cimento é de 3 a 4, superior ao do cimento de fosfato de zinco. Devido a essa menor acidez, tem maior biocompatibilidade com o complexo dentinopulpar que os cimentos de fosfato de zinco. Após 24 horas, o pH aumenta e alcança um patamar próximo ao neutro, em torno de 6.

Assim como os cimentos de fosfato de zinco, os cimentos de policarboxilato têm sido pouco utilizados e vêm sendo substituídos pelos cimentos de ionômero de vidro.

Cimentos de ionômero de vidro

Foram desenvolvidos logo depois dos cimentos de policarboxilato em 1969. Dada a grande importância desses materiais para a odontologia moderna, o Capítulo 7, *Cimentos de Ionômero de Vidro*, descreve todas as características do material e deve ser consultado para maior entendimento desse grupo de materiais.

São produtos comercializados na forma de pó/líquido, em que o pó é composto de um vidro de alumínio-silicato, com alto teor de flúor, e o líquido é uma solução de ácido

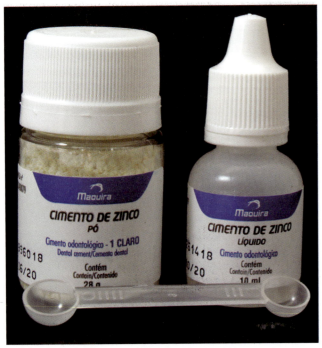

Figura 12.1 Pó e líquido do cimento de fosfato de zinco.

poliacrílico, semelhante ao empregado nos cimentos de policarboxilato de zinco. São biocompatíveis, liberam flúor e apresentam adesão à estrutura dentária. São atualmente chamados de cimentos de ionômero de vidro convencionais para diferenciá-los dos cimentos de ionômero de vidro modificado por resina (CIVMRs).

Cimentos de ionômero de vidro modificados por resina

Os CIVMRs são materiais híbridos que combinam a reação ácido-base clássica do cimento de ionômero de vidro convencional e a química das resinas compostas com a adição de monômeros metacrilatos funcionais. A composição química da reação de presa e propriedades dessa classe de materiais estão descritos no Capítulo 7, *Cimentos de Ionômero de Vidro*. Esses materiais são menos sensíveis à contaminação por umidade e, por conseguinte menos solúveis que os cimentos de fosfato de zinco, de policarboxilato de zinco e os cimentos de ionômero de vidro convencionais.[2,4]

Como pode ser visualizado ainda no Capítulo 7, dedicado a esses materiais ionoméricos, eles têm melhores propriedades mecânicas que os cimentos de ionômero de vidro convencionais, além de menor solubilidade e níveis semelhantes de liberação de flúor (Figura 12.3).[5,6] Têm ainda a vantagem do controle parcial do tempo de presa pela fotoativação, acelerando o endurecimento do material.

A Tabela 12.3 informa que a maioria desses cimentos tem indicações semelhantes que se restringem a interfaces com materiais metálicos ou com cerâmicas policristalinas não condicionáveis, como as de zircônia e de alumina. Esses materiais não são indicados para a cimentação de pinos de fibra de vidro e para restaurações estéticas indiretas de cerâmica vítrea, de dissilicato de lítio, de cerâmicas infiltradas por resina e de resinas compostas indiretas.

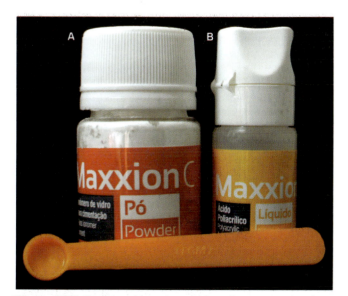

Figura 12.3 Cimento de ionômero de vidro convencional (**A**) e modificado por resina (**B**).

CIMENTOS RESINOSOS

Como alternativa à reação ácido-base dos cimentos convencionais, os cimentos resinosos com reação de polimerização foram desenvolvidos em meados de 1970. Esses materiais são, de uma forma simplista, resinas compostas de baixa viscosidade, já descritas no Capítulo 5, *Resinas Compostas*. Assim, para maior entendimento dessa categoria de materiais, é necessário ter conhecimento prévio sobre a composição e a química das resinas compostas. Assim, sugere-se a leitura do referido Capítulo 5.

Os cimentos resinosos juntamente com os sistemas adesivos, permitiram uma revolução nos preparos cavitários, que passaram a ser minimamente invasivos pela possibilidade de uma adesão micromecânica com a estrutura dental. São empregados para a cimentação de pinos e restaurações estéticas indiretas. Em comparação com os cimentos odontológicos convencionais, têm maior resistência mecânica, menor solubilidade e menor opacidade (Tabela 12.3). Diferentemente dos cimentos convencionais descritos anteriormente, esses materiais geralmente requerem preparo químico dos substratos dentais e restauradores com os quais serão aderidos. Esse preparo químico depende do tipo de substrato, o que torna a técnica mais complexa que a executada com os cimentos convencionais.

Os cimentos resinosos também são compostos por uma matriz orgânica, partículas de carga e agente de união, e são denominados compósitos resinosos. São tecnicamente mais sensíveis que os cimentos convencionais de reação tipo ácido-base. A Tabela 12.4 apresenta resumidamente as vantagens e desvantagens dos cimentos resinosos e dos odontológicos convencionais.

CLASSIFICAÇÃO DOS CIMENTOS RESINOSOS

Esses materiais podem ser classificados de diferentes formas. A mesma classificação quanto ao tamanho das partículas de carga, empregada para as resinas compostas, é aplicada a esses materiais, muito embora essa classificação não seja corriqueiramente empregada para classificá-los.

As duas classificações mais comuns dos cimentos resinosos se referem à forma como interagem com os substratos dentais e ao mecanismo de polimerização. De acordo com a interação com os substratos dentais, os cimentos resinosos podem ser divididos em dois grandes grupos:

- Convencionais: não têm nenhum mecanismo intrínseco de adesão aos substratos dentais e, assim, faz-se necessário o uso de sistemas adesivos. Os adesivos podem ser usados na técnica de condicionamento e lavagem ou na técnica autocondicionante (para mais detalhes, ver Capítulo 6, *Sistemas Adesivos*).

TABELA 12.3
Propriedades mecânicas e indicações de cimentos não resinosos e resinosos.

Cimentos odontológicos convencionais	Resistência à compressão (MPa)	Resistência à tração (MPa)	Módulo de elasticidade (GPa)	Solubilidade (% peso em 24 h)	Características	Indicações para cimentação
Fosfato de zinco	62 a 101	5 a 7	13	0,2	• Mais de 100 anos de uso • Técnica simples • Resistência moderada • Moderada solubilidade aos fluídos orais • Pode produzir sensibilidade pós-operatória	• Restaurações metálicas • Restaurações metalocerâmicas • Cerâmicas policristalinas de zircônia ou alumina • Pinos e núcleos metálicos
Policarboxilato de zinco	67 a 91	8 a 12	5 a 6	0,06	• Técnica simples • Têm adesão ao dente • São mais biocompatíveis que os cimentos de fosfato de zinco • Resistência moderada • Raramente empregados	• Restaurações metálicas • Restaurações metalocerâmicas • Cerâmicas policristalinas (zircônia ou alumina) • Pinos e núcleos metálicos
Ionômero de vidro	85 a 123	6 a 7	7 a 8	1	• Técnica moderadamente simples (uso de agente condicionador prévio) • Têm adesão ao dente • Liberam flúor • São biocompatíveis • Resistência moderada • Alta solubilidade aos fluídos orais • Sensível à água: podem sofrer sinérese e embebição	• Restaurações metálicas • Restaurações metalocerâmicas • Cerâmicas policristalinas (zircônia ou alumina) • Pinos e núcleos metálicos
Ionômero de vidro modificado por resina	93 a 226	13 a 24	2,5 a 7,8	0,4 a 0,7	• Técnica moderadamente simples (uso de *primer* e/ou agente condicionador prévio) • Têm adesão ao dente • Liberam flúor • São biocompatíveis • Resistência moderada a alta • Baixa solubilidade aos fluídos orais • Sensível à água: podem sofrer sinérese e embebição	• Restaurações metálicas • Restaurações metalocerâmicas • Cerâmicas policristalinas (zircônia ou alumina) • Pinos e núcleos metálicos
Cimentos resinosos	180 a 265	34 a 37	1,2 a 10,7	–	• Técnica mais complexa (quando associada a um adesivo) • Têm adesão ao dente • Resistência moderada a alta • Menor solubilidade aos fluídos orais • Controle do tempo de trabalho • Excelentes propriedades mecânicas e estéticas	• Restaurações metálicas • Restaurações metalo-cerâmicas • Cerâmicas policristalinas (zircônia ou alumina) • Cerâmicas vítreas • Pinos e núcleos metálicos • Pinos e núcleos estéticos

Adaptada de Pegoraro et al., 2007; Lad et al., 2014; Paul, 2015; Sakaguchi et al., 2019.[1-3,7]

TABELA 12.4
Vantagens e desvantagens dos cimentos resinosos em comparação com os cimentos odontológicos convencionais.

Vantagens	Desvantagens
• Menor solubilidade • Maior resistência mecânica • Possuem adesão à estrutura dental, metais, cerâmicas e materiais resinosos • Maior controle do tempo de presa • Menor opacidade • Mais estéticos	• Maior custo • Técnica mais complexa (quando associada a um sistema adesivo) • Sensível à umidade • Dificuldade de remoção de excessos • Necessidade de tratamento da superfície dos substratos a serem aderidos

- **Autoadesivos:** não necessitam de sistemas adesivos, pois sua matriz orgânica contém monômeros multifuncionais de metacrilatos derivados do ácido fosfórico, que interagem quimicamente com a hidroxiapatita presente no tecido dentário.[8,9]

Os cimentos resinosos também podem ser classificados de acordo com o sistema de ativação em:

- **Fotoativados:** empregados em situações que há possibilidade de passagem da luz pela restauração indireta
- **Quimicamente ativados:** empregados em situações em que não há possibilidade de passagem de luz
- **De dupla ativação:** podem ser ativados pela luz, mas também contém o sistema de ativação químico, para regiões onde a luz não consegue alcançar.

Também serão mencionados neste capítulo dois outros tipos de cimentos resinosos, que seriam subdivisões dos cimentos resinosos de dupla ativação: os destinados para núcleos e os sem aminas.

CIMENTOS RESINOSOS CONVENCIONAIS

Esses cimentos resinosos são, na verdade, resinas compostas de baixa viscosidade, pois contêm um conteúdo de carga menor que as resinas compostas para restaurações diretas. A matriz resinosa dos cimentos resinosos é semelhante à das resinas compostas, contendo monômeros estruturantes de alto peso molecular como o bisfenol glicidil metacrilato (bis-GMA), o uretano dimetacrilato (UDMA), o bisfenol glicidil dimetacrilato etoxilado (bis-EMA) e também monômeros diluentes, como o trietilenoglicol dimetacrilato (TEGDMA) e o hidroxietilmetacrilato (HEMA; Tabela 12.5), já apresentados no Capítulo 5, *Resinas Compostas*.

O tipo de partícula de carga empregado também é semelhante à das resinas compostas. Geralmente são empregadas partículas de vidro de bário-alumínio-silicato ou partículas de zircônia/sílica, além de nanopartículas de sílica coloidal. As partículas de carga também recebem tratamento com silano para estabelecer a adesão química com a matriz resinosa.[10] O percentual de carga é menor que o utilizado nas resinas compostas. Em geral, apresentam um percentual de carga que varia entre 38 e 47% em volume ou 60 a 70% em peso (Tabela 12.5).

O tamanho médio das partículas de carga é bastante variável, mas a maioria está entre 0,5 e 5 μm, podendo ser considerados materiais micro-híbridos ou híbridos. Imagens em microscopia eletrônica de varredura de algumas marcas comerciais de cimentos resinosos mostram a variabilidade do tamanho das partículas de carga de cimentos convencionais e autoadesivos (Figura 12.4). Deve-se sempre levar em consideração

TABELA 12.5
Composição de cimentos resinosos convencionais (dupla-ativação).

Produto (fabricante)	Matriz orgânica	Carga	Tamanho das partículas de carga	Percentual de carga
AllCem® (FGM)	Pasta base e catalisadora: BisEMA, TEGDMA, coiniciadores, iniciadores e estabilizantes	Vidro de bário-alumínio-silicato e nanopartículas de dióxido de silício	*	68% em peso
Calibra Aesthetic® (Dentsply Sirona)	Pasta base: resinas dimetacrilatos, CQ, estabilizadores e pigmentos Pasta catalisadora: resinas dimetacrilatos, catalisador, estabilizantes	Pasta base: Partículas de vidro, sílica pirolítica, dióxido de titânio e pigmentos Pasta base: Partículas de vidro e sílica pirolítica	Variação a 16 nm a 7 mm Tamanho médio: 3,8 mm	46,3% em volume
Panavia V5® (Kuraray)	Pasta A: BIS-GMA, TEGDMA, dimetacrilato aromático e alifático hidrofóbico, iniciadores, aceleradores Pasta B: BIS-GMA, TEGDMA, dimetacrilato aromático e alifático hidrofóbico, aceleradores e CA	Pasta A: partículas de vidro de bário e de flúor-alumínio-silicato silanizadas e sílica coloidal Pasta B: partículas de vidro de bário, de óxido de alumínio-silicato e pigmentos	Variação: 0,01 a 12 mm	38% em volume
Rely X ARC® (3M Oral Care)	BIS-GMA, TEGDMA, pigmentos, amina terciária e peróxido de benzoíla.	Partículas de zircônia/sílica	Média: 1,5 mm	67,5% em pero
Variolink N® (Ivoclar Vivadent)	BIS-GMA, UDMA, trietilenoglicol, iniciadores, estabilizadores e pigmentos	Vidro de bário-alumínio-silicato, trifluoreto de itérbio, vidro de bário e partículas de óxidos esféricas	0,04 a 3,0 mm Média: 0,7 mm	40% em volume
Vitique Esthetic resin cement® (DMG)	Matriz à base de Bis-GMA, aditivos e catalizadores	Vidro de bário	0,02 a 3,0 mm	46% em volume 66,6% em peso

Bis-EMA: bisfenil metacrilato etoxilado; TEGDMA: trietilenoglicol dimetacrilato; CQ: canforoquinona; bis-GMA: bisfenol A glicidil metacrilato; UDMA: uretano dimecrilato.
Elaborada com base em dados dos fabricantes.
*Dado não informado pelo fabricante.

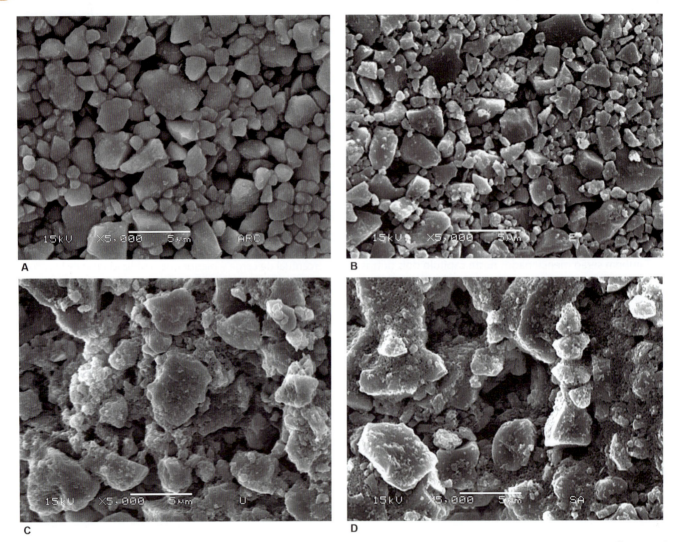

Figura 12.4 Microscopia eletrônica de varredura de partículas de carga de cimentos resinosos convencionais (**A**) Rely X ARC® (3M Oral Care), (**B**) Clearfil Esthetic® (Kuraray) e cimentos resinosos autoadesivos (**C**) Rely X Unicem® (3M Oral Care) e (**D**) Clearfil SA® (Kuraray). Imagens gentilmente cedidas pela Profa. Dra. Thaiane Rodrigues Aguiar, da Universidade Federal da Bahia (UFBA), e Prof. Dr. Marcelo Giannini, da Universidade de Campinas (Unicamp).

que existem exceções a essa regra, e podem ser encontrados no mercado odontológico cimentos resinosos com tamanho médio de partícula acima de 10 μm (Tabela 12.5).

Conforme descrito anteriormente, os cimentos resinosos também são conhecidos pela forma como são polimerizados. Assim, para a escolha de um cimento resinoso convencional, é necessário conhecer o modo como o material endurece, o que será descrito na sequência.

▪ Cimentos fotoativados

Esses cimentos, também conhecidos como cimentos para facetas (*veneers*) realizam a reação de polimerização por meio da luz visível, à semelhança da maioria das resinas compostas disponíveis no mercado. O sistema fotoiniciador desses cimentos é normalmente constituído de uma dicetona, a canforoquinona (CQ) e aminas alifáticas. Na presença de luz visível, com comprimento de onda no espectro azul da energia luminosa, a CQ passa para um estado excitatório triplo e transfere um de seus elétrons para a amina alifática, resultando na formação de radicais livres.[11] Algumas marcas comerciais de cimentos resinosos fotoativados e sua composição podem ser visualizadas na Tabela 12.6.

A maioria desses produtos são comercializados em bisnagas e não necessitam de mistura para uso (Figura 12.5). Por não apresentarem nenhum outro sistema de ativação, precisam da luz para alcançar suas máximas propriedades mecânicas. São, portanto, indicados para cimentação de facetas e restaurações indiretas em dentes anteriores e posteriores que tenham translucidez e espessura máxima de 1,5 mm.[12,13]

Como os materiais fotoativados têm menor quantidade de aminas alifáticas, são materiais com melhor estabilidade de cor,[14,15] entretanto são contraindicados em regiões em que a luz não chega. O tempo de trabalho desses materiais é controlado exclusivamente pelo clínico, uma vantagem desses cimentos.

TABELA 12.6
Composição de cimentos resinosos fotoativados para facetas (*veneers*).

Produto (fabricante)	Matriz orgânica	Carga	Tamanho das partículas de carga	Percentual de carga
AllCem Veneer® (FGM)	Bis-EMA, UDMA, TEGDMA, CQ, EDMAB, estabilizantes, pigmentos	Vidro de bário-alumínio-silicato e nanopartículas de dióxido de silício	*	63% em peso
Calibra Veneer® (Dentsply Sirona)	Bis-GMA e outros dimethacrilatos, CQ, fotoiniciador, estabilizantes	Vidro de bário e sílica coloidal	0,02 a 1,3 mm	44,9% em volume
Rely X Veneer® (3M Oral Care)	Bis-GMA, HEMA, TEGDMA, iniciadores e estabilizadores	Partículas de zircônia/sílica	0,2 a 3 mm	47% em volume
Variolink Esthetic® (Ivoclar Vivadent)	UDMA e outros dimetacrilatos	Vidro de bário-alumínio-silicato, trifluoreto de itérbio e partículas de óxidos esféricas	0,04 a 0,2 mm Média: 0,1 mm	38% em volume
Vitique Esthetic Resin Cement® (DMG)	Matriz à base de bis-GMA, aditivos e catalizadores	Vidro de bário	0,02 a 3,0 mm	46% em volume 66,6% em peso

Bis-EMA: bisfenil metacrilato etoxilado; UDMA: uretano dimecrilato; TEGDMA: trietilenoglicol dimetacrilato; bis-GMA: bisfenol A glicidil metacrilato; EDMA: etil 4-dimetilamino benzoato; CQ: canforoquinona.
Elaborada com base em dados dos fabricantes.
*Dado não informado pelo fabricante.

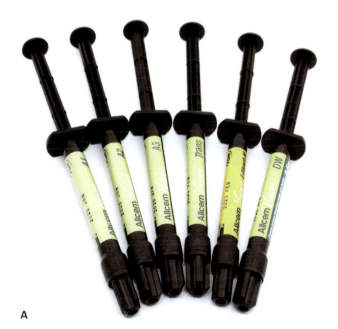
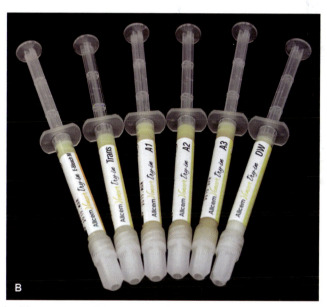

Figura 12.5 Seringas de cimento resinoso fotoativado de diferentes cores (**A**) e seringas de cimento *try-in* (**B**).

Como há uma interação significativa entre a cor do cimento resinoso, o dente e a restauração, a cor do cimento resinoso pode interferir na coloração final da restauração. Por esse motivo, a maioria dos cimentos resinosos para facetas fotoativados são comercializados com pastas *try-in*, que têm a mesma cor final do cimento resinoso e permitem o teste com a restauração antes da cimentação definitiva. Essas pastas de teste (ver Figura 12.5) são formuladas com pigmentos, polímeros solúveis em água e partículas de carga para ajuste de viscosidade. Os polímeros mais empregados são o polietilenoglicol e o glicerol, que podem ser usados em conjunto ou isoladamente (Tabela 12.7).

Apesar de existir variação entre uma mesma cor do cimento resinoso e da respectiva pasta *try-in*,[16-18] em algumas marcas comerciais, esta diferença não é facilmente perceptível.[16-18]

A similaridade entre os cimentos resinosos e as resinas compostas, motivou o uso das últimas para cimentação de facetas por alguns autores.[19] A alta viscosidade da resina composta, inadequada para cimentação, deve ser reduzida por meio do aquecimento, o que a torna mais fluida para o procedimento de cimentação e ainda aumenta o grau de conversão e suas propriedades mecânicas.[19,20]

Sugere-se como vantagens dessas técnicas a possibilidade de usar materiais com propriedades mecânicas mais elevadas

TABELA 12.7
Composição das pastas tipo *try-in* de cimentos resinosos para *veneer*.

Marca comercial	Composição
AllCem Try in® (FGM)	Polietilenoglicol, água, glicerol e sílica
Calibra Veneer Try in® (Dentsply Sirona)	Glicerol, sílica coloidal, pigmentos e dióxido de titânio
Panavia Try in® (Kuraray)	Glicerol, sílica amorfa, sílica silanizada e pigmentos
Rely X Veneer Try in® (3M Oral Care)	Polietilenoglicol, pó de cerâmica (pigmentos) e dióxido de titânio
Vitique Try in® (DMG)	Polietilenoglicol, sílica pirogênica e pigmentos

Elaborada com base em dados dos fabricantes.

e de custo reduzido quando comparado aos cimentos resinosos fotoativados.[13,21,22] A desvantagem é a impossibilidade de fazer o teste de cor, já que não existem resinas correspondentes na versão *try-in*.

Há clínicos que misturam a resina composta com glicerina incolor para empregá-la como teste, mas esse procedimento altera a cor da resina composta original. Outra desvantagem é que a película de cimentação produzida por uma resina composta aquecida é maior que a obtida com uma resina *flow* ou cimento resinoso fotoativado.[23] Praticamente não foram realizados estudos clínicos de longa duração comparando cimentos resinosos fotoativados e resinas compostas para cimentação de restaurações indiretas.

▪ Cimentos de dupla ativação

Formulados para permitir a cimentação de restaurações indiretas em que o material empregado ou sua espessura não permitem passagem da luz para iniciar a reação de polimerização. São formulados em duas pastas e seu uso requer a mistura dos componentes antes da cimentação. Geralmente, os componentes das duas pastas são equivalentes em composição e semelhante aos cimentos fotoativados, porém, há separação entre os iniciadores (geralmente peróxido de benzoíla) e coiniciadores químicos (geralmente amina terciária) para prevenir a polimerização precoce. Mais detalhes sobre essa química de polimerização podem ser obtidos no Capítulo 1, *Princípios Básicos para a Caracterização dos Materiais*.

Há diferentes formas de comercialização desses sistemas de dupla ativação. Uma delas é por meio de embalagens separadas de seringas em que a pasta A e a pasta B devem ser proporcionadas e manipuladas caso seja desejável a ativação dupla (Figura 12.6). Esses sistemas são versáteis, pois, geralmente, uma das pastas (também conhecida como pasta base) pode ser usada isoladamente na forma fotoativada, com isso, não há necessidade de adquirir um produto de dupla ativação

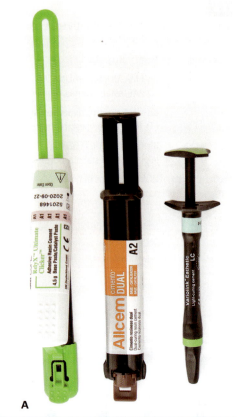

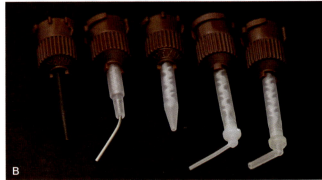

Figura 12.6 Bisnagas de cimento resinoso de dupla ativação com bisnagas separadas, com bisnaga de corpo duplo e tipo *clicker* (**A**). As ponteiras de automistura (**B**, Sulzer) podem ser acopladas à bisnaga de corpo duplo para automistura.

e outro fotoativado. Entretanto, esse sistema é sujeito a erros de proporcionamentos e pode gerar desperdício do material, caso a pasta base seja muito usada na forma fotoativada.

Os cimentos resinosos também podem ser comercializados por meio de uma bisnaga de corpo duplo ou sistema *clicker* (ver Figura 12.6). Nos dois sistemas, as pastas se mantêm separadas, porém o proporcionamento não pode ser alterado. Ao empurrar o êmbolo das bisnagas de corpo duplo, ou acionar a alavanca dos sistemas *clicker*, são dispensadas quantidades iguais das duas pastas.

Uma diferença entre os dois sistemas é que no *clicker*, assim como no de embalagens separadas de seringas, a espatulação deve ser manual. Contudo, a espatulação manual, apesar de mais barata, tem a desvantagem de incorporação de bolhas de ar, o que reduz as propriedades mecânicas do cimento resinoso[24,25] e pode propiciar maior descoloração e pigmentação ao longo do tempo.

Já no sistema de corpo duplo, é possível o uso de ponteiras de automistura (ver Figura 12.6), que, além de misturar os componentes em proporção correta e de forma homogênea, sem incorporação de ar, ainda permitem a inserção diretamente no preparo cavitário ou restauração protética através de ponteiras de diferentes formatos que se adaptam na região mais extrema da ponteira de automistura. Esse sistema reduz o tempo clínico e as possibilidades de erros. Apesar de alguns clínicos acreditarem que há desperdício de material com essa ponteira, ela não é tão diferente daquela da espatulação manual, pois com o receio de faltar material para a cimentação, uma quantidade maior que a necessária, em geral, é dispensada na placa para manipulação.[24] É de se esperar um custo mais elevado, já que se faz necessária a aquisição desses produtos para uso clínico.

Os cimentos de dupla ativação podem ser empregados: com restaurações indiretas que tenham espessura superior a 1,5 mm; para a cimentação de pinos de fibra de vidro; e para a cimentação de coroas metalocerâmicas ou próteses fixas. De forma resumida, esses materiais podem ser empregados onde não há passagem adequada de luz. Entretanto, deve-se ter cautela ao empregar esses cimentos, pois muitos não alcançam propriedades aceitáveis quando o material é apenas polimerizado por via química. Isso pode ser observado pelo baixo grau de conversão do material ou a reduzida resistência de união à dentina nestas condições (Tabela 12.8).[26-31] A fotoativação dos cimentos de dupla ativação auxilia significativamente a polimerização do material e o desenvolvimento do máximo de suas propriedades mecânicas.[32,33]

> Entretanto, se a fotoativação for feita imediatamente após a inserção, há uma diminuição da viscosidade do cimento resinoso, o que pode diminuir a capacidade das moléculas em realizar a ativação química. Assim, a polimerização após 3 a 5 minutos diminui as tensões geradas pela polimerização do cimento resinoso de contração, sem afetar as propriedades adesivas.[33-35]

Como ainda não se dispõe de conhecimento de qual cimento resinoso de dupla ativação é capaz de alcançar propriedades mecânicas adequadas quando usados em situações em que nenhuma luz é capaz de alcançar o cimento (restaurações metálicas, metalocerâmicas, pinos metálicos, restaurações espessas de cerâmicas policristalinas ou vítreas), os cimentos convencionais de reação ácido-base ainda têm espaço na Odontologia e podem ser usados como alternativas.

Cimentos quimicamente ativados

Apesar de existir no mercado odontológico cimentos resinosos exclusivamente com ativação química, são poucas as marcas disponíveis. Esses cimentos são utilizados para cimentação de metais nobres e não nobres e para a cimentação de próteses fixas totalmente em cerâmicas policristalinas de alta resistência (Tabela 12.9).

Atualmente, esses cimentos estão sendo substituídos pelos sistemas de dupla ativação. No entanto, como visto anteriormente, esses sistemas podem não ser eficazes quando deixados para endurecer exclusivamente pelo sistema de ativação química. Assim, os cimentos não resinosos convencionais, de reação ácido-base, são muitas vezes empregados, na ausência de cimentos quimicamente ativados.

CIMENTOS RESINOSOS AUTOADESIVOS

Como o próprio nome diz, esses materiais têm adesão às estruturas dentais. Em termos gerais, pode-se dizer que um cimento autoadesivo é, por natureza, um material autocondicionante nos estágios iniciais de sua reação de presa.[8,9] São compostos por monômeros dimetacrilatos estruturantes e hidrofóbicos (p. ex., bis-GMA, UDMA e TEGDMA), partículas de carga, sistema iniciador/ativador e, diferentemente dos cimentos resinosos convencionais, têm monômeros funcionais ácidos (p. ex., 10-MDP, 4-META, Fenil-P, PMGDM etc.) semelhantes aos encontrados nos adesivos autocondicionantes (Tabela 12.10). É um desafio químico balancear a quantidade ideal de monômeros hidrofílicos acídicos necessários para a interação com o

TABELA 12.8
Grau de conversão e resistência de união à dentina de cimentos resinosos de dupla ativação quando foram fotoativados ou quando foram deixados para que houvesse apenas ativação química.

	Método de ativação			
	Fotoativado		Apenas ativação química	
Material	Grau de conversão (%)	Resistência de união (MPa)	Grau de conversão (%)	Resistência de união (MPa)
Variolink II® (Ivoclar Vivadent)	57,2 ± 1,5	62,6 ± 9,9	19,9 ± 2,9	0
Calibra® (Dentsply Sirona)	45,9 ± 1,7	52,9 ± 8,9	40,5 ± 0,9	43,5 ± 6,4
Panavia F® (Kuraray)	36,3 ± 1,8	34,5 ± 6,9	7,1 ± 1,9	0

Adaptada de Pegoraro et al. 2008;[119] Pegoraro et al., 2009.[28]

TABELA 12.9
Composição de cimentos resinosos quimicamente ativados.

Produto (fabricante)	Matriz orgânica	Carga	Tamanho das partículas de carga (μm)	Percentual de carga
C&B Cement® (Bisco)	**Pasta base:** Bis-GMA, bis-EMA e TEGDMA **Pasta catalisadora:** Bis-GMA e TEGDMA, sílica fundida	**Pasta base:** Partículas de vidro, sílica pirolítica e fluoreto de sódio **Pasta base:** Partículas de sílica pirolítica	Média: 5	46% em volume
Multilink N® (Ivoclar Vivadent)*	Monômeros dimetacrilatos e hidroxietil metacrilato	Vidro de bário, trifluoreto de itérbio e partículas de óxidos esféricas	0,25 a 3,0 Média: 0,9	40% em volume

Bis-GMA: bisfenol A glicidil metacrilato; bis-EMA: bisfenol glicidil dimetacrilato etoxilado; TEGDMA: trietilenoglicol dimetacrilato.
*O fabricante indicava que o material era quimicamente ativado, porém mais recentemente, indica que ele também pode ser fotoativado.
Adaptada de Rosentiel et al., 1998;[4] Manso et al., 2011[10] e com base em dados dos fabricantes.

TABELA 12.10
Composição de alguns cimentos resinosos autoadesivos.

Cimentos resinosos autoadesivos	Matriz orgânica	Matriz inorgânica	Percentual de carga	pH inicial (*)
Clearfil AS® (Kuraray)	Bis-GMA, TEGDMA, MDP e outros dimetacrilatos	Vidro de bário, sílica	45% em volume; 66% em peso	**
G-Cem Automix® (GC)	UDMA, PAE e outros dimetacrilatos	Vidro de flúor-alumínio-silicato, sílica	51,3% em volume; 67% em peso	**
iCem® (Kulzer)	Monômeros acrilatos multifuncionais	**	41% em volume	2,9
MaxCem Elite® (Kerr)	GPDM, monômeros metacrilatos mono, di e trifuncionais	Vidro de flúor-alumínio-silicato, vidro de bário e sílica	46% em volume; 67% em peso	3,9
Rely X Unicem® (3M Oral Care)	PAE, TEGDMA e bis-GMA	Vidro, sílica, partícula de vidro alcalinas	54% em volume; 72% em peso	3,8
SmartCem2® (Dentsply Sirona)	UDMA, bis-GMA modificado por uretano, DPP e outros dimetacrilatos	Vidro de boro-bário-alumínio, silicato e sílica	46% em volume; 69% em peso	**

Bis-GMA: bisfenol A glicidil metacrilato; TEGDMA: trietilenoglicol metacrilato; MDP: 10-metacroloiloxidecil di-hidrogênio fosfato; UDMA: uretano dimetacrilato; PAE: monômero éster de ácido fosfórico; GPDM: glicerol fosfato dimetacrilato; DPP: dipentaeritritol penta-acrilato fosfato.
*De acordo com Manso, Carvalho, 2017.99. Elaborada com base em dados dos fabricantes e de Ilie, Simon 2012.[36]
**Dados não informados pelos fabricantes.

substrato, com a quantidade ideal de monômeros hidrófobos estruturantes necessários para garantir resistência e longevidade para o material.[8,9,36]

Os cimentos autoadesivos têm baixo pH e maior hidrofilia nos estágios iniciais da mistura, o que permite um bom molhamento e, por conseguinte, uma desmineralização superficial mais intensa dos substratos dentais, à semelhança dos adesivos autocondicionantes.[9] À medida que a reação de presa prossegue, os monômeros acídicos são gradualmente neutralizados pela reação com a hidroxiapatita e com as partículas de carga que têm características alcalinas. O pH então se eleva, e o material se torna mais hidrofóbico, uma característica desejável para cimentos resinosos. Esse processo de neutralização é essencial para produzir materiais com baixa sorção e solubilidade.[37] Cimentos autoadesivos com menor capacidade de neutralização produziram películas mais hidrofílicas e, portanto, mais suscetíveis à degradação ao longo do tempo.[38-41]

A interação desses cimentos autoadesivos e a dentina é menor que a alcançada com sistemas adesivos, parcialmente pela maior viscosidade dos cimentos em relação aos adesivos. Estudos mostraram a formação de uma camada de interação irregular e bastante fina de cimentos autoadesivos com a dentina.[39,42]

Esses cimentos são comercializados em duas pastas, que podem estar em seringas de corpo duplo ou em *clicker*, como já descrito para os cimentos resinosos convencionais de dupla ativação. Os componentes necessitam da separação para evitar uma reação ácido-base prematura entre os monômeros acídicos e as partículas de vidro liberadoras de íons. Essa separação também é importante para evitar a degradação da amina terciária usada no mecanismo de presa química pelos monômeros acídicos.[8,9]

Os cimentos resinosos autoadesivos são de dupla ativação, ou seja, podem ser polimerizados através da luz ou por uma reação química entre um ativador e um iniciador. Alguns autores estudaram o efeito da polimerização tardia (3 a 5 minutos após assentamento do cimento) no grau de conversão e propriedades mecânicas desse cimento, pelo receio de que a polimerização inicial pela luz endurecesse o cimento a ponto de reduzir a mobilidade molecular necessária para a ativação química.[9] Apesar de alguns cimentos resinosos autoadesivos se beneficiarem da ativação tardia, isso parece ser dependente da marca comercial,[43,45] como observado na Figura 12.7.

Apesar de existir exceções, geralmente o cimento resinoso autoadesivo alcança maiores propriedades mecânicas ao ser fotoativado. Isso ocorre mesmo em situações em que há atenuação da intensidade da luz, por exemplo, pelo distanciamento do fotopolimerizador da superfície a ser ativada. Isso pode ser verificado nas Figuras 12.8 e 12.9, em que o módulo

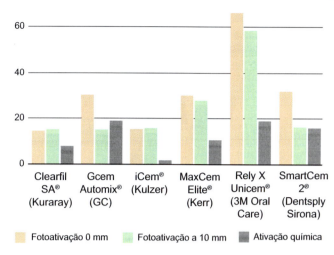

Figura 12.9 Dureza Vickers de cimentos resinosos autoadesivos que se polimerizaram sob fotoativação sem distanciamento do fotopolimerizador, fotoativação com distanciamento de 10 mm e apenas com o processo de ativação química. (Adaptada de Ilie, Simon et al., 2012.)[36]

de elasticidade e a dureza Vickers dos cimentos autoadesivos são geralmente inferiores quando polimerizados apenas sob o efeito da ativação química.[36]

CIMENTOS RESINOSOS PARA A CONFECÇÃO DE NÚCLEOS DE PREENCHIMENTO

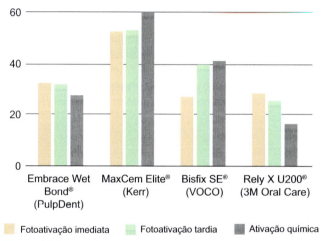

Figura 12.7 Grau de conversão (%) de cimentos resinosos autoadesivos quando submetidos à fotoativação imediata, tardia e apenas polimerização por ativação química. (Adaptada de D'Alpino et al., 2015.)[43]

Foram desenvolvidos para uma situação específica: permitir a cimentação de um pino de fibra de vidro no canal radicular e com o mesmo material realizar a confecção imediata do núcleo de preenchimento (core, em inglês), o que diminui os passos clínicos e facilita o procedimento. Esse protocolo é mais simples que o tradicional, em que após a cimentação do pino de fibra de vidro, uma resina composta é usada para a reconstrução do núcleo de preenchimento.

A apresentação comercial desses cimentos resinosos é igual à dos cimentos resinosos de dupla ativação (Figura 12.10). Teoricamente, um cimento resinoso para core (núcleo de preenchimento) deve ter propriedades reológicas, como escoamento e polimerização, semelhantes à de um cimento resinoso dentro do canal radicular, e ter propriedades físicas semelhantes às das resinas compostas para serem usado para fabricação do núcleo de preenchimento.[46]

Assim, pode-se afirmar que os cimentos resinosos para núcleo de preenchimento são cimentos resinosos convencionais de dupla ativação que alcançam propriedades mecânicas semelhante às resinas compostas,[46-48] quando fotoativados,[49,50] e ao mesmo tempo têm o escoamento de um cimento resinoso de dupla ativação.[46] Essas características levaram à expansão de suas indicações, como pode ser visualizada na Tabela 12.11. Os cimentos resinosos autoadesivos, devido às suas menores propriedades mecânicas, não são indicados para a confecção de núcleo de preenchimento.[51]

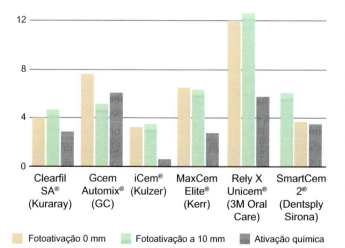

Figura 12.8 Módulo de elasticidade (GPa) de cimentos resinosos autoadesivos que se polimerizaram sob fotoativação sem distanciamento do fotopolimerizador, fotoativação com distanciamento de 10 mm e apenas com o processo de ativação química.

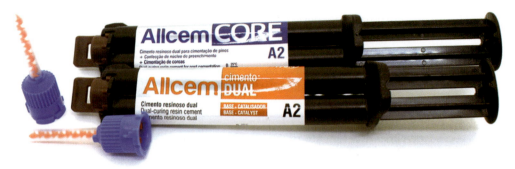

Figura 12.10 Apresentação comercial de um cimento resinoso de dupla ativação convencional (AllCem®, FGM) e de um cimento resinoso de dupla ativação para núcleo de preenchimento (AllCem Core®, FGM).

TABELA 12.11
Composição dos cimentos resinosos de dupla ativação indicados para confecção de núcleos de preenchimento disponíveis no mercado.

Material (fabricante)	Composição	% de carga	Tamanho das partículas	Indicação
AllCem Core® (FGM)	**Pasta base:** Monômeros metacrilatos, como TEGDMA, bis-EMA, bis-GMA, canforoquinona, coiniciadores, micropartículas de vidro de bário-alumino-silicato, nanopartículas de dióxido de silício, pigmentos inorgânicos e conservantes. **Pasta catalizadora:** Monômeros metacrílicos, peróxido de dibenzoíla, estabilizantes, micropartículas de vidro de bário-alumino-silicato	62% em peso	*	Confecção de núcleos de preenchimento e cimentação adesiva de pinos intrarradiculares e coroas protéticas (em cerâmica, resina laboratorial, metal ou metalocerâmica)
Clearfil DC Core Plus® (Kuraray)	**Pasta A:** Bis-GMA, dimetacrilato alifático hidrofílico, dimetacrilato alifático hidrofóbico, dimetacrilato aromático hidrofóbico, partículas de vidro de bário silanizado, sílica coloidal silanizada, sílica coloidal, iniciador químico, fotoiniciador e pigmentos. **Pasta B:** TEGDMA, dimetacrilato alifático hidrofílico, dimetacrilato aromático hidrofóbico, partículas de vidro de bário silanizado, sílica coloidal silanizada, partículas de óxido de alumínio e aceleradores	52% em volume	0,01 a 20 mm	Confecção de núcleos de preenchimento e cimentação adesiva de pinos intrarradiculares
Core-X Flow® (Dentsply Sirona)	Dimetacrilato de uretano, Metacrilatos di- e tri-funcionais, fluoraluminosilicato de vidro de bário-boro, CQ, fotoaceleradores, dióxido de silício e peróxido de benzoíla	*	*	Confecção de núcleos de preenchimento e cimentação adesiva de pinos intrarradiculares
LuxaCore Z® Dual (DMG)	Monômeros resinosos à base de bis-GMA, vidro de bário, ácido silício pirógeno, material de preenchimento e dióxido de zircônio	50% em volume; 71% em peso	0,02 a 2,4 mm	Confecção de núcleos de preenchimento e cimentação adesiva de pinos intrarradiculares
Multi Core Flow® (Ivoclar Vivadent)	Monômeros resinosos à base de dimeacrilato, partículas inorgânicas de vidro de bário, trifluoreto de itérbio, vidro de fluorsilicato de bário e alumínio, e dióxido de silício altamente disperso, catalisadores, estabilizadores e pigmentos	46% em volume; 70% em peso	0,04 a 25 mm	Confecção de núcleos de preenchimento (munhão) e cimentação de pinos de fibra de vidro
ParaCore® (Coltene)	Metacrilatos, vidro de bário e sílica amorfa	52% em volume e 74% em peso	0,1 a 5,0 mm (tamanho médio: 2 mm)	Confecção de núcleos de preenchimento e cimentação adesiva de pinos intrarradiculares e restaurações indiretas (coroas, pontes fixa, *inlay* e *onlay*)

TEGDMA: trietilenoglicol metacrilato; bis-EMA: bisfenol A dimetacrilato etoxilado; bis-GMA: bisfenol A glicidil metacrilato; CQ: canforoquinona.
Elaborada com base em dados dos fabricantes.
*Dados não informados pelos fabricantes.

Conforme mencionado no Capítulo 5, *Resinas Compostas*, as propriedades mecânicas dos materiais resinosos são altamente dependentes do conteúdo de carga adicionado pelo fabricante ao material. Observe, na Tabela 12.11, que existe uma grande variabilidade nas características das partículas de carga entre os materiais disponíveis comercialmente, o que impacta diretamente nos resultados observados na literatura para diferentes marcas de cimentos resinosos para núcleo.[46,52,53]

Outro aspecto importante é que a nomenclatura desses materiais é confusa. Enquanto alguns fabricantes os descrevem como cimentos resinosos para *core*, outros os descrevem como resinas compostas para *core*. Essas variações na nomenclatura se refletem nas diferentes indicações por material (Tabela 12.11). Infelizmente, não há na literatura muitos estudos que atestem a indicação de cada um dos fabricantes.

PROPRIEDADES DOS CIMENTOS RESINOSOS

Uma das dificuldades do estudo das propriedades mecânicas dos materiais odontológicos é que nem sempre é possível fazer generalizações para cada classificação, uma vez que as variações na química do produto entre marcas comerciais são, geralmente, preponderantes em suas propriedades físico-químicas. É bastante comum a conclusão em estudos laboratoriais e até mesmo ensaios clínicos de que o desempenho dos materiais depende da marca comercial.

Ainda assim, é importante avaliar as diferentes propriedades dos materiais para excluir aqueles que apresentam desempenho abaixo da média tantos nos estudos laboratoriais como nos ensaios clínicos randomizados. Na sequência, serão descritas algumas propriedades mecânicas e reológicas relevantes para o estudo dos cimentos resinosos. Vale salientar que as propriedades adesivas serão descritas na seção seguinte, pois estão diretamente envolvidas nos procedimentos de cimentação.

▪ Espessura de filme

A espessura da película de filme do material para cimentação definitiva é determinante para o bom assentamento da restauração indireta no preparo cavitário. Essa espessura é um indicativo indireto da fluidez do material e de sua capacidade de escoamento. Quanto mais fluido o material, menor será a espessura do filme formado, o que permitirá uma boa adaptação da restauração indireta aos substratos dentais.

Uma das características que afetam a espessura do filme formado é o tamanho das partículas de carga presentes no cimento resinoso. Cimentos autoadesivos têm maiores partículas de carga (Figura 12.11) que os cimentos convencionais, por esse motivo tendem a produzir películas mais espessas.

De acordo com a norma 4049:2000 da International Standard Organization (ISO), os cimentos devem ter uma espessura máxima de filme de 50 μm. A Tabela 12.12 lista alguns representantes de diferentes tipos de cimentos resinosos e mostra que todos satisfazem esse quesito. Sob pressão e temperaturas mais elevadas, é comum observar a redução da espessura do filme.

▪ Grau de conversão

Estima a eficácia do processo de polimerização e formação de ligações cruzadas após a polimerização.[55] De forma geral, materiais com alto grau de conversão têm maiores propriedades mecânicas, melhor estabilidade de cor e menor sorção e solubilidade em água.[56,57] A energia radiante necessária para a polimerização dos cimentos resinosos não é claramente descrita na literatura e pode variar em função do tipo, espessura,

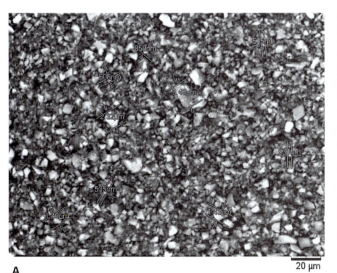
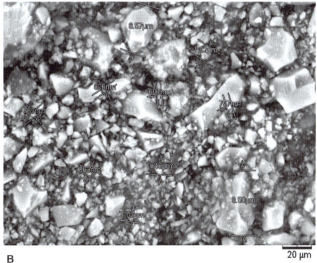

Figura 12.11 Tamanho de algumas partículas de carga de um cimento resinoso convencional (**A**, AllCem®, FGM) em comparação com um cimento autoadesivo (**B**, Bisfix SE®, VOCO). Imagem cedida pelos Profs. Drs. Edilausson Moreno Carvalho (Universidade CEUMA) e José Roberto de Oliveira Bauer (Universidade Federal do Maranhão, UFMA).

TABELA 12.12
Espessura média de filme de diferentes materiais para cimentação definitiva.

Tipo de cimento	Nome comercial	Espessura de filme (μm) 24°C	Espessura de filme (μm) 37°C
Ionômero de vidro modificado por resina	GC Fuji Plus® (GC)	25	37
Resinosos convencionais	Rely X Luting 2® (3M Oral Care)	14,4	34,4
	Panavia F® (Kuraray)	25,2	23,4
	Variolink II® (Ivoclar Vivadent)	20,8	19,2
	Nexus 2® (Kerr)	22,2	9,4
Resinosos autoadesivos	MaxCem® (Kerr)	18,6	16,8
	SeT® (SDI)	33,4	23,8

Adaptada de Bagheri, 2013.[54]

cor e translucidez do material restaurador indireto a ser cimentado.[56] Outros fatores, como irradiância do aparelho fotopolimerizador e tempo de exposição também afetam a conversão dos monômeros.[58]

Em geral, os cimentos resinosos fotoativados apresentam melhor grau de conversão quando comparados aos de dupla ativação.[58,59] Conforme já descrito, cimentos resinosos de dupla ativação convencionais têm um baixo grau de conversão quando o material não é fotoativado, ou seja, polimerizado somente quimicamente (ver Tabela 12.8).[26-29,31] Para complicar, se o material for polimerizado imediatamente após a inserção, ele poderá reduzir sua capacidade de polimerização química. Assim, apesar de a fotoativação ser requisito obrigatório para a maioria dos cimentos resinosos de dupla ativação, esta deve ser feita após 3 a 5 minutos da inserção.[33-35]

A mesma regra deve valer para os cimentos resinosos autoadesivos, ou seja, deve-se sempre fotopolimerizar o material[9] para que sejam alcançados os maiores valores de grau de conversão e, consequentemente as maiores propriedades mecânicas (ver Figuras 12.8 e 12.9).[36] Entretanto, parece que a ativação tardia dependente do material,[43-45] conforme observado na Figura 12.7. Evidentemente, a irradiância do aparelho fotopolimerizador e o tempo de exposição também são relevantes para a conversão dos monômeros. Como visto no Capítulo 9, *Princípios Básicos para a Fotoativação e Unidades Fotoativadoras*, um tempo de exposição prolongado pode compensar a menor irradiância emitida, permitindo aumento do grau de conversão do cimento resinoso.[58]

Um modo alternativo para melhorar o grau de conversão é por meio do aquecimento do cimento resinoso que, assim como para as resinas compostas,[19,20] aumenta o grau de conversão e as propriedades mecânicas.[61,62] Mais detalhes sobre o aquecimento de compósitos podem ser encontrados no referido Capítulo 9.

Propriedades mecânicas

Um cimento resinoso deve ter propriedades mecânicas suficientes para resistir às forças de tração, compressão, flexão e cisalhamento a que a restauração indireta está sujeita durante sua vida clínica. Em termos de resistência à flexão e à compressão, os cimentos resinosos são superiores aos não resinosos, como pode ser visualizado na Tabela 12.13.

Em geral, os cimentos resinosos convencionais, ou seja, que requerem aplicação de sistema adesivo para adesão aos substratos dentais, têm propriedades mecânicas superiores quando comparados aos cimentos autoadesivos. No entanto, os cimentos autoadesivos têm propriedades superiores aos cimentos não resinosos, e isso os torna uma excelente opção nos casos em que os cimentos resinosos convencionais não são indicados, como naqueles de difícil controle da umidade, cimentação de pinos de fibra de vidro, coroas metálicas, metalocerâmicas ou cerâmicas policristalinas.[9]

Como apresentado nas Figuras 12.8 e 12.9, os cimentos resinosos de dupla ativação tendem a alcançar maiores propriedades mecânicas quando são fotoativados em comparação com seu endurecimento somente por ativação química.[56,36] No entanto, essa observação não é consensual na literatura e parece depender da marca comercial do produto.[64,65]

Estabilidade de cor

Considerando que muitos cimentos resinosos serão empregados para a cimentação de restaurações em regiões estéticas, a estabilidade de cor é fundamental do ponto de vista clínico. Um dos aspectos responsáveis pela alteração de cor inicial dos cimentos resinosos é a causada pelo próprio procedimento de

TABELA 12.13
Resistência à flexão e à compressão de diferentes tipos de materiais para a cimentação definitiva.

Tipo de cimento	Produto	Resistência à flexão	Resistência à compressão (MPa)
Fosfato de zinco	Harvard Cement® (Richter & Hoffmann)	14,9	103,1
Ionômero de vidro convencional	Fuji I® (GC)	10,5	129,1
	Ketac Cem® (3M Oral Care)	6,3	78,9
Ionômero de vidro modificado por resina	Fuji Plus® (GC)	27,6	129,7
	Rely X Luting® (3M Oral Care)	22,1	90,3
Cimento resinoso convencional	Rely X ARC® (3M Oral Care)	102,7	284,5
	Variolink II®	105,5	303,5
	Panavia F® (Kuraray)	82,2	244,2
Cimento resinoso autoadesivo	Rely X Unicem®	63,0	240,0

Adaptada de Piwowarczyk, Lauer, 2003.[63]

fotoativação. Após polimerizado, os cimentos resinosos alteram sua cor consideravelmente no sentido azul do espectro. Assim, os cimentos resinosos deixam de ter aspecto amarelado porque a CQ, que é amarelada, é consumida durante a polimerização.

Outra alteração de cor que pode ocorrer com os cimentos resinosos é a observada ao longo do tempo, em especial, em contato com água. A presença de aminas terciárias necessárias para a polimerização de dupla ativação ou de ativação química pode sofrer oxidação ao longo do tempo, motivo por que esses cimentos são mais suscetíveis à alteração de cor que os cimentos resinosos fotoativados.[14,15,66,67] Isso justifica o fato de restaurações indiretas finas em áreas estéticas, como facetas, lentes de contato e fragmentos cerâmicos serem preferencialmente cimentados com cimentos resinosos fotoativados, já que esses materiais têm aminas alifáticas e não terciárias. As aminas alifáticas se oxidam e sofrem descoloração em um menor grau que as aminas terciárias usadas nos sistemas de polimerização química.[66,68]

No entanto, mesmo cimentos resinosos fotoativados sofrem descoloração como já observado em estudos laboratoriais.[69,70] Apesar de as aminas serem as mais responsáveis pela descoloração; elas não são as únicas responsáveis. Sabe-se que polímeros com baixo grau de conversão ou com partículas de carga inadequadamente silanizadas têm maior sorção de água e isso conduz a uma baixa estabilidade de cor.

Alguns fabricantes, na tentativa de produzir cimentos resinosos com melhor estabilidade de cor e com menor incompatibilidade com os sistemas adesivos simplificados, lançaram no mercado os cimentos resinosos sem aminas (Tabela 12.14). Esses sistemas empregam sistemas de ativação/iniciação diferentes dos, em geral, usados nas resinas compostas. A comparação de cimentos resinosos de dupla ativação que contêm e não contêm aminas terciárias aponta que as últimas também sofrem alteração de cor, e que mesmo sem a amina terciária ocorre o efeito indesejado de alteração de cor ao longo do tempo.[67,71]

Dependendo da espessura e translucidez da restauração, essa alteração de cor dos diferentes tipos de cimentos resinosos pode não ser clinicamente perceptível, exceto se as margens da restauração forem supragengivais. Há poucos ensaios clínicos na literatura que avaliam a estabilidade de cor dos cimentos resinosos. Um recente estudo que acompanhou dez pacientes mostrou que a estabilidade de cor das facetas cimentadas com cimentos resinosos fotoativados e de dupla ativação foi semelhante e que houve descoloração nas margens para ambos os cimentos, após 2 anos de acompanhamento.[72]

Embora não tenham sido encontrados na literatura consultada estudos clínicos que avaliaram a estabilidade de cor entre cimentos convencionais e autoadesivos, estudos laboratoriais que avaliaram várias marcas comerciais de cimentos autoadesivos mostram que ambos os materiais, cimentos convencionais e autoadesivos, sofrem alteração de cor com o tempo, sem diferença entre eles.[67,73]

Sorção e solubilidade

A sorção de água e solubilidade de cimentos resinosos têm impacto na durabilidade das restaurações indiretas. Os cimentos resinosos que têm excessiva sorção de água colocam as restaurações indiretas em maior risco à fratura ou descolamento.[74,9] Enquanto a sorção de água leva a uma expansão do material e ganho de massa, a solubilidade leva à perda de massa em virtude da lixiviação de monômeros e oligômeros de baixo peso molecular e partículas de carga.[8,75]

Essas propriedades dependem da composição química do produto, principalmente da matriz orgânica. Quanto maior a quantidade de monômeros hidrofílicos, monômeros acídicos e porosidades, maior é a tendência do material em sofrer sorção de água. De modo geral, desconsiderando a marca comercial, pode-se afirmar que os cimentos resinosos autoadesivos têm maior sorção de água que os adesivos convencionais,[76] como pode ser visualizado na Figura 12.12, porém, há grande variação dependendo da marca comercial do produto (Figura 12.13).

TABELA 12.14
Composição de cimentos resinosos sem amina.

Produto (fabricante)	Matriz orgânica	Carga	Sistema de polimerização	Tamanho das partículas de carga/percentual de carga
NX 3® dupla-ativação e fotoativado (Kerr)	Hidroxietil metacrilato, piridiltiurea, cumeno hidroperóxido, ésteres de monômeros metacrilatos não polimerizados, dióxido de titânio e pigmentos	*	Não disponível (apenas indica que é livre de amina terciária e de peróxido de benzoíla)	*
Rely X Ultimate® (3M Oral Care)	Monômeros de metacrilato, componentes iniciadores, estabilizadores, pigmentos, radiopacificadores, aditivos de reologia, componentes fluorescentes e ativador de polimerização sem luz para o Single Bond Universal®	Partículas de carga silanizadas e partículas de carga alcalinas	Reação distintas entre aminas e peróxido de benzoíla (sistema de polimerização redox)	Média: 13 μm 43% em volume

*Dados não informados pelo fabricante.
Adaptada de Ural et al., 2016[71] e com base em dados dos fabricantes.

De acordo com a especificação ISO 4049, os cimentos resinosos devem apresentar sorção de água inferior a 40 µg/mm³ e solubilidade abaixo de 7,5 µg/mm³. Alguns dos cimentos resinosos apresentados na Figura 12.12 não atendem a esses requisitos.

PROTOCOLOS DE CIMENTAÇÃO ADESIVA

O objetivo principal deste capítulo é apresentar os diferentes tipos de cimentos resinosos disponíveis no mercado, suas composições, características e propriedades. Assim, esta seção de protocolo tem um caráter mais descritivo e não objetiva apresentar todas as inúmeras possibilidades e variações técnicas existentes em cada uma das diferentes situações clínicas. Existem diversas recomendações técnicas em função da marca comercial empregada e da associação dos vários materiais usados na cimentação que devem ser seguidas, a menos que haja evidências científicas que mostrem a inadequação de seu desempenho na forma recomendada.

Conforme já visto anteriormente, esses materiais devem interagir com pelo menos dois substratos, e o procedimento de cimentação depende de alguns fatores, como:

- Tipo de cimento utilizado, se convencional ou autoadesivo
- Tipo de abordagem de união aos substratos dentais antes de cimentos resinosos convencionais, que pode ser de condicionamento e lavagem ou autocondicionante (Tabela 12.15)
- Tipo de material restaurador a ser aderido, que pode ser: cerâmicas não condicionáveis (zircônia e alumina, infiltradas por vidro etc.), metais (nobres e não nobres), cerâmicas condicionáveis (feldspática e reforçada por leucita), dissilicato de lítio, pinos de fibra de vidro e resinas compostas usadas em restaurações indiretas.

Ademais, deve-se ter em mente que todo o protocolo de cimentação envolve três etapas: o tratamento do substrato dental (etapa 1), o tratamento do material restaurador (etapa 2) e a cimentação propriamente dita (etapa 3), que serão descritas a seguir.

▪ Etapa 1 | Tratamento dos substratos dentais

Como o tratamento dos substratos dentais depende do tipo de cimento selecionado, apresentaremos as particularidades desse tratamento de superfície em função do tipo de cimento resinoso.

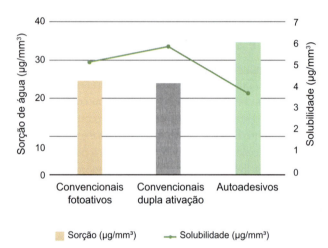

Figura 12.12 Médias globais de sorção de água (µg/mm³); barras verticais e solubilidade (µg/mm³); linha verde de cimentos resinosos fotoativados, de dupla ativação e autoadesivos. (Adaptada de Sokolowski et al., 2018.)[76]

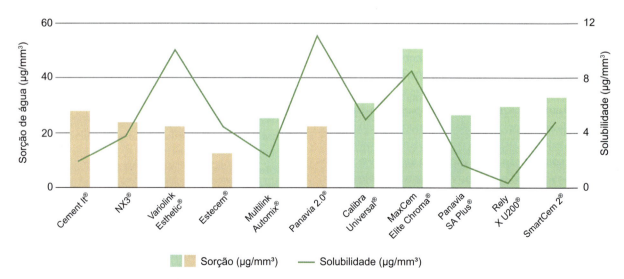

Figura 12.13 Sorção de água (µg/mm³; barras verticais) e solubilidade (µg/mm³; linha verde) de diferentes marcas comerciais de cimentos resinosos fotoativados e de dupla ativação (*barras verticais laranja*) e cimentos resinosos autoadesivos (*barras verticais verdes*). (Adaptada de Sokolowski et al. 2018.)[76]

CAPÍTULO 12 | Cimentos Resinosos

TABELA 12.15
Resumo do protocolo de tratamento dos substratos dentais em função do tipo de cimento resinoso e do tipo de abordagem de união.

	Cimentos convencionais		
	Adesivos de condicionamento e lavagem de três passos	Adesivos autocondicionantes de dois passos	Cimentos adesivos
Tratamento dos substratos dentais para cimentação adesiva	• Condicionamento com ácido fosfórico 30 a 40% por 15 segundos em dentina • Lavagem pelo mesmo tempo de condicionamento • Deixar dentina ligeiramente úmida • Aplicar o *primer* com ativação por 10 segundos • Aplicar jato de ar para evaporação do solvente • Repetir a aplicação do *primer* se necessário e/ou recomendado • Aplicação do adesivo • Remoção dos excessos • Fotoativação por 10 a 20 segundos ou tempo maior para compensar eventuais reduções da irradiância do aparelho fotopolimerizador	• Aplicar o *primer* ácido com ativação por 10 segundos • Aplicar jato de ar para evaporação do solvente • Repetir a aplicação do *primer* ácido, se necessário • Aplicação do adesivo • Remoção dos excessos • Fotoativação por 10 a 20 segundos ou tempo maior para compensar eventuais reduções da irradiância do aparelho fotopolimerizador	• Lavagem dos substratos com água destilada
Observações	Pode-se empregar adesivos universais no modo de condicionamento e lavagem desde que sejam compatíveis com os cimentos resinosos de sua mesma marca (informação obtida na bula do produto)	Pode-se empregar adesivos universais no autocondicionante desde que sejam compatíveis com os cimentos resinosos de sua mesma marca (informação obtida na bula do produto) Pode-se fazer opcionalmente o condicionamento seletivo do esmalte	Pode-se empregar outras soluções de limpeza desde que especificados pelos fabricantes

Cimentos convencionais

Uma característica comum aos cimentos resinosos convencionais, sejam fotoativados, quimicamente ativados ou de dupla ativação, é a necessidade de tratamento prévio dos substratos dentais com sistemas adesivos. Isso porque esses materiais não têm monômeros funcionais com capacidade de adesão química ou micromecânica às estruturas dentárias. Assim, sistemas adesivos que empregam a abordagem de condicionamento e lavagem ou a abordagem autocondicionante devem ser sempre empregados.

Qual adesivo é o mais adequado? Em função da simplicidade, geralmente os clínicos preferem os adesivos simplificados, que podem ser de dois passos (de condicionamento e lavagem) ou de um único passo clínico (autocondicionante), conforme discutido extensamente no Capítulo 6, *Sistemas Adesivos*. Entretanto, os sistemas adesivos simplificados têm algumas incompatibilidades com os cimentos resinosos de dupla ativação ou de ativação química. Dois diferentes tipos de incompatibilidades são descritos na literatura: a química e a física.

▪ Incompatibilidade entre adesivos simplificados e cimentos de ativação química ou dupla

Incompatibilidade química

Sabe-se que a camada mais superficial de qualquer compósito ou adesivo odontológico não se polimeriza adequadamente pela inibição da polimerização pelo oxigênio. Essa camada é rica em monômeros ácidos não polimerizados, que se tornam receptores de elétrons[77] e reagem com a amina terciária, doadora de elétrons, degradando-a por meio de uma reação ácido-base (Figura 12.14).[78-80]

Além disso, os monômeros ácidos também reagem com o peróxido de benzoíla gerando CO_2. Dessa forma, o mecanismo que guia a polimerização química do material é impedido, formando uma interface de união frágil. Quanto maior a acidez do adesivo, maior a redução da resistência de união entre o cimento resinoso e a dentina.[31]

De forma semelhante, o mesmo fenômeno pode ocorrer com cimentos fotoativados quando a fotoativação é realizada tardiamente (após 20 minutos). Nesse caso, o aumento do tempo de contato entre os monômeros ácidos não polimerizados dos adesivos simplificados e a amina terciária das resinas compostas fotoativadas (sistema canforoquinona/amina) promove a diminuição dos valores de resistência de união à dentina.[81,82]

Incompatibilidade física

Os adesivos simplificados, por produzirem uma camada fina e apresentarem alta quantidade de monômeros hidrófilos, são considerados membranas semipermeáveis.[83] Isso aliado à grande quantidade de íons não reagidos da camada superficial de adesivo (camada inibida por oxigênio) induz movimentação do fluido dentinário em direção à interface adesivo/cimento. Ao atravessar a camada de adesivo, formam canais de água, conhecidos como *water-trees*, e se aglomeram na superfície do adesivo, restringindo seu contato estreito com o cimento resinoso.[80,84] O processo pode ser visualizado pelas

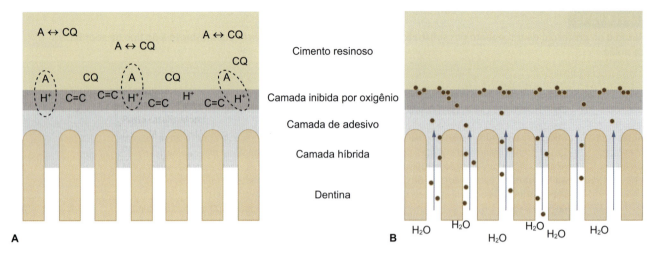

Figura 12.14 A. Incompatibilidade química. As moléculas de amina terciária (A) do cimento resinoso de dupla ativação ou quimicamente ativado são consumidas pelos monômeros acídicos não polimerizados da camada inibida por oxigênio (H⁺). Na ausência de prótons (H⁺) a reação entre a amina e a canforoquinona (CQ) ocorre para formar radicais livres, como visualizado na camada superficial do cimento resinoso. **B.** Incompatibilidade física, em que a interface hipertônica aliada com a alta permeabilidade da camada de adesivo, permite o trânsito de água proveniente da dentina subjacente e seu acúmulo na interface entre o adesivo e o cimento resinoso quimicamente ativado ou de dupla ativação.

bolhas no cimento resinoso (Figura 12.15), que originam falhas mecânicas e comprometem a união entre ambos. A incompatibilidade física é observada com os cimentos resinosos quimicamente ativados e de dupla ativação devido ao seu início lento de polimerização. Esse mesmo fenômeno também pode ser observado com cimentos fotoativados quando a ativação por luz é tardia (após 20 minutos) ou insuficiente.[81,82]

Alternativas para reduzir a incompatibilidade

Há diferentes formas de reduzir a incompatibilidade entre os adesivos simplificados e os cimentos de dupla ativação ou quimicamente ativados. De maneira geral e resumida, as abordagens descritas têm como objetivo reduzir a permeabilidade dentinária com dessensibilizantes obliterantes[85,86] ou formar camada de adesivos menos permeáveis ao fluido dentinário, seja por aplicação de um adesivo hidrofóbo,[87] pela maior saturação da camada de adesivo com múltiplas aplicações[75,88] ou pelo aumento do grau de conversão com aumento do tempo de exposição de 20 para 60 segundos.[89,90]

A transformação de um adesivo fotoativado em um adesivo de dupla ativação, através da mistura com coiniciadores para a polimerização química, é considerada uma alternativa (Figura 12.16). Isso porque a cimentação de restaurações indiretas em regiões em que não há passagem de luz requer cimentos resinosos que não dependam da luz para ativação, como os de dupla ativação ou quimicamente ativados.

A mistura do ativador com seu adesivo não melhora a polimerização do sistema adesivo em si[34,91,92] e não gera, portanto, melhora na resistência de união a dentina,[26,93,94] como será visto adiante neste capítulo, e o uso de adesivos de dupla ativação como solução para a incompatibilidade não é consensual na literatura.[26,91,93,95,96] Entretanto, esses sistemas adesivos de dupla ativação aceleram a presa dos cimentos resinosos de dupla ativação e quimicamente ativado reduzindo as chances de ocorrer incompatibilidade física.

> Atualmente, existem combinações de adesivos simplificados e cimentos resinosos quimicamente ativados e de dupla ativação que não são sensíveis a essas incompatibilidades, sendo geralmente especificados pelos fabricantes. Os adesivos universais têm pH menos ácido e são menos hidrófilos quando

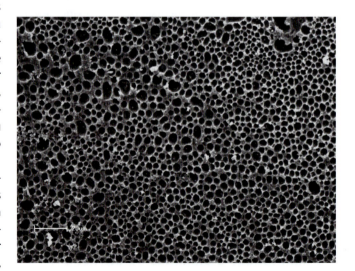

Figura 12.15 Interface entre o cimento resinoso de ativação química e um adesivo simplificado. Pode-se observar grande quantidade de bolhas na interface de união, atribuídas ao depósito de água advindo da dentina subjacente. As bolhas enfraquecem a união e reduzem a resistência de união de peças protéticas ao substrato dental. (Imagem gentilmente cedida pelo Prof. Dr. Eugênio Garcia, Universidade Uninove, SP.)

CAPÍTULO 12 | Cimentos Resinosos

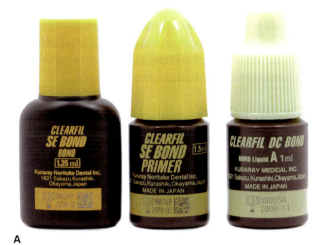

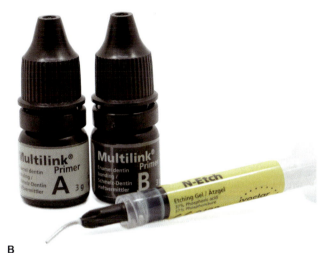

Figura 12.16 A. Sistema autocondicionante de dois passos Clearfil SE Bond® (Kuraray) com seu frasco de ativador. **B.** Sistema adesivo de dois passos na técnica de condicionamento e lavagem quimicamente ativado Multilink® (Ivoclar Vivadent).

comparados aos adesivos simplificados de gerações anteriores, por isso, tendem a ser mais compatíveis com os cimentos resinosos de dupla ativação de sua própria marca comercial.[96-98] Tendo conhecimento desses materiais, pode-se empregá-los nos substratos dentais antes da cimentação adesiva.

Outra opção é o uso da técnica do selamento imediato, também conhecida como técnica do recobrimento com resina.[99,100] Nela, após o preparo cavitário e antes da realização da moldagem ou escaneamento do preparo, toda a superfície dentinária é selada com um adesivo não simplificado associado ou não a uma resina de baixa viscosidade.[99,100] Isso permite que a camada adesiva seja moldada e, portanto, incorporada ao preparo cavitário. Assim, no momento da cimentação definitiva, a dentina já estará selada com uma camada de adesivo e/ou resina de baixa viscosidade hidrofóbica, menos suscetível à incompatibilidade física.

Essa técnica aumenta a resistência de união dos cimentos resinosos à dentina e melhora a adaptação marginal em comparação com a técnica de cimentação em que nenhum adesivo foi aplicado previamente à moldagem.[101,102] No entanto, essa técnica aumenta o número de passos clínicos e pode reduzir o espaço protético, ocasionando problemas em situações limítrofes (perda da dimensão vertical, coroas curtas etc.). Além de ainda carecer de estudos clínicos que confirmem suas vantagens.[103,104]

Deve-se dar preferência aos sistemas adesivos não simplificados, aqueles que recebem uma cobertura de um adesivo hidrofóbico sobre o *primer* hidrofílico. No entanto, caso os adesivos simplificados sejam empregados, é fundamental realizar sua polimerização pelo dobro ou triplo do tempo recomendado pelo fabricante antes da inserção do cimento resinoso. Assim, forma-se uma camada de adesivo menos permeável e mais resistente à passagem de água da dentina para o topo da camada de adesivo.

ATENÇÃO!

Deve-se sempre ter em mente que a fotopolimerização do adesivo pode levar a uma dificuldade de assentamento da peça protética ao final. Sendo assim, é fundamental a execução de uma técnica minuciosa de aplicação do adesivo, assim como a remoção de solvente e de excessos da camada final de adesivo, antes da sua fotoativação.

Em qualquer situação, após aplicação do adesivo, deve-se realizar a cuidadosa remoção dos excessos antes da fotopolimerização do adesivo, para prevenir a formação de uma película espessa que inviabilize o correto assentamento da restauração indireta.

Um resumo sobre a forma de aplicação dos adesivos de condicionamento e lavagem e autocondicionantes pode ser visualizada na Tabela 12.15, e o estudo do Capítulo 6, *Sistemas Adesivos*, também é de fundamental importância.

ATENÇÃO!

Apesar de não haver evidências clínicas que comprovem a relevância clínica dos fenômenos de incompatibilidade química e física, deve-se ter uma abordagem conservadora e evitar possíveis incompatibilidades até que estudos com maior nível de evidência sejam publicados.

▪ Cimentos autoadesivos

O processo de cimentação com cimentos resinosos convencionais é bastante complexo. Exige tratamento superficial do substrato com sistemas adesivos, e além da dificuldade técnica da aplicação de um adesivo na dentina, seja ele de condicionamento e lavagem ou autocondicionante, ainda há incompatibilidades entre cimentos com ativação dupla e química e adesivos simplificados.

Praticamente toda essa complexidade técnica, inerente à aplicação de sistemas adesivos é eliminada com os cimentos autoadesivos (ver Tabela 12.15). Evidentemente, o custo dos cimentos autoadesivos ainda é elevado, mas com o aumento da disponibilidade de produtos comerciais e com a melhoria das propriedades destes materiais, certamente eles serão os cimentos de eleição para a maioria das indicações clínicas em que se deseja uma cimentação adesiva.

Nenhum tipo de procedimento adesivo é necessário nos substratos dentais com os sistemas autoadesivos, exceto lavagem com água destilada. Muito embora alguns estudos tenham avaliado o efeito de diferentes soluções de limpeza antes da aplicação de cimentos resinosos autoadesivos, o uso de água destilada não interferiu negativamente na adesão, enquanto outras soluções (clorexidina, hipoclorito de sódio, EDTA, ácido poliacrílico e associações) tiveram resultado positivo ou negativo na adesão em função da marca comercial do produto.[105-110]

▪ Etapa 2 | Tratamento dos materiais restauradores

A superfície interna dos materiais restauradores necessita ser preparada antes da cimentação propriamente dita, entretanto esse preparo depende do tipo de material restaurador indireto que será utilizado.

Antes de abordarmos o tratamento da superfície dos diferentes substratos, temos de ter conhecimento dos produtos e soluções empregados nessa etapa da cimentação. Alguns já são conhecidos, como o ácido fosfórico e os sistemas adesivos, porém outros necessitam ser apresentados.

Condicionador de ácido fluorídrico

A aplicação do ácido fluorídrico em concentrações entre 5 e 10% na superfície interna das cerâmicas tem função semelhante ao do ácido fosfórico na superfície de esmalte, ou seja, criar microrretenções na superfície interna da cerâmica (Figura 12.17). Essas microrretenções favorecem a união do cimento resinoso ao dente preparado.

Entretanto, o ácido fluorídrico apenas condiciona cerâmicas que contêm sílica na sua composição, ou seja, as cerâmicas vítreas (feldspática, reforçada por leucita e dissilicato de lítio), também conhecidas como cerâmicas condicionáveis, pois são sensíveis ao tratamento com ácido fluorídrico. Como será visto mais adiante, a concentração e o tempo de aplicação do ácido fluorídrico podem influenciar significativamente as propriedades mecânicas da cerâmica e da interface adesiva entre dente e cimento resinoso.[111-115] Esse procedimento não é indicado para cerâmicas cristalinas (zircônia e alumina), tampouco para superfícies metálicas, já que o ácido fluorídrico não é capaz de criar porosidades nesses materiais.

▪ Silanos, *primers* cerâmicos e metálicos

Outra solução empregada para tratamento das superfícies internas das cerâmicas e restaurações metálicas são os *primers*. Existe uma grande variedade de produtos disponibilizados para essa finalidade, comercializados com diferentes nomenclaturas, o que dificulta ainda mais a compreensão do já complexo procedimento de cimentação adesiva. Os *primers* mais conhecidos são chamados de silanos pelos fabricantes porque seu componente principal é o metacriloxipropil trimetoxisilano (MTPS) diluído em solventes orgânicos (Tabela 12.16).

O silano é capaz de estabelecer ligação química entre grupamentos silanóis, presentes em cerâmicas vítreas, e os grupamentos metacrilatos presentes nos cimentos resinosos. Esse silano é o mesmo usado para unir partículas de carga à matriz orgânica de resinas compostas. São recomendados para uso em cerâmicas vítreas (feldspática, reforçada por leucita e dissilicato de lítio), após condicionamento com ácido fluorídrico.

Os silanos podem ser comercializados na forma hidrolisada ou não hidrolisada (Figura 12.18). Na primeira, é capaz de estabelecer ligação química com a sílica. Os silanos hidrolisados são vendidos em frasco único, não necessitam de mistura, porém têm vida útil mais curta. Os silanos não hidrolisados necessitam ser misturados antes do uso para acidificação da solução e hidrolisação do silano imediatamente antes da aplicação.[116,117] Na literatura científica, é unânime o fato de que silanos não hidrolisados (de dois frascos) apresentam melhores resultados quando comparados a silanos hidrolisados.[116,117]

TABELA 12.16
Silanos disponíveis comercialmente.

Produto e fabricante	Composição
Rely X Ceramic primer® (3M Oral Care)	Água, etanol e MPTS
Porcelain Primer® (Shofu)	Etanol, acetona e MPTS
Prosil® (FGM)	Etanol e 3-MPTS
Tokuso Ceramic Primer® (Tokuyama)	*Primer A*: etanol e γ-MPTS *Primer B*: etanol e monômero ácido fosfatado (fosfato ácido de metacriloxialquil)
Silane (Ultradent)	Álcool isopropílico e MPTS
Monobond S® (Ivoclar Vivadent)	Água destilada, etanol e MPTS
Silano® (Dentstply Sirona)	*Silano Primer*: etanol 95% e silano A 174 *Silano Ativador*: etanol 95% e ácido acético glacial

MPTS: metacriloxipropil trimetoxisilano.

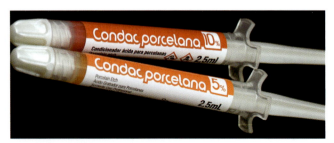

Figura 12.17 Exemplos de condicionadores à base de ácido fluorídrico em concentração de 5 e 10%.

CAPÍTULO 12 | Cimentos Resinosos

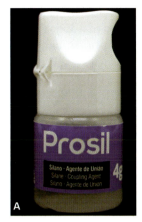
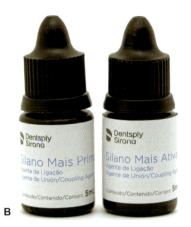

Figura 12.18 A. Exemplo de silano hidrolisado (Prosil®, FGM). **B.** Silano não hidrolisado, que requer mistura de componentes antes de sua utilização (Silano®, Dentsply Sirona).

TABELA 12.17
Monômeros metacrilatos funcionais, incluídos em *primers* cerâmicos e/ou metálicos, capazes de se aderir a diferentes substratos restauradores.

Monômeros funcionais	Nome completo	Substratos que podem ser aplicados
4-META	4-metacriloxietil trimelitato	Zircônia e metais não nobres
10-MDP	10-metacriloil-decila di-hidrogênio fosfato	Zircônia e metais não nobres
VBATDT	Vinilbenzilpropilamino triazina di-tiol	Metais nobres
MTU-6	Metacriloiloxiexil tioracil carboxilato	Metais nobres
10-MDDT	10-metacriloiloxidecil ditioctanoato	Metais nobres e não nobres
6-MHPA	6-metacriloiloxiexil fosfono-acetato	Metais nobres
MEPS	Metacrilato tiofosfórico	Metais nobres e não nobres
PMDA	Dimetacrilato piromelítico	Metais em ambientes anaeróbicos

TABELA 12.18
Primers cerâmicos e/ou metálicos disponíveis comercialmente.

Produto e marca comercial	Composição	Indicações de acordo com os fabricantes
Alloy Primer® (Kuraray)	10-MDP, VBATDT e acetona	Metais
Metal Primer II® (GC)	MMA e MEPS	Metais
Monobond Plus® (Ivoclar Vivadent)	10-MDP, metacriloxipropil trimetoxisilano, sulfureto de metacrilato e etanol	*Primer* universal
MZ Primer® (Angelus)	HEMA fosfatado, ácido metacrílico, PMDM, peróxido de benzoíla e acetona	Metais, zircônia e alumina
Z Primer Plus® (Bisco)	10-MDP, BPDM, HEMA e etanol	Zircônia, metais e alumina

PMDM: metacrilato piromelítico; BPDM: bisfenil dimetacrilato; MMA: metil metacrilato; VBATDT: Vinilbenzilpropilamino triazina di-tiol; 10-MDP: 10-metacriloil-decila di-hidrogênio fosfato; MEPS: Metacrilato tiofosfórico; HEMA: hidroxietil metacrilato.

Esses primeiros *primers*, compostos unicamente de solvente e silano, têm indicações mais restritas. Vamos chamá-los de silanos convencionais, já que apresentam basicamente um único composto ativo. No intuito de ampliar o leque de possibilidade do uso dos *primers*, outros componentes foram adicionados pelos fabricantes, em geral, monômeros funcionais. Observam-se, na Tabela 12.17, os diferentes tipos de monômeros funcionais adicionados nos *primers*. Os monômeros funcionais com capacidade de estabelecer adesão química a óxidos metálicos nobres e não nobres ampliaram a indicação desses *primers*, que passaram a ser aplicados em cerâmicas com óxidos de zircônia, alumina ou restaurações metálicas. Podem ser denominados de *primers* cerâmicos e/ou metálicos de acordo com cada fabricante.

A Tabela 12.18 apresenta diferentes marcas comerciais de *primers* cerâmicos e/ou metálicos disponíveis no mercado odontológico (Figura 12.19), assim como suas indicações. Pode-se observar variação nas indicações do fabricante, o que requer atenção e conhecimento do sistema de cimentação empregado pelo clínico.

De forma geral, os *primers* cerâmicos e/ou metálicos, por conterem monômeros funcionais (ver Tabela 12.17), são indicados para superfícies de metais e zircônia,[118-120] enquanto os chamados silanos convencionais, sem monômeros funcionais, melhoram a adesão em cerâmicas vítreas.[121,122]

Após a compreensão dos outros produtos que são empregados para o pré-tratamento dos materiais restauradores, podemos descrever com mais detalhes os diferentes protocolos de cimentação definitiva em função do substrato restaurador.

▪ Cimentação de pinos de fibra de vidro

Os retentores intrarradiculares são utilizados em dentes que apresentam tratamento endodôntico e pouco remanescente coronário. Devem ser cimentados no interior do conduto radicular e sobre esses materiais são construídos núcleos que são preparados para receber uma coroa protética. Os pinos de fibra de vidro, compósitos odontológicos produzidos com fibras silanizadas envoltas por uma matriz resinosa (resina epóxica ou à base de dimetacrilatos),[123] são os mais empregados na atualidade.

A composição e os diferentes tipos desses materiais estão descritos no Capítulo 10, *Retentores Intrarradiculares de Fibras*. Neste capítulo, a ênfase está na escolha dos cimentos resinosos, bem como dos tratamentos superficiais necessários sobre a superfície dos pinos de fibra de vidro para que se tenha qualidade de união entre o pino e o cimento resinoso.[124]

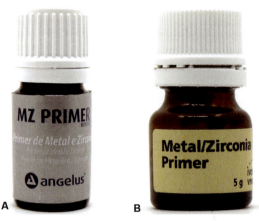

Figura 12.19 A e **B.** *Primers* cerâmicos e metálicos disponíveis no mercado odontológico.

Se não houvesse nenhuma manipulação do pino de fibra de vidro, nenhum tratamento superficial seria necessário para uma boa adesão entre o pino de fibra de vidro e o cimento resinoso, já que, em geral, a superfície do pino de fibra de vidro já vem silanizada industrialmente pelo fabricante. Entretanto, é necessário testar a adaptação dos pinos de fibra de vidro dentro do canal radicular e esse procedimento, em geral, contamina a superfície do pino de vidro com resíduos, introduzindo a necessidade de tratamento superficial antes da cimentação propriamente dita.

O primeiro passo, após preparo do conduto radicular, e antes da cimentação, deve ser a limpeza do pino de fibra de vidro. Uma recente revisão sistemática de estudos laboratoriais mostrou que a limpeza do pino de fibra de vidro é responsável por um aumento de 43% da retenção dentro do canal.[125] Substâncias inertes à superfície dos pinos, como o álcool etílico a 70% ou o ácido fosfórico a 35%, podem ser utilizadas para a limpeza superficial.[125]

Entretanto, alguns autores[126] já demonstraram que esses pré-tratamentos não melhoram a resistência de união dos pinos ao conduto radicular, o que motivou o estudo de diferentes tratamentos mecânicos e químicos nas superfícies dos pinos de fibra de vidro, entre elas o condicionamento com ácido fluorídrico, jateamento com óxidos e aplicação de peróxido de hidrogênio (Tabela 12.19).

Infelizmente, não existe consenso sobre a melhor substância a ser aplicada.[130] Em geral, o jateamento com óxidos de alumínio/silicatização e o condicionamento com ácido fluorídrico agridem a superfície dos pinos de fibra de vidro, e a aplicação de peróxido de hidrogênio, para ser efetiva, necessita de um longo período de aplicação.[128,130]

Apesar de existir uma grande variedade de protocolos descritos para tratamento dos pinos de fibra de vidro, deve-se ter em mente que este não é o elo fraco da união. Em geral, a falha de união ocorre entre a interface do cimento resinoso e a dentina, não entre o cimento resinoso e o pino de fibra de vidro quando os pinos de fibra de vidro são utilizados.[72,136] Assim, na ausência de evidências consensuais, sugere-se manter o procedimento o mais simples possível, realizando a limpeza do pino de fibra de vidro com álcool etílico.

Após a limpeza, um passo muito recomendado é a aplicação de uma camada de silano na superfície do pino por 1 minuto, seguido de aplicação de jato de ar para evaporação do solvente. Os resultados deste procedimento são controversos,[137-140] e parecem ser eficazes em aumentar a resistência se procedimentos de condicionamento químico e ou mecânico, descritos na Tabela 12.19,[138] forem realizados. Na ausência desse condicionamento, aplicar ou não aplicar silano não afeta a adesão dos pinos aos cimentos resinosos.

Devemos lembrar que o silano é capaz de estabelecer adesão química com grupamentos metacrilatos e não com grupamentos epóxicos. Assim, se o tipo de resina empregada para fabricação do pino de fibra de vidro for epóxica, a aplicação do silano não é recomendada. A maioria dos pinos de fibra de vidro, como pode ser visto no Capítulo 10, *Retentores Intrarradiculares de Fibras*, são confeccionados com resina epóxica.[124]

Há também autores que realizam a aplicação de uma camada de sistema adesivo ao redor do pino antes da cimentação.[141,128] Embora esse protocolo não prejudique a união

TABELA 12.19
Tratamento de superfície dos pinos de fibra, finalidade do tratamento e resultados de estudos.

Tratamento	Finalidade	Problemas	Resultados da literatura
Ácido fosfórico ou etanol a 70%	A limpeza promove a remoção de possíveis contaminações orgânicas e/ou partículas que possam estar aderidas na superfície sem danificar a superfície do pino[126]	Não muda a topografia superficial do pino	Não aumenta a resistência de união quando comparado a outras substâncias[126]
Jateamento	Remove a camada superficial de resina e, assim, expõe as fibras de vidro, favorecendo a retenção micromecânica[127,28]	Pode gerar uma deformação plástica e reduz o volume dos pinos[128,129]	Controversos[125,129-131]
Peróxido de hidrogênio	Promove a remoção da camada de resina epóxica superficial e o aumento da área de superfície sem danificar as fibras[132,133]	Longo tempo de aplicação e em alta concentração[134,128]	Em geral, há aumento da união[131-134]
Ácido fluorídrico	Dissolve a matriz resinosa para criar áreas retentivas entre as fibras e promover a retenção micromecânica[127,128]	O ácido fluorídrico é muito corrosivo e seus resíduos podem interferir na adesão do cimento resinoso[127,128,135]	Controversos[126,128,130,131]

do pino de fibra de vidro ao cimento resinoso, seu efeito em aumentar a resistência de união dessa interface ainda não foi comprovado e o passo deve ser suprimido, em especial, para diminuir a complexidade da técnica.

Diante dos resultados presentes na literatura, sugere-se que o pino de fibra de vidro seja limpo com uma solução de etanol a 70% e a aplicação de silano realizada apenas quando se realiza condicionamento da superfície do pino, como a aplicação de peróxido de hidrogênio. A aplicação de adesivo não é recomendada.

Particularidades da adesão dos pinos de fibra de vidro ao conduto radicular

A adesão à dentina radicular é extremamente complexa. Além de acesso restrito, ela tem uma camada de *smear layer* mais complexa por conta do tratamento químico e mecânico, do tratamento endodôntico e dos produtos usados para essa finalidade.[125,142-144] Caso sejam empregados cimentos resinosos convencionais, deve-se realizar a aplicação de um sistema adesivo no conduto radicular e, para isso, necessitamos escolher o tipo de sistema adesivo.

Em função das dificuldades técnicas envolvidas na abordagem de união de condicionamento e lavagem, como o condicionamento das paredes de dentina com ácido fosfórico, lavagem e manutenção da dentina úmida,[145-147] o uso de adesivos autocondicionantes é mais favorável do ponto de vista técnico e de resultados de resistência de união. De forma semelhante, o uso de adesivos universais no modo autocondicionante apresenta maior resistência de união que o mesmo adesivo no modo de condicionamento e lavagem (Tabela 12.20).[125,145,148]

Em função da incompatibilidade existente entre adesivos simplificados e os cimentos resinosos de ativação química e dupla, adesivos de condicionamento e lavagem de três passos e adesivos autocondicionantes de dois passos são os ideais. Na ausência desses adesivos, adesivos simplificados podem ser empregados desde que longos tempos de exposição de luz sejam aplicados para melhorar a polimerização da película de adesivo (e torná-la menos permeável). Com esses adesivos simplificados, o cimento resinoso de dupla ativação deve ser fotoativado dentro de 5 minutos após inserção a fim de evitar as incompatibilidades químicas e físicas. Outra opção são os adesivos universais, que têm menos chances de produzir incompatibilidades, associados com os cimentos resinosos de dupla ativação de sua própria marca comercial.[96-98]

Outro aspecto técnico difícil da cimentação de pinos de fibra de vidro é conseguir uma boa polimerização do adesivo na região mais apical do conduto em função do difícil acesso da luz do aparelho fotopolimerizador. Apesar de os pinos serem translúcidos, a passagem de luz do fotopolimerizador para a região apical é bastante reduzida.[149,150] Muito embora em condições em que a luz não alcança deva-se, teoricamente, usar materiais de ativação química ou dupla, a observação dos dados da literatura não mostra que isso é essencial para os sistemas adesivos.

A mistura do frasco do ativador com o adesivo simplificado para torná-lo dupla ativação não melhora sua polimerização quando comparado com o uso de um adesivo puramente fotoativado.[34,91,92] Isso pode ser observado na Tabela 12.21,[144] tanto para a região cervical como apical do conduto radicular. Pode-se especular que os componentes de ativação química do cimento resinoso de dupla ativação auxiliam na polimerização do sistema adesivo em regiões onde a luz não alcança, entretanto, essa hipótese carece de confirmação científica.

Esses achados, associados ao fato de existirem poucas marcas comerciais de adesivos de dupla ativação no mercado, leva muitos clínicos a utilizarem adesivos fotoativados dentro do canal radicular, associando-os com cimentos resinosos de dupla ativação. O limitado acesso de luz deve ser compensado com maior densidade de energia radiante, alcançada com o uso de aparelhos fotopolimerizadores com maior irradiância e maiores tempos de exposição.[144,151,152] Na Tabela 12.21 pode-se notar que em todas as situações em que se empregou uma maior densidade de energia radiante (120 segundos a 1.200 mW/cm²), houve aumento da resistência de união.[144] Associado a isso, a melhor polimerização da camada de adesivo [144,151,152] reduz a incompatibilidade física entre o adesivo e o cimento resinoso.

TABELA 12.20
Média da resistência de união advinda de 34 estudos laboratoriais de pinos de fibra de vidro cimentados ao canal radicular com diferentes tipos de cimentos resinosos.

Cimento resinoso convencional		Cimento resinoso autoadesivo
Adesivo de condicionamento e lavagem	Adesivo autocondicionante	
10,7 ± 5,7	11,9 ± 5,7	11,3 ± 5,8

Adaptada de Skupien et al., 2015.[125]

TABELA 12.21
Resistência de união de pinos de fibra de vidro cimentados ao canal radicular e polimerizados com diferentes irradiâncias e tempos de exposição empregando um adesivo simplificado fotoativado e um adesivo de dupla ativação.

Densidade de energia radiante	Região radicular			
	Cervical		Apical	
	Adesivo fotoativado*	Adesivo dual**	Adesivo fotoativado*	Adesivo dual**
4 J/cm² 10 s a 400 mW/cm²	12,3 ± 4,1	11,3 ± 3,7	5,2 ± 2,7	6,2 ± 2,3
16 J/cm² 40 s a 400 mW/cm²	14,4 ± 1,9	14,8 ± 3,3	4,2 ± 1,3	5,3 ± 0,6
121 J/cm² 120 s a 1.200 mW/cm²	15,1 ± 1,6	16,7 ± 3,0	8,1 ± 1,8	8,0 ± 2,8

*Ambar/AllCem® (FGM). **ExciTE DSC/Variolink® (Ivoclar Vivadent).
Adaptada de Szesz et al., 2015.[144]

Deve-se remover os excessos do adesivo com cones de papel absorvente antes de sua polimerização, para manter a camada de adesivo fina e viabilizar o correto assentamento do pino no conduto radicular.

Devido a todos estes problemas e dificuldades relativas ao uso de cimentos resinosos convencionais que necessitam de sistemas adesivos, os cimentos autoadesivos devem ser considerados a melhor alternativa para a cimentação de pinos de fibra de vidro no canal radicular,[125,153] já que não necessitam de aplicação de adesivo.

A Tabela 12.20 apresenta os valores médios globais da resistência de união de diferentes cimentos resinosos ao conduto radicular. Observa-se que os cimentos autoadesivos apresentam valores de resistência de união semelhante aos cimentos resinosos convencionais associados a adesivos,[125,145,148] com a vantagem de terem um técnica de aplicação muito mais simples. Essa simplicidade reduz a necessidade de grande conhecimento e treinamento para aplicação do material, deixando-o menos sensível a variáveis do operador. A Tabela 12.22 apresenta que, quando os cimentos autoadesivos foram empregados, tanto dentistas especializados como estudantes foram capazes de alcançar valores de resistência de união semelhantes,[154] fato não observado para os cimentos resinosos convencionais.

Conforme já mencionado anteriormente neste capítulo, deve-se realizar somente lavagem com água destilada antes da cimentação com os cimentos autoadesivos,[105-110] exceto se o fabricante especificar o uso de outra solução.

Cimentação das cerâmicas vítreas

As cerâmicas vítreas ou cerâmicas à base de sílica (feldspáticas reforçada por leucita e dissilicato de lítio) são materiais com excelentes características estéticas, porém suas propriedades mecânicas são inferiores quando comparadas com as cerâmicas policristalinas.[155-157] Algumas marcas comerciais e a resistência média de algumas cerâmicas vítreas disponíveis no mercado podem ser encontradas na Tabela 12.23.

A adesão dessas cerâmicas vítreas é obtida por dois mecanismos simultâneos: retenção micromecânica, geralmente promovida pelo condicionamento com ácido fluorídrico da superfície interna da peça; e ligação química através da aplicação do silano.[10,158,159] O ácido fluorídrico reage seletivamente com a sílica das cerâmicas vítreas, dissolvendo-a, deixando-a porosa e aumentando a energia livre da superfície interna da peça condicionada.[111-115]

Apesar da aplicação do ácido fluorídrico ser obrigatório nas cerâmicas à base de sílica, também conhecidas como cerâmicas condicionáveis ou sensíveis a ácidos, a concentração e o tempo de aplicação do ácido fluorídrico podem influenciar significativamente as propriedades mecânicas da cerâmica e a adesão ao cimento resinoso.[111-115]

Sabe-se que as cerâmicas à base de sílica são materiais frágeis e que qualquer falha pode iniciar e propagar linhas de fratura.[160,161] O condicionamento excessivo da superfície com ácido fluorídrico aumenta a rugosidade interna da peça e, se esta não for adequadamente coberta pelo silano, serão criadas áreas de concentração de tensões propícias para a propagação de trincas no interior da cerâmica.[162]

Em geral, o ácido fluorídrico está disponível comercialmente em concentrações de 5 e 10%. Ácidos menos concentrados são recomendados para dissilicato de lítio[111,112] e mais concentrados para cerâmicas feldspáticas ou à base de leucita.[113-115] Em relação ao tempo de condicionamento, cerâmicas feldspáticas e reforçadas por leucita são, em geral, condicionadas por 1 a 2 minutos. Já cerâmicas à base de dissilicato de lítio são condicionadas por menos tempo, ao redor de 20 a 30 segundos.[111-115] Após o condicionamento ácido, deve-se lavar abundante a superfície para a remoção dos subprodutos da reação química entre ácido fluorídrico com a cerâmica por pelo menos 1 minuto.

TABELA 12.22
Resistência de união de pinos de fibra de vidro cimentados ao canal radicular com diferentes sistemas de cimentação por dentistas e estudantes de odontologia.

Tipo de cimento	Marcas comerciais	Dentistas	Estudantes
Resinoso convencional	Scotchbond Multi-Purpose®* + RelyX ARC® (3M Oral Care)	13,2 ± 8,2	10,3 ± 6,6
	Single Bond 2® + RelyX ARC® (3M Oral Care)	11,3 ± 6,7	8,3 ± 7,0
Resinoso autoadesivo	RelyX U100® (3M Oral Care)	14,4 ± 7,9	13,3 ± 6,7

*Adesivo de condicionamento e lavagem de três passos fotoativado. **Adesivo de condicionamento e lavagem de dois passos fotoativado.
Adaptada de Gomes et al., 2013.[154]

TABELA 12.23
Diferentes marcas comerciais, composição básica e resistência à flexão de cerâmicas vítreas disponíveis no mercado odontológico.

Material	Resistência a flexão (MPa)[157]	Marcas comerciais
Feldspática (SiO_2-$Al2O_3$-Na_2O-K_2O)	85 a 122	VITABLOCS Mark II® (VITA Zahnfabrik) VITA TriLuxe Bloc® (VITA Zahnfabrik) VITABLOCS Esthetic Line® (VITA Zahnfabrik) CERECBLOCS® (Dentsply Sirona)
Leucita (SiO_2-Al_2O_3-K_2O)	140 a 220	IPS Empress® (Ivoclar Vivadent) Optimal Pressable Ceramic® (Jeneric Pentron) IPS ProCAD® (Ivoclar Vivadent)
Dissilicato de lítio (SiO_2-Li_2O)	300 a 480	IPS Empress 2® (Ivoclar Vivadent) IPS e.max Press® (Ivoclar Vivadent)

Como resíduos da desmineralização podem ficar depositados na superfície interna da cerâmica, mesmo após a lavagem abundante com água (durante 1 minuto), outros protocolos de limpeza passaram a ser recomendados, como a aplicação de ácido fosfórico 37% por 15 segundos na superfície da cerâmica vítrea condicionada ou lavagem em cuba ultrassônica (1 minuto).[163,164] Infelizmente, não existe consenso sobre qual o melhor protocolo a ser empregado.

Após secagem, uma ou duas camadas de silano ou *primer* cerâmico com indicação para cerâmicas vítreas devem ser aplicadas na superfície, com o objetivo de unir a sílica das cerâmicas aos monômeros metacrilatos do cimento resinoso.[116,117] Apesar de esta camada de silano ser fundamental para a adesão a superfície interna da peça cerâmica, o excesso de solvente presente no silano pode levar à hidrólise dessa camada ao longo do tempo. Por isso, é fundamental deixar o silano evaporar da superfície pelo máximo de tempo possível.

Para acelerar esse processo, foram sugeridas a aplicação de jatos de ar a altas temperaturas ou o posicionamento da peça cerâmica dentro de um aquecedor de resina composta.[165-167] O aumento da temperatura favorece a reação de condensação e promove a eliminação de água, álcool e outros solvente favorecendo a formação de uma película de silano mais uniforme e fina.[168]

Recentemente, foi lançado no mercado odontológico um *primer* cerâmico autocondicionante (Monobond Etch&Prime®, Ivoclar Vivadent) que pode ser empregado na superfície das cerâmicas vítreas sem a necessidade do condicionamento prévio com ácido fluorídrico (Figura 12.20). Ele realizaria a função de condicionamento e silanização ao mesmo tempo. Quando esse *primer* cerâmico autocondicionante foi comparado ao uso associado de ácido fluorídrico, mais a silanização, foram obtidos resultados semelhantes.[169-172]

Após a silanização da superfície, deve-se aplicar uma camada de adesivo na superfície da cerâmica condicionada, porém o adesivo não precisa ser fotoativado. Apesar de o silano penetrar nas porosidades produzidas pelo ácido fluorídrico, ele por si só não sela bem essas porosidades, então é necessário aplicar uma camada de adesivo.[173-176] Se o adesivo aplicado na cerâmica for polimerizado, pode ocorrer falha do assentamento da restauração cerâmica. Cerâmicas vítreas costumam ser empregadas em pequenas espessuras (até 1,5 mm) e sua alta translucidez permite a fotoativação do adesivo e do cimento resinoso através da cerâmica.[12,13]

Alguns adesivos universais, disponíveis no mercado, contêm silano em sua composição, assim, os fabricantes indicam que a aplicação de um adesivo universal contendo silano na superfície das cerâmicas vítreas simplificaria o processo. No entanto, esses materiais não promovem a mesma resistência de união quando comparados à aplicação de silano e adesivo separadamente.[173-176] Isso ocorre por dois fatores: baixa concentração de silano dentro do frasco de adesivo; e pouca estabilidade do silano ao longo do tempo, devido à acidez dos adesivos universais.[175-177]

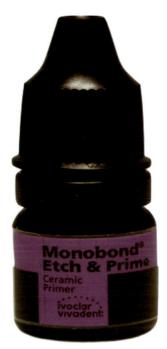

Figura 12.20 *Primer* cerâmico autocondicionante (EtchPrime®, Ivoclar Vivadent), capaz de condicionar e silanizar a superfície cerâmica sem a necessidade de aplicação prévia de ácido fluorídrico. (Fotografia gentilmente cedida pelo Prof. Dr. Andres Mlllan Cardenas e pela Profa. Fabiana Siqueira, Universidade CEUMA, MA.)

De forma resumida, recomenda-se o uso de cimentos resinosos fotoativados para restaurações de cerâmicas vítreas com até 1,5 mm de espessura. Para restaurações mais espessas (p. ex., em dentes posteriores), cimentos convencionais de dupla ativação devem ser selecionados pela maior dificuldade de passagem da luz. Em dentes posteriores, pode-se usar também cimentos resinosos autoadesivos, já que uma recente revisão sistemática demonstrou que os dois sistemas de cimentação apresentaram propriedades adequadas e produziram restaurações com adaptação marginal semelhante.[178,179]

Cimentação das cerâmicas policristalinas (zircônia e alumina) e restaurações metálicas

As cerâmicas com alto teor de alumina e zircônia tetragonal estabilizada por ítrio são denominadas de cerâmicas policristalinas ou de alta resistência, e são caracterizadas pelas melhores propriedades mecânicas quando comparadas com as cerâmicas à base de sílica.[155-157] A Tabela 12.24 apresenta composição básica, resistência à flexão de algumas marcas comerciais dessas cerâmicas.

Esses materiais não contêm sílica e, portanto, não são condicionáveis com os ácidos de uso odontológico. Ou seja, aplicar ácido fluorídrico nas superfícies não cria microrretenções. Por isso, são também conhecidas como cerâmicas resistentes aos ácidos.[120,180,181] As cerâmicas infiltradas por vidro também são tratadas de forma semelhante às cerâmicas policristalinas,

TABELA 12.24
Material, composição básica, resistência à flexão e marcas comerciais.

Material	Resistência à flexão[157]	Marcas comerciais
Alumina (óxido de alumínio, Al_2O_3)	350 a 700	In-Ceram Alumina® (VITA Zahnfabrik) In-Ceram Spinell® (VITA Zahnfabrik) Synthoceram® (CICERO Dental Systems) In-Ceram Zirconia® (VITA Zahnfabrik) Procera® (Nobel Biocare)
Zirconia (zircônia tetragonal estabilizada com ítrio, ZrO_2/Y_2O_3)	500 a 1200	Lava® (3M Oral Care) Cercon® (Dentsply Ceramco) DC-Zirkon® (DCS Dental AG) Denzir® (Decim AB) Procera® (Nobel Biocare AB)

que, assim como das cerâmicas vítreas, são obtidas por dois mecanismos simultâneos: retenção micromecânica, geralmente conseguida pelo jateamento com partículas de alumina ou com a silicatização; e ligação química por meio da aplicação de um *primer* cerâmico.[119,120,180]

O tratamento mecânico da peça é realizada com jateamento com partículas de óxido de alumínio ou com a silicatização para o aumento da área de superfície e resistência de união.[119,180,120] Empregar jato de óxido de alumínio com partículas de 50 a 110 μm, por poucos segundos e a curta distância, é suficiente para asperizar a superfície.[120] Já a silicatização é um processo de abrasão com partículas de óxido de alumínio com tamanho de 50 a 110 μm que são silanizadas (Figura 12.21). Essas partículas, ao serem jateadas contra a superfície da cerâmica a uma alta velocidade (1.000 km/h), transferem sua sílica superficial para a superfície cerâmica. Um sistema conhecido é o CoJet® (3M Oral Care).[119]

Após o pré-tratamento mecânico, deve-se realizar lavagem abundante e aplicação de um *primer* cerâmico, preferencialmente um que contenha o monômero 10-MDP (ver Tabela 12.8), um monômero funcional fosfatado com maior capacidade de se unir quimicamente com a zircônia.[119] O 10-MDP se destaca, pois sua estrutura química apresenta um grupamento terminal de ácido fosfórico, que por sua vez se une à hidroxiapatita, e um grupamento com afinidade por óxidos metálicos, como os presentes nas cerâmicas policristalinas com metais de zircônio e alumina.[182] A literatura demonstra que é mais importante aplicar um *primer* cerâmico com MDP, do que ter um cimento resinoso com MDP.[119,183]

Após a silanização da superfície, deve-se aplicar uma camada de adesivo na superfície da cerâmica condicionada com ou sem MDP.[184,185] O adesivo deve ser fotoativado, em função da grande opacidade da zircônia,[186-188] que mesmo em pequenas espessuras, não permite passagem de luz do fotopolimerizador, logo, não permite a polimerização do adesivo.[189,190] Como já mencionado, esse procedimento deve ser feito após a remoção dos excessos de adesivo para falhas na adaptação marginal da restauração ao preparo cavitário.

Com relação às superfícies metálicas, após a asperização interna com jateamento com partículas de óxido de alumínio ou silicatização, a superfície deve ser lavada abundantemente. Na sequência, deve-se empregar um *primer* metálico, preferencialmente com monômeros que proporcionem a adesão ao metal usado como restaurador (ver Tabela 12.18).[191] Há *primers* que são utilizados somente para metais nobres, outros para metais não nobres, e ainda os *primers* metálicos que podem ser empregados para os dois tipos de substratos. Não é necessário realizar a aplicação de um sistema adesivo na superfície interna de peças metálicas.

Os cimentos autoadesivos, por não empregarem adesivos no substrato dental, também são a melhor opção para a cimentação de restaurações indiretas de cerâmicas policristalinas e metais. Evidentemente, uma segunda opção poderá ser o emprego de cimentos não resinosos, que, apesar de serem menos resistentes mecanicamente e mais solúveis que os cimentos resinosos (ver Tabela 12.3), possuem a vantagem de serem mais baratos.[178,192]

Compósitos resinosos indiretos

Em vez de restaurações de cerâmicas ou metálicas, outra opção são as restaurações indiretas de resinas compostas. As restaurações indiretas são caracterizadas por receberem polimerização adicional por luz, calor e/ou pressão a fim de aumentar o grau de conversão e obter melhores propriedades

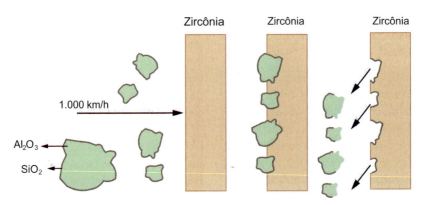

Figura 12.21 Processo de silicatização onde há incorporação de sílica das partículas de alumina na superfície da cerâmica.

mecânicas quando comparadas com as restaurações de resina composta direta.[193] Mais recentemente, blocos de resina indireta para CADCAM têm diferentes modos de polimerização e maior conteúdo de carga.[194,195]

Apesar de não existir um consenso, em especial em relação às resinas compostas indiretas em blocos mais atuais, a asperização interna da peça com jateamento de óxido de alumínio, ou a silicatização com o sistema CoJet® (3M Oral Care) é a técnica mais indicada.[194,196-198] Outra opção é o condicionamento com ácido fluorídrico a 5% por 60 segundos,[199,200] seguido de lavagem abundante e secagem. Esses procedimentos visam ao aumento da rugosidade superficial para melhorar a interação micromecânica.[201]

Muito embora a presença de monômeros funcionais fosfatados, como o 10-MDP, sejam essenciais nos *primers* para adesão com cerâmicas policristalinas de zircônia, os *primers* para preparo das superfícies de resinas compostas podem ser compostos somente por silano, já que ele estabelecerá adesão entre as partículas de carga do compósito e o cimento resinoso que será aplicado na sequência.[194,196,200] A aplicação de adesivo nessa superfície é opcional, mas caso seja aplicado, não deve ser polimerizado, para viabilizar um correto assentamento da restauração indireta. O uso de cimentos resinosos convencionais ou autoadesivos parecem demonstrar resultados semelhantes,[201] apesar da necessidade de estudos de longa duração.

▪ Resumo dos diferentes tratamentos de superfície dos materiais restauradores por tipo de material restaurador indireto e cimento resinoso para cimentação adesiva

Ao término deste capítulo, o leitor deve ter percebido como o procedimento de cimentação de restaurações indiretas é complexo. Infelizmente, não há um protocolo único para os diferentes substratos restauradores, tampouco um cimento resinoso ideal para as diferentes situações. A seguir, na Tabela 12.25, encontra-se um quadro resumido do protocolo de tratamento de superfície para os diferentes tipos de restaurações indiretas e um guia para seleção do sistema de cimentação.

TABELA 12.25
Resumo do protocolo de superfície recomendado para os diferentes materiais restauradores indiretos.

Tipo de material restaurador	Protocolo de tratamento da superfície da restauração indireta recomendado pelos autores	Seleção do tipo de cimento
Pino de fibra de vidro	1. Limpeza da superfície do pino de fibra de vidro com etanol 70%	1. Empregar cimento resinoso autoadesivo ou 2. Cimento resinoso convencional de dupla ativação com adesivo autocondicionante
Cerâmicas vítreas (feldspática, reforçadas por leucita e dissilicato de lítio)	1. Condicionamento com ácido fluorídrico 5 a 10% por 60 a 120 s (cerâmicas feldspáticas e reforçadas por leucita) ou 20 a 30 s (dissilicato de lítio) 2. Lavagem abundante por, no mínimo, 1 min, preferencialmente em cuba ultrassônica 3. Aplicação de silano por 60 s, seguido de jato de ar para secagem. A superfície deve ficar brilhosa. Aquecimento aumenta a evaporação de solvente e formação de camada uniforme de silano 4. Aplicar uma camada de adesivo, que não precisa ser fotoativado se a cerâmica tiver espessura menor que 1,5 mm, caso contrário, fotoativá-lo	1. Cimento resinoso convencional fotoativado em espessuras menores que 1,5 mm ou 2. Cimento resinoso convencional dual ou quimicamente ativado em espessuras maiores que 1,5 mm
Cerâmicas policristalinas (zircônia e alumina)	1. Jateamento com partículas de alumina ou silicatização 2. Lavagem abundante, preferencialmente em cuba ultrassônica por 60 segundos 3. Aplicação de um *primer* cerâmico, preferencialmente que contenha o monômero 10-MDP 4. Aplicação de uma camada de adesivo e fotoativá-lo	1. Cimento não resinoso (nesse caso pode-se suprimir a aplicação de adesivo e *primer* cerâmico na cerâmica policristalina) ou 2. Cimento resinoso autoadesivo ou 3. Cimento resinoso quimicamente ativado com sistema adesivo
Superfícies metálicas	1. Jateamento com partículas de alumina 2. Lavagem abundante 3. Aplicação de um *primer* metálico com especificidade para o tipo de metal empregado 4. Não se recomenda a aplicação de adesivo	1. Cimento não resinoso (nesse caso, pode-se suprimir a aplicação do *primer* metálico) ou 2. Cimento resinoso autoadesivo ou 3. Cimento resinoso de ativação química com sistema adesivo
Compósitos resinosos	1. Jateamento com partículas de alumina ou silicatização 2. Lavagem abundante 3. Aplicação de silano por 60 segundos, seguido de jato de ar para secagem 4. A aplicação de adesivo é opcional e ele deve ser fotoativado em espessura acima de 1,5 mm	1. Cimento resinoso convencional fotoativado com sistema adesivo para espessuras inferiores a 1,5 mm ou 2. Cimento resinoso de dupla ativação ou quimicamente ativado para espessura acima de 1,5 mm

Etapa 3 | Cimentação propriamente dita

Para realizar esse passo é necessário que o tipo de cimento resinoso já tenha sido definido. Para a cimentações de restaurações indiretas com cerâmicas vítreas que permitem a passagem de luz (laminados com espessura menor que 1,5 mm de espessura em locais de fácil acesso à fonte de luz e em restaurações com croma reduzido) pode-se empregar cimentos resinosos fotoativados.

Nesse caso, basta colocar o cimento resinoso na peça protética em quantidade suficiente para cobrir sua superfície, levar a peça protética em posição, observando o eixo de inserção e a adaptação marginal e realizar pressão digital. Nesse momento, o excesso de material será extravasado pelas margens da restauração, e esse excesso deve ser removido com pincéis e fio dental. Uma breve pré-polimerização de 5 segundos pode ser realizada para estabilizar a restauração e permitir uma remoção mais cuidadosa de todos os excessos ao redor das margens.

Ao fim desse passo, cada face deve ser novamente fotoativada por 60 segundos, de preferência com um fotopolimerizador de alta potência, já que a intensidade de luz será atenuada pela espessura da peça restauradora. Esse tempo de exposição pode ser alterado em função do grau de atenuação da densidade de energia radiante produzido pela peça protética. Mais detalhes podem ser encontrados no Capítulo 9, *Princípios Básicos para a Fotoativação e Unidades Fotoativadoras*.

Quando for o caso de cimentação de restaurações indiretas feitas com cerâmicas policristalinas, ou mesmo cerâmicas vítreas espessas (> 1,5 mm), ou seja, que dificultam a passagem de luz, deve-se empregar cimentos resinosos convencionais de dupla ativação ou quimicamente ativados, ou ainda os cimentos autoadesivos. Lembre-se de que, apesar de existir no mercado odontológico cimentos resinosos exclusivamente com ativação química, são poucas as marcas disponíveis (ver Tabela 12.9).

Os cimentos de dupla ativação necessitam da mistura de duas pastas antes de sua aplicação. A mistura pode ser manual, em bloco de papel impermeável ou placa de vidro com espátula flexível, ou pode ser realizado com ponteira de automistura quando o material é comercializado em bisnaga de corpo duplo. Em ambos os casos, a proporção deve seguir a instrução do fabricante e o tempo de mistura não deve ultrapassar o recomendado. Lembre-se de que a espatulação manual, apesar de mais barata, tem a desvantagem da incorporação de bolhas de ar, que reduz as propriedades mecânicas do cimento resinoso[24,25] e pode propiciar maior descoloração e pigmentação ao longo do tempo.

Já no sistema de corpo duplo, é possível utilizar ponteiras de automistura (ver Figura 12.6), que permitem a associação com ponteiras de inserção para aplicação do material diretamente no preparo cavitário ou restauração protética.[24] Esse sistema reduz o tempo clínico e a possibilidades de erros, evita o desperdício de material,[24] e está associado a um aumento da resistência de união às paredes do canal radicular.[125]

O cimento deve então ser levado para a restauração protética ou no preparo cavitário, e a restauração assentada sobre pressão digital. Remove-se os excessos, como já explicado anteriormente para os cimentos fotoativados. No caso dos cimentos de dupla ativação, deve-se aguardar pelo menos de 3 a 5 minutos para o desenvolvimento da reação de polimerização química antes da fotoativação.[33-35,43-45]

CONSIDERAÇÕES FINAIS

Na opinião dos autores deste livro, o procedimento de cimentação adesiva e todos os materiais envolvidos nesse processo são os mais complexos dentro do universo dos materiais restauradores. Assim, apesar de extenso, este capítulo é unicamente uma introdução ao tema. Outros tipos de substrato restauradores, além dos abordados neste capítulo existem no mercado odontológico e merecem aprofundamento em outras fontes na literatura odontológica.

Infelizmente, a cimentação adesiva está associada a procedimentos protéticos de alto custo, o que provavelmente restringe a quantidade de ensaios clínicos sobre o tema. Assim, a maioria dos protocolos e procedimentos empregados se baseia em resultados de estudos laboratoriais. Espera-se que a próxima geração de pesquisadores vença o desafio financeiro das pesquisas nessa área e produza evidências científicas com desenhos de estudos menos sujeitos aos vieses laboratoriais.

REFERÊNCIAS BIBLIOGRÁFICAS

1. Lad PP, Kamath M, Tarale K, Kusugal PB. Practical clinical considerations of luting cements: A review. J Int Oral Health. 2014;6:116-120.*
2. Pegoraro TA, da Silva NR, Carvalho RM. Cements for use in esthetic dentistry. Dent Clin North Am. 2007;51:453-471.*
3. Sakaguchi RL, Ferracane J, Powers JM. Craig's restorative dental materials. 14ª ed. St. Louis: Mosby. 2019.
4. Rosenstiel SF, Land MF, Crispin BJ. Dental luting agents: A review of the current literature. J Prosthet Dent 1998;80:280-301.
5. Khoroushi M, Keshani F. A review of glass-ionomers: From conventional glass-ionomer to bioactive glass-ionomer. Dent Res J. 2013;10:411-420.
6. Sidhu SK, Nicholson JW. A review of glass-ionomer cements for clinical dentistry. J Funct Biomater. 2016;7.
7. Paul J. Dental cements, a review to proper selection. Int J Curr Microbiol App Sci 2015;4:659-669.
8. Ferracane JL, Stansbury JW, Burke FJ. Self-adhesive resin cements – chemistry, properties and clinical considerations. J Oral Rehabil. 2011;38:295-314.
9. Manso AP, Carvalho RM. Dental cements for luting and bonding restorations: self-adhesive resin cements. Dent Clin North Am. 2017;61:821-834.*
10. Manso AP, Silva NR, Bonfante EA, Pegoraro TA, Dias RA, Carvalho RM. Cements and adhesives for all-ceramic restorations. Dent Clin North Am. 2011;55:311-332.

*Sugestão de leitura para aprofundamento no tema.

11. Rueggeberg F. Contemporary issues in photocuring. Compend Contin Educ Dent Suppl. 1999:S4-15; quiz S73.
12. Do Nascimento YA, de Oliveira Correia AM, Lima DM, Griza S, Takeshita WM, Melo de Mendonca AA. Effect of ceramic barriers of different thicknesses on microhardness of light-cured resin cements. Int J Periodontics Restorative Dent. 2017;37:e204-e209.
13. Lima MO, Catelan A, Marchi GM, Lima DA, Martins LR, Aguiar FH. Influence of pre-heating and ceramic thickness on physical properties of luting agents. J Appl Biomater Funct Mater. 2018;16:252-259.
14. Almeida JR, Schmitt GU, Kaizer MR, Boscato N, Moraes RR. Resin-based luting agents and color stability of bonded ceramic veneers. J Prosthet Dent. 2015;114:272-277.
15. Archegas LR, Freire A, Vieira S, Caldas DB, Souza EM. Colour stability and opacity of resin cements and flowable composites for ceramic veneer luting after accelerated ageing. J Dent. 2011;39:804-810.
16. Alghazali N, Moaleem M, Alamri S, Aldosari AA, Preston A, Smith P et al. The effect of try-in paste and resin cement shade on colour properties of dental veneers. Eur J Prosthodont Restor Dent. 2018;26:144-151.
17. Kampouropoulos D, Gaintantzopoulou M, Papazoglou E, Kakaboura A. Colour matching of composite resin cements with their corresponding try-in pastes. Eur J Prosthodont Restor Dent. 2014;22:84-88.
18. Mourouzis P, Koulaouzidou E, Palaghias G, Helvatjoglu-Antoniades M. Color match of luting composites and try-in pastes: the impact on the final color of CAD/CAM lithium disilicate restorations. Int J Esthet Dent. 2018;13:98-109.
19. Daronch M, Rueggeberg FA, Moss L, de Goes MF. Clinically relevant issues related to preheating composites. J Esthet Restor Dent. 2006;18:340-350; discussion 351.
20. Deb S, Di Silvio L, Mackler HE, Millar BJ. Pre-warming of dental composites. Dent Mater. 2011;27:e51-59.
21. Leal CL, Queiroz A, Foxton RM, Argolo S, Mathias P, Cavalcanti AN. Water sorption and solubility of luting agents used under ceramic laminates with different degrees of translucency. Oper Dent. 2016;41:E141-e148.
22. Spazzin AO, Guarda GB, Oliveira-Ogliari A, Leal FB, Correr-Sobrinho L, Moraes RR. Strengthening of porcelain provided by resin cements and flowable composites. Oper Dent. 2016;41:179-188.
23. Sampaio CS, Barbosa JM, Caceres E, Rigo LC, Coelho PG, Bonfante EA et al. Volumetric shrinkage and film thickness of cementation materials for veneers: An in vitro 3D microcomputed tomography analysis. J Prosthet Dent. 2017;117:784-791.
24. Silva NRD, Rodrigues MP, Bicalho AA, Soares PBF, Price RB, Soares CJ. Effect of resin cement mixing and insertion method into the root canal on cement porosity and fiberglass post bond strength. J Adhes Dent. 2019;21:37-46.
25. Sulaiman TA, Abdulmajeed AA, Altitinchi A, Ahmed SN, Donovan TE. Mechanical properties of resin-based cements with different dispensing and mixing methods. J Prosthet Dent. 2018;119:1007-1013.
26. Arrais CA, Rueggeberg FA, Waller JL, Mario F, Giannini M. Effect of curing mode on the polymerization characteristics of dual-cured resin cement systems. J Dent. 2008;36:418-426.
27. Di Francescantonio M, Aguiar TR, Arrais CAG, Cavalcanti AN, Davanzo CU, Giannini M. Influence of viscosity and curing mode on degree of conversion of dual-cured resin cements. Eur J Dent. 2013;7:81-85.
28. Pegoraro T, Barbosa P, Pegoraro L, Carvalho R. Curing mode and aging affect mechanical properties of dual-cured resin-cements. J Dent Res. 2009;87.
29. Pegoraro T, Pegoraro L, Feng L, Carvalho R. Curing mode and aging affect monomer conversion of resin cements. J Dent Res. 2008;87.
30. Ramos MB, Pegoraro TA, Pegoraro LF, Carvalho RM. Effects of curing protocol and storage time on the micro-hardness of resin cements used to lute fiber-reinforced resin posts. J App Oral Sci. 2012;20:556-562.
31. Sanares AM, Itthagarun A, King NM, Tay FR, Pashley DH. Adverse surface interactions between one-bottle light-cured adhesives and chemical-cured composites. Dent Mater. 2001;17:542-556.
32. Faria-e-Silva A, Boaro L, Braga R, Piva E, Arias V, Martins L. Effect of immediate or delayed light activation on curing kinetics and shrinkage stress of dual-cure resin cements. Oper Dent. 2011;36:196-204.
33. Faria-e-Silva AL, Piva E, Lima GS, Boaro LC, Braga RR, Martins LR. Effect of immediate and delayed light activation on the mechanical properties and degree of conversion in dual-cured resin cements. J Oral Sci. 2012;54:261-266.
34. Faria-e-Silva AL, Fabião MM, Arias VG, Martins LRM. Activation mode effects on the shear bond strength of dual-cured resin cements. Oper Dent. 2010;35:515-521.
35. Soares CJ, Faria ESAL, Rodrigues MP, Vilela ABF, Pfeifer CS, Tantbirojn D et al. Polymerization shrinkage stress of composite resins and resin cements – What do we need to know? Braz Oral Res. 2017;31:e62.
36. Ilie N, Simon A. Effect of curing mode on the micromechanical properties of dual-cured self-adhesive resin cements. Clin Oral Investig. 2012;16:505-512.
37. Zorzin J, Petschelt A, Ebert J, Lohbauer U. pH neutralization and influence on mechanical strength in self-adhesive resin luting agents. Dent Mater. 2012;28:672-679.
38. Almeida CMd, Meereis CTW, Leal FB, Ogliari AO, Piva E, Ogliari FA. Evaluation of long-term bond strength and selected properties of self-adhesive resin cements. Braz Oral Res. 2018;32:e15.
39. Kasaz AC, Pena CE, De Alexandre RS, Viotti RG, Santana VB, Arrais CA et al. Effects of a peripheral enamel margin on the long-term bond strength and nanoleakage of composite/dentin interfaces produced by self-adhesive and conventional resin cements. J Adhes Dent. 2012;14251-63.
40. Roedel L, Bednarzig V, Belli R, Petschelt A, Lohbauer U, Zorzin J. Self-adhesive resin cements: pH-neutralization, hydrophilicity, and hygroscopic expansion stress. Clin Oral Investig. 2017;21:1735-1741.
41. Viotti RG, Kasaz A, Pena CE, Alexandre RS, Arrais CA, Reis AF. Microtensile bond strength of new self-adhesive luting agents and conventional multistep systems. J Prosthet Dent. 2009;102:306-312.
42. De Munck J, Vargas M, Van Landuyt K, Hikita K, Lambrechts P, Van Meerbeek B. Bonding of an autoadhesive luting material to enamel and dentin. Dent Mater. 2004;20:963-971.

43. D'Alpino PHP, Silva MS, Vismara MVG, Di Hipolito V, Gonzalez AHM, de Oliveira Graeff CF. The effect of polymerization mode on monomer conversion, free radical entrapment, and interaction with hydroxyapatite of commercial self-adhesive cements. J Mech Behav Biomed Mater. 2015;46:83-92.
44. Faria-e-Silva AL, Peixoto AC, Borges MG, Menezes MS, Moraes RR. Immediate and delayed photoactivation of self-adhesive resin cements and retention of glass-fiber posts. Braz Oral Res. 2014;28:1-6.
45. Khoroushi M, Sheikhi M, Khalilian-Gourtani A, Soleimani B. Effect of root canal rinsing protocol on dentin bond strength of two resin cements using three different method of test. J Clin Exp Dent. 2016;8:e246.
46. Walcher JG, Leitune VCB. Physical and mechanical properties of dual functional cements-an *in vitro* study. Clin Oral Investig. .2019;23:1715-1721.
47. Panitiwat P, Salimee P. Effect of different composite core materials on fracture resistance of endodontically treated teeth restored with FRC posts. J Appl Oral Sci. 2017;25:203-210.
48. Sterzenbach G, Karajouli G, Naumann M, Peroz I, Bitter K. Fiber post placement with core build-up materials or resin cements-an evaluation of different adhesive approaches. Acta Odontol Scand. 2012;70:368-376.
49. Arrais CA, Kasaz Ade C, Albino LG, Rodrigues JA, Reis AF. Effect of curing mode on the hardness of dual-cured composite resin core build-up materials. Braz Oral Res. 2010;24:245-249.
50. Taubock TT, Oberlin H, Buchalla W, Roos M, Attin T. Comparing the effectiveness of self-curing and light curing in polymerization of dual-cured core buildup materials. J Am Dent Assoc. 2011;142:950-956.
51. Bitter K, Schubert A, Neumann K, Blunck U, Sterzenbach G, Ruttermann S. Are self-adhesive resin cements suitable as core build-up materials? Analyses of maximum load capability, margin integrity, and physical properties. Clin Oral Investig 2016;20:1337-1345.
52. Passos SP, Freitas AP, Jumaily S, Santos MJ, Rizkalla AS, Santos GC, Jr. Comparison of mechanical properties of five commercial dental core build-up materials. Compend Contin Educ Dent. 2013;34:62-63, 65 a 68.
53. Warangkulkasemkit S, Pumpaluk P. Comparison of physical properties of three commercial composite core build-up materials. Dent Mater J. 2019;38:177-181.
54. Bagheri R. Film thickness and flow properties of resin-based cements at different temperatures. J Dent. 2013;14:57-63.
55. Peutzfeldt A. Resin composites in dentistry: the monomer systems. Eur J Oral Sci. 1997;105:97-116.
56. De Souza G, Braga RR, Cesar PF, Lopes GC. Correlation between clinical performance and degree of conversion of resin cements: a literature review. J Appl Oral Sci. 2015;23:358-368.
57. Silva EM, Noronha-Filho JD, Amaral CM, Poskus LT, Guimaraes JG. Long-term degradation of resin-based cements in substances present in the oral environment: influence of activation mode. J Appl Oral Sci. 2013;21:271-277.
58. Martins FV, Vasques WF, Fonseca EM. How the variations of the thickness in ceramic restorations of lithium disilicate and the use of different photopolymerizers influence the degree of conversion of the resin cements: a systematic review and meta-analysis. J Prosthodont. 2019;28:e395-e403.
59. Scotti N, Comba A, Cadenaro M, Fontanive L, Breschi L, Monaco C et al. Effect of lithium disilicate veneers of different thickness on the degree of conversion and microhardness of a light-curing and a dual-curing cement. Int J Prosthodont. 2016;29: 384-388.
60. Di Francescantonio M, Aguiar TR, Arrais CA, Cavalcanti AN, Davanzo CU, Giannini M. Influence of viscosity and curing mode on degree of conversion of dual-cured resin cements. Eur J Dent. 2013;7:81-85.
61. Franca FA, Oliveira M, Rodrigues JA, Arrais CA. Pre-heated dual-cured resin cements: analysis of the degree of conversion and ultimate tensile strength. Braz Oral Res. 2011;25:174-179.
62. Oliveira M, Cesar PF, Giannini M, Rueggeberg FA, Rodrigues J, Arrais CA. Effect of temperature on the degree of conversion and working time of dual-cured resin cements exposed to different curing conditions. Oper Dent. 2012;37:370-379.
63. Piwowarczyk A, Lauer HC. Mechanical properties of luting cements after water storage. Oper Dent. 2003;28:535-542.
64. Braga RR, Cesar PF, Gonzaga CC. Mechanical properties of resin cements with different activation modes. J Oral Rehabil. 2002;29:257-262.
65. Umetsubo LS, Yui KCK, Borges AB, Barcellos DC, GonÇalves SEDP. Additional chemical polymerization of dual resin cements: reality or a goal to be achieved? Rev Odontol UNESP. 2016;45:159-164.
66. Kilinc E, Antonson SA, Hardigan PC, Kesercioglu A. Resin cement color stability and its influence on the final shade of all-ceramics. J Dent. 2011;39 Suppl 1:e30-36.
67. Yu H, Cheng SL, Jiang NW, Cheng H. Effects of cyclic staining on the color, translucency, surface roughness, and substance loss of contemporary adhesive resin cements. J Prosthet Dent. 2018;120:462-469.
68. Oei JD, Mishriky M, Barghi N, Rawls HR, Cardenas HL, Aguirre R et al. Development of a low-color, color stable, dual cure dental resin. Dent Mater. 2013;29:405-412.
69. Mina NR, Baba NZ, Al-Harbi FA, Elgezawi MF, Daou M. The influence of simulated aging on the color stability of composite resin cements. J Prosthet Dent. 2019;121:306-310.
70. Ramos NC, Luz JN, Valera MC, Melo RM, Saavedra G, Bresciani E. Color stability of resin cements exposed to aging. Oper Dent. 2019.
71. Ural C, Duran I, Tatar N, Ozturk O, Kaya I, Kavut I. The effect of amine-free initiator system and the polymerization type on color stability of resin cements. J Oral Sci. 2016;58:157-161.
72. Marchionatti AME, Wandscher VF, Rippe MP, Kaizer OB, Valandro LF. Clinical performance and failure modes of pulpless teeth restored with posts: a systematic review. Braz Oral Res. 2017;31:e64.
73. Liebermann A, Roos M, Stawarczyk B. The effect of different storage media on color stability of self-adhesive composite resin cements for up to one year. Materials (Basel). 2017;10:1-13.
74. Leevailoj C, Platt JA, Cochran MA, Moore BK. *In vitro* study of fracture incidence and compressive fracture load of all-ceramic crowns cemented with resin-modified glass ionomer and other luting agents. J Prosthet Dent. 1998;80:699-707.
75. Ito S, Hashimoto M, Wadgaonkar B, Svizero N, Carvalho RM, Yiu C et al. Effects of resin hydrophilicity on water sorption and changes in modulus of elasticity. Biomaterials. 2005;26:6449-6459.

76. Sokolowski G, Szczesio A, Bociong K, Kaluzinska K, Lapinska B, Sokolowski J et al. Dental resin cements – the influence of water sorption on contraction stress changes and hydroscopic expansion. Materials (Basel). 2018;11:973.
77. Ruyter IE. Unpolymerized surface layers on sealants. Acta Odontol Scand 1981;39:27-32.
78. Cheong C, King NM, Pashley DH, Ferrari M, Toledano M, Tay FR. Incompatibility of self-etch adhesives with chemical/dual-cured composites: two-step vs one-step systems. Oper Dent. 2003;28:747-755.
79. Suh BI, Feng L, Pashley DH, Tay FR. Factors contributing to the incompatibility between simplified-step adhesives and chemically-cured or dual-cured composites. Part III. Effect of acidic resin monomers. J Adhes Dent. 2003;5:267-282.
80. Tay FR, Pashley DH, Peters MC. Adhesive permeability affects composite coupling to dentin treated with a self-etch adhesive. Oper Dent. 2003;28:610-621.
81. Tay FR, Pashley DH, Yiu CK, Sanares AM, Wei SH. Factors contributing to the incompatibility between simplified-step adhesives and chemically-cured or dual-cured composites. Part I. Single-step self-etching adhesive. J Adhes Dent. 2003; 5:27-40.
82. Tay FR, Suh BI, Pashley DH, Prati C, Chuang SF, Li F. Factors contributing to the incompatibility between simplified-step adhesives and self-cured or dual-cured composites. Part II. Single-bottle, total-etch adhesive. J Adhes Dent. 2003;5:91-105.
83. Tay FR, Pashley DH, Suh BI, Carvalho RM, Itthagarun A. Single-step adhesives are permeable membranes. J Dent. 2002;30: 371-382.
84. Chersoni S, Acquaviva GL, Prati C, Ferrari M, Grandini S, Pashley DH et al. In vivo fluid movement through dentin adhesives in endodontically treated teeth. J Dent Res. 2005;84:223-227.
85. Garcia EJ, Reis A, Arana-Correa BE, Sepulveda-Navarro WF, Higashi C, Gomes JC et al. Reducing the incompatibility between two-step adhesives and resin composite luting cements. J Adhes Dent. 2010;12:373-379.
86. Tay FR, Pashley DH, Mak YF, Carvalho RM, Lai SC, Suh BI. Integrating oxalate desensitizers with total-etch two-step adhesive. J Dent Res. 2003;82:703-707.
87. King NM, Tay FR, Pashley DH, Hashimoto M, Ito S, Brackett WW et al. Conversion of one-step to two-step self-etch adhesives for improved efficacy and extended application. Am J Dent .2005;18:126-134.
88. Nakaoki Y, Sasakawa W, Horiuchi S, Nagano F, Ikeda T, Tanaka T et al. Effect of double-application of all-in-one adhesives on dentin bonding. J Dent. 2005;33:765-772.
89. Cadenaro M, Antoniolli F, Sauro S, Tay FR, Di Lenarda R, Prati C et al. Degree of conversion and permeability of dental adhesives. Eur J Oral Sci. 2005;113:525-530.
90. Ye Q, Wang Y, Williams K, Spencer P. Characterization of photopolymerization of dentin adhesives as a function of light source and irradiance. J Biomed Mater Res B Appl Biomater. 2007;80:440-446.
91. Cavalcanti SC, de Oliveira MT, Arrais CA, Giannini M. The effect of the presence and presentation mode of coinitiators on the microtensile bond strength of dual-cured adhesive systems used in indirect restorations. Oper Dent. 2008;33:682-689.
92. Faria-e-Silva AL, Casselli DS, Lima GS, Ogliari FA, Piva E, Martins LR. Kinetics of conversion of two dual-cured adhesive systems. J Endod. 2008;34:1115-1118.
93. Arrais CA, Giannini M, Rueggeberg FA. Effect of sodium sulfinate salts on the polymerization characteristics of dual-cured resin cement systems exposed to attenuated light-activation. J Dent. 2009;37:219-227.
94. Kim YK, Chun JN, Kwon PC, Kim KH, Kwon TY. Polymerization kinetics of dual-curing adhesive systems when used solely or in conjunction with chemically-cured resin cement. J Adhes Dent. 2013;15:453-459.
95. Foxton RM, Nakajima M, Tagami J, Miura H. Bonding of photo and dual-cure adhesives to root canal dentin. Oper Dent. 2003;28:543-551.
96. Bolhuis PB, de Gee AJ, Kleverlaan CJ, El Zohairy AA, Feilzer AJ. Contraction stress and bond strength to dentin for compatible and incompatible combinations of bonding systems and chemical and light-cured core build-up resin composites. Dent Mater. 2006;22:223-233.
97. Chen L, Suh BI. Effect of hydrophilicity on the compatibility between a dual-curing resin cement and one-bottle simplified adhesives. J Adhes Dent. 2013;15:325-331.
98. Gutierrez MF, Sutil E, Malaquias P, de Paris Matos T, de Souza LM, Reis A et al. Effect of self-curing activators and curing protocols on adhesive properties of universal adhesives bonded to dual-cured composites. Dent Mater. 2017;33:775-787.
99. Kitasako Y, Burrow MF, Nikaido T, Tagami J. Effect of resin-coating technique on dentin tensile bond strengths over 3 years. J Esthet Restor Dent. 2002;14:115-122.
100. Magne P, Kim TH, Cascione D, Donovan TE. Immediate dentin sealing improves bond strength of indirect restorations. J Prosthet Dent. 2005;94:511-519.
101. De Andrade OS, De Goes MF, Montes MA. Marginal adaptation and microtensile bond strength of composite indirect restorations bonded to dentin treated with adhesive and low-viscosity composite. Dent Mater. 2007;23:279-287.
102. Magne P, So WS, Cascione D. Immediate dentin sealing supports delayed restoration placement. J Prosthet Dent. 2007;98:166-174.
103. Gresnigt MMM, Cune MS, Schuitemaker J, van der Made SAM, Meisberger EW, Magne P et al. Performance of ceramic laminate veneers with immediate dentine sealing: An 11 year prospective clinical trial. Dent Mater. 2019;35:1042-1052.
104. Van Den Breemer CRG, Cune MS, Ozcan M, Naves LZ, Kerdijk W, Gresnigt MMM. Randomized clinical trial on the survival of lithium disilicate posterior partial restorations bonded using immediate or delayed dentin sealing after 3 years of function. J Dent. 2019;85:1-10.
105. Baena E, Flores A, Ceballos L. Influence of root dentin treatment on the push-out bond strength of fiber posts. Odontology. 2017;105:170-177.
106. Di Hipolito V, Rodrigues FP, Piveta FB, Azevedo Lda C, Bruschi Alonso RC, Silikas N et al. Effectiveness of self-adhesive luting cements in bonding to chlorhexidine-treated dentin. Dent Mater. 2012;28:495-501.
107. Faria-e-Silva AL, Menezes Mde S, Silva FP, Reis GR, Moraes RR. Intrarradicular dentin treatments and retention of fiber posts with self-adhesive resin cements. Braz Oral Res. 2013;27: 14-19.

108. Hiraishi N, Yiu CK, King NM, Tay FR. Effect of 2% chlorhexidine on dentin microtensile bond strengths and nanoleakage of luting cements. J Dent. 2009;37:440-448.
109. Kambara K, Nakajima M, Hosaka K, Takahashi M, Thanatvarakorn O, Ichinose S et al. Effect of smear layer treatment on dentin bond of self-adhesive cements. Dent Mater J. 2012;31:980-987.
110. Lima JF, Lima AF, Humel MM, Paulillo LA, Marchi GM, Ferraz CC. Influence of irrigation protocols on the bond strength of fiber posts cemented with a self-adhesive luting agent 24 hours after endodontic treatment. Gen Dent. 2015;63: 22-26.
111. Prochnow C, Venturini AB, Grasel R, Bottino MC, Valandro LF. Effect of etching with distinct hydrofluoric acid concentrations on the flexural strength of a lithium disilicate-based glass ceramic. J Biomed Mater Res B Appl Biomater. 2017; 105:885-891.
112. Puppin-Rontani J, Sundfeld D, Costa AR, Correr AB, Puppin-Rontani RM, Borges GA et al. Effect of hydrofluoric acid concentration and etching time on bond strength to lithium disilicate glass ceramic. Oper Dent. 2017;42:606-615.
113. Venturini AB, Prochnow C, May LG, Bottino MC, Felipe Valandro L. Influence of hydrofluoric acid concentration on the flexural strength of a feldspathic ceramic. J Mech Behav Biomed Mater. 2015;48:241-248.
114. Venturini AB, Prochnow C, Rambo D, Gundel A, Valandro LF. Effect of hydrofluoric acid concentration on resin adhesion to a feldspathic ceramic. J Adhes Dent. 2015;17:313-320.
115. Xiaoping L, Dongfeng R, Silikas N. Effect of etching time and resin bond on the flexural strength of IPS e.max Press glass ceramic. Dent Mater. 2014;30:e330-336.
116. Lung CY, Matinlinna JP. Aspects of silane coupling agents and surface conditioning in dentistry: an overview. Dent Mater. 2012;28:467-477.
117. Matinlinna JP, Lung CYK, Tsoi JKH. Silane adhesion mechanism in dental applications and surface treatments: A review. Dent Mater. 2018;34:13-28.
118. Chuang SF, Kang LL, Liu YC, Lin JC, Wang CC, Chen HM et al. Effects of silane- and MDP-based primers application orders on zirconia-resin adhesion-A ToF-SIMS study. Dent Mater. 2017;33:923-933.
119. Inokoshi M, De Munck J, Minakuchi S, Van Meerbeek B. Meta-analysis of bonding effectiveness to zirconia ceramics. J Dent Res. 2014;93:329-334.
120. Tzanakakis EG, Tzoutzas IG, Koidis PT. Is there a potential for durable adhesion to zirconia restorations? A systematic review. J Prosthet Dent. 2016;115:9-19.
121. Kitayama S, Nikaido T, Takahashi R, Zhu L, Ikeda M, Foxton RM et al. Effect of primer treatment on bonding of resin cements to zirconia ceramic. Dent Mater. 2010;26:426-432.
122. Yun JY, Ha SR, Lee JB, Kim SH. Effect of sandblasting and various metal primers on the shear bond strength of resin cement to Y-TZP ceramic. Dent Mater. 2010;26:650-658.
123. Vallittu P. Fibre-reinforced composites in root canal anchoring: mechanical requirements. structure and properties of the fibre-reinforced composite. Int Dent S Afr. 2005;8.
124. Perdigão J. In: Restoration of root canal-treated teeth. Suíça: Springer. 2016:101-136.
125. Skupien JA, Sarkis-Onofre R, Cenci MS, Moraes RR, Pereira-Cenci T. A systematic review of factors associated with the retention of glass fiber posts. Braz Oral Res. 2015;29:1-8.
126. Valdivia AD, Novais VR, Menezes Mde S, Roscoe MG, Estrela C, Soares CJ. Effect of surface treatment of fiberglass posts on bond strength to root dentin. Braz Dent J. 2014;25:314-320.
127. Cekic-Nagas I, Sukuroglu E, Canay S. Does the surface treatment affect the bond strength of various fibre-post systems to resin-core materials? J Dent. 2011;39:171-179.
128. Monticelli F, Osorio R, Sadek FT, Radovic I, Toledano M, Ferrari M. Surface treatments for improving bond strength to prefabricated fiber posts: a literature review. Oper Dent. 2008; 33:346-355.
129. Zicari F, De Munck J, Scotti R, Naert I, Van Meerbeek B. Factors affecting the cement-post interface. Dent Mater. 2012;28: 287-297.
130. Bitter K. In: Restoration of root canal-treated teeth. Suíça: Springer. 2016:181-203.
131. Naves LZ, Santana FR, Castro CG, Valdivia AD, Da Mota AS, Estrela C et al. Surface treatment of glass fiber and carbon fiber posts: SEM characterization. Microsc Res Tech. 2011; 74:1088-1092.
132. Monticelli F, Toledano M, Tay FR, Sadek FT, Goracci C, Ferrari M. A simple etching technique for improving the retention of fiber posts to resin composites. J Endod. 2006;32:44-47.
133. Yenisey M, Kulunk S. Effects of chemical surface treatments of quartz and glass fiber posts on the retention of a composite resin. J Prosthet Dent. 2008;99:38-45.
134. De Sousa Menezes M, Queiroz EC, Soares PV, Faria-e-Silva AL, Soares CJ, Martins LR. Fiber post etching with hydrogen peroxide: effect of concentration and application time. J Endod. 2011;37:398-402.
135. Sahafi A, Peutzfeldt A, Asmussen E, Gotfredsen K. Bond strength of resin cement to dentin and to surface-treated posts of titanium alloy, glass fiber, and zirconia. J Adhes Dent. 2003;5:153-162.
136. Wang X, Shu X, Zhang Y, Yang B, Jian Y, Zhao K. Evaluation of fiber posts vs metal posts for restoring severely damaged endodontically treated teeth: a systematic review and meta-analysis. Quintessence Int. 2019;50:8-20.
137. Bitter K, Noetzel J, Neumann K, Kielbassa AM. Effect of silanization on bond strengths of fiber posts to various resin cements. Quintessence Int. 2007;38:121-128.
138. Moraes AP, Sarkis-Onofre R, Moraes RR, Cenci MS, Soares CJ, Pereira-Cenci T. Can silanization increase the retention of glass-fiber posts? A systematic review and meta-analysis of in vitro studies. Oper Dent. 2015;40:567-580.
139. Perdigao J, Gomes G, Lee IK. The effect of silane on the bond strengths of fiber posts. Dent Mater. 2006;22:752-758.
140. Tian Y, Mu Y, Setzer FC, Lu H, Qu T, Yu Q. Failure of fiber posts after cementation with different adhesives with or without silanization investigated by pullout tests and scanning electron microscopy. J Endod. 2012;38:1279-1282.
141. Dietschi D, Ardu S, Rossier-Gerber A, Krejci I. Adaptation of adhesive post and cores to dentin after in vitro occlusal loading: evaluation of post material influence. J Adhes Dent. 2006;8:409-419.

142. Breschi L, Mazzoni A, Dorigo EDS, Ferrari M. Adhesion to intraradicular dentin: a review. J Adhes Sci Technol. 2009;23:1053-1083.*
143. Reis A, Loguercio AD, Bitter K, Perdigão J. In: Restoration of root canal-treated teeth. Suíça: Springer. 2016:137-151.
144. Szesz A, Cuadros-Sanchez J, Hass V, da Cruz GK, Arrais CA, Reis A et al. Influence of delivered radiant exposure values on bonding of fiber posts to root canals. J Adhes Dent. 2015;17:181-188.
145. Gruber YL, Bakaus TE, Gomes OMM, Reis A, Gomes GM. Effect of dentin moisture and application mode of universal adhesives on the adhesion of glass fiber posts to root canal. J Adhes Dent. 2017;19:385-393.
146. Rezende EC, Gomes GM, Szesz AL, da Silveira Bueno CE, Reis A, Loguercio AD. Effects of dentin moisture on cementation of fiber posts to root canals. J Adhes Dent. 2016;18:29-34.
147. Salas MM, Bocangel JS, Henn S, Pereira-Cenci T, Cenci MS, Piva E et al. Can viscosity of acid etchant influence the adhesion of fibre posts to root canal dentine? Int Endod J. 2011;44:1034-1040.
148. Bakaus TE, Gruber YL, Reis A, Gomes JC, Gomes GM. Bonding properties of universal adhesives to root canals prepared with different rotary instruments. J Prosthet Dent. 2019;121:298-305.
149. Dos Santos Alves Morgan LF, Peixoto RT, de Castro Albuquerque R, Santos Correa MF, de Abreu Poletto LT, Pinotti MB. Light transmission through a translucent fiber post. J Endod. 2008;34:299-302.
150. Goracci C, Corciolani G, Vichi A, Ferrari M. Light-transmitting ability of marketed fiber posts. J Dent Res. 2008;87:1122-1126.
151. Aksornmuang J, Nakajima M, Foxton RM, Tagami J. Effect of prolonged photo-irradiation time of three self-etch systems on the bonding to root canal dentine. J Dent. 2006;34:389-397.
152. Thitthaweerat S, Nakajima M, Foxton RM, Tagami J. Effect of waiting interval on chemical activation mode of dual-cure one-step self-etching adhesives on bonding to root canal dentin. J Dent. 2012;40:1109-1118.
153. Sarkis-Onofre R, Skupien JA, Cenci MS, Moraes RR, Pereira-Cenci T. The role of resin cement on bond strength of glass-fiber posts luted into root canals: a systematic review and meta-analysis of in vitro studies. Oper Dent. 2014;39:E31-44.
154. Gomes GM, Gomes OM, Reis A, Gomes JC, Loguercio AD, Calixto AL. Effect of operator experience on the outcome of fiber post cementation with different resin cements. Oper Dent. 2013;38:555-564.
155. Blatz MB, Sadan A, Kern M. Resin-ceramic bonding: a review of the literature. J Prosthet Dent. 2003;89:268-274.
156. Silva LHD, Lima E, Miranda RBP, Favero SS, Lohbauer U, Cesar PF. Dental ceramics: a review of new materials and processing methods. Braz Oral Res. 2017;31:e58.
157. Zhang Y, Kelly JR. Dental ceramics for restoration and metal veneering. Dent Clin North Am. 2017;61:797-819.
158. Bajraktarova-Valjakova E, Grozdanov A, Guguvcevski L, Korunoska-Stevkovska V, Kapusevska B, Gigovski N et al. Acid etching as surface treatment method for luting of glass-ceramic restorations, part 1: acids, application protocol and etching effectiveness. Open Access Maced J Med Sci. 2018;6:568-573.
159. Tian T, Tsoi JK, Matinlinna JP, Burrow MF. Aspects of bonding between resin luting cements and glass ceramic materials. Dent Mater. 2014;30:e147-162.
160. Magne P, Kwon KR, Belser UC, Hodges JS, Douglas WH. Crack propensity of porcelain laminate veneers: A simulated operatory evaluation. J Prosthet Dent. 1999;81:327-334.
161. Yen TW, Blackman RB, Baez RJ. Effect of acid etching on the flexural strength of a feldspathic porcelain and a castable glass ceramic. J Prosthet Dent. 1993;70:224-233.
162. Thompson JY, Anusavice KJ. Effect of surface etching on the flexure strength and fracture toughness of Dicor disks containing controlled flaws. J Dent Res. 1994;73:505-510.
163. Amaral R, Ozcan M, Bottino MA, Valandro LF. Resin bonding to a feldspar ceramic after different ceramic surface conditioning methods: evaluation of contact angle, surface pH, and microtensile bond strength durability. J Adhes Dent. 2011;13:551-560.
164. Bottino MA, Snellaert A, Bergoli CD, Ozcan M, Bottino MC, Valandro LF. Effect of ceramic etching protocols on resin bond strength to a feldspar ceramic. Oper Dent. 2015;40:E40-46.
165. Corazza PH, Cavalcanti SC, Queiroz JR, Bottino MA, Valandro LF. Effect of post-silanization heat treatments of silanized feldspathic ceramic on adhesion to resin cement. J Adhes Dent. 2013;15:473-479.
166. De Carvalho RF, Cotes C, Kimpara ET, Leite FP, Ozcan M. Heat treatment of pre-hydrolyzed silane increases adhesion of phosphate monomer-based resin cement to glass ceramic. Braz Dent J. 2015;26:44-49.
167. Fabianelli A, Pollington S, Papacchini F, Goracci C, Cantoro A, Ferrari M et al. The effect of different surface treatments on bond strength between leucite reinforced feldspathic ceramic and composite resin. J Dent. 2010;38:39-43.
168. Shen C, Oh WS, Williams JR. Effect of post-silanization drying on the bond strength of composite to ceramic. J Prosthet Dent. 2004;91:453-458.
169. Cardenas AFM, Quintero-Calderon AS, Siqueira FSF, Campos VS, Wendlinger M, Pulido-Mora CA et al. Do different application modes improve the bonding performance of self-etching ceramic primer to lithium disilicate and feldspathic ceramics? J Adhes Dent. 2019;21:319-327.
170. Moreno MBP, Murillo-Gomez F, de Goes MF. Physicochemical and morphological characterization of a glass ceramic treated with different ceramic primers and post-silanization protocols. Dent Mater. 2019;35:1073-1081.
171. Prado M, Prochnow C, Marchionatti AME, Baldissara P, Valandro LF, Wandscher VF. Ceramic surface treatment with a single-component primer: resin adhesion to glass ceramics. J Adhes Dent. 2018;20:99-105.
172. Siqueira FS, Alessi RS, Cardenas AF, Kose C, Souza Pinto SC, Bandeca MC et al. New single-bottle ceramic primer: 6-month case report and laboratory performance. J Contemp Dent Pract. 2016;17:1033-1039.
173. Cardenas AM, Siqueira F, Hass V, Malaquias P, Gutierrez MF, Reis A et al. Effect of MDP-containing silane and adhesive used alone or in combination on the long-term bond strength and chemical interaction with lithium disilicate ceramics. J Adhes Dent. 2017;19:203-212.

*Sugestão de leitura para aprofundamento no tema.

174. Kim RJ, Woo JS, Lee IB, Yi YA, Hwang JY, Seo DG. Performance of universal adhesives on bonding to leucite-reinforced ceramic. Biomater Res. 2015;19:11.
175. Yao C, Yang H, Yu J, Zhang L, Zhu Y, Huang C. High bond durability of universal adhesives on glass ceramics facilitated by silane pretreatment. Oper Dent. 2018;43:602-612.
176. Yao C, Yu J, Wang Y, Tang C, Huang C. Acidic pH weakens the bonding effectiveness of silane contained in universal adhesives. Dent Mater. 2018;34:809-818.
177. Yoshihara K, Nagaoka N, Sonoda A, Maruo Y, Makita Y, Okihara T et al. Effectiveness and stability of silane coupling agent incorporated in 'universal' adhesives. Dent Mater. 2016;32: 1218-1225.
178. Blatz MB, Vonderheide M, Conejo J. The effect of resin bonding on long-term success of high-strength ceramics. J Dent Res. 2018;97:132-139.
179. Sousa SJL, Poubel D, Rezende L, Almeida FT, de Toledo IP, Garcia FCP. Early clinical performance of resin cements in glass-ceramic posterior restorations in adult vital teeth: A systematic review and meta-analysis. J Prosthet Dent. 2020;123:61-70.
180. Luthra R, Kaur P. An insight into current concepts and techniques in resin bonding to high strength ceramics. Aust Dent. J. 2016;61:163-173.*
181. Vargas MA, Bergeron C, Diaz-Arnold A. Cementing all-ceramic restorations: Recommendations for success. J Am Dent Assoc. 2011;142:20S-24S.
182. Chen Y, Lu Z, Qian M, Zhang H, Chen C, Xie H et al. Chemical affinity of 10-methacryloyloxydecyl dihydrogen phosphate to dental zirconia: Effects of molecular structure and solvents. Dent Mater. 2017;33:e415-e427.
183. Inokoshi M, Kameyama A, De Munck J, Minakuchi S, Van Meerbeek B. Durable bonding to mechanically and/or chemically pre-treated dental zirconia. J Dent. 2013;41:170-179.
184. De Souza G, Hennig D, Aggarwal A, Tam LE. The use of MDP-based materials for bonding to zirconia. J Prosthet Dent. 2014;112:895-902.
185. Xie H, Li Q, Zhang F, Lu Y, Tay FR, Qian M et al. Comparison of resin bonding improvements to zirconia between one-bottle universal adhesives and tribochemical silica coating, which is better? Dent Mater. 2016;32:403-411.
186. Heffernan MJ, Aquilino SA, Diaz-Arnold AM, Haselton DR, Stanford CM, Vargas MA. Relative translucency of six all-ceramic systems. Part I: core materials. J Prosthet Dent. 2002; 88:4-9.
187. Heffernan MJ, Aquilino SA, Diaz-Arnold AM, Haselton DR, Stanford CM, Vargas MA. Relative translucency of six all-ceramic systems. Part II: core and veneer materials. J Prosthet Dent. 2002;88:10-15.
188. Vichi A, Sedda M, Fabian Fonzar R, Carrabba M, Ferrari M. Comparison of contrast ratio, translucency parameter, and flexural strength of traditional and "augmented translucency" zirconia for CEREC CAD/CAM system. J Esthet Restor Dent. 2016;28 Suppl 1:S32-39.
189. Inokoshi M, Pongprueksa P, De Munck J, Zhang F, Vanmeensel K, Minakuchi S et al. Influence of light irradiation through zirconia on the degree of conversion of composite cements. J Adhes Dent. 2016;18:161-171.
190. Sulaiman TA, Abdulmajeed AA, Donovan TE, Ritter AV, Lassila LV, Vallittu PK et al. Degree of conversion of dual-polymerizing cements light polymerized through monolithic zirconia of different thicknesses and types. J Prosthet Dent. 2015;114: 103-108.
191. Shimizu H, Takahashi Y. Review of adhesive techniques used in removable prosthodontic practice. J Oral Sci. 2012;54: 205-211.
192. Kern M. Bonding to oxide ceramics-laboratory testing versus clinical outcome. Dent Mater. 2015;31:8-14.
193. Peutzfeldt A, Asmussen E. The effect of postcuring on quantity of remaining double bonds, mechanical properties, and in vitro wear of two resin composites. J Dent. 2000;28:447-452.
194. Mainjot AK, Dupont NM, Oudkerk JC, Dewael TY, Sadoun MJ. From artisanal to CAD-CAM blocks: state of the art of indirect composites. J Dent Res. 2016;95:487-495.
195. Ruse ND, Sadoun MJ. Resin-composite blocks for dental CAD/CAM applications. J Dent Res. 2014;93:1232-1234.
196. Spitznagel FA, Horvath SD, Guess PC, Blatz MB. Resin bond to indirect composite and new ceramic/polymer materials: a review of the literature. J Esthet Restor Dent. 2014;26:382-393.
197. Tekce N, Tuncer S, Demirci M, Kara D, Baydemir C. Microtensile bond strength of CAD/CAM resin blocks to dual-cure adhesive cement: the effect of different sandblasting procedures. J Prosthodont. 2019;28:e485-e490.
198. Yoshihara K, Nagaoka N, Maruo Y, Nishigawa G, Irie M, Yoshida Y et al. Sandblasting may damage the surface of composite CAD-CAM blocks. Dent Mater. 2017;33:e124-e135.
199. Eldafrawy M, Ebroin MG, Gailly PA, Nguyen JF, Sadoun MJ, Mainjot AK. Bonding to CAD-CAM composites: an interfacial fracture toughness approach. J Dent Res 2018;97:60-67.
200. Eldafrawy M, Greimers L, Bekaert S, Gailly P, Lenaerts C, Nguyen J-F et al. Silane influence on bonding to CAD-CAM composites: An interfacial fracture toughness study. Dent Mater. 2019;35:1279-1290.
201. Mine A, Kabetani T, Kawaguchi-Uemura A, Higashi M, Tajiri Y, Hagino R et al. Effectiveness of current adhesive systems when bonding to CAD/CAM indirect resin materials: A review of 32 publications. Jap Dent Sci Rev. 2019;55:41-50.

---

*Sugestão de leitura para aprofundamento no tema.

Índice Alfabético

A

Abrasividade, 73
Abrasivos, 73
Acabamento, 134, 209, 227
Ácido
- clorídrico, 148
- fluorídrico, 346
- fosfórico, 148, 346
- poliacrílico, 194
- tartárico, 185
Adesão, 143,194
- à dentina
- - dificuldades de, 170
- - tratada com diamino fluoreto de prata, 86
- ao esmalte, 147
- dos pinos de fibra de vidro ao conduto radicular, 347
Adesivo(s), 155, 162, 165
- ácido, 164
- autocondicionantes, 152, 160
- de condicionamento e lavagem, 151, 152
- de dupla ativação, 169
- de oitava geração, 150
- de primeira geração, 149
- de quarta geração, 150
- de quinta geração, 150
- de segunda geração, 149
- de sétima geração, 150
- de sexta geração, 150
- de terceira geração, 149
- de três passos, 160
- fotoativados, 167
- quimicamente ativados, 168
- simplificados, 341
- universais, 165
- - composição, 166
- - técnica de aplicação, 166
Adoçantes, 67, 296
Aferição da emissão radiante da luz emitida pelo equipamento, 250
Agente(s)
- abrasivos, 73
- aglutinantes ou ligantes, 67
- antibacterianos, 64
- anticárie, 66
- antimicrobianos, 170
- de união, 101, 109
- dessensibilizantes, 296
- fotoiniciadores, 240
- para base, 52
- para clareamento dental, 289
- para forramento, 41
- remineralizadores, 296

Agitação do ácido na superfície, 149
Agregado trióxido mineral (MTA), 39, 46
- indicações e mecanismo de ação, 47
- manipulação, 49
- modificado, 39, 51
- propriedades e limitações, 49
- reação de presa, 47
- tipos e composição, 46
Água
- deionizada, 295
- na infiltração dos adesivos, 155
- residual, 158
Alças de fio dental, 65
Aloe vera, 72
Alterações
- cromáticas
- - extrínsecas, 290
- - intrínsecas, 290, 291
- de cor dental, 289, 298
- dimensionais, 200
Alumina, 349
Amálgama, 209
- alteração dimensional, 215
- com alto teor de cobre, 220
- composição do, 209
- corrosão do, 219
- *creep* e propriedades mecânicas, 216
- fatores que afetam a resistência do, 217
- manipulação clínica do, 222
- microestrutura do, 218
- porosidades no, 218
- propriedades, 215
- - mecânicas, 216
- - térmicas, 220
- reparos de restaurações de, 229
Anestesia local, 28
Anticálculo, 66
Antimicrobianos, 66
Arginina, 72, 73
Aromatizantes, 296
Asfalto, 3
Ativação química, 240
Ativadores, 296
Aumento do tempo de condicionamento ácido, 149
Avaliação da eficácia clareadora, 310

B

Barreiras para a adesão, 193
Base
- cavitária, 39
- de cimentos de ionômero de vidro, 261

- de material com baixo módulo de elasticidade, 261
Biocompatibilidade, 23
- com a mucosa, 27
- com o complexo dentinopulpar, 28
- dos cimentos de ionômero de vidro, 197
- em materiais restauradores diretos, 26
Biofilme dental, 63
Biselamento do esmalte, 149
Bochechos de colutório de clorexidina, 76
Brunimento
- pós-escultura, 227
- pré-escultura, 225

C

Cálcio, 74
Calor específico, 3
Canais radiculares alargados, 284
Canforoquinona, 106, 240
Capacidade de polimento, 127
Capeamento pulpar direto e indireto, 53
Caracterização dos materiais, 1
Carbopol, 295
Carcinogenicidade de produtos clareadores, 301
Carga, 10
Cárie, 63
Cariostático, 81
Carregamento da bateria, 252
Catalase, 296
Catalisadores, 296
Cavidade(s) dentária(s)
- com profundidade média a profunda, 39
- manipulação e inserção na, 201
- profundas, 39
- rasas e médias, 39
Cerâmicas
- policristalinas (zircônia e alumina), 351
- vítreas (feldspáticas, reforçadas por leucita e dissilicato de lítio), 351
Cimentação
- adesiva, 340
- das cerâmicas
- - policristalinas, 349
- - vítreas, 348
- de pinos de fibra de vidro, 345
- - aos condutos radiculares, 279
- propriamente dita, 283, 352
Cimento(s)
- autoadesivos, 343
- com tripla ativação, 190
- convencionais, 341

Índice Alfabético

- de ativação química ou dupla, 341
- de dupla ativação, 332
- de fosfato de zinco, 39, 325
- de hidróxido de cálcio, 42
- - fotoativado, 42
- - indicação e mecanismo de ação, 43
- - manipulação, 43
- de ionômero de vidro, 181, 326
- - adesão, 193
- - biocompatibilidade dos, 197
- - compactável, 187
- - convencional, 39, 181
- - de alta viscosidade, 187
- - modificados por resina, 39, 88, 187, 189, 327
- de óxido de zinco, 54
- - composição e reação de presa, 54
- - e eugenol, 39
- - manipulação, 55
- - propriedades, 57
- - sem eugenol, 58
- - tipos, 54
- de policarboxilato de zinco, 39, 326
- fotoativados, 330
- não resinosos, 325
- odontológicos, 37
- quimicamente ativados, 333
- resinosos, 325, 327, 329
- - autoadesivos, 329, 333
- - convencionais, 327, 329
- - de dupla ativação, 329
- - fotoativados, 329
- - para a confecção de núcleos de preenchimento, 335
- - propriedades dos, 337
- - - mecânicas, 338
- - quimicamente ativados, 329
Citrato de zinco, 73
Clareamento dental, 289
- caseiro
- - produtos para, 302
- - sem supervisão (*over-the-counter*), 304
- - técnica de, 302
- - *versus* clareamento de consultório, 307
- componentes dos produtos para, 295
- detalhes das técnicas de, 302
- efeitos adversos do, 297
- química do, 291
- técnicas de, 290
- - associada, 310
- *walking bleach*, 311
Classificação dos selantes de acordo com a composição, 87
Cloreto de cetilperedíneo, 74, 77
Clorexidina, 71, 170
- mecanismo de ação, 71
- princípios ativos, 72
Coeficiente de expansão térmica linear, 4
Colutórios, 74
- à base de clorexidina, 75
- efeitos adversos dos, 76
- sem álcool, 77
Combinação de cor, 124
Competição entre a tensão e a união com a cavidade, 259
Complexo dentinopulpar, 28, 37
Compômeros, 190, 201

Componentes dos produtos para clareamento, 295
Compósito(s), 101
- resinosos, 351
- - indiretos, 350
Concentração, 148
Condensação, 223
- manual e mecânica, 223
Condição pulpar, 34
Condicionador, 153
Condicionamento do esmalte, 148
- ácido, 148, 158
- - total, 150, 151
- seletivo, 163, 164
Condutividade térmica, 4
Confecção
- de moldeira
- - de EVA, 305
- - individual, 314
- de restaurações indiretas, 261
Conservantes, 67, 167, 296
Consistência
- gel ou semigel, 148
- líquida, 148
Contaminação durante o procedimento adesivo, 171
Contração de polimerização, 121, 257
Convenção de minamata, 221
Cor, 5, 254
Corantes, 67, 296
Corpo de prova, 10
Corrosão, 27, 218
- do amálgama, 219
Creep, 3
Creme dental, 67
Crescimento
- em cadeia, 17
- em etapas, 20
Cristalinidade dos polímeros, 20
Croma, 7
Cuidados prévios ao proporcionamento pó:líquido, 201
Curvas de tensão-deformação, 11

D

Deformação, 10
- elástica, 11
- plástica, 11
Degradação, 27
Delmopinol, 74
Densidade de energia radiante, 238
Dentifrícios, 66
- com alto teor de flúor, 68
- com baixo teor de flúor/não fluoretados, 69
- com diferentes teores de flúor, 69
- composição dos, 66
- dessensibilizantes, 73
Dentina, 145
- afetada por cárie dentária, 34, 170
- erosionada, 170
- esclerótica, 33, 34, 170
- liquefeita, 34
- mudanças fisiopatológicas da, 32
- peritubular, 145
- primária, 32, 33
- reacional, 33, 34
- reparadora, 33

- secagem da, 28
- secundária, 32, 33
- terciária, 33
Desempenho clínico, 137
Desgaste, 15, 131
Desobstrução da entrada dos canais radiculares, 312
Dessensibilizantes, 66
Detergentes, 74
Diamino fluoreto de prata, 81
- adesão à dentina tratada com, 86
- composição básica e mecanismo de ação, 82
- efeitos indesejáveis do, 83
- indicações, 82
- pesquisas clínicas e laboratoriais, 85
- protocolo de uso e técnica de aplicação, 84
Dibenzoil-germânio, 242
Diferenças na concentração do agente ativo, 303
Dificuldades de adesão à dentina, 170
Difusividade térmica, 4
Direção de contração, 260
Dispositivo de liberação lenta, 76
Distância entre a extremidade da ponteira óptica e a resina composta, 252
Doença periodontal, 63
Ductibilidade, 13
Dureza, 15
- dos materiais, 15
- Knoop, 131
- superficial das resinas compostas, 131

E

Edulcorantes, 67
Efeitos adversos
- do clareamento dental, 297
- dos colutórios, 76
- dos materiais dentários, 23
Efetividade do clareamento de consultório, 307
Elasticidade máxima, 11
Embebição, 184
Emissão radiante, 238
Energia radiante, 238
Ensaios clínicos randomizados, 85
Enzima, 296
Escala de cores, 9
- Vitapan Classical, 8
Escova dental, 64
Escultura, 226
Esmalte, 8
- aprismático de dentes decíduos, 149
- dental, 144
- - de pacientes idosos, 149
Espécime, 10
Espectro da luz visível, 238
Espessantes, 295
Espessura
- da *smear layer*, 146, 165
- de filme, 337
- dos incrementos de resina composta, 254
Espumas, 78
Estabilidade de cor, 127, 338
Estabilizadores, 167, 296
Estado da ponteira do fotoativador, 251
Estratégia de união, 150
Estrutura dos polímeros, 16
Etanol, 346
Eugenol, 58
Evaporação do solvente, 158

Índice Alfabético

Evidenciador de biofilme dental, 64, 66
Expansão tardia, 210
Exposição radiante, 238

F

Fadiga, 15
Fator C, 259
Fenilpropadiona, 106, 241
Fenômenos físicos relacionados à polimerização dos materiais resinosos, 257
Fio dental, 64, 66
Fissuras, 86
Fluência, 3
Flúor, 70
Fluoreto(s), 67, 70, 74, 77, 169
- estanoso, 72, 73
Fluxo radiante, 238
Formação
- da matriz de polissais, 183
- do gel de sílica, 185
Forramento, 38, 41
Fosfato
- de zinco, 328
- tripotássico, 84
Fóssulas, 86
Fotoativação, 237, 240
- da resina composta, 247
- do adesivo, 160, 165
- fundamentos físicos da, 237
Fotoiniciadores, 247
Fotopolimerização, 240

G

Gel, 76, 78
- clareador
- - aplicação do, 309
- - prescrição do, 305
- de clorexidina, 78
- dental, 67
Genotoxicidade de produtos clareadores, 301
Geração
- de calor, 257
- de radicais livres por fonte de
- - calor e química, 18
- - luz visível ou ultravioleta, 18
Glicerol dimetacrilato, 154
Gluraldeído, 170
Goma de mascar, 76
Grau de conversão, 337

H

Hepatite neonatal, 290
Hidróxido de cálcio, 39
- PA, 42
- - propriedades, 45
- tipos, composição e reação química, 42
Higiene bucal, 65
Homogeneidade do feixe de luz, 253

I

Idade do paciente, 32
Incompatibilidade
- de sistemas adesivos simplificados e compósitos de ativação dupla ou química, 172
- física, 341

Indução, 18
Infiltrantes para selamento de lesões proximais, 91
Ingredientes ativos, 67
Inibidores, 104
Iniciação, 18
Inserção na cavidade, 203
Interação entre material e corpo, 23
Ionização do ácido poliacrílico e deslocamento de íons, 183
Ionômero de vidro, 328
- modificado por resina, 328
Íons metálicos, 296
Irradiância, 248
- espectral, 238
- incidente, 238

J

Jateamento, 346
Jato de ar para evaporação do solvente, 165

L

Laurilsulfato de sódio, 74
Lavagem e manutenção da umidade dentinária, 158
LED
- primeira geração, 244
- segunda geração, 245
- terceira geração, 245
Liberação de flúor, 196
Ligas
- com alto teor de cobre, 213
- com baixo teor de cobre, 212
- com zinco, 210
- de amálgama, 212
- de composição única, 214
- de fase dispersa, 213
- para amálgama, 215
- sem zinco, 210
Limalhas, 210
- finas ou microfinas, 211
Limite de proporcionalidade, 11
Líquido, 182
Lixiviação de componentes, 27
Lucerina TPO, 106
Luz, 5
- aplicação sobre a restauração, 247
- características da, 237
- emitida pelo fotoativador, 247
- no clareamento de consultório, 307

M

Maleabilidade, 13
Malva, 74
Manchamento de dentes, 77
Manipulação
- clínica do amálgama, 222
- e inserção na cavidade dentária, 201
- propriamente dita, 202
Massa molecular, 20
Material(is)
- biocompatível, 23
- dentários efeitos adversos dos, 23
- frágil, 13
- híbridos pó-líquido, 191
- para base, 39

- para forramento, 38
- para prevenção da cárie dentária e da doença periodontal, 63
- para proteção pulpar, 38
- para selamento, 38, 40
- restauradores, 29, 298, 344
- viscoelásticos, 3
Matiz, 7
- dental, 8
Matriz, 101
- orgânica, 101
- - das resinas compostas, 101
- resinosa, 271
Mecanismo(s)
- de ação dos fluoretos, 70
- de controle do biofilme dental, 64
- de funcionamento dos retentores intrarradiculares, 274
Meio adjunto no tratamento da cárie, 76
Mercúrio, 220
Metilparabeno, 296
Microabrasão dental, 316
Microdureza, 298
Microestrutura do amálgama, 218
Modificadores de cor, 105
Módulo de elasticidade, 12, 129, 275
Moldagem dos arcos dentais, 305
Moléculas de hidrocarbonetos, 16
Molhamento, 143, 144
Monômero(s), 101, 103
- 4-met, 161
- bifenil dimetacrilato, 154
- dimetacrilatos, 105
Morfologia das partículas, 210
Mousses, 78
Mucosa, 27
Mudanças fisiopatológicas da dentina, 32
Mutagenicidade, 24

N

Neutralizantes, 295
Nitrato de potássio, 72
Nível de abrasividade de um dentifrício, 73

O

Óleos essenciais, 74
Opacidade, 8, 254
Óxidos de fosfina, 242

P

Padrões de condicionamento, 148
Paralisação de lesões de cárie, 85
Partes por milhão ou ppm, 68
Partículas
- com características especiais, 109
- de carga, 101, 169
- esféricas, 211
- inorgânicas, 106
Passadores de fio dental, 65
Pastas de hidróxido de cálcio de presa química, 42
Perborato de sódio, 294, 295
Peróxido
- de carbamida, 289, 293, 295
- de hidrogênio, 289, 292, 293, 295, 298, 346

Índice Alfabético

pH elevado, 296
Pino(s)
- acessórios, 277, 284
- anatômico(s)
- - direto, 284
- - indiretos, 284
- - por meio do reforço da estrutura radicular, adaptação de, 284
- com características especiais, 277
- de fibra, 269
- - característica das fibras, 270
- - composição, 270
- - comprimento e diâmetro dos, 273
- - de vidro, 351
- - - comprimento do, 280
- - - preparo da superfície do, 283
- - - propriedades dos, 275
- formato
- - e característica de superfície, 271
- - e diâmetro do, 280
- tipo de, 280
Pirofosfato de sódio e citrato de zinco, 72
Poliacetato de vinila, 18
Poliadição, 17
Policarboxilato de zinco, 328
Policloreto de vinila, 18
Policondensação, 20
Polifenileno tereftalamida, 20
Polimento, 134, 205, 227
Polimerização
- dos materiais resinosos, 239
- em degrau, 263
- em rampa, 262
- inadequada, 256
- tipos de, 17
Polímeros
- caracterização dos, 15
- cristalinidade dos, 20
- estrutura dos, 16
Polimetacrilato de metila, 18
Politereftalato de etileno, 20
Polpa do dente, 34
Ponto de gel, 258
Porfiria congênita, 290
Porosidades no amálgama, 218
Pós-operatório, 29
Posicionamento do fotoativador durante a fotoativação, 251
Potência radiante, 238
- espectral, 238
Pré-operatório, 28
Preparo
- cavitário, 28
- da cavidade dental, 202
- do conduto radicular, 279, 281
Presa
- final, 185
- rápida, 188
- regular, 188
Prescrição do uso do gel clareador, 314
Primer(s), 154, 158
- ácido, 160, 164
- cerâmicos e metálicos, 344
Princípios de adesão, 143
Procedimento de adesão no conduto radicular, 281
Processo de amalgamação e microestruturas resultantes, 212

Produto(s), 148
- clareadores, genotoxicidade e carcinogenicidade de, 301
Profundidade cavitária, 29
Propagação, 19
Proporção mercúrio/liga, 218
Propriedades
- de resistência, 13
- estéticas, 198
- físicas, 1
- mecânicas, 1, 10, 199
- ópticas, 5
- térmicas, 3, 198
Proteção, 203
- dos tecidos moles, 308
- pulpar, 38
Protelação do ponto de gel, 261

Q

Quantidade e tamanho das partículas, 254
Quartzo, 107
Química
- do clareamento dental, 291
- do mecanismo de polimerização, 16

R

Radiopacidade, 123, 276
Reabsorção radicular externa, 301
Reação
- de presa, 37, 183, 185
- liquenoide, 27
Reaplicação
- do adesivo ácido, 165
- do primer/adesivo, 160
Redução dos efeitos da contração de polimerização, 261
Registro da cor inicial, 304, 308
Relative dentin abrasivity (RDA, abrasividade), 73
Relaxamento das tensões, 3
Remanescente coronário do dente, 279
Remineralização de esmalte e dentina, 85
Remoção da restauração provisória, 312
Reologia, 1
Reparo(s) de restaurações
- de amálgama, 229
- de resina composta, 136
Resiliência, 12
Resina(s)
- acrílicas, histórico, 99
- compactáveis, 115, 116, 128
- compostas, 99, 114, 115
- - com ativação sônica ou por calor, 132
- - com características especiais, 132
- - com coloração especial, 133
- - de alta viscosidade, 115, 128
- - de baixa viscosidade, 117, 122, 128
- - de partículas pequenas, 112
- - de viscosidade regular, 118, 122, 128
- - *flow* autoadesiva, 134
- - híbridas, 112
- - injetáveis, 133
- - para escultura, 133
- - para inserção em incremento único (*bulk fill*), 119
- - pelo tamanho das partículas inorgânicas, 110

- - quanto à forma de ativação, 117
- - quanto à técnica de inserção na cavidade, 119
- - quanto à viscosidade, 115, 118
- - quanto ao tamanho das partículas, 118
- condensáveis, 115
- de baixa viscosidade, 90, 116
- de inserção incremental, 119
- de viscosidade
- - média, 117
- - regular, 116, 117
- epóxica, 20
- macroparticuladas, 110
- micro-híbridas, 112
- microparticuladas, 111
- modificadas por poliácidos, 190
- nano-híbridas, 113
- nanoparticuladas, 113
- propriedades
- - físicas, 121
- - mecânicas, 127
Resistência
- à compressão, 128
- à fadiga, 15
- à flexão, 129
- ao desgaste, 15
- de união, 194, 299
- máxima, 11
- mecânica, 275
Resposta(s)
- alérgica, 23
- de toxicidade, 24
- do complexo dentinopulpar, 29
- inflamatórias, 23
- mutagênicas, 24
Restauração(ões)
- da abertura endodôntica, 314
- definitiva, 315
- metálicas, 349
- provisória, 37
Retentores intrarradiculares de fibras, 269, 274
Revelação da cor dos objetos, 6
Rugosidade, 27
- superficial, 144, 298

S

Sais
- de estrôncio, 72, 73
- de potássio, 73
Secagem da dentina, 28
Selamento, 38, 40, 194
- de fóssulas e fissuras materiais alternativos para, 90
Selante(s)
- à base de
- - cimento de ionômero de vidro, 88
- - ionômero de vidro, 90
- - com tecnologia giomer, 90
- de fóssulas e fissuras, 86, 87, 88, 89, 90
- - protocolo clínico para aplicação do, 88
- hidrofílicos, 90
- resinosos, 87
Seleção
- da cor, 9
- - da resina composta, 125
- da liga de amálgama e proporcionamento, 222

Índice Alfabético

Sensibilidade dental, 299
- diminuição da, 300
- fatores predisponentes da, 300

Silanos, 344

Sílica, 107

Sinérese, 184

Sistema(s)
- adesivos, 143, 149
- - à base de ionômero de vidro, 170
- - atuais, 150
- - autocondicionantes de dois frascos, 166
- - classificação
- - - de acordo com a acidez, 162
- - - quanto ao número de passos, 152
- - componentes dos, 167
- - universais, 152, 167
- ativador-iniciador, 167
- de ativação, 239
- de Munsell, 7
- de pino(s)
- - autoajustável, 277
- - coloridos para identificação, 279
- - para CAD-CAM, 278
- eletrônicos de seleção de cores, 9
- iniciador/ativador, 105

SMART ou *silver modified atraumatic restorative technique* (técnica restauradora atraumática modificada por prata), 83

Smear layer, 146

Solubilidade, 339
- em meio aquoso, 123

Sorção de água, 123, 200, 339

Substitutos do amálgama para restauração direta, 231

Substratos dentais, 144, 340

Superfícies
- com retenções (ranhuras), 271
- metálicas, 351

Surfactantes, 74

T

Tamponamento cervical, 312

Tecidos
- duros, 297
- moles, 297

Técnica(s)
- adesiva criteriosa, 261
- de clareamento, 290
- - a caseira (*at-home*), 291
- - associada (*jump-start* ou *power bleaching*), 291
- - de consultório
- - - *in-office*, 291
- - - *power bleaching*, 291, 306, 315
- - do pulso tardio, 262
- - *inside/outside*, 291, 314
- - sem supervisão (*over-the-counter*), 291
- - *walking bleach*, 291
- de fotoativação lenta ou gradual, 262
- de início lento, 262
- de inserção incremental, 261
- de polimerização, 263
- transdental, 263

Temperatura da resina composta, 256

Tempo
- de condicionamento, 148
- de exposição, 248
- de mistura, 37
- de presa
- - final, 37
- - inicial, 37
- de trabalho, 37
- de trituração, 218

Tenacidade, 13

Tensão, 10

Terebentina, 55

Terminação, 19

Teste(s)
- de aplicação, 25
- de biocompatibilidade de materiais, 25
- de compressão, 14
- de flexão, 14
- de implantação subcutânea, 25
- de mensuração da biocompatibilidade de um material, 26
- de tração, 13
- - diametral, 14
- de uso, 25
- em animais, 24
- *in vitro*, 24, 25
- *in vivo*, 25

Tetraciclina, 290

Tixotropismo, 2

Toxicidade, 24

Tração diametral, 128

Translucidez, 8, 276

Transmissão de luz, 276

Transoperatório, 28

Transparência

Três dimensões da cor, 7

Triclosan, 72, 74

Trituração, 223
- manual e mecânica, 223

U

Umectantes 67, 295

Umedecimento, 143

Unidades fotoativadoras, 237, 242, 263
- de luz halógena, 243
- por LED, 244

Uso de fontes de luz, 296

V

Valor da cor, 7

Variabilidade morfológica, 170

Velocidade de presa, 188

Verniz(es), 76, 78
- à base de clorexidina, 78, 81
- cavitários, 40
- - composição e reação, 40
- - manipulação, 40
- - propriedades, 41
- clareadores, 304
- fluoretados, 80
- modificados, 40

Vidro, 108, 181

Viscosidade do líquido, 144

Z

Zinco, 210

Zircônia, 349